中国科学院科学出版基金资助出版

海洋药物学

王长云　邵长伦　编著

科学出版社
北　京

内 容 简 介

本书主要介绍海洋药物相关基本概念、理论、技术和成果，阐述海洋药物发展的历史背景、发展历程、最新进展和发展动态。全书分为三部分共十一章，结合大量的具有代表性的实例，系统介绍了海洋动物、海洋植物及海洋微生物中次级代谢产物的研究方法、生物来源、结构特点、生物活性和构效关系；重点介绍了代表性的抗肿瘤药物、抗感染药物、镇痛药物和其他药物及药物先导化合物的发现过程、生物来源、结构特点、药理作用、作用机制、化学合成、临床研究及应用等；剖析了海洋药物研究开发的制约因素如药源等问题，展望了未来海洋药物研究开发的前沿方向和发展前景。

本书可作为药学、药物化学、生药学、药物学、药理学、制药工程、生物技术等学科方向的本科生和研究生参考书；也可作为从事海洋药物、海洋天然产物、海洋天然药物化学、海洋药用生物资源、海洋生物技术等领域和方向研究的科研工作者的参考书；还可作为从事药物开发、规划、管理和制定政策法规的政府部门及管理者的决策性参考资料。

图书在版编目(CIP)数据

海洋药物学/王长云，邵长伦编著. —北京：科学出版社，2011

ISBN 978-7-03-030876-4

Ⅰ. ①海…　Ⅱ. ①王…　②邵…　Ⅲ. ①海洋-药物-研究　Ⅳ. ①R282.77

中国版本图书馆 CIP 数据核字(2011)第 073258 号

责任编辑：莫结胜　夏　梁　刘　晶 / 责任校对：包志虹

责任印制：吴兆东 / 封面设计：耕者设计工作室

科学出版社 出版

北京东黄城根北街 16 号

邮政编码：100717

http://www.sciencep.com

北京凌奇印刷有限责任公司印刷

科学出版社发行　各地新华书店经销

*

2011 年 5 月第　一　版　开本：787×1092　1/16

2025 年 1 月第十一次印刷　印张：26 1/4

字数：619 000

定价：98.00 元

(如有印装质量问题，我社负责调换)

《海洋药物学》编写委员会

顾　　问　管华诗　林永成

编　　著　王长云　邵长伦

参加编写　魏美燕　傅秀梅　刘　洋

序

海洋环境的时空差异，赋予了海洋生物极其丰富的生物多样性，产生了种类繁多、结构新颖、功能独特的天然产物，为人类提供了丰富的药用资源。陆地生物资源由于长期的持续开发利用已日益匮乏，海洋生物资源因此成为人类研究开发药物最后的资源宝库。数千年来人们对海洋生物药用价值的认识，特别是对现代海洋药物的研究，为海洋药物的长远发展奠定了坚实的基础。

国际上，现代海洋药物的研究历经半个多世纪的发展，取得了一系列令人瞩目的成就。到目前为止，已从各类海洋生物中发现 2 万余种海洋天然产物，其中许多化合物结构奇特，活性显著，已成为研究开发海洋药物的宝贵资源。除早期开发的抗癌药物阿糖胞苷、抗病毒药物阿糖腺苷和抗生素头孢菌素外，近年开发的镇痛药物 ziconotide（齐考诺肽，Prialt®）、抗肿瘤药物 ET-743（Yondelis®）也先后通过临床研究进入市场。目前，已有 30 余种候选药物先后进入临床研究阶段，并有一批药物先导化合物处于临床前研究阶段。纵观海洋药物的发展历史，不难看出，海洋药物显示了强劲的发展势头，已成为药学研究最有活力的领域。

在国际海洋药物研究的大背景下，中国在 20 世纪 70 年代末也兴起了海洋药物的研究开发热潮。在几代人的努力下，海洋药物的研究取得了可喜的成绩，在国际上逐步占有一定的地位。在此推动下，海洋药物学作为一门新的学科方向，在药学学科中逐步发展、成熟起来。国内许多高等院校、研究机构为培养从事海洋药物研究与开发的高层次专业人才，相继设立了海洋药物相关专业、研究方向或课程，海洋药物学已发展成为一个新的药学学科分支。

《海洋药物学》系统介绍了海洋天然产物的研究方法、生物来源、化学结构、生物活性和构效关系，重点介绍了具有代表性的抗肿瘤、抗病毒、抗菌、抗疟、镇痛、抗老年痴呆、抗骨质疏松、抗心脑血管疾病等海洋药物及药物先导化合物的发现过程、药物来源、结构特点、药理作用、作用机制、化学合成、临床研究及应用等，系统梳理了海洋药物的研究历史和现状，并对海洋药物研究开发的制约因素特别是药源问题进行了剖析，提出了海洋药物未来发展的策略性思考。

该书资料来源广泛，内容丰富翔实，在介绍知识的同时，注重启发读者去领悟和思考。十分欣慰期待已久的《海洋药物学》即将出版。我们期待着该书能够对海洋药物学科的教育、研究起到积极的促进作用。

中国工程院院士

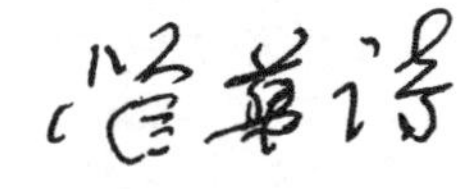

2010 年 8 月 6 日

前言

海洋药物学是在海洋药物研究开发过程中逐步形成、发展起来的一门新兴交叉应用学科。20 世纪 40 年代现代海洋药物研究开始起步，经过半个多世纪的发展，海洋药物领域取得了令人瞩目的成就，并作为药学研究的新领域，显示了巨大的发展潜力。中国的现代海洋药物研究始于 20 世纪 70 年代，也取得了一些鼓舞人心的成绩。特别是近些年，国内沿海地区各相关医药研究机构和高等院校相继成立了数十个海洋药物研究开发实验室、研究室、中心和基地，吸引了一批药学专业人才从事海洋药物的研究、开发、教学、管理等工作。在此背景下，海洋药物研究开发逐步形成一个新兴的学科分支。在最近的学科分类中，海洋药物学被立为新的三级学科。海洋药物学科显示了广阔的发展前景。

据了解，目前国内各院校药学相关专业所开设的专业课程中，由于海洋药物学科的发展，部分院校药学专业所开设的专业课程逐步渗透了海洋药物学的研究内容。事实上，国内已有多所院校的药学、药物化学、生药学、制药工程、生物技术等相关专业开设了《海洋药物学》、《现代海洋药物导论》、《海洋药用生物资源学》、《海洋天然产物化学》等相关课程，特别是《海洋药物学》等课程已成为部分院校药学本科生及研究生教育的特色课程之一。但是，目前国内尚无系统全面介绍海洋药物学基本概念、理论、方法、技术和成果的学术著作，现有的几本专著也不适合初涉海洋药物研究领域学者参考，因此迫切需要编写出版适合的书籍。

本书作者多年从事海洋药物相关课程，并结合自己多年从事海洋药物相关研究开发的成果、实践和心得体会，综合国内外关于海洋药物、海洋天然产物、药用生物资源方面的专著、资料和文献，进行系统梳理整编，试图编写一本适合于药学相关专业本科生及研究生和初涉海洋药物研究的学者的参考用书。《海洋药物学》就是这样一本书，它系统介绍了海洋药物、海洋天然产物等基本概念、理论和研究成果，并运用大量的具体实例，系统介绍海洋天然产物及海洋药物的研究思路、方法和技术，同时分析了海洋药物研究存在的问题和面临的挑战，预测未来的发展趋势和方向，提出未来发展策略。本书要求使用者具备有机化学、生物化学、药物化学、天然药物化学、天然产物化学、药理学、生物学等相关知识背景，可作为药学相关本科专业高年级学生、硕士生、博士生及海洋药物研究人员的学习参考书和辅导资料。

本书获得中国科学院科学出版基金（2008-025）、国家教育部新世纪优秀人才支持计划（NCET-05-0600）、国家科技基础性工作专项（2007FY210500）资助；在《海洋药物学》原讲义的编写中曾得到中国海洋大学医药学院的专项资助。中国工程院管华诗院士、中山大学林永成教授对本书的编写给予了各方面的关怀和悉心的指导，谨在此对恩师表示衷心的感谢！本书在编写过程中，参考引用了《功能海洋生物分子——发现与应用》（科学出版社，2007）、《现代海洋药物学》（科学出版社，2006）、《海洋微生物及其代谢产物》（化学工业出版社，2003）等著作的部分内容，得到南京大学谭仁祥教授，第二军医大学易杨华教授、焦炳华教授、林厚文教授、张文教授，中国科学院上海药物研究所郭跃伟研究员，北京大学林文翰教授，中山大学佘志刚教授、王军教授等专家的指导和帮助，谨在此表示诚挚的谢意！中国海洋大学海洋药物教育部重点实验室历年的硕士生、博士生，特别是李亮、刘新、刘海燕、赵杰、金京、王亚楠、韩磊、孙雪萍、周远明、郑彩娟、孙玲玲、吴泽宏、齐君、孔雯、陈安娜、刘庆艾、刘璐等同学，在文献收集、翻译、图片绘制处理、文稿编排校对等过程中，做了大量细致的工作，王军协助处理部分图片，在此表示由衷的感谢！感谢中国海洋大学教务处曾名湧及医药学院吴强明、李延团、吕志华、李国强、顾谦群、朱伟明、于广利、于文功等各位领导和老师给予的大力支持和帮助！

我们期待着《海洋药物学》对海洋药物、海洋天然产物、海洋药用生物资源、海洋生物技术相关领域的研究能够具有借鉴和参考价值，对海洋药物领域高层次后备人才的培养具有引导和激励作用。本书是首次编写，其中尚有许多不完善、不当甚至错误之处，敬请各位专家、学者、老师、同学批评指正，提出宝贵的改进意见。我们将努力在今后的研究工作中不断改进、完善，使之成为海洋药物领域具有应用、规范、指导、参考价值的参考用书。

编著者

2010 年 8 月 2 日

目　录

第二部分　海洋药物与药物先导化合物

第三部分　海洋药物研究前瞻

导　论

在20世纪，人们对巨大的海洋药用生物资源进行了世界范围的大规模研究开发，新发现不断拓展着研究领域，新技术不断提升着研究水平。在21世纪，国际上海洋药物的研究在药学乃至生命科学领域受到前所未有的高度重视，其无法估量的巨大发展潜力将被充分发挥和挖掘。大半个世纪技术和成果的积累，乃至数千年经验和智慧的积淀，交汇现代高新技术和新兴学科的推动力，使未来海洋药物的研究开发将在新的起点向广度和深度展开，海洋药物学也将作为一个新的药学学科分支快速成长、发展和完善。

(1) 海洋药物发展的历史背景

人类对海洋生物的最初利用是将其作为食物，对有毒及药用生物的了解和利用也有悠久的历史。国际上对海洋生物药用价值的认识可以追溯到数千年前。例如，在古代中国、印度、埃及和罗马等医学典籍中就记载着各种海洋药物和有毒的海洋生物。中国早在汉代的《神农本草经》中就有关于海洋药物的记载。这些记载为现代海洋药物的研究提供了宝贵的历史文献资料。

现代海洋药物的发展有其严峻的历史背景和紧迫的社会需求。由于人类生存的陆地环境日益恶化，陆生资源日益匮乏，严重威胁人类生命健康的疑难病症频频发生，在此情况下，人们把目光敏锐地集中在海洋这个人类赖以生存的“第二疆土”，把解决人类资源危机的希望寄托于这个特殊的生态系统。人类在漫长的生存斗争中已经战胜或控制住了许多疾病。尽管如此，疾病对人类的严重威胁依然存在。许多疑难疾病还没有找到有效的治疗方法和特效药物，如心血管病、脑血管病和恶性肿瘤等疾病日益突出；传染病时有起伏，仍有潜在的威胁；对付病毒感染基本上没有办法，仅中国乙肝病毒感染者就达1亿人；最常见的感冒病毒至今难以控制；而曾被制服的结核病等又在全球卷土重来。更为严峻的是，新的疾病不断滋生，严重威胁着人类的健康与生命，最近30年内报道的就有玛尔堡病毒病、埃博拉出血热、川崎病、卡紧利阿热、拉沙热、艾滋病、克麦罗沃脑炎、罗斯河热等。现在世界上平均每年新增2～3种病毒病。过去只有疯狗病(狂犬症)，近些年来又出现了疯牛病、疯羊病、疯猪病、口蹄疫、禽流感、传染性非典型性肺炎（SARS)、甲型H1N1流感等。人类通过与疾病的长期斗争，只消灭了一种病毒疾病——天花，而近30年时间却又出现了20种新的、目前还无法治疗的病毒疾病。此外，由于人类寿命延长，老年性疾病日益突出，包括：老年性痴呆、帕金森症、慢性支气管炎、肺心病、糖尿病、骨质疏松症、骨质增生、冠心病、脑血管病、恶性肿瘤、脏器衰竭、白内障等。随着现代生活方式的变化，又出现了不少“现代文明病”，如工业化社会造成的环境污染引起的中毒、致畸、致癌；旅游业发达引起的传染病；生活水平提高造成的新陈代谢病（如糖尿病、肥胖症及医源性疾病和药源性疾病)；现代化生活引发的精神紧张、应激紊乱、焦虑、忧郁等神经精神性疾病，以及吸毒、性病及艾滋病等。这些疑难疾病与人类顽强对抗，向人类提出了新的挑战。可以说，人类与疾病的斗争尚未有尽头，前面的路任重而道远。随着世界经济与社会发展和人们对化学药品毒副作用的逐渐认识，人类对健康的要求不断提高，严重影响人类健康的疾病谱也发生了变化，对新药的需求与日俱增。人们在热切关注植物与微生物等天然药物资源的同时，将寻求新药的希望寄托于开拓新的天然药物领域，海洋药物是历史发展的必然选择。

现代海洋药物的研究始于20世纪40年代，兴起于20世纪60年代。特别是20世纪60年代以来，鉴于“回归大自然”的社会需求，“向海洋要药”成为国际医药界的热门话题，海洋药物逐渐发展成为令人瞩目的新药研究方向。海洋药物对药学、生物学乃至生命科学的重要作用，对医药产业及社会、经济发展的现实意义，已逐渐被人们认识。在此背景下，世界各国的药物学家把目光转向了海洋。一些沿海国家，如美国、日本、法国、英国、澳大利亚、中国，以及西欧、北欧诸国，先后将海洋药物的研究开发列入国家重大科技发展计划，展开了大量的海洋生物、化学、药理和毒理研究，进行了广泛的生物活性筛选（Haefner 2003），海洋药物的研究和开发形成了多次高潮。

现代海洋药物的发展还具有迅速发展的学科背景。海洋药物研究的物质基础是海洋天然产物，而海洋天然产物和海洋药物的研究与开发需要技术和方法的支持。19世纪末至20世纪初，随着近代化学、生物学及医学的发展，有机化学特别是天然有机化学得以迅速发展。对陆地生物特别是植物天然产物（植物化学）及其天然药物的研究取得了一系列重大成果，天然产物的研究范围逐渐由陆地拓展至海洋生物领域。早期，不少学者发表了有关海洋生物药用前景的论文与专著。例如，20世纪40年代美国学者Halstead等对海洋有毒生物进行了广泛调查，出版了《世界有毒及有毒腺的海洋生物》，并于1965年、1967年、1968年先后出版了3本专著，总结了3000年以来的大量古代资料和近代20余年的科学文献，指出具有特异生理活性的物质分布于各门类的海洋生物中，特别是海洋动物中存在着大量的活性物质。这些论著总结了大量的科研文献，吸引了化学家、药理学家、生物学家的广泛兴趣，对海洋天然产物化学、海洋药学和毒理学的发展起到了推动作用。从20世纪60年代开始，美国、日本等国学者展开了对海洋生物的采集和生物活性筛选工作，继而进行了化学、药理、毒理的研究。但由于海洋生物的采集有时十分困难，加上对海洋动植物的分类学研究不如陆地动植物清楚，其化学成分的分离和鉴定比陆地植物的成分更为复杂，因此对海洋药物的研究进展较为缓慢。随着生命科学及其相关学科的飞速发展，众多学科领域的研究思路、先进技术和方法逐步渗透到海洋药物的研究开发中，特别是20世纪60—70年代以来，由于生物技术、分离纯化技术及分析检测技术的长足发展与进步，推动了人类对海洋药用生物的认识、研究及综合开发利用，亦使得海洋药物的研究开发步入飞速发展的新阶段。至80年代，人们在该领域的研究已积累了一定的经验，加上新技术、新方法的应用，使海洋天然产物化学的研究出现新的高潮。在海洋药物研究发展的初期，研究工作主要集中在海洋天然产物新结构的发现和具有独特结构化合物的合成上。80年代以后，对海洋天然产物的生物活性研究引起学术界的重视，并逐渐形成一个明确的研究方向——海洋生物药学。在海洋生物药学发展初期，生物活性的研究主要集中在神经系统的膜活性毒素、离子通道活性、抗病毒、抗肿瘤、抗炎等方面。90年代以后，随着分子和生物药理学实验的发展、重组DNA技术及基因分析技术的出现，越来越多的分子受体用于海洋天然产物药理活性的研究，致使海洋天然产物各种各样的生物活性被发现，海洋药物的研究开发进入新的发展阶段。

(2) 海洋药物发展的药用生物资源基础

海洋药物研究的源头是海洋生物，而海洋生物栖息在海洋水体环境中。海洋环境具有与陆地环境显著不同的特征。地球可谓是一个水的星球，海洋占了地球表面的大部分面积，全球海洋面积 $3.62\times10^8\ km^2$，约占地球表面积的71%；全球海洋平均深度3800 m，海洋水量约 $13.7\times10^8 km^3$，约占地球总水量97%。实际上，地球上只有一个大洋，被大陆分隔为4个部分：太平洋、大西洋、印度洋和北冰洋。全球海洋是一个具有巨大时空尺度的由物理、化学、生物、地质过程偶联在一起的复杂开放系统。海洋不仅制约着世界气候、大气层、水循环、矿质循环等许多自然过程，而且还是人类赖以生存的海洋食物、药物、材料和能源的宝库。海洋提供了大气中70%的 O_2，吸收的 CO_2 是大气容量的60倍，调节着大气湿度和地球表面温度（吸收太阳能80%）。阳光、水、空气、矿物等构成了地球生命的基础物质。生活在海洋这一水体环境中的海洋生物具有特殊的新陈代谢机制，使得海洋生物最终将日光转换为化学能量和各种特殊的细胞产物。海洋环境赋予了海洋生物丰富的物种多样性和化学成分多样性，为人类提供了巨大的药用生物资源。

海洋特殊的水体环境造就了海洋生物的特殊性和多样性，赋予了海洋天然产物结构的多样性和复杂性，为海洋药物的筛选和发现提供了宝贵的生物资源和化合物来源。海洋占地球表面积的71%，海洋水体体积占生物圈的95%，海洋生物占地球生物物种的80%，海洋生物总量占地球总生物量的87%。因此，海洋不仅是地球万物的生命之源，亦是地球上生物资源最丰富的区域，是一个巨大的海洋药物资源宝库。已知海洋生物多样性远比陆地生物丰富。例如，目前所发现的33个动物门中，海洋生境有32个门，其中15个门为海洋所特有；相反，陆地生境只有18个门，仅有1个门为陆地所特有。这个悬殊的比例显示海洋是保存地球上绝大部分生物多样性的地方。目前估计海洋生物有500万～5000万种，已有记载的约140万种（管华诗和王曙光 2009）。

海洋生物按其生物学特征可分为海洋植物、海洋动物和海洋微生物三大类。海洋植物仅存在于有足够阳光进行光合作用的上层区，包括海洋低等植物和海洋高等植物两大类。海洋低等植物以海藻为主，包括浮游海藻（如硅藻、甲藻等微藻）和底栖海藻（如褐藻、红藻、绿藻等大型藻类）两类；海洋高等植物（包括滨海湿地植物）以被子植物（如红树植物）和蕨类植物为主。海洋动物不仅生活在海洋表层，而且在海洋各个深度都有其踪迹。主要的海洋动物门类包括海绵动物门（Spongia，又称多孔动物 Porifera）、腔肠动物门（Coelenterata，又称刺胞动物，如软珊瑚、柳珊瑚等）、软体动物门（Mollusca，如芋螺、海兔等）、节肢动物门（Arthropoda）、棘皮动物门（Echinodermata，如海参、海星、海胆等）、脊索动物门（Chordata）等。脊索动物门又可分为尾索动物亚门（Urochordata，如背囊动物海鞘等）、头索动物亚门（Cephalochordata）和脊椎动物亚门（Vertebrata）。海洋微生物是指能生活在海洋环境中的微生物，主要包括细菌、真菌、放线菌和病毒等类别。除自由生活在海水和海底沉积物的微生物外，大部分海洋微生物和其他生物存在共生、附生、寄生或共栖关系。海洋微生物种数十分庞大，现知种类达100万种以上。

海洋生物不仅具有丰富的物种多样性，还具有丰富的生态多样性、遗传（基因）多样性。海洋生物的生态系统多样性与海洋生物群落的多样性有关。海洋生物群落根据其栖息的环境不同而分为不同类型，如珊瑚礁生物群落、红树林生物群落、河口生物群落、近海生物群落、大洋生物群落、热泉生物群落等，均具有代表性和典型性。某些海洋生态系，如珊瑚礁生态系，其生物多样性可超过陆地热带雨林。这其中除了已为人类所熟知的鱼、虾、贝、藻等生物外，仅海绵动物、腔肠动物（珊瑚等）、软体动物、棘皮动物等低等海洋生物物种就有 20 万种（陈冀胜 1993）。

除物种、遗传、生态多样性外，更重要的是化学成分的多样性。海洋生物的生长、发育和代谢与海洋环境密切相关。从热带到寒带，从表层到深海，从低盐海区到高盐海区，海洋环境表现出巨大的差异性，具有寡营养、少光照、缺氧、高盐、高压、高温、低温等特点。在这一特殊的环境中，海洋生物为了在生存竞争中求得个体和种群的生存和繁衍，经过长期的进化演变产生了种类繁多、结构新颖、功能特殊的代谢产物或生理活性物质，形成了复杂的化学生态学特征。海洋生物普遍含有各种功能特异的生物活性物质，在海洋生物之间的生态联系、信息传递、化学防御和进攻机制等方面具有极为重要的作用。海洋生物次级代谢产物的生物合成途径和酶反应系统与陆地生物相比有着巨大的差异，致使海洋生物产生一些化学结构新颖、生物活性多样且显著的海洋天然产物，为药物先导化合物和新药研究与开发提供了大量的模式结构和药物前体（Arai and Kobayashi 2010；林文翰 2006）。现有的研究成果已表明，海洋生物的多样性及其生物活性物质的结构多样性远远超过陆生生物，这些多样化的生物活性物质正是人类用作药物或进行药物研究开发的化合物基础。

需要指出的是，在海洋生物资源中，低等海洋生物在海洋食物链中占有重要的地位，起着关键的化学生态学作用。在自然环境中，各种海洋生物物种之间的生存竞争十分激烈。很多海洋动物，如无脊椎动物都具有柔软的身体，而且营固着生活。这些海洋生物为维持生存，在漫长的进化过程中具备了化学防御能力。为了能够在严酷的海洋环境下生存，许多海洋生物在生命过程中代谢产生一些结构特殊、生物活性显著的小分子化学物质，即次级代谢产物，通过麻痹和毒杀方式来抵御海洋环境中的捕食者、竞争者及猎物，或用以防范天敌的进攻和捕猎，避免海洋微生物及污损生物的附着，以及物种之间的信息传递。现代药理研究表明，许多低等海洋生物含有的具有化学生态学作用的次级代谢产物，对人类多种疾病有着很好的药理作用，是海洋药物研究开发的重要药用资源。

(3) 海洋药物发展的主要成就

经过大半个世纪的发展，海洋天然产物和海洋药物的研究有了巨大进展。在此期间，对海洋药用生物资源进行了大规模筛选和开发利用工作，研究的海洋药用生物涉及大多数已知海洋生物种类（王长云等 2005）。其中，鉴于热带海洋无脊椎动物丰富的生物多样性和化合物多样性，其相对而言，被研究得最为充分。随着研究的不断深入，涉及的海洋生物逐渐向远海、深海、极地、高温、高寒、高压等极端环境生物资源方面拓展。人们从海绵、海鞘、珊瑚、软体动物、棘皮动物、苔藓虫、海藻、微生物等海洋生物中分离鉴定了近 20 000 余种新型化合物，其中近半数具有各种生物活性（MarinLit 2010；傅秀梅和王长云 2006；王长云等 2005）。大量化合物具有抗肿瘤、抗菌、抗病毒、驱虫、免疫调节、抗心脑血管病、镇痛、抗老年痴呆等作用（Hwang et al. 2010；

Villa and Gerwick 2010；Williams et al. 2010；Yasuhara-Bell et al. 2010；Chakraborty et al. 2009；Fattorusso and Taglialatela-Scafati. 2009；Molinski et al. 2009；Pattan et al. 2009)，如萜类、甾体类、生物碱类、肽类、内酯类、聚醚类、酰胺类等，显示了广阔的药用开发前景（Blunt et al. 2010，2009，2008，2007，2006，2005；Li et al. 2009；Wu et al. 2008；Singh et al. 2008；Zhang et al. 2006)。其中，约有 0.1%的海洋天然产物结构新颖，活性独特，极具研究开发潜力，是药物研究过程中的重要先导化合物来源。自 1974 年阿糖胞苷 Ara C（抗肿瘤药物）和阿糖腺苷 Ara A（抗病毒药物）成为处方药物以来，国际公认的有 3 个（系列）海洋药物投入市场并进行大规模应用，即头孢菌素类 cephalosporins（抗菌药物)、阿糖胞苷 Ara C（抗肿瘤药物)、阿糖腺苷 Ara A（抗病毒药物）及其衍生物系列。30 年后，即 2004 年，来源于海洋芋螺的毒肽（芋螺毒素）已开发成镇痛药物，由美国 FDA 批准伊兰（Elan）公司上市，药物为 ziconotide（齐考诺肽，Prialt®）鞘内输注液，治疗用其他治疗方法耐受或无效（如全身性镇痛、辅助治疗或鞘内输注吗啡）患者的慢性严重疼痛；2007 年，来源于海鞘的生物碱类抗癌药物 ET-743（Yondelis®）获得欧盟批准用于治疗软组织肉瘤，2009 年又获准用于治疗卵巢癌。目前，一批候选新药及药物先导化合物（截至 2010 年 6 月达 48 种）正在进行临床和临床前研究，而且每年有数百种具有进一步研究价值和开发前景的化合物不断被发现。从全球的角度看，海洋药物研究领域十分活跃。我们有充分的理由相信，在今后不长的时间内，肯定会有几种新的海洋药物问世并进入市场（Mayer et al. 2010)。

海洋生物已经并将继续成为海洋药物研究开发的资源宝库。目前，虽然海洋天然产物的数量增长很快，但只占到了陆地生物中发现化合物数量的 10%，从已研究的生物资源数量上来看，目前已被研究过的海洋生物只有几千种，还不到总数的 1%。由此可见，海洋生物的研究与开发具有巨大的潜力和发展空间。海洋药用生物资源的研究和开发是一个系统工程，利用各种现代生物技术的组装和集成对海洋药用生物资源进行合理利用以实现可持续发展已成为国际社会的共识。现代生物技术，如微生物工程、基因工程、细胞工程、代谢工程、功能基因组学与蛋白质组学等，将在海洋药用生物资源的保护与高效利用方面发挥重要作用。

(4) 海洋药物发展的制约因素

种类繁多、结构新颖且生理活性独特的海洋天然产物是宝贵的药物来源。随着海洋天然产物研究的发展，越来越多的天然活性成分从海洋生物体内得以鉴定。然而，天然的具有生物活性的物质的发现只是药物研究的前奏或开始，要发展成一种药物还要经过药物化学、药理学、毒理学、药代动力学、临床医学的系统研究。在这一系统研究中，要解决毒力与效力的关系，解决药源及药物本身稳定性的问题，还要解决人类临床应用存在的各种问题。以上问题均得到解决，才能真正成为一种药物。另外，一些海洋生物活性物质还具有已知的或潜在的毒副作用，使其应用也受到限制。

研究开发海洋药物有许多困难。由于海洋特殊的生态环境，使得海洋生物活性物质具有许多独特的性质。海洋生物活性物质种类繁多，除具有高活性特点外，多数结构特异而复杂，而且往往含量又很少。事实上，绝大多数海洋生物活性物质含量极微。例如，西加毒素在鱼体内的含量只有 $1\times10^{-9}\sim10\times10^{-9}$，即从 1000 kg 鱼肉中只能获得

1 mg 西加毒素。这一特征表明，对大部分活性物质来说，直接利用海洋生物作原料进行分离提取是很难满足需求的。因此，获得足够量的活性物质一直是进行实际应用的关键之一。海洋生物资源属可再生资源，但其再生能力是有限的；有些海洋生物的自然资源本身就很少，而海洋活性天然产物的含量又很低，使海洋药用生物资源的开发利用受到极大的限制。此外，由于海洋生物的特殊生活环境，微量存在的生物活性物质又因海洋生物种类、产地、季节不同，其量与质都有明显的变化，因而直接由原生海洋生物形成一个制药产业是相当困难的。

现代的药理研究已证明，来自于海洋动物特别是海洋低等无脊椎动物的天然产物，如大环内酯类、生物碱类、萜类、聚醚类、环肽类及多肽和蛋白类等化合物具有多种药理活性，是药物筛选的最主要的先导化合物来源。但是，无可否认，实际上到目前为止利用这些化合物真正开发成药物的很少。海洋无脊椎动物来源的药物仅有 20 世纪 50 年代从海绵动物分离到的核苷类化合物经修饰后制成的抗病毒药物 Ara-A 和抗肿瘤药物 Ara-C，以及刚刚投放市场的芋螺毒腺来源的肽类毒素镇痛药物 ziconotide 可通过人工合成获得，而目前正在临床研究的来自于海鞘的 aplidine 和 ET-743、来自海兔的 dolastatin10 和 15，以及来自于总合草苔虫的 bryostatin 1 等，其化合物来源则难以解决，一直困扰着本领域的科学家。相对于已发现的天然活性成分而言，具有产业化开发前景的海洋天然活性化合物很少，其原因主要与这些活性成分的含量极低、自然环境生物资源储量少有关。如何利用现代生物技术开展活性成分的大规模生产是当前海洋药物及海洋药用生物资源研究领域面临的重要问题。

海洋药物研究与开发还具有投资大、周期长等特点。当前国际海洋药物开发的热点除对已知海洋药用生物的研究外，对海洋药用生物资源的调查和筛选仍然是本领域的主要走向。到目前为止，对海洋生物资源的大规模药物筛选研究大部分集中在一些发达国家，以美国、日本和俄罗斯为主，其他重要国家有德国、澳大利亚、西班牙、法国、墨西哥等。由于海洋环境和海洋生物资源的特殊性，对海洋药用生物资源的筛选、发现、调查和研究需要的条件远比对陆生生物进行的工作困难得多，使得海洋药物的研究开发需要高投入。美国、欧盟和日本是本领域起步较早、发展较快、成果显著的国家（地区），并始终处于领先地位。20 世纪 80 年代以后，美国、欧盟与日本相继制订国家研究大计划，大幅度增加投入，形成本领域“三足鼎立”的局面。美国是世界上最早开展现代意义上的海洋药物研究的国家，仅从科研经费的投入便可看出美国对海洋药物研究的重视：美国国家研究委员会（National Research Council）和国立癌症研究所（National Cancer Institute，NCI）每年用于海洋药物研究开发的经费各为 5000 多万美元。近年来，美国国立卫生研究院（National Institute of Health，NIH）的海洋药物研究资金占其研发资金份额已增加到 11%以上，与合成药、植物药基本持平（易杨华等 2006）。巨大的投入已获得了回报，仅目前正在美国国立癌症研究所进行临床疗效评价的海洋抗癌药物就至少有 6 种。此外还有一些很有前景的海洋药物候选物正在进行临床前研究。除开发治疗癌症的药物外，海洋药物在治疗其他多种疾病方面亦显示了巨大的潜力和广阔的应用前景。例如，从加勒比海的一种柳珊瑚 *Pseudopterogorgia elisabethae* 中发现的活性成分 pseudopterosins A（Look et al. 1986）具有很强的抗炎活性而被用于皮肤过敏性疾病的治疗。以上列举的几个例子仅仅是美国国立卫生研究院公开报道的，实际上还有很多海洋药物正处于临床研究及临床前研究的不同阶段（Mayer et al. 2010；Singh et al. 2008；Simmons et al. 2005）。欧盟（法国、德国、英国、意大利、西班牙、荷兰等）于1989年实施海洋科学和技术计划（Marine Sciences and Technology，MAST），其中设有“从海洋生物中寻找新药”重点资助专项。在该计划的第三阶段，8个国家、19个海洋生物科学研究机构联合进行海洋药物开发，形成分工明确的系统工程，每年用于海洋药物开发研究的经费达1亿多美元。日本海洋生物技术研究院（Japanese Marine Biotechnology Institute）及日本海洋科学和技术中心（Japan Marine Science and Technology Center）每年用于海洋药物研究开发的经费也达到1亿多美元。由此可见，海洋药物的大发展与高的科技投入是分不开的。海洋药物的研究水平是科学技术发展水平的体现，也是综合国力的体现之一。

(5) 海洋药物与海洋药物学

目前，学术界对海洋药物、海洋药物学等概念的界定尚无统一定论。作者在多年的研究工作中，加上多年的教学体会，提出相关概念的定义和内涵。

海洋药物（marine drug，drug from the sea）是指来源于海洋的药物，即以海洋生物中的有效成分为基础研制开发的药物。其中，在中国传统意义的海洋药物是海洋中药的范畴，即以海洋生物（及矿物）经加工处理后直接成药，或经组方配伍后制成的复方制剂；而现代意义的海洋药物属西药的范畴，即以海洋生物中活性天然产物为基础，提取分离或人工合成制成的化学成分药物。目前，海洋药物一词在未加特殊说明时，一般是指现代意义的药物概念。海洋药物来源于海洋药用资源，区别于陆生药用资源；海洋药物的物质基础海洋天然产物结构新颖、活性独特，显著不同于陆源天然产物；海洋药物的研究思路和手段可沿袭陆源药物的研究思路和手段，但采样技术、资源调查和生物探测技术、药用生物养殖技术、特殊环境生物筛选技术及药物研究相关技术也有特殊性。

海洋药物学（marine pharmacology，marine pharmaceutics）是研究海洋药物的一门科学，即以海洋生物为源头，从中筛选和分离海洋活性天然产物，发现和优化药物先导化合物，阐释药物结构与功能的关系，揭示药物作用机制，研制和开发海洋创新药物，研究和探索海洋药物的药学、生物学及工程化理论与技术。海洋药物学是在海洋药物研究开发过程中逐步形成的一门新兴交叉应用学科，为药学研究的新领域。在最新的学科分类中，海洋药物学被立为新的三级学科，与天然药物化学、药物分析学等具有同等地位。

海洋药物学的研究领域涉及药物化学、药理学、分子生物学、基因工程、遗传学、生物资源学、临床医学等众多相关学科。海洋药物学的发展既得益于来自上述各学科的研究方法和技术的进步，同时也促进了各学科的相互融合和相互渗透。海洋药物学的研究所涉及的内容十分广泛（易杨华和焦炳华 2006），主要包括以下几个方面。

① 运用多种生物筛选模型（如抗肿瘤、抗病毒、抗菌、驱虫、抗氧化、免疫调节等活性筛选模型）和技术，对海洋生物（提取物）进行系统的活性筛选和评价，从中发现具有生物活性的海洋生物样品。

② 对具有生物活性的海洋生物样品，运用色谱分离方法和技术，结合活性追踪分离的方法，从中分离活性部位和活性单体化合物；应用波谱技术结合化学方法测定化合物的化学结构及空间立体构型。

③ 以活性单体化合物作为先导结构进行结构修饰或结构改造，研究结构与活性的关系，以发现活性更强、毒性更小的新的活性成分，为开发新药提供先导化合物。

④ 对先导化合物进行新药临床前研究，如药学、药理学、毒理学、药代动力学等研究，在此基础上进行临床试验，申报新药。

⑤ 采用化学合成、人工养殖和生物工程（如发酵工程、细胞工程、基因工程等）技术提供大量化合物，解决药源问题。

⑥ 应用多种生物技术进行海洋生物功能基因组学、蛋白质组学、化学生态学、分子生物学及生物信息学等研究，为海洋药物研究拓展新的药用生物资源。

据作者了解，近十年来，国内各相关医药研究机构和沿海地区高等院校相继成立了数十个海洋药物研究开发实验室、研究室、中心和基地，吸引了一批药学专业人才从事海洋药物的研究、开发、教学、管理等工作。国内各院校药学专业所开设的专业课程也逐步渗透了海洋药物学研究内容，如中国海洋大学药学专业、中国药科大学海洋药物学专业、浙江海洋学院药学专业等相继开设了海洋药物学、海洋天然产物化学、海洋药用生物资源学等相关课程。但是，目前国内尚无系统全面介绍海洋药物学基本概念、理论、技术和成果的学术著作，现有的几本专著也不适合初涉海洋药物研究领域学者的学习参考，更不适合用作药学本科生、研究生的海洋药物学相关学习用书。

作者在多年从事海洋药物相关课程教学基础上，结合多年从事海洋药物相关研究开发的实践和心得体会，综合国内外相关海洋药物、海洋天然产物、海洋药用生物资源、海洋化学生态等方面的专著、资料和文献，进行系统整编，试图编写一本药学专业新的特色学科方向的学习参考书。本书即以药学专业本科生、研究生和初涉海洋药物研究的青年学者为主要读者对象，系统介绍海洋药物相关基本概念、基本理论、研究方法、开发技术、研究成果、最新进展及发展趋势，使读者系统、全面了解海洋药物学科发展的历程、现状和未来；具体介绍海洋天然产物、药物先导化合物和海洋药物的发现过程、研究思路、方法和技术；重点介绍海洋天然产物和海洋药物研究的最新成果，并列举典型、代表性的实例，使读者了解海洋药物研究开发的过程、思路和途径，把握海洋药物领域国际、国内最新动态和未来发展方向。全书主要内容和框架结构包括以下三个部分。

第一部分是海洋天然产物，介绍海洋药物研究的物质基础——海洋天然产物的研究历史与现状、研究成果与进展；重点介绍海洋天然产物结构类型、特征和生物活性；简要介绍海洋天然产物的研究思路、方法和技术；按照海洋天然产物的主要生物来源，并按结构类型系统介绍海洋动物、植物、微生物中天然产物的来源物种、结构、活性、合成、构效关系等。

第二部分是海洋药物与药物先导化合物，回顾和评述国际海洋药物研究发展历史过程与现状；重点介绍海洋药物最新研究成果和进展，介绍国际上抗肿瘤药物、抗感染药物、镇痛药物和其他药物及先导化合物，系统阐述药物或化合物的生物来源、化学结构、药理活性、构效关系、作用机制、化学合成、临床研究与应用等。

第三部分是海洋药物研究前瞻，介绍海洋药物研究开发的制约因素、存在的问题及面临的挑战，提出海洋药物未来发展对策；介绍海洋药物最新前沿技术和未来发展方向；重点介绍海洋微生物与微藻药用新资源；探讨海洋化学生态学研究对海洋药物发现的意义。

本书的编写出版，对海洋药物相关领域的教学和科研将具有应用、规范、指导、参考价值，对海洋药物、海洋天然产物、海洋药用生物资源相关研究具有重要的借鉴意义和学术价值，对培养海洋药物领域高层次后备人才、推动海洋药物学科的发展也将具有长远的影响。

参考文献

陈冀胜. 1993. 海洋生物活性物质研究概况及展望. 中国海洋药物杂志，1：18～26

傅秀梅，王长云. 2006. 海洋生物资源与可持续利用对策研究. 中国生物工程杂志，26（7）：105～111

管华诗，王曙光. 2009. 海洋天然产物（上）. 北京：化学工业出版社

林文翰. 2006. 中国海洋生物的药学研究思考. 中国天然药物，4（1）：10～14

王长云，耿美玉，管华诗. 2005. 海洋药物研究进展与发展趋势. 中国新药杂志，14（3）：278～282

易杨华，焦炳华. 2006. 现代海洋药物学. 北京：科学出版社. 1～11

Arai M，Kobayashi M. 2010. Search for medicinal seeds from marine organisms. Yuki Gosei Kagaku Kyokaishi，68（5）：470～479

Blunt J W，Copp B R，Hu W P，et al. 2007. Marine natural products. Nat Prod Rep，24：31～86

Blunt J W，Copp B R，Hu W P，et al. 2008. Marine natural products. Nat Prod Rep，25（1）：35～94

Blunt J W，Copp B R，Hu W P，et al. 2009. Marine natural products. Nat Prod Rep，26（2）：170～244

Blunt J W，Copp B R，Munro M H G，et al. 2005. Marine natural products. Nat Prod Rep，22（1）：15～61

Blunt J W，Copp B R，Munro M H G，et al. 2006. Marine natural products. Nat Prod Rep，23（1）：26～78

Blunt J W，Copp B R，Munro M H G，et al. 2010，Marine natural products. Nat Prod Rep，27（2）：165～237

Chakraborty C，Hsu C H，Wen Z H，et al. 2009. Anticancer drugs discovery and development from marine organisms. Curr Top Med Chem，9（16）：1536～1545

Fattorusso E，Taglialatela-Scafati O. 2009. Marine Antimalarials. Mar Drugs，7（2）：130～152

Haefner B. 2003. Drugs from the deep：marine natural products as drug candidates. Drug Discov Today，8（12）：536～544

Hwang B，Lee J，Lee D G. 2010. Antimicrobial peptides derived from the marine organism（s）and its mode of action. Han'guk Misaengmul-Saengmyongkong Hakhoechi，38（1）：19～23

Li M Y，Xiao Q，Pan J Y，et al. 2009. Natural products from semi-mangrove flora：source，chemistry and bioactivities. Nat Prod Rep，26：281～298

Look S A，Fenical W，Matsumoto G K，et al. 1986. The pseudopterosins：a new class of antiinflammatory and analgesic diterpene pentosides from the marine sea whip *Pseudopterogorgia elisabethae*（Octocorallia）. J Org Chem，51：5140～5145

MarinLit V S. 2010. A marine literature database produced and maintained by the department of chemistry. New Zealand：University of Canterbury.

Mayer A M S，Glaser K B，Cuevas C，et al. 2010. The odyssey of marine pharmaceuticals：a current pipeline perspective. Trends Pharmacol Sci，31（6）：255～265

Molinski T F，Dalisay D S，Lievens S L，et al. 2009. Drug development from marine natural products. Nat Rev Drug Discov，8（1）：69～85

Pattan S R，Nirmal S A，Pattan J S，et al. 2009. Marine natural products-as a source of cytotoxic drugs. Pharmacologyonline，（2，News Letters）：943～952

Simmons T L，Andrianasolo E，McPhail K，et al. 2005. Marine natural products as anticancer drugs. Mol Cancer Ther，4（2）：333～342

Singh R，Sharma M，Joshi P，et al. 2008. Clinical status of anti-cancer agents derived from marine sources. Anti-Cancer Agents Med Chem，8：603～617

Villa F A，Gerwick L. 2010. Marine natural product drug discovery：leads for treatment of inflammation，cancer，infections, and neurological disorders. Immunopharmacol Immunotoxicol, 32 (2): 228～237

Williams P, Sorribas A, Liang Z. 2010. New methods to explore marine resources for Alzheimer's therapeutics. Curr Alzheimer Res, 7 (3): 210～213

Wu J, Xiao Q, Xu J, et al. 2008. Natural products from true mangrove flora: source, chemistry and bioactivities. Nat Prod Rep. 25: 955～981

Yasuhara-Bell J, Lu Y. 2010. Marine compounds and their antiviral activities. Antivir Res, 86 (3): 231～240

Zhang W, Guo Y W, Gu Y C. 2006. Secondary metabolites from the South China Sea invertebrates: chemistry and biological activity. Curr Med Chem, 13: 2041～2090

第一部分
海洋天然产物

1 海洋天然产物研究概况

海洋天然产物是海洋药物研究开发的物质基础。“海洋天然产物”一词首次出现在1973年C. Chan发表在《化学教育杂志》(*Journal of Chemical Education*)上的综述文章中(Fusetani 2000)。海洋天然产物属天然产物范畴，其概念由天然产物延伸而来。天然产物(natural product)是指从生物(包括植物、动物和微生物)体内分离出来的有机化合物，主要是次级代谢产物。海洋天然产物就是指源于海洋生物的代谢产物，一般指小分子次级代谢产物，包括萜类、生物碱、大环内酯、皂苷类、甾体、聚醚类、肽类、核苷类等。海洋天然产物一般在生物体中的含量低微，并具有生物学和生态学作用。海洋是一个充满生物多样性和化合物多样性的世界。海洋环境(包括水、盐、压力、温度、光照等特征)与陆地环境相比有着巨大的差异，导致海洋生物有独特的代谢方式和生化过程，产生了大量结构新颖的化合物，具有独特而强烈的多种生物活性，成为海洋药物研究与开发的源泉。

1.1 海洋天然产物的研究进程

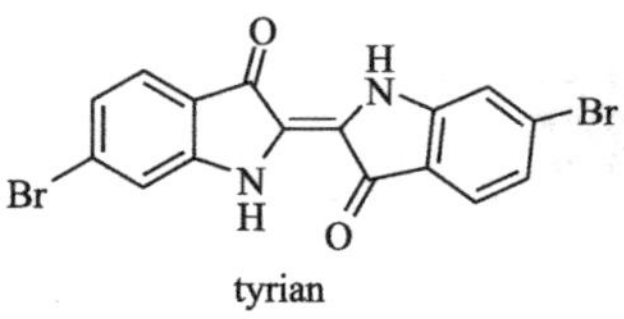

图 1-1 泰尔红紫(tyrian)

人类最早利用海洋天然产物可追溯到数千年前。大约在公元前1600年，地中海居民从一种海洋软体动物(海螺)中提取到色泽鲜艳的染料——泰尔红紫(tyrian)(图1-1)。陆地天然产物研究历史已有近200年之久，而海洋天然产物化学则相对较晚。早期，人们获取海洋生物远没有获取陆地生物那么容易。直到20世纪30年代，由于航海技术和潜水设备的迅速发展，人们获取海洋生物相对容易，特别是20世纪60年代，人们发现有致癌和致畸等严重副作用的合成药物的例子越来越多，“回归自然”成了一种世界潮流，海洋天然产物由于其独特的优势很快就成了天然产物研究的焦点。20世纪60年代以来，兴起了海洋天然产物化学和生物功能的研究，美国、欧洲、日本及其他国家的学者相继开展了海洋生物化学、生物学、化学生态学等多方面的基础研究和针对人类癌症等重大疾病的药物筛选、发现研究。在50多年的时间里，海洋天然产物研究取得了飞速发展，成为当前国际上一个生机勃勃的热点研究领域。近十几年医药市场对新药需求的分析提示，进入21世纪时，新药研究开发的主要目标仍然是严重危害人类生命健康的肿瘤、心脑血管疾病、糖尿病、老年痴呆症、艾滋病及其他疑难杂症的防治药物。半个世纪以来，海洋天然产物研究的主要成就也大都集中在这几方面。

纵观海洋天然产物的研究历史可以发现，海洋生物资源是新天然产物的主要源泉。早期发现的海洋天然产物数量有限。20世纪70年代，来自海洋生物的萜类、甾醇、生物碱、肽类、大环内酯及聚醚类等复杂化合物相继被发现，且层出不穷。例如，甾醇类化合物，1972—1976年仅4年间，从海洋生物中获得的甾醇的种类是过去所发现甾醇总和的 2 倍。80 年代，海洋天然产物的生物合成和化学合成研究得到了迅速发展，如沙海葵毒素的全合成被认为是 80 年代有机合成的顶峰。80 年代后期，由于科学技术的巨大进步，特别是高分辨核磁共振、质谱等技术的应用，微量及复杂结构化合物的研究变得更加容易，分离获得的海洋天然产物数量显著增加，速度越来越快。90 年代，海洋天然产物研究以前所未有的速度高速发展。在这一阶段，分离得到的海洋天然产物数量快速增加。尤其是近年来，随着相关分离、分析手段的提高和新生物活性筛选模型的发展，从海洋生物中发现新化合物的速度和数量逐步加快（图 1-2），目前每年以 700～1000 种新化合物的速度增加（图 1-3）（Blunt et al. 2009）。2000—2006 年间，发表海洋天然产物相关论文 3100 余篇，报道新化合物 4700 余种（Blunt et al. 2007）。至 2008 年，发表海洋天然产物发现的论文达 7000 余篇（Singh et al. 2008）；另有约 9000 篇海洋天然产物相关的论文，涉及海洋天然产物的合成、生物活性、生态学作用及综述等；还有超过 300 项活性海洋天然产物的国际专利（Singh et al. 2008；Blunt et al. 2005）。

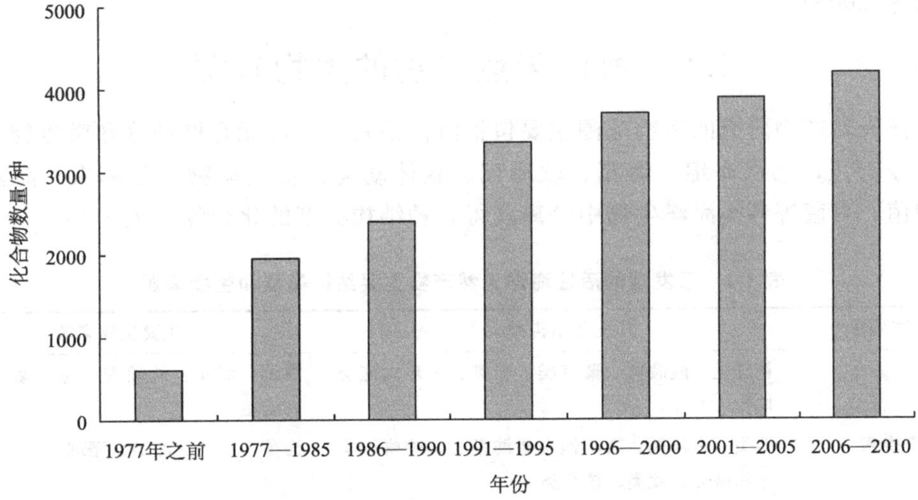

图 1-2　国际海洋天然产物发现趋势

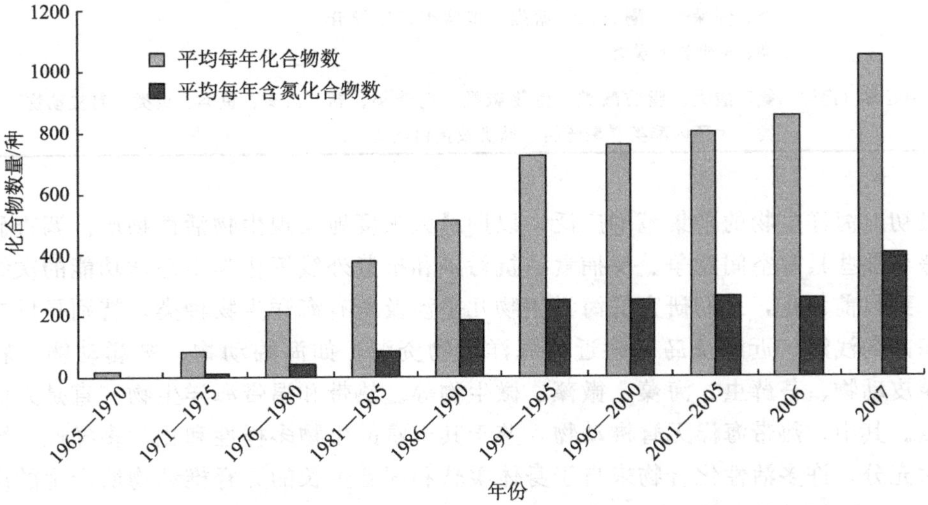

图 1-3　平均每年从海洋生物资源中得到的天然产物数量

海洋来源的化合物结构类型多样（Blunt et al. 2010，2009，2008，2007，2006，2005；O'Hanlon 2006；Newman and Cragg 2004；Haefner 2003），从简单的肽链到复杂的大环聚醚结构都有，并表现出各种生物活性，如抗真菌、抗细菌、抗疟、抗病毒、抗癌及其他活性（Simmons et al. 2005；Mayer et al. 2004；Etahiri et al. 2001；Rodriguez and Ramirez 2001；Capon et al. 1999；Ovenden et al. 1999；Sata et al. 1999）。更令人鼓舞的是，不断有全新骨架的海洋天然产物被报道。以国际最著名的反映天然产物研究动态的刊物 *Journal of Natural Products* 为例，海洋生物已成为新天然产物的主要来源。这些研究成果极大地丰富了有机化学的内容，促进了有机化学、药物化学、药理学、分子生物学等相关学科的发展。最新的统计（至 2010 年 3 月）表明，海洋天然产物总数已达到 20 000 种，其中许多具有各种生物活性。要特别指出的是，在已发现的海洋天然产物中，超过 0.1%的化合物结构新颖独特，活性十分显著，已成为有效药物或先导化合物的重要来源，其中一些极有可能发展成为新药（管华诗和王曙光 2009；王长云等 2005）。

1.2 海洋天然产物的生物来源

海洋天然产物研究的生物范围主要包括海洋植物、低等无脊椎动物和微生物三大种群。迄今为止，已从海绵、海鞘、软珊瑚、软体动物、棘皮动物、苔藓虫、海藻、微藻、细菌、真菌等各类海洋生物中分离获得各种结构类型的化合物（表 1-1）。

表 1-1 已发现的活性海洋天然产物主要结构类型和生物来源

生物活性	主要结构类型	主要生物来源
抗肿瘤	核苷类、酰胺类、聚醚类、萜类、大环内酯类、肽类	海绵、海鞘、软珊瑚、柳珊瑚、海兔、苔藓虫
抗心血管疾病	萜类、多糖类、高不饱和脂肪酸类、喹啉酮类、生物碱类、肽类、核苷类	海藻、鱼类、海绵、珊瑚
抗病毒	萜类、核苷类、生物碱类、多糖类、杂环类	海绵、珊瑚、海鞘、海藻
抗菌、抗炎	脂肪酸类、糖酯类、丙烯酸类、苯酚类、溴苯酚类、吲哚类、酮类、多糖类、多肽类、*N*-糖苷类、β-胡萝卜素类	细菌、真菌、海藻、珊瑚、海绵
镇痛、神经毒（海洋毒素）	氨基酸类、脂肪酸类、生物碱类、皂苷类、萜类、大环内酯类、聚醚类、肽类及蛋白质类	微藻、鱼类、贝类、棘皮动物

最初对海洋生物的采集范围广泛，以期最大限度地发现生物活性物质。调查研究中更青睐于那些具有空间竞争、反捕食、抗污染和抗紫外线等化学生态学功能的次级代谢产物。到目前为止，人们研究的海洋生物几乎涉及所有海洋生物种类，特别是世界各大洋和海区的浅海、近海及岛礁附近的海洋生物资源，如海绵动物、被囊动物、软体动物、棘皮动物、苔藓虫、海藻、微藻、微生物等。热带和温带海洋生物一直是人们研究的重点。其中，热带海洋无脊椎动物，鉴于其丰富的生物多样性和化学多样性，被研究得最为充分。许多活性化合物来自于身体柔软和固着生长的无脊椎动物所产生的次级代谢产物，以海绵动物（海绵）来源的为最多（图 1-4）。统计表明，至今为止，海洋天

然产物的生物来源涉及至少 22 门、2000 余属、3500 余种。海绵动物、腔肠动物（珊瑚等）、软体动物、尾索动物等珊瑚礁无脊椎动物一直是海洋天然产物的主要来源。需要特别指出的是，近年来海洋微生物次级代谢产物已成为国际海洋天然产物研究的热点（图 1-5）（Blunt et al. 2010，2009，2008，2007，2006，2005）。

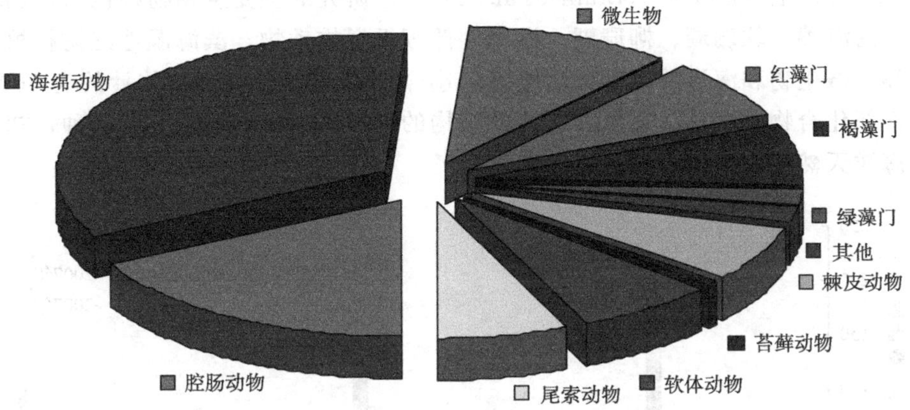

图 1-4 海洋天然产物的生物来源

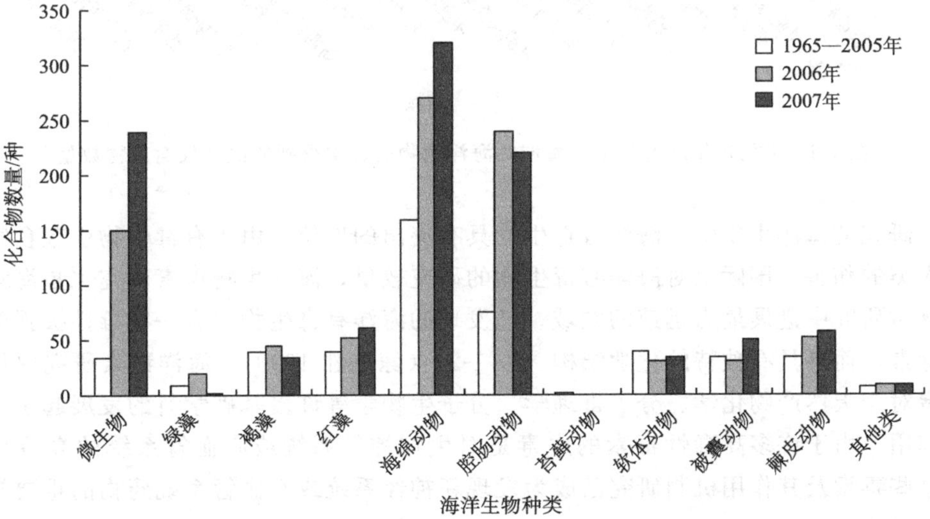

图 1-5 平均每年从各种生物来源得到的次级代谢产物数量

在过去的几十年中，加勒比海、地中海、日本海、澳大利亚海等海域是海洋天然产物研究的热点区域（图 1-6）（Blunt et al. 2009）。需要注意的是，近年来，中国海特别是南中国海区域已成为海洋天然产物及药物发现的重点海区之一。中国海洋药物研究与开发起步虽晚，但经过几代人的努力，也取得了世人瞩目的成绩。在海洋天然产物研究方面，中国学者对国际海洋天然产物作出了重要的贡献，如对中国南海的珊瑚类动物进行了较系统的化学成分研究，丰富了海洋天然产物的研究内容；1985 年，首次从软珊瑚中分离得到两种具有双十四元环碳架的新型二萜二聚体。20 世纪 90 年代以后，海洋天然产物的研究获得了迅猛发展，更多的学者对中国海洋中的海绵、珊瑚、棘皮动物、草苔虫、海藻及海洋微生物进行了广泛的研究；2000 年以后，发现新化合物在国际上占有一定份额，并呈逐年增加的趋势。特别是近年来，中国海域特别是南中国海的生物资源成为海洋天然产物化学研究的焦点。2001 年以来，从中国海获得的新化合物平均每年为 200 种以上（图 1-6）（Blunt et al. 2009），研究的主要生物物种包括：珊瑚礁生态系统中的海绵、软珊瑚、柳珊瑚、海鞘等低等无脊椎动物，滨海湿地红树林植物，以及海洋环境微生物和海洋共附生微生物等。迄今已研究的海洋生物估计约有 500 多种，获得活性新化合物千余种，另有具有特殊结构的海洋寡糖化合物近 300 余种，初步奠定了中国海洋天然产物（化合物）库的基础。

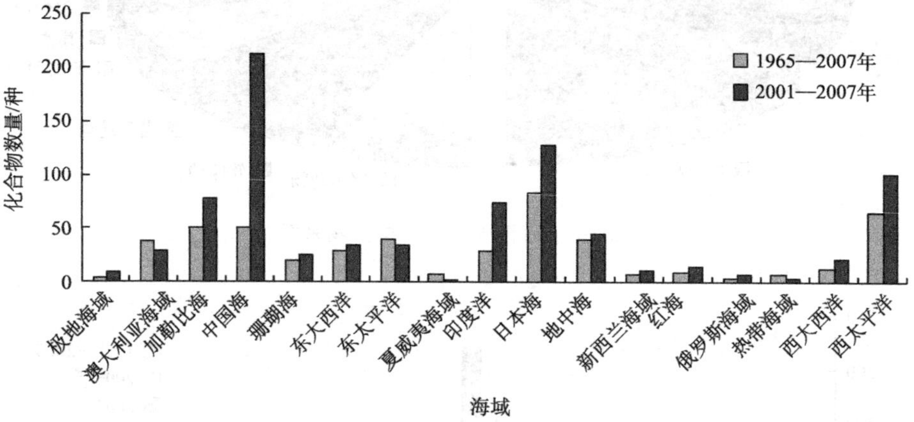

图 1-6　平均每年从世界不同海域的海洋生物资源中得到的次级代谢产物数量

在研究的海洋生物中，海洋有毒生物具有突出的地位。由于有毒生物引起食物中毒或对人类的伤害，国际上对海洋有毒生物的研究较早，海洋生物毒素研究也是海洋生物活性物质研究中进展最为迅速的领域。已发现的海洋有毒生物含有一些毒性极强的天然生物毒素，而且具有独特的化学结构（表 1-2）（陈冀胜 1993）。海洋毒素研究取得的重要进展对于天然产物化学、分子毒理学、分子生物学等许多基础学科的发展起了重大的推动作用。由于许多高毒性毒素的中毒是对生物神经系统或心血管系统的高特异性作用，这些毒素及其作用机制研究已成为发现新神经系统或心血管系统药物的重要导向化合物和线索。

表 1-2　重要有毒海洋生物

来源	代表毒素	主要结构类型	毒性[a]
海菊蛤等	石房蛤毒素（saxitoxin，STX）	胍胺	8
东方豚等	河豚毒素（tetrodotoxin，TTX）	胍胺	10
蛤、膝沟藻	膝沟藻毒素（gonyautoxin，GTX）	胍胺	10
水藻	鱼腥藻毒素（anatoxin，AnTX）	杂环生物碱	200
海参	海参毒素（holotoxin）	甾体皂苷	10 000
冠柳珊瑚	冠柳珊瑚（lophotoxin）	大环二萜类脂	8 000

续表

来源	代表毒素	主要结构类型	毒性[a]
软珊瑚	大田软海绵酸（okadaic acid）	聚醚	192
海兔、颤藻	海兔毒素（aplysiatoxin）	聚醚	200
短裸甲藻	短裸甲藻毒素（brevetoxins，Pbtx）	聚醚	对鱼剧毒
岩沙海葵	沙海葵毒素（palytoxin，PTX）	聚醚	0.15（i. v.）
西加鱼类、岗比甲藻	西加毒素（ciguatoxin，CTX）	聚醚	0.45
西加毒鱼	刺尾鱼毒素（maitotoxin，MTX）	聚醚	0.17
贝类	扇贝毒素（pectenotoxin）	聚醚	泻痢
贝类、鳍藻	轮状鳍藻毒素（dinophysistoxin）	聚醚	泻痢

a. LD_{50}，$\mu g/kg$（mouse，i. p.）.

尽管研究的海洋生物种类较多，但进入临床或在临床前研究的海洋天然产物绝大多数分离自海洋无脊椎动物，尤其是海绵、海鞘、软体动物、苔藓虫等。由于传统上易于采集和处理的海洋生物多已被充分研究，因此从中寻找新的生物种类、分离新的化合物、发现新的活性先导化合物已日益困难，开辟新的资源领域，特别是海洋微生物和极端环境生物资源（如深海生物资源）已备受关注。随着研究的不断深入，涉及的海洋生物逐渐向远海、深海、极地、高温、高寒、高压等常规设备和条件难以获得的资源方面扩展。特别是近年来，深海采样技术、微生物分离培养技术、基因工程技术等的发展，使海洋药用生物资源研究领域不断拓宽（王长云等 2005）。

1.3　海洋天然产物的化学结构

由于生态环境的巨大差异，海洋天然产物在结构上与陆地生物有很大不同。已发现的海洋天然产物的结构类型多种多样，具有显著的特点，为药物的开发研制提供了重要的结构基础。

1.3.1　化学结构的多样性

已发现的海洋生物活性物质的化学结构类型非常丰富，其多样性远高于陆地生物，几乎可以涵盖天然有机化合物的各种结构类型（表 1-1），如萜类、生物碱、肽类、甾体、皂苷、聚酮、聚醚、脂类、醌类、酚类，以及多糖、蛋白质等，其中，萜类、甾体、生物碱、聚酮等结构类型的化合物占较大比例（图 1-7）；而且还发现了一系列在合成化合物及陆生天然产物中不存在或罕见的新化学结构类型。

(1) 萜类

萜类是海洋天然产物中最多的一类化合物，约占海洋天然产物总数的 35%，在各种海洋生物中都有发现，主要来源于海洋植物（海藻等）和海洋无脊椎动物（海绵、珊瑚等）。陆地植物以倍半萜最为常见，而海洋生物以倍半萜、二萜、三萜结构为主，还有罕见的二倍半萜、四萜结构。许多海洋萜类化合物结构特异，有些为完全不同于陆地植物的萜类骨架类型，如一些 chamigrene 型螺环倍半萜和 amphilectane 型二萜等。海洋萜类与陆地植物萜类化合物最大的不同在于分子中含有一些极罕见的取代基，包括氯、溴等卤素，异腈、异硫代氰酸酯、异氰酸酯等基团。例如，在海红头属红藻中常见

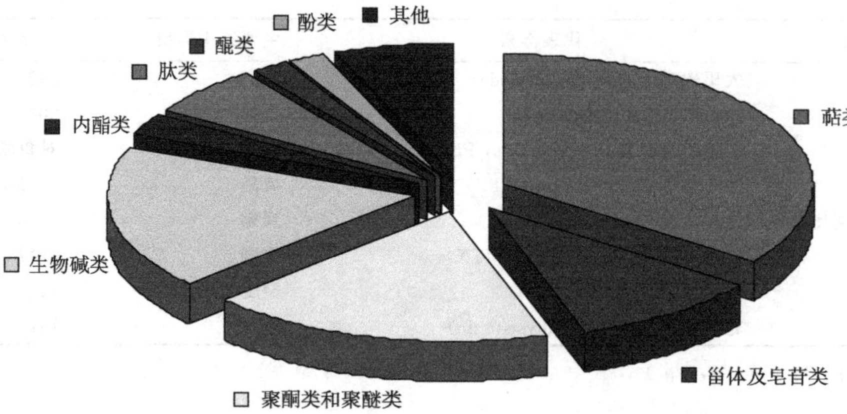

图 1-7　海洋天然产物主要结构类型与分布

到高度卤化的环状单萜和链状单萜，软骨凹顶藻属海藻中常发现高度卤化的螺环倍半萜，海绵和裸鳃动物中常发现含氰基的萜类。海洋环境中的生物的次级代谢产物与陆地生物最明显的不同是萜类的生源合成途径不同。例如，陆地上环萜的生成是由氢离子诱发的分子重排，而海洋中的环萜则是由卤离子，特别是溴离子诱导环合而成。海洋萜类化合物具有广泛的生物活性，包括抗肿瘤、抗菌、杀虫（线虫、疟原虫）、止痛、降压、调节心率失常、抑制血小板聚集等活性。一些海洋萜类化合物，如 eleutherobin、sarcodictyin、contignasterol 等已进入临床研究。

（2）生物碱

生物碱是天然的含氮有机化合物，主要特点是含有负氧化态氮原子。从海洋生物中获得的生物碱结构新颖、复杂多样，通常含有特殊的结构，如含有卤素取代等。来自红藻、海绵、半索动物门及共生细菌的咪唑类生物碱是海洋生物中结构最复杂、数量最庞大的生物碱。这类化合物的生物活性主要表现为抗肿瘤、抗病毒、抗菌、抗寄生物、抗炎、Ca^{2+}拮抗剂等。例如，含有双重咪唑结构的 topsentin 具有强细胞毒活性；eudistomin 在浓度为 0.005～0.01 μg/mL 时仍具有抗 HSV 病毒的活性；dihydroflustramine C 和 flustramine D 具有广泛的抗菌谱和优良的抗菌活性等。溴吡咯生物碱，如 spongiacidin、hymenidin、taroacidin A、pseudoceratidine 和 mauritiamine 等，常以单或二溴吡咯-2-甲酸片段通过脂肪链与咪唑环相连，结构新颖多样，也具有抗肿瘤、抗病毒、抗菌、抗炎等多种生物活性。

（3）肽类

肽类也是海洋天然产物中数量较大的一类化合物，结构类型主要有线形肽和环肽，多为小分子环肽（Hwang et al. 2010）。已经从海藻、腔肠动物、软体动物、被囊动物等海洋生物及其共附生微生物中发现了大量的肽类化合物，其中有分子质量小的二肽、寡肽，也有分子质量大的多肽、蛋白质等。海洋肽类常含有 D-型氨基酸、羟基酸、新的 α-氨基酸与 β-氨基酸、噻吩及　唑环，有的还含有烯键与炔键。氨基酸中除常见的外，还有大量的特殊氨基酸，如 β-氨基异丁酸、L-baikiain、α-kainic acid（海人草酸）、domoic acid（软骨藻酸）等。特异性缩肽或缩酚酸肽（depsipeptide）是海洋生物中存在数量较多的一类天然生物活性物质，在陆生生物中含量极少。海洋肽类化合物具有广泛的药理活性，主要有抗肿瘤、抗菌、抗病毒、抗炎、提高心脑血管系统及神经系统功能等作用。例如，已发现的海洋肽类毒素约有40余类，研究较多的有海葵毒素、芋螺毒素、海蛇毒素等，这些化合物具有很强的麻醉、强心、抗癌、抗菌和抗病毒作用。例如，conotoxins（芋螺毒素）是一类具有神经药理活性的多肽，具有镇痛、神经保护、抗惊厥、镇咳等作用。

(4) 聚醚

聚醚类化合物是最具海洋特色的一类化合物，在甲藻、蓝藻、海绵动物、腔肠动物、软体动物、被囊动物、鱼类等中都有发现，但是，最原始的产生者是一些海洋有毒藻类。该类化合物的结构特点是杂原子对碳原子的比例很高，有的化合物还以多聚羟基的形式存在，由多个五元至九元含氧杂环或一些更复杂的含氧杂环相互链合或稠合而成的链状或环状结构。根据结构的不同，聚醚又分为线性聚醚、大环内酯聚醚和梯型稠环聚醚。梯型稠环聚醚有一定的规律性，分子骨架具有相同的立体化学特征，稠环间以反式构型相连，相邻醚环上的氧原子交替位于环的上端或下端，形成一种陡坡式的梯形线状分子，分子的两端大多为醛酮酯、硫酸酯、羟基等极性基团。聚醚类化合物结构复杂，分子质量大，药理作用机制独特，多数对神经系统或心血管系统具有高特异性作用。例如，结构巨大的PTX（palytoxin，沙海葵毒素）既有强的神经毒性，又有强的细胞毒性。聚醚类化合物往往具有剧毒，是海洋鱼类污染最严重的污染源，全世界每年因食被CTX（ciguatoxin，西加毒素）污染的鱼类而中毒者高达1万～5万人。

(5) 内酯

内酯类是分子结构中含有一个内酯环的化合物，这在陆地生物的代谢产物中极为少见。从蓝藻、甲藻、海绵、苔藓虫、被囊动物、软体动物和某些海洋微生物中发现了大量的大环内酯化合物，特别是在海洋微生物中是一类常见的化合物。海洋大环内酯化合物的化学结构复杂多样，内酯环的大小由十元至六十元环不等。根据环上取代基的不同可将其分成三类：① 简单大环内酯类，其特点是仅有一个内酯环，环上仅有OH、烷基、不饱和键取代，为长链脂肪酸形成的内酯；② 含氧环的大环内酯类，内酯环上含有氧环，氧环可为三元、五元、六元不等；③多聚内酯，内酯环上通常含有两个以上的酯键；④ 其他大环内酯类，如大环内酯环含有氢化吡喃螺环的化合物。海洋大环内酯化合物有广泛的生物活性，大多具有细胞毒、抗病毒、抗真菌等活性。抗肿瘤活性是大环内酯类化合物最突出的生物活性。最著名的大环内酯化合物bryostatin 1（苔藓虫素1）是从总合草苔虫 *Bugula neritina* 中分离得到的第一个具有抗癌活性的大环内酯类化合物。

(6) 甾体及甾体皂苷

从种类繁多的海洋生物中获得了大量结构独特的甾体化合物，从海参、海星和其他动物中还发现了多种多样的甾体皂苷。许多化合物具有显著的生物活性，如细胞毒和抗肿瘤、抗细菌、抗真菌、抗病毒等。

(7) 醌类与酚类

海洋真菌、海绵、海鞘、红藻等已成为结构新颖的天然醌类化合物的重要来源。海洋醌类化合物主要是苯醌、萘醌和蒽醌的衍生物，具有抗菌、抗病毒、抗肿瘤等活性。

海洋酚类化合物主要是苯酚的衍生物，有些形成了多聚酚结构，海洋真菌、海绵、海藻等是酚类化合物的主要来源。酚类化合物具有抗肿瘤、抗菌和抗氧化等活性。

(8) 其他结构类型

海洋天然产物中还有许多其他结构类型，如长链脂肪族、芳香族、硫酸多糖等，有些化合物具有混合结构类型，如前列腺素类、萜类糖苷等特异结构的衍生物。前列腺素类化合物是海洋珊瑚动物中一类独特的二十碳酸衍生物。1969 年首次从佛罗里达柳珊瑚 *Plexaura homommalla* 中分离得到高含量的前列腺类似物 15R-PGA_2，引起科学界对海洋天然产物的关注。海洋类前列腺素类化合物除具有前列腺素样的活性外，往往还具有一些特殊的生物活性，如抗肿瘤活性等。

1.3.2 化学结构的特异性

海洋天然产物的结构类型多种多样，而在结构上又有许多显著特点。许多海洋天然产物具有新颖、奇特的化学结构，其特异性主要表现为分子骨架的重排、迁移和高度氧化，分子结构庞大、复杂、手性原子多。这些结构上的特点为药物的开发研制提供了重要依据。

(1) 海洋生物特有的结构

海洋天然产物中有相当部分是海洋生物特有的化合物。许多结构特异的萜类、聚醚、大环内酯、多糖等化合物仅在海洋中发现。海洋中还发现了大量结构独特的毒素。例如，源于红藻（海人草）的 kainic acid（海人草酸，L-α-红藻氨酸）是一种特异氨基酸（图 1-8），具有驱虫作用，是神经传递阻断剂；源于红藻（树枝软骨藻）的 domoic acid（软骨藻酸）也是一种含胍基的特异氨基酸，同样具有强驱虫作用，也是神经传递阻断剂。

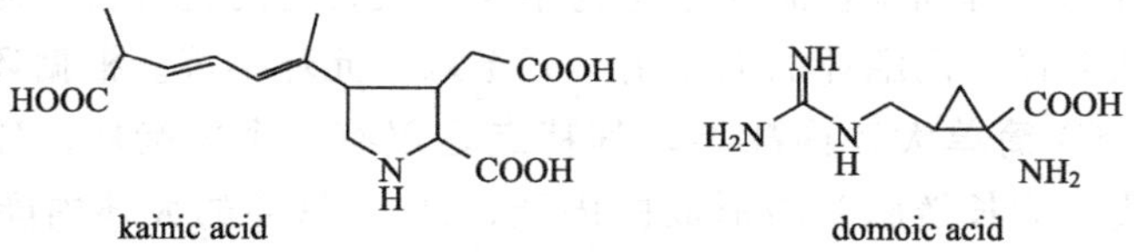

图 1-8 红藻中的特异氨基酸

海洋中存在大量的特异结构多糖。例如，源于褐藻的褐藻酸（alginic acid），由甘露糖醛酸（M）和古罗糖醛酸（G）构成长链嵌段结构，L-GulA(1→[4]-α-L-GulA(1→)$_n$4)-L-GulA;D-ManA(1→[4]-β-D-ManA(1→)$_m$-4)-D-ManA；源于红藻的卡拉胶（κ-carrageenan），由硫酸半乳糖和 3，6-内醚半乳糖构成，[—(1→3)-β-D-Gal-4-SO_4^{2-}-(1→4)-α-D-3,6-anhydro-Gal-]$_n$，它们均为海洋特有（图 1-9）。

(2) 多卤素取代

由于海洋生物生活在海洋水体环境中，能够利用、富集海洋中的特有元素，许多海洋天然产物被氯、溴、碘及氟取代，有些被多卤素取代。例如，源于红藻软骨海头红 *Plocamium cartilagineum* 的紫海头红烯 violacene，是卤化环状单萜，分子中有 4 个氯和 1 个溴取代（图 1-10）。

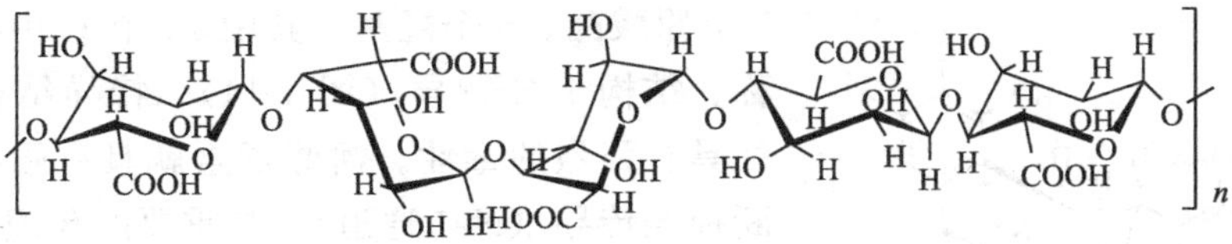

alginic acid

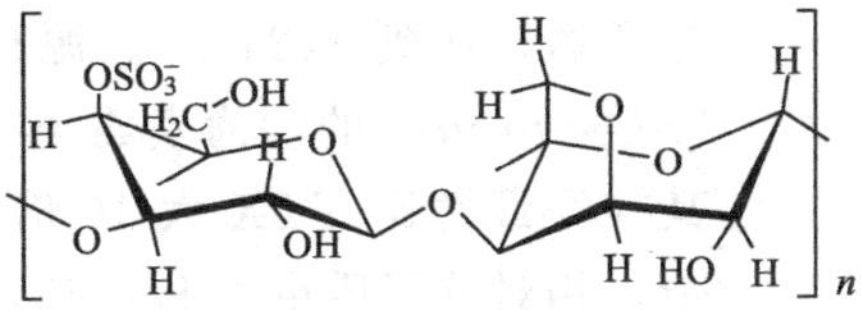

κ-carrageenan

图 1-9　海藻中的特异多糖

(3) 多含氧、氮及硫

海洋天然产物多含氧、氮及硫。例如，含硫甲氨基的化合物，含腈基、异腈基、异硫腈基的倍半萜和二萜等。多氧、氮等结构氧化度较高、极性较大，赋予了化合物亲水性等特点。就含硫化合物来说，有 5%以上的海洋天然产物含有硫醚、巯基、硫酸基、磺酸基等结构（Kornprobst et al. 1998）。例如，源自红藻软骨藻属加利福尼亚软骨藻 *Chondria californica* 的环状硫磺化物（图 1-10）含硫，分子由多个硫原子构成，有强硫磺臭味，具有抗鳗弧菌作用。源自海绵 *Halichondria okadai* 及 *H. melanodocia* 的聚醚化合物 okadaic acid（图 1-11）含有多个氧原子，具有神经毒性，并具有细胞毒活性，对鼠白血病 P-388 和 L-1210 细胞系的 ED_{50} 分别为 1.7×10^{-3} μg/mL 和 1.7×10^{-2} μg/mL。源于海鞘 *Ecteinascidia turbinate* 的异喹啉生物碱 ET-743（图 1-12）含有多个氧、氮及硫，有拒食活性，抗增殖及抗肿瘤，为 DNA 嵌入剂。ET-743 的结构非常复杂，由 3 个四氢异喹啉结构单元连接而成，具有 7 个手性中心，分子中不仅有十元环，还有螺环、桥环，其核心部分是一个哌嗪并双四氢异喹啉的五环骨架（Scott and Williams 2002）。

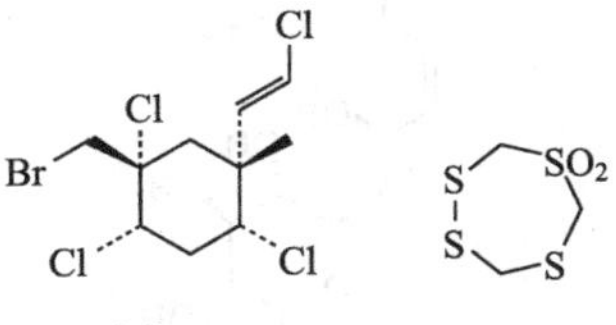

violacene

图 1-10　红藻中的卤代和含硫化合物

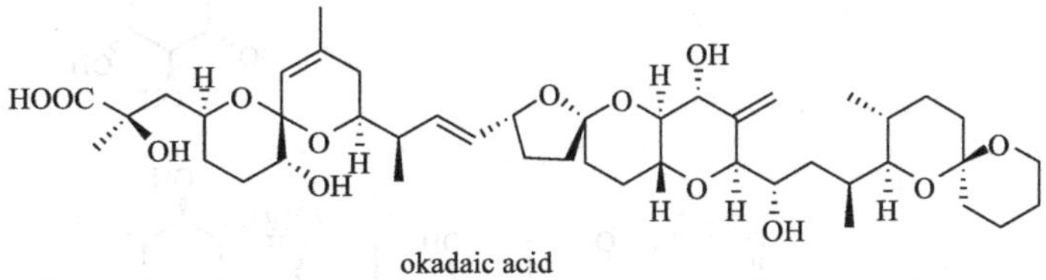

okadaic acid

图 1-11　海绵中的聚醚化合物

1.3.3　化学结构的复杂性

许多海洋天然产物结构相当复杂，多富含手性中心。例如，源于海洋苔藓动物总合草苔虫 *Bugula neritana* 的 bryostatin 1（苔藓虫素）为大环内酯类化合物，含有多个手性碳（图 1-13），具有抗肿瘤活性，是蛋白激酶 PKC 抑制剂。来源于河豚的河豚毒素 TTX 为一种含胍基的氨基全氢化喹唑啉生物碱，分子质量不大，但分子中含 1 个胍基、

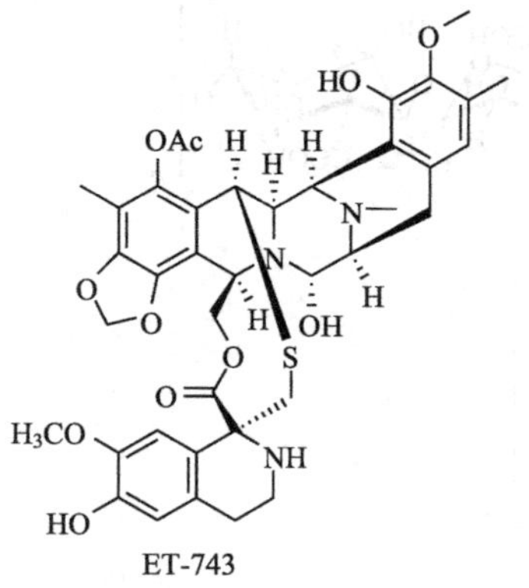

图 1-12　海鞘中的异喹啉生物碱

1 个原酸酯、5 个羟基，其中 11 个 C 中有 9 个不对称，结构十分特异（图 1-14）。特异结构的毒素往往具有强烈的毒性。河豚毒素就具有强神经毒，阻断神经传导（Na^+通道），是重要的药理工具。刺尾鱼毒素 maitotoxin 是目前发现的分子质量最大的天然产物，达到 3424 Da。源自腔肠动物沙海葵 *Palythoa toxica* 的沙海葵毒素 PTX 具有强生理活性，其神经毒性比 TTX 大 10 倍。该化合物结构十分复杂，相对分子质量 2680.168，分子式 $C_{129}H_{223}N_3O_{54}$，分子中含多种结构类型，多个手性碳（图 1-15），自 1961 年开始用了 10 年时间进行分离，到 1981 年才鉴定了平面结构，1982 年确定了立体结构。

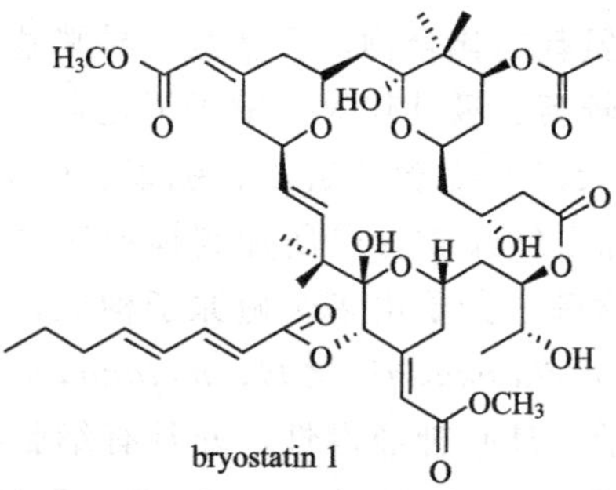

图 1-13　苔藓虫素 bryostatin 1

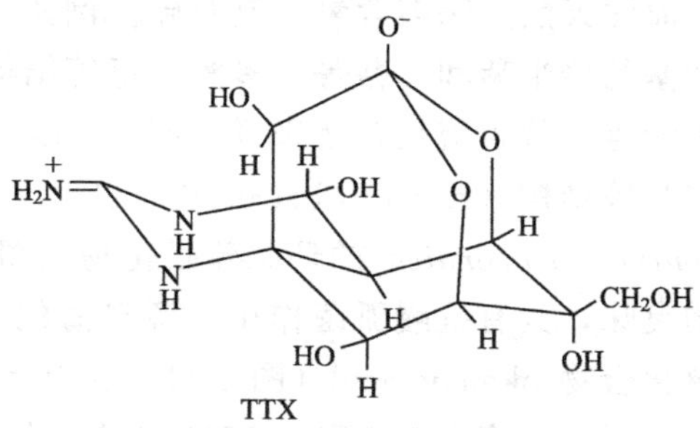

图 1-14　河豚毒素 TTX

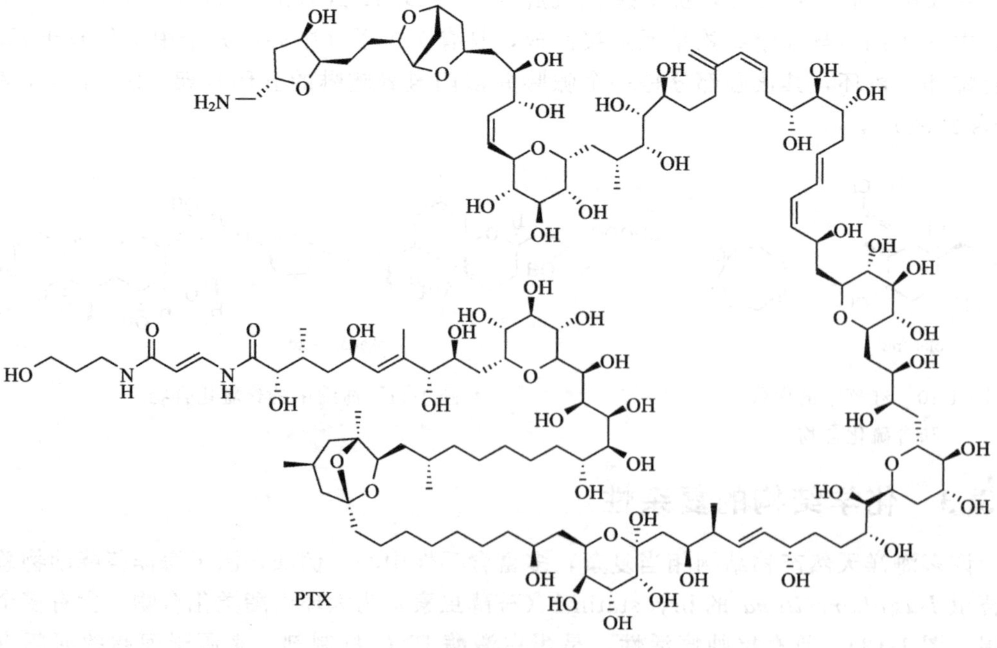

图 1-15　沙海葵毒素 PTX

1.4 海洋天然产物的生物活性

海洋天然产物不仅结构多样、特异、复杂，生物活性也多样、独特、显著。鉴于这些特点，半个多世纪以来，人们展开了海洋生物活性物质的大规模筛选，研究的重点主要针对抗肿瘤、抗菌、抗病毒、抗炎、抗心脑血管疾病等活性。根据当时的技术条件及社会需求，在 20 世纪 40—50 年代，以寻找抗菌化合物为主；60 年代中期开始筛选抗肿瘤物质；70 年代以后扩大到抗病毒、免疫抑制、强心、抗炎等物质的筛选；80 年代以后以抗肿瘤、抗菌为多；目前主要以抗肿瘤、抗心脑血管病、抗艾滋病等研究为主。此外，海洋生物毒素在海洋天然产物研究中具有独特的作用和地位。筛选发现的具有强生物活性和特异化学结构的化合物是发现药物先导化合物和研制开发新药的基础。

1.4.1 生物活性的多样性

海洋天然产物的生物活性多种多样。在海洋生物的栖息环境中，海洋生物间的化学作用关系比陆生生物之间更加紧密、复杂、普遍和重要。越来越多的研究表明，各种特殊的海洋天然产物在海洋生物间起着复杂的行为和生态作用，包括化学防御，如威胁或捕食、逃逸、毒性、拒食、阻止消化作用、抗微生物；种间竞争或相克，如幼虫附着、防污着、引诱物质、信息素（生物群落）等各种化学生态学作用。许多固着生长、移动缓慢的海洋无脊椎动物，如海绵、海鞘、软珊瑚、海兔等，为了保护自己和生存，会产生化学防御物质而使自身更具有竞争能力。这些物质味道难闻、阻止消化或是有毒。例如，某些海绵能够产生有毒的化合物杀死生活在其周围的珊瑚等动物，以夺取更为广阔的生存空间。软珊瑚卵子中特殊的化学成分可以吸附精子，还可以作为幼虫的识别信号，同时也可防止其他幼虫与其竞争生存空间。为抵御细菌、真菌、病毒的感染，大多数海洋动物都有原始的免疫系统，而且许多次级代谢产物具有非常强的克生、抗菌、抗病毒活性。已分离获得的海洋天然产物生物活性多种多样，形成了一个广泛的活性谱：抗肿瘤（antitumour）、细胞毒（cytotoxic）、抗菌（antibacterial）、抗真菌（antifungal）、抗结核（antituberculosis）、抗病毒（antiviral）、抗炎（anti-inflammatory）、抗凝血（anticoagulant）、抗血小板（antiplatelet）、抗疟疾（antimalarial）、驱虫（anthelmintic）、抗原生动物（antiprotozoal）、抗糖尿病（antidiabetic）活性，作用于心血管系统（cardiovascular systems）和神经系统（nervous systems）活性，以及其他混合作用机制（Hwang et al. 2010；Mayer et al. 2010，2009，2007；Mayer and Gustafson 2008，2006，2004a，2003；Mayer and Hamann 2005，2004b，2002；Mayer and Lehmann 2001，2000；Mayer 1999；Villa and Gerwick 2010；Yasuhara-Bell and Lu 2010）。一般地，海洋天然产物普遍显示了抗肿瘤（细胞毒）、抗菌、抗炎、抗病毒、心血管活性等药理作用，或对生物中的酶或受体有特异性作用，因而成为药物先导化合物发现的巨大资源。

(1) 抗肿瘤活性

抗肿瘤活性化合物一直是海洋天然产物研究的重点（Mayer et al. 2010，2009；Chakraborty et al. 2009；Pattan et al. 2009）。在各种药理活性中，具有抗肿瘤活性的海洋天然产物最多。已从海绵、海鞘、软珊瑚、柳珊瑚、海兔、苔藓虫、海藻及海洋微生物等各类海洋生物中分离获得大量的具有抗肿瘤活性的化合物，包括核苷类、酰胺类、聚醚类、萜类、大环内酯类、肽类等化合物。研究表明，从海洋动物分离获得的化合物 10%具有抗肿瘤活性；从海洋植物获得的化合物 3.5%具有抗肿瘤或细胞毒活性。在抗肿瘤活性化合物中，阿糖胞苷早已开发成抗癌药物，有 25 种抗癌药物先导化合物先后进入临床研究（其中有 5 种已退出临床研究），而更多的正处于临床前研究。

(2) 抗菌活性

许多海洋天然产物具有抗感染活性（Rahman et al. 2010），其中抗菌、抗真菌、抗结核杆菌等活性备受关注。

① 抗细菌活性。海洋天然产物中有大量的抗菌、抗炎活性物质（Hwang et al. 2010）。海洋微生物是海洋抗菌物质的主要来源之一。对海洋微生物进行的研究发现，约 27%的微生物种类具有抗菌活性。从海洋生物中提取分离的抗菌、抗炎化合物有脂肪酸类、糖脂类、丙烯酸类、苯酚类、溴苯酚类、吲哚类、酮类、多糖类、多肽类、*N*-糖苷类和 β-胡萝卜素类等。最早一批海洋药物即是抗菌药物，如头孢菌素早已用于临床。现有的抗菌药耐药性的发展一直是治疗传染性疾病的一个严重问题，因此，发现和开发新型抗生素已成为生物医药领域的前沿课题。几十年来，海洋天然产物研究取得了一系列重大进展，已经发现了许多抗菌化合物，有些极具开发潜力（Donia and Hamann 2003）。

② 抗真菌活性。通过对海洋生物样品的筛选研究，发现了许多前所未有的活性天然产物，具有显著的抗真菌活性和新颖的化学结构（Donia and Hamann 2003）（表 1-3 和图 1-16）。随着免疫功能低下的患者（例如，感染艾滋病病毒 HIV 的患者，接受癌症化疗、免疫抑制治疗或广谱抗生素治疗的患者）越来越多，侵入性真菌感染的发病率大幅上升（Li et al. 1998）。越来越多的证据表明，真菌在海洋环境中显示出高度专一的适应性，包括产生独特的次级代谢产物（Li et al. 1998）。海洋生物所产生的次级代谢产物在结构和生物活性上与陆地同类生物不同，这一事实引出了一个假说，即海洋生物中可能含有有效的抗真菌化合物，具有不同的作用模式和选择性抗真菌活性（Li et al. 1998）。

表 1-3 抗真菌活性海洋天然产物

化合物	结构类型	来源	抗菌活性（MIC）	细胞毒性
aurantoside B	聚酮化合物	海绵 *Siliquariaspongia japonica*	*Aspergillus fumigatus* 0.63 μg/mL；*C. albicans* 0.16 μg/mL	P-388 IC_{50} > 5.0 μg/mL
phorboxazole A	大环内酯类	海绵 *Phorbas* sp.	*C. albicans* 0.1 μg/disk；*Saccharomyces carlsbergensis* 0.1 μg/disk	细胞增殖抑制 GI_{50} <0.8×10^{-3} μg/mL
halishigamide A	大环内酯类	海绵 *Halichondria* sp.	*Trichophyton mentagrophytes* 0.1 μg/mL	L-1210 IC_{50} 0.0036 μg/mL；KB IC_{50} 0.012 μg/mL
halichondramide	大环内酯类	海绵 *Halichondria* sp.	*C. albicans* 0.2 μg/mL	在 1.4 mg/kg 时，对小鼠具有抗肿瘤活性

续表

化合物	结构类型	来源	抗菌活性（MIC）	细胞毒性
fascaplysin	吲哚生物碱	海绵 *Fascaplysinopsis* sp.	*S. cerevisiae* 0.1 μg/disk（20 mm zone）；*C. albicans* 1 μg/disk（11 mm zone）	L-1210 IC_{50} 0.2 μg/mL
meridine	多环生物碱	海绵 *Corticium* sp.	*C. albicans* 0.2 μg/mL；*Cryptococcus neoformans* 0.8 μg/mL	
bengazole A	含　唑的脂肪酸酯	海绵 *Jaspis* sp.	*C. albicans* 0.5 μg/disk	
ptilomycalin A	多环胍生物碱	海绵 *Ptilocaulis spiculifer*	*C. albicans* 0.8 μg/mL；HSV 0.2 μg/mL	P-388 IC_{50} 0.1 μg/mL
haliclonadiamine	生物碱	海绵 *Haliclona* sp.	*C. albicans* 1 μg/disk	

注：GI_{50}，半生长抑制浓度；HSV，单纯疱疹病毒；L-1210，鼠白血病细胞系；KB，人鼻咽癌细胞系；P-388，鼠白血病细胞系。

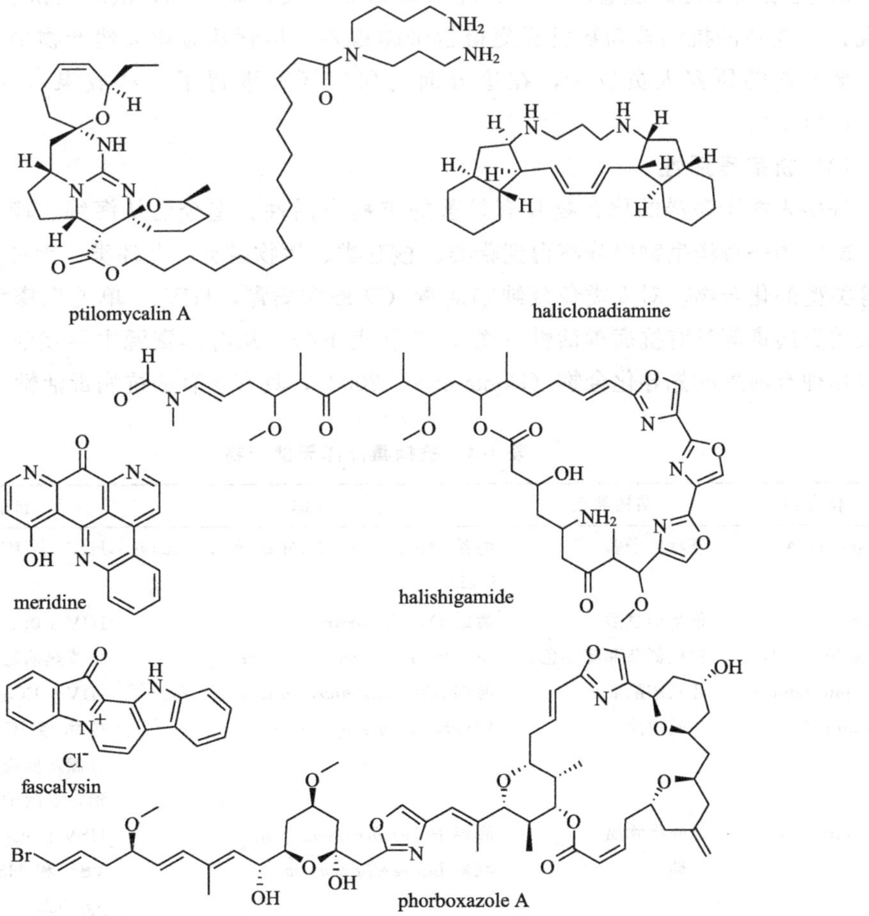

图 1-16　抗真菌活性海洋天然产物

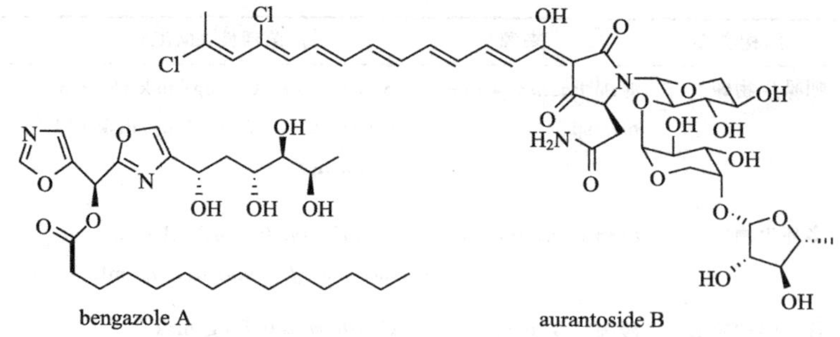

图 1-16　抗真菌活性海洋天然产物（续）

大部分源自海洋的抗真菌化合物都具有细胞毒性，因而通常不考虑将其作为有前景的抗真菌药物而用于临床。分析表明，并不是所有具有抗真菌活性的海洋天然产物都有细胞毒性（Li et al. 1998），很多情况下，需要对抗真菌活性是否大于细胞毒性进行评估，其次是对化合物进行适当的修饰以提高治疗指数。

③ 抗结核活性。随着多药耐药性菌株结核分枝杆菌 *Mycobacterium tuberculosis* 的出现，寻找新的抗结核药物已经变得越来越重要。尽管从海洋天然产物中寻找抗结核分枝杆菌药物的研究人员较少，在这方面的研究还是取得了一些成果（Donia and Hamann 2003）。

（3）抗病毒活性

许多来源于海洋的化合物具有显著的抗病毒活性。迄今已从海绵、珊瑚、海鞘、海藻、微生物等海洋生物中分离得到萜类、核苷类、生物碱类、杂环类、大环内酯类、多糖类等类型的化合物，对人类免疫缺陷病毒（艾滋病病毒，HIV）、单纯疱疹病毒 HSV、脊髓灰质炎病毒等具有抗病毒活性（图 1-17 和表 1-4）。从海洋资源中寻找病毒化疗药物已获得几种有前景的先导化合物（Donia et al. 2003），具有显著的抗病毒活性。

表 1-4　抗病毒海洋天然产物

化合物	结构类型	来源	抗病毒活性
papuamides A	环状缩酚肽	海绵 *Theonella mirabilis* 和 *T. swinhoei*	HIV-1_{RF} IC_{50} 0.004 μg/mL
avarone	倍半萜氢醌	海绵 *Dysidea avara*	HIV-1 0.1～1.0 μg/mL
gymnochrome D	溴代氮杂菲喹啉色素	海百合 *Gymnocrinus richeri*	登革热病毒＜1.0 μg/mL
microspinosamide	环状缩酚肽	海绵 *Sidonops microspinosa*	HIV-1 EC_{50} 0.2 μg/mL
solenolide A	二萜内酯	柳珊瑚属 *Solenopodium*	鼻病毒 IC_{50} 0.39 μg/mL，脊髓灰质炎病毒Ⅲ，疱疹病毒，安阿伯和马里兰病毒
hennoxazole A	唑生物碱	海绵 *Polyfibrospongia* sp.	HSVⅠ IC_{50} 0.6 μg/mL
thyrsiferol	三萜	红藻 *Laurencia venusta*	VSV 和 HSVⅠ 0.1～0.5 μg/disk
spongiadiol	四环呋喃二萜	深海海绵 *Spongia* sp.	HSVⅠ 0.5 μg/disk

注：HIV-1，艾滋病病毒-1；HSVⅠ，单纯疱疹病毒Ⅰ；VSV，泡状口炎病毒。

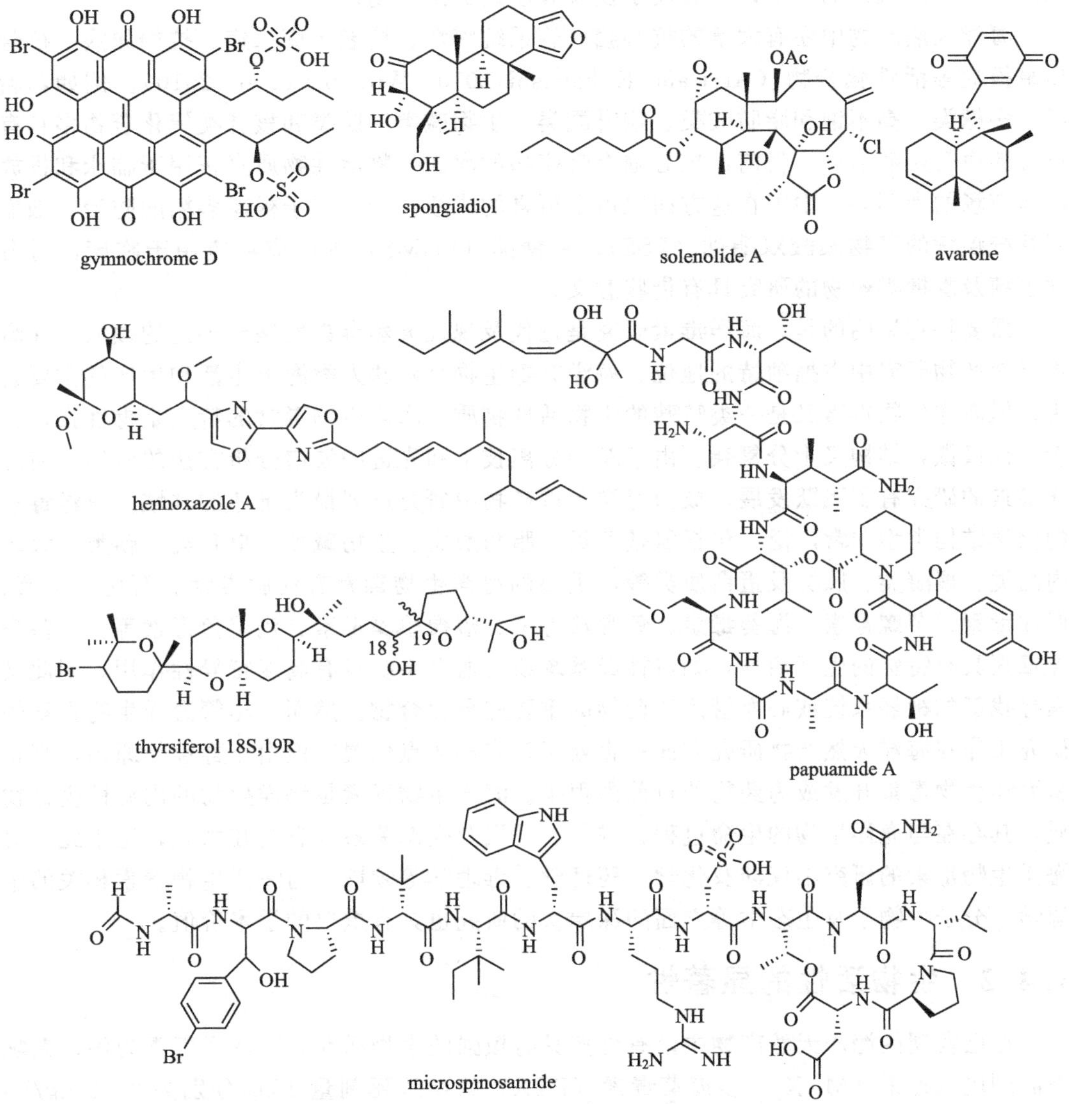

图 1-17　抗病毒海洋天然产物

(4) 杀虫活性及其他活性

在海洋天然产物中发现了许多具有杀虫或驱虫、抗原虫（疟原虫）等活性的化合物（Fattorusso and Taglialatela-Scafati 2009）。例如，从南澳大利亚的海洋褐藻 *Notheia anomala* 中得到一种二羟基四氢呋喃化合物，对捻转血矛线虫 *Haemonchus contortus* 和蛇形毛圆线虫 *Trichostrongylus colubriformis* 具有高的抑制活性，并具有选择性，半致死浓度（LD_{50}）分别为 1.8 μg/mL、9.9 μg/mL（Capon et al. 1998）。在感染非寄生第三期，该化合物能够抑制这两种线虫虫卵的发育。这种杀虫能力类似于商用杀虫剂左旋咪唑 levamisole 和氯氰 closante。不幸的是，这种体外杀虫活性不能转移到体内，考虑到该化合物的疏水性，这一点并不奇怪（Capon et al. 1998）。不过，对这些化合物的体外作用模式的了解，将有助于发现和改进驱虫药物。

海洋天然产物中还有大量的抗心脑血管系统疾病、抗老年痴呆症、抗糖尿病、抗骨质疏松症等活性化合物（Arai and Kobayashi 2010；Williams et al. 2010）。例如，萜类、多糖类、高不饱和脂肪酸类、喹啉酮类、生物碱类、肽类和核苷类等化合物多具有抗心脑血管疾病活性。目前，抗心脑血管疾病的海洋生物活性物质真正用于临床和投放医药市场的尚不多。中国在这方面取得了可喜的成绩，如来源于褐藻多糖的防治心脑血管系统疾病的药物藻酸双酯钠（PSS）、甘糖酯（PGMS）等已成功应用于临床，对海洋多糖及寡糖类药物的研究具有借鉴意义。

需要特别说明的是，海洋毒素研究是近代及现代天然毒素发展最迅速的领域，在海洋天然产物研究中占据独特的地位。海洋有毒生物是威胁人类海上生活和生产的重要公害，但海洋生物毒素又是一类特殊的生物活性物质。海洋生物毒素的特点是毒性强，含量往往极微，结构又十分复杂。由于新的分离技术和先进的波谱分析方法的应用，使海洋毒素的研究有了飞跃发展，成为海洋天然产物中研究进展最为迅速的领域。海洋毒素的化学结构类型非常广泛，包括氨基酸类、脂肪酸类、生物碱类、皂苷类、萜类、大环内酯类、聚醚类、肽类及蛋白质类等，重要的海洋生物毒素有河豚毒素、石房蛤毒素、西加毒素、芋螺毒素、海葵毒素、鱼腥藻毒素、短裸甲藻毒素、刺尾鱼毒素等。一些海洋毒素具有特殊的生理活性，如对神经系统或心血管系统具有高度特异性作用，因此又是寻找新的神经系统或心血管系统药物的重要先导化合物。然而，尽管海洋生物毒素的研究工作在海洋天然产物研究方面一直处于领先和热点位置，但由于毒性等原因，真正将海洋生物毒素开发成为药物的目前尚很少。海洋生物毒素是海洋生物的内源性生命物质，其存在与海洋生物的生命过程、进化、发展及生态关系等有内在联系，鉴于此，对海洋生物毒素的研究不仅涉及化学、药理学、毒理学等领域，与海洋生物毒素相关的生源学、分子生物学及生态学等方面的深层次的研究也具有重要的学术价值。

1.4.2 生物活性的显著性

在已发现的海洋天然产物中，有许多具有极强的生物活性。以海洋毒素为例，聚醚类的刺尾鱼毒素（MTX）、沙海葵毒素（PTX）的半致死剂量 LD_{50}分别为 0.05 μg/kg 与 0.15 μg/kg，其毒性远高于合成毒物和其他陆地生物毒素，已接近最毒的细菌毒素肉毒杆菌毒素，是目前发现的毒性最高的非肽类天然毒素。

1.4.3 作用机制的特殊性

海洋天然产物所表现出的复杂多样性和强生物活性，系基于对生物体内控制生命过程的关键靶位的高特异性的选择作用，其目标包括了神经与细胞受体、离子通道、生物膜、酶系、免疫系统等各类靶位，而且常以不同的作用方式和作用机制与特定的亚型或亚结构受体作用，诱发某种特异生物活性（陈冀胜 2001）。

1.5 海洋天然产物的研究方法

早期的海洋天然产物化学的研究沿袭和借鉴了植物化学与昆虫生态化学的研究方法及方向，主要以传统的化学手段确定化合物的结构。由于海洋天然产物分子骨架往往十分奇特、新颖而复杂，而且化合物在生物中的含量低微，分离获得的化合物得率很低，从而给结构解析、确定带来了相当大的困难。由于样品采集、储藏、鉴定新技术，色谱分离纯化新技术，波谱结构解析新技术的出现和普遍应用，特别是各种高分辨质谱、高分辨核磁共振技术的迅速发展，极大地推动了海洋天然产物的研究，使得原来极为复杂困难、费时耗力的结构研究工作变得相对简单。一些著名的海洋天然产物，如短裸甲藻毒素（brevetoxin B）（Lin et al. 1981）、沙海葵毒素（PTX）（Moore and Bartolini 1981；Moore and Scheuer 1971）和草苔虫内酯（bryostatin 1）（Pettit et al. 1982）等，都是通过化学手段结合波谱技术（包括 X 射线单晶衍射技术）成功确定结构的范例。目前，新化合物的纯化与鉴定不再是海洋天然产物研究的障碍，甚至不足 1 mg 的微量样品的复杂结构都能得到确定。而分子水平的生物活性筛选模型及高通量筛选技术的建立，为海洋天然产物生物学活性的发现、跟踪提供了技术保障，从而使海洋天然产物研究的高效、精细、目标化和生态化成为可能，由此为以生物活性为指导的海洋天然产物研究揭开了新的篇章。

1.5.1 海洋天然产物提取分离方法

提取分离的目的是获得结构新颖、活性显著的化合物、有效成分或活性成分。为达到这一目的，目前普遍采用生物测定指导分离（bioassay direct fractionation）技术。提取分离是去粗存精的过程。例如，海藻体中含有复杂的化学成分（混合组分）：生物碱、萜类、甾体、氨基酸、单糖、低聚糖、多糖、蛋白质、酶、鞣质、纤维素、脂类、色素、矿物成分等，提取分离就是获得某一化合物的单体成分，这是结构分析的前提。

提取分离主要利用物理、化学原理进行分离。层析法是最经典、最常用的方法。例如，在海兔 *A. kurodai* 的大环内酯化合物 aplyronines A～H 的分离步骤中，运用了各种柱层析及高效液相色谱（HPLC）方法（图 1-18）。其他方法包括：溶剂法、水蒸气蒸馏法、分馏法、吸附法、沉淀法、盐析法、透析法、升华法、超离心法、结晶法、重结晶法、电泳法等。其中，溶剂法、分馏法、盐析法、结晶法、重结晶法、层析法利用分配率差异，即混合组分分配到多物相中机械分离；吸附法、超离心法、电泳法利用物理力场，即混合组分分配到单一物相不同区域来分离（徐任生 2003）。

提取分离方法按组分性质分类如下。

① 根据分子大小形状的差异可采用差速离心、超滤、分子筛（凝胶过滤层析）、透析。

② 根据溶解度差异可采用盐析、溶剂抽提、分配层析、逆流分配、结晶。

③ 根据电荷差异可采用电泳、电渗析、等电点沉淀、离子交换层析、吸附层析。

④ 根据生物功能专一性可采用亲和层析等。

提取分离的一般过程如下。

① 材料选择。种类（种名）鉴定（双名法，属名＋种名）、产地、季节（日期）、新鲜程度、个体差异、预处理等。

② 组织细胞破碎。机械法（切力），如高速组织捣碎、匀浆、研磨；物理法，如反复冻融（－15～20℃）、冷热交替、超声波、加压；生化或化学方法，如自溶、溶菌酶、表面活性剂、改变细胞透性（真空干燥、丙酮处理）。

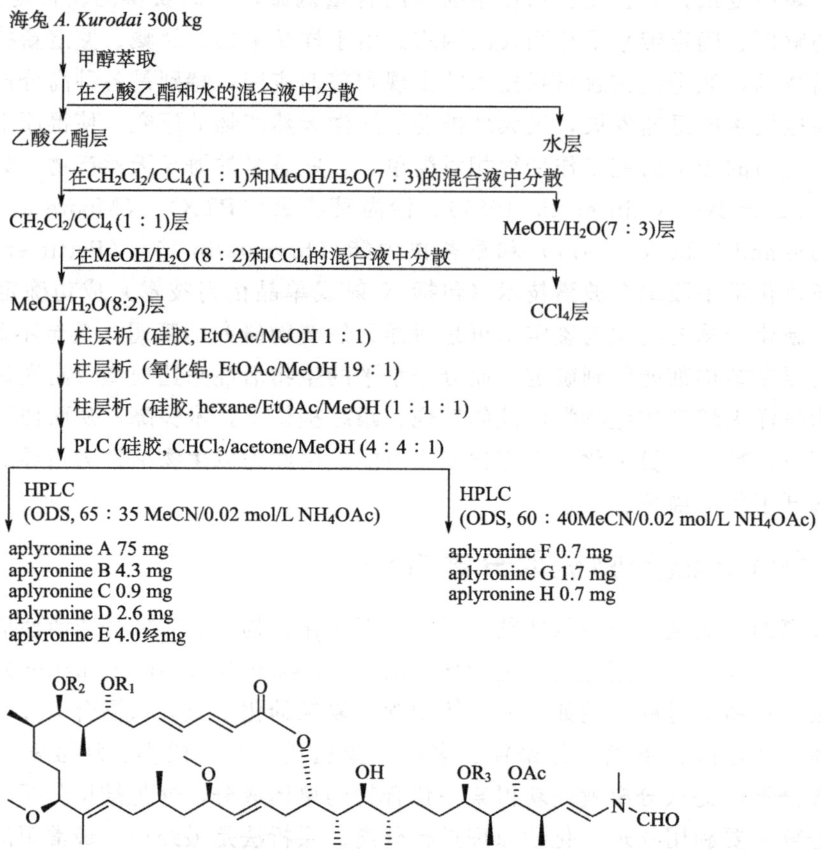

图 1-18　海兔 *A. kurodai* 中大环内酯化合物 aplyronines A～H 的分离

③ 提取。溶剂法等。化合物为亲水性基团，极性度大，常用溶剂为甲醇、乙醇、水等；化合物为亲脂性基团，极性度小，常用溶剂为丙酮、乙醚、氯仿、石油醚等。有时可选择多种不同极性的溶剂依次提取或混合溶剂提取。

④ 分离纯化。层析法（色谱法）等。利用不同物质在两相（固定相、流动相）中平衡分配系数差异而分离（表 1-5）。

表 1-5　常用层析（色谱）分离分析方法

类别	层析法	分离依据	固定相	流动相	装置
吸附层析类	氧化铝柱层析	吸附力	固体	液体	柱
	硅胶	吸附力	固体	液体	柱
	活性炭柱层析	吸附力	固体	液体	柱
分配层析类	纸层析	分配系数	固体	液体	纸
	液相层析	分配系数	液体	液体	分液漏斗
	高压液相层析	分配系数	液体	液体	高压分液装置
吸附分配层析类	薄层层析	分配系数	固体	液体	玻板
	硅胶薄层层析	分配系数	固体	液体	玻板
	聚酰胺薄层层析	氢键吸附，分配系数	固体	液体	薄膜

续表

类别	层析法	分离依据	固定相	流动相	装置
离子交换层析类	离子交换层析	酸碱度，极性	固体	液体	柱/薄板
分子排阻层析类	凝胶层析	分子大小	固体	液体	柱
亲和层析类	亲和层析	生物高分子亲和力	固相配基	液体	柱
气相层析类	吸附/离子交换			气体	

⑤ 浓缩。蒸发法（减压加温蒸发浓缩等）、冰冻法、吸收法、超滤法等。

⑥ 干燥。真空干燥、冷冻真空干燥、喷雾干燥等。

⑦ 保存（分装）。干态 0～4℃；液态 0℃。

1.5.2 海洋天然产物结构研究方法

海洋天然产物结构研究包括波谱（物理）方法和化学方法。除测定单体化合物的熔点、旋光度、元素组成等外，紫外光谱（UV）、红外光谱（IR）、核磁共振谱（NMR）、质谱（MS）被称为解析化学结构的四大光谱。波谱方法是通过某一结构光谱或波谱的信号，判断推测结构。此外，有些化合物还需借助圆二色谱（CD）、X 射线单晶衍射（X-ray diffraction）等进行立体结构的分析和确证（表 1-6）。

表 1-6 化合物结构解析波谱方法

波谱方法	波谱范围及作用	波谱信息
紫外光谱（UV）	分子内共轭系统（200～400 nm）	含有 π 键又有孤对电子的分子、共轭分子等
红外光谱（IR）	各种基团（500～4000 cm^{-1}）	特征基团：烯烃、芳香化合物、炔、醇、酚、醚、胺、羰等
核磁共振谱（NMR）	氢谱 ^{1}H NMR（δ 0～15） 碳谱 ^{13}C NMR（δ 0～250） 二维谱 2D-NMR（HMQC、HMBC、H-H COSY、NOE、NOSY 等）	质子信号 碳信号 δ（化学位移）与 *J*（自旋偶合常数）的函数
质谱（MS）	EI-MS、ESI-MS、FAB-MS 等	分子质量（质荷比）、分子碎片
圆二色谱（CD）	分子旋光活性	化合物椭圆偏振光的椭圆度和波长
X 射线单晶衍射	X 射线 0.5～2.5 Å（电磁波）衍射（方向和强度）	化合物晶体原子排列方式

化学方法作为波谱方法的补充，包括经典化学方法和近代化学方法。经典化学方法是将化合物降解获得稳定的碎片（易于鉴别的简单化合物），通过合成证明、推导化合物的结构。化学降解方法有锌粉蒸馏、碱裂解、霍夫曼降解脱胺、氧化法、硒粉法、硫磺脱氢、水解法等，这些反应条件激烈，常伴有分子重排、官能团位移与断裂，且用量多，得率少。由于新型骨架化合物的报道越来越少，近代化学方法多用于已知化合物鉴定、官能团或立体构型差别鉴别。化合物经氧化、还原、酯化、醚化、水解等转换为已知化合物或结构片段，有时结合仪器分析（如 LC-MS、GC-MS 等）证明官能团或

结构。

海洋天然产物及海洋药物之所以能够快速发展，与化学、生物学、分子生物学及细胞生物学等基础研究的发展密切相关。例如，深海采样技术、低等海洋生物和微生物的分离培养技术使研究的海洋生物资源领域不断拓宽；高效液相色谱法、灌注色谱法、径向流色谱法、亲和色谱法等层析技术结合荧光检测、免疫化学检测等可分离纯化极微量的海洋天然产物；一维和二维核磁共振、质谱、X 射线单晶衍射等技术使化合物分子结构及立体结构测定更加容易；分子生物学等学科和技术拓宽了人们对海洋生物在分子水平上的认识，并开辟了海洋生物基因工程药物这一新领域。这些方法与技术的发展为海洋天然产物研究提供了前提条件。随着相关学科和技术的发展，海洋天然产物的研究向更深层次方向发展。

海洋天然产物研究发展到今天，已经从天然产物化学辐射到药理学、生态学、分类学、分子生物学等诸多相关学科。各学科间的交叉越来越多，相互影响越来越大。相关学科的技术进步促进了天然产物的研究；而天然产物研究水平的提高又反过来会进一步推动相关学科的发展。

参 考 文 献

陈冀胜．1993．海洋生物活性物质研究概况及展望．中国海洋药物，1：18～26

陈冀胜．2001．海洋药物研究开发漫谈．中国医学科学院学报，23（5）：415～417

管华诗，王曙光．2009．中华海洋本草．上海：上海科学技术出版社；北京：海洋出版社．45～59

王长云，耿美玉，管华诗．2005．海洋药物研究进展与发展趋势．中国新药杂志，14（3）：278～282

徐任生．2003．天然产物化学．第二版．北京：科学出版社．733，734

Arai M，Kobayashi M. 2010. Search for medicinal seeds from marine organisms. Yuki Gosei Kagaku Kyokaishi，68（5）：470～479

Blunt J W，Copp B R，Munro M H G，et al. 2005. Marine natural products. Nat Prod Rep，22（1）：15～61

Blunt J W，Copp B R，Munro M H G，et al. 2006. Marine natural products. Nat Prod Rep，23（1）：26～78

Blunt J W，Copp B R，Hu W P，et al. 2007. Marine natural products. Nat Prod Rep，24：31～86

Blunt J W，Copp B R，Hu W P，et al. 2008. Marine natural products. Nat Prod Rep，25（1）：35～94

Blunt J W，Copp B R，Hu W P，et al. 2009. Marine natural products. Nat Prod Rep，26（2）：170～244

Blunt J W，Copp B R，Munro M H G，et al. 2010. Marine natural products. Nat Prod Rep，27（2）：165～237

Capon R J，Barrow R A，Rochfort S，et al. 1998. Marine nematodes：tetrahydrofurans from a Southern Australian brown alga *Notheia anomala*. Tetrahedron，54：2227～2242

Capon R J，Skene C，Lacey E，et al. 1999. Geodin A magnesium salt：a novel nematocide from a Southern Australian marine sponge，*Geodia*. J Nat Prod，62（9）：1256～1259

Chakraborty C，Hsu C H，Wen Z H，et al. 2009. Anticancer drugs discovery and development from marine organisms. Curr Top Med Chem，9（16）：1536～1545

Donia M，Hamann M T. 2003. Marine natural products and their potential applications as anti-infective agents. Lancer Infect Dis，3：338～348

Etahiri S，Bultel-Ponce V，Caux C，et al. 2001. New bromoditerpenes from the red alga *Sphaerococcus coronopifolius*. J Nat Prod，64（8）：1024～1027

Fattorusso E，Taglialatela-Scafati O. 2009. Marine Antimalarials. Mar Drugs，7（2）：130～152

Fusetani N. 2000. Drugs from the Sea. Basel：Karger. 1～5

Haefner B. 2003. Drugs from the deep：marine natural products as drug candidates. DDT，8：536～544

Hwang B，Lee J，Lee D G. 2010. Antimicrobial peptides derived from the marine organism（s）and its mode of action. Han'guk Misaengmul-Saengmyongkong Hakhoechi, 38 (1): 19～23

Kornprobst J M, Sallenave C, Barnathan G. 1998. Sulfated compounds from marine organisms. Comp Biochem Physiol, 119B: 1～51

Li H Y, Matsunaga S, Fusetani N. 1998. Antifungal metabolites from marine sponges. Curr Org Chem, 2: 649～682

Lin Y Y, Risk M, Ray S M, et al. 1981. Isolation and structure of brevetoxin B from the "red tide" dinoflagellate *Ptychodiscus brevis* (*Gymnodinium breve*). J Am Chem Soc, 103: 6773～6775

Mayer A M S. 1999. Marine Pharmacology in 1998: antitumor and cytotoxic compounds. The Pharmacol, 41 (4): 159～164

Mayer A M S, Lehmann V K B. 2000. Marine pharmacology in 1998: marine compounds with antibacterial, anticoagulant, antifungal, anti-inflammatory, anthelmintic, antiplatelet, antiprotozoal and antiviral activities; with actions on the cardiovascular, endocrine, immune, and nervous systems; and other miscellaneous mechanisms of action. The Pharmacol, 42 (2): 62～69

Mayer A M S, Lehmann V K B. 2001. Marine pharmacology in 1999: antitumor and cytotoxic compounds. Anticancer Res, 21: 2489～2500

Mayer A M S, Hamann M T. 2002. Marine pharmacology in 1999: compounds with antibacterial, anticoagulant, antifungal, anti-inflammatory, anthelmintic, anti-inflammatory, antiplatelet, antiprotozoal and antiviral activities; affecting the cardiovascular, endocrine, immune, and nervous systems; and other miscellaneous mechanisms of action. Comput Biochem Physiol C Pharmacol Toxicol Endocrinol, 132: 315～339

Mayer A M, Gustafson K R. 2003. Marine pharmacology in 2000: antitumor and cytotoxic compounds. Int J Cancer, 105 (3): 291～299

Mayer A M, Gustafson K R. 2004a. Marine pharmacology in 2001-2: antitumour and cytotoxic compounds. Eur J Cancer, 40 (18): 2676～2704

Mayer A M S, Hamann M T. 2004b. Marine pharmacology in 2000: marine compounds with antibacterial, anticoagulant, antifungal, anti-inflammatory, antimalarial, antiplatelet, antituberculosis, and antiviral activities; affecting the cardiovascular, immune, and nervous systems and other miscellaneous mechanisms of action. Mar Biotechnol (NY), 6 (1): 37～52

Mayer A M, Hamann M T. 2005. Marine pharmacology in 2001-2002: marine compounds with anthelmintic, antibacterial, anticoagulant, antidiabetic, antifungal, anti-inflammatory, antimalarial, antiplatelet, antiprotozoal, antituberculosis, and antiviral activities; affecting the cardiovascular, immune and nervous systems and other miscellaneous mechanisms of action. Comput Biochem Physiol C Toxicol Pharmacol, 140 (3-4): 265～286

Mayer A M, Gustafson K R. 2006. Marine pharmacology in 2003-2004: anti-tumour and cytotoxic compounds. Eur J Cancer, 42 (14): 2241～2270

Mayer A M, Rodriguez A D, Berlinck R G, et al. 2007. Marine pharmacology in 2003-4: Marine compounds with anthelmintic, antibacterial, anticoagulant, antidiabetic, antifungal, anti-inflammatory, antimalarial, antiplatelet, antiprotozoal, antituberculosis, and antiviral activities; affecting the cardiovascular, immune and nervous systems and other miscellaneous mechanisms of action. Comput Biochem Physiol C Toxicol Pharmacol, 145 (4): 553～581

Mayer A M S, Gustafson K R. 2008. Marine pharmacology in 2005-2006: antitumour and cytotoxic compounds. Eur J Cancer, 44: 2357～2387

Mayer A M S, Rodriguez A D, Berlinck R G S, et al. 2009. Marine pharmacology in 2005-6: marine compounds with anthelmintic, antibacterial, anticoagulant, antifungal, anti-inflammatory, antimalarial, antiprotozoal, antituberculosis, and antiviral activities; affecting the cardiovascular, immune and nervous systems, and other miscellaneous mechanisms of action. Biochim Biophys Acta 1790: 283～308

Mayer A M S, Glaser K B, Cuevas C, et al. 2010. The odyssey of marine pharmaceuticals: a current pipeline perspective. Trends Pharmacol Sci, 31 (6): 255～265

Moore R E, Scheuer P J. 1971. Palytoxin: new marine toxin from a coelenterate. Science, 172: 495～498

Moore R E, Bartolini G. 1981. Structure of palytoxin. J Am Chem Soc, 103: 2491～2494

Newman D J, Cragg G M. 2004. Advanced preclinical and clinical trials of natural products and related compounds from marine sources. Curr Med Chem, 11 (13): 1693～1713

O'Hanlon L H. 2006. Scientists are searching the seas for cancer drugs. J. Natl. Cancer Inst, 98 (10): 662, 663

Ovenden S P B, Capon R J, Lacey E, et al. 1999. Amphilactams A-D: novel nematocides from Southern Australian marine sponges of the genus *Amphimedon*. J Org Chem, 64 (4): 1140～1144

Pattan S R, Nirmal S A, Pattan J S, et al. 2009. Marine natural products-as a source of cytotoxic drugs. Pharmacologyonline, (2, News Letters): 943～952

Pettit G R, Herald C L, Doubek D L, et al. 1982. Isolation and structure of bryostatin 1. J Am Chem Soc, 104 (24): 6846～6848

Rahman H, Austin B, Mitchell W J, et al. 2010. Novel anti-infective compounds from marine bacteria. Mar Drugs, 8: 498～518

Rodriguez A D, Ramirez C. 2001. Serrulatane diterpenes with antimycobacterial activity isolated from the West Indian sea whip *Pseudopterogorgia elisabethae*. J Nat Prod, 64 (1): 100～102

Sata N U, Matsunaga S, Fusetani N, et al. 1999. Aurantosides D, E, and F: new antifungal tetramic acid glycosides from the marine sponge *Siliquariaspongia japonica*. J Nat Prod, 62 (7): 969～971

Scott J D, Williams R M. 2002. Chemistry and biology of the tetrahydroisoquinoline antitumor antibiotics. Chem Rev, 102: 1669～1730

Simmons T L, Andrianasolo E, McPhail K, et al. 2005. Marine natural products as anticancer drugs. Mol Cancer Ther, 4 (2): 333～342

Singh R, Sharma M, Joshi P, et al. 2008. Clinical status of anti-cancer agents derived from marine sources. Anticancer Agents Med Chem, 8, 603～617

Villa F A, Gerwick L. 2010. Marine natural product drug discovery: leads for treatment of inflammation, cancer, infections, and neurological disorders. Immunopharmacol Immunotoxicol, 32 (2): 228～237

Williams P, Sorribas A, Liang Z. 2010. New methods to explore marine resources for Alzheimer's therapeutics. Curr Alzheimer Res, 7 (3): 210～213

Yasuhara-Bell J, Lu Y. 2010. Marine compounds and their antiviral activities. Antivir Res, 86 (3): 231～240

2 海洋动物次级代谢产物

海洋生物是天然产物的一个宝贵资源。海洋动物特别是海洋无脊椎动物，包括海绵动物、腔肠动物（如珊瑚）、软体动物（如海兔）、苔藓动物、棘皮动物（如海星）、被囊动物（如海鞘）等，是海洋天然产物的主要来源。从海洋无脊椎动物中已获得大量的活性天然产物，包括萜类、生物碱、大环内酯、甾体、聚醚、肽类等结构类型，许多化合物具有新颖的结构，并具有显著的抗肿瘤、抗菌、抗病毒等药理活性及独特的作用机制。

2.1 海绵动物次级代谢产物

海绵动物门（Spongia），也称多孔动物门（Porifera），是低等多细胞动物一个特殊的分支，分为寻常海绵纲（Demospongiae）、六放海绵纲（Hexactinellide）、钙质海绵纲（Calcarea）、硬骨海绵纲（Sclerospongiae）4 纲，约有 1 万种，其中寻常海绵纲占 95%。海绵是一类海洋无脊椎动物，固着生长，通常缺乏物理防御能力，在其长期进化过程中发展了化学防御能力，以抵御掠食者及其他固着生物幼体的附着。

海绵中富含各种次级代谢产物，特别是海绵核苷类化合物已成为海洋药物研究成功的典范。20 世纪 50 年代初，Bergmann 等（Bergmann and Burke 1955；Bergmann and Feeney 1951，1950）从一种加勒比海绵 *Cryptotethya crypta* 中分离出罕见的核苷类化合物 spongothymidine（arabinosyl thymidine）和 spongouridine（arabinosyl uridine）。进一步的生物学和化学合成研究开发出了抗白血病药物 Ara-C（详见 6.1 节）和抗病毒药物 Ara-A（详见 7.2 节）。20 世纪 70 年代，天然产物化学家着手通过抗菌或细胞毒活性测定，从海洋无脊椎动物（特别是海绵）中发现并开发生物活性化合物。随后，一些制药公司加入到这项研发过程中，使用更复杂的测定系统，包括酶抑制活性的测定。至今，已从海绵中发现多种有前景的候选新药，如抗癌药物先导化合物 KRN7000（详见 6.3 节）、HTI-286 等都在临床研究中。

海绵是研究者发现的化合物最多的海洋生物类群，在已发现的 20 000 余种海洋天然产物中，来源于海绵的就占 1/3 以上。目前，已从海绵中分离出的化合物主要有萜类、生物碱、甾醇、肽类、大环内酯类等结构类型，许多具有罕见的结构，并具有抗癌、抗菌、抗病毒等显著的生物活性，已成为海洋药物研究开发最重要的生物资源之一。涉及海绵次级代谢产物的研究论文有数千篇，许多制药公司已对海绵来源的化合物进行了高通量筛选和药理评价，来源于海绵的药物开发值得期待。

2.1.1 萜类

从海绵中分离得到的化合物以萜类为最多。海绵中的萜类化合物除了结构新颖外，许多还具有强烈、多样的生物活性。例如，以 avarol 和 avarone 为代表的氢醌倍半萜类化合物具有强的抗病毒活性，以异臭椿三萜为代表的三萜类化合物具有强的抗肿瘤活

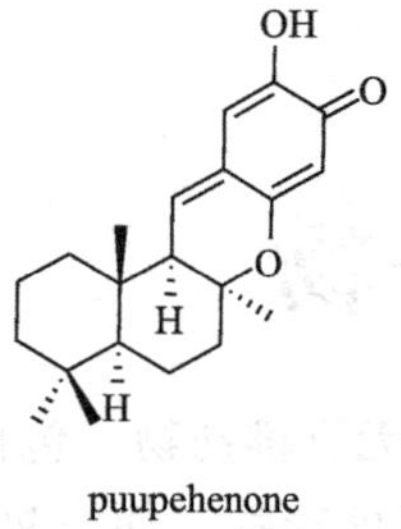

图 2-1 Dictyoceratida 目海绵中的莽草酸酯倍半萜化合物 puupehenone

性，显示了潜在的应用前景。

2.1.1.1 倍半萜

Avarol 和 avarone 是从一种贪婪倔海绵 *Disidea avara* 中分离得到的氢醌倍半萜类化合物，具有强的抗病毒活性（Minale et al. 1974）（详见第 7 章）。Puupehenone 是从采自夏威夷群岛的 Verongida 和 Dictyoceratida 目海绵中分离得到的一种与莽草酸途径来源的 C-6 片段相连的倍半萜，其结构与 avarol 和 avarone 相似（图 2-1）（El Sayed et al. 2000；Nasu et al. 1995），对结核分枝杆菌 H37Rv 株的生长具有抑制作用，最低抑菌浓度为 12.5 μg/mL，半抑制浓度（IC_{50}）为 2.0 μg/mL。

Wellington 等（2000）从海绵 *Hamigera tarangaensis* 中分离得到 7 种倍半萜化合物 hamigerans A～D、debromohamigeran A、debromohamigeran E 和 4-bromohamigeran B（图 2-2），其中，多种化合物被溴取代。Hamigeran D 对鼠白血病 P-388 细胞的生长具有较强的抑制作用（IC_{50} 8 μmol/L）。Hamigerans B、C 和 4-bromoamigeran B 亦具有中等的抑制活性（IC_{50} 分别为 13.5 μmol/L、13.9 μmol/L 和 16.0 μmol/L）。Hamigeran B 在体外对疱疹病毒及脊髓灰质炎病毒具有较强的抑制作用。

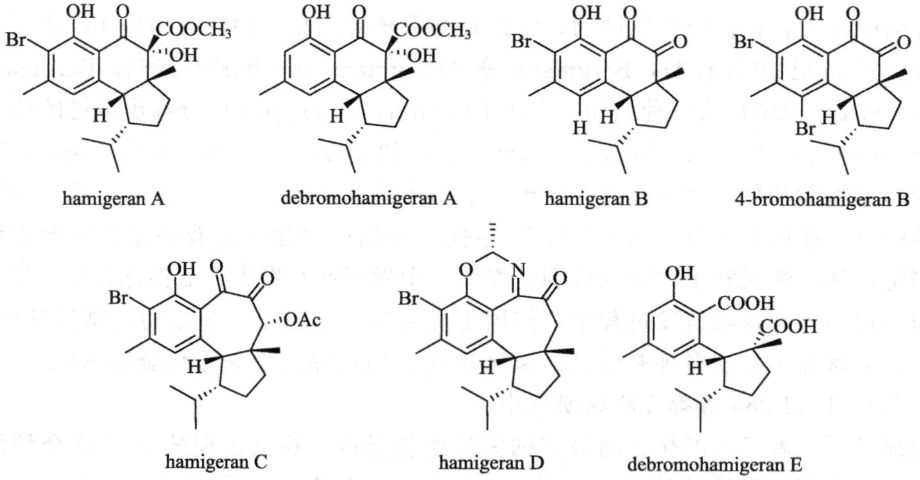

图 2-2 海绵 *H. tarangaensis* 中的倍半萜化合物

Axisonitrile-3 是从海绵 *Acanthella klethra* 中分离出来的一种异腈倍半萜（图 2-3），对结核分枝杆菌显示出强烈的抑制活性，最低抑菌浓度为 2.0 μg/mL（Konig et al. 2000）。

2.1.1.2 二萜

Diisocyanoadociane 是具有显著抗疟活性的含有异腈基团的四环二萜（含 isocyanoadociane 骨架）（图 2-4），从海绵 *Cymbastela hooperi* 中分离得到，具有杀疟原虫作用，半抑制浓度（IC_{50}）为 0.005 μg/mL，其体外抗原虫选择性可与临床常用的抗疟药物

（氯喹和青蒿素）匹敌（Konig et al. 1996）。

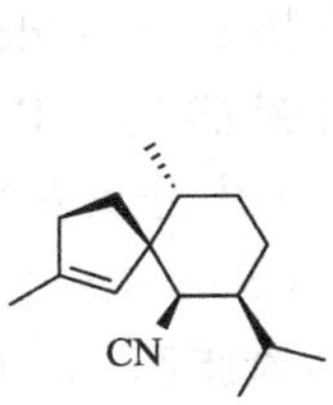

axisonitrile-3

图 2-3 海绵 *A. klethra* 中的倍半萜化合物 axisonitrile-3

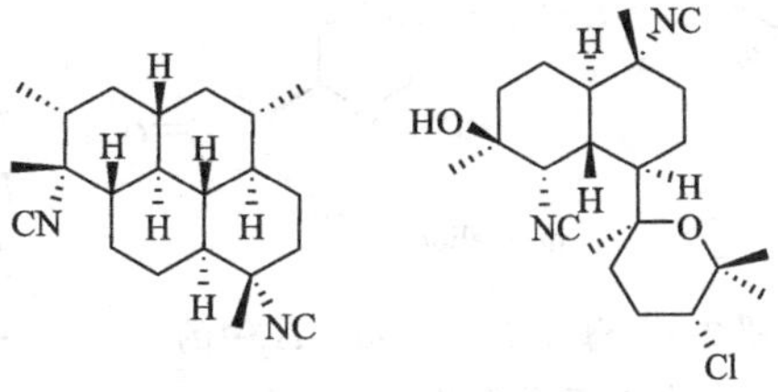

diisocyanoadociane　　kalihinol A

图 2-4 海绵 *C. hooperi* 和 *Acanthella* sp. 中的异腈二萜化合物

Kalihinane 二萜类化合物具有多种生物活性，其中 kalihinol A（图 2-4）的抗疟活性最值得关注，该化合物是从琉球海绵 *Acanthella* sp. 中分离得到的，具有显著的体外抗疟活性（半数有效浓度 EC_{50} 为 0.0005 μg/mL），选择指数（SI 317）类似于甲氟喹 mefloquine（Miyaoka et al. 1998）。

Proksch 研究组从采自菲律宾海域的 *Strongylophora* 属海绵中分离得到 4 种 meroditerpenoid 型二萜化合物，即 strongylophorine dimmer、strongylophorine-2、strongylophorine-3 和 strongylophorine-4（图 2-5）(Balbin-Oliveros et al. 1998)。其中 strongylophorine dimmer 是一种通过醚键相连的二聚体，且具有较好的卤虫致死活性（IC_{50} 为 10.5 μg/mL）。Strongylophorine-2、strongylophorine-3 和 strongylophorine-4 也表现了卤虫致死活性，strongylophorine-2 同时还具有较好的抗菌活性。

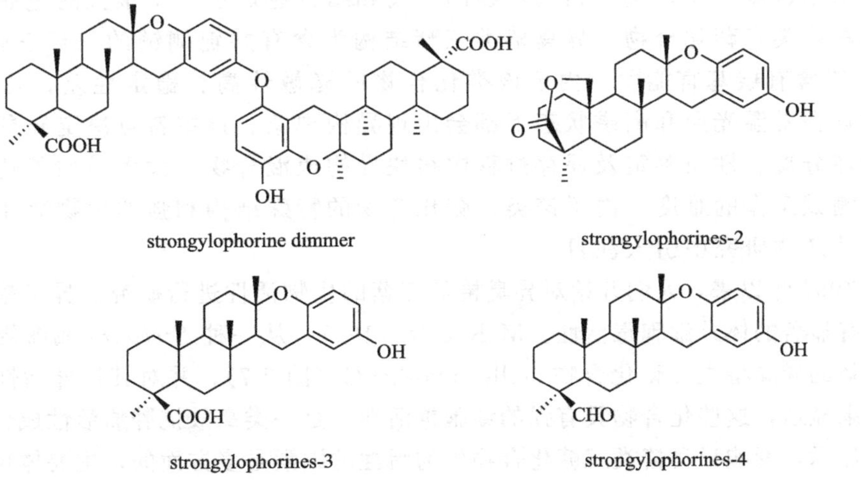

图 2-5 *Strongylophora* 属海绵中 meroditerpenoid 型二萜化合物

Peng 等（2002）从海绵 *Myrmekioderma styx* 中分离得到 23 种二萜化合物 cyanthiwigins E～Z 和 AA。化合物 cyanthiwigin F、I 和 Z 对人体原发性肿瘤细胞显示强的抑制活性，其中 cyanthiwigin F 尤为突出（IC_{50} 为 3.1 μmol/L）。

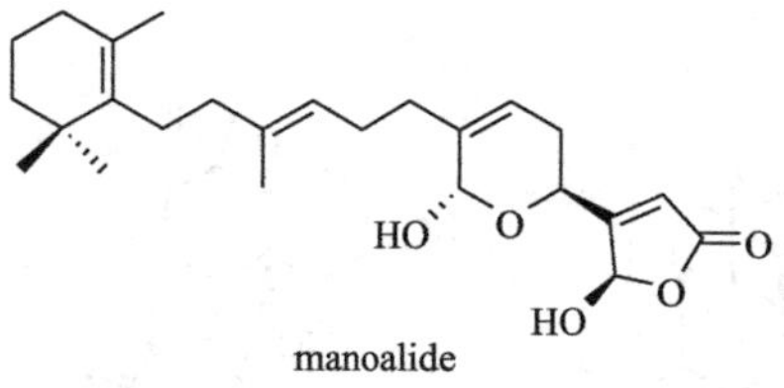

图 2-6 海绵 *L. variabills* 中的二倍半萜化合物 manoalide

2.1.1.3 二倍半萜

二倍半萜类化合物 manoalide（图 2-6）最初是从西太平洋帕劳群岛（Palauan）海绵 *Luffariella variabills* 中分离获得的，具有抗菌活性（De Silva and Scheuer 1980），后来发现该化合物还是一种磷脂酶 A_2（PLA_2，来源于蜂毒，IC_{50} 为 0.05 μmol/L）抑制剂，有望发展成为一种有效的新型抗炎药物（Jacobson et al. 1990），目前已合成了大量的结构类似物，并进行了抗炎活性的测试。虽然这些结构类似物尚停留在临床前研究阶段，但 manoalide 已作为一种药理工具药被广泛应用。

2.1.1.4 三萜

在海洋天然产物中，相对于倍半萜、二萜、二倍半萜等结构类型的化合物，结构新颖、活性显著的三萜类化合物较少。异臭椿类三萜化合物（isomalabaricane triterpenes）因具有很强的抗肿瘤及抗病毒等生物活性而备受关注（邓松之 2004）。

早在 1967 年，臭椿类三萜化合物首先从陆生植物 *Ailanthus malabarica* 中被分离得到（Chawla and Dev 1967；Sobti and Dev 1968），20 世纪 80 年代后，臭椿类三萜异构体及其衍生物相继被分离得到。Ravi 等（1981）首次从富士海绵 *Jaspis stellifera* 中获得 3 种臭椿类三萜化合物，并通过化学方法（还原、氧化、降解）和现代波谱方法确定了其立体化学结构。次年该研究组报道了从同种海绵中得到的另外 4 种臭椿类三萜化合物（Ravi and Wells 1982）。此后，随着分离和结构鉴定方法的不断进步，臭椿类三萜化合物的分离和结构鉴定也有了很大的进展，随之发现了异臭椿类三萜化合物。异臭椿类三萜结构为含有共轭侧链的三环三萜化合物，在 C12 位含有羰基官能团。由于该类化合物的光敏性高、稳定性差，几乎所有此类化合物在常温光照和高磁状态下都会出现异构现象。这些特点决定异臭椿类三萜化合物在分离、性质鉴定及保存过程中很快异构成混合物，大大增加了其结构鉴定及活性测试工作的难度。由于该类三萜化合物的特殊结构和强的生物活性，在国际海洋天然产物研究中引人注目。

自 1991 年以来，人们开始对异臭椿类三萜的生物活性进行研究。异臭椿类三萜一般都具有显著的体外细胞毒活性。McKee 等（1997）从一种 *Stelletta* 属海绵中分离得到 7 种新的异臭椿类三萜化合物 stellettins A～G（图 2-7），并对其体外活性进行了测试。结果显示，这些化合物具有强的细胞毒活性，是一类高效抗肿瘤活性成分。构效关系研究显示，影响异臭椿类三萜化合物生物活性的因素是多方面的，主要体现在三个方面（吕方和林文瀚 2005）。①取代基的影响。异臭椿类三萜结构中常见取代基有羧基、羟基、乙酰基、酯基等，一般地，化合物结构中 3 位的羰基取代活性较高。②Δ^{13} *Z*，*E* 构型的影响。Δ^{13} 的立体结构（13 *Z* 和 13 *E* 异构体）影响这些化合物的生物活性，当 C-13 为 *E* 型时的抗肿瘤活性比 *Z* 型的强。③末端共轭链的影响。末端共轭链的长短对生物活性的影响甚小，具有末端内酯环的化合物具有较好的生物活性。

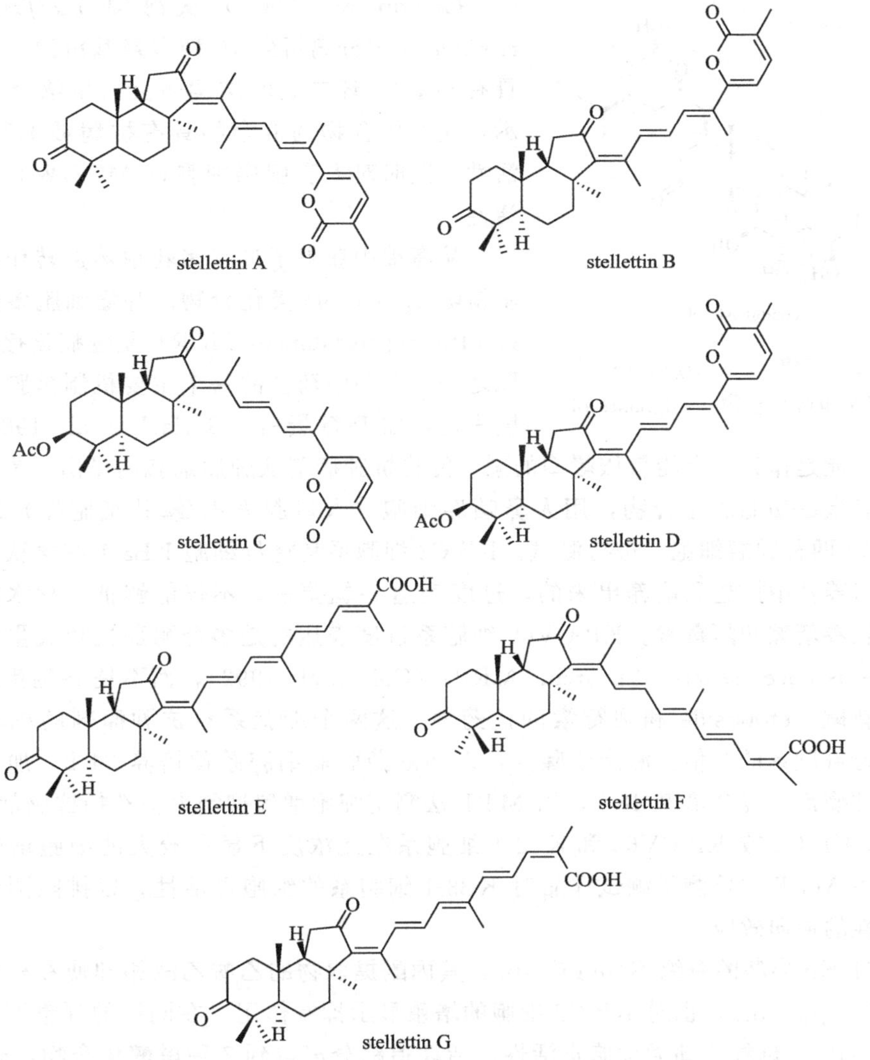

图 2-7　海绵 *Stelletta* sp. 中的臭椿类三萜化合物

2.1.2　甾体及甾体皂苷

海绵是海洋无脊椎动物中发现甾体种类最多的种属。目前在海洋生物中发现的 200 多种单羟基甾体中，大部分在海绵中都有发现。除了单羟基甾体以外，从海绵中还分离出大量的多羟基甾体化合物，具有很好的细胞毒、抗炎等活性。从海绵中还发现了一些骨架类型新颖独特的甾体类化合物。

2.1.2.1　多羟基甾醇

Contignasterol（图 2-8）是从采自巴布亚新几内亚（Papua New Guinea）的海绵 *Petrosia contignata* 中分离出的一种高度氧化的甾醇类化合物，显示抗炎活性（Burgoyne et al. 1992）。目前，已获得了多种结构类似物，其中 IPL-576092（HMR-4011A）、IPL-512602 和 IPL-550260 已作为镇喘、消炎药物进入临床试验。

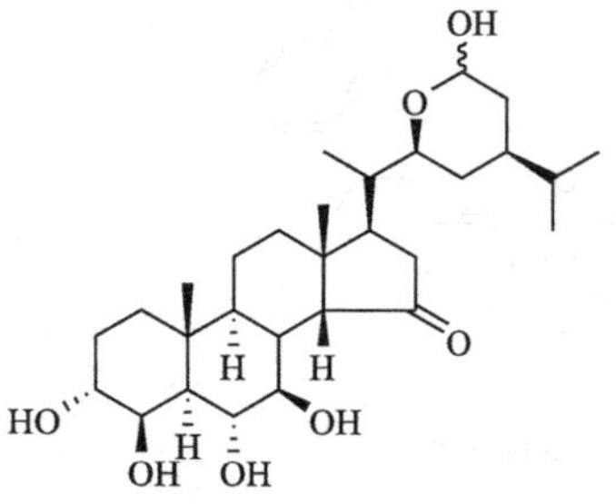

图 2-8 海绵 *P. contignata* 中的多羟基甾醇化合物 contignasterol

Gauvin 等（2000）从海绵 *Luffariella* cf. *variabilis* 中分离得到 10 种多羟基甾醇，结构上都具有 5α，8α-环二氧的结构单元。生物活性测试显示，这些化合物的混合物具有抗病毒 HTLV-Ⅰ的活性，同时对人乳腺癌细胞系 MCF_7WT 具有抑制活性。

从海绵中获得了具有多药耐药逆转作用的多羟基甾醇 agosterols 类化合物。肿瘤细胞多药耐药性（multidrug resistance，MDR）是癌症化疗的主要问题之一。多药耐药性的一个主要机制是膜蛋白的过度表达，如 P-糖蛋白（Gerlach et al. 1986）。P-糖蛋白的功能是作为一个能量依赖型的泵，能将抗肿瘤剂从肿瘤细胞内排出。为了获得抑制这种膜蛋白功能的化合物，用人鼻咽癌细胞（人口腔表皮/鳞状细胞癌）KB-C2 和 KB-CV60 两种肿瘤细胞系进行测试。KB-C2 细胞系是将母细胞 KB3-1 在含秋水仙素的选择性培养基中挑选和培养出来的，过度表达 P-糖蛋白，不仅能够抵抗秋水仙素，还能抵抗长春新碱和阿霉素。KB-CV60 细胞系过度表达的是多药耐药性相关蛋白（multidrug resistance-associated protein，MRP）（Cole et al. 1992），而不是 P-糖蛋白，显示对长春新碱、etoposide 和阿霉素的抗药性。这两个细胞系对抗肿瘤剂的抗药浓度是 KB3-1 母细胞系的 2 倍。测定步骤为：多药耐药肿瘤细胞系预培养 24 h，加入测试样品和抗肿瘤剂，混合培养 48 h，用 MTT 法测定细胞增殖抑制率。选择抗癌剂剂量 0.1 μg/mL，KB-C2 或 KB-CV60 和 KB3-1 细胞系在此浓度下显示较大的细胞增殖抑制差异。还用 MTT 法检测了测试样品对 KB3-1 细胞系的细胞毒活性，以排除测试样品细胞毒活性的逆向效应。

采自 Kii 半岛的海绵 *Spongia* sp.，其丙酮提取物的乙酸乙酯相即使在秋水仙素存在下（0.1 μg/mL），也对 KB-C2 细胞的增殖显示抑制作用。在同样的剂量下，乙酸乙酯相对 KB3-1 母细胞却无细胞毒活性。活性追踪分离得到 7 种甾醇化合物：agosterols A～C，agosterols A_4、A_5、C_6 和 D_2（图 2-9），其中 agosterol A 为主要活性化合物（Aoki et al. 1998）。药理研究表明，agosterol A 可完全逆转由 P-gp（膜糖蛋白）过度表达造成的多药耐药性（MDR）和由 MRP（多药耐药相关蛋白）过度表达造成的多药耐药性。agosterol A 在 3 μg/mL 浓度下能够完全逆转 KB-C2 细胞对秋水仙素的抗药性；在 1 μg/mL 的浓度下，可完全逆转 KB-CV60 细胞对长春新碱的抗药性。Verapamil（戊脉安）在 10^{-5} mol/L 时，对 KB-CV60 显示弱的多药耐药逆转活性。这些结果表明，agosterol 多药耐药逆转作用，不仅能抑制 KB-C2 细胞 P-糖蛋白的过表达，还能抑制 KB-CV60 细胞 MRP 膜蛋白的过表达。此外，agosterol A 能逆转长春新碱在 KB-2 和 KB-CV60 细胞中的积累，并有剂量依赖关系。在 KB-CV60 细胞中，agosterol A 比 verapamil 的多药耐药逆转活性更强。目前发现的抑制多药耐药相关蛋白（MRP）过表达的化合物很少。Agosterol A 可作为多药耐药逆转先导化合物，对阐释多药耐药相关蛋白的分子机制也有价值。构效关系研究表明，C-3、C-4 和 C-6 位的乙酰氧基为药效官能团，且 C-11 和 C-22 处的羟基也为活性必需基团。

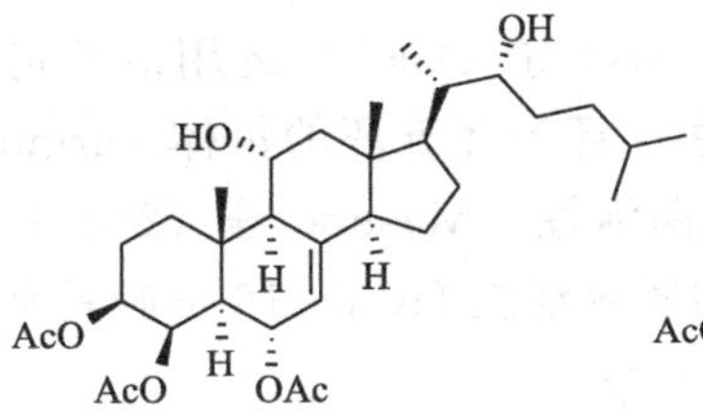

agosterol A

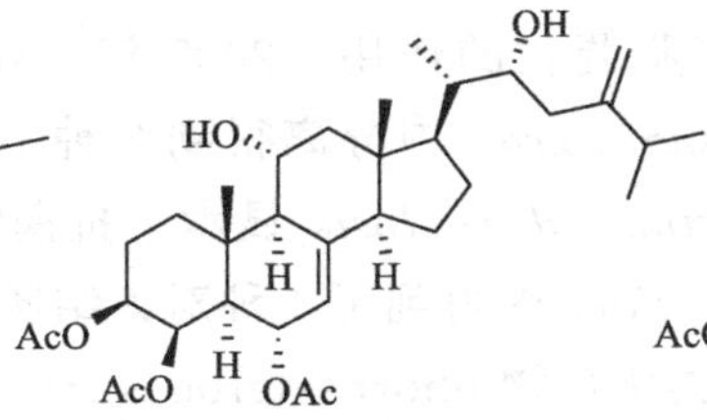

agosterol A_4

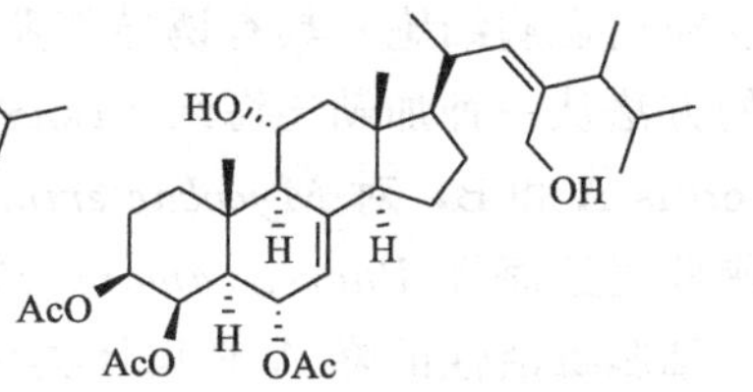

agosterol A_5

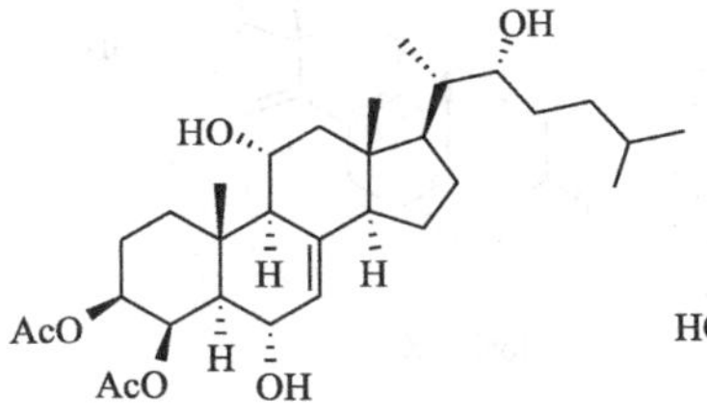

agosterol B

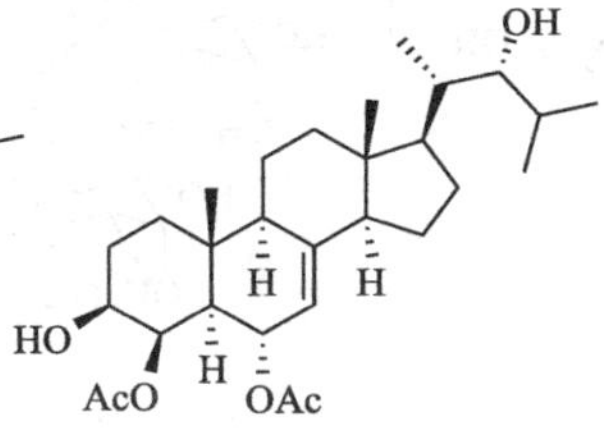

agosterol C

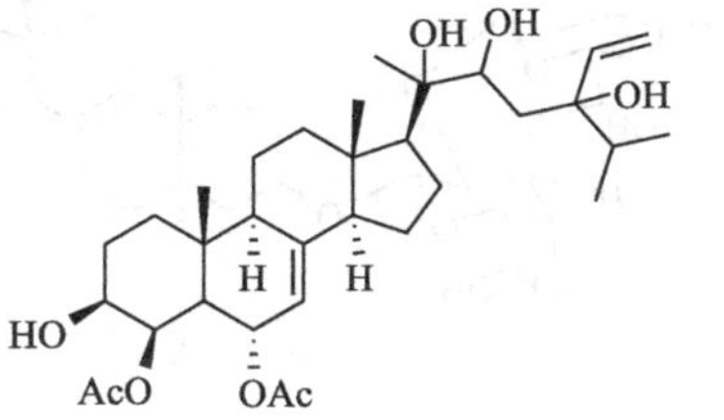

agosterol C_6

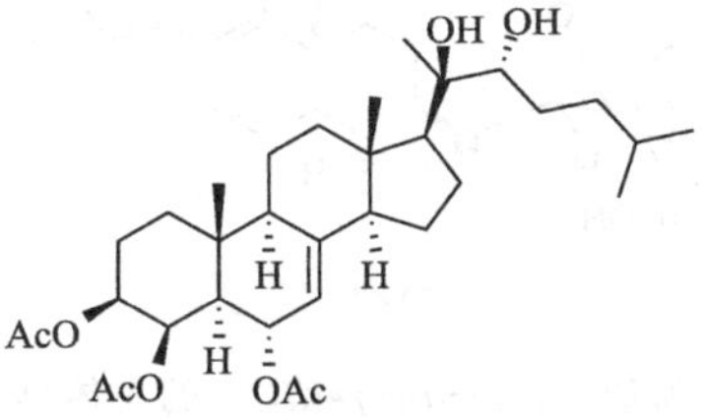

agosterol D_2

图 2-9　海绵 *Spongia* sp. 中的多羟基甾醇化合物

2.1.2.2　甾体皂苷

从海绵中发现了一系列甾体皂苷。Eryloside A（图 2-10）是 Carmely 等（1989）最初从红海海绵 *Erylus lendenfeldi* 中分离得到的。此后，Sandler 等（2005）从同种海绵中分离得到同系列的 2 种甾体皂苷 erylosides K 和 L，对酵母菌株 *S. cerevisiae* 具有选择性的抑制活性。Antonov 等（2003）从加勒比海绵 *Mycale laxissima* 中分离得到 8 种甾体皂苷 mycalosides B～I（图 2-11），活性研究显示，mycaloside G 具有抑制海胆 *Strongylocentrotus nudus* 受精卵发育的作用。

2.1.2.3　其他甾体

Kobayashi M 等（1992）研究组从冲绳岛的海绵 *Theonella swinhoei* 中分离得到了 2 种特殊结构的甾体 theonellasteron 和 conicasterone，在 C-4 位上有一个亚甲基；同时还获得 theonellasteron 的同分异构体（C-4 位上为甲基），以及由 theonellasteron 及其同分异构体构成的二聚体 bistheonellasteron（图 2-12）。生源合成途径推测表明，二聚体是由 theonellasteron 与其同分异构体通过 Diels-Alder 加成反应而来（图 2-13）。

从海绵中还获得了一些具有降环结构的甾体类化合物（图 2-14），它们具有新颖的结构，往往具有多种生物活性。Miyamoto 等（2001）从海绵 *Stelletta hiwasaensis* 中分离得到结构新颖的甾体 orostanal，这是一种降 B 环甾体化合物，在 C-7 位多了一个醛基。研究表明，orostanal 及其人工合成的类似物对人白血病细胞 HL-60（人急性早幼粒白血病细胞）具有诱导细胞凋亡的作用。2007 年，Wei 等（2007）运用活性追踪的方法从一种加勒比海绵 *Svenzea zeai* 中分离得到 2 种 B 环为降五环的甾体 parguesterols A 和 B，对 *Mycobacterium tuberculosis* 显示了抗菌活性。Masuno 等（2004）从佛罗里达海绵 *Phorbas amaranthus* 中得到了 4 种对人结肠癌细胞 HCT-116 细胞具有中等细胞毒活性的降 A 环甾体类化合物 phorbasterones A～D。

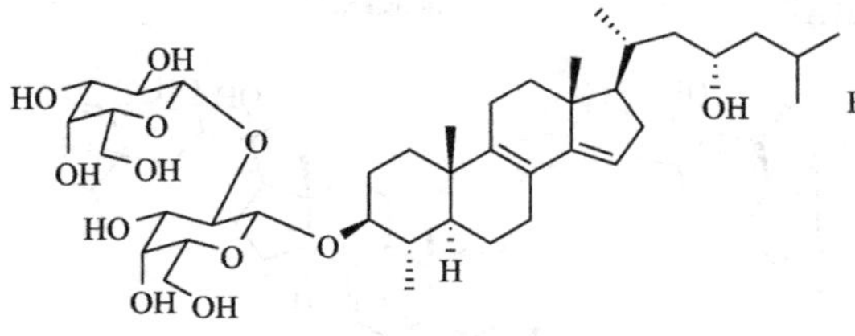

eryloside A

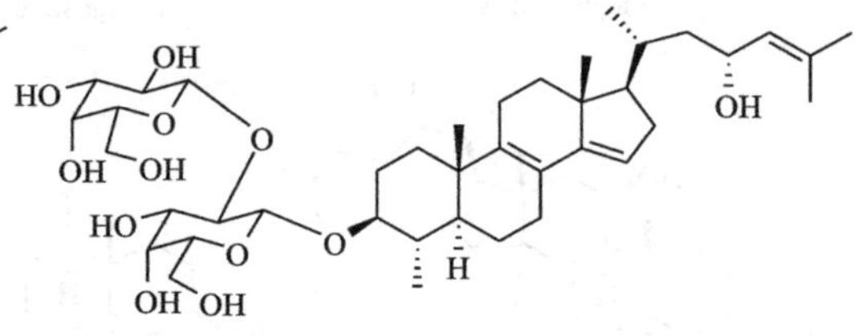

eryloside K

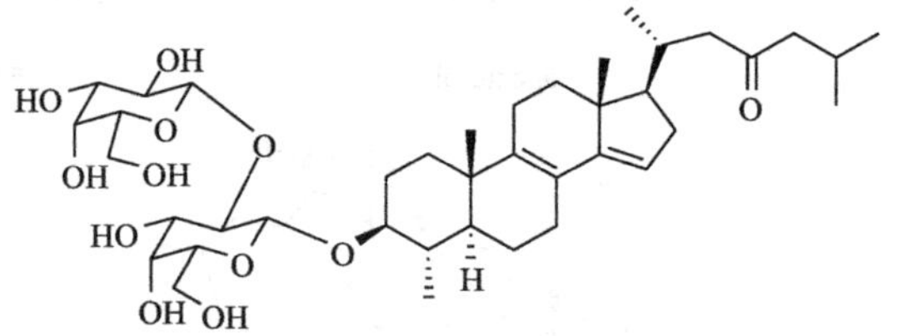

eryloside L

图 2-10　海绵 *E. lendenfeldi* 中的甾体皂苷化合物

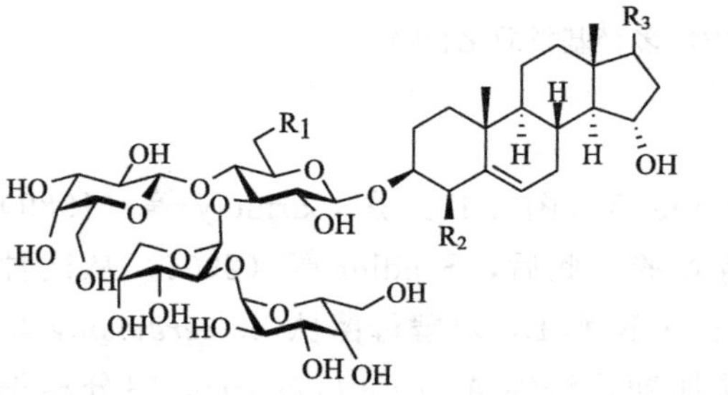

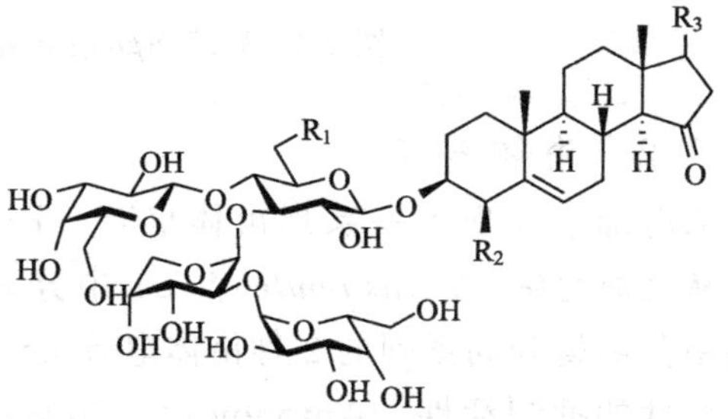

mycaloside B R_1=OH, R_2=OH, R_3=b
mycaloside C R_1=OH, R_2=OH, R_3=c
mycaloside D R_1=OAc, R_2=OH, R_3=a
mycaloside E R_1=OH, R_2=H, R_3=c

mycaloside F R_1=OAc, R_2=OH, R_3=d
mycaloside G R_1=OH, R_2=OH, R_3=d
mycaloside H R_1=OH, R_2=OH, R_3=e

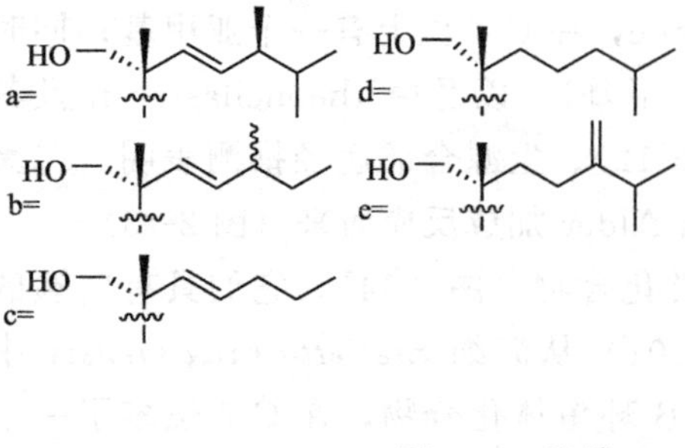

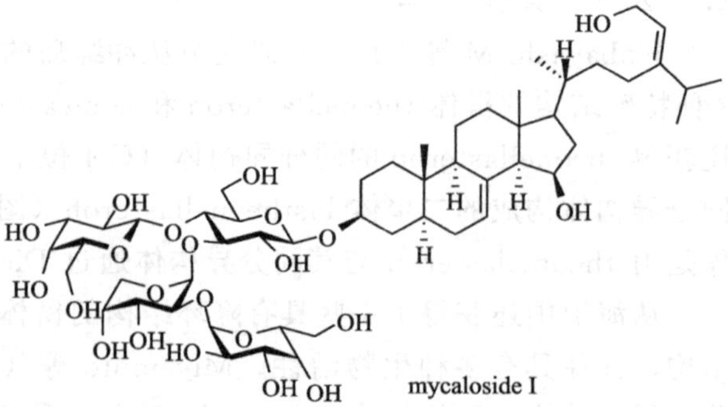

mycaloside I

图 2-11　海绵 *M. laxissima* 中的甾体皂苷化合物

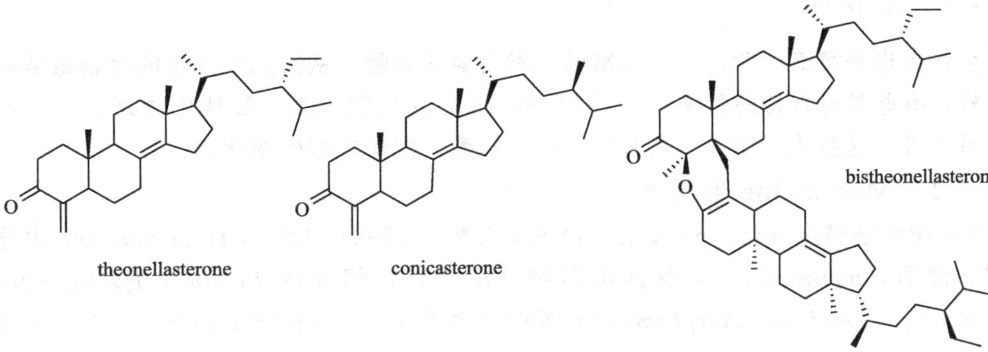

图 2-12　海绵 *T. swinhoei* 中的甾体化合物

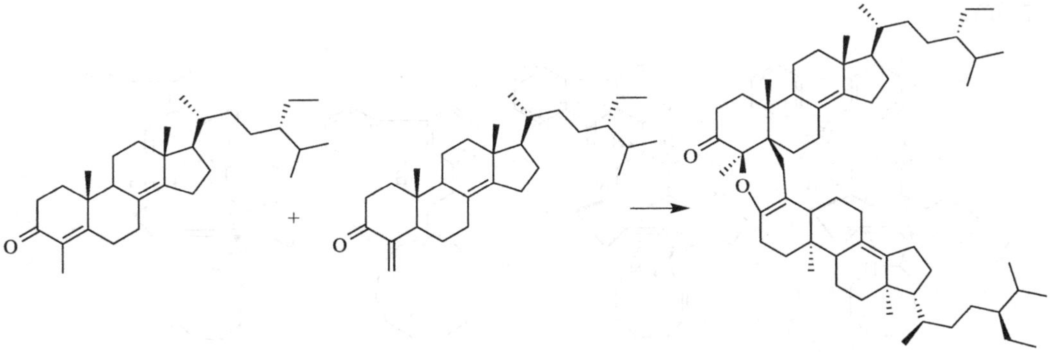

图 2-13　甾体二聚体化合物 bistheonellasteron 的生源合成途径

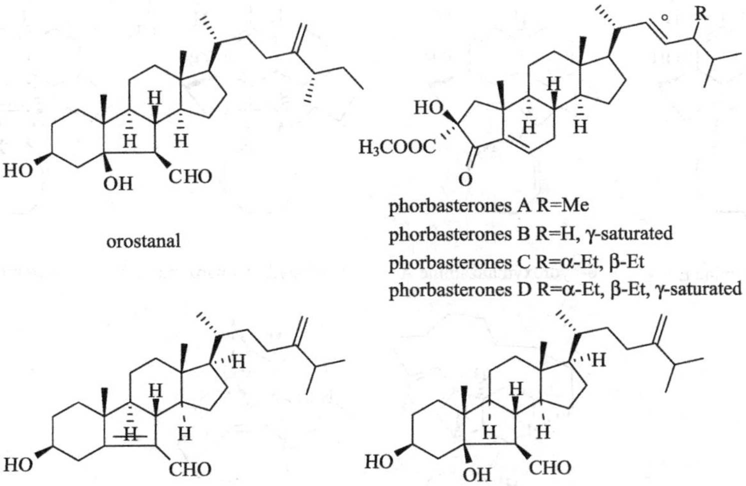

图 2-14　海绵中的降环甾体化合物

2.1.3 生物碱

生物碱也是海绵中含量较为丰富的一类含氮化合物。从海绵中发现的生物碱结构类型多样，有些具有独特的骨架结构，如 manzamine 生物碱类、胍盐生物碱类、 唑啉生物碱类等。这些化合物许多具有抗肿瘤、抗菌、抗病毒等生物活性。

2.1.3.1 Manzamine 生物碱

β-咔啉生物碱 manzamine A 最先由 Sakai 等（1986a）从海绵 *Haliclona* sp. 中分离获得。此后，manzamine A 及其类似物（图 2-15）相继从 *Pellina*、*Pachypellina*、*Xestospongia*、*Ircinia*、*Amphimedon* 属中分离获得（Watanabe et al. 1998；Kobayashi J et al. 1997，1994a，1994b；Edrada et al. 1996；Kobayashi M et al. 1995a；Tsuda et al. 1994）。研究表明，manzamine A 具有强的抗肿瘤、抗结核杆菌和抗疟原虫活性，特别是其抗疟活性显著，是抗疟药物先导化合物，具有开发应用前景（详见 7.5 节）。

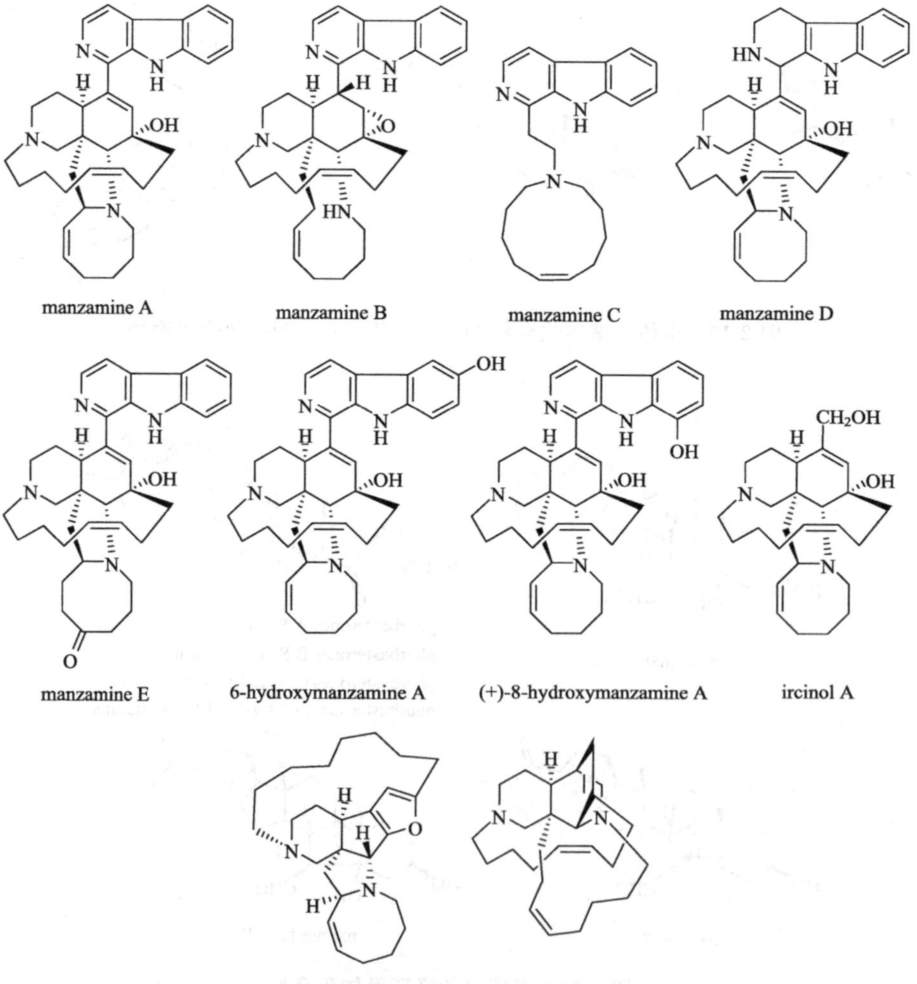

图 2-15 海绵中的 β-咔啉生物碱化合物

(+)-8-hydroxymanzamine A 最先是从海绵 *Pachypellina* sp. 中分离得到的，后来从 *Petrosiidae* 属中也能分离得到（Ichiba et al. 1994）。这种生物碱对结核分枝杆菌 H37Rv 株显示出强的抑制活性，最低抑菌浓度为 0.91 μg/mL（Yousaf et al. 2002）。其可能的生源前体物质 ircinol A 没有 β-咔啉基团，但仍然具有高的抑菌活性，最低抑菌浓度为 1.93 μg/mL。与其他 manzamine 型生物碱相比，ircinol A 具有细胞毒性低、结构相对简单的特点（Yousaf et al. 2002），是评估体内抗结核分枝杆菌的一种有用的候选药物。

2.1.3.2 胍基类生物碱

胍基类生物碱的代表化合物有 ptilomycalin A、gelliusine A、batzelladine A 和 batzelladine B（图 2-16）。Ptilomycalin A 是第一个被发现的胍基类生物碱，由 Kashman 等（1989）从一种 *Hemimycale* 属加勒比海绵中分离得到。6 年后，Larry 研究组对其进行了对映选择性的全合成，合成途径是通过可获得的 3 个片段单元的组合来完成的（图 2-17）（Overman et al. 1995）。Rinehart 研究组从地中海红色包壳海绵 *Crambe crambe* 中分离得到 3 种胍基类生物碱 crambescidins 800、816 和 844（Jares-Erijman et al. 1993）。这些生物碱在 0.1 μg/mL 时对鼠白血病 L-1210 细胞的抑制率达到 98%，其中，crambescidin 816 还具有抗单纯疱疹病毒 HSV-1 的活性，同时是一种强的 Ca^{2+} 通道阻滞剂。Batzelladine A 和 batzelladine B 是 Patil 等（1995）从 *Batzella* 属加勒比海绵中分离得到的，具有抗 HIV 活性，通过阻止 HIV-1 病毒的糖蛋白 gP120 与人类 T4 细胞的 CD4 抗原分子选择性地结合来避免 T4 细胞的感染。

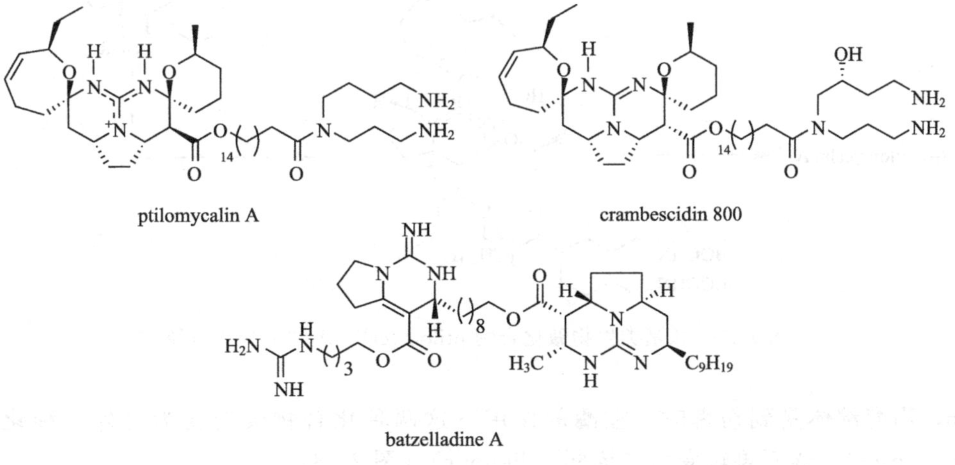

图 2-16　海绵中的胍基类生物碱化合物

2.1.3.3 溴代异　唑啉类生物碱

溴代异　唑啉类生物碱具有很好的生物活性，除用于药物研究开发外，由于含有常见的杂环，故可以用作天然化合物的合成中间体。德国 Proksch 研究组发现，这类化合物是 Verongidae 科海绵的代表性化合物（Weiss et al. 1996）。在对海绵 *Verongia aerophoba* 研究的过程中发现，当该海绵受到损伤时，体内的代谢产物会发生微妙的变化以抵御外界的侵袭。海绵 *V. aerophoba* 体内的生物碱主要为 isofistularin-3 和 aero-

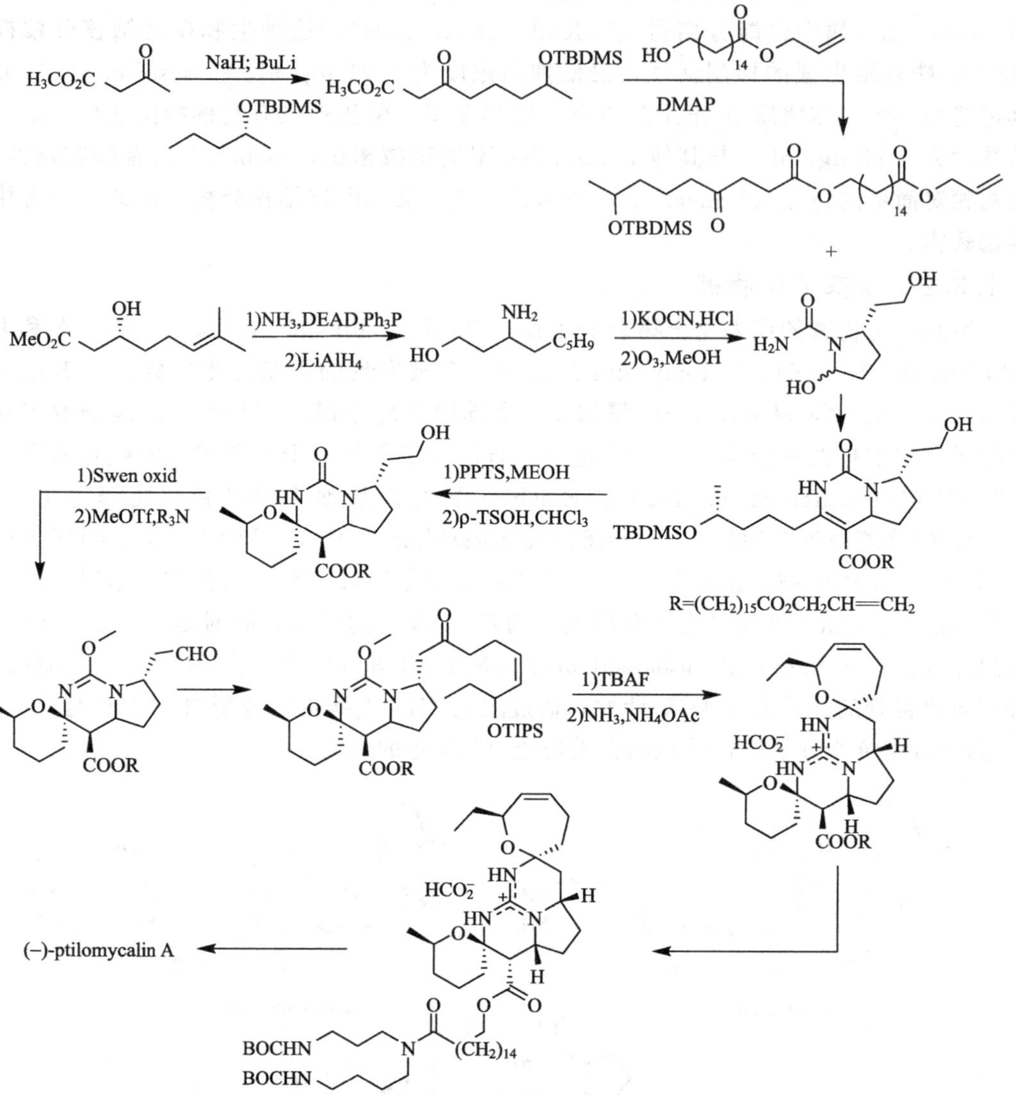

图 2-17 胍基类生物碱化合物 ptilomycalin A 的全合成途径

phoin，当海绵体受到伤害时，在酶的作用下这两种化合物会转变为另外一种化合物 aeroplysinin-1，继而再转变为二烯酮（dienone）（图 2-18）。

研究发现，aeroplysinin-1 和 dienone 对细菌、藻类及软体动物等海洋生物均显示出强烈的抑制活性。实验显示，这两种化合物对包括 *Alteromonas*、*Moraxella* 和 *Vibrio* spp. 在内的 8 种革兰氏阳性菌和革兰氏阴性菌都具有抑制活性，对海洋细菌 *Photobacterium phosphoreum* 的 EC_{50} 分别为 3.45 μg/mL 和 1.37 μg/mL，而且这两种化合物对海洋微藻 *Coscinodiscus wailesii* 和 *Prorocentrum minimum* 的生长也具有抑制作用。Isofistularin-3 和 aerophoin 对 *C. wailesii* 的 EC_{50} 分别为 5.6 μg/mL 和 27.9 μg/mL。除抑制生长活性外，aeroplysinin-1 和 dienone 对藻类的细胞膜还具有破坏作用。另外，含有以上两种化合物的海水对杂食性的海洋腹足动物 *Littorina littorea* 具有拒食作用。

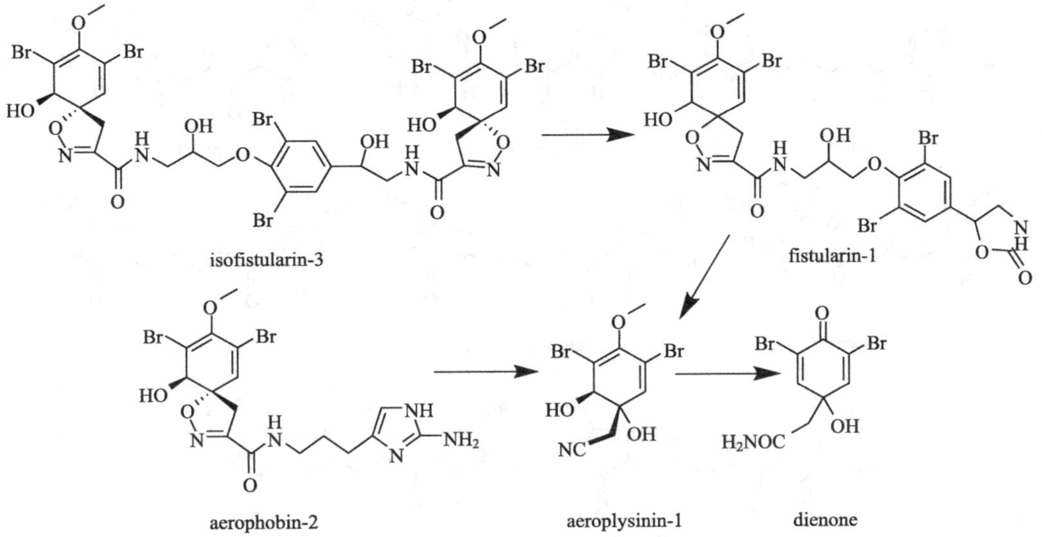

图 2-18　海绵 *V. aerophoba* 中生物碱类化合物的生物转化

Aeroplysinin-1 的拒食活性 EC_{50} 为 0.1 μg/mL，然而作为原化合物的 isofistularin-3 和 aerophoin 却被证实不具有或具有很弱的拒食活性。以上这些事实说明，海绵 *V. aerophoba* 中的溴代代谢产物在酶作用下发生转变，产生了伤害诱导性的化学防御作用。该研究组还从其他海绵中发现类似的生物化学过程。Proksch 研究组通过系统的研究得出了以下结论：①组织受损导致生物碱 isoxazoline 向 aeroplysinin-1 和 dienone 的生物转化；②这一过程是在酶的催化作用下完成的；③这些生物转化产物能够保护受伤的海绵免于细菌性病原体的侵害，起到相应的生态学作用（Thoms et al. 2006）。

2.1.3.4　溴吡咯类生物碱

自 20 世纪 70 年代以来，大量的溴吡咯生物碱从 *Agelas*、*Agelasidae*、*Axinellidae* 及 *Hymeniacidonidae* 等属的海绵中分离出来（图 2-19），这些生物碱也表现了良好的生物活性。Forenza 等（1971）从海绵 *Agelas oroides* 中分离得到溴吡咯类生物碱化合物 oroidin，活性研究表明，该化合物是 *Agelas* 属海绵动物的化学防御物质，对鱼类具有拒捕食的作用（Wilson et al. 1999）。Kobayashi J 研究组从日本 Okinawa 海绵 *Agelas nakamurai* 中分离到溴吡咯类生物碱化合物 slagenins A、B 和 C，具有细胞毒活性（Tsuda et al. 1999）。从加勒比的 *Agelas* 属海绵 *A. conifera*、*A. clathrodes*、*A. dispar* 和 *A. longissima* 中还分离到具有抗组胺活性的溴吡咯生物碱 dispacamides A～D（Cafieri et al. 1997，1996；Uemoto et al. 1999）。

异喹啉生物碱类化合物 cribrostatins 是从蓝色海绵 *Cribrochalina* sp. 中分离得到的，显示了强的抗肿瘤和抗菌活性。其中，cribrostatin 3（图 2-20）对淋病奈瑟菌 *Neisseria gonorrheae* 有较强的抑制活性，最低抑菌浓度（MIC）为 0.09 μg/mL。Cribrostatin 3 对青霉素耐药菌 *N. gonorrheae*（临床隔离）也具有抑制活性，最低抑菌浓度（MIC）为 0.39 μg/mL（Pettit et al. 2000）。

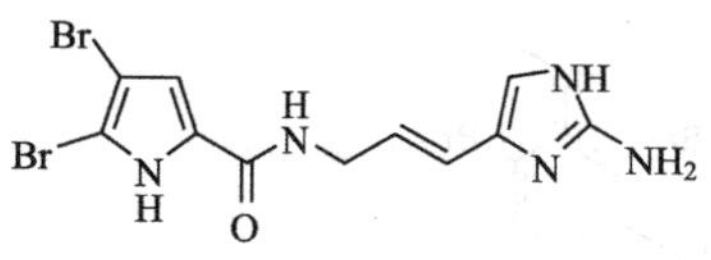

oroidin

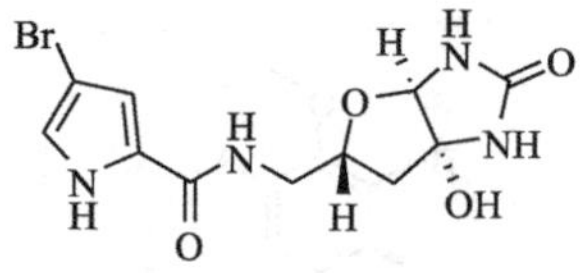

slagenin A

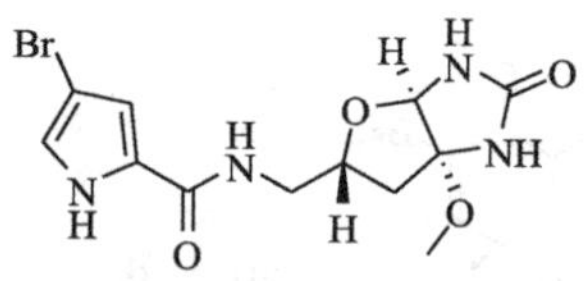

slagenin B

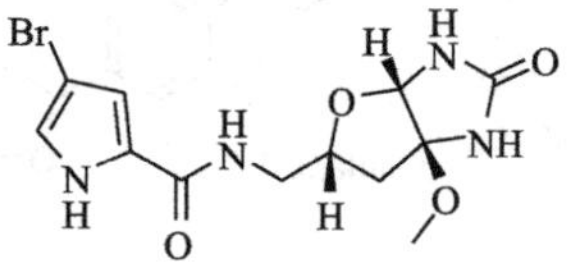

slagenin C

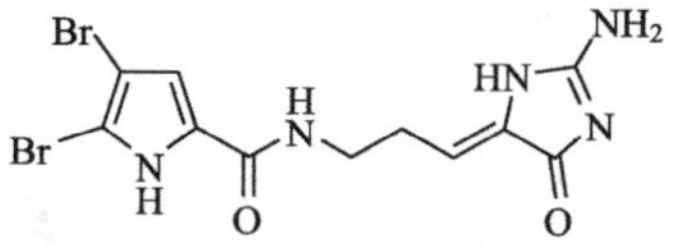

dispacamide A

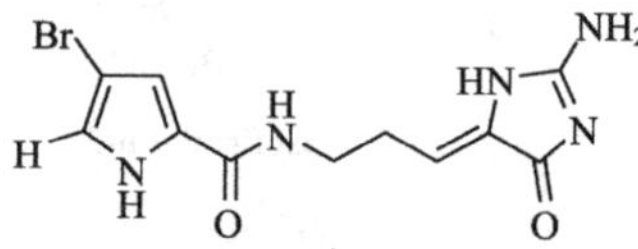

dispacamide B

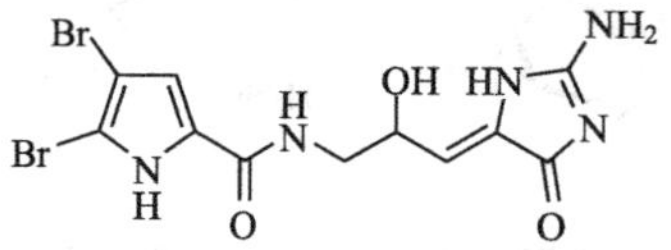

dispacamide C

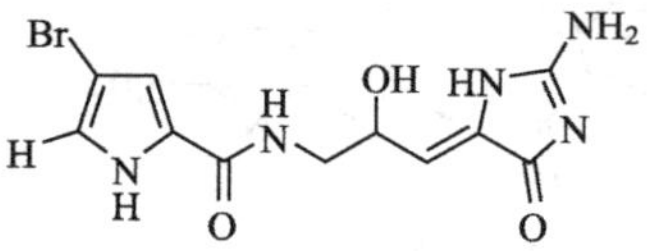

dispacamide D

图 2-19　海绵中溴吡咯类生物碱化合物

2.1.4　环肽

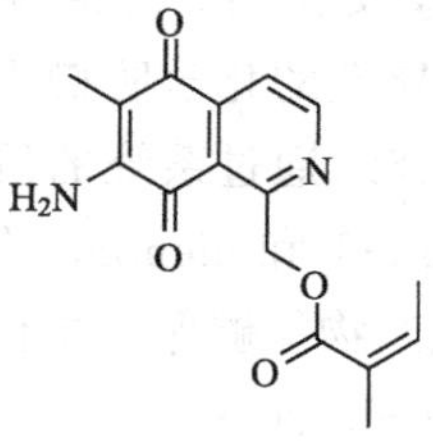

cribrostatin 3

图 2-20　海绵 *Cribrochalina* sp. 中的生物碱化合物 cribrostatin 3

从海绵中分离到的环肽化合物已有数百种，分布在太平洋和大西洋部分海域的海绵种属，尤其是北太平洋冲绳群岛的海绵和大西洋巴哈马群岛的海绵富含环肽化合物。随着分离技术、二维核磁共振谱和质谱等技术的发展，以及借助手性色谱来测定氨基酸的绝对构型，提高了海绵环肽分离、化学组成分析及空间结构确定的工作效率，并使少量样品的分离、微量肽类化合物的分析及结构鉴定得以顺利进行。

与陆生植物中的环肽化合物相比，海绵环肽在其结构组成上有着明显的不同。在海绵环肽中，常会出现罕见的特殊氨基酸。环肽可根据组成肽环分子的氨基酸种类分为杂环肽（Heterodetic cyclopeptide）和纯环肽（Homodetic cyclopeptide）。如果肽环全是由 α-氨基酸组成的则为 homodetic 型，反之则为 heterodetic 型。海绵中的环肽化合物以 heterodetic 型居多。在这些环肽化合物中，根据其成环时氨基酸数量的多寡，可以分为环二肽、环三肽、环四肽、环五肽、环六肽、环七肽、环八肽、环十四肽等。

第一个具有抗肿瘤活性的海洋环肽化合物 ulithiacyclamide，是在 1980 年由美国 Ireland 和 Scheuer（1980）在海鞘 *lissoclinum patella* 中发现的。时隔 5 年，日本 Fusetuni 研究组第一次从海绵 *Discodermia kiiensis* 中分离到环肽化合物，其中的环十四肽化合物 discodermin A 对枯草杆菌 *Bacillus subtilis* 和奇异变形菌 *Proteus mirabilis* 具有抑制活性（Matsunaga et al. 1985）。

从海绵 *Acanthostrongylophora* sp.（图 2-21）分离获得环状缩肽 jasplakinolide（图 2-22）（也称 jaspamide），从采集自斐济的海绵 *Jaspis* sp. 中也发现了该化合物

(Crews et al. 1986)。Jasplakinolide是一种十九元大环缩肽，具有选择性体外抗菌活性，对白色念珠菌 *Candida albicans* 的最低抑菌浓度（MIC）为 25 μg/mL。浓度为 2%的 jasplakinolide 溶液抑制小鼠念珠菌阴道感染的体内局部活性类似于硝酸咪康唑(miconazole nitrate)。Jasplakinolide还具有强抗寄生虫活性，在体外抑制巴西利什曼日圆线虫 *Nippostrongylus braziliensis* 的半有效剂量低于 1 μg/mL。

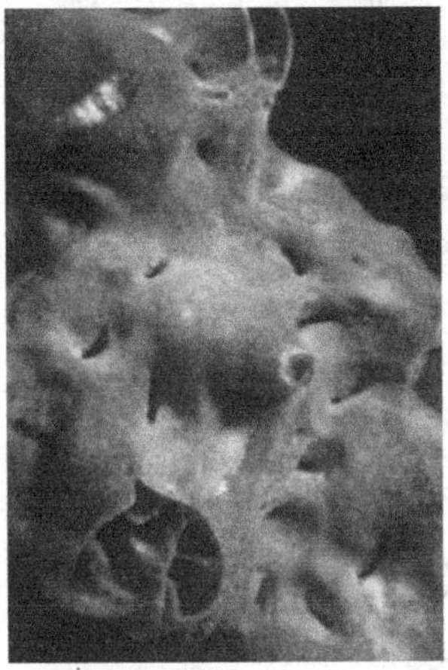

图 2-21　海绵 *Acanthostrongylophora* sp.

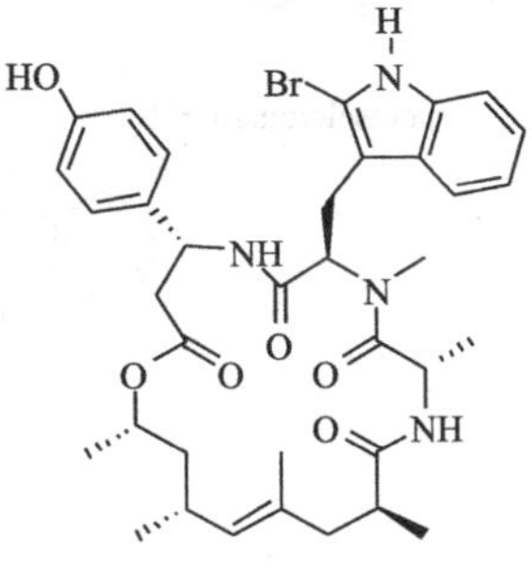

jasplakinolide

图 2-22　海绵中的环缩肽化合物 jasplakinolide

Microsclerodermin 类环肽是一类结构特殊的环六肽化合物。Faulkner 研究组在对海绵 *Microscleroderma* sp. 的研究中，发现了环肽化合物 microsclerodermins A 和 B（图 2-23），能够抑制真菌 *C. albicans* 的生长（Bewley et al. 1994）。此后，其他研究组从多种海绵中分离得到了一系列的类似化合物，如 microsclerodermins C～E（Schmidt and Faulkner 1998）和 microsclerodermins F～I（Qureshi et al. 2000）。由于这类化合物表现出很好的活性，已有报道进行合成研究（Sasaki et al. 1999；Zhu and Ma 2003；Burnett and Williams 2009）。Chandrasekhar 和 Shameem（2006）以 *S*-(-)-citronellol 为起始化合物，采用去氧化重排的方法，对映选择性地合成了 microsclerodermin A 中 C-1～C-21 的片段。Zhu 和 Ma（2003）对 microsclerodermin E 进行了全合成，合成策略是将目标化合物拆分成 4 种罕见的氨基酸，然后通过外消旋反应将吡咯烷酮碎片组合到一起，最终获得目标化合物。

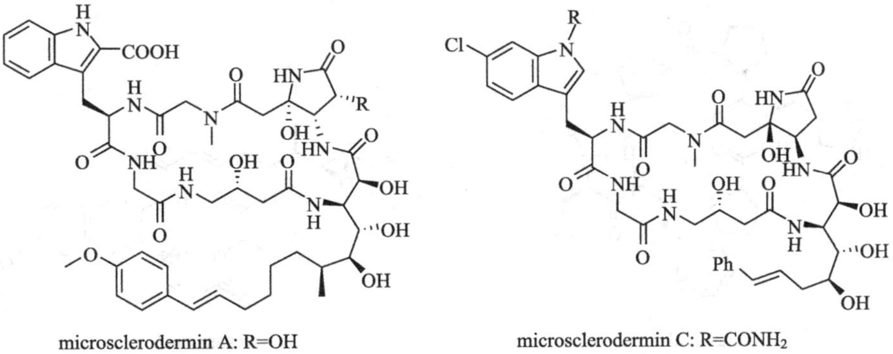

microsclerodermin A: R=OH　　microsclerodermin C: R=$CONH_2$

microsclerodermin B: R=H　　microsclerodermin D: R=H

图 2-23　海绵中的环肽化合物 microsclerodermins

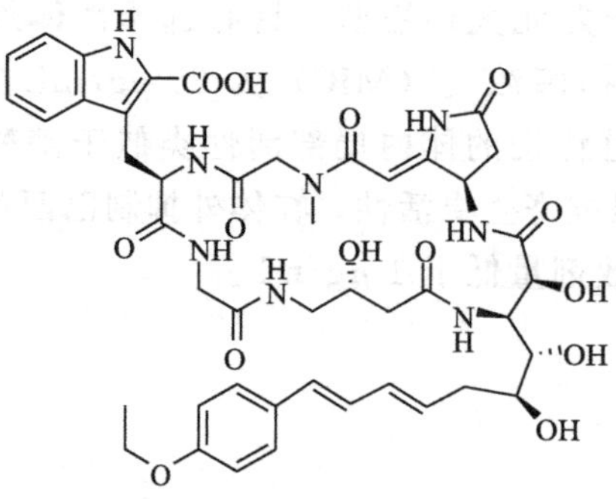

microsclerodermin E

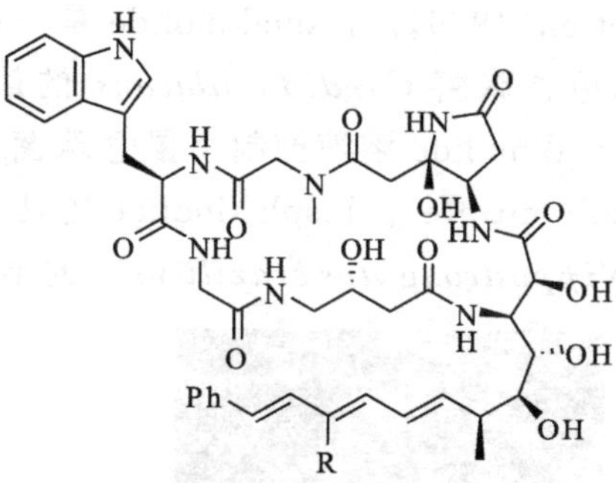

microsclerodermin F: R=H

microsclerodermin H: R=Me

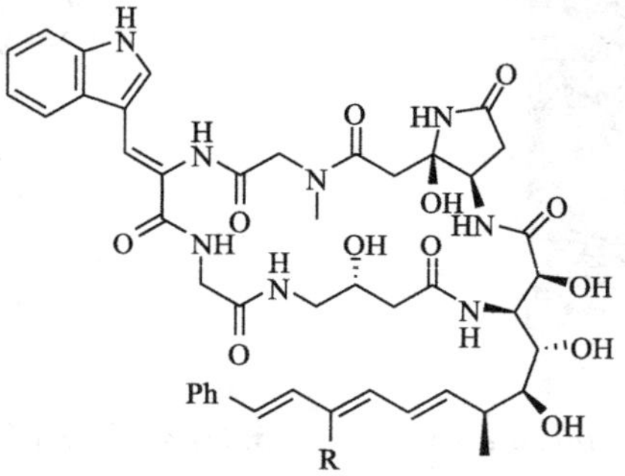

microsclerodermin G: R=H

microsclerodermin I: R=Me

图 2-23　海绵中的环肽化合物 microsclerodermins（续）

Malaysiatin 是第一个 homodetic 型环七肽，由 Fernández 等（1992）从太平洋婆罗洲海绵 *Pseudaxinyssa* sp. 中分离得到，体外对鼠白血病细胞 P-388、人鼻咽癌细胞 KB 有增殖抑制活性，并具有一定的抗菌活性。Tabudravu 等（2001）在斐济群岛的 Vanua Levu 岛海域采集的海绵 *Stylotella aurantium* 中分离得到了一种结构奇特的环七肽 wainunuamide（图 2-24），分子中含有 3 个脯氨酸残基和 1 个组氨酸残基，这种环肽的氨基酸组成较为罕见。此类结构以前只在藻青菌 *Oscillatoria agardhii* 中发现过。生物活性研究显示，该化合物具有一定的抗癌活性，对卵巢癌细胞 A-2780 和白血病细胞 K-562 的 ID_{50} 分别为 19.15 μg/mL 和 18.36 μg/mL。

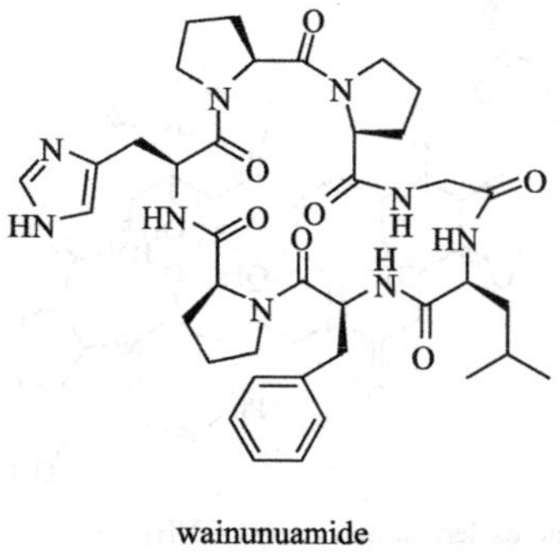

wainunuamide

图 2-24　海绵 *S. aurantium* 中的环肽化合物 wainunuamide

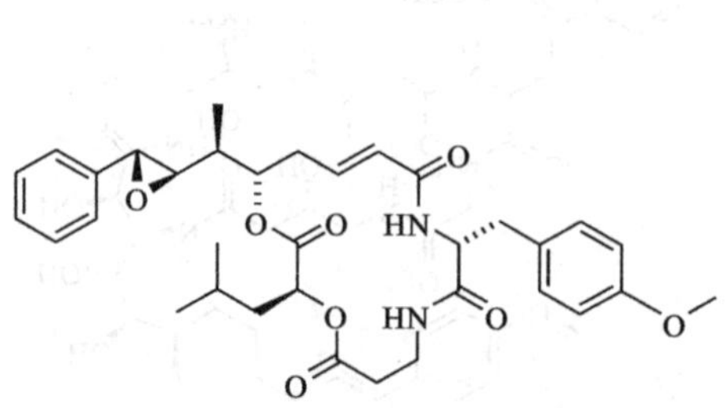

arenastatin A

图 2-25　海绵 *D. arenaria* 中的环缩肽化合物 arenastain A

Kobayashi M 等（1995b）从 Ryukyu 群岛的 Iriomote 岛采集到海绵 *D. arenaria*，其丙酮提取物对人鼻咽癌细胞 KB 显示细胞毒活性（IC_{50}为 3.7 μg/mL）。活性追踪分离从乙酸乙酯相浸膏中获得一种环缩肽化合物 arenastain A（图 2-25）（相对于乙酸乙酯相的得率为 $1.4\times10^{-3}\%$），对 KB 细胞系显示强的细胞毒活性（IC_{50}为 5 pg/mL）。

自从获得少量的 arenastatin A 以来，Kobayashi M 等（1995b）就尝试对该化合物及其立体异构体进行不对称全合成。令人惊讶的是，只有 arenastain A 显示极强的细胞毒活性，除了 15-差向异构体在 20 ng/mL 下显示细胞毒活性外，其他异构体［7，8-差向异构（环氧）、6-差向异构和 L-酪氨酸］在浓度小于 0.1 μg/mL 时没有活性。Arenastain A 中手性碳的立体化学对细胞毒活性是必需的。Arenastain A 在浓度低于 5 μmol/L时抑制微管蛋白的聚合，而立体异构体在 10 μmol/L 时也无活性。此外还发现，rhizoxin 为 arenastain A 的竞争性抑制剂，而长春碱为 arenastain A 的部分竞争性抑制剂。研究显示，arenastain A 与微管蛋白按 1∶1 的比例结合（Morita et al. 1997；Koiso et al. 1996）。

Arenastain A 在腹腔注射时对鼠白血病细胞 P-388 显示抗肿瘤活性，静脉注射无活性。Arenastain A 在环结构上有两个酯键，推测这两个酯键易被酶水解，使该化合物代谢为无活性的化合物。Arenastain A 在 37℃下与鼠血清共孵化，导致其在 5 h 内消失。为了获得更多的证据，又合成了三种酰胺类似物，两个酯键被一个或两个酰胺键所替代。三酰胺类似物Ⅱ和四酰胺类似物在血清中稳定，其中仅三酰胺基Ⅱ显示较强的细胞毒活性，尽管比 arenastain A 的活性弱 1000 倍。然而，需要指出的是，这三种类似物都很难溶于水和其他溶剂。

2.1.5 大环内酯

从海绵中分离得到的大环内酯类化合物往往具有新颖的结构及强烈的生物活性，有些化合物有望开发成为抗癌新药。其中，软海绵素类 halichondrin 化合物脱颖而出，成为研究的热点。

2.1.5.1 Halichondrins（软海绵素类）大环内酯

自从 1985 年 Uemura 等（1985）发现大环内酯类化合物去甲软海绵素 norhalichondrin A 以来，从日本太平洋沿岸的大田软海绵 *Halichondria okadai* 和新西兰深水区的亮黄色海绵 *Lissodendoryx* sp. 中发现了一系列软海绵素类化合物 halichondrins，包括：norhalichondrins A、B 和 C，halichondrins A、B 和 C，homohalichondrins A、B 和 C，以及 isohalichondrin B。halichondrins 及一些类似物还从包括 *Lissodendoryx*、*Phakellia* 及 *Axinella* 等不同种属的海绵中分离得到。这些化合物分别代表了三种类型的 halichondrin 类化合物，A、B 和 C 之间区别在于 C-12 及 C-13 的氧化度不同（图 2-26 至图 2-28）。比较这些化合物对黑色素瘤细胞体外细胞毒活性发现，halichondrin B 的活性最好，IC_{50}达到了 0.1 ng/mL 的范围。

此外，从东印度洋海绵 *Phakellia carteria* 和西印度洋海绵 *Axinella* cf. *carteri* Denty 中分离得到新的软海绵素类化合物 halistatins 1、2 和 3（图 2-29）（Pettit et al. 1993e，1993f），属软海绵素骨架类型 B 系列。

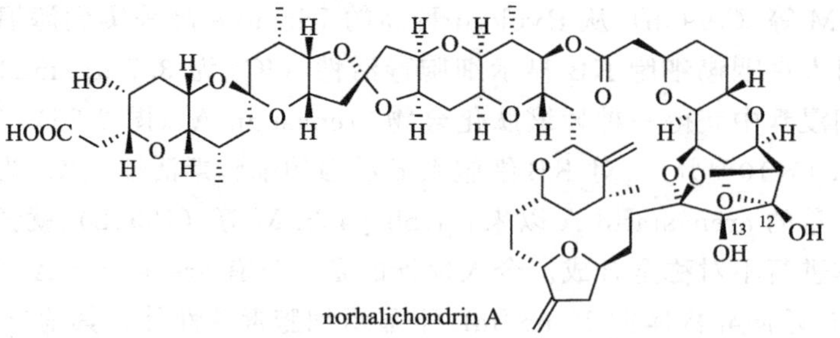

norhalichondrin A

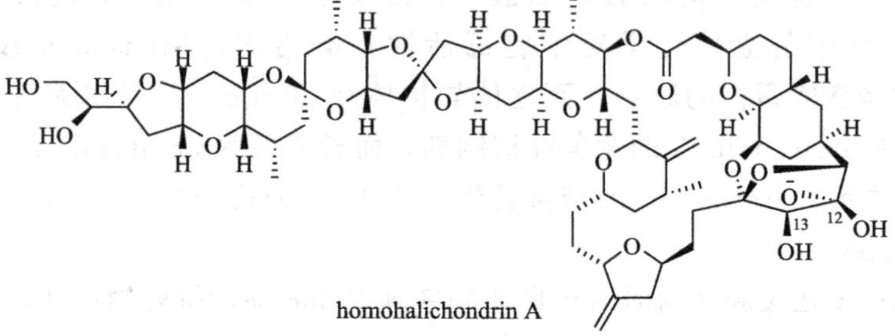

homohalichondrin A

图 2-26　海绵中的大环内酯化合物软海绵素（A 型）

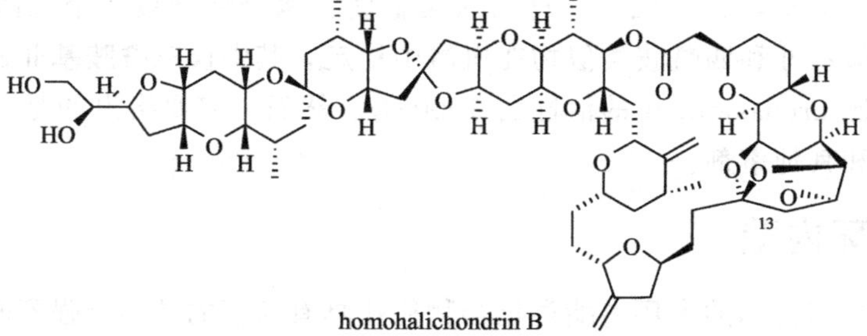

homohalichondrin B

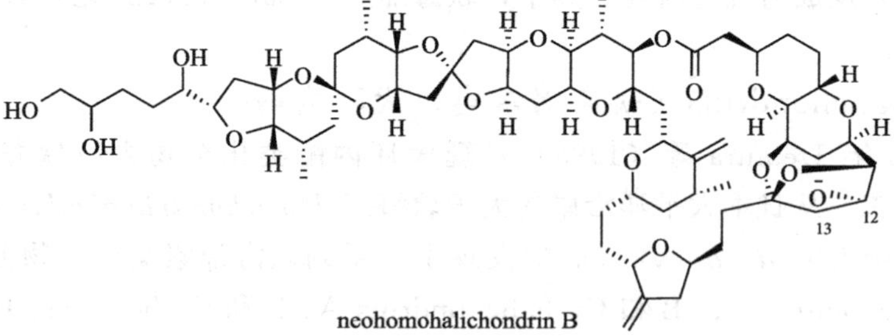

neohomohalichondrin B

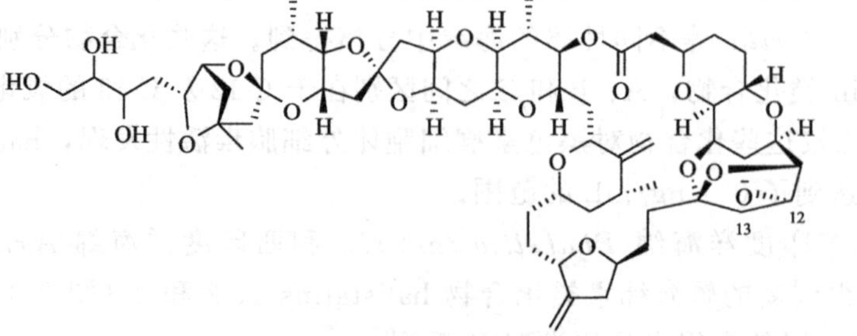

neonorhalichondrin B

图 2-27　海绵中的大环内酯化合物软海绵素（B 型）

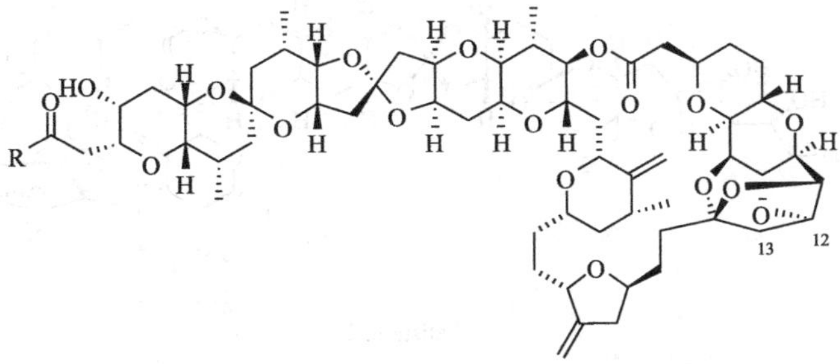

norhalichondrin B R=OH
isohomohalichondrin B R=OH
55-methoxyisohomohalichondrin B R=CH_2CH_2OMe

图 2-27　海绵中的大环内酯化合物软海绵素（B 型）（续）

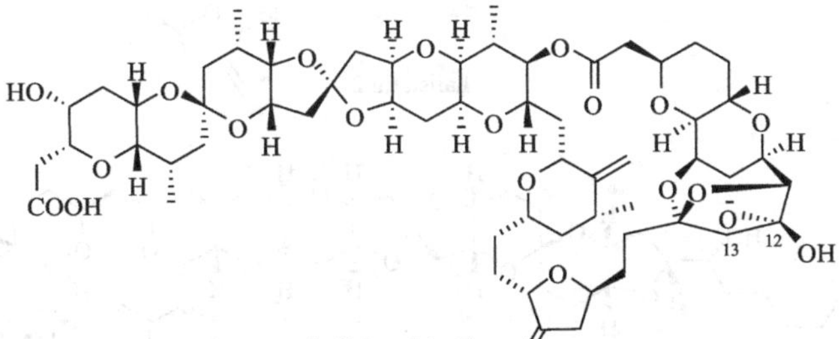

norhalichondrin C

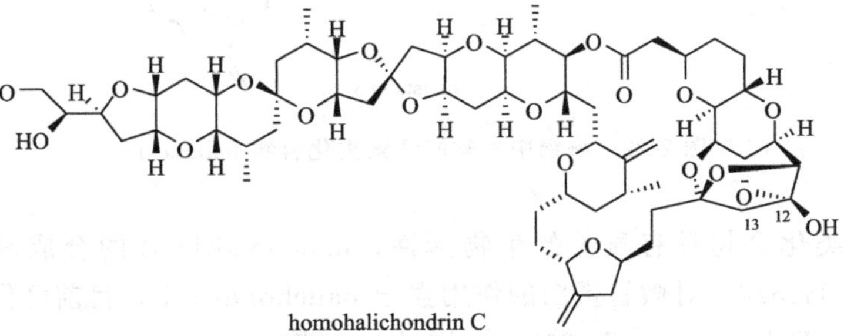

homohalichondrin C

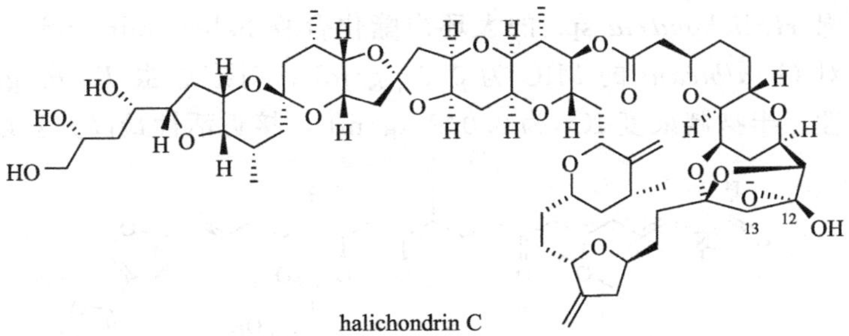

halichondrin C

图 2-28　海绵中的大环内酯化合物软海绵素（C 型）

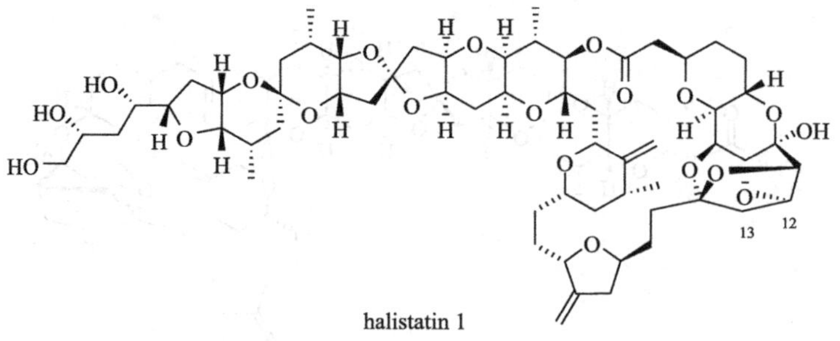

halistatin 1

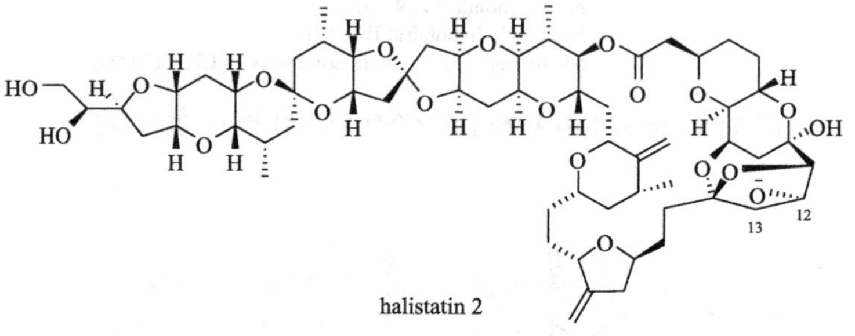

halistatin 2

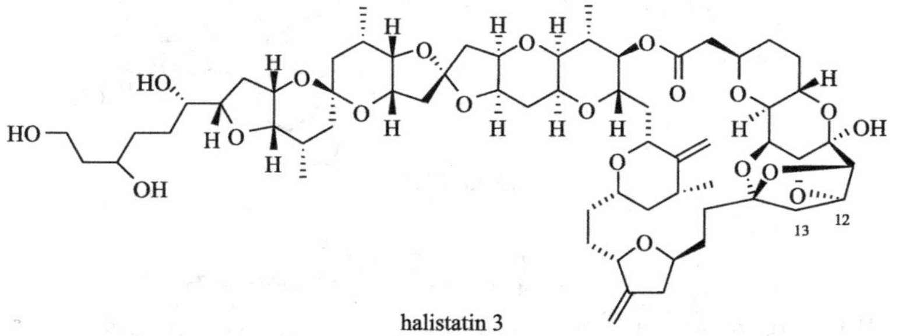

halistatin 3

图 2-29　海绵中的软海绵素类化合物 halistatins

软海绵素类化合物具有显著的生物活性。halichondrin B 的合成修饰产物 E7389（eribulin，ER-086526）对微管蛋白的作用强于 halichondrin B，目前已作为抗肿瘤药物进入临床试验（Dabydeen et al. 2006）（详见 6.7 节）。

分离自海绵 *Halichondria* sp. 的大环内酯化合物 halichondramide（图 2-30）具有抗真菌活性，对 *C. albicans* 的 MIC 为 0.2 μg/mL；对疟原虫 *P. berghei*（D6 克隆）也有显著的活性，半抑制浓度 IC_{50} 为 0.002 μg/mL，接近活性最高并且最具临床应用价

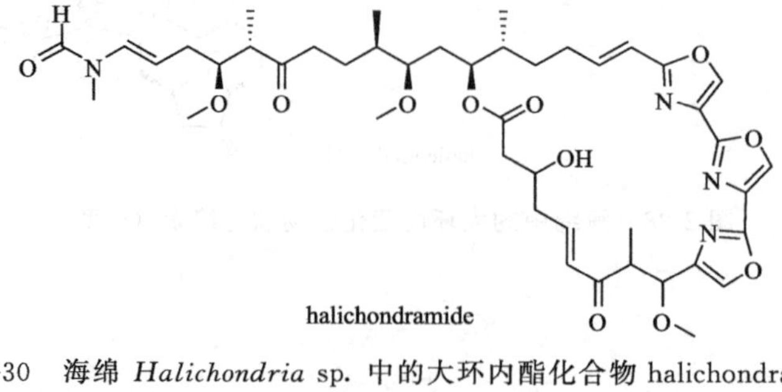

halichondramide

图 2-30　海绵 *Halichondria* sp. 中的大环内酯化合物 halichondramide

值的化合物甲氟喹（IC_{50}为 0.0003 μg/mL）。尽管 halichondramide 的选择指数比目前使用的药物低得多，但构效关系研究表明，该化合物代表了抗疟化疗研究中所发现的一类新化合物，具有开发潜力（El Sayed et al. 1996）。

2.1.5.2 Altohyrtins（spongistatins）类大环内酯

为了从海洋生物中寻找药物先导化合物，Kobayashi M 研究组对来源于海绵的生物活性次级代谢产物进行了较系统的研究（Kobayashi M and Kitagawa 1994；Kitagawa and Kobayashi M 1993）。运用鼠白血病 L-1210 细胞和人鼻咽癌 KB 细胞，采用生物测定指导分离技术，从采自冲绳珊瑚礁和其他日本海域的海绵中分离获得了几种具有强细胞毒活性的化合物。Kobayashi M 等（1994，1993）发现，日本冲绳 Aragusuku 岛海绵 *Hyrtios altum* 的丙酮提取物对 KB 细胞显示很强的细胞毒活性（IC_{50}为 0.56 μg/mL）。在细胞毒活性指导下，采用活性追踪分离的方法，从乙酸乙酯相获得了一个活性组分，体外对 KB 细胞的 IC_{50}为 0.002 μg/mL，对鼠白血病 P-388 显示强的体内抗肿瘤活性（10 mg/kg，i. p.，T/C 155%）。该组分经硅胶柱层析和 HPLC 分离，获得了具有显著细胞毒活性的大环内酯类化合物 altohyrtins A、B 和 C，以及 5-desacetylaltohyrtin A（相对于乙酸乙酯相的得率分别为 3.4×10^{-3}%、2.2×10^{-4}%、2.2×10^{-4}%和 2.1×10^{-3}%），带有两个螺环缩酮结构和一个卤素取代（图 2-31），对 KB（IC_{50}分别为 0.01 ng/mL、0.02 ng/mL、0.4 ng/mL 和 0.3 ng/mL）和 L-1210（IC_{50}分别为 0.1 ng/mL、0.03 ng/mL、1.3 ng/mL 和 2.3 ng/mL）细胞系显示极强的细胞毒活性。1993 年，Fusetani 等（1993）研究组从海绵 *Cinachyra* sp. 中也分离到 altohyrtins 类的大环内酯化合物 cinachyrolide A（图 2-31）。

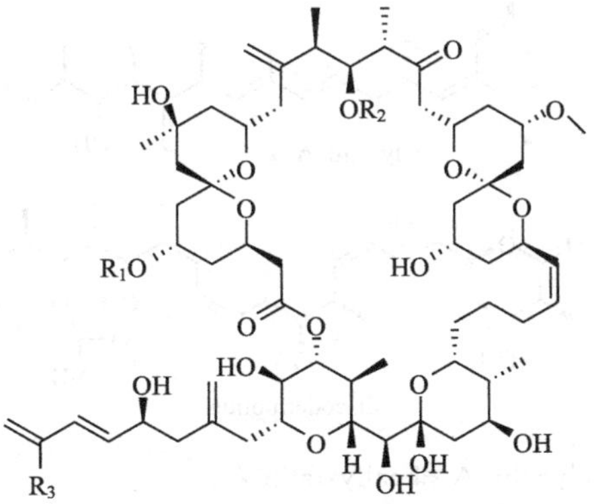

图 2-31 海绵中的大环内酯化合物 altohyrtins、cinachyrolide 和 spongistatins

与此同时，Pettit（1993a，1993b，1993c，1993d）研究组从两种海绵 *Sponges* sp. 和 *Spirastrella spinispirulifera* 中分离出大环内酯化合物 spongistatins 1～9。这些化合物具有与 altohyrtins 类大环内酯相同的碳骨架结构，也显示了极强的细胞毒活性。

Spongistatin 1 具有强烈的抗肿瘤活性，对多种体外肿瘤细胞模型表现出强烈的细胞毒性，其中对鼠白血病细胞 L-1210 的 IC_{50}为 20 pmol/L。Spongistatin 1 是一种高效抗有丝分裂剂，对谷氨酸诱导的微管蛋白聚合具有抑制作用，IC_{50}为 3.6 μmol/L（Pettit et al. 1993a）。Spongistatin 1 通过与微管蛋白上长春花碱作用位点结合，从而抑制微管装配，进而使微管蛋白上可变区 GDP 的置换与转移受到抑制。

对 spongistatin 1 的立体选择性合成由 Paterson 等（2001）完成。接着，Crimmins 等（2002）对 spongistatins 1 和 2 进行了不对称全合成并取得成功，该合成路线的突出之处在于采用最小官能团相互转换的方式将关键性的 4 个化合物片段（C-1～C-15 AB 片段 I、C-16～C-28 CD 片段 II、C-29～C-43 EF 片段 III、C-44～C-51 侧链 IV）组合到一起。

此外，Pettit 研究组从海绵 *Hyrtios erecta* 中也获得了一系列 spongistatin 类型的化合物，对多种细菌和真菌具有抑制活性，对 HIV-1 也显示了明显的抑制活性（Pettit et al. 1994，1993b，1993c，1993d）。

Evans 等（1997）和 Hayward 等（1998）分别成功地完成了 altohyrtin C 和 altohyrtin A 的全合成。这些合成的化合物与天然的 altohyrtins 结构一样，确证了对这类化合物绝对立体构型的推断。Kobayashi M（2000）从采自日本西南部 Amami 岛的海绵 *Haliclona* sp. 中也分离获得了 altohyrtins A 和 C，并推测这些大环内酯化合物可能是由共生微生物产生的。

2.1.6 聚酮

Calyculin A 是具有细胞毒活性的聚酮类化合物（Kato et al. 1986）（图 2-32），来源于海绵 *Discodermia calyx*，为蛋白质磷酸酶 1 和 2A 的选择性抑制剂，已广泛应用于生命科学领域。

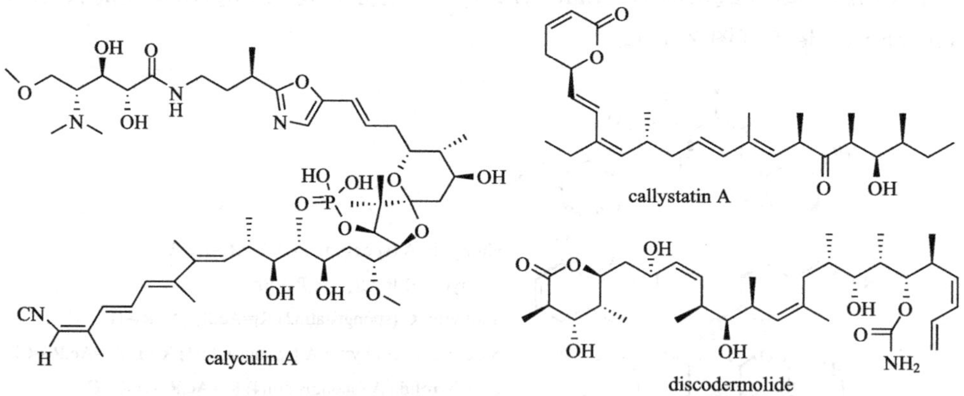

图 2-32　海绵中的聚酮化合物 calyculin A 和 callystatin A

采自日本西南部 Goto 岛海绵 *Callyspongia truncata* 的丙酮提取物显示了细胞毒活性，在 10 μg/mL 浓度下对人鼻炎癌 KB 细胞的抑制率为 98%。反复经硅胶柱层析，从乙酸乙酯相中获得一个活性组分（0.01 μg/mL，对 KB 的抑制率为 86%），经反向 HPLC 纯化获得一种新的具有细胞毒活性的聚酮类化合物 callystatin A（图 2-32）（相对于乙酸乙酯相得率为 1.0×10^{-2}%）(Kobayashi M et al. 1997；Murakami et al. 1997)。Callystatin A 对 KB 细胞显示了极强的细胞毒活性（IC_{50} 为 10 pg/mL）。由于 callystatin A 的天然来源有限，为了能够进行进一步的生物学评价，Murakami 等（1997）对其进行了全合成研究，并取得了成功。为了得到极强细胞毒活性要求的结构信息，先合成了模式化合物，显示了中等细胞毒活性（IC_{50}为 0.01 μg/mL），而合成的 C-5 位差向异构体的活性比母体化合物弱 350 倍，10-*epi*-callystatin A 则具有很高的活性。Callystatin A 平面结构的解析非常类似于从链霉菌中分离获得的几种具有抗肿瘤作用的抗生素，即 leptomycin（Hurley et al. 1986；Schaumberg et al. 1984）、kazusamycin（Komiyama et al. 1985）、anguinomycin（Hayakawa et al. 1995）和 leptofuranin（Hayakawa et al. 1996）。从采集海绵 *C. truncate* 相同的区域采集到海绵 *Stelletta* sp. 和一种未鉴定的被囊动物，从中也分离出 callystatin A。这些事实预示着共生微生物可能参与了 callystatin A 的生物合成。研究已发现，leptomycin B 对细胞 G_1 和 G_2 末期 DNA 合成初始阶段中关键步骤具有抑制作用。此外，leptomycin B 专一性地与染色体保守区 1（CRM1）蛋白质结合，由此抑制 Rev 及 U snRNA 蛋白质的转运信号（由细胞核输出，经 NES 介导）（Fukuda et al. 1997）。Callystatin A 也与 CRM1 蛋白质结合，抑制细胞核经 NES 介导的蛋白质转运信号。

化合物 discodermolide（图 2-32）是从深水海绵 *Discodermia dissolute* 中分离出来的，起先是作为免疫抑制剂（Gunasekela et al. 1990），不久后发现该化合物在抗癌方面显示出更好的前景。Discodermolide 为一聚酮化合物，具有类似于紫杉醇（Hung et al. 1996）的微管固化作用，目前正作为紫杉醇耐药性癌症药物进入临床研究阶段。

2.1.7 聚醚

来自海洋生物的聚醚类化合物多数是毒素，具有强烈的生物活性。大田软海绵酸（okadaic acid，OA）是一种 C38 聚醚类长链脂肪酸（图 2-33）。Tachibana 等（1981）从日本海绵 *Halichondria okadai* 中分离出大田软海绵酸，随后发现该化合物是一种共生腰鞭毛藻利马原甲藻 *Prorocentrum lima* 的代谢产物。因为海绵是过滤性捕食者，该化合物也可能来源于其食源微藻或共生微生物。

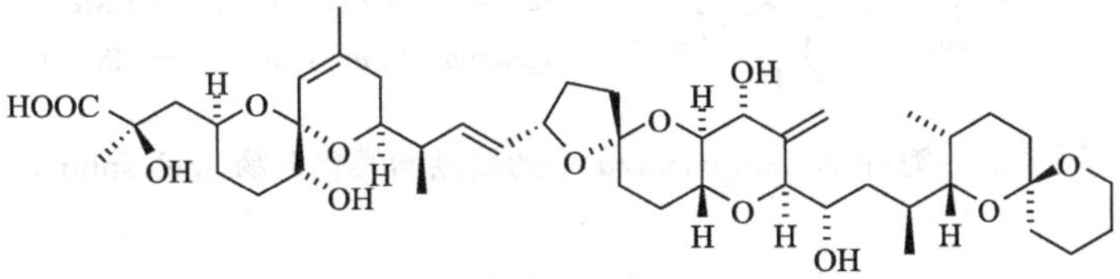

图 2-33　聚醚化合物大田软海绵酸 okadaic acid

Okadaic acid 具有强烈的细胞毒活性，对鼠白血病细胞 P-388 的 EC_{50}为 1.7 ng/mL，是丝氨酸和苏氨酸蛋白磷酸酶的抑制剂（Sugiyama et al. 2007）。Okadaic acid 通过对磷酸酶 PPS 的抑制作用，影响 FAS、FASL 及 caspase 的功能来达到诱导细胞凋亡的作用。有关 okadaic acid 对不同细胞株的复杂凋亡诱导机制已引起关注。现在，okadaic acid 已作为一种非常有效的生物工具药被广泛用于基础生命科学研究领域。

Okadaic acid 的全合成是一项具有挑战性的工作。这不仅是因为分子中的 17 个手性中心，而且氧化取代基团及三个不同类型的双键也成了合成工作的难点。此外，三个螺缩酮单元及全取代的 α-羟酸也为合成的工作带来一定难度。Ley 等（1998）研究组将该化合物分成三个部分，分别修饰后再组合。采用这一合成策略，全合成取得了成功（图 2-34）。

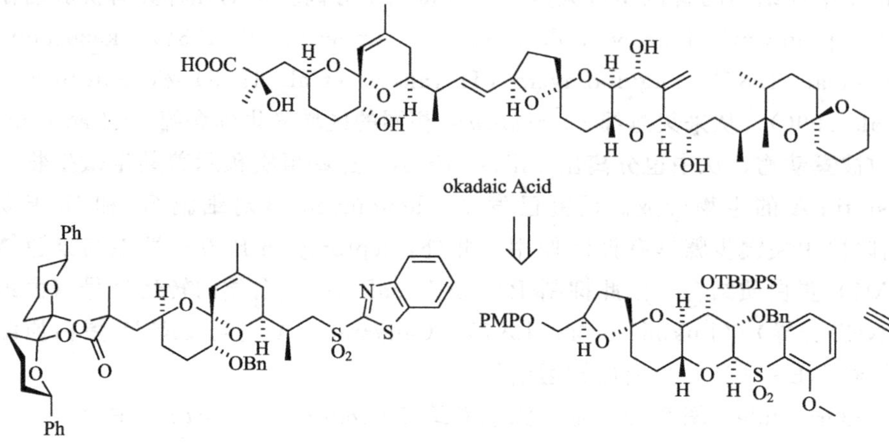

图 2-34　大田软海绵酸 okadaic acid 的合成拆分策略

2.1.8　鞘糖脂

Agelasphins 是从海绵 *Agelas mauritiana* 中分离获得的独特的鞘糖脂类化合物（图 2-35）（Natori et al. 1993），具有强的抗癌作用，由此开发的新型抗癌药物 KRN7000 已在欧洲进入临床试验阶段（详见 6.3 节）。

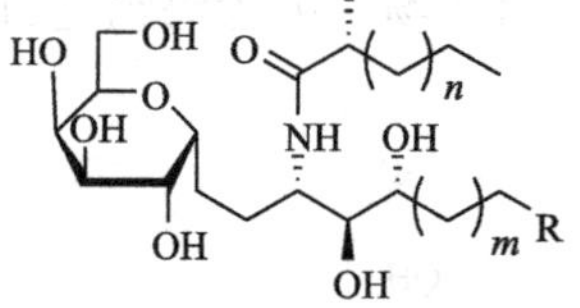

agelasphin 7a *n*=21, *m*=11, *R*=Me
agelasphin 9a *n*=21, *m*=12, *R*=Me
agelasphin 9b *n*=21, *m*=11, *R*=$CHMe_2$
agelasphin 11 *n*=21, *m*=11, *R*=CHMeEt

图 2-35　海绵 *A. mauritiana* 中的鞘糖脂类化合物 agelasphins

2.1.9　环状过氧化物

Plakortis 属海绵能够产生环状过氧化物（cyclic peroxide）（图2-36）。帛琉海绵 *Plakortis* aff. *Angulospiculatus* 产生的两种过氧化物对墨西哥利什曼原虫 *Leishmania mexicana* 具有抑制活性。活性最强的环状过氧化物（LD_{50}为 0.29 μg/mL），在浓度为 1.0 μg/mL时，24 h 后能够导致细胞膜裂解，并且 30 min 后原虫的活动性显著减弱。然而，这种过氧化物的药效不如酮康唑 ketoconazole（LD_{50}为 0.06 μg/mL）（Compagnone et al. 1998）。

环状过氧化内酯 plakortide 是从牙买加海绵 *Plakinastrella onkodes* 中分离得到的，它具有显著的体外抗 *T. gondii* 活性，半抑制浓度 IC_{50}为 0.023 μg/mL，当浓度高达 0.12 μg/mL 时对宿主细胞没有毒性作用（Perry T L et al. 2001）。

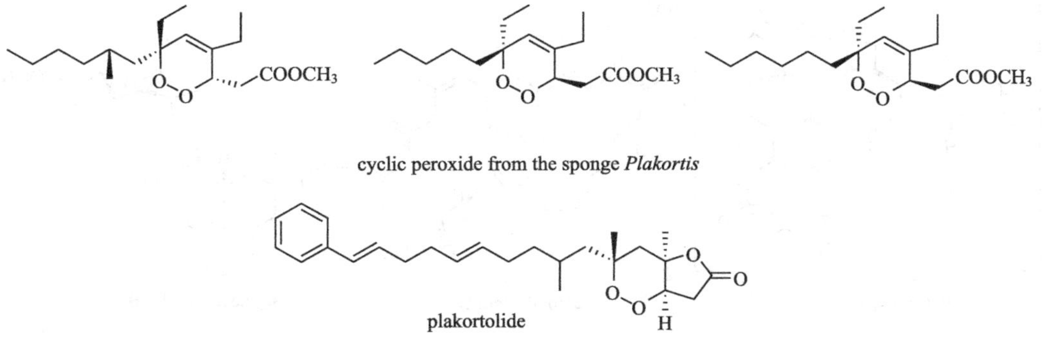

图 2-36　海绵中的环状过氧化物

2.1.10　其他化合物

Perry N B等（1988）报道，从一种新西兰海绵 *Mycale* sp. 中分离鉴定出酰胺类化合物 mycalamide A（图 2-37）。含 2% mycalamide A 的提取物能有效抑制体内冠状病毒 A59，小鼠每日给药 0.2 μg/kg，在 14 d 后可获得 100%的存活率。获得的纯化合物 mycalamide A 在剂量 0.005 μg/盘下，可抑制疱疹病毒Ⅰ型和小儿麻痹症（脊髓灰质炎）病毒Ⅰ型。此后分离得到 mycalamide B，比 mycalamide A 具有更强的抗病毒活性和细胞毒活性。体外实验表明，mycalamide B 的最小抑制剂量为 0.001～0.002 μg/盘。Mycalamide A 和 B 是蛋白质合成抑制剂（Perry N B et al. 1990）。

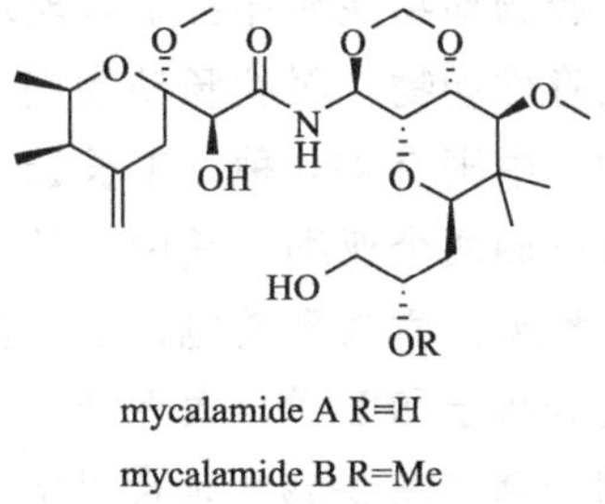

图 2-37　海绵 *Mycale* sp. 中的酰胺化合物 mycalamides A 和 B

澳大利亚南部海域的一种海绵 *Geodia* sp. 能产生地曲菌素 A 镁盐（geodin A）（图 2-38），它是一种大环聚酮内酰胺四胺酸（macrocyclic polyketide lactam tetramic acid），具有显著的驱虫活性，LD_{99} 为 1.0 μg/mL（Capon et al. 1999）。

从大澳大利亚湾海绵 *Amphimedon* sp. 中发现了 amphilactams 类化合物，其结构特点是含有一个特殊的碳骨架和一个烯胺内酯或酰胺基团。其中，amphilactam D（图 2-38）对寄生线虫 *H. contortus* 的非寄生期具有体外杀虫活性，LD_{99}（杀死 99%试验总体的剂量）为 0.39 μg/mL。这种物质能够抑制 L_1 期幼虫的生长，但是对线虫卵几乎没有活性。Amphilactams 的体外活性类似于现有的临床驱虫药，如左旋咪唑和氯氰，值得进行体内活性评价（Ovenden and Capon. 1999）。

从红海海绵 *Diacarnus erythraeanus* 中分离得到的 sigmosceptrellin B（图 2-38），在浓度为 0.039 μg/mL 时，显示出较强的体外抗弓形虫 *T. gondii* 活性，没有严重的毒性作用。Sigmosceptrellin B 对人二倍体纤维细胞内的寄生虫具有抑制作用（抑制率 84%～99%）（El Sayed et al. 2001）。

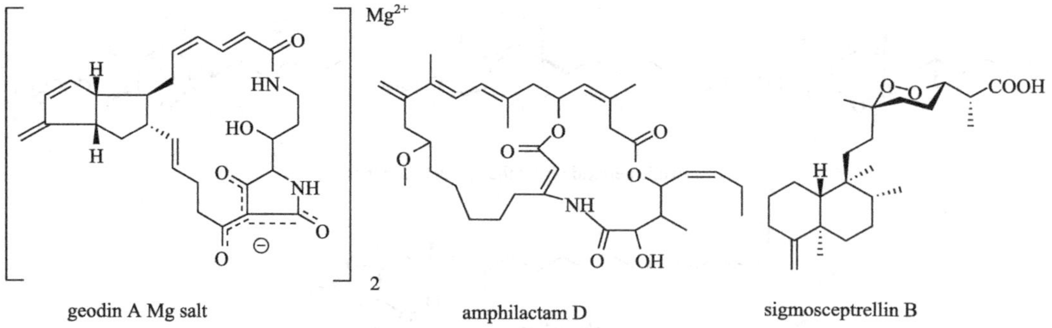

图 2-38 海绵中的特殊骨架类型化合物

2.2 腔肠动物次级代谢产物

腔肠动物在海洋特别是珊瑚礁区域中常见，其中，珊瑚是最常见的种类，为海洋低等无脊椎动物，属腔肠动物门、珊瑚虫纲，主要生活在热带海洋中。全球珊瑚有 6100 多种，中国有 496 种（王长云等 2008）。珊瑚依据其消化腔分支数目可分为八放珊瑚和六放珊瑚两个亚纲。其中，软珊瑚和柳珊瑚是现代海洋天然产物及海洋药物研究的热点生物种类。六放珊瑚包含了一类有趣的海洋水螅虫，根据其形态学特征分成至少 12 属，广泛分布于印度洋、太平洋、大西洋的温带和热带沿海海区。色彩鲜艳且活跃的软珊瑚和柳珊瑚（图 2-39）是常见的珊瑚礁栖息生物（Behenna et al. 2008）。在野生环境中，这些极其漂亮的生物通过有性或无性生殖而繁衍。

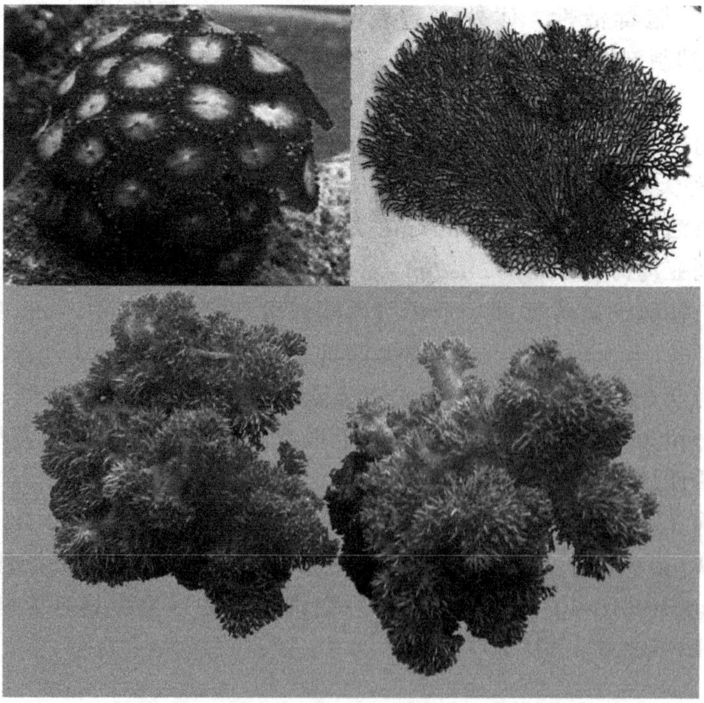

图 2-39 色彩鲜艳的软珊瑚和柳珊瑚（见彩图）

1960年，海洋天然产物的先驱 Leon Ciereszko 出于对柳珊瑚发出的气味的好奇，从珊瑚中发现了第一个海洋萜类化合物。20世纪60年代，从柳珊瑚中首次发现了前列腺素类化合物，引起了人们对于珊瑚化学成分研究的极大兴趣。以 Fenical 为代表的科学家在研究加勒比海珊瑚的化学防御代谢产物过程中，发现了大量具有独特化学结构的珊瑚次级代谢产物。20世纪70年代开始，Fenical 等对从珊瑚中具有化学防御功能的代谢产物中寻找具有药用价值的前药分子进行了探索研究。1980年，Fenical 等与 Jacobs 合作，开展了珊瑚生物药物研究，药理研究的重点集中在细胞分裂抑制和中枢肌肉毒素的基本药理学作用，以及炎症和由炎症引起的疼痛等方面，在药理活性的追踪下，对加勒比海珊瑚的代谢产物进行了广泛的活性筛选和化学成分分离鉴定，发现了一些具有抗炎、抗过敏、抗肿瘤等活性的代谢产物，有些化合物显示了临床药物开发前景。

半个世纪以来，伴随着对珊瑚天然产物化学研究的深入，一系列的活性代谢产物相继被发现。目前，已从珊瑚中分离鉴定了数十种骨架的数百种活性代谢产物，如前列腺素类、倍半萜类、二萜类和甾体类等。前列腺素类和各种骨架类型的二萜类化合物是最具代表性的珊瑚活性代谢产物，其他类型的化合物数量相对较少。迄今为止，尽管尚无来自珊瑚的化合物作为药物应用于临床，但是珊瑚代谢产物新颖多样的结构和多方面的强药理活性，已充分显示了其潜在的药用价值。

2.2.1 前列腺素

1969年，Weinheimer 和 Spraggins 从采自加勒比海的柳珊瑚 *Plexaura homomalla* 中分离得到高含量的两种前列腺素类化合物 15-epi-PGA_2 及其乙酰化甲酯产物 15-epi-PGA_2 acetate methyl ester（图 2-40），含量分别是干燥珊瑚的 0.2%和 1.3%（Weinheimer and Spraggins. 1969）。在结构上，这两种化合物与从哺乳动物中发现的激素前列腺素 A_2 的差别只是 C-15 取代基的构型不同。这一发现引起了科学界对海洋的关注。

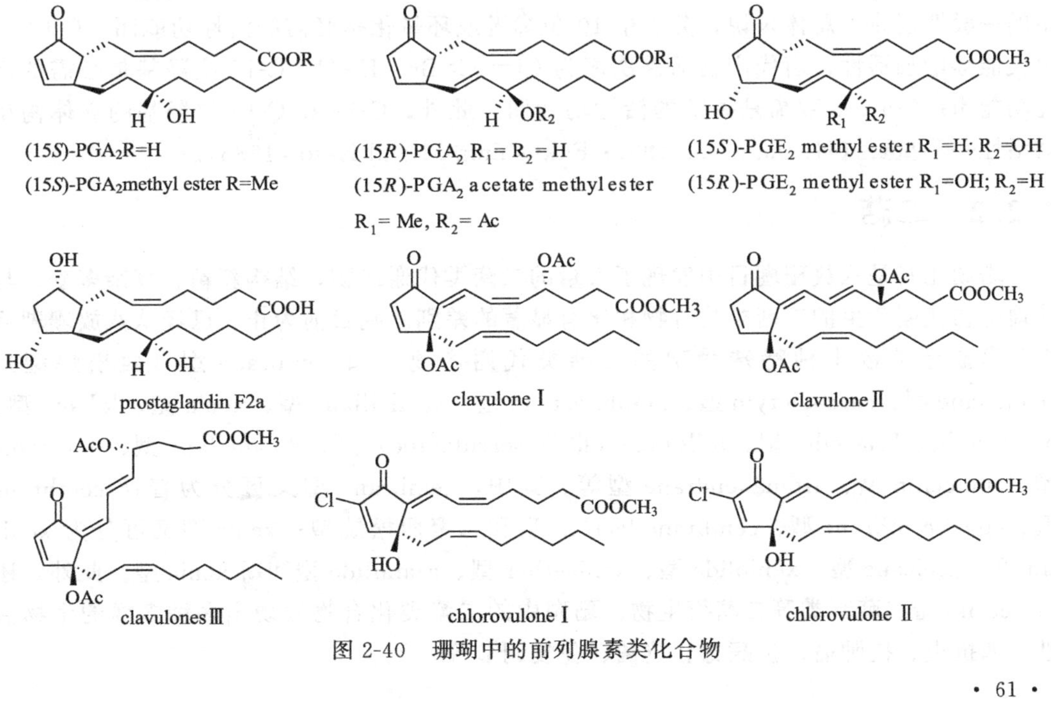

图 2-40 珊瑚中的前列腺素类化合物

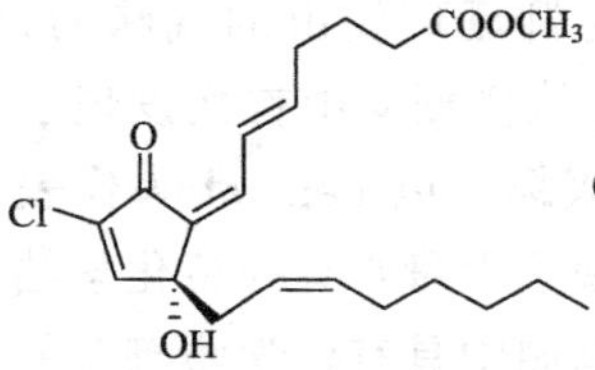

chlorovulone Ⅲ

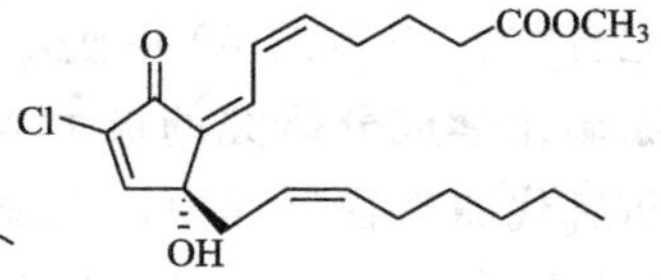

chlorovulone Ⅳ

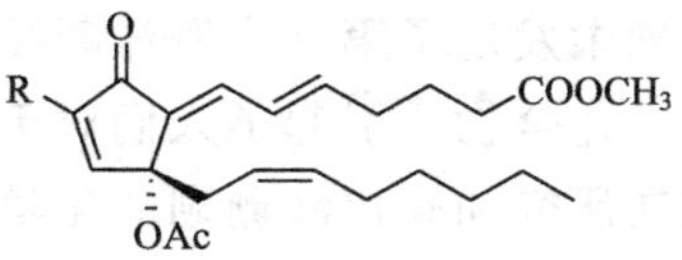

chlorovulone Ⅰ derivatives R=I;Br

图 2-40　珊瑚中的前列腺素类化合物（续）

20 世纪 70 年代以来，先后从采自加勒比海不同海域的同种珊瑚 *P. homomalla* 中获得了一系列前列腺素类似物，包括 15*R* 和 15*S* 构型的 PGA、PGB、PGE 及 PGF 衍生物，如 15*S*-PGA_2、15*S*-PGA_2 methyl ester、15*S*-PGE_2 methyl ester、15*R*-PGE_2 methyl ester（Schneider et al. 1972）和 PGF2α（Schneider et al. 1977）（图 2-40），以及其他大量类似物；日本海域的软珊瑚 *Clavularia viridis* 也是一种富含新颖结构前列腺素类化合物的重要物种，从中已经分离鉴定了数十种新型前列腺素类衍生物，如 clavulones Ⅰ～Ⅲ（Kikuchi et al. 1982）、C-10 含氯的前列腺素衍生物 chlorovulones Ⅰ～Ⅳ（Iguchi et al. 1985）及 chlorovulone Ⅰ 的溴代和碘代同系物（Iguchi et al. 1986）。到目前为止，已经从各种珊瑚中发现了前列腺素类似物 100 余种。

研究发现，从珊瑚中得到的前列腺素类化合物除具有类似前列腺素样的生理活性外，还表现出其他重要的生物活性。例如，从夏威夷的八放珊瑚 *Telesto riisei* 中获得的含氯的类前列腺素化合物 punaglandin 3，对鼠白血病 L-1210 细胞的 ED_{50} 为 0.02 μg/mL。Clavulones 衍生物不但具有抗炎活性，还表现出显著的体外选择性肿瘤细胞毒性和抗有丝分裂活性，其中，clavulone Ⅰ 对人白血病 HL-60 细胞的抗有丝分裂活性尤为突出，能够抑制 DNA 的合成，使得细胞阻滞在 G_1 期，ED_{50} 为 0.4 μmol/L。通过对 clavulones 衍生物和 PGA_2 抗有丝分裂和细胞毒活性的比较研究，发现了该类化合物构效关系的一般性规律。总体来说，分子中 10 位烯键或环氧化是必需的活性功能团；C-10 位卤代能够增加活性，卤代产物活性次序为 Cl＝F＞Br＝I＞H；C-12 位羟基是必需的活性功能团；C-5-C-8 双烯是关键的活性功能团。此外，C-12 和 C-15 位羟基的立体构型对活性并不重要（Honda et al. 1987；Fukushima M and Kato. 1985）。

2.2.2　二萜

珊瑚尤其是八放珊瑚目中发现了大量的二萜类代谢产物，结构新颖、复杂多变，与陆地生物代谢产生的二萜类化合物相比有显著的差别。到目前为止，已经从八放珊瑚目中分离鉴定了数十种特殊骨架的二萜类代谢产物，如 cembrane 型（西松烷型）、cladiellane 型、sarcodictyin 型、amphilectane 型、verticillane 型、xenia 型、lobane 型、briarane 型、briarellin 型、biflorane（也称 serrulatane）型、dolabellane 型、dolastane 型、eunicellin 型、aromadendrane 型等。其中，cembrane 型又可分为普通 cembrane 型、epoxycembrane 型、cembrane lactone 型和二聚西松烷型；xenia 型又可分为 xenicin 型、xenicane 型、xeniolide 型、xeniaether 型、azamilide 型和新 xenia 型。此外，还有 decalin 型二萜苷类等二萜衍生物。珊瑚中的二萜类化合物表现出多种多样的生物活性，如抗炎、抗肿瘤、抗病毒、抗菌、免疫调节等。

2.2.2.1 Cembrane 型二萜

Cembrane 型大环二萜化合物是珊瑚中最常见、种类最多、分布最广的一类次级代谢产物。其结构特点是在十四元环上有一个异丙基和三个甲基取代（Yan and Guo. 2005；D'Ambrosio et al. 1987a），由于该类化合物不但普遍具有细胞毒活性，而且部分化合物具有强的抗炎活性，因此一直受到广泛关注。已经从不同海域、不同种属的珊瑚中分离鉴定了大量结构新颖的 cembrane 型二萜化合物。

(1) 内酯型 cembrane 型二萜

Bipinnatins 系列化合物是从珊瑚中分离得到的内酯型 cembrane 型二萜。Fenical (1987) 报道了从软珊瑚 *Pseudopterogwgia bipinnat* 中得到了一系列的西松烷型二萜内酯（cembranolide）bipinnatins A～I（图 2-41）。Wright 等（1989）研究发现，bipinnatins A～D 显示出细胞毒活性，其中 bipinnatins A、B 和 D 对鼠白血病 P-388 细胞的 IC_{50}分别为 0.9 μmol/L、3.2 μmol/L 和 1.5 μmol/L；bipinnatin B 还能够阻断魏氏

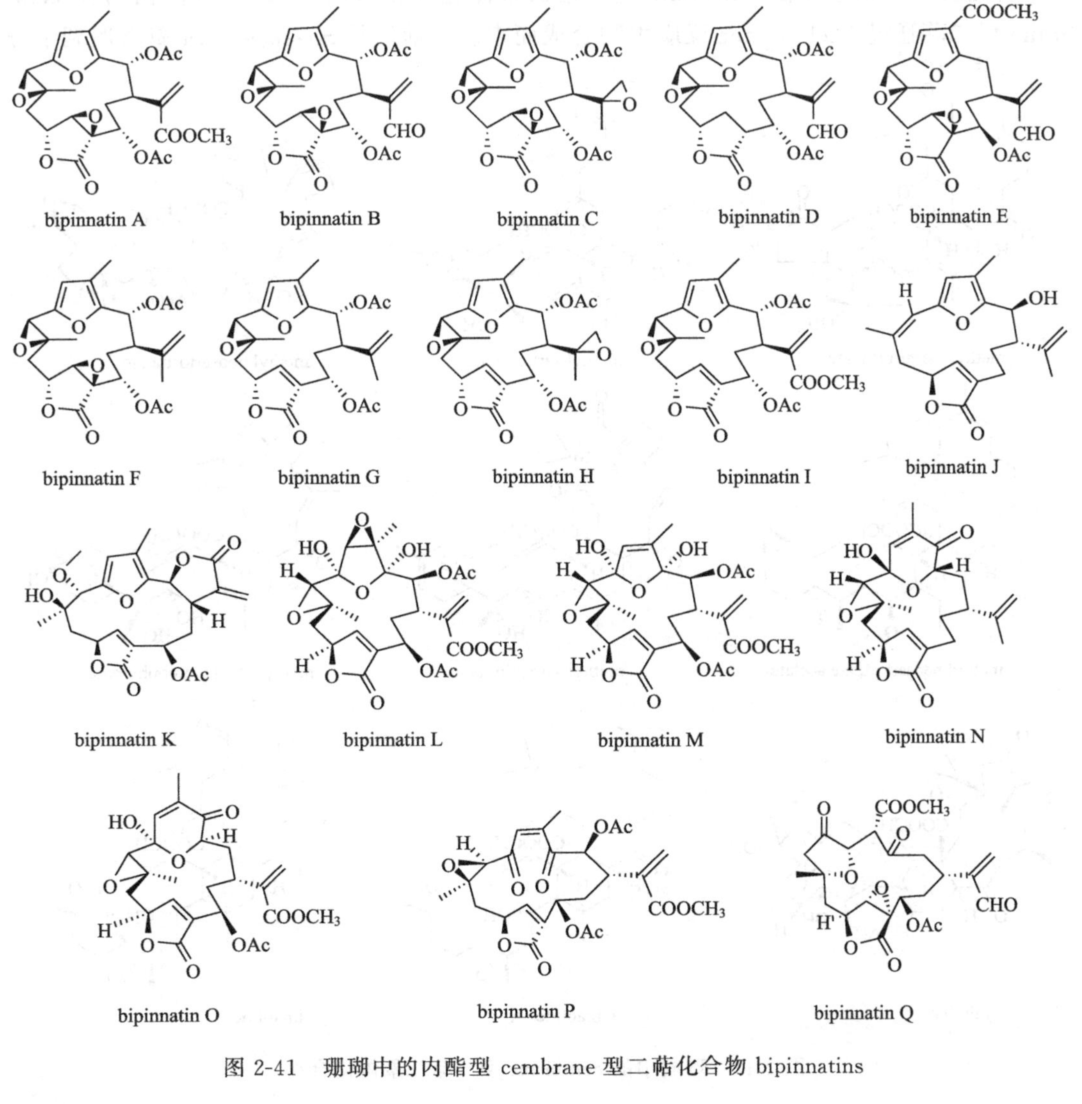

图 2-41 珊瑚中的内酯型 cembrane 型二萜化合物 bipinnatins

梭状芽孢杆菌毒素与受体的结合。构效关系研究表明，这类化合物作用机制是通过 Micheal 加成或 Schiff 碱的形成，与受体 α 亚单位上 190 位的酪氨酸形成共价键结合，从而对烟酸乙酰胆碱受体产生不可逆抑制作用（Culver et al. 1985；Abramson et al. 1991）。Bipinnatins A～C 与烟酸乙酰胆碱受体结合的生物分子反应常数大小顺序为：bipinnatin B > bipinnatin A > bipinnatin C。此外，bipinatin I 对黑毒瘤细胞株具有强的细胞增殖抑制活性，GI_{50} 为 10^{-6}mol/L。1998 年 Rodríguez A D and Shi（1998）研究组从哥伦比亚海域的 *P. bipinnat* 中分离得到 bipinnatin J，2008 年该研究组又从西印度海域的柳珊瑚 *Pseudopterogorgia kallos* 中分离得到化合物 bipinnatins K～Q（Marrero et al. 2008），并测定化合物 bipinnatins M、O 和 P 对美国 NCI 肿瘤细胞株中的人乳腺癌细胞 MCF、非小细胞肺癌细胞 NCI-H460 和中枢神经系统癌细胞 SF-268 的活性，只有 bipinnatin Q 显示有潜力的细胞毒活性。

（2）Cembrane 型二萜二聚体

研究发现珊瑚中存在 cembrane 型二萜二聚体化合物（图 2-42），推测由两种 cembrane 型二萜通过 Diels-Alder 反应生物合成而来。目前已从 *Sarcophyton* 属软珊瑚中分

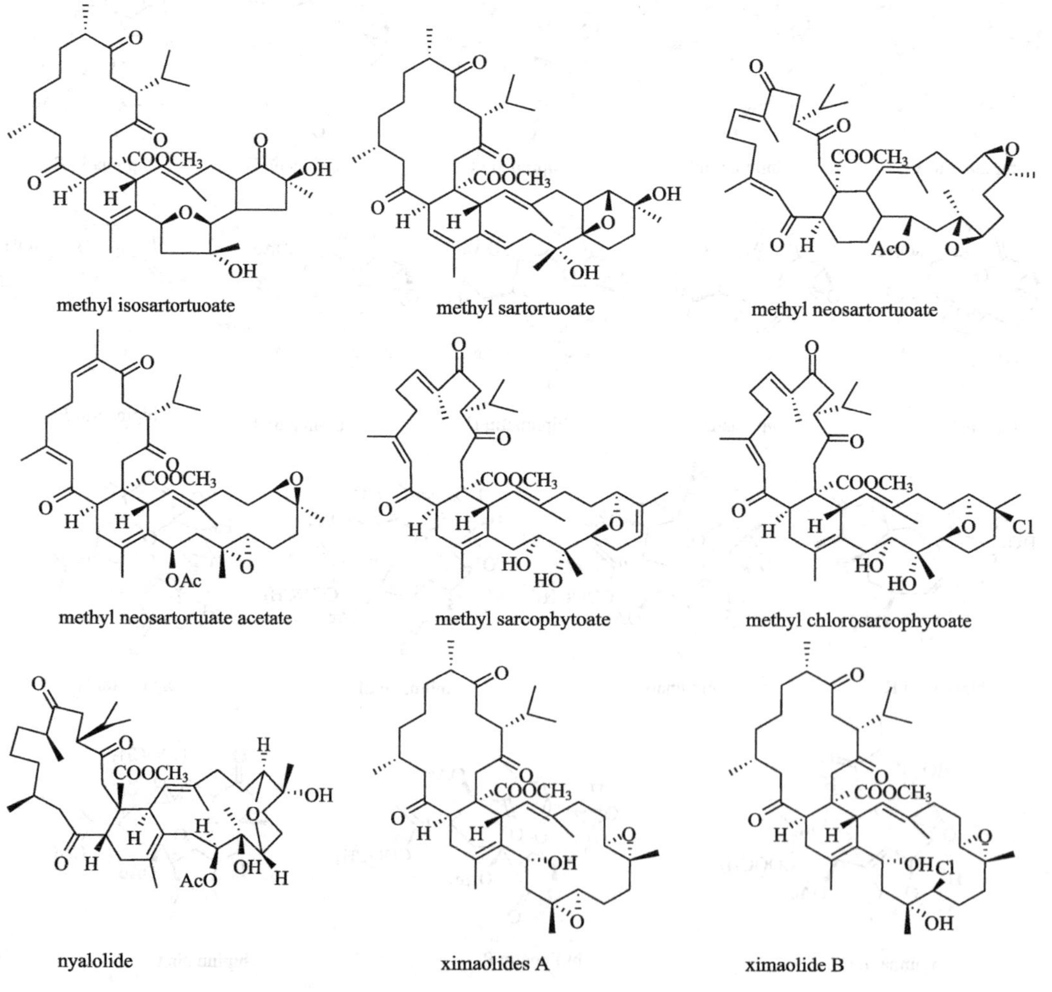

图 2-42 珊瑚中的 cembrane 型二萜二聚体化合物

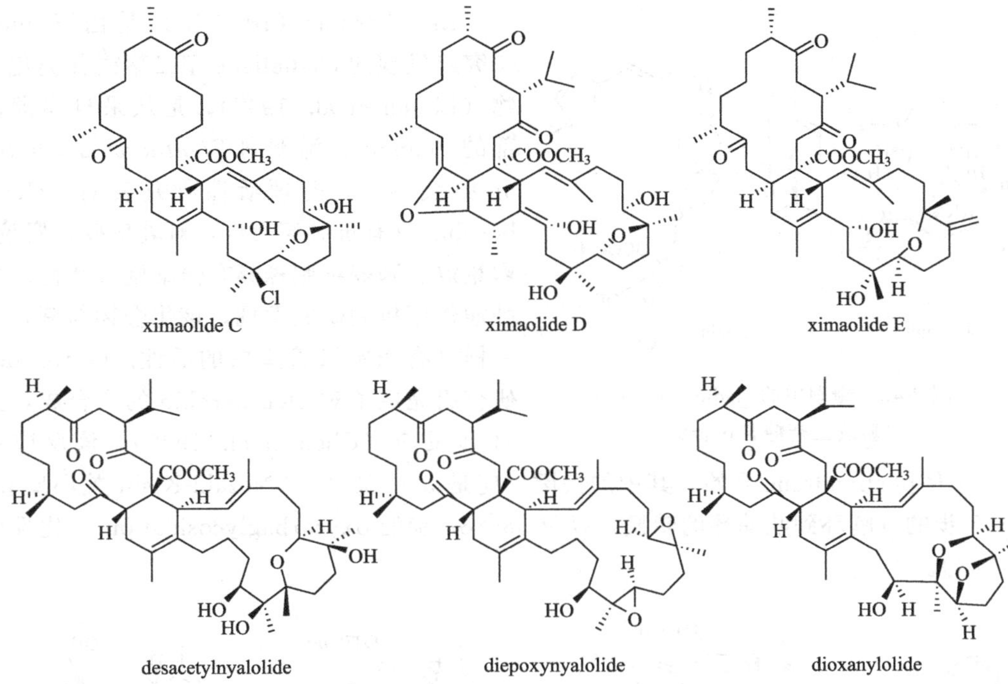

图 2-42　珊瑚中的 cembrane 型二萜二聚体化合物（续）

离得到 15 种此类化合物。Su 等（1988，1986，1985）先后从采自中国南沙群岛海域的 *S. tortuosum* 中分离得到 cembrane 二聚体 methyl sartortuoate、methyl isosartortuoate 和 methyl neosartortuoate；Kusumi 等（1990）从 *S. glaucum* 中发现了 methyl sarcophytoate 和 methyl chlorosarcophytoate；Coll 研究组从采自澳大利亚海域的 *S. glaucum* 中分离得到 methyl neosartortuate acetate（Leone et al. 1993）；Feller 等（2004）从采自肯尼亚海域的 *S. glaucum* 中分离得到了 nyalolide；Jia 等（2007）从采自中国南海的 *S. tortuosum* 中分离得到 ximaolides A～E；Bishara 等（2007）从肯尼亚 Kitangambwe 海域采集的 *S. elegans* 中分离得到 desacetylnyalolide、diepoxynyalolide 和 dioxanyalolide。这些化合物也具有多种生物活性。例如，diepoxynyalolide 有卤虫毒性，LC_{50} 为 1.5 μmol/L；dioxanyalolide 在浓度为 1.25 μg/mL 时，对大肠杆菌有抑菌活性。

Ichige 等（2007）完成了 methyl sarcophytoate 全合成的关键步骤——Diels-Alder 反应。此后该研究组又完成了对 Diels-Alder 反应合成前体的合成（Ichige et al. 2009）。

2.2.2.2　Cladiellane 型二萜

Cladiellane 型二萜类化合物是在珊瑚中发现的一类重要活性代谢产物。Kusumi 等（1988）从日本 Okinawan 海域软珊瑚 *Sinularia flexibilis* 中发现 cladiellane 型二萜化合物 alcyonin，对狂犬病疫苗 Vero 细胞具有细胞毒活性。Corminboeuf 等（2003）修正了该化合物的结构（图 2-43）。尽管早期的研究报道多数 cladiellane 衍生物具有较强的细胞毒活性，但是并没有注意到其抗肿瘤作用机制的特殊性，直到发现一种该类化合物 eleutherobin 具有与紫杉醇 paclitaxel（源于红豆杉的树皮和树叶的生物碱，具有紫杉烯环的二萜结构）相同的抗肿瘤作用机制后，才引起了人们的关注。

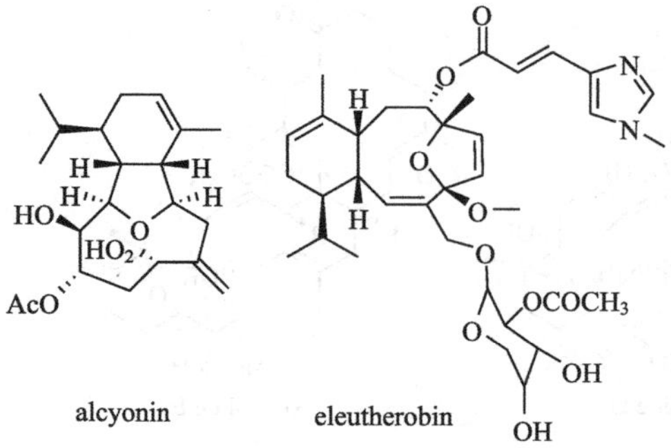

图 2-43 珊瑚中的 cladiellane 型二萜及二萜糖苷化合物

Eleutherobin（图 2-43）是由 Fenical 研究组发现的 cladiellane 型二萜糖苷类化合物（Lindel et al. 1997），是从采自澳洲西部的 Bennett 浅滩珊瑚 *Eleutherobia albflora* 中获得的。药理活性研究表明，eleutherobin 具有抗肿瘤活性，对乳房癌、肾癌、卵巢癌、肺癌细胞株具有强细胞毒活性。抗肿瘤作用机制研究发现，该化合物与紫杉醇一样具有稳定微管蛋白的活性。Gutteridge 研究组完成了对 eleutherobin 的全合成，共 94 步反应（Chen et al. 1999）。该反应从 (*R*)-(−)-*R*-phellandrene 开始，其中的关键反应是 37→38 步的 Nozaki-Kishi 关环反应、50→47 步的吡喃环到呋喃环的转换，以及 58→87 步的 oxycarbaglycosidation 苷化反应（图 2-44）。

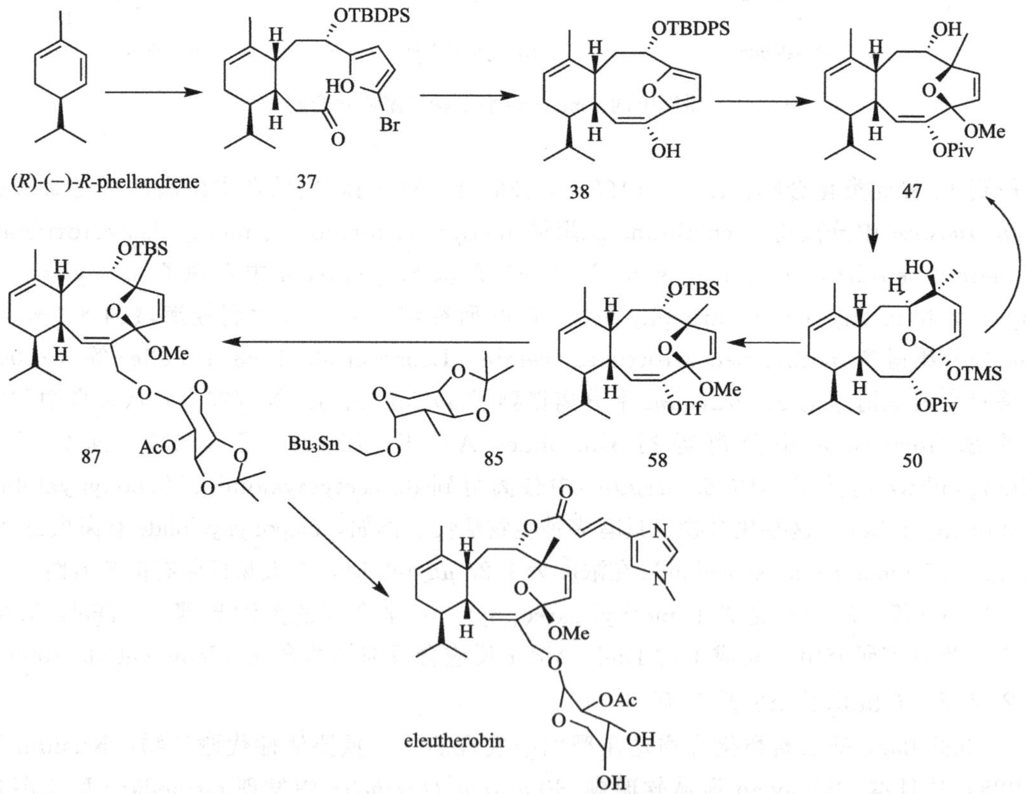

图 2-44 二萜糖苷化合物 eleutherobin 的部分合成路线

从珊瑚中还获得了 cladiellane 型二萜化合物的酯化衍生物（图 2-45）。D'Ambrosio 等（1987b）从采自地中海海域的软珊瑚 *Sarcodictyon roseum* 中分离得到两种化合物 sarcodictyins A 和 B；接着，又从此海域的同种珊瑚中得到了同类化合物 sarcodictyins C～F

(D'Ambrosio et al. 1988)。Ciomei 研究组发现此类化合物具有稳定微管蛋白的活性，显示了作为抗肿瘤药物的应用潜力（Battistini et al. 1996）。Nicolaou 等（1997）完成了对 sarcodictyin A 的全合成，接着完成了对 sarcodictyin B 的全合成（Nicolaou et al. 1998）。Nakao 等（2003）从采自日本海域的软珊瑚 *Bellonella albiflora* 中得到含有双键的 sarcodictyin A 异构体（*Z*）-sarcodictyin A，对人宫颈癌细胞具有很强的细胞毒活性。

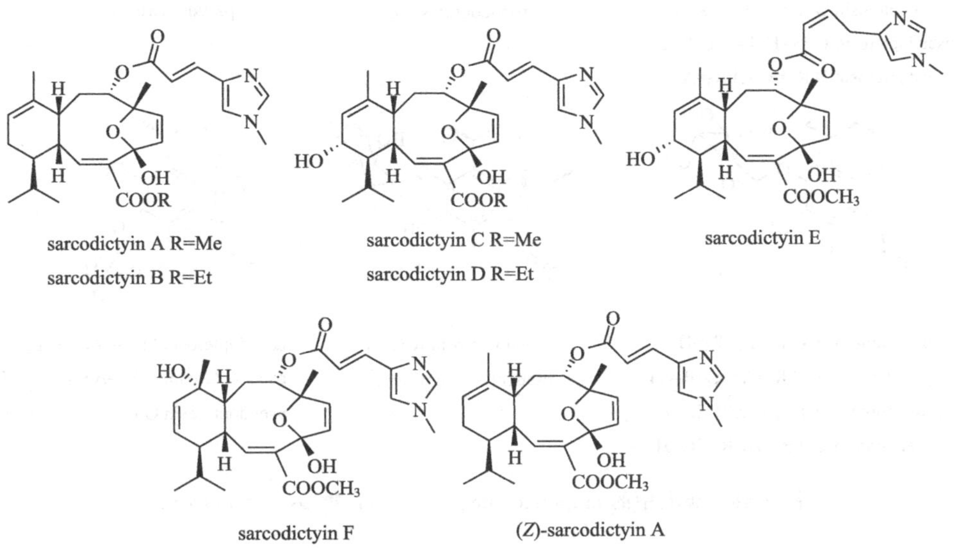

图 2-45　珊瑚中的 cladiellane 型二萜酯化衍生物 sarcodictyins

2.2.2.3　Amphilectane 型二萜

从珊瑚中分离得到一系列 amphilectane 型二萜化合物。Fenical 研究组于 1986 年首次从采自加勒比海域的柳珊瑚 *Pseudopterogorgia elisabthae* 中分离得到 pseudopterosins A～D，并通过 pseudopterosin C 的 X 射线单晶衍射、波谱及化学降解的方法确定了其结构（Look et al. 1986）。这些化合物以五碳糖苷的形式存在（图 2-46）。Pseudopterosins A～D 具有抗炎活性和止痛作用，效果比现有药物吲哚美沙酮好。Pseudopterosin A 还对孵化的海胆卵细胞分裂有抑制活性，IC_{50} 为 25 μmol/L（Ettouati and Jacobs 1987）。此后，Fenical 研究组又从大西洋热带海域百慕大与大堡礁的该种珊瑚中发现了 8 种此类化合物 pseudopterosins E～L，以及一种苷元（Roussis et al. 1990）。这些化合物特别是 pseudopterosin E 具有强抗炎和抗过敏活性，尤其是毒性相对较低。在对人嗜中性粒细胞的试验中，pseudopterosin E 能抑制白三烯的生成，是花生四烯酸代谢中脂质氧化酶的拮抗剂。Rodríguez A D 等（1999）从采自西印度洋的该种珊瑚中也分得 pseudopterosins 的苷元结构。Kerr 研究组从采自佛罗里达群岛的该种珊瑚中得到 pseudopterosins M～O（Ata et al. 2003）；Duque 研究组从加勒比海该种珊瑚中得到 pseudopterosins P～V（Duque et al. 2004）。

Corey 研究组在 2000 年合成了 pseudopterosins 类化合物的苷元，活性检测表明，无糖基的苷元无抗炎活性（Lazerwith et al. 2000）。两年后，该研究组又完成了对 pseudopterosins A 和 E 的全合成（Corey 2002）。

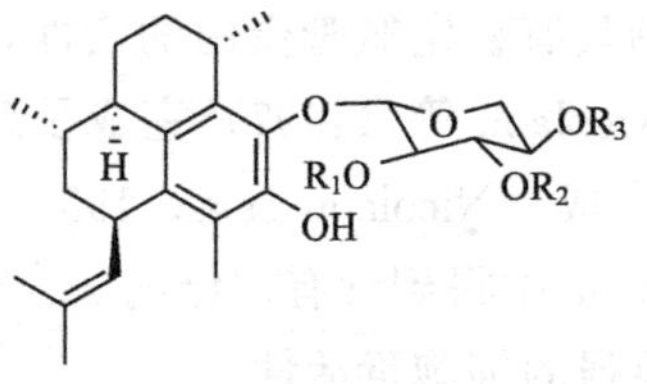

pseudopterosin A $R_1=R_2=R_3=H$

pseudopterosin B $R_1=Ac,R_2=R_3=H$

pseudopterosin C $R_1=H,R_2=Ac,R_3=H$

pseudopterosin D $R_1=R_2=H,R_3=Ac$

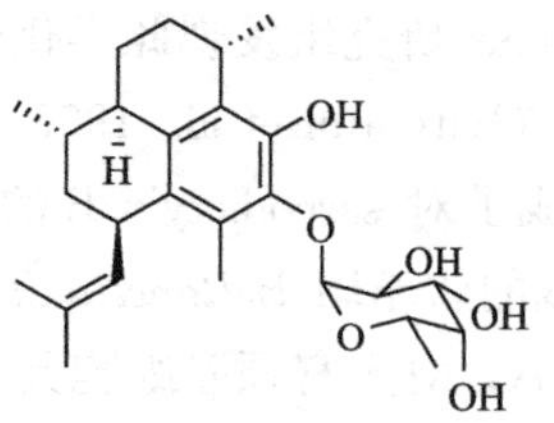

pseudopterosin E

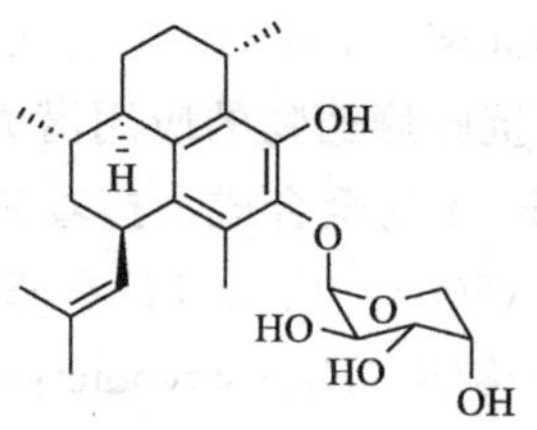

pseudopterosin F

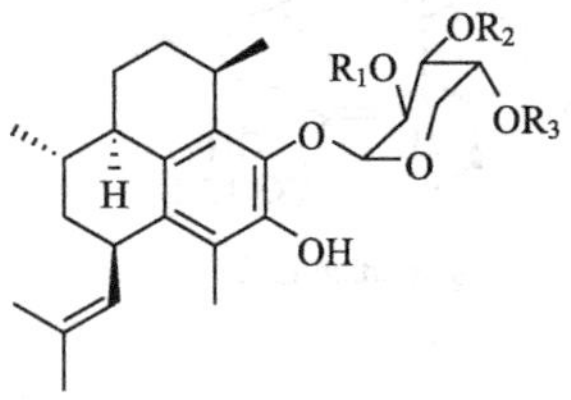

pseudopterosin G $R_1=R_2=R_3=H$

pseudopterosin H $R_1=Ac,R_2=R_3=H$

pseudopterosin I $R_2=Ac,R_1=R_3=H$

pseudopterosin J $R_3=Ac,R_1=R_2=H$

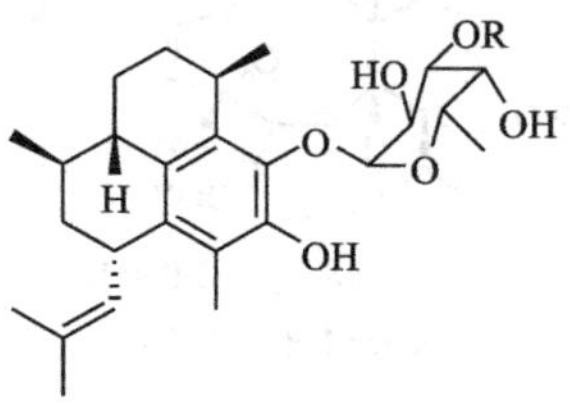

pseudopterosin K R=H

pseudopterosin L R=Ac

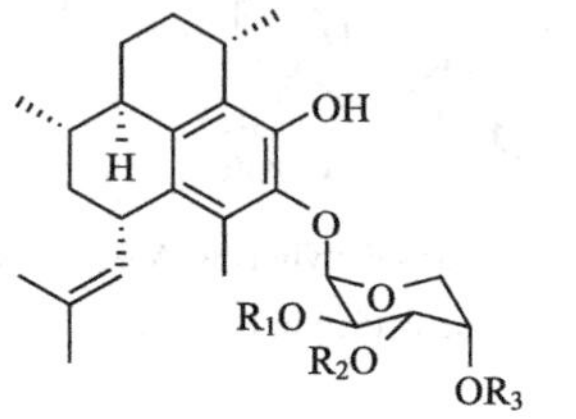

pseudopterosin M $R_1=Ac,R_2=R_3=H$

pseudopterosin N $R_2=Ac,R_1=R_3=H$

pseudopterosin O $R_3=Ac,R_1=R_2=H$

图 2-46　珊瑚中的 amphilectane 型二萜化合物 pseudopterosins

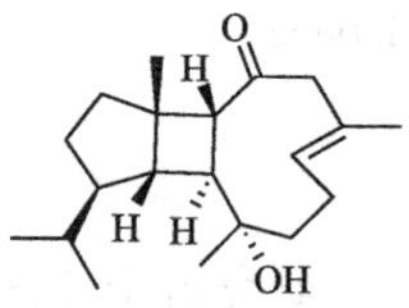

sarcoglane

图 2-47　软珊瑚 *S. glaucum* 中的 dolastane 型二萜化合物 sarcoglane

Pseudopterosin 的半合成类似物 OAS-1000 或 VM-301（methopterosin）是强的 PGHS-1 抑制剂，已作为抗炎、抗创伤药物进入Ⅱ期临床研究阶段（Mayer et al. 2010）。

2.2.2.4　Dolastane 型二萜

Sarcophyton 属软珊瑚中含有大量的活性二萜类代谢产物，并以 cembrane 型二萜为主，但是也发现有其他结构类型的二萜化合物。例如，Fridkovsky 等（1996）从采自南非海域的软珊瑚 *S. glaucum* 中发现了新骨架三环二萜 sarcoglane（图 2-47），是 dolastane 型二萜。活性检测表明，该化合物对海胆受精卵细胞具有细胞毒活性。

2.2.2.5　Verticillane 型二萜

2002 年，Gutteridge 研究组从采自中国台湾海域的软珊瑚 *Cespitularia hypotentaculata* 中发现了 verticillane 型新骨架二萜 cespitularins A～H（Duh et al. 2002)（图 2-48）。体外活性试验表明，cespitularin C 对鼠白血病 P-388 细胞和人肺癌 A-549 细胞具有很强的细胞毒活性，ED_{50} 分别为 0.12 μg/mL 和 0.01 μg/mL。Cespitularins A、B 和 D 对 P-388 细胞显示中等强度的细胞毒活性，ED_{50} 分别为 3.66 μg/mL、3.23 μg/mL 和 3.86 μg/mL。Cespitularin E 对 A-549 细胞显示很强的细胞毒活性，ED_{50} 为 0.034 μg/mL。2006 年，该研究组又从该种软珊瑚中得到 9 种此类化合物 cespitularins I～Q。体外活性试验表明，cespitularin O 对 P-388 细胞的 ED_{50} 为 3.4 μg/mL（Duh et al. 2006）。

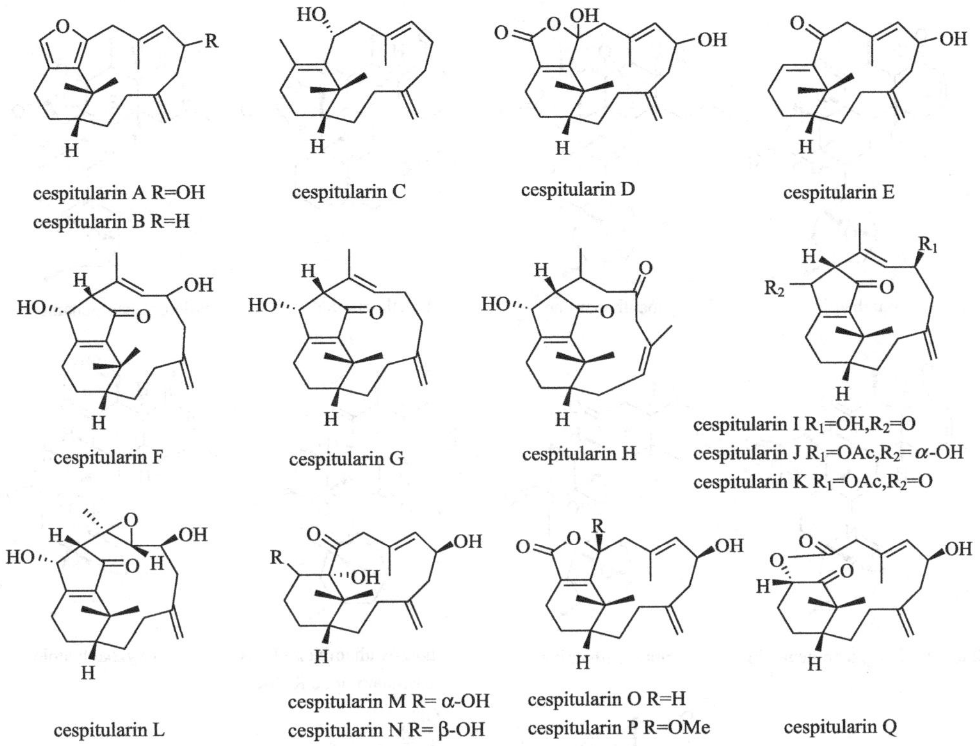

cespitularin A R=OH
cespitularin B R=H
cespitularin C
cespitularin D
cespitularin E
cespitularin F
cespitularin G
cespitularin H
cespitularin I R_1=OH,R_2=O
cespitularin J R_1=OAc,R_2= α-OH
cespitularin K R_1=OAc,R_2=O
cespitularin L
cespitularin M R= α-OH
cespitularin N R= β-OH
cespitularin O R=H
cespitularin P R=OMe
cespitularin Q

图 2-48 珊瑚中的 verticillane 型二萜化合物 cespitularins

2.2.2.6 Biflorane 型二萜

从西印度洋柳珊瑚 *Pseudopterogorgia elisabethae* 的正己烷提取物中分离得到的 ergorgiaene（图 2-49），为 biflorane 型二萜（也称 serrulatane），对结核分枝杆菌 H37Rv 株具有抑制作用，在浓度为 12.5 μg/mL 时抑制率为 96%（Rodríguez A D and Ramirez 2001）。

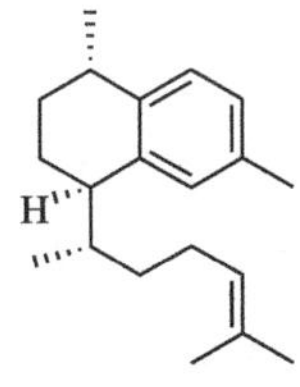

erogorgiaene

图 2-49 柳珊瑚 *P. elisabethae* 中的 biflorane 型二萜化合物 ergorgiaene

2.2.3 生物碱

Zoanthamine 是一种新型的含有 7 个环的生物碱（图 2-50），是 Rao 等于 1984 年首次从一种印度六放珊瑚 *Zoanthus* sp. 中分离得到的，结构由 X 单晶衍射得到证实（Yoshimura et al. 2009；Rao C B et al. 1984）。从这种珊瑚中还发现了 zoanthenamine 和 zoanthamide（Rao C B et al. 1985）。令人感兴趣的是，zoanthamines 类化合物能抑制佛豆蔻酸波酯（phorbol myristate acetate，PMA）诱导的鼠耳炎症。随后，从阿拉伯海的一种 *Zoanthus* 属六放珊瑚中分离得到另一种 zoanthamine 型生物碱 zoanthaminone（Atta-ur-Rahman et al. 1989）。

Fukuzawa 研究组从一种日本六放珊瑚 *Zoanthu* sp. 中分离得到了 5 种 zoanthamine 型生物碱：norzoanthamine、oxyzoanthamine、norzoanthaminone、cyclozoanthamine 和 epinorzoanthamine，能抑制鼠白血病细胞 P-388 的生长，其 IC_{50} 分别为 24 μg/mL、7.0 μg/mL、1.0 μg/mL、24 μg/mL 和 2.6 μg/mL（Fukuzawa et al. 1995）。更重要的

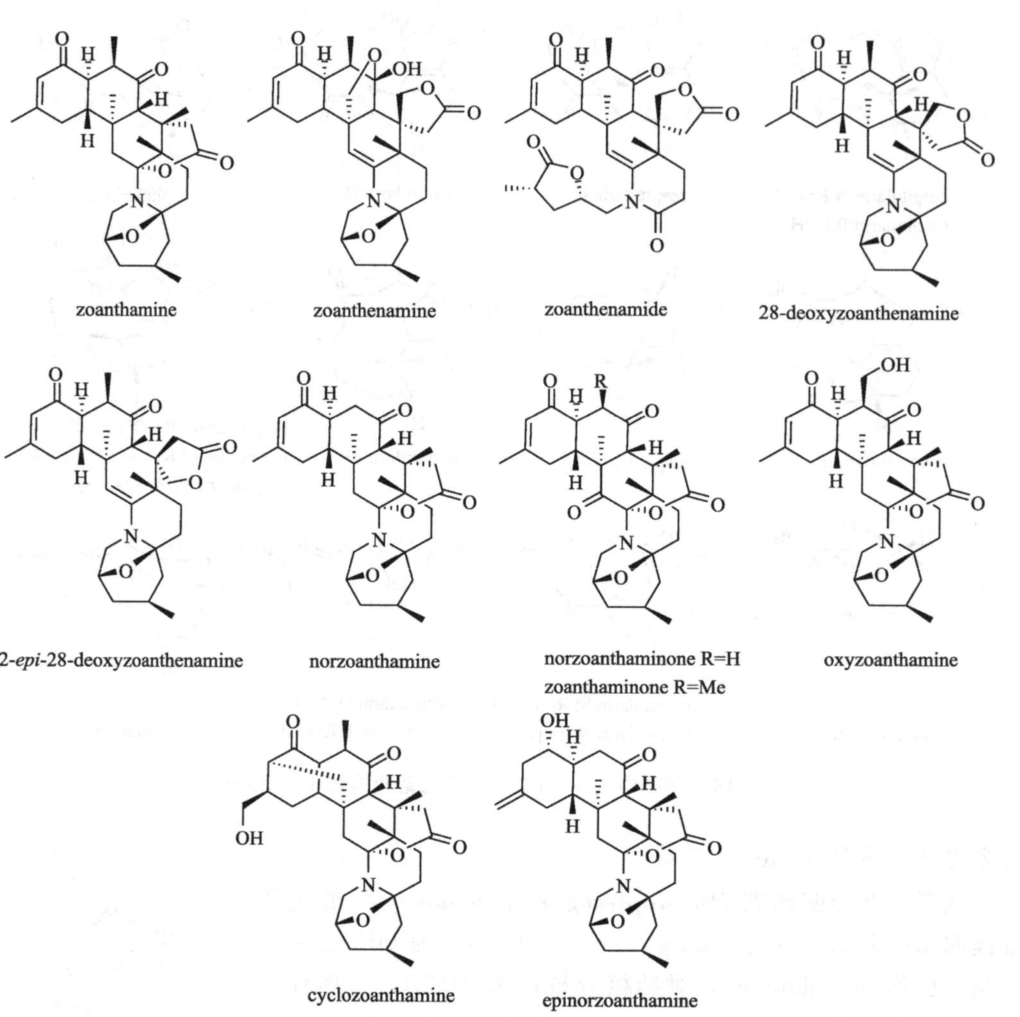

图 2-50　珊瑚中的 zoanthamine 型生物碱化合物

是，norzoanthamine 能抑制成骨细胞前体 MC3T3-E1 细胞产生白细胞介素-6（IL-6）（Kuramoto et al. 1997）。

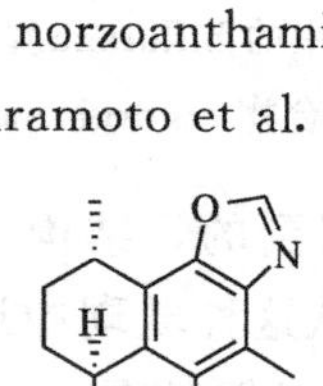

图 2-51　柳珊瑚 *P. elisabethae* 中的　唑二萜生物碱化合物 pseudopteroxazole

尽管 zoanthamines 在结构上被认为是萜类结构，却可能是通过聚酮生物合成途径合成而来的（Kuramoto et al. 1998）。事实上，从六放珊瑚共生腰鞭毛虫 *Symbiodinium* sp. 中分离得到的 zooxathellamine，生源合成研究提示其来源于聚酮合成途径（Nakamura et al. 1998）。

Zoanthamine 类生物碱具有很好的抗骨质疏松活性，已作为药物先导化合物进行临床前研究（详见 8.3 节）。

Pseudopteroxazole 是从西印度洋柳珊瑚 *Pseudopterogorgia elisabethae* 中分离得到的一种　唑二萜生物碱（图 2-51），能够抑制结核分枝杆菌 H37Rv 株的生长，在浓度为 12.5 μg/mL 时抑制率达 97%，而且没有强的毒性作用（Rodríguez et al. 1999）。

2.2.4 甾体

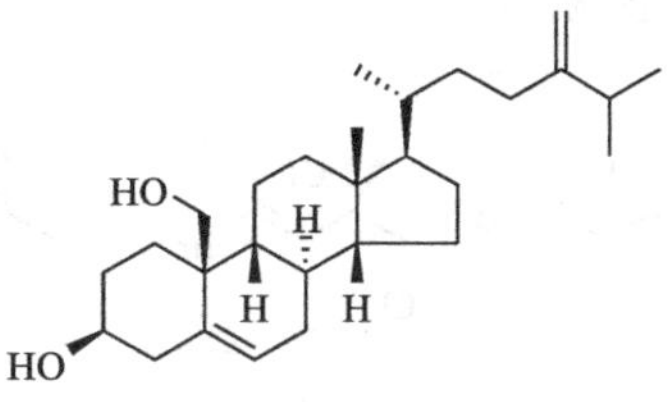

litosterol

图 2-52 软珊瑚 *L. viridis* 中的甾体化合物 litosterol

珊瑚中存在着各种甾体化合物。例如，litosterol 是从琉球软珊瑚 *Litophyton viridis* 中分离得到的一种 C-19 位羟化的类固醇化合物（图 2-52），也有强的结核分枝杆菌抑制活性，最低抑菌浓度为 3.13 μg/mL。Litosterol 在含水组织培养基中的溶解性比较低，阻碍了对其细胞毒性作用的评估（El Sayed et al. 2000；Iguchi et al. 1989）。

2.3 软体动物次级代谢产物

软体动物门包括双壳贝类（Bivalves）、头足类（Cephalopods）及腹足类（Gastropods），而腹足类又包含前鳃亚纲（Prosobranchs）、后鳃亚纲（Opisthobranchs）等。海兔（sea hare）是一类后鳃目海兔科（Aplysiidae）底栖海洋软体动物，体长约 10 cm，运动缓慢，具有两对触角，外观略像兔子，故此得名。海兔背部有软组织，皮肤襟翼，色彩丰富，大多数呈绿色至棕色，少数呈黑色，一般生活在海水清澈、潮流较通畅的海湾，多栖息在低潮线附近的岩礁、海藻间，主要以海藻为食。海兔无硬壳保护，只有一层薄而半透明的角质膜覆盖，受到惊扰时多数能释放防御性液体，推测这类软体动物可能含有独特的化学防御物质，用以抵御天敌的侵袭。研究表明，海兔能摄取海藻的次级代谢产物，并积聚在消化腺中作为自身的化学防御物质。

在古罗马时代就有关于海兔分泌物具有毒性的记载。海兔富含多种多样的、具有独特生物活性的化合物，多为微量成分，可能来自于食物和（或）共生微生物。自从 1963 年 Yamamura 和 Hirata（1963）分离出含溴倍半萜海兔素 aplysin 以来，*Aplysia* 属海兔属动物成为研究次级代谢产物的重要目标。已发现的海兔次级代谢产物结构复杂多样，主要有甾体类、萜类、肽类、大环内酯类、生物碱类、聚醚类等。尽管目前尚无真正来源于海洋软体动物的药物应用于临床，然而已有数种海洋软体动物代谢产物作为药物先导化合物进入临床前和临床研究，其中的代表化合物有来自 *Aplysia* 属海兔的 dolastatins 10 和 15，以及来自 *Elysia* 属软体动物的 kahalalide F 等。

2.3.1 *Aplysia* 属海兔

2.3.1.1 萜类

（1）单萜

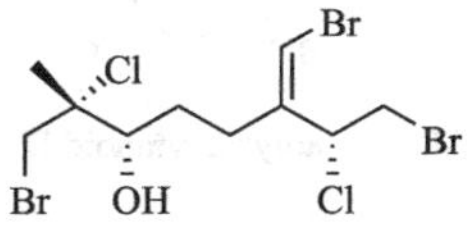

kurodainol

图 2-53 海兔 *A. kuradai* 中的链状卤代单萜化合物 kurodainol

从 *Aplysia* 属海兔中分离获得了一系列多卤代的链状单萜化合物。例如，从海兔 *A. kuradai* 中分离获得的卤代单萜 kurodainol（Katayama et al. 1982）含有多个溴和氯（图 2-53）。从海兔 *A. punctata* 中得到的包括 aplysiaterpenoid B 在内的单萜化合物为多卤代的链状不饱和单萜类化合物（Miyamoto T et al. 1988）（图 2-54）。卤代单萜化合物在海藻（红藻）中大量存在，而海兔以海藻为食，因此认为海兔中这类化合物的最初来源是其食物海藻。

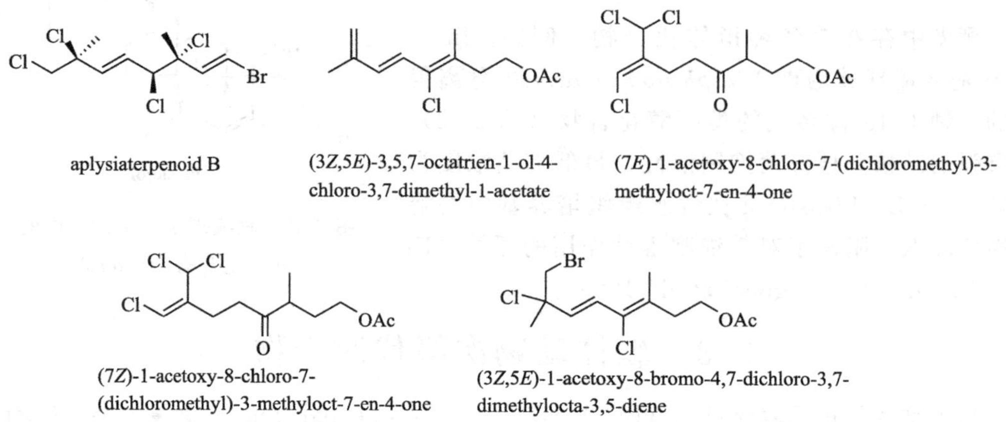

图 2-54　海兔 *A. punctata* 中的链状卤代单萜化合物

从 *Aplysia* 属海兔中还分离获得了一系列多卤代单环单萜化合物（图 2-55）。例如，Quinoa 等（1989）从海兔 *A. punctata* 中得到了系列多卤代单环单萜化合物 mertensenes，而此前，从其消化腺中也得到了多卤代单环单萜化合物 aplysiaterpennoid A 及环氧化的卤代单环单萜化合物 aplysiapyranoids A～D。生物活性筛选显示，aplysiapyranoids C 和 D 显示了细胞毒活性。尽管 aplysiapyranoids A 和 B 是先从海兔中分离得到的，但随后的研究发现，aplysiapyranoid A 是红藻 *Plocamium hamatum* 的主要代谢产物（Coll et al. 1988），而 aplysiapyranoid B 与从一种 *Plocamium* 属海藻中得到的卤代环状单萜化合物结构十分相似。

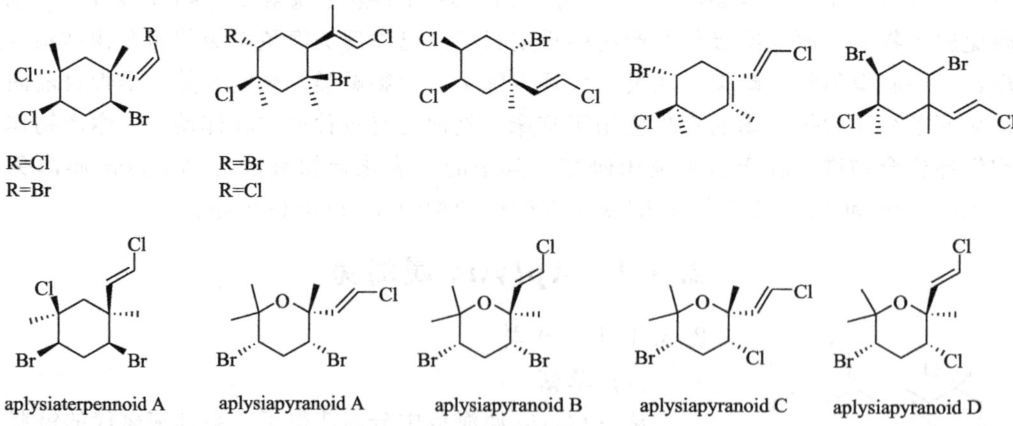

图 2-55　海兔中的环状卤代单萜化合物

(2) 倍半萜

从 *Aplysia* 属海兔中分离获得的倍半萜类化合物，在结构上也与一些海藻代谢产物相同或相似。例如，从海兔 *A. kurodai* 和同属的另一种未鉴定海兔中获得的芳香倍半萜 aplysin 及其衍生物（Yamamura and Hirata 1963）（图 2-56），也存在于海兔食物 *Plocamium* 属和 *Laurencia* 属红藻中。海兔 *A. dactyolmela* 以红藻 *Laurencia claviformis* 为食。从该种海兔中分离鉴定的 cyclolaurene 和 cupalaurenol 及其衍生物（图 2-57），均具有致痒刺激毒性和抗菌活性（Ichiba and Higa 1986），其中的溴代衍生物具有抗真菌活性。从不同海域的该种海兔中还得到芳香倍半萜和芳香环被饱和的倍半萜（Sakai et al. 1986b）（图 2-58）。

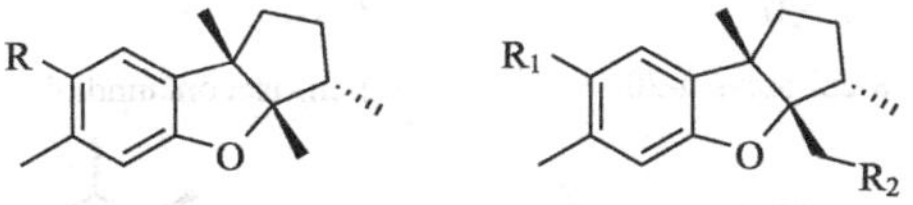

(-)-aplysin R=Br
debromoaplysin R=H

debromoepiaplysinol R_1=H,R_2=OH
alydinol R_1=Br,R_2=OH

图 2-56　海兔 *A. kurodai* 中的芳香倍半萜化合物 aplysin 及其衍生物

cupalaurenol R=OH
cupalaurenol acetate R=OAc

cyclolaurene R_1=R_2=H
cyclolaurenol R_1=OH,R_2=Br
cyclolaurenol acetate R_1=OAc,R_2=Br

图 2-57　海兔 *A. dactylomela* 中的倍半萜化合物 cyclolaurene 和 cupalaurenol 及其衍生物

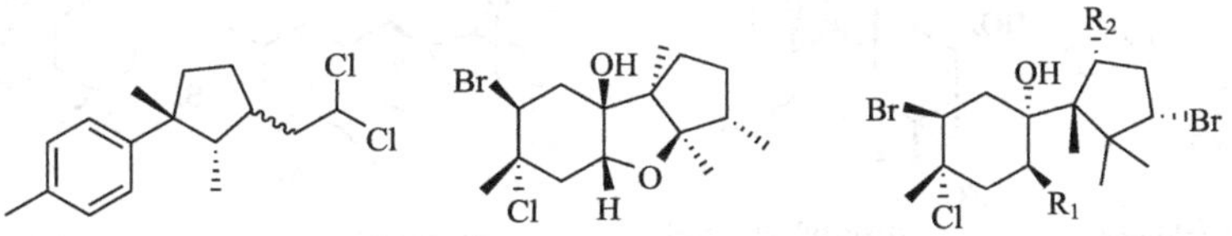

1-[3-(2,2-dichloroethyl)-1,2-dimethylcyclopentyl]-4-methyl-Benzene

ibhayinol

1-deacetoxy-8-deoxyalgoane R_1=R_2=H
1-deacetoxyalgoane R_1=H,R_2=OH
algoane R_1=OAc,R_2=OH

图 2-58　海兔 *A. dactylomela* 中的倍半萜化合物

(3) 二萜

Aplysia 属海兔中还存在二萜类化合物，有些也被卤素取代（图 2-59）。例如，从加勒比海海兔 *A. kurodai* 和 *A. dactylomela* 中得到卤代二萜 isoaplysin-20、8-epi-aplysin-20、(-)-ent-isoconcinndiol、isopinnatol B、aplysiadiol、dactylopyranoid、dactylomelol 及 dolabellane epoxide（Estrada et al. 1989）。其中，(－)-ent-isoconcinndiol 是红藻 *Laurencia snyderae* var. *guadalupensis* 代谢产物（＋）-isoconcinndiol（Rodríguez et al. 1989）的对映体。另外，从海兔 *A. dactylomela* 中还得到结构中多一个甲苯邻醌结构单元的二萜衍生物 stypoldione，多一个苯甲酚结构单元的（＋）-epitaondiol 和 3-ketoepitaondiol，其中，前两者为海兔食物褐藻 *Stypopodium zonale* 中的已知代谢产物；后者为一新化合物。此外，从加勒比海海兔 *A. punctata* 中得到的 neoparguerolдione、 deacetylparguerol、obtusenol、punctatol（Findlay and Li 2002），以及从阿拉伯海的海兔 *A. juliana* 中获得的 angasiol acetate（Atta-ur-Rahman et al. 1991）二萜化合物，大多数都有溴取代。

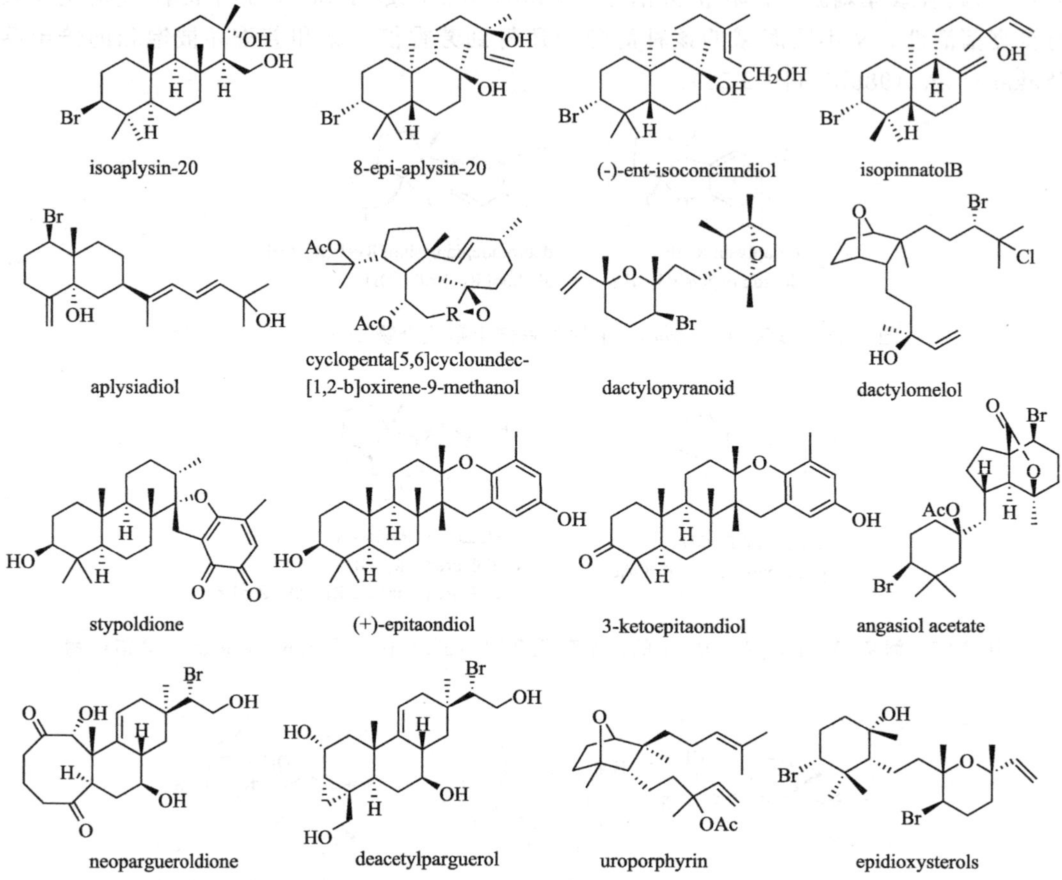

图 2-59 *Aplysia* 属海兔中的二萜化合物

2.3.1.2 大环内酯

Yamada 研究组从日本 Shima 半岛采集到海兔 *A. kurodai*，其乙酸乙酯提取物对人宫颈癌细胞株 HeLa S_3 显示强细胞毒活性。对 300 kg 的该种海兔进行活性跟踪，在 HeLa S_3 细胞毒活性指导下，从乙酸乙酯提取物中经过 8 步层析分离最先得到 aplyronine A（图 2-60）（Yamada et al. 1993）。此后，又找到了一种更有效的方法分离 aplyronine A，并从 300 kg 海兔中获得了另外 7 种微量同系列化合物 aplyronines B～H（Yamada et al. 2000，1993）。类似的化合物也存在于海绵和猎食海绵的软体动物中，但是在食藻的海兔中为首次发现。Aplyronines A、B 和 C 体外对人宫颈癌 HeLa-S_3 细胞显示强的细胞毒活性，IC_{50} 分别为 0.039 ng/mL、4.39 ng/mL 和 159 ng/mL。Aplyronine A 对 P-388 鼠白血病（T/C＝545％，0.08 mg/kg）、Lewis 肺癌（T/C＝556％，0.04 mg/kg）、Ehrlich 癌（T/C＝398％，0.08 mg/kg）和 B-16 黑色素瘤（T/C＝201％，0.04 mg/kg）表现了极强的体内抗肿瘤活性。

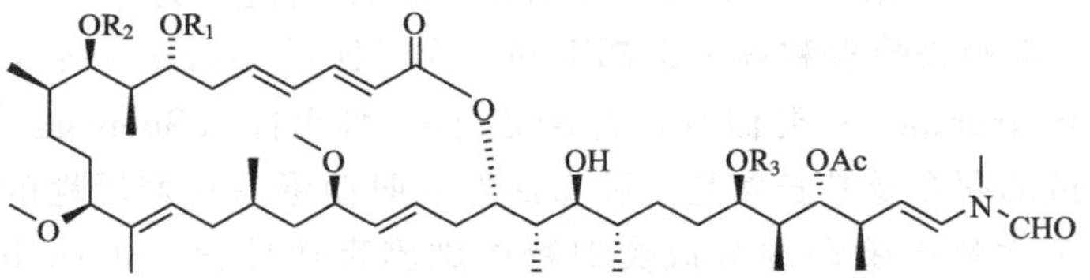

amlyronine	R_1	R_2	R_3	IC_{50}(ng/mL)(HeLa S_3 cells)
A	TMSer	H	DMALA	0.48
B	H	TMSer	DMALA	3.11
C	H	H	DMALA	21.2
D	TMSer	H	DMGly	0.075
E	=22-methylaplyronine A			
F	TMSer	H	MMAla	0.201
G	DMSer	H	DMAla	0.127
H	DMSer	DMSer	DMAla	10.4

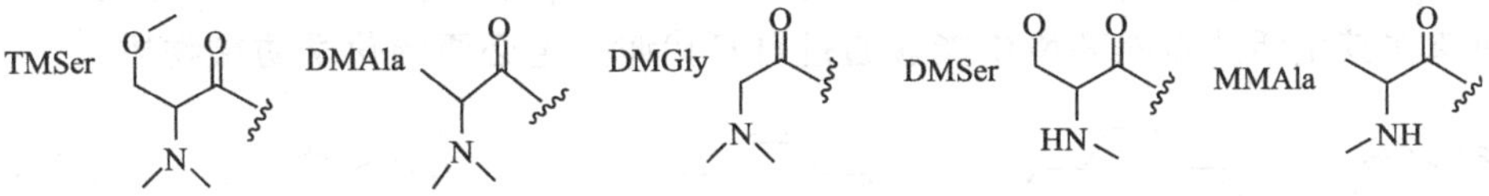

图 2-60 海兔 *A. kurodai* 中的大环内酯化合物 aplyronines

在波谱数据的基础上确定了 aplyronine A 的骨架结构。尽管由于 *N*-甲基-*N*-乙烯基甲酰胺末端的旋转受限而产生的质子和碳的双重 NMR 信号（比值 2∶1）和两种氨基酸（*N*，*N*，*O*-三甲基丝氨酸和 *N*，*N*-二甲基丙氨酸）质子的存在而产生的质子和碳的双重 NMR 信号（比值为 1.1∶1 和 3∶1），使得化合物的 NMR 谱变得复杂，但通过对 aplyronine A 及其二乙酰酯 2D NMR 图谱的详细解析，得到了化合物的平面结构，通过对降解产物的分析确定了部分手性中心的绝对构型，后来通过运用 NMR 图谱结合有机合成方法确定了 aplyronine A 的立体结构（Ojika et al. 1994，1993a，1993b）。有多个研究组进行了 aplyronine A 的对映异构体选择性合成，以确保其立体结构和细胞毒活性（Kigoshi et al. 1996，1994a，1994b）。合成步骤最长达 47 步，合成总收率为 0.35%。从自然资源和有机合成得到的 aplyronine A，其数量都不足以满足进行抗肿瘤活性系统评价的需要。该化合物样品的不足限制了其作为抗肿瘤剂的后期开发。另外，也成功地合成了 aplyronine B 和 aplyronine C，其立体结构也已确定（Kigoshi et al. 1996；Suenaga et al. 1995）。

Aplyronine A 体内表现出非常显著的抗肿瘤活性，其作用机制新颖，能与组成细胞骨架的主要蛋白——肌动蛋白相互作用，阻止肌动蛋白 G 的聚合，抑制其转变为肌动蛋白 F；同时，还促进肌动蛋白 F 的解聚，使其转变为肌动蛋白 G。Aplyronine A 不仅通过与 G-actin 的结合（分子比 1∶1）来抑制 G-actin 聚合成 F-actin，还通过切割的方式使 F-actin 解聚成 G-actin（Saito et al. 1996）。虽然已知有很多蛋白质可以与肌动蛋白作用，但是能和肌动蛋白作用的低分子质量化合物很少，如细胞松弛素、毒伞素，以及从海洋中发现的大环内酯类化合物 latrunculins、mycalolide B（Fusetani et al.

1989；Saito et al. 1994）、bistheonellides 和 swinholides。有趣的是，aplyronine A 和肌动蛋白的作用模式与细胞松弛素和毒伞素都不同。为了探讨 aplyronine A 的构效关系，人工合成了 14 种 aplyronine A 类似物，并测定了生物活性（Suenaga et al. 1997）。Aplyronine A 的侧链的存在及其长度是抗肿瘤活性和肌动蛋白解聚活性的关键。例如，对应于 aplyronine A 大环内酯环的合成类似物的细胞毒活性比 aplyronine A 低 4400 倍，且无肌动蛋白解聚活性；而含有类似于 aplyronine A 侧链的二甲基丙氨酸线型结构化合物，却保留了10％的 aplyronine A 肌动蛋白解聚活性。目前，aplyronine A 的不对称选择合成已经完成，但其直链的序列合成路线长达 47 步，最终得率仅为 0.35％。由此看来，无论是从动物中提取还是利用合成的方法，aplyronine A 的得量都无法满足进一步抗肿瘤活性评价的需要，从而也阻碍了该化合物开发为抗肿瘤药物的深入研究（林厚文等 2006）。

据野外现场考察发现，西班牙海域海兔 *A. depilans* 皮中含有具有致痒刺激毒性的大环内酯类防御物质 aplyolides A～E（图 2-61）（Spinella et al. 1997）。这一结果证明，海兔在其生活的自然环境中能够通过自身代谢产生必要的化学防御物质。

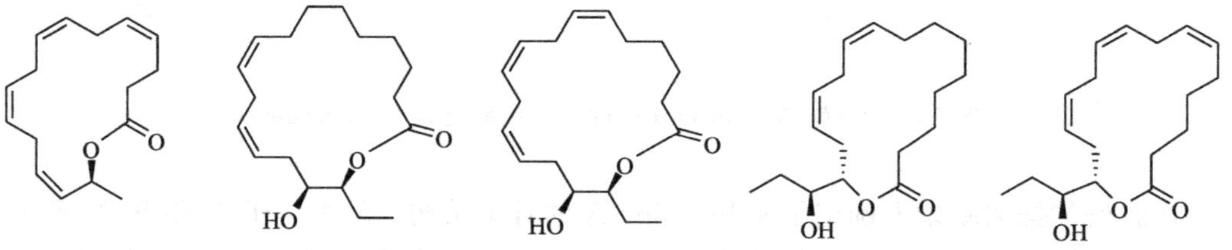

图 2-61　海兔 *A. depilans* 中的大环内酯化合物 aplyolides

2.3.1.3　其他化合物

Yamada 研究组从海兔 *A. kurodai* 中还分离获得了其他活性化合物，如具有细胞毒活性的生物碱 aplaminone、neoaplaminone、neoaplaminone sulfate（图 2-62），其中 neoaplaminone 对人宫颈癌 HeLa S_3 细胞显示强细胞毒活性（IC_{50} 为 $1.6\times10^{-7}\mu g/mL$）（Kigoshi et al. 1990）。

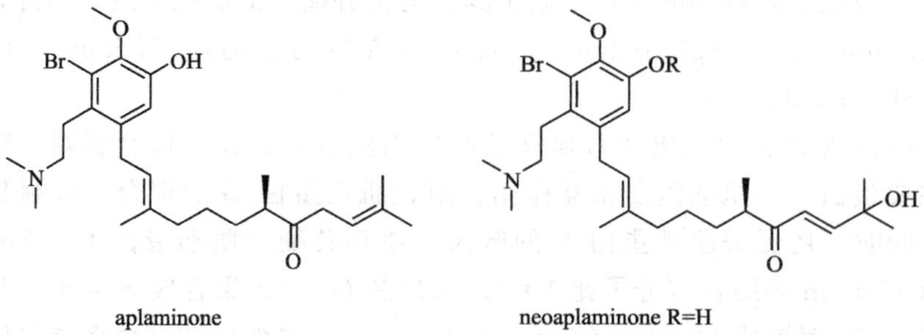

图 2-62　海兔 *A. kurodai* 中的生物碱化合物

2.3.2 *Dolabella* 属海兔

自 1965 年开始，Pettit 研究组从印度洋海兔 *D. auricularia* 中分离获得系列新型多肽和环缩肽 dolastatins 1～18，其中大多是细胞生长抑制剂。例如，抗肿瘤剂 dolastatin10 对鼠白血病 P-388 细胞的 ED_{50} 为 0.046 ng/mL（Pettit 1997）。在这些化合物中，dolastatins 10 和 15（图 2-63）尤为重要，在抗肿瘤实验和微管蛋白装配系统中显示了前所未有的潜力。Dolastatins 10 和 15 的衍生物都已作为抗癌剂进入临床实验（详见 6.6 节）。

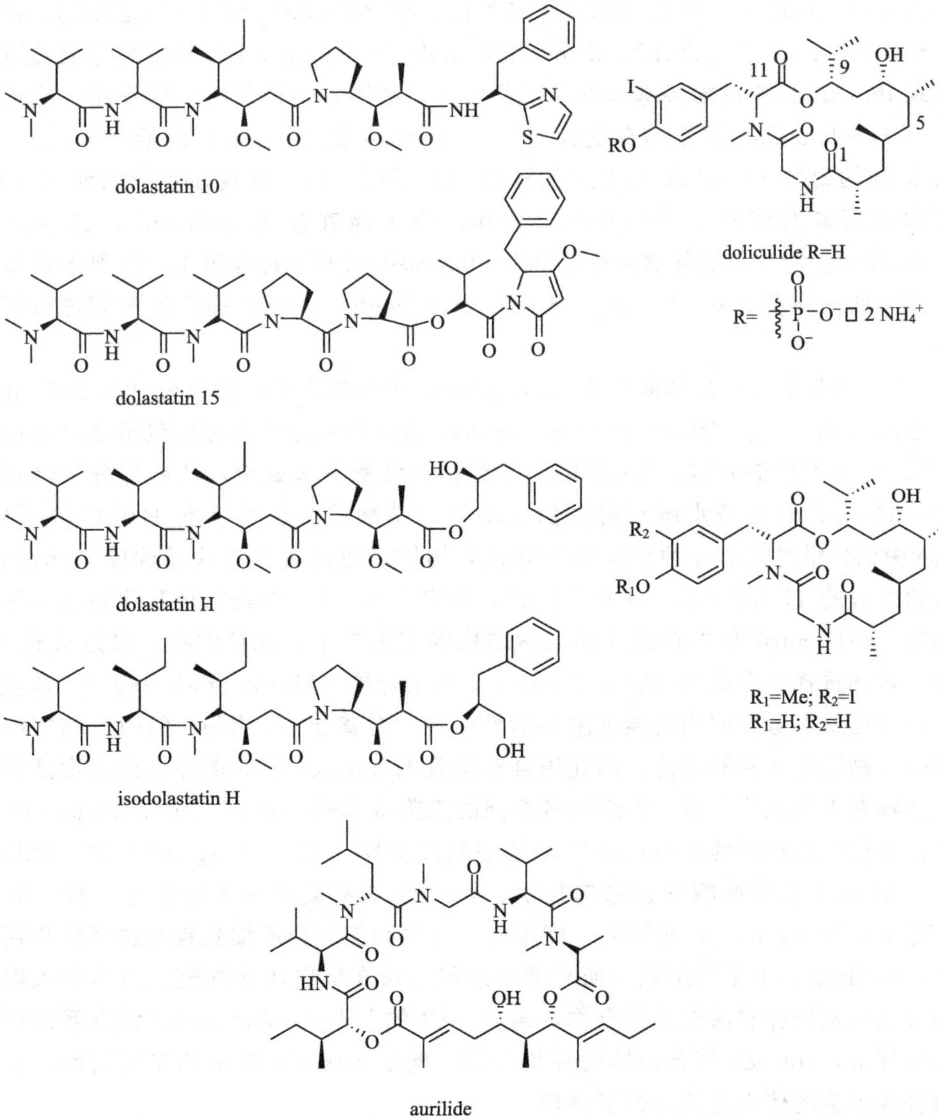

图 2-63 海兔 *D. auricularia* 中的多肽和环缩肽化合物

Yamada 研究组对日本海兔 *D. auricularia* 样品中细胞毒活性化合物进行了活性追踪研究，分离获得了具有细胞毒活性的肽和环缩肽类化合物，如 dolastatins C、D、E、

G、H，isodolastatin H，dolastatin I，doliculide，aurilide，dolabellin，萜类化合物 aurilol 和聚酮类化合物，如 aurisides A 和 B，auripyrones A 和 B，dolabelides A、B、C 和 D（图 2-63）。这些化合物都是海兔 *D. auricularia* 体内的微量成分，其中一些化合物的含量低于毫克级。用人宫颈癌 HeLa S_3 细胞对这些化合物的细胞毒活性进行了评价。在这些化合物中，dolastatin H、isodolastatin H 和 doliculide 具有很强的细胞毒活性。

Doliculide 也是从海兔 *D. auricularia* 中分离出的微量成分，通过波谱和化学方法确定了其化学结构为环缩肽，由肽-聚酮混合生物合成途径而来（Ishiwata et al. 1994a）。已经展开了 doliculide 及其类似物的对映异构体选择性合成，因而能够详细研究其构效关系（Ishiwata et al. 1994b，1994c）。对 doliculide（0.005 μg/mL）、doliculide methyl ether（1.7 μg/mL）、deiododoliculide（0.83 μg/mL）的细胞毒活性进行比较，发现 doliculide 中的酚羟基和碘原子都对其强细胞毒活性具有重要作用。应该指出的是，11-*epi*-doliculide 的细胞毒活性（5.0 μg/mL）比 doliculide 的低 1000 倍。由于 doliculide 的构型与 11-*epi*-doliculide 的构型明显不同，这一发现显示十六元双内酰胺-内酯环构型可能对细胞毒活性有重要作用。由于能够合成 doliculide，已经开始用 doliculide 磷酸盐研究其抗肿瘤活性。Doliculide 磷酸盐对异种移植 Lu-61 肿瘤的裸鼠具有相当程度的抗肿瘤效果。因为样品不足，对 doliculide 的抗肿瘤活性没有进行更深入的研究。

Aurilide（图 2-63）是从海兔 *D. auricularia* 中分离出的痕量成分（从 256 kg 生物样品中分离出 0.5 mg）（Suenaga et al. 1996）。Aurilide 的分离过程包括 2 步的溶剂分离和其后 10 步的色谱分离。Aurilide 的全结构由波谱方法确定，肽链部分的绝对立体构型通过对 aurilide 的酸水解获得的氨基酸和羟基酸成分进行手性 HPLC 分析确定。Aurilide 中的侧链片段有 4 种可能的非对映异构体，通过对其对映异构体选择性合成，并与天然片段的 ^1H NMR 和 CD 数据比较，确定了 aurilide 中新二羟基化脂肪酸片段的立体构型。因此 aurilide 的精确立体化学结构确定为二十六元环缩肽。经过最长 16 步的对映异构体选择性合成反应完成了 aurilide 的全合成（Mutou et al. 1997），总收率为 12%。尽管已从海兔提取物的强细胞毒活性组分中分离出 aurilide，但因自然资源的缺乏，阻碍了细胞毒活性的评价。因此用合成得到的 aurilide 样品来评价细胞毒活性，发现该化合物对人宫颈癌 HeLa S_3 细胞具有强的细胞毒活性，其 IC_{50} 为 0.011 μg/mL。有趣的是，通过合成得到的 6-*epi*-aurilide 的细胞毒活性（$IC_{50}>4$ μg/mL）比 aurilide 要弱很多。用 NCI 人癌细胞平板筛选显示，aurilide 具有高水平的细胞毒活性（其平均 GI_{50} 浓度为 0.12 μg/mL），对肺癌、卵巢癌、肾癌和前列腺癌细胞具有选择性作用。有趣的是，aurilide 并不杀死细胞，而是抑制细胞生长来抗白血病细胞。对体外人癌细胞平板筛选显示强抗肿瘤活性的化合物，通过 NCI 的 hollow-fiber assay 筛选系统可进行体内活性评价，aurilide 符合该体内评价标准。鉴于 aurilide 显著的体外活性，其对异体移植肿瘤细胞的体内活性进行了评价。

2.3.3 其他海兔

Jorumycin 是从一种太平洋裸鳃亚目动物 *Jorunna funebris* 的包膜和黏液中分离得到的二聚异喹啉生物碱（图 2-64），在浓度为 0.050 μg/mL 时能抑制各种革兰氏阳性菌

(如枯草芽孢杆菌 *Bacillus subtilis* 和金黄色葡萄球菌）的生长，抑菌圈为 16 mm。尽管 jorumycin 的效力高，但对其进行进一步研究仍有一些限制，包括半抑制浓度（0.012 μg/mL）条件下的细胞毒性作用，以及难于获得稳定纯净的制剂（Fontana et al. 2000）。

此外，从一种长尾背肛海兔 *Styocheilus longicauda* 中发现两种化合物——脱溴海兔毒素 debromoaplysiatoxin 和 oscillatoxin A。这两种化合物可能来源于海兔的食物蓝藻类的巨大鞘丝藻 *Lyngbya majuscula*。Mitchell 等（2000）从这种藻类中也分离得到这两种化合物及 dolastatin 3。从蓝藻裂须藻 *Schizothrix calciola* 和颤藻 *Oscillatoria nigroviridis* 中也发现了脱溴海兔毒素。对白血病 P-388 荷瘤小鼠进行体内试验，脱溴海兔毒素和 oscillatoxin A 在剂量为 1.5 μg/kg 时能使小鼠生命延长 67%（林厚文等 2006）。

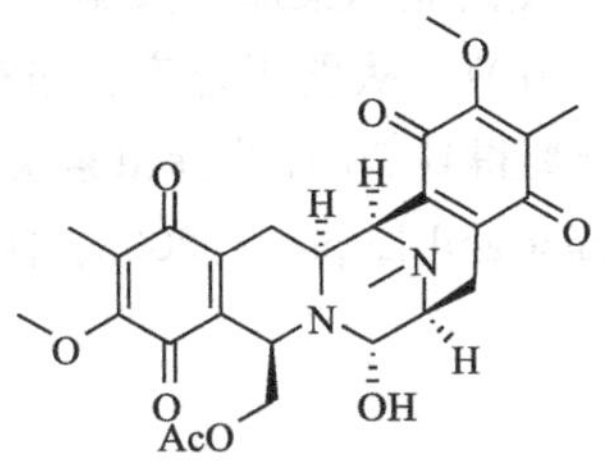

jorumycin

图 2-64 裸鳃亚目动物 *J. funebris* 中的二聚异喹啉生物碱化合物 jorumycin

从夏威夷海洋软体动物 *Elysia rufescens* 中分离得到 kahalalides 系列化合物（Hamann et al. 1996；Hamann and Scheuer 1993），其中 kahalalide F 是一种新的抗肿瘤药物，已进入临床研究（详见 6. 8 节）。

2.4 苔藓动物次级代谢产物

苔藓动物（Bryozoan），亦称植虫（Zoophyta）和群虫（Polyzoa），俗称苔藓虫、苔虫、海席子及假珊瑚，属苔藓动物门，因有些类群的群体形如苔藓植物而得名。苔藓动物为海洋底栖无脊椎动物，是后生动物中的一个重要类群。苔藓动物具有真体腔，营固着或附着生活。其按生长方式可分为直立型和被覆型两类；按生物学分类可分为内肛动物（Entoprocta）和外肛动物（Ectoprocta）两类。目前的分类体系中一般专指外肛动物，分为三个纲：被唇纲（Phylactolaemata）、裸唇纲（Gymnolaemata）和窄唇纲（Stenolaemata）。其中，窄唇纲包括环口目、泡孔目、变口目和隐口目 4 个目，裸唇纲只有栉口目和唇口目 2 个目，而被唇纲只是完全生活在淡水里的一个很小的类群。苔藓动物能够适应各种温度和深度的环境，广泛分布于热带和暖温带水域，资源十分丰富，除少数栖息在淡水或半咸水水域外，绝大多数生活在海洋，从潮间带到 8000 m 深的海底，从寒冷的极地水域到热带海洋都有苔藓动物的存在，但大多数的苔藓动物还是栖息于温暖、正常盐度和比较清洁的大陆架浅海中，在 25～60 m 的水深范围内最多。目前发现的苔藓动物化石种类有 15 000 种，现生种类 5000～6000 种。中国海域有苔藓动物约 500 种，已鉴定 200 余种。总合草苔虫 *B. neritina* 在中国沿海从渤海到南海的西沙群岛海域都有分布。最常见的种是总合草苔虫（*Bugula neritina* Linnaeus），也称多室草苔虫，属于裸唇纲、唇口目（Cheilostomata）、双胞苔虫科（Bicellariellidae），群体呈红褐色或紫褐色，呈草丛状，高 40～150 mm。

苔藓动物是主要的海洋污损生物之一，常附生在其他海洋生物（如海带、石花菜、贝类等）和船底、浮标、码头、航标、海洋工程设备及海水养殖笼网等设施上，对航运、养殖等造成严重危害。在海洋养殖中，草苔虫可作为底栖鱼类、软体动物等的饵料。自从

1968 年美国亚利桑那州大学 Pettit 研究组首次发现了总合草苔虫的抗癌活性以来（Pettit et al. 1970），从墨西哥湾、加利福尼亚湾、日本 Sagami 湾、中国南海等海区的总合草苔藓中分离得到 20 种苔藓虫素类化合物 bryostatins 1～20（图 2-65）（Lopanik et al. 2004；Lindquist and Lopanik 2003；林厚文等 1998；Pettit et al. 1996，1991）。

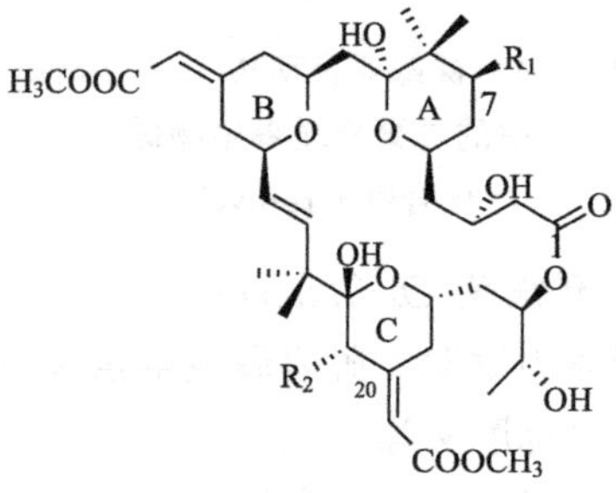

bryostatin 1 R_1=$OCOCH_3$,R_2=$OCOCH{=}CHCH{=}CHCH_2CH_2CH_3$
bryostatin 2 R_1=OH,R_2=$OCOCH{=}CHCH{=}CHCH_2CH_2CH_3$
bryostatin 4 R_1=$OCOC(CH_3)_3$,R_2=$OCOCH_2CH_2CH_3$
bryostatin 5 R_1=$OCOC(CH_3)_3$,R_2=$OCOCH_3$
bryostatin 6 R_1=$OCOCH_2CH_2CH_3$,R_2=$OCOCH_3$
bryostatin 7 R_1=OCOCH,R_2=$OCOCH_3$
bryostatin 8 R_1=$OCOCH_2CH_3$,R_2=$OCOCH_2CH_2CH_3$
bryostatin 9 R_1=$OCOCH_3$,R_2=$OCOCH_2CH_2CH_3$
bryostatin 10 R_1=$OCOC(CH_3)_3$,R_2=H
bryostatin 11 R_1=$OCOCH_3$,R_2=H
bryostatin 12 R_1=$OCOCH_2CH_2CH_3$,R_2=$OCOCH{=}CHCH{=}HCH_2CH_2CH_3$
bryostatin 13 R_1=$OCOCH_2CH_2CH_3$,R_2=H
bryostatin 14 R_1=$OCOC(CH_3)_3$,R_2=OH
bryostatin 15 R_1=OCOCH,R_2=$OCOCH{=}CHCH{=}CHCH_2CHOHCH_3$
bryostatin 18 R_1=$OCOC(CH_3)_3$,R_2=H

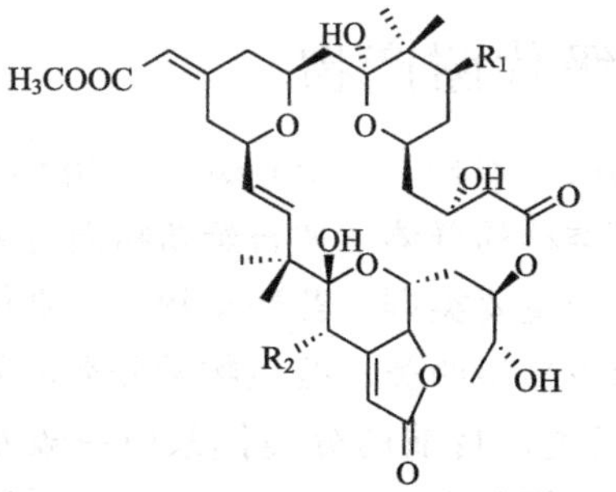

bryostatin 3 R_1=$OCOCH_3$,R_2=$OCOCH{=}CHCH{=}CH{=}CH_2$
bryostatin 19 R_1=$OCOC(CH_3)_3$,R_2=$OCOCH_2CH_2CH_3$
bryostatin 20 R_1=$OCOC(CH_3)_3$,R_2=H

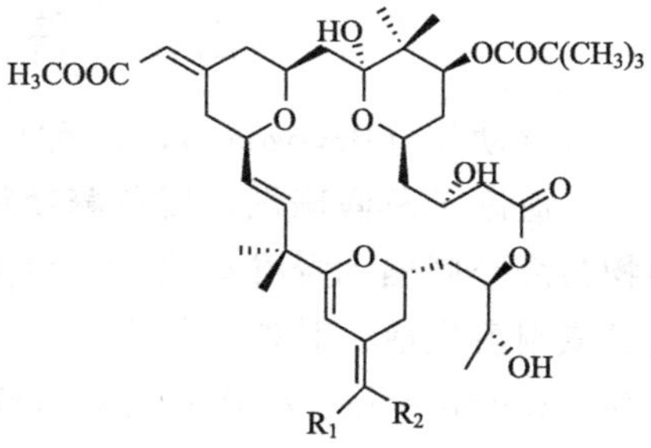

bryostaitn 16 R_1=H,R_2=$COOCH_3$
bryostatin 17 R_1=$COOCH_3$,R_2=H

图 2-65　总合草苔虫 *B. neritina* 中的大环内酯化合物 bryostatins

Bryostatins 族化合物为二十六元大环内酯，具有苔藓吡喃环骨架（bryopyran）。不同成员结构上的主要差别在于 C-7 和 C-20 的取代基各不相同。Bryostatins 1，2，4～15 和 bryostatin 18 的结构差别仅在于 C-7 和 C-20 位取代基的不同（Evans et al. 1999）；bryostatins 16 和 17 为同分异构体，其 C-21～C-34 位为顺反异构；bryostatins 3、19 和 20 在 C-21～C-22 位形成一个五元不饱和内酯环结构。

Bryostatins 具有独特的生物活性，尤其是显著的抗肿瘤活性，对黑色素瘤、白血病和肺癌等具有体内和体外抑制活性（Wender et al. 1998）；bryostaitns 还能够增强动物的认知和记忆能力（Etcheberrigaray and Alkon 2003）。目前，bryostatin 1 等化合物已作为抗肿瘤药物和治疗阿尔茨海默病药物在Ⅱ期临床研究阶段（详见 6.5 节）。

2.5　棘皮动物次级代谢产物

棘皮动物是一类分布较广的海洋无脊椎动物，包括海星纲、海参纲、海胆纲等主要类群。从海星、海参、海胆等棘皮动物中发现了大量的活性化合物，包括皂苷、甾醇、蒽醌、生物碱、神经酰胺、脂类、多糖、多肽等，具有抗病毒、抗菌、抗癌等活性，有些具有特殊结构和毒性，如海星皂苷、海参皂苷等具有溶血、抗凝血、抗血栓等作用。

2.5.1　海星

海星（starfish）属棘皮动物门（Echinodermata）、海星纲（Asteroidea），主要分为显带目（Phanerozonia）、有棘目（Spinulosa）、钳棘目（Forcipulatia）、柱海星目（Paxillosida）、瓣海星目（Valvatida）等目。在全世界有约 2000 种海星，分布于从海间带到海底的广阔领域，其中以从阿拉斯加到加利福尼亚的东北太平洋水域分布的种类最多。海星捕食各种无脊椎动物，也以动物尸体为食，通常有鲜艳的体色，体长和直径不等。

关于海星中活性化学成分的研究较早。已从海星中分离获得了十几类化学成分，包括皂苷、甾醇、蒽醌、生物碱、神经酰胺、脂类、多糖、多肽等。海星来源的化合物具有多种生物活性，如毒性及溶血、降血压、抗溃疡、抗病毒及抗菌、抗癌等活性。

2.5.1.1　皂苷

(1) 海星皂苷

海星皂苷原来指所有从海星中获得的所有毒性甾体皂苷，现在用来专指具有 $\Delta^{9(11)}$-3β，6α-二羟基甾体母核，并在 3 位硫酸化、6 位糖基化的一类特定的甾体化合物。大量试验表明，海星皂苷具有多种药理活性。例如，溶血活性，肿瘤细胞毒性，阻断哺乳动物神经肌肉传导作用，Na^+-ATP 酶和 K^+-ATP 酶抑制作用，抗病毒、抗革兰氏阳性菌、抗炎及抗溃疡活性，降血压及麻醉作用等（汤海峰等 2004）。

Ivanchina 等（2000）从日本海星 *Aphelasterias japonica* 中得到 4 种单糖皂苷硫酸酯钠盐：aphelasteroside C、forbeside E3、cheliferoside L1、cheliferoside L1a（图 2-66），其中，aphelasteroside C、forbeside E3、cheliferoside L1 对鼠红细胞具有溶血作用，ED_{50}分别为 1.9×10^{-4} mol/L、3.3×10^{-4} mol/L 和 1.75×10^{-4} mol/L。

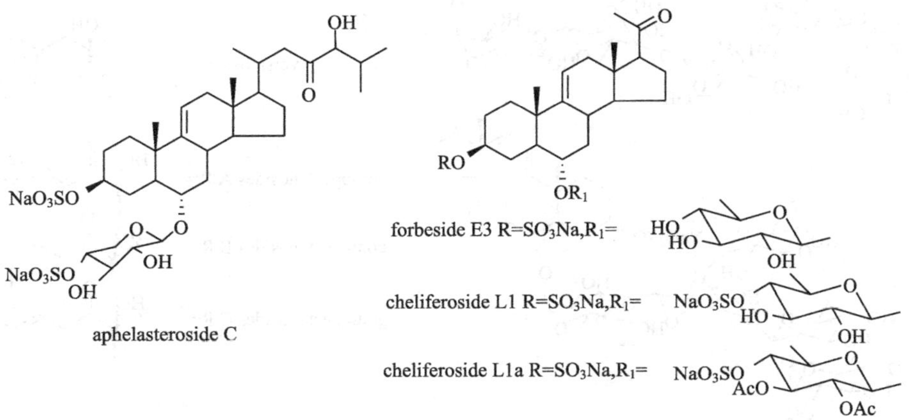

图 2-66　海星 *A. japonica* 中的单糖海星皂苷化合物

De Marino 研究组获得了一系列多糖基海星皂苷（图 2-67）。从大西洋 *Echinasteridae* 属海星中分离得到海星皂苷 antarcticosides A～C、brasiliensoside、（24*S*）-24-methyl brasilien soside、pectinioside A 及其衍生物 pectinioside Aa。其中，antarcticoside、brasiliensoside、（24*S*）-24-methyl brasiliensoside、pectinioside Aa 对非小细胞肺癌 NSCLC-26 细胞有强细胞毒活性（IC_{50}＜ 3.3 μg/mL）（De Marino et al. 1996）。从大西洋 *Asteriidae*

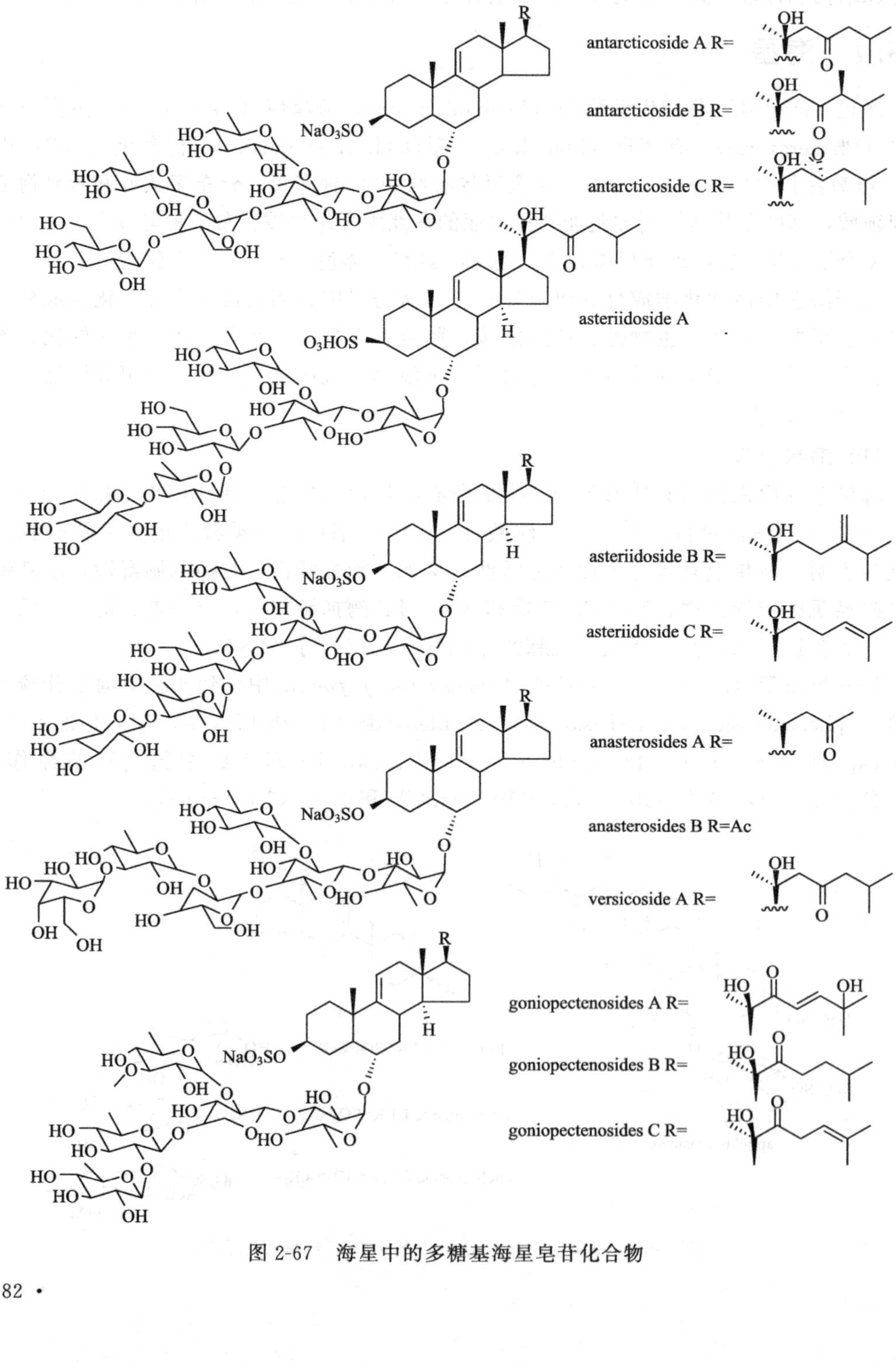

图 2-67　海星中的多糖基海星皂苷化合物

属海星中得到 asteriidosides A～E，其中 asteriidosides C、D 和 E 对 NSCLC-L16 有很强的细胞毒活性（IC_{50}分别为 19.7 μg/mL、11.4 μg/mL 和 18.1 μg/mL），而 asteriidoside A 和 asteriidoside B 有中等细胞毒活性（IC_{50} > 30 μg/mL）(De Marino et al. 1998)。从海星 *Goniopecten demonstrans* 中得到 3 种 22 位为羰基的海星皂苷 goniopectenosides A～C，具有强烈的抑制海藻 *Hincksia irregularis* 繁殖的活性（De Marino et al. 2000）。

Chludil 等（2002）从巴塔哥尼亚海星 *Anasterias minuta* 中得到多糖基海星皂苷 anasterosides A 和 B 及 versicoside A。Anasteroside A 和 versicoside A 对植物致病真菌枝孢菌、南瓜菌等具有抗真菌活性，而仅仅是侧链较短的结构类似物 anasterosides B 却没有活性；而且，化合物 versicoside A 失去硫酸酯基后抗菌活性也失去，表明侧链的长短和硫酸酯基的存在与抗菌活性有密切关系。

Tang 等（2009）从中国南海海星 *Culcita novaeguineae* 中分离得到海星皂苷 novaeguinosides A～D（图 2-68）。其中，novaeguinosides A 和 C 在侧链的 24 位为硫酸盐

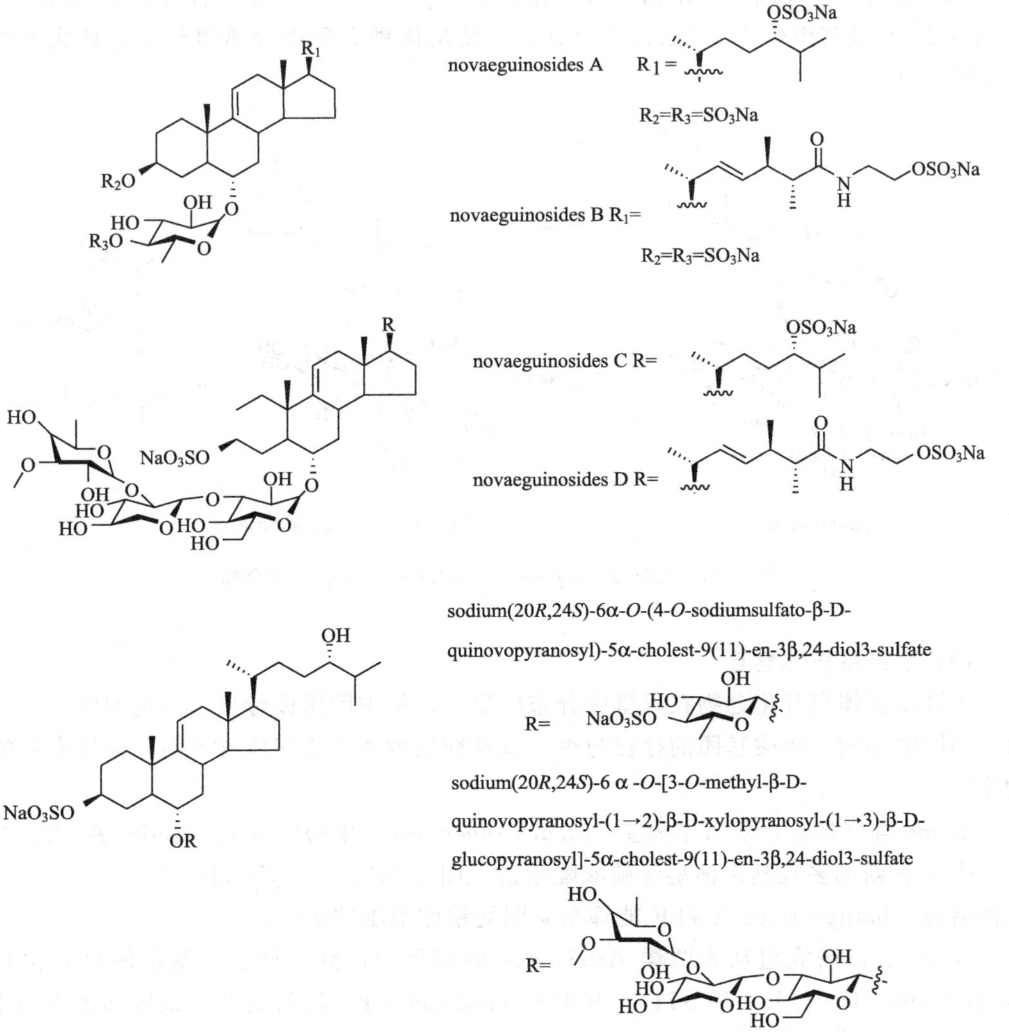

图 2-68　海星 *C. novaeguineae* 中的海星皂苷化合物

结构。这些化合物都有细胞毒活性，对人白血病细胞 K-562 的 IC_{50} 分别为 3.0 μmol/L、7.9 μmol/L、1.3 μmol/L、4.6 μmol/L，对肝癌细胞 BEL-7402 的 IC_{50} 分别为 2.4 μmol/L、9.5 μmol/L、0.7 μmol/L、4.1 μmol/L。Novaeguinosides A、C 和 D 还有促进微管蛋白聚合的作用。与前述的 novaeguinosides A 和 C 不同，Ma 等（2009）从同种海星中分出了 2 种 24 位氧化成羟基的海星皂苷（图 2-68），对 K-562 和 BEL-7402 细胞只有弱的细胞毒活性，这表明了 24 位的硫酸盐对活性的重要性。

(2) 环式甾体皂苷

环式甾体皂苷是一类结构非常新奇的化合物，分子中不含硫酸基，但含 1 分子葡萄糖醛酸（连接于苷元 3 位），甾体母核为 Δ^7-3β，6β-二羟基结构，寡糖基由 3 个糖基组成，第 3 个糖基的 6 位羟基与苷元 6 位成苷，构成环状结构，状若环醚。现仅从 *Echinaster* 属 2 种海星中发现过不足 10 种环式皂苷，在化学分类学上被认为是该属的特征化合物。

De Simone 等（1981）从海星 *Echinaster sepositus* 中分得 2 种环式甾体皂苷 sepositoside A 及其衍生物。Riccio 等（1981）又从该种海星中分离得到 3 种环式甾体皂苷（图 2-69）。

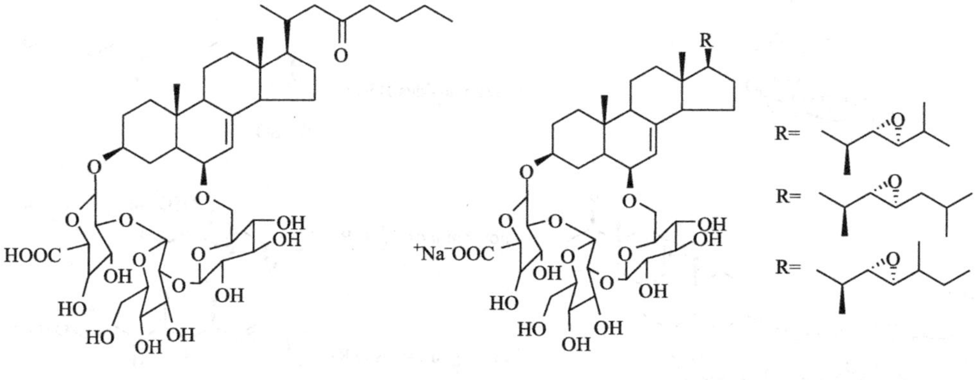

sepositoside A　　β-D-Glucopyranuronic acid

图 2-69　海星 *E. sepositus* 中的环式甾体皂苷化合物

(3) 多羟基甾体皂苷

多羟基甾体皂苷化合物在海星中分布广泛，结构中因甾体母核上羟基的位置和侧链取代基团的不同、硫酸基团的存在与否，以及糖的种类和连接位置不同，而呈丰富的结构多样性。

Bruno 等（1993）从日本海星 *Nardoa tuberculate* 中得到 halitylosides A、B、D、E 和 F 及 4 种新的多羟基甾体皂苷硫酸酯钠盐（图 2-70）。halitylosides A、E 和 F 具有抗真菌活性，halitylosides A 和 F 能抑制海胆受精卵细胞的生长。

De Marino 研究组从大西洋 *Asteriidae* 属海星中得到 5 种多羟基甾体皂苷化合物 asteriidosides F～I、L（图 2-71），其中 asteriidosides F、I、L 对非小细胞肺癌 NSCLC-L16 细胞有中等细胞毒活性（IC_{50} > 30 μg/mL）(De Marino et al. 1997a)。Kicha 等（2008）从海星 *Hippasteria kurilensis* 中分离得到了 4 种新的多羟基甾体皂苷 kurilen-

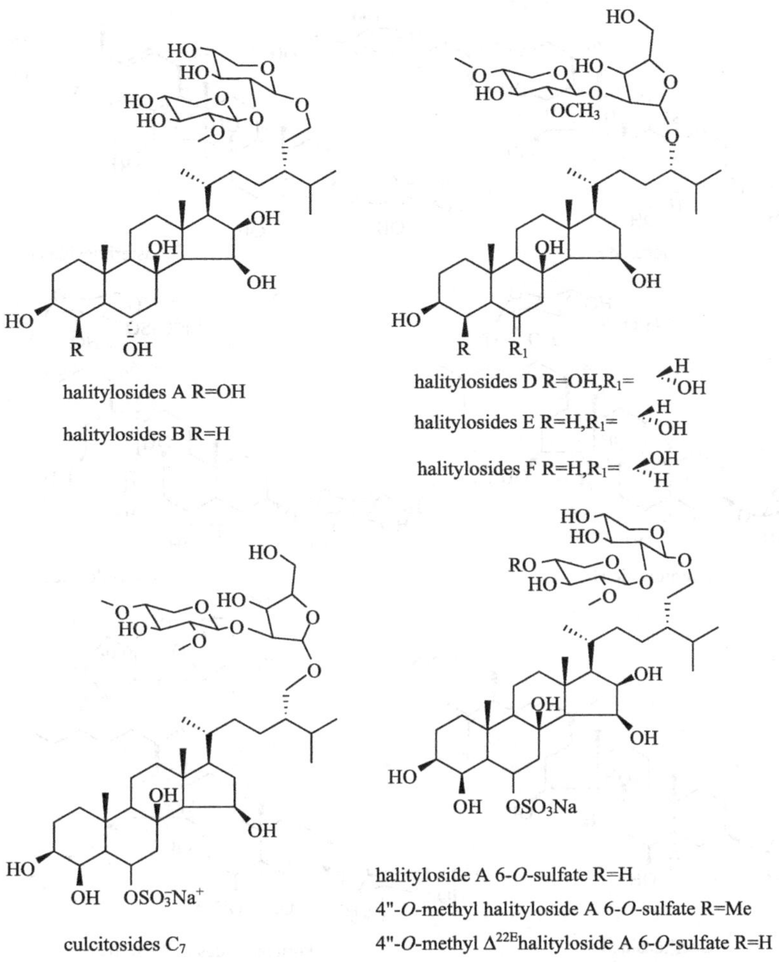

图 2-70 海星 *N. tuberculate* 中的多羟基甾体皂苷化合物

sosides A～D（图 2-71），其中，kurilensosides B、C 和 D 分别在浓度 5.5×10^{-5} mol/L、5.5×10^{-5} mol/L、6.7×10^{-5} mol/L 下，能 100% 抑制海胆受精卵细胞的生长。

2.5.1.2 甾体

海星是多羟基甾醇丰富的生物来源之一，也是研究较多的种属之一。研究发现，基本上每种海星都含有多羟基甾醇。从海星中得到的多羟基甾醇大部分具有 3β，6α（或β），8β，15α（或 β），16β-多羟基胆甾烷母核的结构，有时在 4β，5α，7α（或 β）位置连有羟基，偶尔在 14α 位置连有羟基，且一般支链具有 25（*S*）羟基。多羟基甾醇在海星中主要以硫酸化和非硫酸化两种形式存在，个别以磷酸缀合物的形式存在，往往具有显著的生物活性。

（1）非硫酸化多羟基甾醇

De Marino 等（1997b）从南极海星 *Acodontaster conspicuous* 中分离得到 6 种多羟基甾体化合物（图 2-72），其中有 3 种化合物对细菌 McM13.3 和 McM32.2 表现了很强的抑制活性。Levina 等（2003）又从远东海星 *Henricia sanguinolenta* 和 *H. leviuscu-*

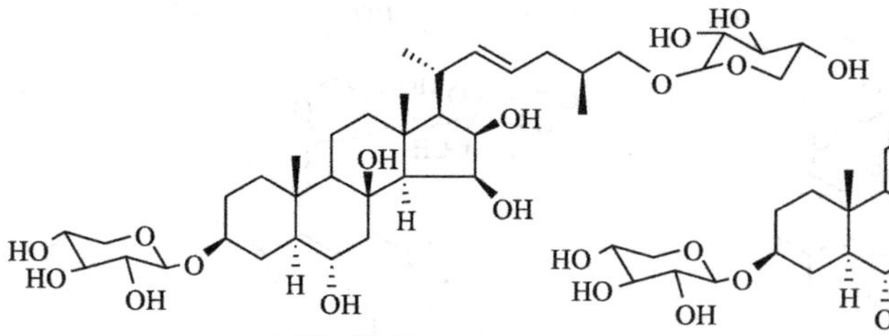

asteriidoside F

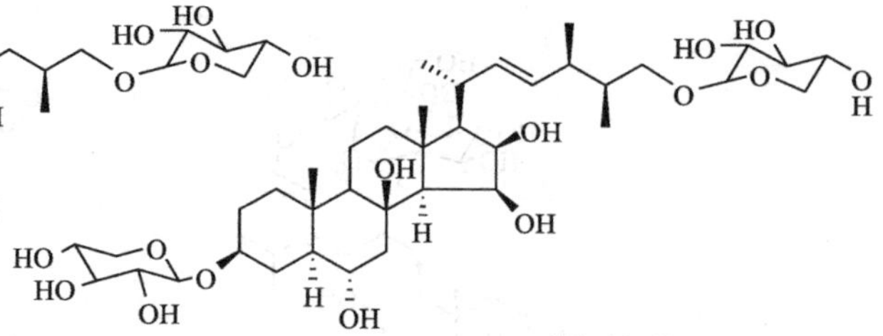

asteriidoside G

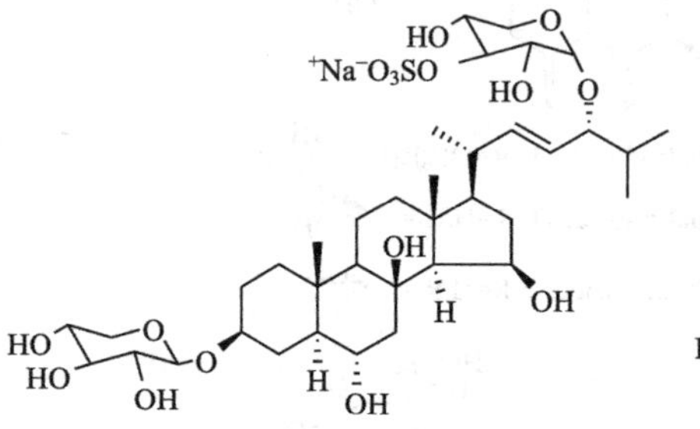

asteriidoside H

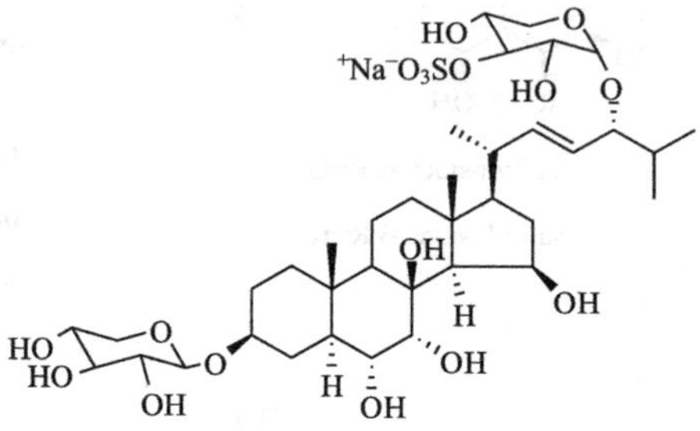

asteriidoside I

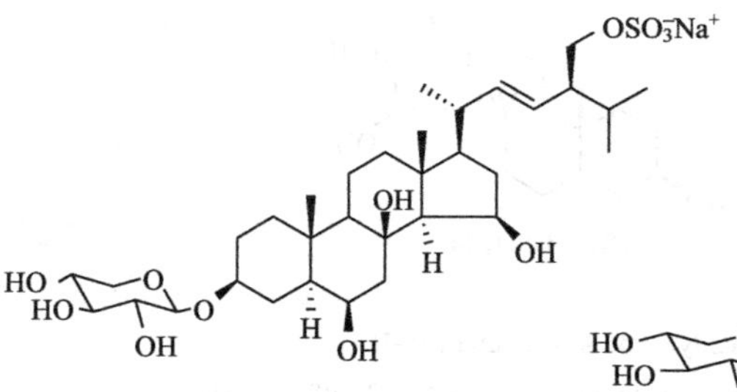

asteriidoside L

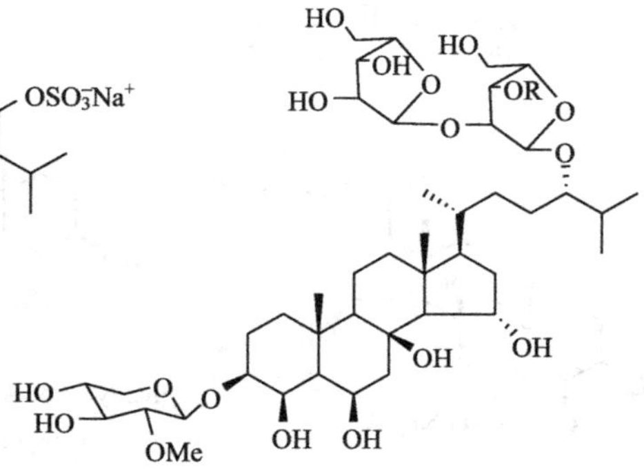

kurilensosides A R=$SO_3^-Na^+$

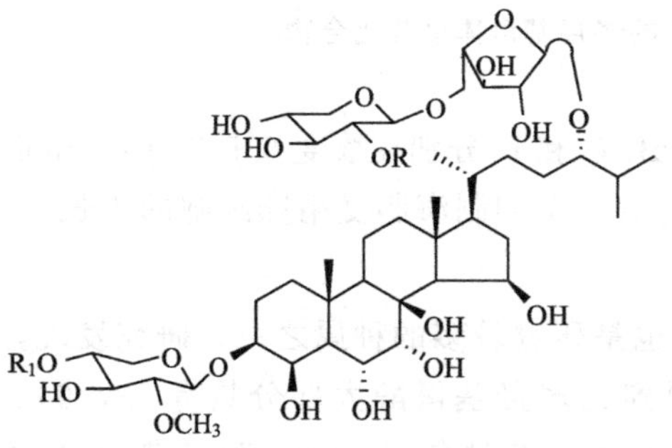

kurilensosides B R=H,R_1=Me
kurilensosides C R=Me,R_1=H

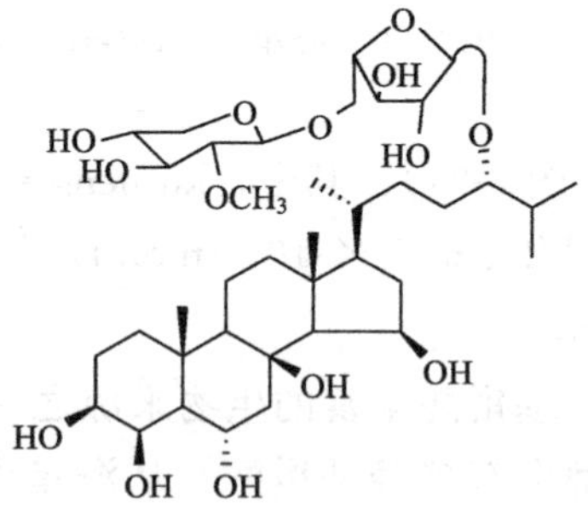

kurilensosides D

图 2-71 海星 *Asteriidae* 和 *Hippasteria* 中的多羟基甾体皂苷化合物

la 中得到新的三羟基甾酮化合物（20*R*，24*S*）-3β，6β，24-trihydroxy-5α-cholestan-15-one（图 2-73），结构中含有一个罕见的 15 位羰基，对海胆 *Strongylocentrotus intermedius* 受精卵细胞显示中等的细胞毒活性。该研究组从太平洋海星 *Hippasteria phry*

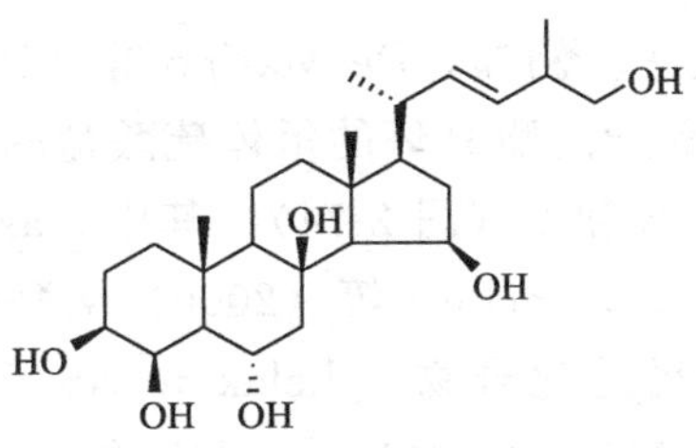

8-hydroxycertonardosterol B3

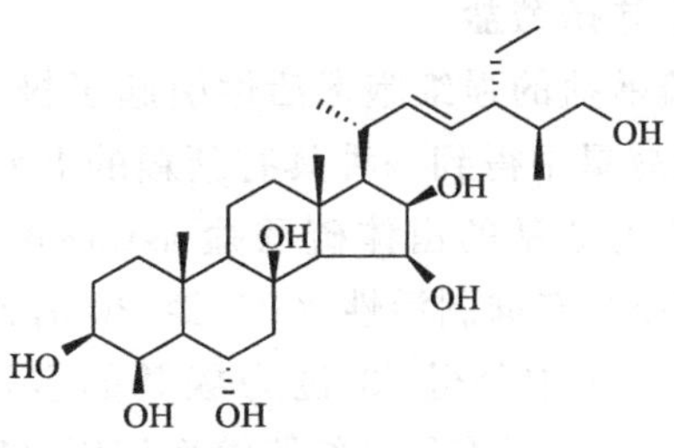

ergost-22-ene-3,4,6,8,15,16,26-heptol,
(3β ,4β ,5α ,6α,15α,16β, 22*E*, 24ξ)-(9Cl)

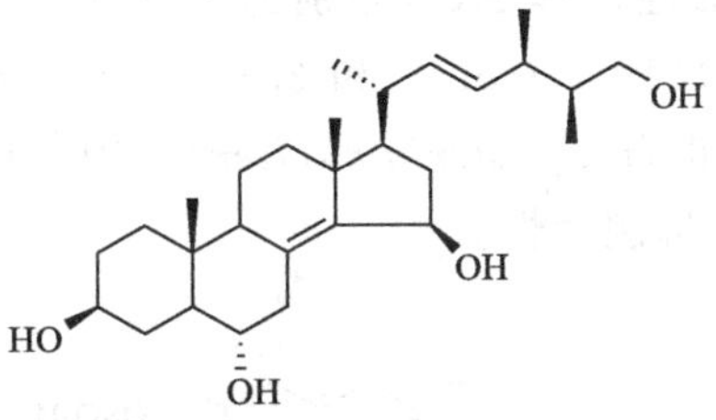

ergosta-8(14),22-diene-3,6,15,26-tetrol,
(3β, 5α, 6α,15β, 24*R*, 25*S*)-(9Cl)

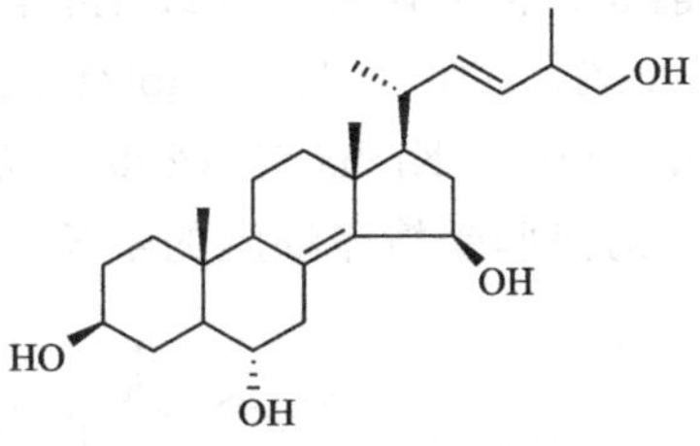

26,27-dinorergosta-8(14),22-diene-3,6,15,25-tetrol,(3β, 5α, 6α, 15α, 24ξ)-(9Cl)

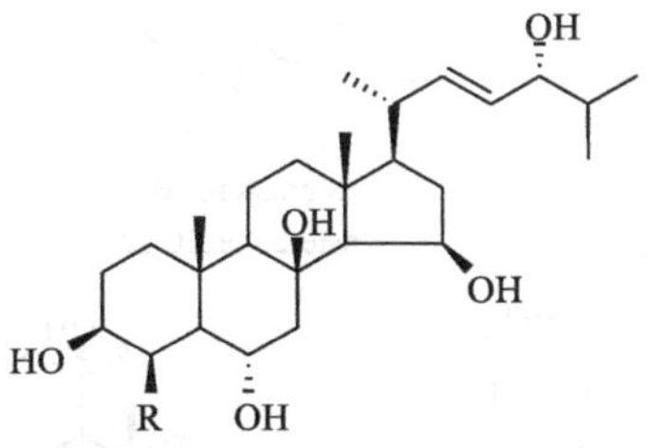

cholest-22-ene-3,4,6,8,15,24-hexol,(3β, 4β, 5α, 6α , 15β, 22*E*, 24*R*)-(9Cl) R=OH
cholest-22-ene-3,6,8,15,24-pentol,(3β, 5α , 6α, 15α, 22*E*)-(9Cl) R=H

图 2-72 南极海星 *A. conspicuous* 中的非硫酸化多羟基甾醇化合物

giana 中分离到一种侧链含环丙烷的多羟基甾体 phrygiasterol（图 2-73），对埃利希癌细胞有中等细胞毒活性（IC_{50} 50 μg/mL）（Levina et al. 2005）。Kicha 等（2008）从远东海星 *Hippasteria kurilensis* 中分得一种新的多羟基甾醇，在 1.3×10^{-5}mol/L 时能 100% 抑制海胆受精卵细胞的生长。

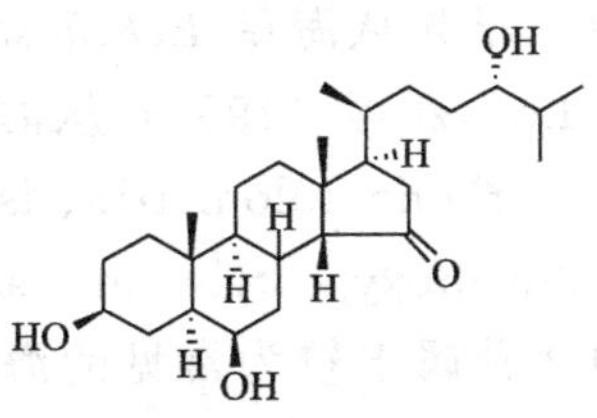

(20*R*,24*S*)-3β, 6β, 24-trihydroxy-5α-cholestan-15-one

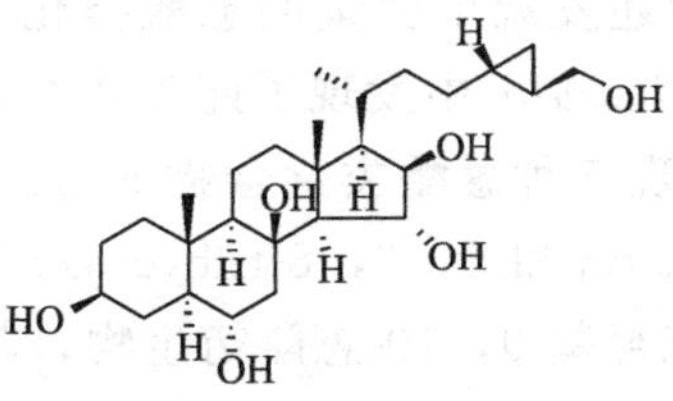

phrygiasterol

图 2-73 海星 *Henricia* 和 *Hippasteria* 属中的非硫酸化多羟基甾醇化合物

(2) 甾体硫酸盐

甾体硫酸盐的强细胞毒活性引起了极大关注。例如，De Marino 等（1998）从 *Asteriidae* 属海星中得到一种具有新颖的七元 5-氧杂内酯 B 环的甾体硫酸盐asterasterol A 及两种 6 位为羰基的甾体硫酸盐 asterasterols B 和 C（图 2-74），其中，asterasterol C 对 NSCLC-N6 有抑制活性（$IC_{50} > 30\ \mu g/mL$）。Ivanchina 等（2000）从海星 *Aphelasterias japonica* 中分得 23 位为羰基的多羟基甾醇化合物 aphelaketotriol 和 3-*O*-sulfothornasterol A，具有鼠红细胞溶血作用（ED_{50}分别为 4.0×10^{-5} mol/L 和 1.1×10^{-4} mol/L）。该研究组又从远东海星 *Pteraster pulvillus* 中得到 6 种 ophiuroid 型甾体二硫酸盐（图 2-75），前 5 种化合物对鼠红细胞有溶血活性，其 HC_{50}分别为 8.0×10^{-5} mol/L、4.5×10^{-5} mol/L、1.0×10^{-5} mol/L、1.8×10^{-5} mol/L 和 3.3×10^{-5} mol/L（Ivanchina et al. 2003）。Kicha 等（2008）从海星 *Hippasteria kurilensis* 中分得一种新的甾体硫酸盐，对海胆受精卵细胞的生长有弱的抑制活性。

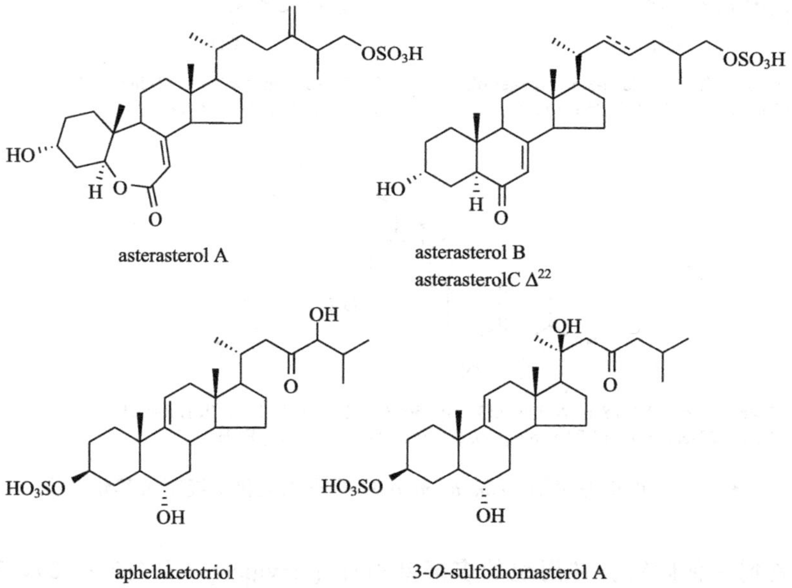

图 2-74 海星 *Asteriidae* sp. 和 *A. japonica* 中的甾体硫酸盐

2.5.1.3 蒽醌

在海星中还发现了少量的蒽醌类化合物。早先从海星 *Echinastw echinophorus* 和 *Henricia laeviuscula* 中发现了此类化合物。Lorizzi 等（1993）从海星 *Echinaster brasiliensis* 中发现 5 种蒽醌类化合物 crinemodin、rhodoptolometrin、isorhodoptilometrin、ω-rhodoptilometrin 和 1，6，8-trihydroxy-3-（2-hydroxypentyl）antbraquinone（图 2-76），属 1，6，8-三羟基-9，10-蒽醌衍生物，其中 3 种属于较为常见的海百合色素，曾于海百合 *Comathus bennetti* 中分离得到。

2.5.1.4 生物碱

从海星中分离得到了少量的生物碱类化合物。例如，Palagiano 等（1995）从海星 *Fromiamonilis* 和 *Celerina heffernani* 中得到复杂的五环胍类生物碱 ptilomycalin A、

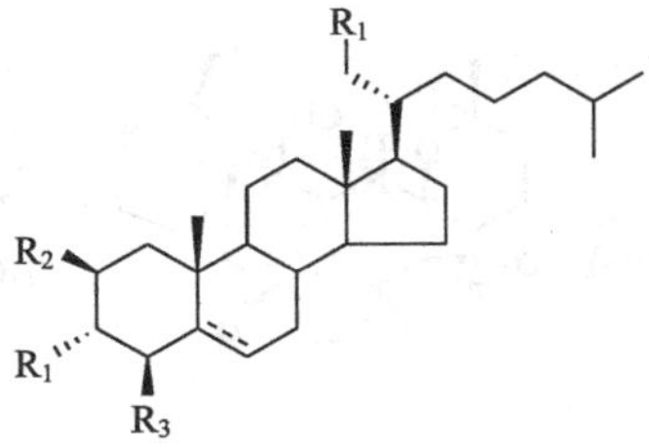

disodium salts of(20*R*)-cholest-5-ene-3α,4β,21-triol 3,21-disulfate — Δ^5,R_1=OSO_3Na,R_2=H,R_3=OH

(20*R*)-5α-cholestane-3α,4β,21-triol 3,21-disulfate — R_1=OSO_3Na,R_2=H,R_3=OH

(20*R*)-5α-cholestane-3α,21-diol 3,21-disulfate — R_1=OSO_3Na,R_2=R_3=H

the dityrammonium salt of(20*R*)-cholest-5-ene-3α,21-diol 3,21-disulfate — R_1=OSO_3X,R_2=H,R_3=OH

X= HO 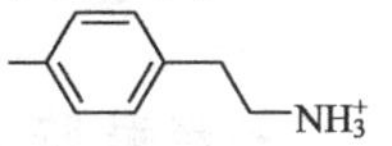

a mixture of sodium and tyrammonium salts(1:1) of (20*R*)-cholest-5-ene-3*R*,21-diol 3,21-disulfate — Δ^5,R_1=OSO_3X,R_2=R_3=H

X= Na^+, HO 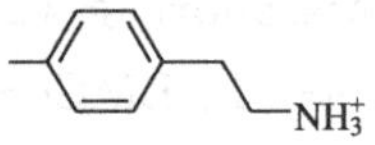

(20*R*)-5α -cholestane-2α,3β,21-triol 3,21-disulfate — R_1=OSO_3Na,R_2=OH,R_3=H

图 2-75　海星 *P. pulvillus* 中的甾体硫酸盐

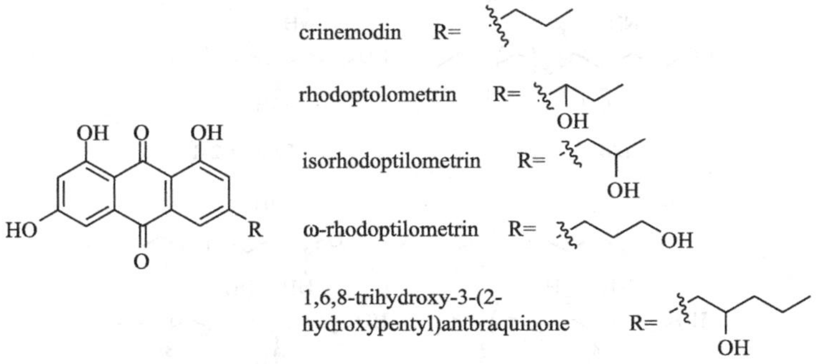

图 2-76　海星 *E. brasiliensis* 中的蒽醌化合物

crambescidin 800 和 celeromycalin（图 2-77）。由于这类化合物是典型的海绵代谢产物，在海星中发现此类化合物非常引人注目。这类化合物对 HIV 有很强的抑制作用，ptilomycalin A 和 crambescidin 800 的 CC_{50} 为 0.11 μg/mL，而 celeromycalin 的 CC_{50} 为 0.32 μg/mL。Pathirana 和 Andersen（1986）从海星 *D. imbricate* 中分离得到一种结构独特的苯基四氢异喹啉生物碱 imbricatine。该化合物有很好的抗肿瘤活性，体外对鼠白血病细胞 L-1210 的 ED_{50} < 1 μg/mL，体内对鼠白血病 P-388 细胞在剂量为 0.5 mg/kg时 T/C 为 139。该化合物的结构特殊，含有异喹啉生物碱所没有的特征结构，例如，3 位的羧基，6，8-二羟基，以及通过硫醚键连接芳香烃与 3-甲基-L-组氨酸。该化合物的活性与结构特点促使人们进行全合成研究，首先探讨了 imbricatine 的前体化合物 5-arylthio-3-methyl-L-histidines 的手性合成途径。Ohba 等（1998）进行了 imbricatine 的醚化衍生物 *tri-O*-methylimbricatine 的手性合成。但是，到目前为止，还没有该化合物成功全合成的报道。

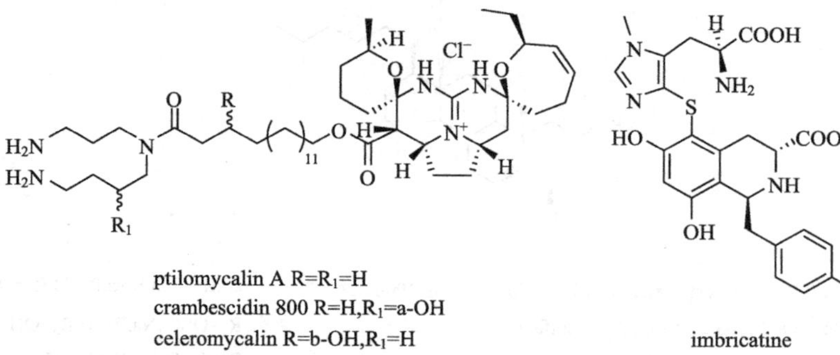

图 2-77 海星中的生物碱类化合物

2.5.1.5 神经酰胺

Masanori 等（2006）从海星 *Luidia maculate* 中分离出了 4 种神经酰胺类化合物 LMCer-1-1、LMCer-2-1、LMCer-2-6 和 LMCer-2-7（图 2-78）。生物活性研究发现，这些化合物均能显著降低糖尿病小鼠的血糖水平和血红蛋白 Alc 水平。

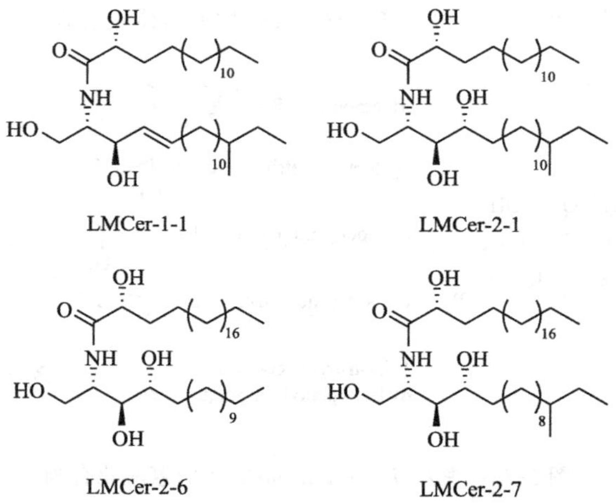

图 2-78 海星 *L. maculate* 中的神经酰胺化合物

2.5.2 海参

海参（*Holothuria*）为棘皮动物门（Echinodermata）、海参纲（Holothuroidea）、盾手目（Aspidochirota）动物，根据海参的外部形态和解剖特征可分为 6 目 24 科。全世界约有海参 1000 多种，分布于温带和热带海区，以印度-西太平洋区域种类最多，资源量最大。中国约有海参 101 种，隶属于 3 目 4 科，可供食用的有 21 种，绝大多数不能食用。

近 30 年来，对海参中活性成分的分离、鉴定及药理活性研究不断深入，已从海参中发现许多活性成分，如海参皂苷、海参多糖、多肽、海参神经节苷酯等。药理学研究表明，这些成分具有抗肿瘤、抗凝血、抗血栓、降血脂、降低血黏度、免疫调节、抗菌及促细胞生长等作用。

2.5.2.1 海参皂苷

海参皂苷为海参的主要次级代谢产物，也是其防御天敌的化学物质基础。20 世纪 50 年代，Nihgrelli 从阿氏辐肛参 *Actinopyga agassizi* 的体壁中分离得到一种称为海参毒素的有毒物质，自此对海参皂苷的研究日渐活跃。迄今为止，已从各种海参中分离获得 100 多种海参皂苷（黄日明等 2009）。

海参皂苷属于三萜类化合物，结构较为复杂。已经分离到的海参皂苷中的苷元大多具有海参烷的基本母核（徐任生 2003）。海参皂苷的分子结构具有丰富的多样性，不同的海参皂苷，其苷元中的取代基、官能团的取代位置，以及糖链中的单糖组成、位置及数量都不同。根据苷元的类型可将海参皂苷分为两类，海参烷型（holostane）皂苷的苷元一般为 18（20）-内酯环，如 liouvilloside A（Maier et al. 2001）（图 2-79）；非海参烷型（non-holostane）皂苷的苷元有 18（16）-内酯环或无内酯环结构，如 cucumarioside G2（Avilov et al. 1994）。纵观海参皂苷的结构，其基本特征是：苷元的 3 位上有羟基取代，与糖结合成苷；苷元的 12、16、17 位常有羟基、乙酰氧基取代，侧链上有时成环氧结构；苷元结构上常有 1 个或多个双键，侧链也可能有共轭双键。糖链中单糖组成常有 D-木糖、喹诺糖、D-葡萄糖、D-3-*O*-甲基葡萄糖、D-3-*O*-甲基木糖等，常有 1 个或多个硫酸基取代。海参皂苷具有多种药理活性，包括抗肿瘤、溶血、抑菌、ATP 酶抑制等活性。

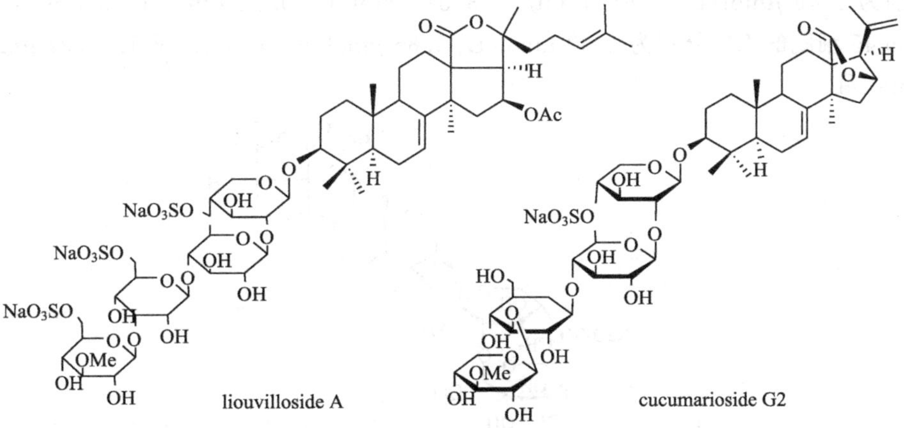

图 2-79 海参皂苷化合物 liouvilloside A 和 cucumarioside G2

海参皂苷的溶血活性与其结构密切相关。Kalinin 等（1992）研究了海参皂苷及其衍生物的结构变化对小鼠红细胞溶血作用和 K^+ 流失作用的影响。实验表明，海参皂苷的溶血活性强弱取决于苷元氧化程度、糖基的位置及糖基的侧链结构。例如，苷元 16 位氧化为酮基后，溶血活性明显降低；与苷元相连的木糖 4 位上硫酸酯化后，溶血活性增强。

Miyamoto 等（1990）从海参 *Cucumaria echinata* 中分离得到化合物 cucumechinosides A～C、cucumechinosides A 和 B（图 2-80）体外对鼠白血病细胞 L-1210 和人鼻咽癌细胞 KB 有较强的抑制作用，IC_{50} 分别为 0.26 μg/mL、0.34 μg/mL 和 0.7 μg/mL、1.2 μg/mL。另外，cucumechinosides A 和 B 还有较强的抗菌活性。

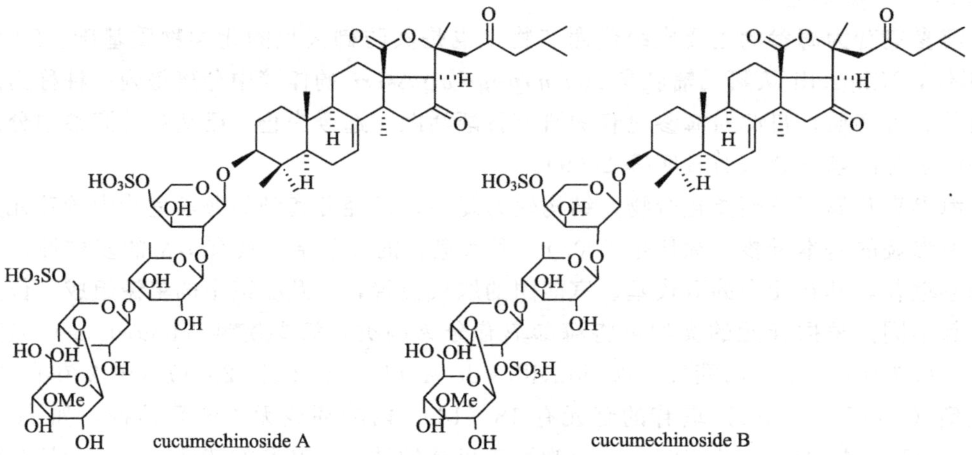

图 2-80 海参 *C. echinata* 中的海参皂苷化合物

闫冰等（2005）从海参 *Holothuria scabra* 中分离得到化合物 24-dehydroechinoside A、echinoside A、echinoside B、holothurin A、holothurin B（图 2-81），对人结肠癌细胞 HCT-116 和人胃癌细胞 MKN-45 具有显著的体外抗肿瘤活性，对 HCT-116 细胞的 IC_{50}分别为 1.46 μmol/L、1.98 μmol/L、3.31 μmol/L、0.24 μmol/L 和 1.60 μmol/L；对 MKN-45 细胞的 IC_{50}分别为 1.60 μmol/L、1.86 μmol/L、0.18 μmol/L、2.37 μmol/L 和 1.59 μmol/L。

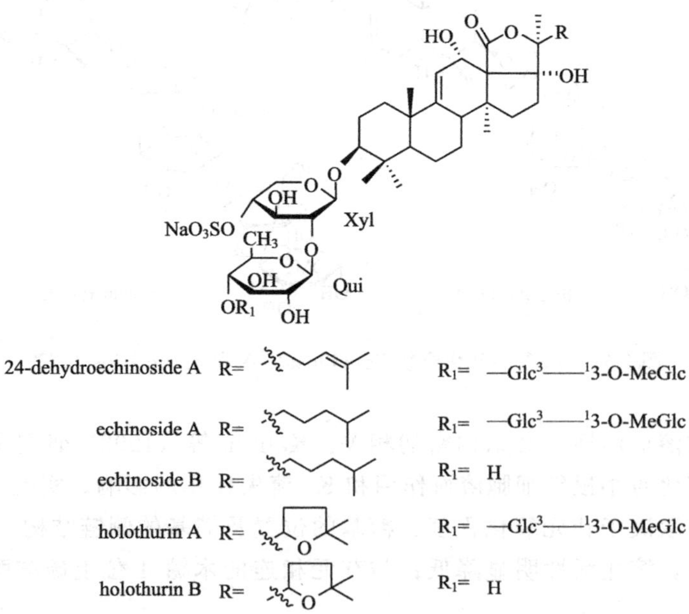

图 2-81 海参 *H. scabra* 中的海参皂苷化合物

Zou 等（2003）从采自中国福建海域的一种海参 *Mensamaria intercedens* 中分离得到化合物 intercedenside A（图 2-82）。该化合物体外对鼠淋巴细胞白血病 P-388 和人白血病 HL-60 细胞有明显的抑制作用。动物体内试验表明，其对小鼠 S180 肉瘤和 Lewis 肺癌均有显著的抑制作用。此外，该化合物还表现出一定的抗菌活性。从该种海参中还分离得到化合物 intercedensides B～H（易杨华等 2004，2003a，2003b），对卵巢癌 IA-9 和人肺癌 A-549 等 10 种肿瘤细胞株有明显的抑制作用。

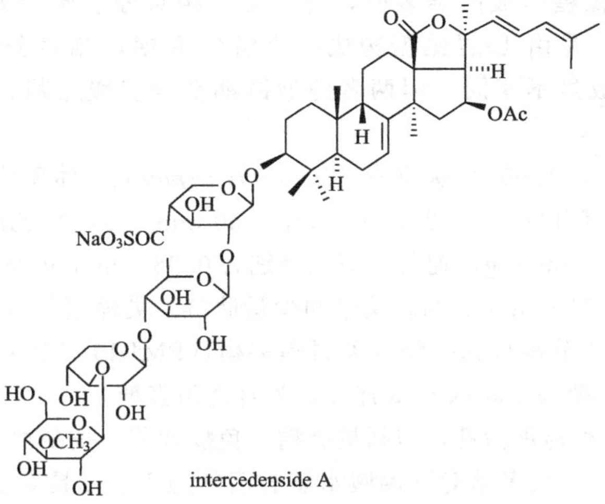

图 2-82 海参 *M. intercedens* 中的海参皂苷化合物 intercedenside A

Chludil 等（2002）从采自阿根廷巴塔哥尼亚海域的海参 *Hemoiedema spectabilis* 中分离得到两种硫酸化三萜皂苷 hemoiedemosides A 和 B（图 2-83），具有显著的抗真菌活性。

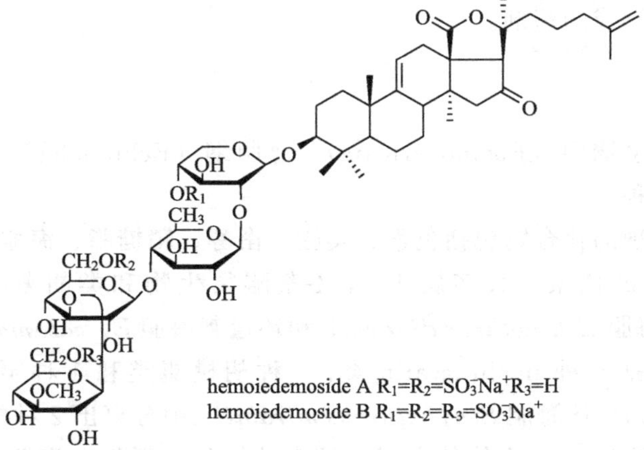

图 2-83 海参 *H. aspectabilis* 中的海参皂苷化合物

另有报道，从海参 *Actinopyga agassizi*、*Holothuria atra*、*Bohadschia argus*、*Cucumaria fraudatrix*、*Astichopus multifidus*、*Thelenota ananas* 中分离得到的三萜皂苷均能抑制小鼠脑中 Na^+-K^+-ATP 酶和 Mg^{2+}-ATP 酶的活性，其抑制作用比类固醇类皂苷强（Gorshkov et al. 1982）。

2.5.2.2 海参多糖

多糖是海参体壁的重要功能成分。海参多糖组成的糖基种类、连接的位置及重复单元都较多，因此多糖结构比较复杂。目前发现存在于海参体壁的多糖主要有两种，一种为海参黏多糖，属糖胺聚糖或氨基多糖，是由 D-*N*-乙酰氨基半乳糖、D-葡萄糖醛酸和 L-岩藻糖组成的杂多糖，有分支，相对分子质量为 4 万～5 万；另一种为海参岩藻多糖，是由 L-岩藻糖构成的直链匀多糖，相对分子质量为 8 万～10 万。两者的糖基组成虽不相同，但两者的糖链都富含硫酸酯基，这种结构是海参多糖所特有的。

Kariya 等（1990a，1990b）从海参 *Stichopus japonicus* 体壁中分离出两种糖胺聚糖（GAG），含硫酸基分别为 3.12 mmol/g 和 2.50 mmol/g，*N*-乙酰氨基半乳糖分别为 1.51 mmol/g 和 0.47 mmol/g，葡萄糖醛酸分别为 0.98 mmol/g 和 1.73 mmol/g，第二种 GAG 中还含有 1.73 mmol/g 的岩藻糖和少量肽链。吴萍茹等（2000）从海参 *Mensamaria intercedens* 中分离得到一种海参岩藻多糖（PMI-1），由 L-岩藻糖基和 L-岩藻糖-4-硫酸酯基组成，糖基之间以 α_1-α 连接，为直链匀多糖。

海参多糖具有多种药理活性，包括抗肿瘤、免疫调节、抗凝血、抗血栓等作用。刺参 *Stichopus japonicus* 粗多糖对肝癌腹水型肿瘤细胞 Hca-f 具有明显的体内抗肿瘤活性，抑瘤率为 73.56%（苏秀榕等 2003）。通过鸡胚尿囊膜模型实验发现，海参硫酸基多糖具有明显的抑制新生血管形成的活性，其作用效果与阳性对照药（氢化可的松）的一样，强于鲨鱼 6-硫酸基软骨素的作用（Collin 1999）。

Suzuki 等（1991）对刺参 *S. japonicus* 黏多糖的抗凝血与抗血栓活性进行了研究，发现该多糖的活性与传统抗凝药肝素有所不同。该多糖对凝血过程的影响主要表现为凝血酶时间延长，抗凝血酶作用主要依赖于肝素辅助因子。因此，该多糖是一种很有前景的抗凝血与抗血栓形成的药剂。

2.5.3 海胆

海胆属于棘皮动物门（Echinodermata）、海胆纲（Echinoidea），全球有 850 多种，中国海洋有 100 多种。

已从海胆中发现的化合物包括色素、类脂、甾醇、鞘糖脂、海胆毒素等。例如，海胆的壳和棘中含有的色素，大多属于 1，4-萘醌衍生物和类胡萝卜素类。Moore 等（1996）从冠刺棘海胆 *Echinothrix diadema* 和环冠刺海胆 *E. calamaris* 中分离到 11 种海胆棘皮色素，包括 6 种 naphthazarin 类、4 种胡桃醌类和 1 种罕见的苯醌化合物。Mischenko 等（2005）从海胆 *Scaphechinus mirabilis* 中分离出 2 种海胆棘皮色素 echinamines A 和 B（图 2-84），在体外表现出较高的抗氧化活性。海胆的性腺中也含有多种色素。例如，Borisovets 等（2002）发现 *Strongylocentrotus intermedius* 和 *S. nudus* 性腺中的色素主要为海胆酮 echinenone 及胡萝卜素类化合物。

Nair 等（1988）从海胆 *S. droebachinensis* 的生殖腺中分离得到类脂成分 8，11，14-eicosatrienoic acid 和 cholest-5-en-3-ol（3）-，3-(8，11，14-eicosatrienoate)，对豚鼠回肠具有前列腺素样平滑肌的兴奋作用，还可抑制 ADP、肾上腺素和花生四烯酸诱导的血小板聚集及 5HT 释放。2001 年，Takada 等（2001）从日本深海海胆 *Echinocardium*

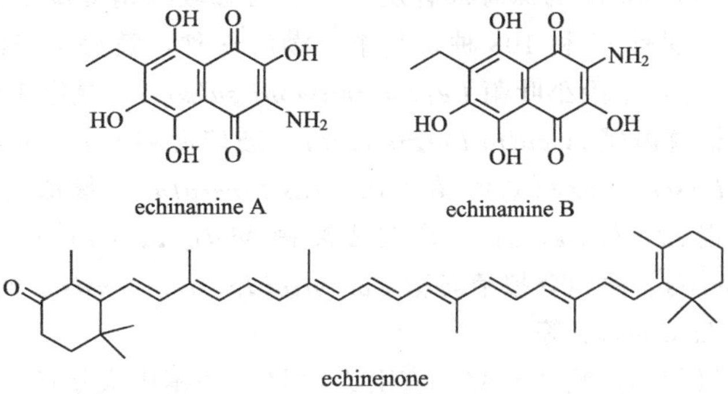

图 2-84　海胆中的部分色素

cordatum 中分离获得大量的含硫化合物 hedathiosulfonic acids A 和 B（图 2-85），对小鼠呈现出较低的急性毒性。

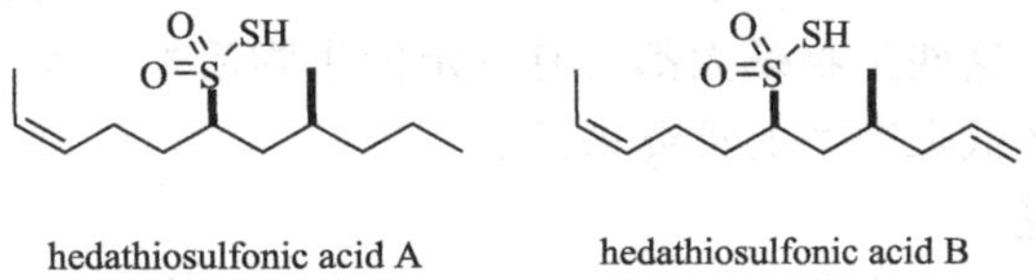

图 2-85　海胆 *Echinocardium cordatum* 中的含硫化合物

2.6　脊索动物次级代谢产物

脊索动物门中的尾索动物亚门也是海洋天然产物研究的热点生物类群，特别是被囊动物（海鞘等）是生物碱类、肽类等化合物的重要来源。对脊椎动物亚门的研究较少，但从鲨鱼等动物中也发现了一些有研究价值的化合物。

2.6.1　尾索动物

海鞘（Ascidian）属于脊索动物门（Chordates）、尾索动物亚门（Urochordata）、海鞘纲（Ascidiacea）；成体有被囊包被，因此也称被囊动物（Tunicata）。海鞘有单体、群体及聚生现象，幼体营自由生活，成体营固着生活，一般生长在水下 0.3～12 m 处，在 1～3 m 处最多；依靠其基部固着在海底岩石、贝壳、船帮及各类海中固定设施上，对舰艇、船舶、海上网箱养殖和港口建设危害较大，是主要的污损生物之一。海鞘是一种滤食性动物，通过咽来滤食直径只有几微米的浮游植物。其身体由上、下两部分构成，上部为构成动物主体的“萼杯”，下部是支撑这一“萼杯”的粗茎，整个身体全部包裹在一个结实的被囊之内。“萼杯”的顶部和背部分别有进水管和出水管，不定期携氧气、食物的颗粒和水流从进水管导入“萼杯”内宽大咽腔进行呼吸作用，析出的食物颗粒则沿着腹面称为柱构造的“食物槽”导入咽腔下方的消化道，最终产生的废水和排泄物则通过出水管排出体外。

现记录全世界约有海鞘 2000 多种，分布十分广泛，在潮间带、开放的海域和深海均有分布，从近岸到8000 m的深海都有发现。中国海域海鞘资源丰富，种类分布从北往南逐渐递增。已发现有11科103种，其中，渤海5种，黄海21种，东海24种，南海53种。主要种类有：米氏小叶鞘 *Leptoclinum mitsukurii*、星座美洲海鞘 *Amaroucium constellatum*、长纹海鞘 *Ascidia longistriata*、玻璃海鞘 *Ciona intestinalis*、史氏菊海鞘 *Botryllus schlosseri*、瘤状菊海鞘 *Botryllus tuberatus*、紫拟菊海鞘 *Botrylloides violaceus*、冠瘤海鞘 *Styela canopus*、乳突皮海鞘 *Molgula manhattensis*、青岛菊海鞘 *Botryllus tsingtaoensis*、西门登拟菊海鞘 *Botrylloides simodensis*、柄海鞘 *Styela clava* 和中国瘤海鞘 *Styela sinensis* 等。

对海鞘活性次级代谢产物的研究一直引人注目。海鞘中大量的具有抗肿瘤、抗菌、抗病毒、抗炎及酶抑制活性的化合物被发现，已成为海洋活性先导化合物的重要来源。已发现的海鞘化学成分主要有生物碱类、肽类、醌类及其他类型的化合物。

2.6.1.1　生物碱

生物碱类化合物在海鞘次级代谢产物中占有最重要的地位。目前已从海鞘中分离得到了一系列生物碱，结构类型主要包括吡咯类、吲哚类、喹啉类和吡啶类，还有一些其他结构类型的生物碱。这些生物碱大都具有一定的生物活性，大多集中在抗肿瘤活性方面，是值得重视的高效低毒药物的重要来源。

（1）吡咯类生物碱

Uddin M J 等（2001）从采于 Hateruma 岛海域的海鞘 *Lissoclinum* sp. 中分离得到6种氯代生物碱 haterumaimides F～I、chlorolissoclimide 和 dichlorolissoclimide（图 2-86）。Haterumaimides F～I 可抑制海胆受精卵的细胞分裂，对鼠白血病细胞 P-388 的 IC_{50}分别为 0.0055 μg/mL、10 μg/mL、2.7 μg/mL 和 10 μg/mL。构效关系表明，C-6 和 C-12 羟基对体外细胞毒活性是必需的。Uddin J 等（2006）又从该海鞘中分离得到 haterumaimides N～Q，对 P-388 细胞都有细胞毒性。构效关系表明，C-6、C-7、C-12、C-18 的羟基，C-2 位的氯原子，以及 C 环上的亚氨基是对 P-388 细胞毒性所必需的。Tsuda 等（2003）从海鞘 *Cystodytes* sp. 中分离得到独特的吡咯嘧啶生物碱 rigidin 及 rigidins B～D。Krishnaiah 等（2004）从印度海鞘 *Didemnum obscurum* 中分离得到 lamellarin α、lamellarin γ 和 lamellarin ε 生物碱，显示了抗氧化活性。Reddy 等（2005）又从印度海鞘 *D. obscurum* 中分离得到 lamellarin ξ、lamellarin η、lamellarin φ 和 lamellarin χ，对结肠癌细胞 COLO-205 显示了一定程度的细胞毒活性。

（2）β-咔啉类生物碱

Eudistomins 类化合物（图 2-87）是 β-咔啉生物碱的代表，是从海鞘 *Eudistoma* 属的浅水种中分离获得的（Rinehart et al. 1984）。该类化合物有4种取代类型：未取代、吡咯取代、吡咯啉取代及含有特异的氧硫杂 OY 庚因环（oxathiazepine）的四氢 β-咔啉。Eudistomins 对单纯疱疹病毒Ⅰ型和Ⅱ型、牛痘病毒、柯萨奇病毒 A21、马鼻病毒等具有抗病毒活性，是有发展前景的抗病毒药物先导化合物。

Rashid 等（2001）从海鞘 *Eudistoma gilboverde* 中分离得到 β-咔啉生物碱 2-methyleudistomin D、2-methyleudistomin J 和 14-methyleudistomidin C（图 2-88），其中化合物 14-methyleudistomidin C 对黑素瘤细胞 LOX、卵巢肿瘤细胞 OVCAR-3、结肠癌细胞 COLO-205 和白血病细胞 MOLT-4 有明显的细胞毒性。

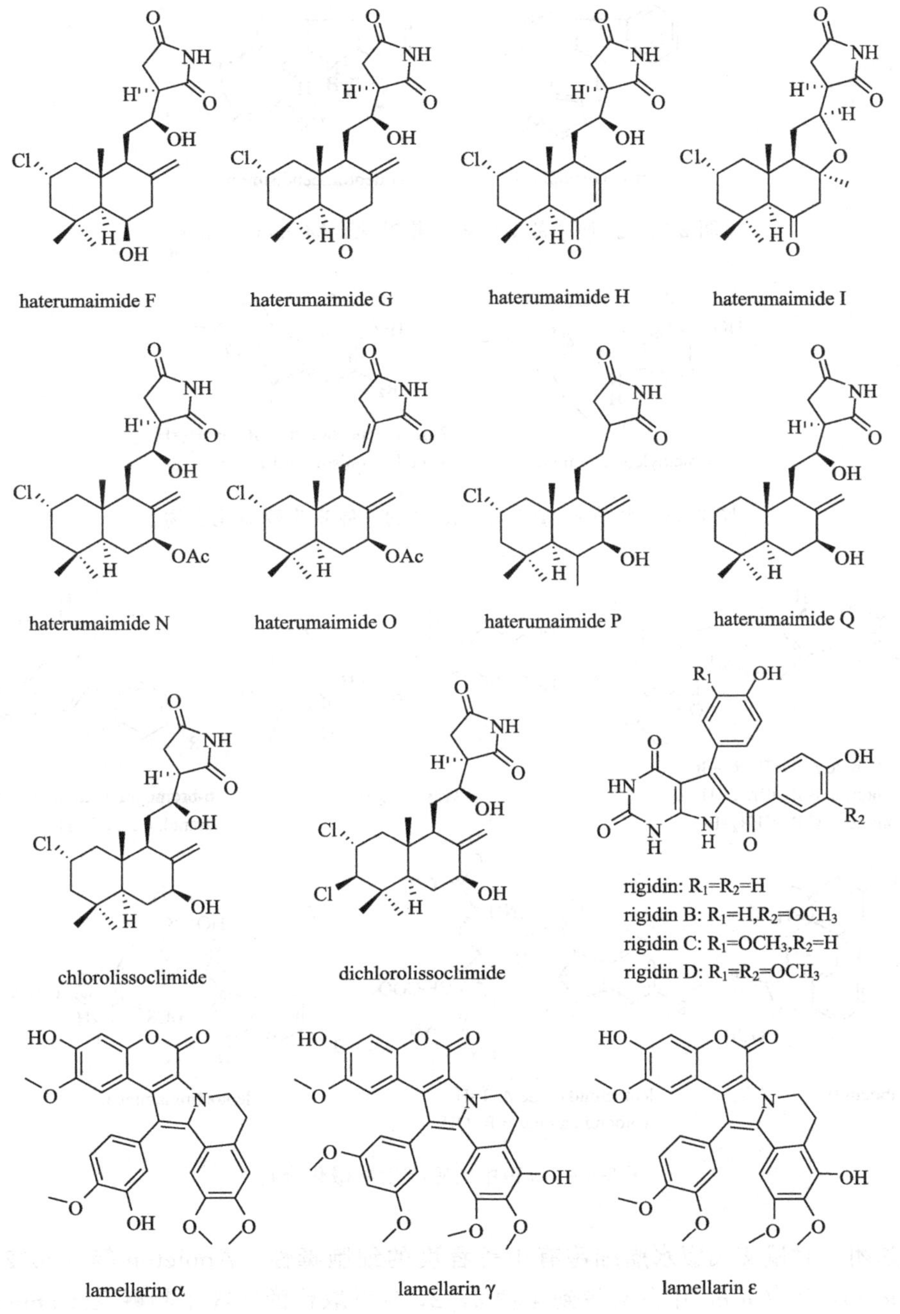

图 2-86　海鞘中的吡咯生物碱化合物

(3) 吲哚类生物碱

Britton 等（2001）从采于巴西的海鞘 *Didemnum granulatum* 中得到生物碱 6-bromogranulatimide 和 granulatimide（图 2-89）。Makarieva 等（2001）从采于日本海的海鞘 *Eudistoma* sp. 中分离得到的生物碱 pibocin B，具有独特的结构，含有一个 *N-O*-甲

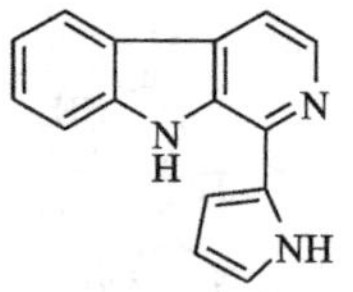

neoeudistomin 1

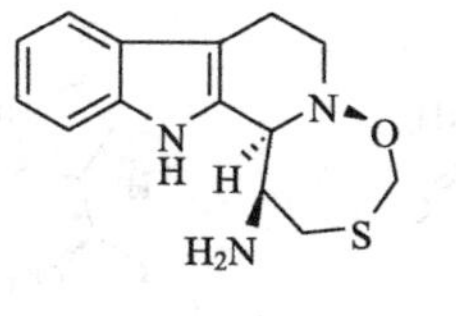

(-)-debromoeudistomin

图 2-87　海鞘中的β-咔啉生物碱化合物 eudistomins

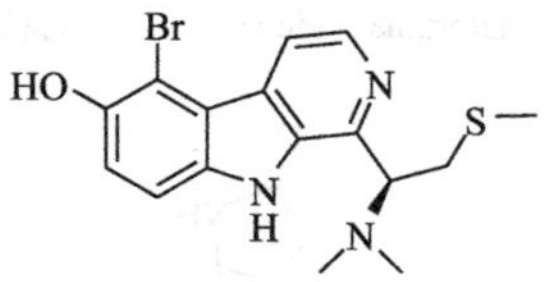

14-methyleudistomidin C

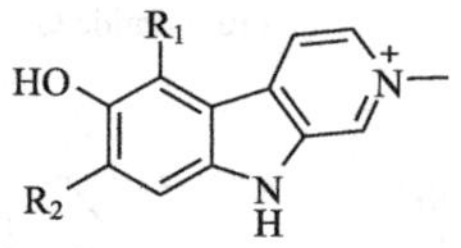

2-methyleudistomin D R_1=Br,R_2=H
2-methyleudistomin J R_1=H,R_2=Br

图 2-88　海鞘 *E. gilboverde* 中的β-咔啉生物碱化合物

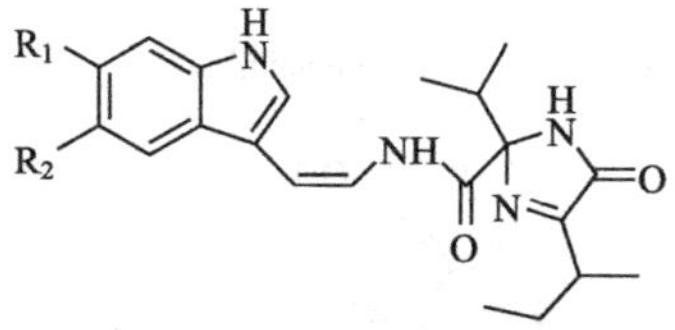

kottamide A R_1=Br,R_2=Br
kottamide B R_1=Br,R_2=H
kottamide C R_1=H,R_2=Br

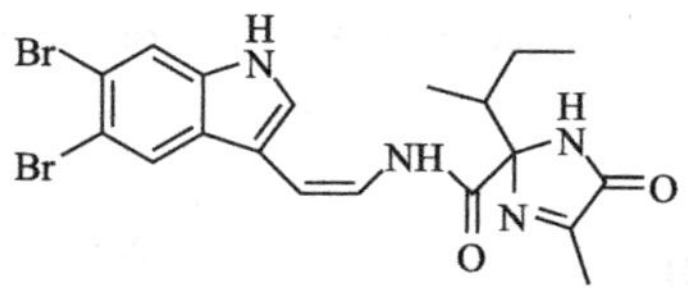

kottamide D

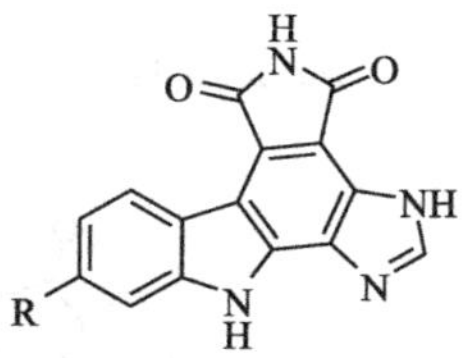

6-bromogranulatimide R=Br
granulatimide R=H

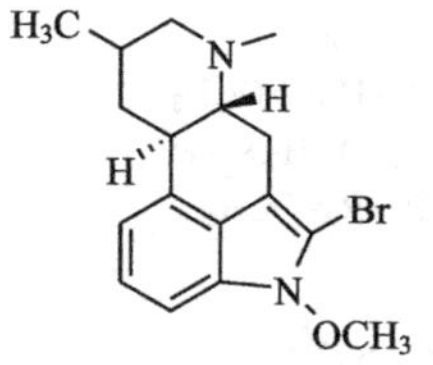

pibocin B

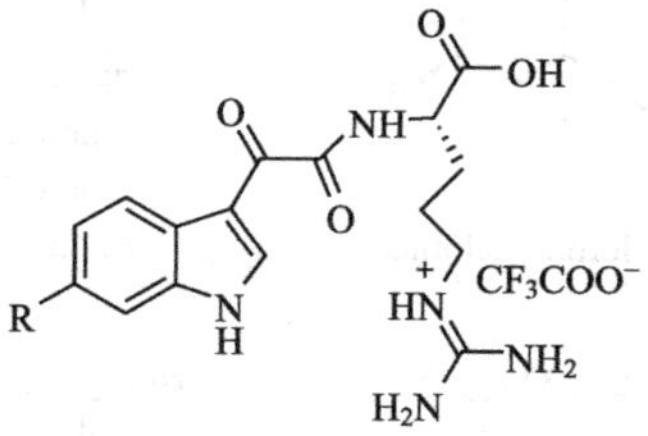

leptoclinidamine A R=H
leptoclinidamine B R=OH

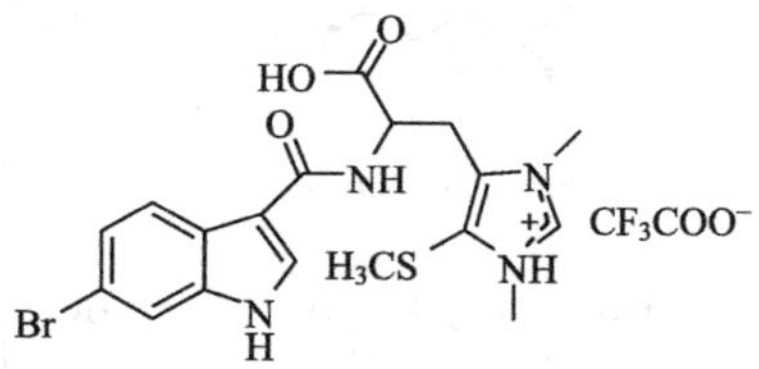

leptoclinidamine C

图 2-89　海鞘中的吲哚生物碱化合物

基吲哚基团，对鼠艾氏腹水瘤细胞有中等程度的细胞毒性。Appleton 等（2002）从海鞘 *Pycnoclavella kottae* 中分离得到 4 种 2，2，5-三取代的咪唑生物碱 kottamides A～D，对鼠白血病细胞 P-388 有中等程度的抑制活性。另外，化合物 kottamide A 还对猴肾细胞 BSC-1 有中等程度的细胞毒性，化合物 kottamide D 还具有抗细胞增殖和抗炎等活性。但在对枯草芽孢杆菌（*Bacillus subtilis*）、大肠杆菌（*Escherichia coli*）、白色念珠菌（*Candida albicans*）和毛癣菌（*Trichophyton mentagrophytes*）的抑菌试验中，这些化合物均未表现出明显的活性。

Carroll 和 Avery（2009）从澳大利亚海鞘 *Leptoclinides durus* 中分离得到三种吲哚生物碱 leptoclinidamines A～C，活性测试结果显示没有细胞毒活性。

(4) 吡啶类生物碱

从采于地中海的海鞘 *Microcosmus vulgaris* 中分离得到 *N*-甲基吡啶盐生物碱 sulcatin（图 2-90），结构中含有 3，4-二取代 *N*-甲基吡啶核，在体内对肿瘤细胞有抗增殖活性（Aiello et al. 2000）。McCoy 和 Faulkner（2001）从采于毛伊岛的海鞘 *Aplidium uouo* 中分离得到哌啶（六氢吡啶）生物碱 uoamines A 和 B。Chill 等（2003）从采于马达加斯加 Barren 岛的海鞘中分离得到生物碱 barrenazine A 和 B，含有一个吡嗪杂环骨架，化合物 barrenazine A 对人结肠腺癌细胞 LoVo-DOX 有细胞毒性。

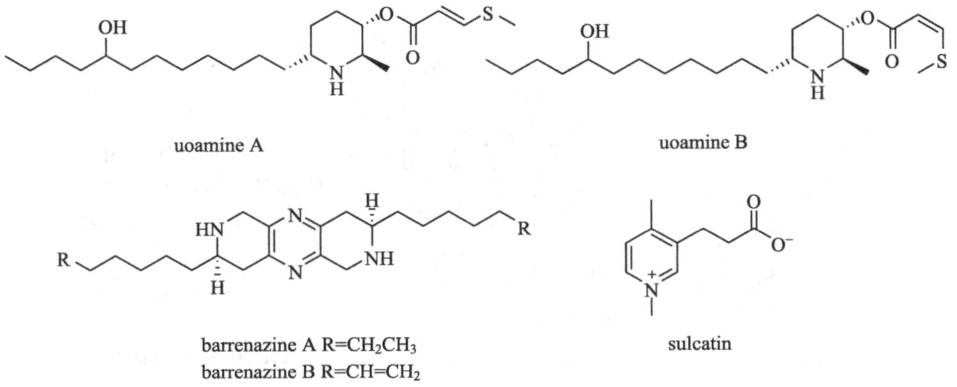

图 2-90　海鞘中的吡啶类生物碱化合物

(5) 喹啉类生物碱

Rinehart 等（1990）首次从加勒比海鞘 *Ecteinascidia turbinata* 中分离到系列喹啉类生物碱 ecteinascidins，在体外表现出广谱的抗肿瘤活性。其中，ecteinascidin 743（ET-743）（图 2-91）对软组织肉瘤、乳腺癌、卵巢癌、非小细胞肺癌、前列腺癌、黑色素瘤具有较好的疗效，已完成 Ⅲ 期临床研究（详见 6.2 节）。

Koren-Goldshlager 等（2000）从采于马约特岛的海鞘 *Cystodytes violatinctus* 中分离得到 cycloshermilamine D（图 2-91）。Anthony 等（2002）从 *Didemnum* sp. 中分离得到 lepadins D～F（lepadin E 和 F 为立体异构体）。化合物 lepadins E 和 F 的 C-3 位的 2E-八碳酸性酯侧链比相同位置为羟基时的 lepadin D 活性高约 50 倍；由于 C-2 位结构的微小差异，lepadin F（C-2 位为 β-CH_3）的活性明显高于 lepadin E（C-2 位为 α-CH_3），提示 C-2 位在其生物活性中也起重要作用。Lepadins D～F 的细胞毒性较弱，作用于大鼠骨骼肌成肌细胞 L-6 的 IC_{50} 分别为＞30 μg/mL、16.2 μg/mL、18.3 μg/mL。Davis 等（2002）从采于大堡礁的海鞘 *Aplidium tabascum* 中分离得到 lepadins F～H。Torres 等（2002）从巴西海鞘 *Cystodytes dellechiajei* 中分离得到 sebastianines A 和 B，对人结肠癌细胞 HCT-116 有细胞毒性。另外，kuanoniamine E、kuanoniamine F 和 submarine 是从一种新加坡海鞘中分离得到的喹啉类生物碱（Sidebottom and Carte 2002）。

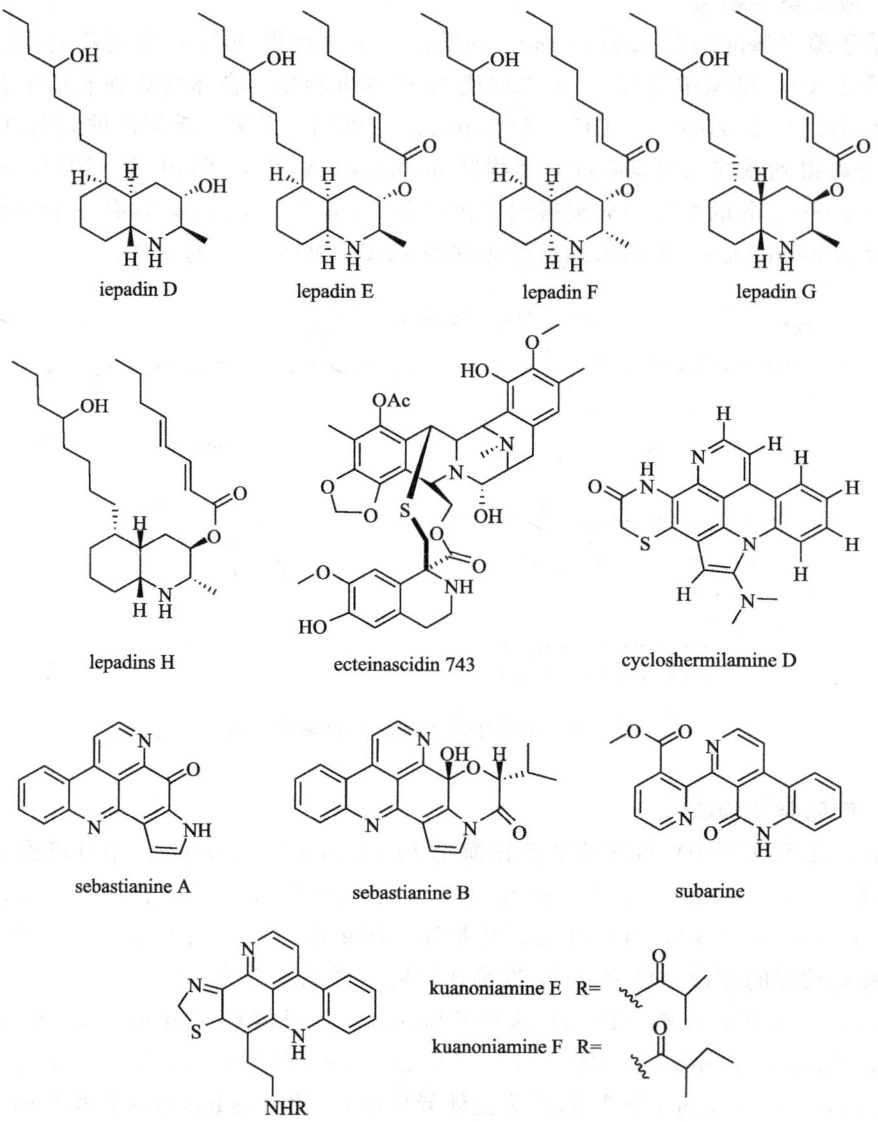

图 2-91 海鞘中的喹啉类生物碱化合物

2.6.1.2 肽类及氨基酸衍生物

(1) 环肽

从海鞘中分出的肽类化合物，因其大多具有抗肿瘤活性而受到重视，其中，环状缩肽类化合物膜海鞘素 didemnins 最具有代表性（图 2-92）。Didemnins 族化合物具有体外和体内抗病毒及抗肿瘤活性，其中 didemnin B 的活性最强。Didemnin B 是第一个进入临床试验的海洋天然产物，但因具有心脏毒性等退出了临床研究。Dehydrodidemnin B 是从采自地中海的海鞘 *Aplidium albicans* 中获得的一种抗肿瘤环缩肽（Rinehartet al. 1991），后来称为 aplidine（Urdiales et al. 1996）。Aplidine 的抗肿瘤活性高于 didemnin B，且没有心脏毒性，目前作为抗肿瘤药物正在进行临床研究（详见 6.4 节）。

Ireland 和 Fernandez（1998）从海鞘 *Didemnum cuculiferum* 和 *Polysyncraton lithostrotum* 中分离到环肽 vitilevuamide（图 2-93），已作为抗肿瘤药物进入临床前研究。

从采自新加坡海域的海鞘 *Lissoclinum patella* 中分离出 2 种环八肽 patellamides E 和 F，其中，patellamide F 对 NCI 的 60 种人类肿瘤细胞系 IC_{50} 平均值为 13 μmol/L，patellamide E 在体外对人结肠癌细胞仅显示微弱的细胞毒性（McDonald and Ireland 1992；Rashid et al. 1995）。

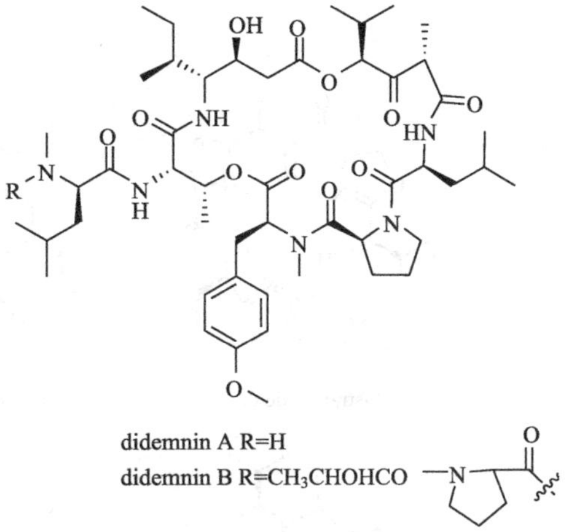

图 2-92　海鞘中的环缩肽化合物膜海鞘素 didemnins

从采于菲律宾 Tablas 岛的海鞘 *Lissoclinum bistratum* 中分离得到 8 种环状六肽 bistratamides C～J（图 2-94），其中 bistratamides E～J 对人结肠癌细胞 HCT-116 有中等细胞毒性（Perez and Faulkner 2003）。

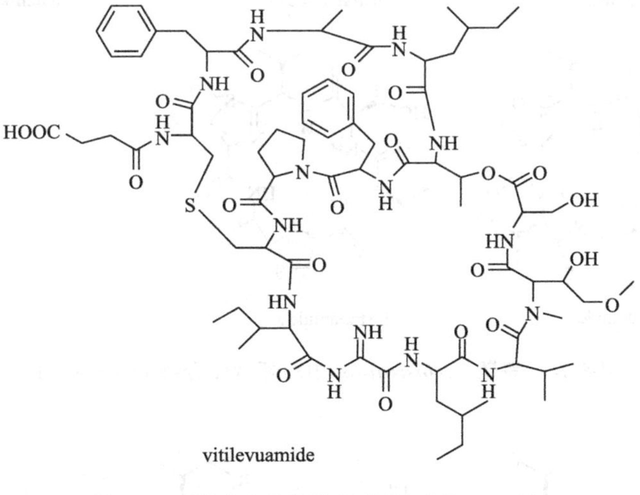

图 2-93　海鞘中的环肽化合物 vitilevuamide

Fernández 等（2008）等从印尼海鞘 *Diazona* sp. 中分离到了 diazonamides A～E（图 2-95），试验表明，diazonamides C～E 对人肺癌细胞 A-549、结肠癌细胞 HT-29 和乳腺癌细胞 MDA-MB-231 具有中等强度的细胞毒活性。

（2）氨基酸衍生物

从海鞘中发现了一系列的氨基酸衍生物。McDonald 等（1995）从 *Botryllus* 属中的一种海鞘中分离到了系列溴代酪氨酸衍生物 botryllamides A～D（图 2-96），其中，botryllamide D 对人结肠癌细胞 HCT-116 细胞的增殖有抑制作用，IC_{50} 为 17 μg/mL。Rao M R 和 Faulkner（2004）从采于帕劳群岛的海鞘 *Botrylloides tyreum* 中分离得到 botryllamides E～H，对 HCT-116 有弱细胞毒性。Debitus 等（1995）从 *Didemnun rodriguesi* 海鞘中分到了一种化合物 caledonin，结构中含有一个 1-苯丙氨酸残基，通过

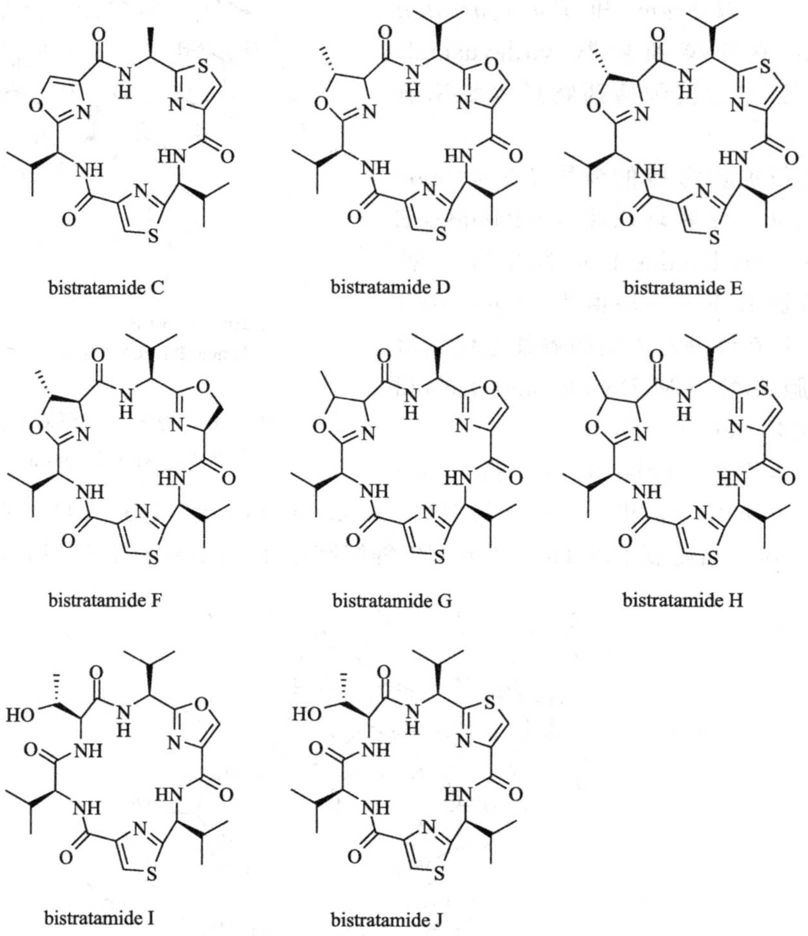

图 2-94　海鞘 *L. bistratum* 中的环肽化合物 bistratamides

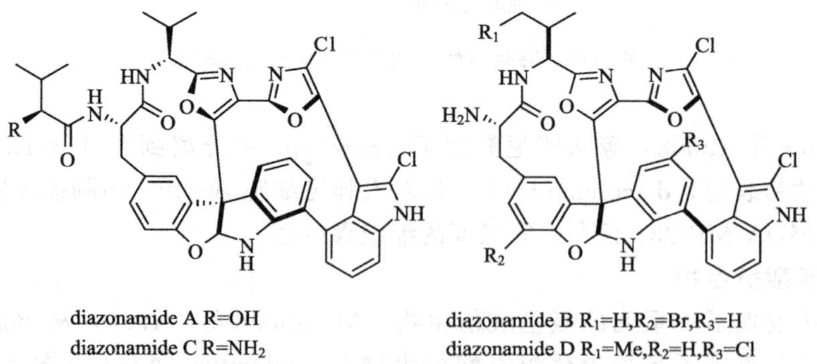

图 2-95　海鞘 *Diazona* sp. 中的环肽化合物 diazonamides

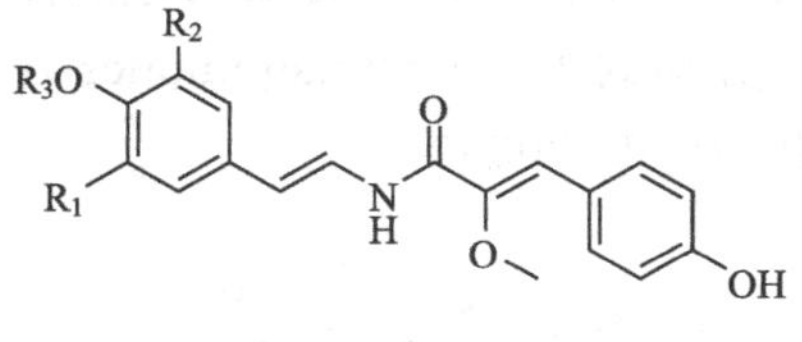

botryllamide A R_1=R_2=Br,R_3=Me
botryllamide C R_1=H,R_2=Br,R_3=Me
botryllamide E R_1=R_2=H,R_3=Me
botryllamide F R_1=R_2=R_3=H
botryllamide G R_1=R_2=Br,R_3=H

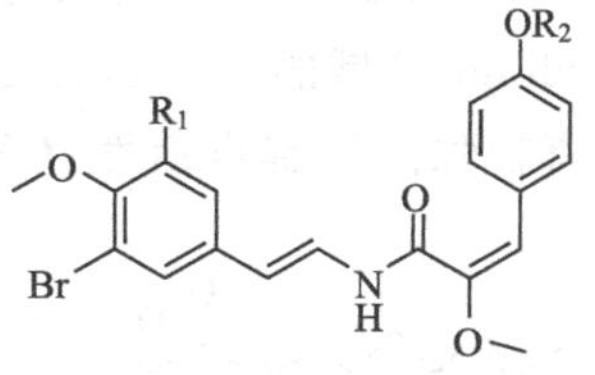

botryllamide B R_1=Br,R_2=H
botryllamide D R_1=R_2=H

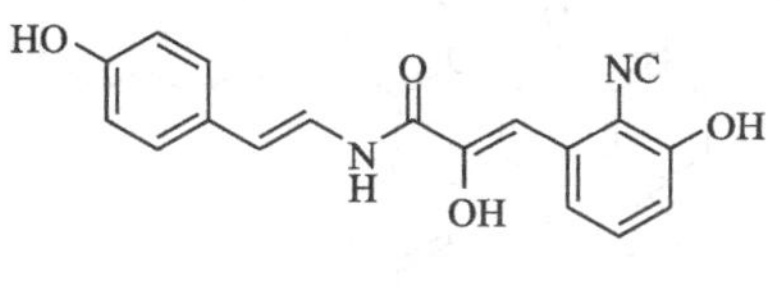

botryllamide H

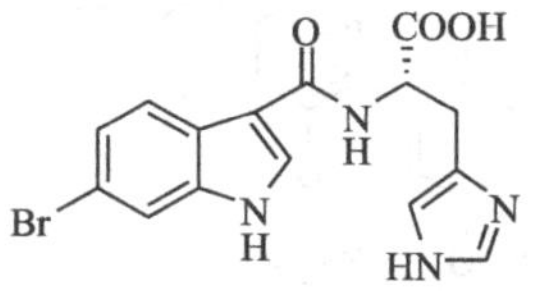

N-(6-bromo-1H-indolyl-3-carbonyl)-His

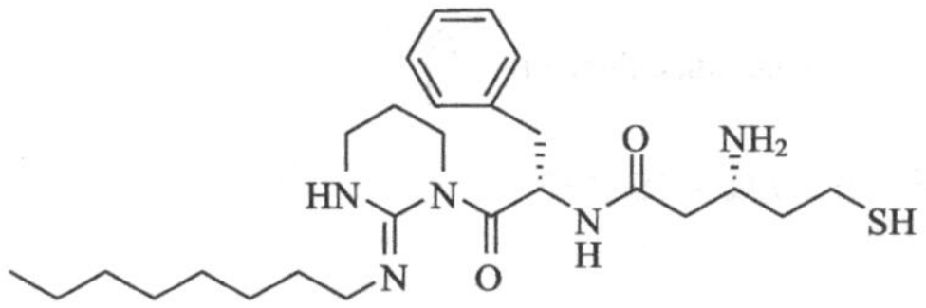

caledonin

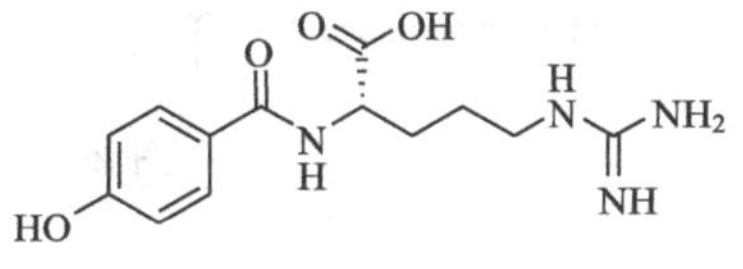

N-(p-hydroxybenzoyl)-*L*-Arg

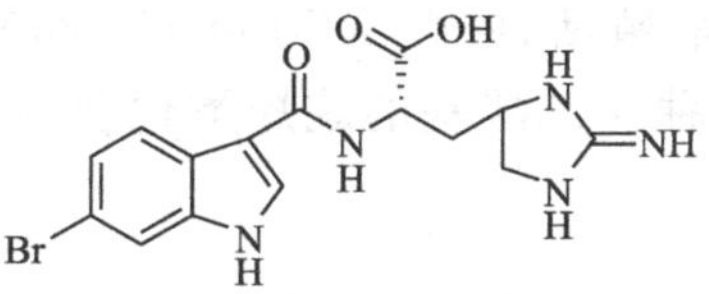

N-(6-bromo-1H-indolyl-3-carbonyl)-enduracididine

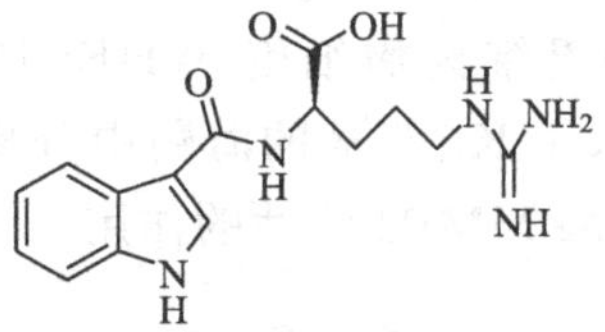

N-(1H-indolyl-3-carbonyl)-D-Arg

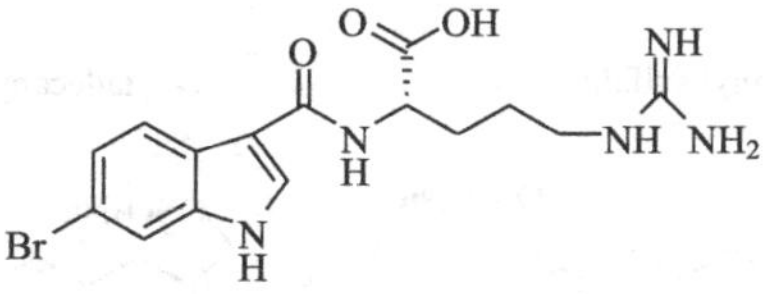

N-(6-bromo-1H-indolyl-3-carbonyl)-Arg

图 2-96　海鞘中的氨基酸衍生物

羧基与一个带有 *n*-辛烷链的六元环相连。Caledonin 由于其独特的结构特征，可能与金属离子在细胞膜间的运转有关。García 等（1996）在对新苏格兰海鞘 *Leptoclinides dubius* 的研究中发现了 *N*-（p-hydroxybenzoyl）-L-arginine 等 5 种氨基酸衍生物，对人鼻咽癌 KB 细胞和鼠白血病 P-388 细胞有弱的细胞毒性。

2.6.1.3　醌类

醌类化合物是海鞘中常见的一类化合物，具有较好的抗肿瘤活性。Aiello 等（2003）从采自意大利 Capo Caccia 海域的海鞘 *Aplidium conicum* 中分离到了 conicaquinones A 和 B（图 2-97），对小鼠神经胶质瘤细胞有较强的细胞毒活性。此后，又从采自意大利 Sardinia 海域的 *A. conicum* 中分离到了 thiaplidiaquinones A 和 B，对人类白血病 T 细胞有较强的细胞毒活性（Aiello et al. 2005）。

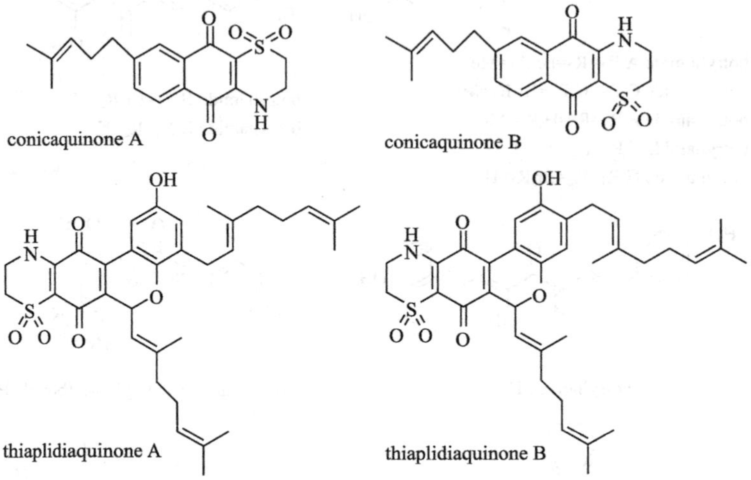

图 2-97　海鞘中的醌类化合物

2.6.1.4　含硫酸基的烷烃

从地中海海鞘 *Sidnyum turbinatum* 中分离得到 5 种含硫酸基的烷烃类化合物（图 2-98），对鼠纤维肉瘤细胞 WHEI-164 有抗增殖活性（Aiello et al. 2001）。Fujita 等（2002）从采于 Kii 半岛的海鞘中分离得到一种含硫酸基的烷烃类化合物，具有抑制基质金属蛋白酶 MMP2 活性的作用。

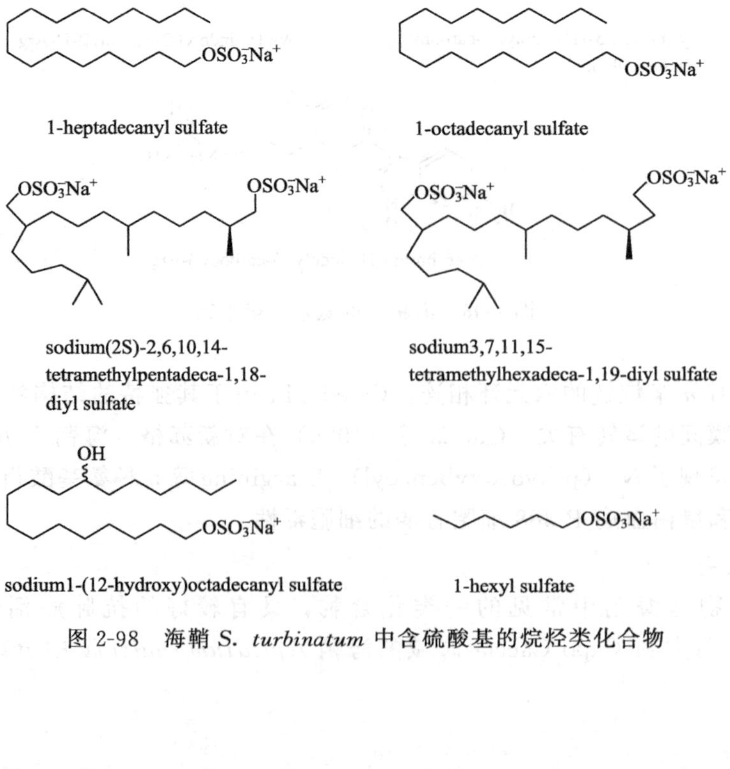

图 2-98　海鞘 *S. turbinatum* 中含硫酸基的烷烃类化合物

2.6.1.5 其他化合物

Davies-Coleman 等（2000）从印度洋的 *Stolonica* 属海鞘中分离到两种脂肪酸衍生物——环状过氧化物 stolonic acids A 和 B（图 2-99），是含有 3，6-表二氧-7，10-四氢呋喃环的 26 碳不饱和脂肪酸，具有细胞毒性。

从新西兰海鞘 *Cnemidocarpa bicornuta* 中分离到化合物 4-（2-amino-ethyl）-2-bromo-phenol 和 6-imino-1，3-dimethyl-1，3，6，9-tetrahydro-purin-2-one（Lindsay et al. 1998）。从菲律宾 Davao 海域采集到海鞘 *Aplidiopsis ocellata*，从中分离到具有二苯并二 英骨架的化合物 aplidioxins A 和 B（Wolf et al. 1999）。

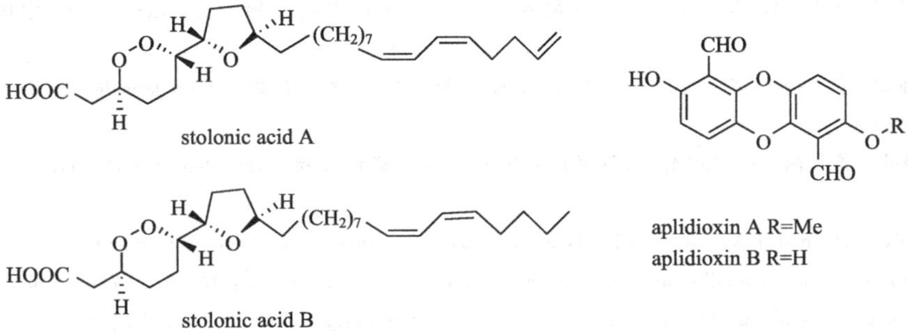

图 2-99 海鞘中的环状过氧化物及二苯并二 英骨架化合物

2.6.2 脊椎动物

角鲨胺 squalamine（图 2-100）是从海绿角鲨 *Squalus acanthias*（脊椎动物亚门、角鲨科 Squalidae）中分离得到的第一个氨基固醇类化合物，具有较强的抗菌活性，对金黄色葡萄球菌 *Staphylococcus aureus* 的最低抑菌浓度（MIC）为 10 μg/mL，并具有抗血管生成和抗肿瘤活性。目前正处于临床研究阶段，用于治疗晚期非小细胞肺癌（Rao M N et al. 2000）。

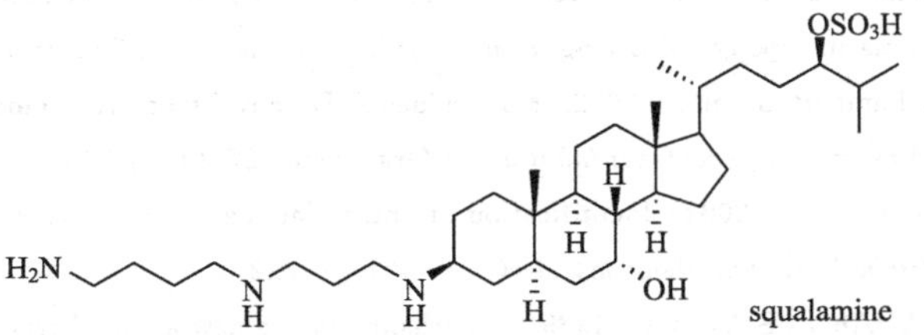

图 2-100 角鲨 *S. acanthias* 中的角鲨胺 squalamine

参考文献

吕方，林文瀚. 2005. 海洋异臭椿类三萜化学结构与生物活性的关系. 中国天然药物，3（2）：74～77

吴萍茹，陈粤，方金瑞，等. 2000. 二色桌片参的化学成分的研究 IV. 二色桌片参糖蛋白的分离性质及抗肿瘤活性的研究. 中国海洋药物，19（5）：4～6

徐任生. 2003. 天然产物化学. 第二版. 北京：科学出版社. 733～734

林厚文，易杨华，李文林，等. 1998. 中国南海总合草苔虫中新的抗癌活性成分 bryostatin 19. 中国海洋药物，17 (1)：1～3
林厚文，洪水根，王增蕾，等. 2006. 抗肿瘤药物. 见：易杨华，焦炳华. 现代海洋药物学. 北京：科学出版社. 399～500
汤海峰，易杨华，张淑，等. 2004. 海星皂苷的研究进展. 中国海洋药物，23 (6)：48～57
王长云，刘海燕，邵长伦，等. 2008. 软珊瑚和柳珊瑚化学防御物质研究进展. 生态学报，28 (5)：2320～2328
苏秀榕，娄永江，常亚青，等. 2003. 海参的营养成分及海参多糖的抗肿瘤活性的研究. 营养学报，25 (2)：181～182
邓松之. 2004. 海洋臭椿类三萜的研究进展. 中国海洋药物，23 (1)：37～41
闫冰，李玲，易杨华，等. 2005. 糙海参中三萜皂苷活性成分的研究. 第二军医大学学报，26 (6)：626～631
黄日明，王宾，刘永宏. 2009. 海参的化学成分及其生物活性的研究概况. 中成药，31 (8)：1263～1269
易杨华，邹峥嵘，吴厚铭，等. 2003a. 二色桌片参中新的抗肿瘤化合物 Intercedenside B. 中国发明专利，CN 1405178
易杨华，邹峥嵘，吴厚铭，等. 2003b. 二色桌片参中新的抗肿瘤化合物 Intercedenside C. 中国发明专利，CN 1428350
易杨华，邹峥嵘，吴久鸿，等. 2004. 二色桌片参中新的抗肿瘤化合物 Intercedensides D～H. 中国发明专利，CN 1528781
Abramson S N，Trischman J A，Tapiolas D M，et al. 1991. Structure/activity and molecular modeling studies of the lophotoxin family of irreversible nicotinic receptor antagonists. J Med Chem，34 (6)：1798～1804
Aiello A，Fattorusso E，Menna M，et al. 2000. Sulcatin，a novel antiproliferative N-methylpyridinium alkaloid from the ascidian *Microcosmus vulgaris*. J Nat Prod，63 (4)：517～519
Aiello A，Carbonelli S，Fattorusso E，et al. 2001. New bioactive sulfated metabolites from the Mediterranean tunicate *Sidnyum Turbinatum*. J Nat Prod，64 (2)：219～221
Aiello A，Fattorusso E，Luciano P，et al. 2003. Conicaquinones A and B，two novel cytotoxic terpene quinones from the Mediterranean ascidian *Aplidium conicum*. Eur J Org Chem，2003 (5)：898～900
Aiello A，Fattorusso E，Luciano P，et al. 2005. Antitumor effects of two novel naturally occurring terpene quinones isolated from the Mediterranean ascidian *Aplidium conicum*. J Med Chem，48 (9)：3410～3416
Anthony D W，Eva G，Gabriele M K. 2002. Lepadins D-F：Antiplasmodial and antitrypanosomal decahydroquinoline derivatives from the tropical marine tunicate *Didemnum* sp. J Med Chem，45 (14)：3067～3072
Antonov A S，Afiyatullov S S，Kalinovsky A I，et al. 2003. Mycalosides B-I，eight new spermostatic steroid oligoglycosides from the sponge *Mycale laxissima*. J Nat Prod，66 (8)：1082～1088
Aoki S，Yoshioka Y，Miyamoto Y，et al. 1998. Agosterol A，a novel polyhydroxylated sterol acetate reversing multidrug resistance from a marine sponge of *Spongia* sp. Tetrahedron Lett，39：6303～6306
Appleton D R，Page M J，Lambert G，et al. 2002. Kottamides A-D：novel bioactive imidazolone-containing alkaloids from the New Zealand ascidian *Pycnoclavel lakottae*. J Org Chem，67 (15)：5402～5404
Ata A，Kerr R G，Moya C E，et al. 2003. Identification of anti-inflammatory diterpenes from the marine gorgonian *Pseudopterogorgia elisabethae*. Tetrahedron，59 (23)：4215～4222
Atta-ur-Rahman，Alvi K A，Abbas S A，et al. 1989. Zoanthaminone，a new alkaloid from a marine zoanthid. Tetrahedron Lett，30：6825～6828
Atta-ur-Rahman，Alvi K A，Abbas S A，et al. 1991. A diterpenoid lactone from *Aplysia juliana*. J Nat Prod，54 (3)：886～888
Avilov S A，Kalinin V I，Makarieva T N，et al. 1994. Structure of cucumarioside G2，a novel nonholostane glycoside from the sea cucumber *Eupentacta fraudatrix*. J Nat Prod，57 (8)：1166～1171
Balbin-Oliveros M，Edrada R A，Proksch P，et al. 1998. A new meroditerpenoid dimer from an undescribed Philippine marine sponge of the genus *Strongylophora*. J Nat Prod，61 (7)：948～952
Battistini C，Ciomei M，Pietra F，et al. 1996. Terpenoidic derivatives (sarcodictyins) useful as antitumor agents. PCT Int. Appl. WO 9636335 A1 19961121. 17

Behenna D C, Stockdi J L, Stoltz B M. 2008. The biology and chemistry of the zoanthamine alkaloids. Angew Chem Int Ed, 47: 2365～2386

Bergmann W, Feeney R J. 1950. Isolation of a new thymine pentoside from sponges. J Am Chem Soc, 72: 2809～2810

Bergmann W, Feeney R J. 1951. Contributions to the study of marine products: the nucleosides of sponges. J Org Chem, 16: 981～987

Bergmann W, Burke D C. 1955. The nucleosides of sponges. 3. Spongothymidine and spongouridine from *Cryptotethya crypta*. J Org Chem, 20: 1501～1507

Bewley C A, Debitus C, Faulkner D J. 1994. Microsclerodermins A and B. Antifungal cyclic peptides from the Lithistid Sponge *Microscleroderma* sp. J Am Chem Soc, 116 (17): 7631～7636

Borisovets E E, Zadorozhny P A, Kalinina M V, et al. 2002. Changes of major carotenoids in gonads of sea urchins (*Strongylocentrotus intermedius* and S. *nudus*) at maturation. Comp Biochem Phys B, 132: 779～790

Bishara A, Rudi A, Benayahu Y, et al. 2007. Three biscembranoids and their monomeric counterpart cembranoid, a biogenetic Diels-Alder precursor, from the soft coral *Sarcophyton elegans*. J Nat Prod, 70 (12): 1951～1954

Britton R, de Oliveira J H H L, Andersen R J, et al. 2001. Granulatimide and 6-bromogranulatimide, minor alkaloids of the Brazilian ascidian *Didemnum granulatum*. J Nat Prod, 64 (2): 254～255

Bruno I, Minale L, Riccio R, et al. 1993. Starfish saponins, part 50. Steroidal glycosides from the Okinawan statarfish *Nardoa tuberculata*. J Nat Prod, 56 (7): 1057～1064

Burgoyne D L, Andersen R J, Allen T M. 1992. Contignasterol, a highly oxygenated steroid with the unnatural 14β configuration from the marine sponge *Petrosia contignata* Thiele, 1899. J Org Chem, 57 (2): 525～528

Burnett C M, Williams R M. 2009. Asymmetric synthesis of the core of AMPTD, the key amino acid of microsclerodermins F-I. Tetrahedron Lett, 50 (39): 5449～5451

Cafieri F, Gattorusso E, Mangoni A, et al. 1996. Dispacamides, anti-histamine alkaloids from Caribbean *Agelas sponges*. Tetrahedron Lett, 37 (20): 3587～3590

Cafieri F, Carnuccio R, Fattorusso E, et al. 1997. Anti-histaminic activity of bromopyrrole alkaloids isolated from Caribbean *Agelas sponges*. Bioorg Med Chem Lett, 7 (17): 2283～2288

Capon R J, Skene C, Lacey E, et al. 1999. Geodin A magnesium salt: a novel nematocide from a Southern Australian marine sponge, *Geodia* sp.. J Nat Prod, 62: 1256～1259

Carmely S, Roll M, Loya Y, et al. 1989. The structure of eryloside A, a new antitumor and antifungal 4-methylated steroidal glycoside from the sponge *Erylus lendenfeldi*. J Nat Prod, 52 (1): 167～170

Carroll A R, Avery V M. 2009. Leptoclinidamines A-C, indole alkaloids from the Australian ascidian *Leptoclinides durus*. J Nat Prod, 72 (4): 696～699

Chandrasekhar S, Shameem S S. 2006. Stereoselective synthesis of the C1-C20 segment of the microsclerodermins A and B. Tetrahedron Lett, 47 (40): 7255～7258

Chawla A, Dev S. 1967. New class of triterpenoids from *Ailanthus malabarica* derivatives of malabaricane. Tetrahedron Lett, 8 (48): 4837～4843

Chen X T, Bhattacharya S K, Zhou B, et al. 1999. The total synthesis of eleutherobin. J Am Chem Soc, 121 (28): 6563～6579

Chill L, Aknin M, Kashman Y. 2003. Barrenazine A and B, two new cytotoxic alkaloids from an unidentified tunicate. Org Lett, 5 (14): 2433～2435

Chludil H D, Muniain C C, Seldes A M, et al. 2002. Cytotoxic and antifungal triterpene glycosides from the Patagonian sea cucumber *Hemoiedema spectabilis*. J Nat Prod, 65 (6): 860～865

Cole S P C, Bhardwaj G, Gerlach J H, et al. 1992. Overexpression of a transporter gene in a multidrug-resistant human lung cancer cell line. Science, 258: 1650～1654

Coll J C, Skelton B W, White A H, et al. 1988. Tropical marine algae: the structure determination of new halogenated monoterpenes from *Plocamium hamatum*. Aust J Chem, 41 (11): 1743～1753

Collin P D. 1999. Inhibition of angiogenesis by sea cucumber fractions containing sulfated polysaccharides. US Pat, Cont-in-part of US Ser No 692175. US 5985330 A 19991116. 9

Compagnone R, Pina I C, Rangel H R, et al. 1998. Antileishmanial cyclic peroxides from the Palauan sponge *Plakortis* aff *Angulospiculatus*. Tetrahedron, 54: 3057～3068

Corey E J. 2002. Synthesis of pseudopterosin compounds via acid-catalyzed cyclization. US Pat. Appl Publ, Cont-in-part of US Ser No 712884. US 2002058698 A1 20020516, 13

Corminboeuf O, Overman L E, Pennington L D. 2003. Total synthesis of the reputed structure of alcyonin and reassignment of its structure. Organic Lett, 5 (9): 1543～1546

Crews P, Manes L V, Boehler M. 1986. Jasplakinolide a cyclodepsipeptide from the marine sponge *Jaspis* sp. Tetrahedron Lett, 27: 2797～2800

Crimmins M T, Katz J D, Washburn D G, et al. 2002. Asymmetric total synthesis of spongistatins 1 and 2. J Am Chem Soc, 124 (20): 5661～5663

Culver P, Burch M, Potenza C, et al. 1985. Structure-activity relationships for the irreversible blockade of nicotinic receptor agonist sites by lophotoxin and congeneric diterpene lactones. Mol Pharmacol, 28 (5): 436～444

Dabydeen D A, Burnett J C, Bai R, et al. 2006. Comparison of the activities of the truncated halichondrin B analog NSC 707389 (E7389) with those of the parent compound and a proposed binding site on tubulin. Mol Pharmacol, 70 (6): 1866～1875

D'Ambrosio M, Fabbri D, Guerriero A, et al. 1987a. Coralloidolide A and coralloidolide B, the first cembranoids from a Mediterranean organism, the Alcyonacean *Alcyonium coralloides*. Helvetica Chimica Acta, 70 (1): 63～70

D'Ambrosio M, Guerriero A, Pietra F. 1987b. Sarcodictyin A and sarcodictyin B, novel diterpenoidic alcohols esterified by (*E*)-N (1)-methylurocanic acid. Isolation from the Mediterranean stoloniferan *Sarcodictyon roseum*. Helv Chim Acta, 70 (8): 2019～2027

D'Ambrosio M, Guerriero A , Pietra F. 1988. Isolation from the Mediterranean stoloniferan coral *Sarcodictyon roseum* of sarcodictyin C, D, E and F, novel diterpenoidic alcohols esterified by (*E*) -or (*Z*) -N (1) -methylurocanic acid. Failure of the carbon-skeleton type as a classification criterion. Helv Chim Acta, 71 (5): 964～976

Davies-Coleman M T, Cantrell C L, Gustafson K R. 2000. Stolonic acids A and B, new cytotoxic cyclic peroxides from an Indian Ocean ascidian *Stolonica Species*. J Nat Prod, 63 (10): 1411～1413

Davis R A, Carroll A R, Quinn R J. 2002. Lepadins F-H, new *cis*-decahydroquinoline alkaloids from the Australian ascidian *Aplidium tabascum*. J Nat Prod, 65 (4): 454～457

De Marino S, Minale L, Zollo F, et al. 1996. Starfish saponins: part LIV. Cytotoxic asterosaponins from an Antarctic starfish of the family Echinasteridae. Gazzelta Chimica Italiana, 126 (10): 667～672

De Marino S, Palagiano E, Zollo F, et al. 1997a. A novel sulphated steroid with a 7-membered 5-oxalactone B-ring from an Antarctic starfish of the family *Asteriidae*. Tetrahedron, 53 (25): 8625～8628

De Marino S, Iorizzi M, Zollo F, et al. 1997b. Isolation, structure elucidation and biological activity of the steroid oligoglycosides and polyhydroxysteroids from the Antarctic starfish *Acodontaster conspicuous*. J Nat Prod, 60 (10): 959～966

De Marino S, Iorizri M, Dalagiano E, et al. 1998. Starfish saponins. Isolation, structure elucidation and biological activity of the steroid oligoglycosides from an Antarctic starfish of the family *Asteriidae*. J Nat Prod, 61 (11): 1319～1327

De Marino S, Iorizzi M, Zollo F, et al. 2000. Starfish saponins, LVI. Three new asterosaponins from the starfish *Goniopecten demonstrans*. Eur J Org Chem, 24: 4093～4098

De Silva E D, Scheuer P J. 1980. Manoalide, an antibiotic sesterterpenoid from the marine sponge *Luffariella variabilis*. Tetrahedron Lett, 21: 1611～1614

De Simone F, Dini A, Finamore E, et al. 1981. Starfish saponins. part 5. Structure of sepositoside A, a novel steroidal cyclic glycoside from the starfish *Echinaster sepositus*. J Chem Soc, Perkin Trans 1: 1855～1862

Debitus C, Vazquez M J, Quinoa E, et al. 1995. Caledonin, a natural peptide bolaphile with Zn^{II} and Cu^{I} complexing properties from the tunicate *Didemnun rodriguesi*. Tetrahedron Lett, 36 (48): 8853～8856

Duh C Y, El-Gamal A A H, Wang S K, et al. 2002. Novel terpenoids from the Formosan soft coral *Cespitularia hypotentaculata*. J Nat Prod, 65 (10): 1429～1433

Duh C Y, Li C H, Wang S K, et al. 2006. Diterpenoids, norditerpenoids, and secosteroids from the Formosan soft coral *Cespitularia hypotentaculata*. J Nat Prod, 69 (8): 1188～1192

Duque C, Puyana M, Narvaez G, et al. 2004. Pseudopterosins P-V, new compounds from the gorgonian octocoral *Pseudopterogorgia elisabethae* from Providencia island, Colombian Caribbean. Tetrahedron, 60 (47): 10627～10635

Edrada R A, Proksch P, Wray V, et al. 1996. Four new bioactive manzamine-type alkaloids from the Philippine marine sponge *Zestospongeia ashmorica*. J Nat Prod, 59 (11): 1056～1060

El Sayed K A, Dunbar D C, Goins D K, et al. 1996. The marine environment: a resource for prototype antimalarial agents. J Nat Toxins, 5: 261～285

El Sayed K A, Bartyzel P, Shen X Y, et al. 2000. Marine natural products as antituberculosis agents. Tetrahedron, 56: 949～953

El Sayed K A, Hamann M T, Hashish N E, et al. 2001. Antimalarial antiviral and antitoxoplasmosis norsesterterpene peroxide acids from the Red Sea sponge *Diacarnus erythraeanus*. J Nat Prod, 64: 522～524

Estrada D M, Ravelo J L, Ruiz-Perez C, et al. 1989. Dactylomelol, a new class of diterpene from the sea hare *Aplysia dactylomela*. Tetrahedron Lett, 30 (45): 6219～6220

Etcheberrigaray R, Alkon D L. 2003. Methods for Alzheimer' s disease treatment and cognitive enhancement using protein kinase C activators. US Pat. US 2003171356. 17

Ettouati W S, Jacobs R S. 1987. Effect of pseudopterosin A on cell division, cell cycle progression, and DNA and protein synthesis in cultured sea urchin embryos. Mol Pharmacol, 31 (5): 500～505

Evans D A, Trotter B W, Cote B, et al. 1997. Enantioselective synthesis of altohyrtin C (spongistatin 2): fragment assembly and revision of the spongistatin 2 stereochemical assignment. Angew Chem Int Ed, 36: 2744～2747

Evans D A, Carter P H, Carreira E M, et al. 1999. Total synthesis of bryostatin 2. J Am Chem Soc, 121 (33): 7540～7552

Feller M, Rudi A, Berer N, et al. 2004. Isoprenoids of the soft coral *Sarcophyton glaucum*: nyalolide, a new biscembranoid, and other terpenoids. J Nat Prod, 67 (8): 1303～1308

Fenical W. 1987. Marine soft corals of the genus *Pseudopterogorgia*: a resource for novel anti-inflammatory diterpenoids. J Nat Prod , 50 (6): 1001～1008

Fernández R, Omar S, Feliz M. 1992. Malaysiatin, the first cyclic heptapeptide from a marine sponge. Tetrahedron Lett, 33 (40): 6017～6020

Fernández R, Martin M J, Rodríguez-Acebes R, et al. 2008. Diazonamides C-E, new cytotoxic metabolites from the ascidian *Diazona* sp. Tetrahedron Lett, 49 (14): 2283～2285

Findlay J A, Li G, 2002. Novel terpenoids from the sea hare *Aplysia puynctata*. Can J Chem, 80 (12): 1697～1707

Fontana A, Cavaliere P, Wahidulla S, et al. 2000. A new antitumor isoquinoline alkaloid from the marine nudibranch *Jorunna funebris*. Tetrahedron, 56: 7305～7308.

Forenza S, Minale L, Riccio R, et al. 1971. New bromopyrrole derivatives from the sponge *Agelas oroides*. J Chem Soc, (18): 1129, 1130

Fridkovsky E, Rudi A, Benayahu Y, et al. 1996. Sarcoglane, a new cytotoxic diterpene from *Sarcophyton glaucum*. Tetrahedron Lett, 37 (38): 6909, 6910

Fujita M, Nakao Y, Matsunaga S, et al. 2002. Sodium 1- (12-Hydroxy) octadecanyl sulfate, an MMP2 inhibitor, isolated from a tunicate of the family polyclinidae. J Nat Prod, 65 (12): 1936～1938

Fukuda M, Asano S, Nakamura T, et al. 1997. CRM1 is responsible for intracellular transport mediated by the nuclear export signal. Nature, 390: 308～311

Fukushima M, Kato T. 1985. Antitumor marine icosanoids: clavulones and punaglandins. Advances in Prostaglandin,

Thromboxane, and Leukotriene Research, 15: 415～418

Fukuzawa S, Hayashi Y, Uemura D, et al. 1995. The isolation and structures of five new alkaloids: norzoanthamine, norzoanthaminone, cyclozoanthamine, oxyzoanthamine and epinorzoanthamine. Heterocycl Commun, 1: 207～215

Fusetani N, Yasumuro K, Matsunaga S, et al. 1989. Mycalolides A-C, hybrid macrolides of ulapualides and halichondramide, from a sponge of the genus *Mycale*. Tetrahedron Lett, 30 (21): 2809～2812

Fusetani N, Shinoda K, Matsunaga S, et al. 1993. A potent cytotoxic macrolide possessing two spiroketals from marine sponge *Cynachyra* sp. J Am Chem Soc, 115: 3977～3981

García A, Vázquez M J, Quiñoá E, et al. 1996. New amino acid derivatives from the marine ascidian *Leptoclinides dubius*. J Nat Prod, 59 (8): 782～785

Gauvin A, Smadja J, Aknin M, et al. 2000. Isolation of bioactive 5α, 8α-epidioxy sterols from the marine sponge *Luffariella cf. variabilis*. Can J Chem, 78 (7): 986～992

Gerlach J H, Endicott J A, Juranka P F, et al. 1986. Homology between P-glycoprotein and a bacterial haemolysin transport protein suggests a model for multidrug resistance. Nature, 324: 485～489

Gorshkov B A, Gorshkova I A, Stonik V A, et al. 1982. Effect of marine glycosides on adenosine triphosphatase activity. Toxicon, 20 (3): 655～658

Gunasekela S P, Gunasekela M, Longley R E, et al. 1990. Discodermolide, a new bioactive polyhydroxylated lactone from the marine sponge *Discodermia dissoluta*. J Org Chem, 55: 4912～4915

Hamann M T, Scheuer P J. 1993. KF: a bioactive depsipeptide from the sacoglossan mollusk *Elysia rufescens* and the green alga *Bryopsis* sp. J Am Chem Soc, 115: 5825～5826

Hamann M T, Otto C S, Scheuer P J. 1996. Kalahalides: bioactive peptides froma marine mpllusk *Elysia rufescens* and its algal diet *Bryopsis* sp. J Org Chem, 61: 6594～6600

Hayakawa Y, Sohda K, Shin-ya K, et al. 1995. Anguinomycins C and D, new antitumor antibiotics with selective cytotoxicity against transformed cells. J Antibiot, 48: 954～961

Hayakawa Y, Sohda K, Seto H. 1996. Studies on new antitumor antibiotics, leptofuranins A, B, C, and D. II. Physicochemical properties and structure elucidation. J Antibiot, 49: 980～984

Hayward M M, Roth R M, Duffy K J, et al. 1998. Total synthesis of altohyrtin A (spongistatin 1): Part 2. Angew Chem Int Ed, 37: 192～196

Honda A, Mori Y, Iguchi K, et al. 1987. Antiproliferative and cytotoxic effects of newly discovered halogenated coral prostanoids from the Japanese stolonifer *Clavularia viridis* on human myeloid leukemia cells in culture. Mol pharmacol, 32 (4): 530～535

Hung D T, Nerenberg J B, Schreiber S L. 1996. Syntheses of discodermolides useful for investigating microtubule binding and stabilization. J Am Chem Soc, 118: 11054～11080

Hurley T R, Bunge R H, Willer N E, et al. 1986. PD 124, 895 and PD 124, 966, two new antitumor antibiotics. J Antibiot, 39: 1651～1656

Ichiba T, Corgiat J M, Scheuer P J, et al. 1994. 8-Hydroxymanzamine A α, β-carboline alkaloid from a sponge *Pachypellina* sp. J Nat Prod, 57: 168～170

Ichiba T, Higa T. 1986. New cuparene-derived sesquiterpenes with unprecedented oxygenation pattern from the sea hare *Aplysia dactylomela*. J Org Chem, 51 (17): 3364～3366

Ichige T, Okano Y, Kanoh N, et al. 2007. Total synthesis of methyl sarcophytoate. J Am Chem Soc, 129 (32): 9862～9863

Ichige T, Okano Y, Kanoh N, et al. 2009. Total synthesis of methyl sarcophytoate, a marine natural biscembranoid. J Org Chem, 74 (1): 230～243

Iguchi K, Kaneta S, Mori K, et al. 1985. Marine natural products. Part XII. Chlorovulones, new halogenated marine prostanoids with an antitumor activity from the stolonifer *Clavularia viridis* Quoy and Gaimard. Tetrahedron Lett, 26 (47): 5787～5790

Iguchi K, Kaneta S, Mori K, et al. 1986. Bromovulone I and iodovulone I, unprecedented brominated and iodinated marine prostanoids with antitumor activity isolated from the Japanese stolonifer *Clavularia viridis* Quoy and Gaimard. J Chem Soc, Chem Commun, (12): 981~982

Iguchi K, Saitoh S, Yamada Y. 1989. Novel 19-oxygenated sterols from the Okinawan soft coral *Litophyton viridis*. Chem Pharm Bull, 37: 2553, 2554

Ireland C, Scheuer P J. 1980. Ulicyclamide and ulithiacyclamide, two new small peptides from a marine tunicate. J Am Chem Soc, 102 (17): 5688~5691

Ireland C M, Fernandez A. 1998. Vitilevuamide, a cyclic peptide antitumor agent from the ascidians *Didemnum cuculliferum* and *Polysyncraton lithostrotum*. PCT Int Appl, WO 9813063 A1 19980402. 36

Ishiwata H, Nemoto T, Ojika M, et al. 1994a. Isolation and structure of doliculide, a cytotoxic cyclodepsipeptide from the Japanese sea hare *Dolabella auricularia*. J Org Chem, 59: 4710~4711

Ishiwata H, Sone H, Kigoshi H, et al. 1994b. Enantioselective total synthesis of doliculide, a potent cytotoxic cyclodepsipeptide of marine origin and structure-cytotoxicity relationships of synthetic doliculide congeners. Tetrahedron, 50: 12853~12882

Ishiwata H, Sone H, Kigoshi H, et al. 1994c. Total synthesis of doliculide, a potent cytotoxic cyclodepsipeptide from the Japanese sea hare *Dolabella auricularia*. J Org Chem, 59: 4712~4713

Ivanchina N V, Kicha A A, Kalinovsky A I, et al. 2000. Hemolytic polar steroidal constituents of the starfish *Aphelasterias japonica*. J Nat Prod, 63 (8): 1178~1181

Ivanchina N V, Kicha A A, Kalinovsky A I, et al. 2003. Hemolytic steroid disulfates from the Far Eastern starfish *Pteraster pulvillus*. J Nat Prod, 66 (22): 298~301

Jacobson P B, Marshall L A, Sung A, et al. 1990. Inactivation of human synovial fluid phospholipase A_2 by the marine natural product, manoalide. Biochem Pharmacol, 39 (10): 1557~1564

Jares-Erijman E, Ingrum A L, Carney J R, et al. 1993. Polycyclic guanidine-containing compounds from the Mediterranean sponge *Crambe crambe*: the structure of 13, 14, 15-isocrambescidin 800 and the absolute stereochemistry of the pentacyclic guanidine moieties of the crambescidins. J Org Chem, 58 (18): 4805~4808

Jia R, Guo Y W, Chen P, et al. 2007. Biscembranoids and their probable biogenetic precursor from the Hainan soft coral *Sarcophyton tortuosum*. J Nat Prod, 70 (7): 1158~1166

Kalinin V I, Volkova O V, Likhatskaya G N, et al. 1992. Hemolytic activity of triterpene glycosides from the Cucumariidae family holothurians and evolution of this group of toxins. J Nat Toxins, 1 (2): 17~30

Kariya Y, Watabe S, Hashimoto K, et al. 1990a. Occurrence of chondroitin sulfate E in glycosaminoglycan isolated from the body wall of sea cucumber *Stichopus japonicus*. J Bio Chem, 265 (9) : 5081~5085

Kariya Y, Watabe S, Ochiai Y, et al. 1990b. Glycosaminoglycan from the body wall of the sea cucumber *Stichopus japonicus*. Biochem Mol Biol, 95B (2): 387~392

Kashman Y, Hirsh S, McConnell O J, et al. 1989. Ptilomycalin A: a novel polycyclic guanidine alkaloid of marine origin. J Am Chem Soc, 111 (24): 8925~8926

Katayama A, Ina K, Nozaki H, et al. 1982. Structural elucidation of kurodainol, a novel halogenated monoterpene from sea hare (*Aplysia kurodai*). Agr Bio Chem, 46 (3): 859~860

Kato Y, Fusetani N, Matsunaga S, et al. 1986. Calyculin A, a novel antitumor metabolite from the marine sponge *Discodermia calyx*. J Am Chem Soc, 108: 2780~2781

Kicha A A, Ivanchina N V, Kalinovsky A I, et al. 2008. Steroidal triglycosides, kurilensosides A, B, and C, and other polar steroids from the Far Eastern starfish *Hippasteria kurilensis*. J Nat Prod, 71 (5): 793~798

Kigoshi H, Imamura Y, Yoshikawa K, et al. 1990. Three new cytotoxic alkaloids, aplaminone, neoaplaminone and neoaplaminone sulfate from the marine mollusc *Aplysia kurodai*. Tetrahedron Lett, 31: 4911~4914

Kigoshi H, Ojika M, Suenaga K, et al. 1994a. Synthetic studies on aplyronine A, a potent antitumor substance of marine origin: Stereocontrolled synthesis of the C21-C34 segment. Tetrahedron Lett, 35: 1247~1250

Kigoshi H, Ojika M, Ishigaki T, et al. 1994b. Total synthesis of aplyronine A, a potent antitumor substance of marine origin. J Am Chem Soc, 116: 7443~7444

Kigoshi H, Suenaga K, Mutou T, et al. 1996. Aplyronine A, a potent antitumor substance of marine origin, aplyronines B and C, and artificial analogues: total synthesis and structure-cytotoxicity relationships. J Org Chem, 61: 5326～5351

Kikuchi H, Tsukitani Y, Iguchi K, et al. 1982. Clavulones, new type of prostanoids from the stolonifer *Clavularia viridis* Quoy and Gaimard. Tetrahedron Lett, 23 (49): 5171～5174

Kitagawa I, Kobayashi M. 1993. Pharmacochemical investigation of marine sponge products. Gazz Chim Ital, 123: 321～327

Kobayashi J, Tsuda M, Kawasaki N, et al. 1994a. 6-Hydroxymanzamine A and 3, 4-dihydromanzamine A, new alkaloids from the Okinawan marine sponge *Amphimedon* sp. J Nat Prod, 57 (12): 1737～1740

Kobayashi J, Tsuda M S, Kawasaki N, et al. 1994b. Keramaphidin B, a novel pentacyclic alkaloid from a marine sponge *Amphimedon* sp. : a plausible biogenetic precursor of manzamine alkaloids. Tetrahedron Lett, 35 (25): 4383～4386

Kobayashi J, Wataanbe D, Kawasaki N, et al. 1997. Nakadomarin A, a novel hexacyclic manzamine-related alkaloid from *Amphimedon* sponge. J Org Chem, 62 (26): 9236～9239

Kobayashi M, Kawazoe K, Katori T, et al. 1992. Marine natural products. XXX. Two new 3-keto-4-methylene steroids, theonellasterone and conicasterone, and a Diels-Alder type dimeric steroid bistheonellasterone, from the Okinawan marine sponge *Theonella swinhoei*. Chem Pharm Bull, 40 (7): 1773～1778

Kobayashi M, Aoki S, Sakai H, et al. 1993. Altohyrtin A, a potent anti-tumor macrolide from the Okinawan marine sponge *Hyrtios altum*. Tetrahedron Lett, 34: 2795～2798

Kobayashi M, Kitagawa I. 1994. Bioactive substances isolated from marine sponge, a miniature conglomerate of various organisms. Pure Appl Chem, 66: 819～826

Kobayashi M, Aoki S, Kitagawa I. 1994. Absolute stereostructure of altohyrtin A and its congeners, potent cytotoxic macrolides from the Okinawan marine sponge *Hyrtios altum*. Tetrahedron Lett, 35: 1243～1246

Kobayashi M, Chen Y J, Aoki S J, et al. 1995a. Four new β-carboline alkaloids isolated from the Okinawan marine sponges of *Xestospongia* sp. and *Haliclona* sp. Tetrahedron, 51 (13): 3727～3736

Kobayashi M, Wang W, Ohyabu N, et al. 1995b. Improved total synthesis and structureactivity relationship of arenastatin A, a potent cytotoxic spongean depsipeptide. Chem Pharm Bull, 43: 1598～1600

Kobayashi M, Higuchi K, Murakami N, et al. 1997. Callystatin A, a potent cytotoxic polyketide from the marine sponge, *Callyspongia truncata*. Tetrahedron Lett, 38: 2859～2862

Kobayashi M. 2000. Search for biologically active substances from marine sponges. *In*: Fusetani N. Drugs from the Sea. Basel: Karger. 46～58

Koiso Y, Morita K, Kobayashi M, et al. 1996. Effects of arenastatin A and its synthetic analogs on microtubule assembly. Chem Biol Interact, 102: 183～191

Komiyama K, Okada K, Oka H, et al. 1985. Structural study of a new antitumor antibiotic, kazusamycin. J Antibiot, 38: 220～223

Konig G M, Wright A D, Angerhofer C K. 1996. Novel potent antimalarial diterpene isocyanates isothiocyanates and isonitriles from the tropical marine sponge *Cymbastela hooperi*. J Org Chem, 61: 3259～3267

Konig G M, Wright A D, Franzblau S G. 2000. Assessment of antimycobacterial activity of a series of mainly marine derived natural products. Planta Med, 66: 337～342

Koren-Goldshlager G, Aknin M, Kashman Y. 2000. Cycloshermilamine D, a new pyridoacridine from the marine tunicate *Cystodytes violatinctus*. J Nat Prod, 63 (6): 830～831

Krishnaiah P, Reddy V L N, Venkataramana G, et al. 2004. New lamellarin alkaloids from the Indian ascidian *Didemnum obscurum* and their antioxidant properties. J Nat Prod, 67 (7): 1168～1171

Kuramoto M, Hayashi K, Fujitani Y, et al. 1997. Absolute configuration of norzoanthamine, a promising candidate for an osteoporotic drug. Tetrahedron Lett, 38: 5683～5686

Kuramoto M, Hayashi K, Yamaguchi K, et al. 1998. Structure-activity relationship of norzoanthamine exhibiting significant inhibition of osteoporosis. Bull Chem Soc Jpn, 71: 771～779

Kusumi T, Uchida H, Ishitsuka M O, et al. 1988. Alcyoin, a new cladiellane diterpene from the soft coral *Sinularia flexibilis*. Chem Lett, 6: 1077～1078

Kusumi T, Yamada K, Ishitsuka M O, et al. 1990. New cembranoids from the Okinawan soft coral *Sinularia mayi*. Chemistry Lett, 8: 1315～1318

Lazerwith S E, Johnson T W, Corey E J. 2000. Syntheses and stereochemical revision of pseudopterosin G-J aglycon and helioporin E. Organic Lett, 2 (15): 2389～2392

Leone P A, Bowde B F, Carroll A R, et al. 1993. Studies of Australian soft corals, XLIX1. a new biscembranoid and its probable biosynthetic precursors from the soft coral *Sarcophyton tortuosum*. J Nat Prod, 56 (4): 521～526

Levina E V, Kalinovskii A I, STonik V A, et al. 2003. Steroidal polyols from Far-Eastern starfishes *Henricia sanguinolenta* and *Hleviuscula leviuscula*. Russian Chem Bull, 52 (7): 1623～1628

Levina E V, Kalinovsky A I, Andriyashenko P V, et al. 2005. Phrygiasterol, a cytotoxic cyclopropane-containing polyhydroxysteroid, and related compounds from the Pacific starfish *Hippasteria phrygiana*. J Nat Prod, 68 (10): 1541～1544

Ley S V, Humphries A C, Eick H. 1998. Total synthesis of the protein phosphatase inhibitor okadaic acid. J Chem Soc, Perkin Trans 1: Org Bioorg Chem, 23: 3907～3912

Lindel T, Jensen P R, Fenical W, et al. 1997. Eleutherobin, a new cytotoxin that mimics paclitaxel (taxol) by stabilizing microtubules. J Am Chem Soc, 119 (37): 8744～8745

Lindquist N, Lopanik N. 2003. Extraction of a bryostatin-containing composition from the larvae of *Bugula neritina*. PCT Int Appl, WO 2003093275 A1 20031113, 33

Lindsay B S, Battershill C N, Copp B R. 1998. Isolation of 2- (3' -bromo-4' -hydroxyphenol) ethanamine from the New Zealand ascidian *Cnemidocarpa bicomuta*. J Nat Prod, 61 (6): 857～858

Look S A, Fenical W, Jacobs R S, et al. 1986. The pseudopterosins: anti-inflammatory and analgesic natural products from the sea whip *Pseudopterogorgia elisabethae*. Proceedings of the National Academy of Sciences of the United States of America, 83 (17): 6238～6240

Lopanik N, Lindquist N, Gustafson K R. 2004. Structure of bryostatin 20: a symbiont-produced chemical defense for larvae of the host bryozoan, *Bugula neritina*. J Nat Prod, 67 (8): 1412～1414

Lorizzi M, de Riccardis F, Minale L, et al. 1993. Starfish saponins, 52. Chemical constituents from the starfish *Echinaster brasiliensis*. J Nat Prod, 56 (12): 2149～2162

Maier M S, Roccatagliata A J, Kuriss A, et al. 2001. Two new cytotoxic and virucidal trisulfated triterpene glycosides from the Antarctic sea cucumber *Staurocucumis liouvillei*. J Nat Prod, 64 (6): 732～736

Makarieva T N, Dmitrenok A S, Dmitrenok P S, et al. 2001. Pibocin B, the first N-O-methylindole marine alkaloid, a metabolite from the Far-Eastern ascidian *Eudistoma* species. J Nat Prod, 64 (12): 1559～1561

Marrero J, Benítez J, Rodríguez A D, et al. 2008. Bipinnatins K-Q, minor cembrane-type dterpenes from the West Indian gorgonian *Pseudopterogorgia kallos*: isolation, structure assignment, and evaluation of biological activities. J Nat Prod, 71 (3): 381～389

Masanori I, Yuriko I, Satoshi K, et al. 2006. Isolation and structure of four new ceramides from the starfish *Luidia maculata*. Chem Pharm Bull, 54 (12): 1647～1649

Masuno M N, Pawlik J R, Molinski T F. 2004. Phorbasterones A-D, cytotoxic nor-ring A steroids from the sponge *Phorbas amaranthus*. J Nat Prod, 67 (4): 731～733

Mayer A M S, Glaser K B, Cuevas C, et al. 2010. The odyssey of marine pharmaceuticals: a current pipeline perspective. Trends Pharmacol Sci, 31 (6): 255～265

Mischenko N P, Fedoreyev S A, Pokhilo N D, et al. 2005. Echinamines A and B, first aminated hydroxynaphthazarins from the Sea urchin *Scaphechinus mirabilis*. J Nat Prod, 68: 1390～1393

Matsunaga S, Fusetani N, Konosu S. 1985. Bioactive marine metabolites, IV. Isolation and the amino acid composition of discodermin A, an antimicrobial peptide, from the marine sponge *Discodermia kiiensis*. J Nat Prod,

48 (2): 236～241

Ma X G, Tang H F, Zhao C H, et al. 2009. Two new 24-hydroxylated asterosaponins from *Culcita novaeguineae*. Chinese Chem Lett, 20 (1): 1227～1230

McCoy M C, Faulkner D J. 2001. Uoamines A and B, piperidine alkaloids from the ascidian *Aplidium uouo*. J Nat Prod, 64 (8): 1087～1089

McDonald L A, Ireland C M. 1992. Patellamide E: a new cyclic peptide from the ascidian *Lissoclinum patella*. J Nat Prod, 55 (3): 376～379

McDonald L A, Swersey J C, Ireland C M, et al. 1995. Botryllamide A-D, new brominated tyrosine derivatives from styelid ascidians of the genus *Botryllus*. Tetrahedron, 51 (18): 5237～5240

McKee T C, Bokesch H R, McCormick J L, et al. 1997. Isolation and characterization of new anti-HIV and cytotoxic leads from plants, marine, and microbial organisms. J Nat Prod, 60 (5): 431～438

Minale L, Riccio R, Sodano G. 1974. Avarol, a novel sesquiterpenoid hydroquinone with a rearranged drimane skeleton from the sponge *Disidea avara*. Tetrahedron Lett, 38: 3401～3404

Mischenko N P, Fedoreyev S A, Pokhilo N D, et al. 2005. Echinamines A and B, first aminated hydroxynaphthazarins from the Sea urchin *Scaphechinus mirabilis*. J Nat Prod, 68: 1390～1393

Miyamoto T, Higuchi R, Marubayashi N, et al. 1988. Studies on the constituents of marine opisthobranchia. IV. Two new polyhalogenated monoterpenes from the sea hare *Aplysia kurodai*. Liebigs Annalen Chem, 12: 1191～1193

Miyamoto T, Togawa K, Higuchi R, et al. 1990. Constituents of Holothuroidea. II. Six newly identified biologically active triterpenoid glycoside sulfates from the sea cucumber *Cucumaria echinata*. Liebigs Annalen Chem, (5): 453～460

Miyamoto T, Kodama K, Aramaki Y, et al. 2001. Orostanal, a novel abeo-sterol inducing apoptosis in leukemia cell from a marine sponge *Stelletta hiwasaensis*. Tetrahedron Lett, 42 (36): 6349～6351

Miyaoka H, Shimomura M, Kimura H, et al. 1998. Antimalarial activity of kalihinol A and new relative diterpenoids from the Okinawan sponge *Acanthella* sp. Tetrahedron, 54: 13467～13474

Moore R E, Singh H, Scheu P J. 1996. Isolation of eleven new apinochromes from echioids of the genus *Echinothrix*. J Org Chem, 31: 3645～3450

Morita K, Koiso Y, Hashimoto Y, et al. 1997. Interaction of arenastatin A with porcine brain tubulin. Biol Pharm Bull, 20: 171～174

Murakami N, Wang W, Aoki M, et al. 1997. Absolute stereostructure of callystatin A, a potent cytotoxic polyketide from the marine sponge, *Callyspongia truncata*. Tetrahedron Lett, 38: 5533～5536

Mutou T, Suenaga K, Fujita T, et al. 1997. Enantioselective synthesis of aurilide, a cytotoxic 26-membered cyclodepsipeptide of marine origin. Synlett, (2): 199～201

Nakamura H, Kawase Y, Maruyama K, et al. 1998. Studies on polyketide metabolites of a symbiotic dinoflagellate, *Symbiodinium* sp.: a new C30 marine alkaloid, zooxathellamine, a plausible precursor for zoanthid alkaloids. Bull Chem Soc Jpn, 71: 781～787

Nakao Y, Yoshida S, Matsunaga S, et al. 2003. (*Z*) -Sarcodictyin A, a new highly cytotoxic diterpenoid from the soft coral *Bellonella albiflora*. J Nat Prod, 66 (4): 524～527

Nair M S R, Mathur A, Tabei K, et al. 1988. Isolation and structure determination of two new bioactive lipids from the gonads of a sea urchin *Stronglyocentrotus droebachiensis*. J Nat Prod, 51 (1): 184～192

Nasu S S, Yeung B K S, Hamann M T, et al. 1995. Puupehenone-related metabolites from two Hawaiian sponges *Hyrtios* spp. J Org Chem, 60: 7290～7292

Natori T, Koezuka Y, Higa T. 1993. Agelasphins, novel a-galactosylceramides from the marine sponge *Agelas mauritianus*. Tetrahedron Lett, 34: 5591～5592

Nicolaou K C, Xu J Y, Kim S, et al. 1997. Synthesis of the tricyclic core of eleutherobin and sarcodictyins and total synthesis of sarcodictyin A. J Am Chem Soc, 119 (46): 11353～11354

Nicolaou K C, Xu J Y, Kim S, et al. 1998. Total synthesis of sarcodictyins A and B. J Am Chem Soc, 120 (34): 8661～8673

Ohba M, Nishimura Y, Imasho M, et al. 1998. Chiral synthesis of tri-O-methylimbricatine, an etherified derivative of the starfish alkaloid imbricatine. Tetrahedron lett, 39 (33): 5999～6002

Ojika M, Kigoshi H, Ishigaki T, et al. 1993a. Further studies on aplyronine A, an antitumor substance isolated from the sea hare *Aplysia kurodai*. Tetrahedron Lett, 34: 8501～8504

Ojika M, Kigoshi H, Ishigaki T, et al. 1993b. Studies on the stereochemistry of aplyronine A: determination of the stereochemistry of the C21-C34 fragment. Tetrahedron Lett, 34: 8505～8508

Ojika M, Kigoshi H, Ishigaki T, et al. 1994. Absolute stereochemistry of aplyronine A, a potent antitumor substance of marine origin. J Am Chem Soc, 116: 7441～7442

Ovenden S P B, Capon R J. 1999. Amphilactams A-D: novel nematocides from Southern Australian marine sponges of the genus *Amphimedon*. J Org Chem, 64: 1140～1144

Overman L E, Rabinowitz M H, Renhowe P A. 1995. Enantioselective total synthesis of (-) -ptilomycalin A. J Am Chem Soc, 117 (9): 2657～2658

Palagiano E, De Marino S, Minale L, et al. 1995. Ptilomycalin A, crambescidin 800 and related new highly cytotoxic guanidine alkaloids from the starfishes *Fromia monilis* and *Celerina heffernani*. Tetrahedron, 51 (12): 3675～3682

Paterson I, Chen D Y, Coster M J, et al. 2001. Stereocontrolled total synthesis of (+) -altohyrtin A/spongistatin 1. Angew Chem Int Ed, 40 (21): 4055～4060

Pathirana C, Andersen R J. 1986. Imbricatine, an unusual benzyltetrahydroisoquinoline alkaloid isolated from the starfish *Dermasterias imbrica*. J Am Chem Soc, 108 (26): 8288～8289

Patil A D, Kumar N V, Kokke W C. 1995. Novel alkaloids from the sponge *Batzella* sp. : inhibitors of HIV gp120-Human CD4 binding. J Org Chem, 60 (5): 1182～1188

Peng J N, Walsh K, Weedman V, et al. 2002. The new bioactive diterpenes cyanthiwigins E-AA from the Jamaican sponge *Myrmekioderma styx*. Tetrahedron, 58 (39): 7809～7819

Perez L J, Faulkner D J. 2003. Bistratamides E-J, modified cyclic hexapeptides from the Philippines ascidian *Lissoclinum bistratum*. J Nat Prod, 66 (2): 247～250

Perry N B, Blunt J W, Munro M H G, et al. 1988. Mycalamide A an antiviral compound from a New Zealand sponge of the genus *Mycale*. J Am Chem Soc, 110: 4850～4851

Perry N B, Blunt J W, Munro M H G, et al. 1990. Antiviral and antitumor agents from a New Zealand sponge *Mycale* sp. 2: structures and solution conformations of mycalamides A and B. J Org Chem, 55: 223～527

Perry T L, Dickerson A, Khan A A, et al. 2001. New peroxylactones from the Jamaican sponge *Plakinastrella onkodes* with inhibitory activity against the AIDS opportunistic parasitic infection *Toxoplasma gondii*. Tetrahedron, 57 (8): 1483～1487

Pettit G R, Day J F, Hartwell J L, et al. 1970. Antineoplastic components of marine animals. Nature, 227 (5261): 962～963

Pettit G R, Gao F, Sengupta D, et al. 1991. Isolation and structure of the bryostatin 14 and 15. Tetrahedron, 47 (22): 3601～3610

Pettit G R, Cichacz Z A, Gao F, et al. 1993a. Antineoplastic agents. 257. Isolation and structure of spongistatin 1. J Org Chem, 58 (6): 1302～1304

Pettit G R, Cichacz Z A, Gao F, et al. 1993b. Isolation and structure of the remarkable human cancer cell growth inhibitors spongistatins 2 and 3 from an eastern Indian Ocean *Spongia* sp. J Chem Soc, Chem Commun, 14: 1166～1168

Pettit G R, Herald C L, Cichacz Z A, et al. 1993c. Antineoplastic agents. 288. Isolation and structure of the powerful human cancer cell growth inhibitors spongistatins 4 and 5 from an African *Spirastrella spinispirulifera* (Porifera). J Chem Soc, Chem Commun, 24: 1805～1807

Pettit G R, Herald C L, Cichacz Z A, et al. 1993d. Antineoplastic agents. 293. The exceptional human cancer cell growth inhibitors spongistatins 6 and 7. Nat Prod Lett, 3 (4): 239～244

Pettit G R, Tan R, Williams M D, et al. 1993e. Isolation and structure of halistatin 1 from the eastern Indian Ocean marine sponge *Phakellia carteri*. J Org Chem, 58: 2538～2543

Pettit G R, Feng G, Doubek D L, et al. 1993f. Antineoplastic agents. 252. Isolation and structure of halistatin-2 from the Comoros marine sponge *Axinella carteri*. Gazz Chim Ital, 123: 371～377

Pettit G R, Cichacz Z A, Herald C L, et al. 1994. Antineoplastic agents 300. Isolation and structure of the rare human cancer inhibitory macrocyclic lactones spongistatins 8 and 9. J Chem Soc, Chem Commun, 13: 1605～1606

Pettit G R, Gao F, Blumberg P M, et al. 1996. Isolation and structural elucidation of bryostatins 16-18. J Nat Prod, 59 (3): 286～289

Pettit G R. 1997. The dolastatins. *In*: Herz W, Kirby G W, Moore R E, et al. Progress in the Chemistry of Organic Natural Products. Wien, New York: Springer Verlag. 70: 1～79

Pettit G R, Knight J C, Collins J C, et al. 2000. Antineoplastic agents 430 isolation and structure of cribrostatins 3, 4 and 5 from the Republic of Maldives *Cribrochalina* sp. J Nat Prod , 63: 793～798

Quinoa E, Castedo L, Riguera R. 1989. The halogenated monoterpenes of *Aplysia punctata*. A comparative study. Biochem Mol Biol, 92B (1): 99～101

Qureshi A, Colin P L, Faulkner D J. 2000. Microsclerodermins F-I, antitumor and antifungal cyclic peptides from the lithistid sponge *Microscleroderma* sp. Tetrahedron, 56 (23): 3679～3685

Rao C B, Anjaneyula A S R, Sarma N S, et al. 1984. Zoanthamine: a novel alkaloid from a marine zoanthid. J Am Chem Soc, 106: 7983～7984

Rao C B, Anjaneyula A S R, Sarma N S, et al. 1985. Alkaloids from a marine zoanthid. J Org Chem, 50: 3757～3760

Rao M N, Shinnar A E, Noecker L A, et al. 2000. Aminosterols from the dogfish shark *Squalus acanthias*. J Nat Prod, 63: 631～635

Rao M R, Faulkner D J. 2004. Botryllamides E-H, four new tyrosine derivatives from the ascidian *Botrylloides tyreum*. J Nat Prod, 67 (6): 1064～1066

Rashid M A, Gustafson K R, Cardellina J H, et al. 1995. Patellamide F, a new cytotoxic cyclic peptide from the colonial ascidian *Lissoclinum patella*. J Nat Prod, 58 (4): 594～597

Rashid M A, Gustafson K R, Boyd M R. 2001. New cytotoxic N-methylated β-carboline alkaloids from the marine ascidian *Eudistoma gilboverde*. J Nat Prod, 64 (11): 1454～1456

Ravi B N, Wells R J, Croft K D. 1981. Malabaricane triterpenes from a Fijian collection of the sponge *Jaspis stellifera*. J Org Chem, 46 (10): 1998～2001

Ravi B N, Wells R J. 1982. Malabaricane triterpenes from a great barrier reef collection of the sponge *Jaspis stellifera*. Aust J Chem, 35 (1): 39～50

Reddy S M, Srinivasulu M, Satyanarayana N, et al. 2005. New potent cytotoxic lamellarin alkaloids from Indian ascidian *Didemnum obscurum*. Tetrahedron, 61 (39): 9242～9247

Riccio R D, Simone E, Dini A, et al. 1981. Starfish saponins VI. Unique 22, 23-expoxysteroidal cyclic glycosides, minor constituents from *Eehinuster sepositus*. Tetrahedron lett, 22 (16): 1557～1560

Rinehart K L, Kobayashi J, Harbour G C, et al. 1984. Eudistomins C E K and L potent antiviral compounds containing a novel oxathiazepine ring from the Caribbean tunicate *Eudistoma olivaceum*. J Am Chem Soc, 106: 1524～1526

Rinehart K L, Holt T G, Fregeau N L, et al. 1990. Ecyeinascidins 729, 743, 745, 759A, 759B, and 770: potent antitumor agents from the Caribbean tunicate *Ecteinascidia turbinata*. J Org Chem, 55 (15): 4512～4515

Rinehart K L, Lithgow-Bertelloni A M. 1991. Dehydrodidemnin B. PCT Int Appl. WO 9104985 A1 19910418. 41

Rodríguez A D, Shi J G. 1998. The first cembrane-pseudopterane cycloisomerization. J Org Chem, 63 (3): 420～421

Rodríguez A D, Ramírez C, Rodríguez G E. 1999. Novel antimycobacterial benzoxazole alkaloids from the West Indian sea whip *Pseudopterogorgia elisabethae*. Org Lett，1：527～530

Rodríguez A D，Ramírez C. 2001. Serrulatane diterpenes with antimycobacterial activity isolated from the West Indian sea whip *Pseudopterogorgia elisabethae*. J Nat Prod ，64：100～102

Rodríguez M L，Martin J D，Estrada D. 1989. The absolute configuration of（+）-isoconcinndiol. Acta Crystallogr C，45（2）：306～308

Roussis V，Wu Z，Fenical W，et al. 1990. New anti-inflammatory pseudopterosins from the marine octocoral *Pseudopterogorgia elisabethae*. J Org Chem，55（16）：4916～4922

Saito S，Watabe S，Ozaki H，et al. 1994. Mycalolide B，a novel actin depolymerizing agent. J Biol Chem，269：29710～29714

Saito S，Watabe S，Ozaki H，et al. 1996. Novel actin depolymerizing macrolide aplyronine A. J Biochem，120：552～555

Sakai R，Higa T，Jefford C W，et al. 1986a. Manzamine A，a novel antitumor alkaloid from a sponge. J Am Chem Soc，108：6404～6405

Sakai R，Higa T，Jefford C W，et al. 1986b. The absolute configurations and biogenesis of some new halogenated chamigrames from the sea hare *Aplysia dactylomela*. Helv Chim Acta，69：91～105

Sandler J S，Forsburg S L，Faulkner D J. 2005. Bioactive steroidal glycosides from the marine sponge *Erylus lendenfeldi*. Tetrahedron，61（5）：1199～1206

Sasaki S，Hamada Y，Shioiri T. 1999. Synthetic approach to microsclerodermins. Peptide Sci，1998（35）：17～20

Schaumberg J P，Hokanson G C，French J C. 1984. The structures of the antitumour antibiotics，PD 114720 and PD 114721. J Chem Soc，Chem Commun，21：1450～1452

Schmidt E W，Faulkner D J. 1998. Microsclerodermins C-E，antifungal cyclic peptides from the lithistid marine sponges *Theonella* sp. and *Microscleroderma* sp. Tetrahedron，54（13）：3043～3056

Schneider W P，Hamilton R D，Rhuland L E. 1972. Occurrence of esters of (15*S*) -prostaglandin A2 and E2 in coral. J Am Chem Soc，94（6）：2122～2123

Schneider W P，Bundy G L，Lincoln F H，et al. 1977. Isolation and chemical conversions of prostaglandins from *Plexaura homomalla*：Preparation of prostaglandin E2，prostaglandin F2alpha，and their 5，6-trans isomers. J Am Chem Soc，99（4）：1222～1232

Sidebottom P J，Carte B K. 2002. Three new pyridoacridine type alkaloids from a Singaporean ascidian. J Nat Prod，65（8）：1198～1200

Sobti R R，Dev S. 1968. A Direct Correlation of（+）-malabaricol with（+）-ambreinolide. Tetrahedron Lett，9（18）：2215～2217

Spinella A，Zubia E，Martinez E. 1997. Structure and stereochemistry of aplyolides A-E，lactonized dihydroxy fatty acids from the skin of the marine mollusk *Aplysia depilans*. J Org Chem，62（16）：5471～5475

Su J Y，Long K H，Peng T S，et al. 1985. Chemical constituents of Chinese soft coral. 12. The structure of methyl sartortuoate，a unique new tetraterpenoid. Huaxue Xuebao，43（8）：796～797

Su J Y，Long K H，Peng T S，et al. 1986. The structure of methyl isosartortuoate，a novel tetracyclic tetraterpenoid from the soft coral *Sarcophyton tortuosum*. J Am Chem Soc，108（1）：177～178

Su J Y，Long K H，Peng T S，et al. 1988. Determination of molecular and crystal structures of a unique new tetraterpenoid-methyl sartortuoate. Scientia Sinica B，31（10）：1172～1184

Suenaga K，Ishigaki T，Sakakura A，et al. 1995. Absolute stereochemistry and synthesis of aplyronines B and C，the congeners of aplyronine A，a potent antitumor substance of marine origin. Tetrahedron Lett，36：5053～5056

Suenaga K，Mutou T，Shibata T，et al. 1996. Isolation and stereostructure of aurilide，a novel cyclodepsipeptide from the Japanese sea hare *Dolabella auricularia*. Tetrahedron Lett，37：6771～6774

Suenaga K，Kamei N，Okugawa Y，et al. 1997. Cytotoxicity and actin depolymerizing activity of aplyronine A，a potent antitumor macrolide of marine origin，and the natural and artificial analogs. Bioorg Med Chem Lett，7：269～274

Sugiyama N, Keiichi K, Kazuo T. 2007. Isolation and Characterization of okadaic acid binding proteins from the marine sponge *Halichondria okadai*. Biochemistry, 46 (40): 11410～11420

Suzuki N, Kitazato K, Takamatsu J, et al. 1991. Antithrombotic and anticoagulant activity of depolymerized fragment of the glycosaminoglycan extracted from *Stichopus japonicus*. Thromb Haemost, 65 (4): 369～373

Tabudravu J J, Morris L A, Bosch J J, et al. 2001. Wainunuamide, a histidine-containing proline-rich cyclic heptapeptide isolated from the Fijian marine sponge *Stylotella aurantium*. Tetrahedron Lett, 42 (52): 9273～9276

Tachibana K, Scheuer P J, Tsukitani Y, et al. 1981. Okadaic acid, a cytotoxic polyether from two marine sponges of the genus *Halichondria*. J Am Chem Soc, 103 (9): 2469～2471

Takada N, Watanabe M, Suenaga K, et al. 2001. Isolation and structures of hedathiosulfonic acids A and B, novel thiosulfonic acids from the deep-sea urchin *Echinocardium cordatum*. Tetrahedron Lett, 42: 6557～6560

Tang H F, Cheng G, Wu J, et al. 2009. Cytotoxic asterosaponins capable of promoting polymerization of tubulin from the starfish *Culcita novaeguineae*. J Nat Prod, 72 (2): 284～289

Thoms C, Ebel R, Proksch P. 2006. Activated chemical defense in *Aplysina* sponges revisited. J Chem Ecol, 32 (1): 97～123

Torres Y R, Bugni T S, Berlinck R G S, et al. 2002. Sebastianines A and B, novel biologically active pyridoacridine alkaloids from the Brazilian ascidian *Cystodytes dellechiajei*. J Org Chem, 67 (15): 5429～5432

Tsuda M, Kawasaki N, Kobayashi J. 1994. Ircinols A and B, first antipodes of manzamine-related alkaloids from an Okinawan marine sponge. Tetrahedron, 50 (27): 7957～7960

Tsuda M, Uemoto H, Kobayashi J, et al. 1999. Slagenins A. apprx. C, novel bromopyrrole alkaloids from marine sponge *Agelas nakamurai*. Tetrahedron Lett, 40 (31): 5709～5712

Tsuda M, Nozawa K, Shimbo K, et al. 2003. Rigidins B-D, new pyrrolopyrimidine alkaloids from a tunicate *Cystodytes species*. J Nat Prod, 66 (2): 292～294

Uddin M J, Kokubo S, Ueda K, et al. 2001. Haterumaimides F-I, four new cytotoxic diterpene alkaloids from an ascidian *Lissoclinum* species. J Nat Prod, 64 (9): 1169～1173

Uddin J, Ueda K, Siwu E R O, et al. 2006. Cytotoxic labdane alkaloids from an ascidian *Lissoclinum* sp. : isolation, structure elucidation, and structure-activity relationship. Bioorg Med Chem, 14 (20): 6954～6961

Uemoto H, Tsuda M, Kobayashi J, et al. 1999. Mukanadins A-C, new bromopyrrole alkaloids from marine sponge *Agelas nakamurai*. J Nat Prod, 62 (11): 1581～1583

Uemura D, Takahashi K, Yamamoto T, et al. 1985. Norhalichondrin A: an antitumor polyether macrolide from a marine sponge. J Am Chem Soc, 107 (16): 4796～4798

Urdiales J L, Morata P, Nunez de Castro I, et al. 1996. Antiproliferative effect of dehydrodidemin B (DDB), a depsipeptide isolated from Mediterraneam tunicates. Cancer Lett, 102: 31～37

Watanabe D, Tsuda M S, Kobayashi J, et al. 1998. Three new manzamine congeners from *Amphimedon* sponge. J Nat Prod, 61 (5): 689～692

Wei X M, Rodríguez A D, Wang Y D, et al. 2007. Novel ring B abeo-sterols as growth inhibitors of *Mycobacterium tuberculosis* isolated from a Caribbean Sea sponge, *Svenzea zeai*. Tetrahedron Lett, 48 (50): 8851～8854

Weinheimer A J, Spraggins R L. 1969. Chemistry of coelenterates. XV. Occurrence of two new prostaglandin derivatives (15-epi-PGA2 and its acetate, methyl ester) in the gorgonian *Plexaura homomalla*. Tetrahedron Lett, (59): 5185～5188

Weiss B, Ebek R, Elbrachter M, et al. 1996. Defense metabolites from the sponge *Verongia aerophoba*. Biochem Syst Ecol, 24 (1): 1～12

Wellington K D, Cambie R C, Rutledge P S, et al. 2000. Chemistry of Sponges. 19. Novel bioactive metabolites from *Hamigera tarangaensis*. J Nat Prod, 63 (1): 79～85

Wender P A, Debrabander J, Harran P G, et al. 1998. The design, computer modeling, solution structure, and biological evaluation of synthetic analogs of bryostatin 1. PNAS, 95 (12): 6624～6629

Wilson, D M, Puyana M, Fenical W, et al. 1999. Chemical defense of the Caribbean reef sponge *Axinella corrugata* against predatory fishes. J Chem Ecol, 25 (12): 2811～2823

Wolf D, Schmitz F J, Hossain M B, et al. 1999. Aplidioxins A and B, two new dibenzo-p-dioxins from the ascidian *Aplidiopsis ocellata*. J Nat Prod, 62 (1): 167～169

Wright A E, Burres N S, Schulte G K, et al. 1989. Cytotoxic cembranoieds from the gorgonian *Pseudopterogorgia bipinnata*. Tetrahedron Lett, 30 (27): 3491～3494

Yamada K, Ojika M, Ishigaki T, et al. 1993. Aplyronine A, a potent antitumor substance, and the congeners aplyronines B and C isolated from the sea hare *Aplysia kurodai*. J Am Chem Soc, 115: 11020～11021

Yamada K, Ojika M, Kigoshi H, et al. 2000. Cytotoxic substances from Opisthobranch Mollusks. *In*: Fusetani N. Drugs from the Sea. Basel: Karger. 59～73

Yamamura S, Hirata Y. 1963. Structure of aplysin and aplysinol, naturally occurring bromo compounds. Tetrahedron, 19 (10): 1485～1496

Yan X H, Guo Y W. 2005. A pharmaceutical perspective on softcoral: chemistry and bioactivity. Chin J Nat Med, 2: 65～73

Yoshimura F, Sasaki M, Hattori I, et al. 2009. Synthetic studies of the zoanthamine alkaloids: the total syntheses of norzoanthamine and zoanthamine. Chem Eur J, 15: 6626～6644

Yousaf M, El Sayed K A, Rao K V, et al. 2002. 1, 2, 3, 4-oxamanzamines novel biocatalytic and natural products from manzamine producing Indo-Pacific sponges. Tetrahedron, 58: 7397～7402

Zhu J D, Ma D W. 2003. Total synthesis of microsclerodermin E. Angew Chem Int Ed, 42 (43): 5348～5351

Zou Z R, Yi Y H, Wu H M, et al. 2003. Intercedensides A-C, three new cytotoxic triterpene glycosides from the sea cucumber *Mensamaria intercedens*. J Nat Prod, 66: 1055～1060

3 海洋植物次级代谢产物

海洋植物以低等植物海藻为主，包括大型海藻和微藻。从海藻中获得了大量的特征性成分，如从红藻中获得了大量的卤代化合物，许多化合物是红藻所特有的。海藻多糖，如褐藻酸、卡拉胶、琼胶等都是海洋中所特有。从海洋微藻中获得了大量的化合物，特别是海洋毒素，是海洋天然产物研究的重点内容之一。由于海洋微藻是很多海洋生物（鱼类、贝类等）毒素的真正来源，本章在微藻部分介绍了海洋毒素化合物。此外，红树林是生长于特殊的海陆交界生境的高等植物，近年来其药用研究引起了关注，并已发现了一系列活性化合物。

3.1 海藻次级代谢产物

海藻是海洋中主要的低等海洋植物，是海洋初级生产者的重要类群，同时也是海洋天然活性物质的主要来源之一。海洋中的藻类约有 3 万多种（中国海域有 2590 余种），包括大型海藻和微型海藻，分别属于蓝藻门、红藻门、金藻门、黄藻门、硅藻门、甲藻门、褐藻门、隐藻门、裸藻门和绿藻门。近年来，大量生源学和生态学研究结果都表明，海洋生物活性物质的初始来源大部分甚至可能全部是来自低等海洋生物和藻类及其共生菌类等。在海洋独特的生态环境中，海藻属于被吞食的弱者。为了对付海洋草食动物的大量吞食以维护自身的生存繁衍，海藻大多能产生一些很有特色的代谢物质，这些活性物质也是新药开发的重要来源。海藻的药用功效及其活性成分的研究长期以来受到国内外学者的重视。近百年来，对海藻中碳水化合物、纤维素、维生素、矿物质及微量元素等化学成分的研究，特别是萜、特殊氨基酸、肽、类脂、甾体、脂肪酸等类型的活性次级代谢产物的研究，为海藻的药用开发提供了有价值的基础资料。

习惯上将大型海藻称为“海藻”，而将微型（许多为单细胞）海藻称为“微藻”。以下以红藻、褐藻为例介绍海藻中的次级代谢产物。

3.1.1 红藻

红藻门（Rhodophyta）分为原红藻纲（Protoflorideae）和真红藻纲（Florideae），在全世界约有 760 属 4410 种，绝大部分生长于海洋中，少数生于淡水，分布于世界各地（包括极地）。中国海域已知有 127 属 300 余种，绝大多数为多细胞体，极少数为单细胞体。藻体色素中除叶绿素、叶黄素、胡萝卜素外，还含有辅助色素藻红素和藻蓝素，由于生活的水层不同，所含辅助色素的比例也不同，使得不同种类红藻的颜色从鲜红色到紫红色各异（紫红、玫瑰红、暗红等）。红藻具有重要的经济价值，除食用外，还是医药、纺织、食品等工业的原料（如红藻多糖琼胶等）。如药用红藻中鹧鸪菜和海人草可作为驱除蛔虫的特效药。从红藻中发现了大量的化合物，包括萜类、肽类、脂肪族化合物等，许多化合物具有卤素取代，并且有各种生物活性。

3.1.1.1　萜类

海藻富含萜类化合物，仅在凹顶藻 *Laurencia* 属中就发现了200多种，大多为卤代及芳香族萜类，其中许多具有抗菌等活性。研究表明，卤代芳香族萜类比非卤代的或非芳香族类的抗菌活性高。

（1）单萜

从红藻中发现了一系列环状单萜和链状单萜，而且大多为多卤素取代。Dunlop 等（1979）从红藻 *Plcamium angustum* 中分离出了一系列环状卤代单萜化合物（图 3-1）。之后，在海兔 *Aplysia Punctata* 中也发现了很多结构相似的卤代单萜化合物。Crews 等（1984）从红藻 *Chondrococcus hornemanni* 中分离获得了三种环状卤代单萜化合物（图 3-2）。Coll 等（1988）从红藻 *Plocamium hamatum* 中分离获得了一种环状卤代单萜化合物 mertensene（图 3-3）。苏镜娱和杨小双（1992）从耳壳藻 *Peyssonnelia caulifera* 中分离获得高单萜内酯化合物 caulilide，具有抗肿瘤活性。链状单萜化合物在红藻中也十分常见。Fuller 等（1992）从红藻 *Portieria hornemannii* 中分离出两种链状的多卤代单萜化合物（图 3-4）。环状卤代单萜的立体化学构象通常要比链状单萜更稳定。从红藻中发现的多卤代单萜化合物，在海洋食草动物如海兔中也常有发现。

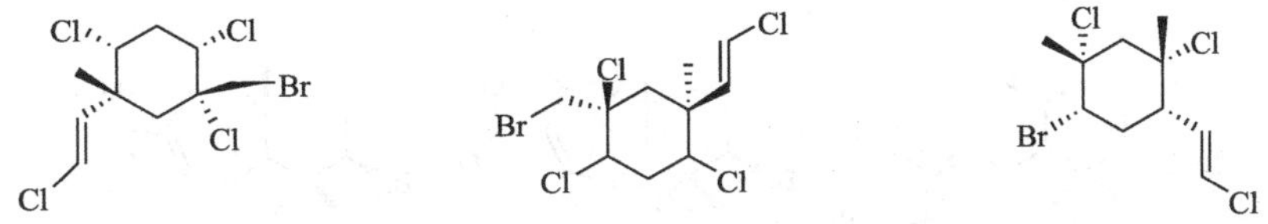

2-bromo-1,5-dichloro-4-[(1*E*)-2-chloroethenyl]-1,5-dimethyl-,(1*R*,2*S*,4*S*,5*S*)

1-(bromomethyl)-1,2,4-trichloro-5-[(1*E*-2-chloroethenyl]-5-methyl-,(1*R*,2*S*,4*R*,5*R*)

图 3-1　红藻 *P. angustum* 中的环状卤代单萜化合物

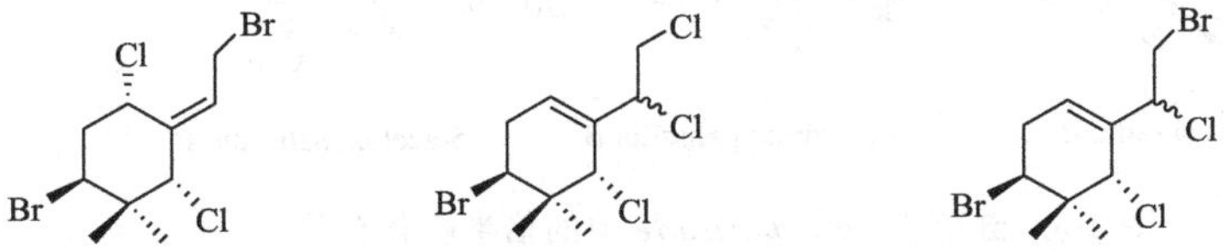

ochtodene

4-bromo-6-chloro-1-(1,2-dichloroethyl)-5,5-dimethyl-,[4*S*-[1(*S**),4α,6β]]-(9CI)

(4*S*,6*S*)-4-bromo-1-(2-bromo-1-chloroethyl)-6-chloro-5,5-dimethylcyclohex-1-ene

图 3-2　红藻 *C. hornemanu* 中的环状卤代单萜化合物

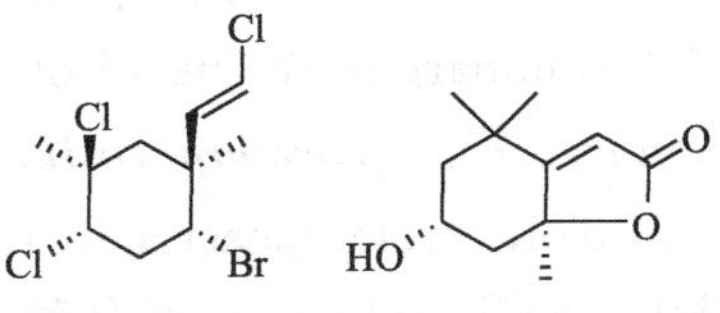

mertensene　　caulilide

图 3-3　红藻 *P. hamatum* 和 *P. caulifera* 中的环状卤代单萜化合物

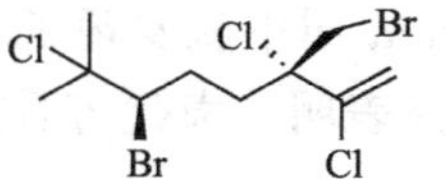

halomon

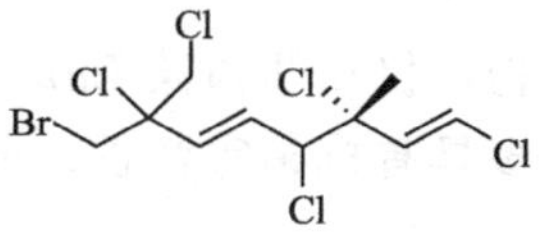

图 3-4　红藻 *Portieria hornemannii* 中的链状卤代单萜化合物

(2) 倍半萜

Paul 和 Fenical (1980) 从红藻 *Laurencia* cf. *palisade* 中获得了 6 种倍半萜类代谢产物 palisol、aplysistatin、palisadin A、palisadin B、12-hydroxypalisadin B 和 5-acetoxypalisadin B (图 3-5)。随后 palisol 的乙酸盐和共轭二烯烃从采自悉尼港的红藻 *Luurencia* 中分离出。Waraszkiewicz 等 (1978) 从采自夏威夷海域的红藻 *Laurencia nidifica* 中分离出了 4 种 maneonene 倍半萜和 2 种 isomaneonene 倍半萜化合物 (图 3-6)。Vairappan (2001) 等从 5 种 *Laurencia* 属红藻中分离出一系列二环倍半萜，其中，3 种倍半萜化合物 (图 3-7) 显示强的抗革兰氏阴性菌 *Azomonas agilis*、*Erwinia amylovora*、*Escherichia coli* 的活性。

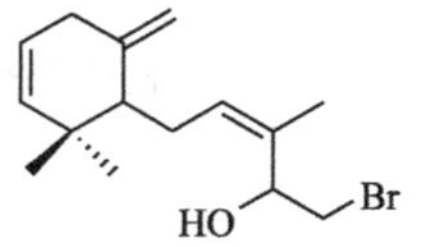

palisol

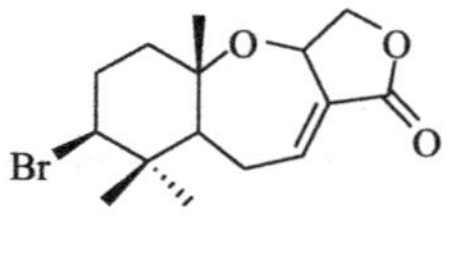

aplysistatin

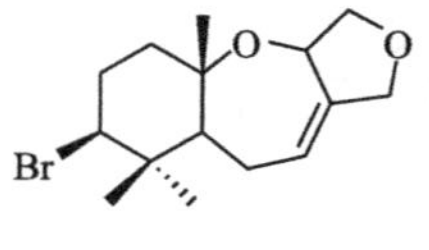

palisadin A

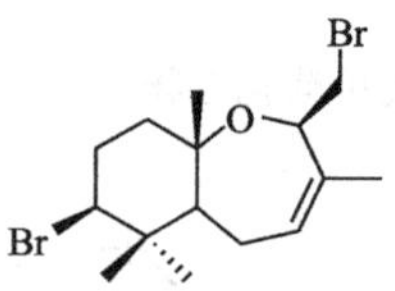

palisadin B

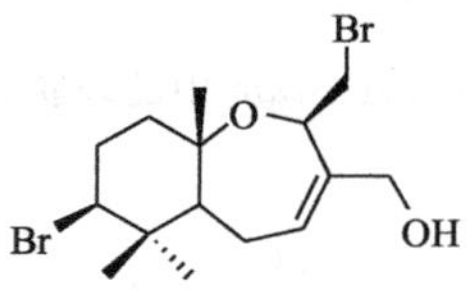

12-hydroxypalisadin B

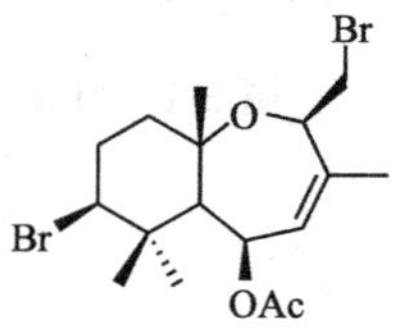

5-acetoxypalisadin B

图 3-5　红藻 *L.* cf. *palisade* 中的倍半萜化合物

(3) 二萜

Blunt (1978) 从凹顶藻 *Laurencia thyrsifera* 中分离获得一种卤素取代的鲨烯衍生物 thyrsiferol，其醚键环化形成四氢吡喃环或四氢呋喃环。Lyakhova 等 (2004) 从日本海域的 *Laurencia nipponica* 中分离出 2 种新的 parguerane 类二萜化合物 15-bromoparguer-9 (11) -ene-16-ol 和 15-bromoparguer-7-ene-16-ol (图 3-8)。Etahiri 等 (2001) 从摩洛哥大西洋海域的红藻 *Sphaerococcus coronopifolius* 中分离出具有强抗菌活性的含溴二萜 sphaerolabdadiene-3，14-diol、bromosphaerone、12*S*-hydroxybromosphaerodiol 和 sphaerococcenol A (图 3-9)。其中，bromosphaerone 对金黄色葡萄球菌具有抗菌活性，最低抑菌浓度 (MIC) 为 0.047 μg/mL (Etahiri et al. 2001)。sphaerococcenol A 对氯喹有耐药性的疟原虫 *Plasmodium falsciparum* FCB1 有抑制活性，IC_{50} 为 1 μmol/L。

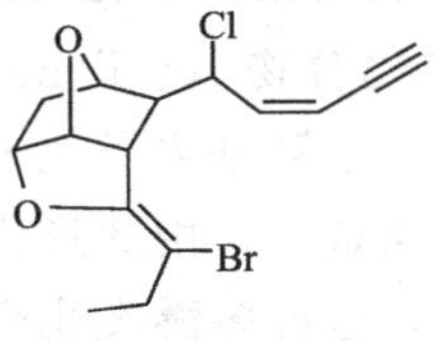
cis-maneonene A

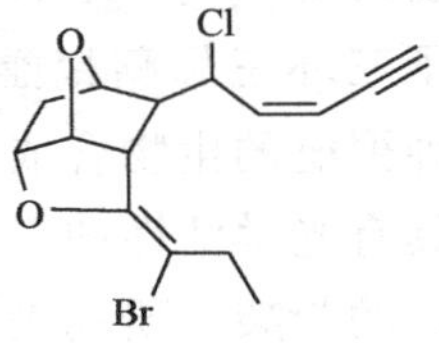
cis-maneonene B

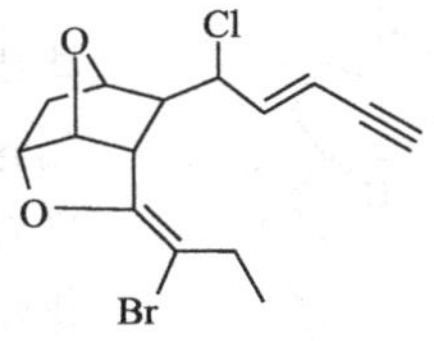
trans-maneonene B

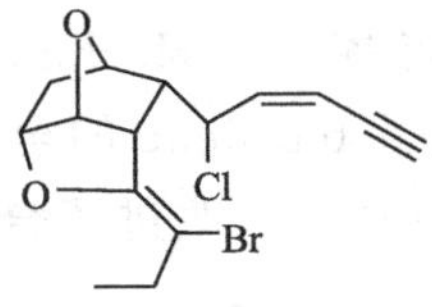
cis-maneonene C

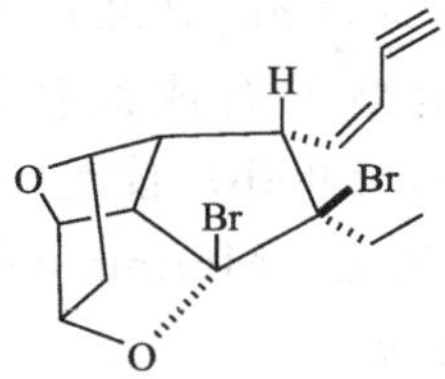
isomaneonene A

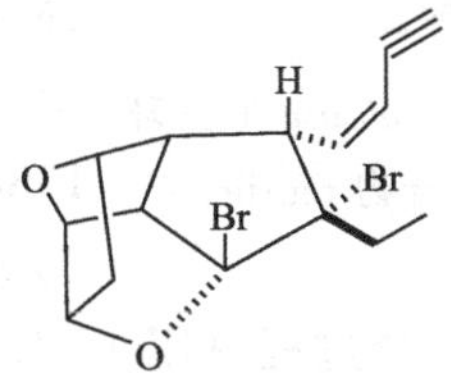
isomaneonene B

图 3-6　红藻 *L. nidifica* 中的倍半萜化合物

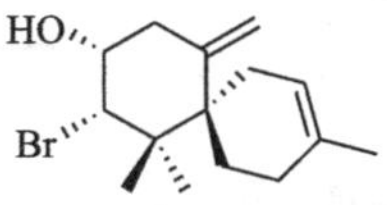
10-bromo-9-hydroxy-chamigra-2,7(14)-diene

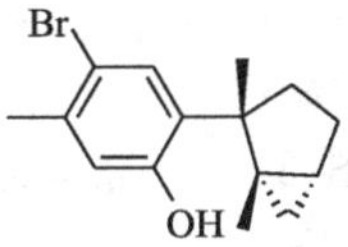
laurinterol

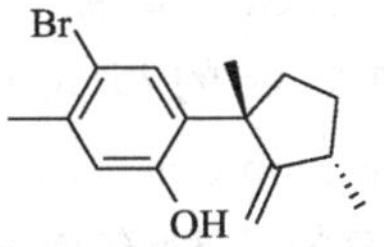
laurinterol

图 3-7　红藻 *Laurencia* 属中的二环倍半萜化合物

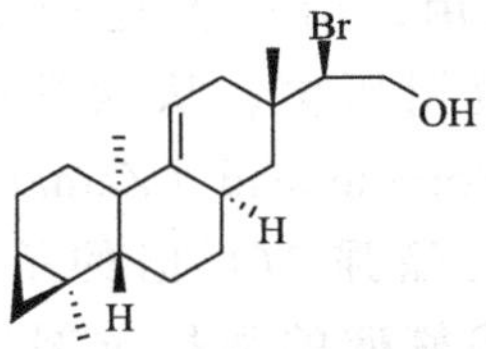
15-bromoparguer-9(11)-ene-16-ol

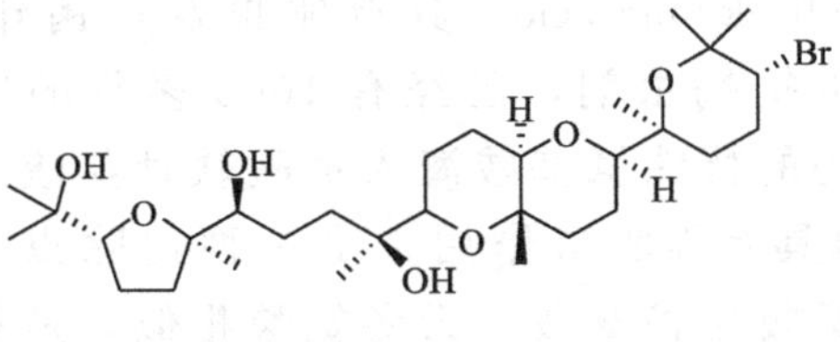
thyrsiferol

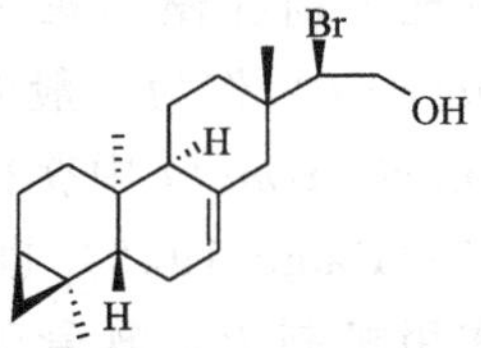
15-bromoparguer-7-ene-16-ol

图 3-8　红藻 *L. nipponica* 中的卤代二萜化合物

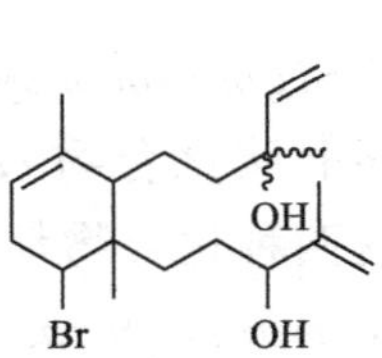
sphaerolabdadiene-3,14-diol

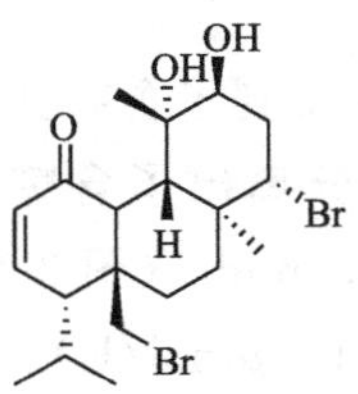
bromosphaerone

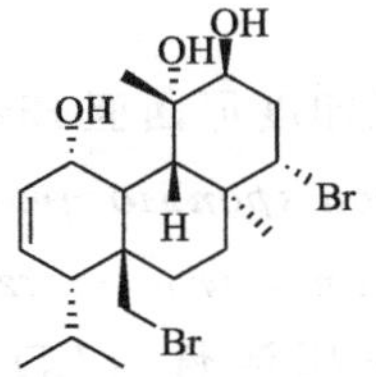
12*S*-hydroxybromosphaerodiol

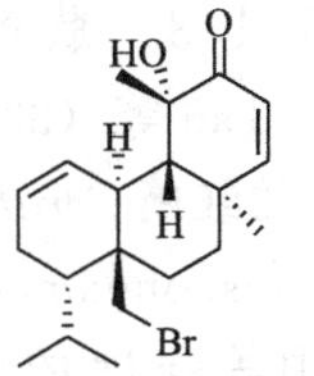
sphaerococcenol A

图 3-9　红藻 *S. coronopifolius* 中的溴代二萜化合物

(4) 三萜

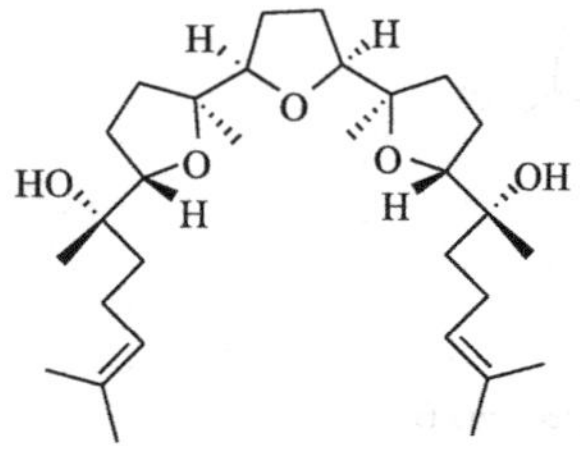

图 3-10 红藻 *L. obtuse* 中三环三烯萜聚醚类化合物 teurilene

Suzuki T 等（1985）从凹顶藻 *Laurencia obtuse* 中分离出了三环三烯萜聚醚类化合物 teurilene（图 3-10），推测这种聚醚的生物合成起源于羟基离子从末端的环氧化物进攻具有光学活性的三环角鲨烯，由此形成具有一系列环化结构的骨架。研究表明，这种多醚类化合物具有细胞毒活性，对人鼻咽癌细胞 KB 细胞的 IC_{50} 为 7.0 μg/mL（Morita et al. 1993）。这种独特的结构在自然界中的量很少，有效的合成途径值得探讨。Hashimoto 等（1991，1988a，1988b）首次实现了 teurilene 的全合成，共经过 25 步反应。Morimoto 等（1999）改进了合成方法，从多羟基环醚开始，全过程只用 10 步反应。

3.1.1.2 特殊氨基酸

珊瑚藻等红藻的醇提取物可以用于治疗蛔虫病（Benigni 1962）。干燥的红藻海人草（*Digenea*）曾被广泛用作驱肠虫药，从中提取的海人草酸，又称 α-红藻氨酸（α-kainic acid）（图 3-11），是治疗蛔虫病的一种有效成分，一个成人用 5～10 mg 就能使肠寄生性蠕虫数减少 40%～70%。该化合物能引起细胞膜较强的持续性去极化作用，使膜内外离子浓度严重失衡（Garthwaite et al. 1986），从而产生神经毒性。从海人草中还发现了别红藻氨酸 allo-kainic acid，具有驱虫及抗菌作用。历史上还用软骨藻（*Chondria*）作为一般的抗蠕虫剂，已经有 1000 多年的应用历史。从软骨藻，如 *Chondria armatu* 中获得的特殊氨基酸海人草酸软骨藻酸 domoic acid（Zaman et al. 1997；Daigo 1959）也具有强驱虫作用，是一种比除虫菊酯强 100 倍的杀虫剂。在作用机制上，软骨藻酸与谷氨酸、天冬氨酸相似，是谷氨酸的强拮抗剂。软骨藻酸在中枢神经系统，特别是在大脑中，作为一种氨基酸神经递质，刺激神经活动（Biscoe et al. 1975）。因此，该化合物可作为研究神经退行性疾病的一种重要工具。

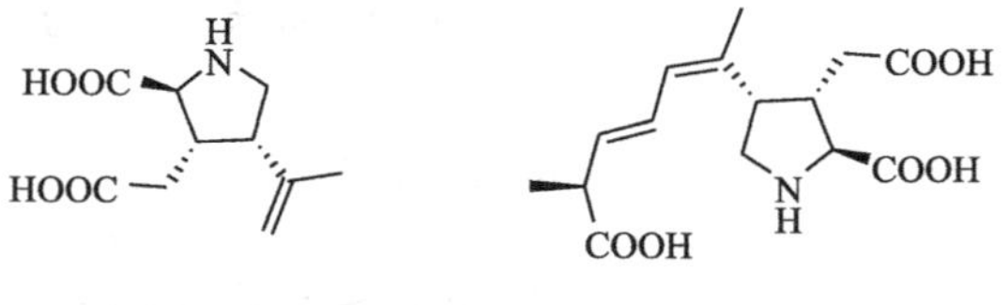

图 3-11 海人草酸 kainic acid 和软骨藻酸 domoic acid

3.1.1.3 肽类

Tan 等（2000）从印度尼西亚 Biaro 岛采集到了含有共生海绵 *Sigmadocia symbiotica* 的红藻 *Ceratodictyon spongiosum*，从中分离出了含噻唑的环七肽化合物 *cis*，*cis*-ceratospongamide 和 *trans*，*trans*-ceratospongamide（图 3-12）。这两种化合物都显示出了中等强度的卤虫致死活性（LD_{50} 13～19 μmol/L）。但是，*trans*，*trans*-ceratospongamide 具有抗炎活性，是人体非胰腺磷脂酶 A2 的抑制剂（ED_{50} 32 nmol/L），而 *cis*，*cis*-ceratospongamide 即使在最大剂量下也没有表现出抗炎活性。

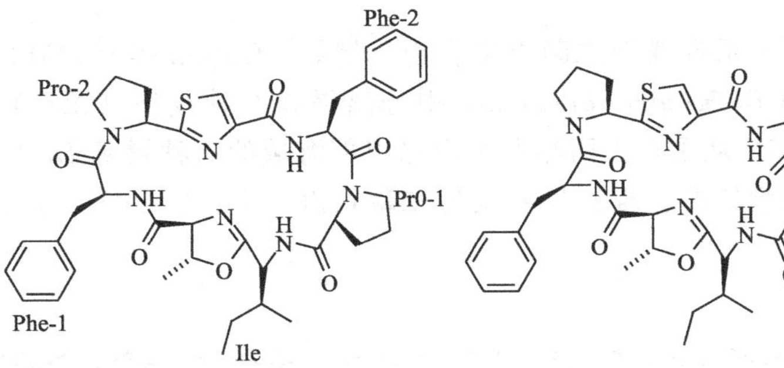

cis,cis-ceratospongamide　　　*trans,trans*-ceratospongamide

图 3-12　红藻 *C. spongiosum* 中的环肽化合物

3.1.1.4　卤代脂肪族化合物

从红藻中发现了大量的脂肪族类化合物。在柏桉藻属 *Bonnemaisonia* 的红藻提取物和挥发性成分中，发现了多种卤代烷烃，饱和或不饱和酮、醛、醇，环氧化合物，乙酸及丙烯酸的卤代衍生物，对枯草杆菌、葡萄球菌、镰刀菌和弧菌均有抑菌活性。从海门冬属 *Asparagopsis* 中获得了卤代脂肪族类化合物。从紫杉状海门冬 *Asparagopsis taxiformis* 中获得的 $CHBr_3$、CHI_3 等（Burreson et al. 1976），都具有消毒特性。从 *A. taxiformis* 中还获得了系列卤化丙酮类（图 3-13）和卤化丁酮类化合物，具有较强的抗菌活性（Fenical 1974）。

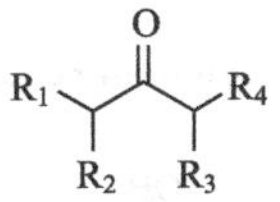

R1	R2	R3	R4
H	H	Br	Br
Br	H	Br	Br
Br	Br	Br	Br
Br	H	I	H
Cl	H	Br	Br
Cl	Br	H	Br
Cl	Br	Br	Br

halogenated acetones

图 3-13　红藻 *A. taxiformis* 中的卤代丙酮类化合物

3.1.2　褐藻

褐藻门（Phaeophyta）是一类较高级的藻类，约有 250 属 1500 种。根据世代交替的有无和类型，一般分为三个纲，即等世代纲（Isogeneratae）、不等世代纲（Heterogeneratae）和无孢子纲（Cyclosporae）。除少数种属生活于淡水中外，绝大部分褐藻生活在海洋中，营固着生活。褐藻从呈异丝体的附生藻（水云属 *Ectocarpus*），到长 1～100 m 的大型褐藻（海带属 *Laminaria*、巨藻属 *Macrocystis* 及 *Nerocystis* 属），其形状和大小各异。褐藻曾是碘和钾碱的主要来源，现仍是褐藻胶的重要来源。

褐藻中许多种类都可食用，同时也可药用，如海带 *Laminaria japonica*、鹿角菜 *Pelvetia siliquosa*、昆布 *Ecklonia hornem*、裙带菜 *Undaria pinnatifida*、羊栖菜 *Sargassum fusiforme* 等。相对于红藻来说，对褐藻中次级代谢产物的研究较少。迄今，已从褐藻中分离得到的化合物多为萜类化合物，此外还有酚类、甾体类、醌类、脂类、糖类等化合物。

3.1.2.1　二萜类化合物

从褐藻中分离得到的萜类化合物，除少量的倍半萜外，主要为二萜。二萜类化合物包括线型二萜（acyclic diterpenes）、dolabellane 型二萜、dolastane 型二萜和混源型二萜（meroditerpenes）等结构类型。

（1）线型二萜

从褐藻中获得了一系列线型二萜类化合物。例如，Culioli 等（2001）从采自大西洋摩洛哥海域的褐藻 *Bifurcaria bifurcate* 中分离得到 6 种线型（无环）二萜（图 3-14）；Magne 等（2005）从采自大西洋布里坦尼南部海域的同种褐藻 *B. bifurcate* 中分离得到了另外 5 种线型二萜。推测这些线型二萜是由（*S*）-12-hydroxygeranylgeraniol 衍生而来。

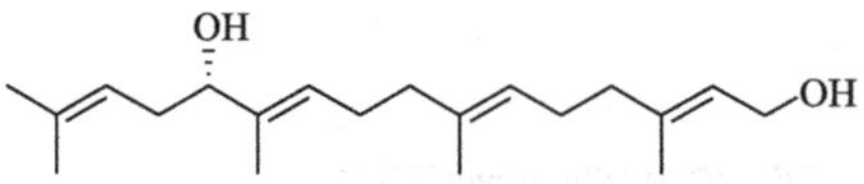

(*S*)-12-hydroxygeranylgeraniol

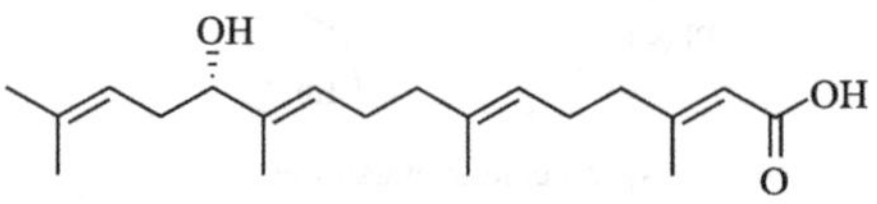

2,6,10,14-hexadecatetraenoic acid

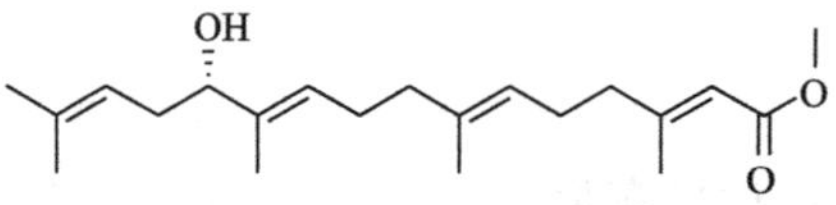

2,6,10,14-hexadecatetraenoic acid

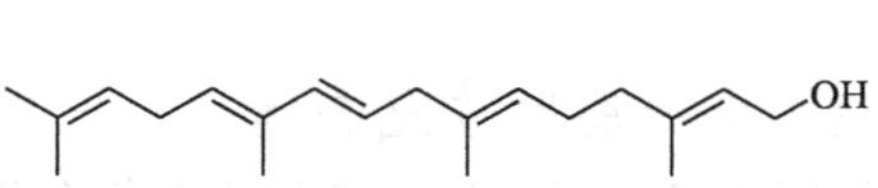

2,6,9,11,14-hexade capentaen-1-ol

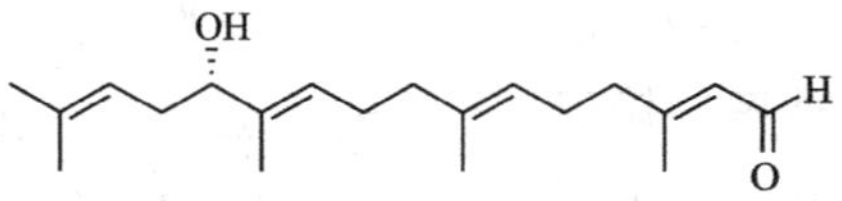

2,6,10,14-hexade catetraenal

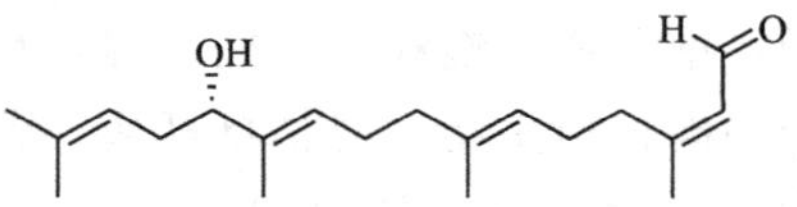

2,6,10,14-hexade catetraenal

图 3-14　褐藻 *B. bifurcate* 中的线型二萜化合物

（2）Dolabellane 型二萜

褐藻中还存在 dolabellane 型二萜化合物。例如，Barbosa 等（2003）从采自巴西海域的褐藻 *Dictyota pfaffii* 中分离得到一种 dolabellane 型二萜化合物（图 3-15），对海胆、鱼类等海洋食草动物具有拒食作用，是 *D. pfaffii* 的主要次级代谢产物。

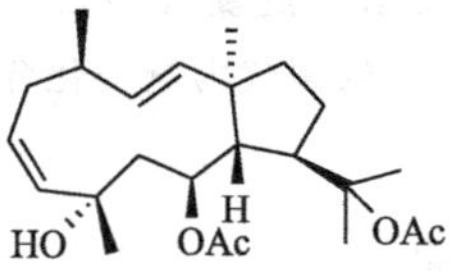

4,6-cyclopentacycloundecenediol

图 3-15　褐藻 *D. pfaffii* 中的 dolabellane 型二萜化合物

（3）Dolastane 型二萜

在褐藻中还发现了 dolastane 型二萜化合物。Garcia 等（2009）从采自巴西里约热内卢海域的褐藻 *Dictyota cervicornis* 中分离得到两种 dolastane 型二萜类化合物 4-acetoxy-9，14-dihydroxydolast-1（15），7-diene 和 4，7-diacetoxy-14-hydroxydolast-1（15），8-diene（图 3-16），对豚鼠脑和肾的 Na^+-K^+ ATP 酶有抑制作用，当浓度为 0.5 mmol/L 时，抑制率分别为 40％和 80％。

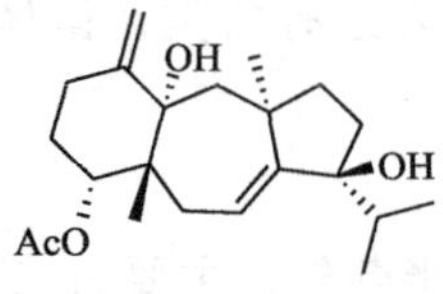

4-acetoxy-9,14-dihydroxydolast-1(15),7-diene

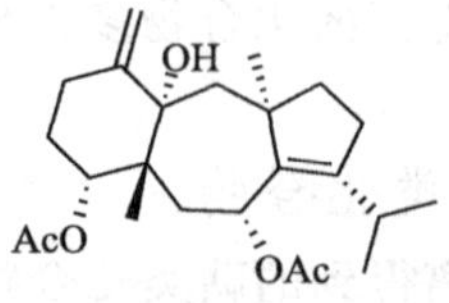

4,7-diacetoxy-14-hydroxydolast-1(15),8-diene

图 3-16　褐藻 *D. cervicornis* 中的 dolastane 型二萜化合物

(4) 混源型二萜

从褐藻中发现了一系列的混源型二萜化合物。Jang 等（2005）从褐藻 *Sargassum siliquastrum* 中分离得到 16 种色原烯类混源型二萜 sargachromanols A～P，在 DPPH 测定中表现出较好的抗氧化活性。其中，sargachromanols G 和 O（图 3-17）还对丁基胆碱酯酶有抑制作用。Valls 等（1996）从采自法国里维埃拉海域的褐藻 *Cystoseira amentacea* var. *stricta* 中分离得到 demethoxy cystoketal chromane 和 cystoketal quinone；Navarro 等（2004）从褐藻 *Cystoseira* sp. 中分离得到 amentol chromane diacetate、cystoseirone diacetate、preamentol triacetate、14-*epi*-amentol triacetate 和 14-methoxyamentol chromane；Reddy 和 Urban（2009）从澳大利亚南部海域的褐藻 *Sargassum fallax* 中分离得到 fallahydroquinone，fallaquinone 和 fallachromenoic

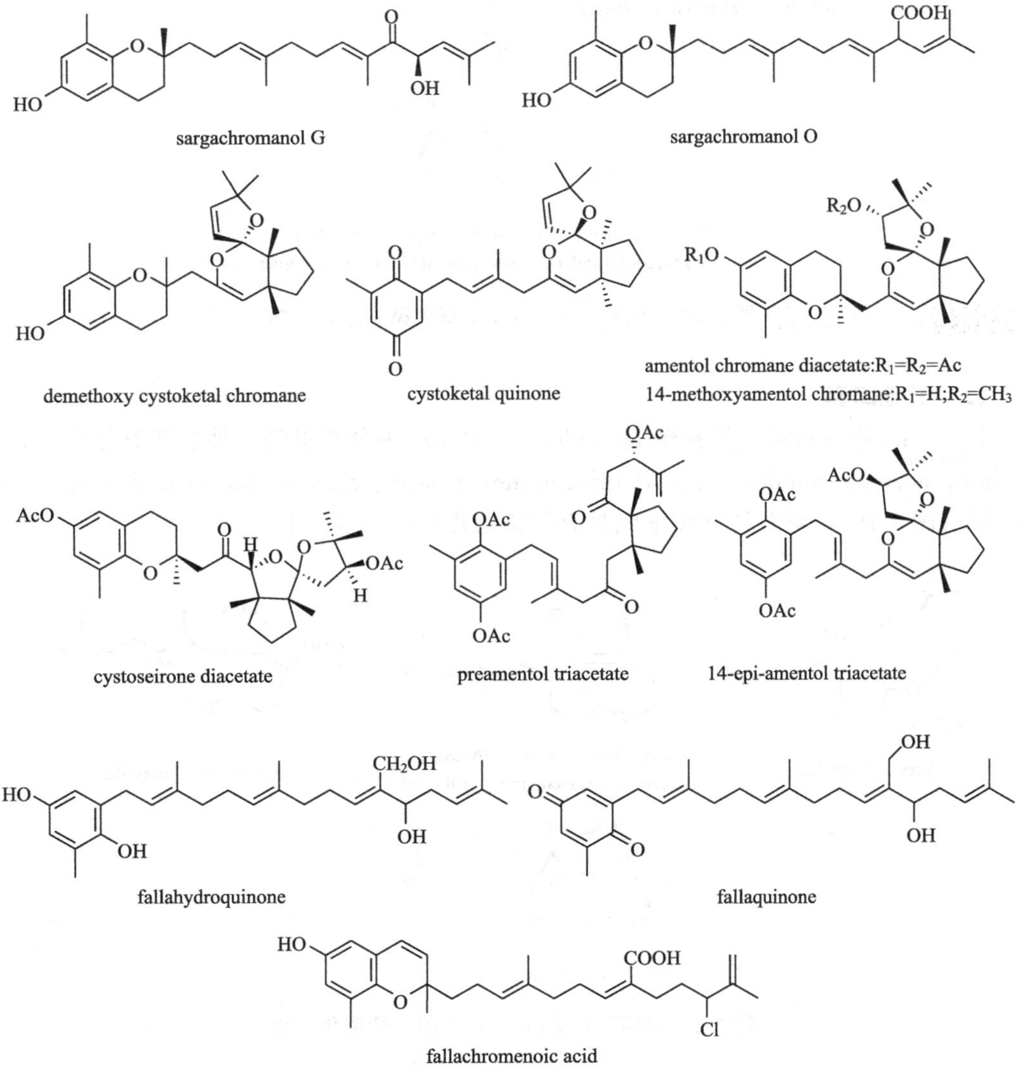

图 3-17　褐藻 *S. siliquastrum*、*C. amentacea* var. *stricta*、*Cystoseira* sp. 和 *S. fallax* 中混源型二萜化合物

acid，这些化合物均为混源型二萜。Mokrini 等（2008）从大西洋摩洛哥海域的褐藻 *Cystoseira baccata* 中分离得到 6 种新的混源型二萜及其衍生物。其中 3 种化合物（图 3-18）具有抗微藻附着活性，并具有抗贻贝碳酸氧化酶活性，对牡蛎和海胆的幼体无毒性。

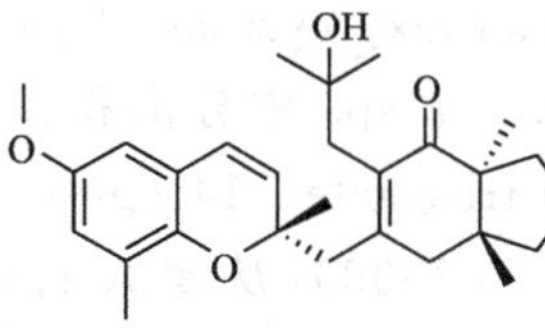

(3a*S*,7a*R*)-5-(2-hydroxy-2-methylpropyl)-6-(((*S*)-6-methoxy-2,8-dimethyl-2*H*-chromen-2-yl)methyl)-3a,7a-dimethyl-3,3a,7,7a-tetrahydro-1*H*-inden-4(2*H*)-one

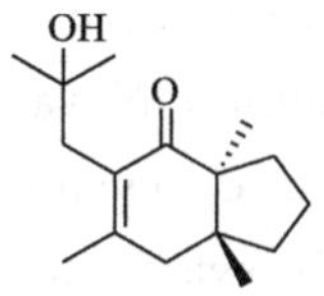

(3a*S*,7a*R*)-5-(2-hydroxy-2-methylpropyl)-3a,6,7a-trimethyl-3,3a,7,7a-tetrahydro-1*H*-inden-4(2*H*)-one

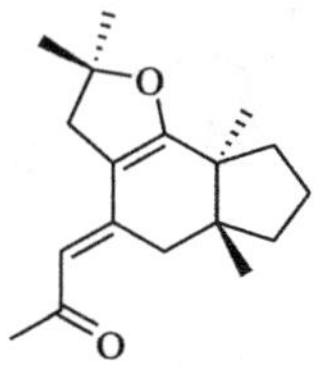

(*E*)-1-((5a*R*,8a*S*)-2,2,5a,8a-tetramethyl-5,5a,6,7,8,8a-hexahydro-2*H*-indeno[4,5-*b*]furan-4(3*H*)-ylidene)propan-2-one

图 3-18 褐藻 *C. baccata* 中混源型二萜化合物

(5) 其他二萜

Bouaicha 等（1993）从褐藻 *Dilophus ligulatus* 中分离得到 5 种二萜类化合物 dilopholide、acetoxycrenulide、acetylcoriacenone、isoacetylcoriacenone 和 hydroxyacetyldictyolal（图 3-19），对多种肿瘤细胞具有强细胞毒活性（表 3-1）。

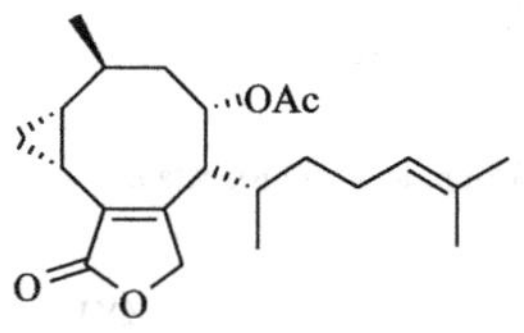

acetoxycrenulide

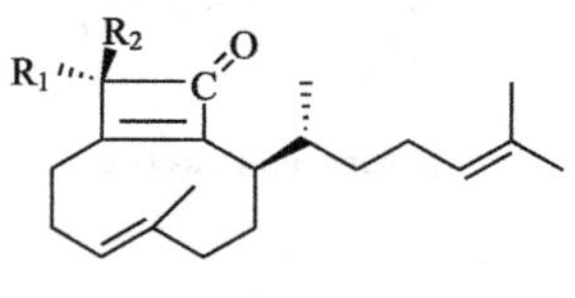

acetylcoriacenone R_1=OAc,R_2=H
isoacetylcoriacenone R_1=H,R_2=OAc

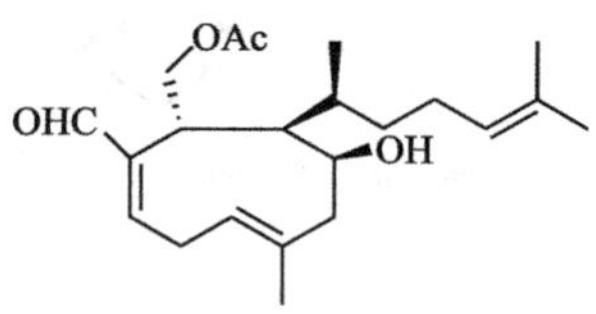

hydroxyacetyldictyolal

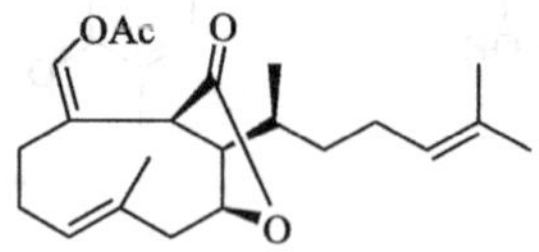

dilopholide

图 3-19 褐藻 *D. ligulatus* 中的二萜类化合物

表 3-1　褐藻 *D. ligulatus* 中二萜化合物的细胞毒活性（ED_{50}，单位：μg/mL）

化合物	细胞系			
	KB	P-388	P-388/DOX	NSCLC-N6
acetoxycrenulide	>10	>10	>10	>10
acetylcoriacenone	>10	4.4	>10	5.4
isoacetylcoriacenone	>10	6.00	>10	6.82
hydroxyacetyldictyolal	2.10	3.90	9.30	10.00
dilopholide	1.50	0.50	12.00	3.30
mercaptopurine[a]	0.54	0.70	0.25	0.67

a. 阳性对照。

Hard 等（1996）从热带褐藻 *Dictyota acutiloba* 中分离得到 acutilol A、acutilol A acetate 和 acutilol B（图 3-20），对温带和热带的草食性鱼类和海胆有拒食活性。Suzuki M 等（2002）从采自日本 Karakuwa 半岛海域的褐藻 *Dilophus okamurae* 中分离得到了 12 种二萜类化合物，其中 dictyterpenoids A 和 B 具有新颖的骨架。这些化合物对幼小鲍鱼 *Haliotis discus hannai* 表现出拒食活性。Reddy 和 Urban（2008）从澳大利亚南部海域的褐藻 *Cystophora moniliformis* 中分离得到 9 种萜类化合物，其中，moniliforminols A 和 B 为环松烯二元醇结构。

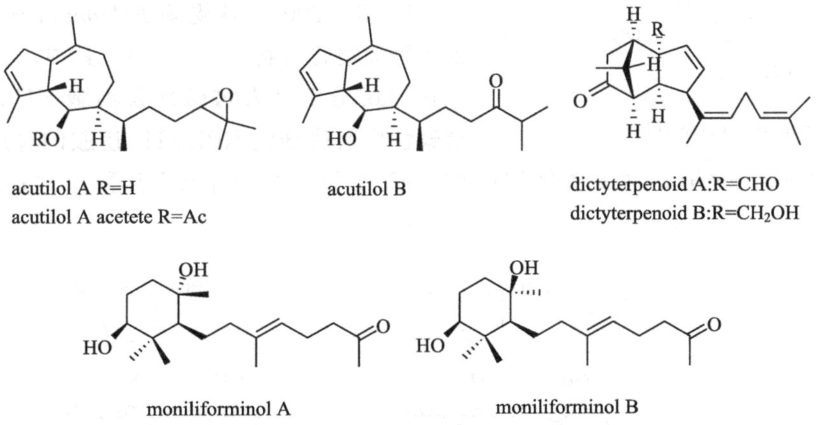

图 3-20　褐藻 *D. acutiloba*、*D. okamurae* 和 *C. moniliformis* 中的二萜化合物

3.1.2.2　酚类

褐藻中含有大量褐藻酚类化合物，根据其组成可以分成简单酚类化合物和多酚类化合物。褐藻酚类化合物一般具有抗菌、抗氧化、细胞毒等活性。Wisespongpand 和 Kuniyoshi（2003）从褐藻 *Zonaria diesingiana* 中分离得到三种间苯三酚衍生物（图 3-21），对 *Bacillus subtilis* 和 *Staphylococcus aureus* 有抗菌活性，还能够抑制海胆受精卵的分裂，对卤虫 *Artemia salina*、虹鳉鱼 *Poecilia reticulate* 和硅藻 *Chaetoceros gracilis* 具有毒性。

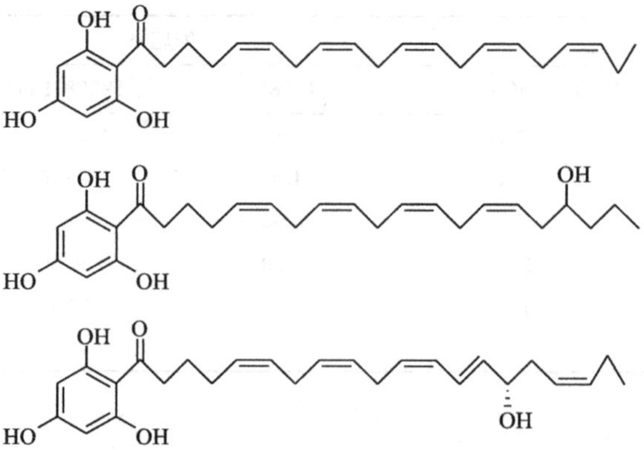

图 3-21　褐藻 *Z. diesingiana* 中的间苯三酚衍生物

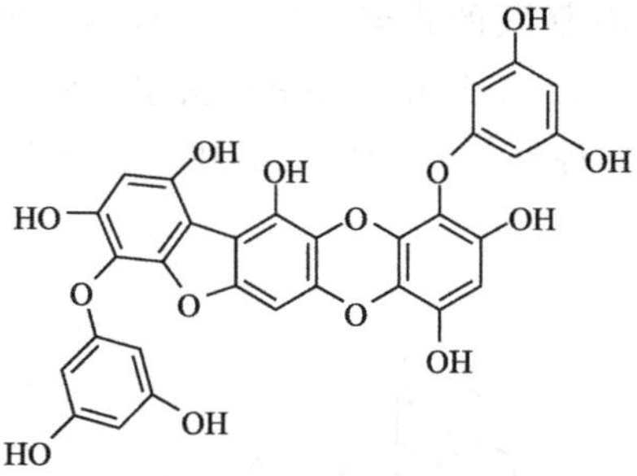

phlorofucofuroeckol-B

图 3-22　褐藻 *E. arborea* 中的酚类化合物

Sugiura 等（2006）从采自日本南部海域的褐藻 *Eisenia arborea* 中分离得到单宁类化合物 PPF-B（图 3-22）。研究表明，该化合物具有抗过敏活性，能够抑制大鼠嗜碱性白血病 RBL 细胞组胺的释放，其 IC_{50} 为 7.8 μmol/L。

Le 等（2009）从褐藻 *Ecklonia cava* 中分离得到 4 种酚类化合物（图 3-23）。其中，dieckol 和 6,6′-bieckol 分别对人嗜碱性粒细胞 KU-812 和大鼠嗜碱性白血病细胞 RBL-2H3 组胺的释放有抑制作用，IC_{50} 分别为 27.8 μmol/L 和 38.76 μmol/L。

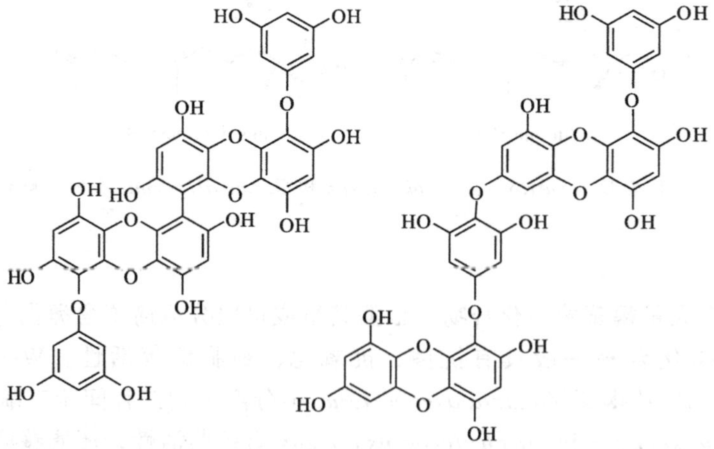

6,6′-bieckol　　dieckol

图 3-23　褐藻 *E. cava* 中的多酚类化合物

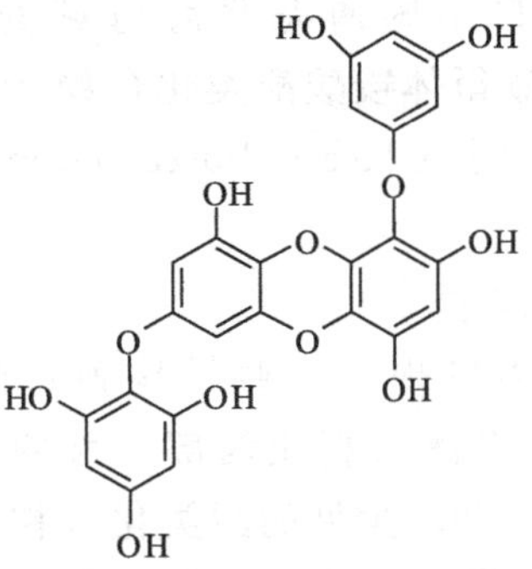

1-(3',5'-dihydroxyphenoxy)-7-(2'',4'',6-trihydroxyphenoxy)
-2,4,9-trihydro-xydibenzo-1,4-dioxin

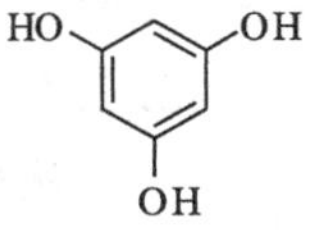

phloroglucinol

图 3-23　褐藻 *E. cava* 中的多酚类化合物（续）

3.1.2.3　甾体

在褐藻中发现了一些甾体化合物。Bian 和 Altena（1998）从褐藻 *Cystophora brownii* 中分离得到两种麦角甾醇（20*S*）-3β，20-dihydroxyergosta-5，24（28）-dien-16-one 和 3β-hydroxyergosta-5，24（28）-dien-16-one（图 3-24）。汤海峰等（2002a）从采自中国东海南麂岛的褐藻铁钉菜 *Ishige okamurai* 中分离得到了 5 种甾醇类化合物 5α，8α-过氧麦角甾-6，22-二烯-3β-醇（5α，8α-epidioxyergosta-6，22-dien-3β-ol）、马尾藻甾醇（saringosterol）、岩藻甾醇（fucosterol）、β-谷甾醇（β-sitosterol）和胡萝卜苷（daucosterol）。其中，岩藻甾醇对鼠白血病 P-388 细胞有显著的细胞毒性，ED_{50} 为 0.6

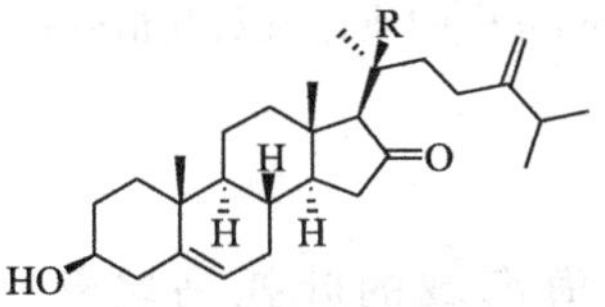

(20*S*)-3β,20-dihydroxyergosta-5,24(28)-dien-16-one:R=OH
3β-hydroxyergosta-5,24(28)-dien-16-one:R=H

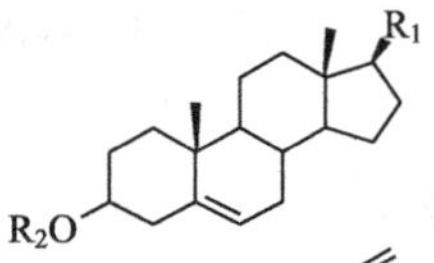

saringosterol R_1= 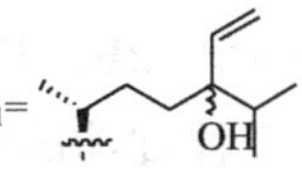 R_2=H

fucosterol R_1= 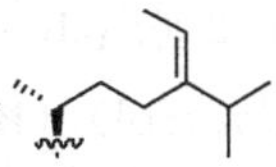 R_2=H

β-sitosterol R_1= 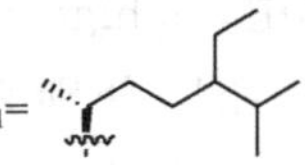 R_2=H

daucosterol R_1= 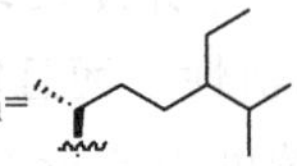 R_2=Glc

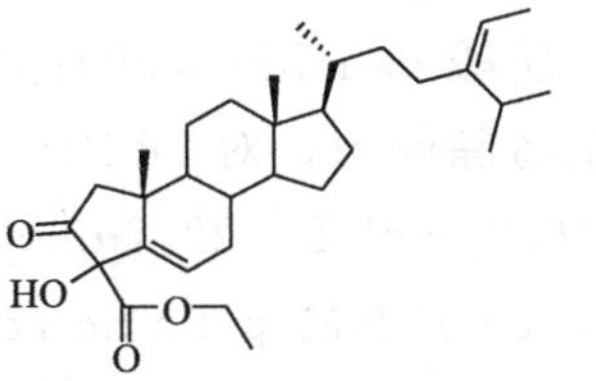

24-ethyl-3-carbethoxy-3-hydroxy-
A-nor-cholesta-5,24(28)-dien-2-one

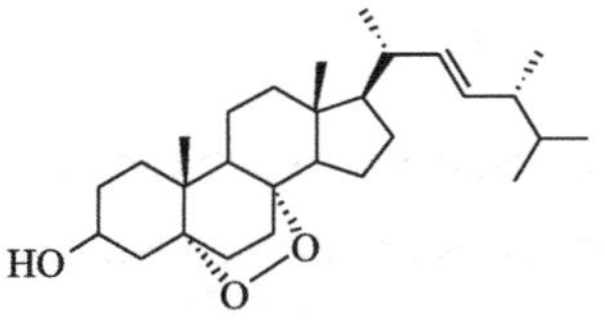

5α,8α-epidioxyergosta-6,22-dien-3β-ol

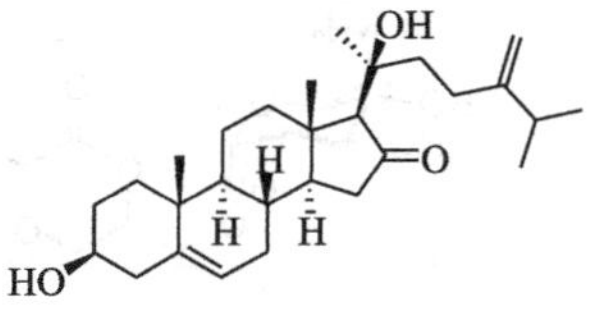

图 3-24　褐藻 *C. brownie*、*I. okamurai* 和 *S. carpophyllum* 中的甾体类化合物

μg/mL。汤海峰等（2003）又从采自中国南海北海海域的果页马尾藻 *Sargassum carpophyllum* 中分离得到一种 A-失碳甾体羧酸酯类化合物 24-乙基-3-乙氧甲酰基-3-羟基-A-失碳-5，24（28）-胆甾二烯-2-酮（24-ethyl-3-carbethoxy-3-hydroxy-A-nor-cholesta-5，24（28）-dien-2-one）。

3.1.2.4 醌类

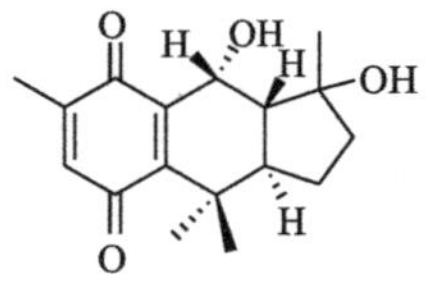

图 3-25 褐藻 *C. harveyi* 中的醌类化合物

从褐藻中发现了一些结构独特的醌类化合物。Laird 等（2007）从采自澳大利亚西部海域的褐藻 *Cystophora harveyi* 中分离得到一种较少见的醌类化合物 pycnanthuquinone C（图 3-25）。Mori 等（2005）从采自日本富山海湾的褐藻 *Sargassum micracanthum* 中分离得到了 4 种质体醌（plastoquinones）及其衍生物（图 3-26），显示了较强的抗氧化活性及对结肠癌细胞 Colon-26-L5 的细胞毒活性。

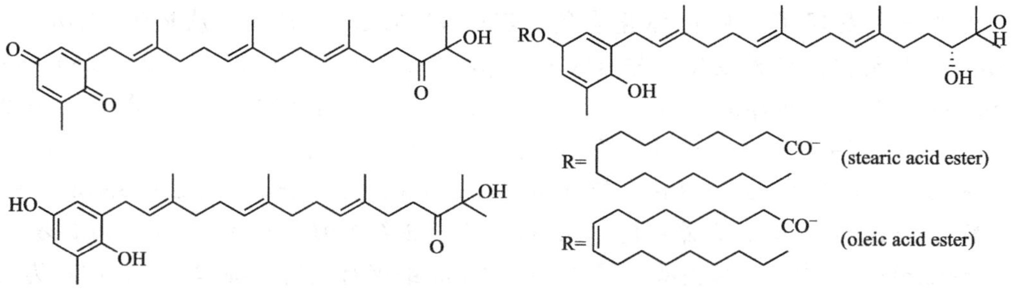

图 3-26 褐藻 *S. micracanthum* 中的质体醌及其衍生物

3.1.2.5 脂类

汤海峰等（2002b）从采自中国南海北海海域的叶托马尾藻（*S. carpophyllum*）中分离得到了 5 种甘油酯类成分。Zou 等（2009）从褐藻 *Ishige okamurae* 中分离得到一种新的甘油糖脂 ishigoside（1，2-di-*O*-palmitoyl-3-*O*-（6-deoxy-6-amino）-α-*D*-glucopyranosyl-glycerol）（图 3-27）和常见的脂肪酸 palmitic acid 及其甲酯化合物 methyl palmitate。其中，ishigoside 有较强的自由基清除能力，对 DPPH、羟基、烷基和超氧化物自由基的 EC_{50} 分别为 31.2 μmol/L、16.7μmol/L、22.7μmol/L 和 26.8μmol/L。Bazes 等（2009）研究发现，*Sargassum muticum* 中的 palmitic acid 对红细菌科细菌 R11 A 有抗菌活性，而且能够抑制硅藻 *Cylindrotheca closterium* 的生长（EC_{50} 为 45.5 μg/mL），在浓度为 3 μg/mL 时还能抑制石莼 *Ulva lactuca* 孢子的繁殖。

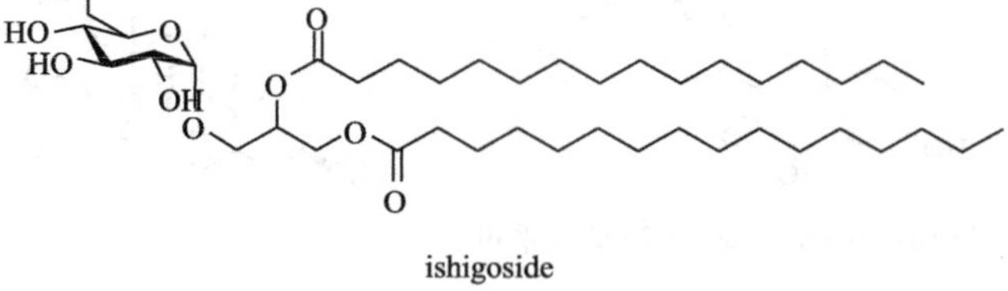

图 3-27 褐藻 *I. okamurae* 中的甘油糖脂化合物 ishigoside

3.1.2.6 糖类

从褐藻中得到了具有多种生物活性的糖类化合物。褐藻多糖硫酸酯也称岩藻聚糖(fucoidan)，是不均一的多糖，主要由L-岩藻糖和磺酸基组成，此外还含有半乳糖、甘露糖、木糖及少量的糖醛酸等。褐藻多糖硫酸酯的骨架都很相似，基本上可以分为两种类型：a型为有序重复的α-（1→3）连接的L-岩藻糖，b型包括交替的α-（1→3）和（1→4）连接的L-岩藻糖（图3-28）。

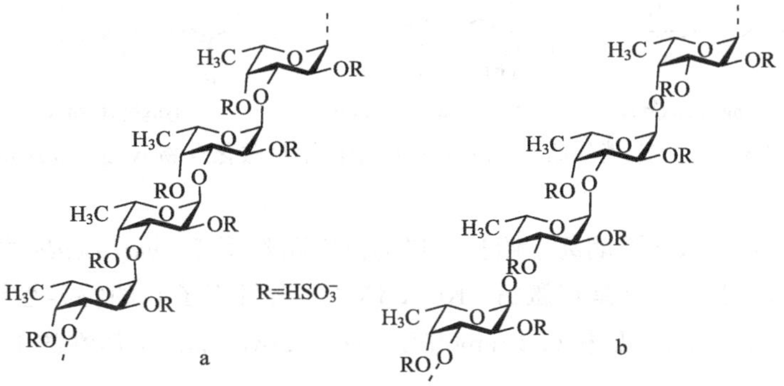

图3-28 褐藻多糖硫酸酯的分子骨架

研究表明，褐藻多糖硫酸酯可通过多种机制发挥抗炎症作用。例如，与细胞膜上的选择素结合或作为清道夫受体的配体；抗炎作用还与调节多种炎症相关因子的生成有关。褐藻多糖硫酸酯还具有抗氧化活性，能抑制活性氧自由基的生成并促进其清除（崔艳秋等 2008）。还有研究表明，将褐藻多糖硫酸酯的羟基进行乙酰化后，可以增强其抗氧化活性（王晶等 2008）。

3.2 微藻次级代谢产物

通常将小于1 mm的藻类统称为微型藻类，简称微藻。硅藻和甲藻是海洋中最常见的微藻。海洋微藻具有光合作用，种类多、数量大、繁殖快，是海洋生态系统中最主要的初级生产者，在海洋生态系统的物质循环和能量流动中起着极其重要的作用。微藻大多数为单细胞浮游藻类，也有一些固着在岩石等底质或植物体上。为了进行光合作用和生长，微型藻类和大型藻类一样，必须停留在太阳光能够照射到的表层。海洋中的微藻种类目前还不清楚，据估计，仅硅藻就超过10万种。迄今已记录的海洋微藻种类有5000余种，主要包括绿藻门、褐藻门、红藻门、蓝藻门、金藻门、甲藻门、裸藻门、隐藻门等门类。中国已有记录的微藻种类有近2000种（高亚辉 2001）。

微藻可产生大量的次级代谢产物。已发现的微藻次级代谢产物主要结构类型有生物碱类、大环内酯类、聚醚类、聚酮类、肽类、萜类和脂肪酸等。对微藻次级代谢产物的研究大多集中在腰鞭毛藻和蓝绿藻的有毒代谢产物上。大多数海洋毒素来源于微藻，因此，在此部分介绍海洋毒素的内容。

3.2.1 生物碱

从微藻中发现了许多生物碱类化合物，如吲哚类生物碱。Cardellina等（1979）从夏威夷蓝绿藻（blue-green algae，cyanobacteria，属蓝绿藻门Cyanophyta）颤藻科巨大

鞘丝藻 *Lyngbya majuscula* 中分离获得生物碱毒素 lyngbyatoxin A（图 3-29），小鼠腹腔注射最小致死量为 0.3 mg/kg。

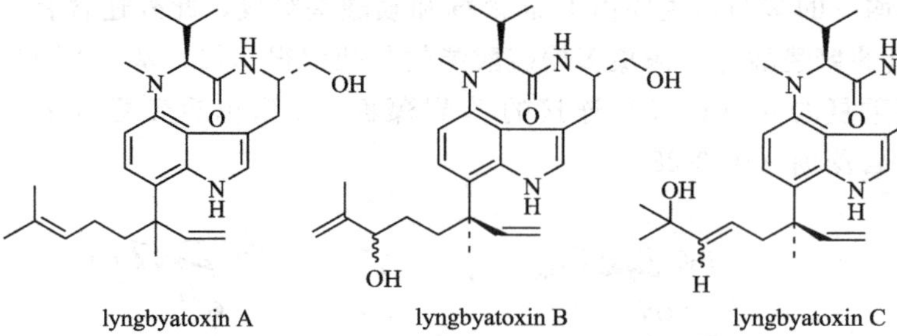

图 3-29 巨大鞘丝藻 *L. majuscula* 中的生物碱化合物 lyngbyatoxins

Aimi 等（1990）从奥阿胡岛卡哈拉海岸的巨大鞘丝藻 *L. majuscula* 中分离获得 lyngbyatoxins B 和 C，对 TPA（蛋白激酶 PKC 受体肿瘤触发因子）的特异性结合具有抑制作用，ED_{50}分别为 2.2 mmol/L 和 0.2 mmol/L，为 lyngbyatoxin A 活性的 1/200 和 1/20。

3.2.2 大环内酯

甲藻门前沟藻 *Amphidinium* 属常产生大环内酯化合物，尤其是与日本扁形虫 *Amphiscolops* sp. 共生时易产生这类化合物。从此类前沟藻中已发现一系列具有细胞毒活性的 amphidinolide 类大环内酯化合物。

Kobayashi（1989）从一种海洋扁形虫的共生腰鞭毛藻 *Amphidinium* sp. 中分离得到一系列十二至二十九元环的大环内酯化合物 amphidinolides（图 3-30）。Amphidinolide A 是一种二十元大环内酯化合物，有三个环外亚甲基，并有侧链结构；在 C-8、C-9、C-11、C-12 位上分别有一个羟基，形成分子内亲水部分。Amphidinolide B 是一种二十六元的大环内酯化合物，没有烷基侧链结构。Amphidinolide C 是从自然资源中分离得到的第一个二十五元大环内酯化合物，含有 2 个四氢呋喃环、2 个酮羰基、4 个羟基和 2 个亚甲基。Amphidinolides 最突出的特征是具有非常强的细胞毒性，特别是对鼠淋巴白血病细胞 L-1210 及人鼻咽癌细胞 KB 表现出很强的抗肿瘤活性。Amphidinolides A、B、C 和 D 对 L-1210 的 IC_{50}分别为 2.4 μg/mL、0.000 14 μg/mL、0.0058 μg/mL 和 0.019 μg/mL。Amphidinolide B 的活性最强，比 amphidinolide A 强 1000 多倍。此外，amphidinolide B 对 KB 细胞的 IC_{50}也很低，为 0.0042 μg/mL。

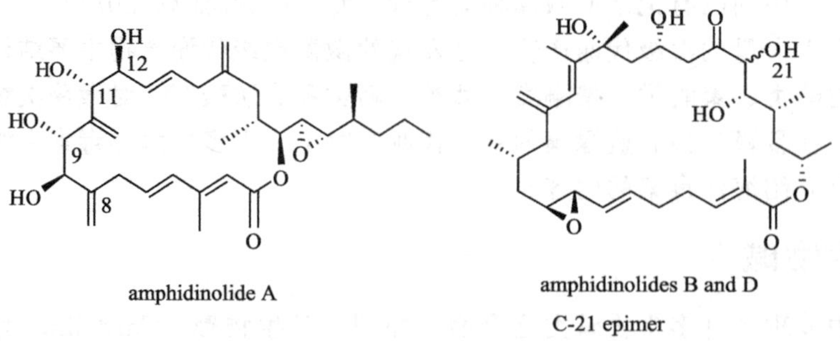

图 3-30 腰鞭毛藻 *Amphidinium* sp. 中的大环内酯化合物 amphidinolides（A～H）

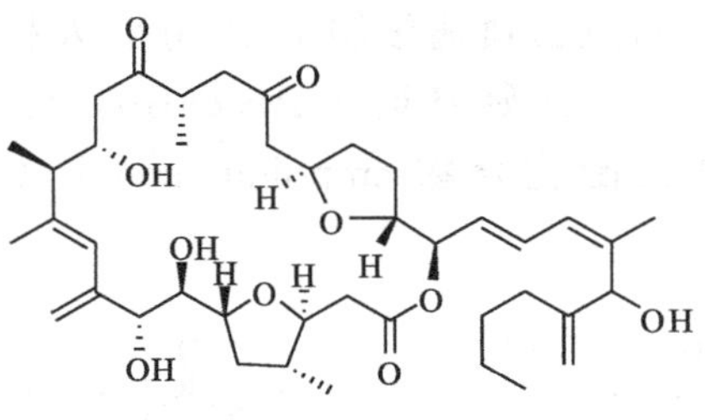

amphidinolide C

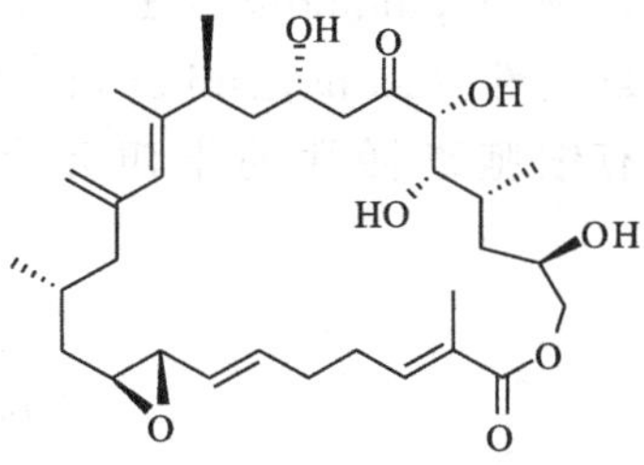

amphidinolide G

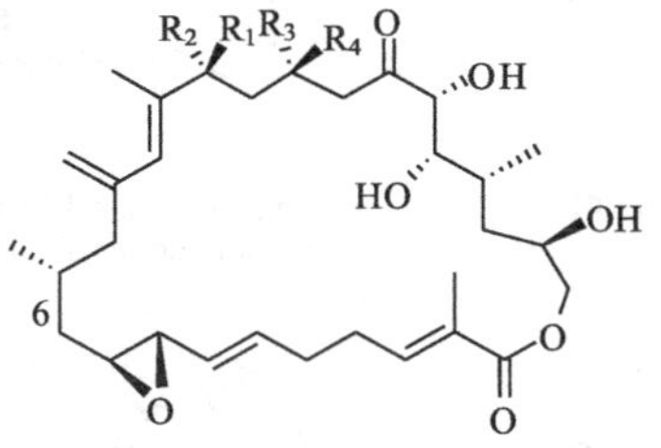

amphidinolide G2:
R_1=CH_3;R_4=OH;R_2,R_3=H;$\Delta^{6,7}$
amphidinolide G3:
R_1=CH_3;R_3=OH;R_2,R_4=H;6,7-dihydro

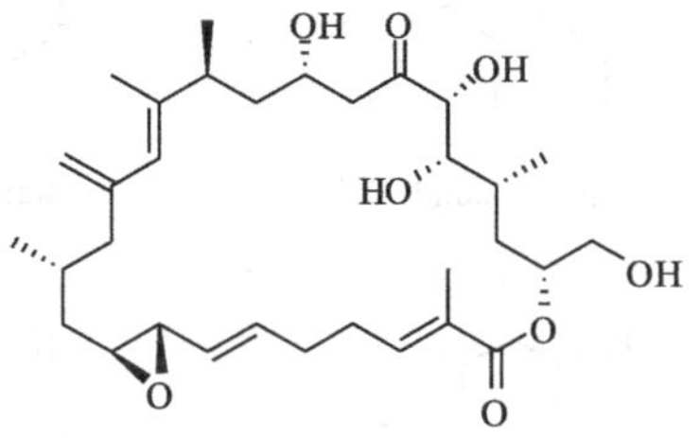

amphidinolide H

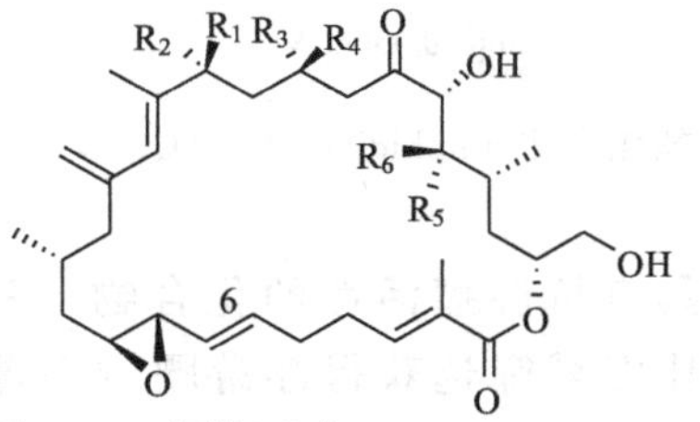

amphidinolide H2:R_2=CH_3;R_4,R_5=OH;R_1,R_3,R_6=H;$\Delta^{6,7}$
amphidinolide H3:R_1=CH_3;R_3,R_6=OH;R_2,R_4,R_5=H;$\Delta^{6,7}$
amphidinolide H4:R_1=CH_3;R_3,R_5=OH;R_2,R_4,R_6=H;6,7-dihydro
amphidinolide H5:R_2=CH_3;R_4,R_5=OH;R_1,R_3,R_6=H;6,7-dihydro

图 3-30 腰鞭毛藻 *Amphidinium* sp. 中的大环内酯化合物 amphidinolides（A～H）（续）

Kobayashi 等（1991）从与扁形虫 *Amphiscolops* sp. 共生的腰鞭毛藻 *Amphidinium* sp. Y-72 中获得具有细胞毒性且结构独特的二十七和二十六元的大环内酯化合物 amphidinolide G 和 amphidinolide H（图 3-30），其立体构型通过 X 射线单晶衍射等方法得到确定（Kobayashi et al. 2003）。Amphidinolide H 对 L-1210 的细胞毒性比 amphidinolide B 弱 3 倍，而对 KB 的细胞毒性比 amphidinolides B 和 G 强 10 倍。Kobayashi 等（2002）又从腰鞭毛藻 *Amphidinium* sp. Y-42 中分离获得 amphidinolide G 的衍生物 amphidinolides G2 和 G3，以及 amphidinolide H 的衍生物 amphidinolides H2～H5。Amphidinolide H 系列衍生物对 L-1210 和 KB 细胞均具有细胞毒活性，但均比 amphidinolide H 的弱，如 amphidinolide H2 比 amphidinolide H 弱 100 倍。

Kobayashi 等（1996）从与扁形虫 *Amphiscolops* sp. 共生的腰鞭毛藻 *Amphidinium* sp. Y-5 中分离得到十二元环大环内酯化合物 amphidinolide Q（图 3-31），并在 2009 年进行了全合成（Kobayashi et al. 2009）。该化合物对鼠白血病细胞 L-1210 显示中等的细胞毒活性，IC_{50} 为 6.4 μg/mL。Kobayashi 研究组从与扁形虫 *Amphiscolops* sp. 共生的腰鞭毛藻 *Amphidinium* sp. Y-56 和 Y-71 中获得十九元大

环内酯化合物 amphidinolides T1～T5，对鼠白血病细胞 L-1210 和人鼻咽癌细胞 KB 具有细胞毒活性（Kobayashi et al. 2001）。该研究组从 *Amphiscolops* sp. Y-5 中还获得了具有细胞毒活性的十四元大环内酯化合物 amphidinolide V（Kubota et al. 2000a）。

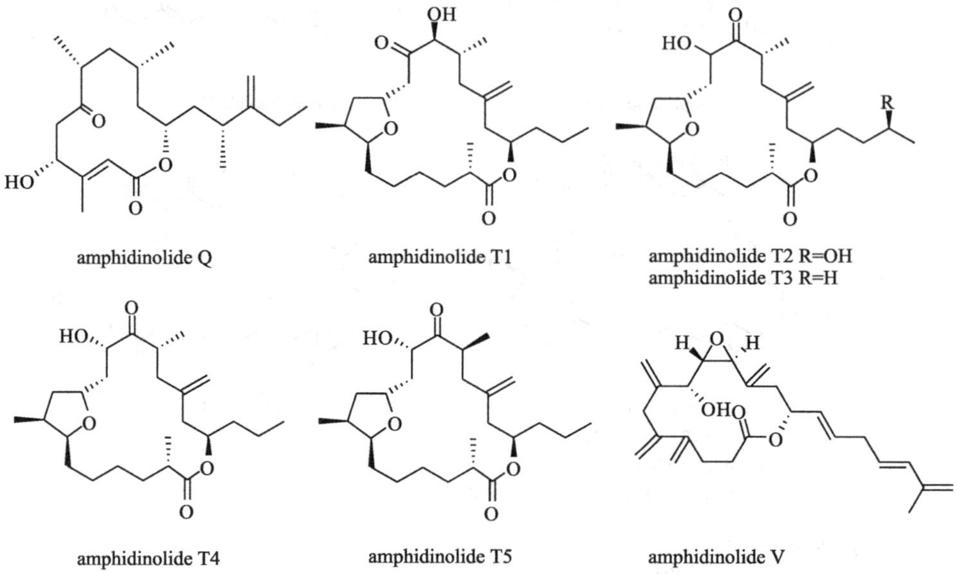

图 3-31 腰鞭毛藻 *Amphidinium* sp. 中的大环内酯化合物 amphidinolides（Q～V）

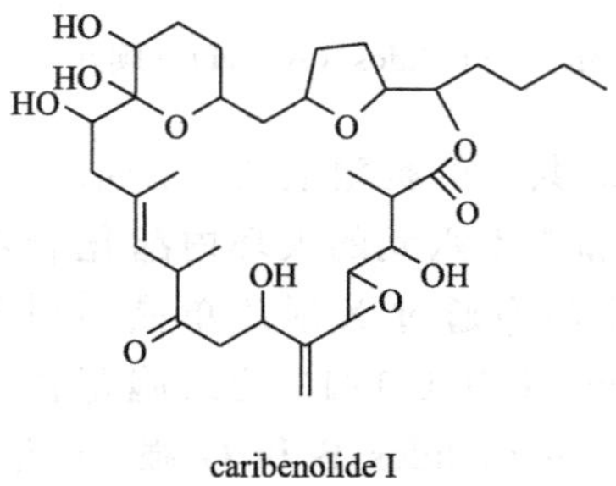

图 3-32 腰鞭毛藻 *Amphidinium* spp. 中的大环内酯化合物 caribenolide Ⅰ

为了寻找具有抗肿瘤活性的化合物，Shimizu 研究组从加勒比海域筛选获得浮游腰鞭毛藻 *Amphidinium* spp.，并从中分离得到一系列大环内酯化合物，包括 Kobayashi J 研究组曾经报道的化合物 amphidinolide B（Bauer et al. 1994）。其中的一种化合物 caribenolide Ⅰ（图 3-32）对人结肠癌细胞 HCT-116 具有强细胞毒活性（IC_{50} 1.6 nmol/L），而且在体内也有活性。

Murakami 等（1988）从腰鞭毛藻 *Goniodoma pseudogonyaulax* 中分离获得强抗真菌剂聚醚大环内酯化合物 goniodomin A。Saito 等（2009）对 goniodomin A 进行了合成研究，并合成了片段 2（图 3-33）。该化合物还具有调节骨骼肌动球蛋白 ATP 酶的活性（Furukawa et al. 1993）。在肌动蛋白存在的情况下，goniodomin A 能够增强肌动球蛋白 ATP 酶的活性，并有浓度依赖关系，而对肌球蛋白的 ATP 酶活性没有影响。Goniodomin A 通过改变肌动蛋白分子构象来改变肌动球蛋白 ATP 酶的活性。Goniodomin A 是一个很好的探究肌动蛋白结构和功能之间关系的工具（Ohizumi 1997）。

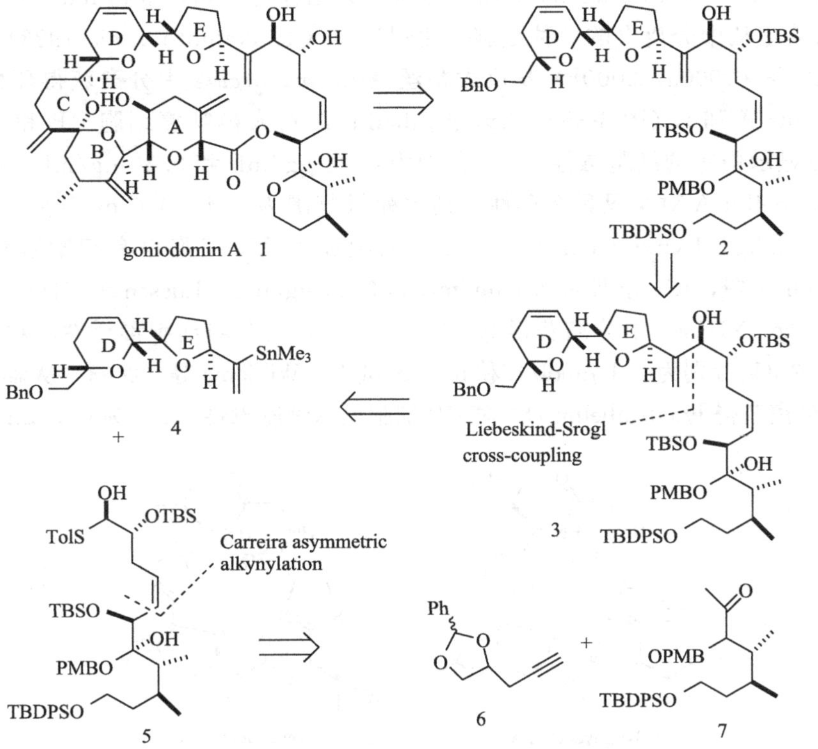

图 3-33　聚醚大环内脂化合物 goniodomin A 及其逆向合成途径

3.2.3　肽类

3.2.3.1　环缩肽

Moore 研究组从蓝绿藻 *Nostoc* sp. 中分离出强细胞毒活性成分 cryptophycin 1（图 3-34）及其类似物。Cryptophycin 1 的化学结构及绝对构型与 arenastain A 的非常相似（Golakoti et al. 1995；Smith et al. 1994）。该化合物及其结构类似物对实体瘤具有显著作用。目前，合成的 cryptophycin 1 在美国已进入临床研究阶段。

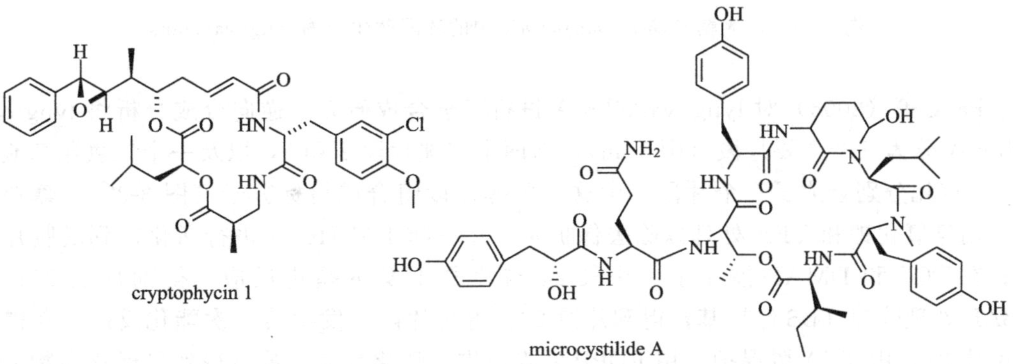

图 3-34　蓝绿藻中的环缩肽化合物 cryptophycin 1 和 microcystilide A

蓝绿藻 *Microcystis aeruginosa* 也产生缩肽类化合物，如化合物 microcystilide A 是 Shimizu 实验室从中分离出的一种细胞分化促进剂（Tsukamoto et al. 1993）。

Luesch 等（2000a，2000b）从巨大鞘丝藻 *L. majuscule* 中分离获得环酯肽化合物 lyngbyabellins A 和 B（图 3-35）。Lyngbyabellin A 对人鼻咽癌细胞 KB 和人结肠腺癌细胞 LoVo 显示中等的细胞毒性，IC_{50}分别为 0.03 μg/mL 和 0.50 μg/mL。体内试验显示，lyngbyabellin A 对小鼠具有毒性，其致死量范围为 2.4～8.0 mg/kg，半致死量为 1.2～1.5 mg/kg。Lyngbyabellin B 对 KB 细胞和 LoVo 细胞也有细胞毒活性，但比 lyngbyabellin A 弱，IC_{50}分别为 0.1 μg/mL 和 0.83 μg/mL。Luesch 等（2002）又从蓝绿藻 *Lyngbya* sp. NIH309 中分离获得 lyngbyabellin C，具有弱细胞毒活性，对 KB 细胞和 LoVo 细胞的 IC_{50}分别为 2.1 μmol/L 和 5.3 μmol/L。Williams 等（2003）从蓝绿藻 *Lyngbya* sp. 中分离获得 lyngbyabellin D，对 KB 细胞显示细胞毒性，IC_{50}为 0.1 μmol/L。

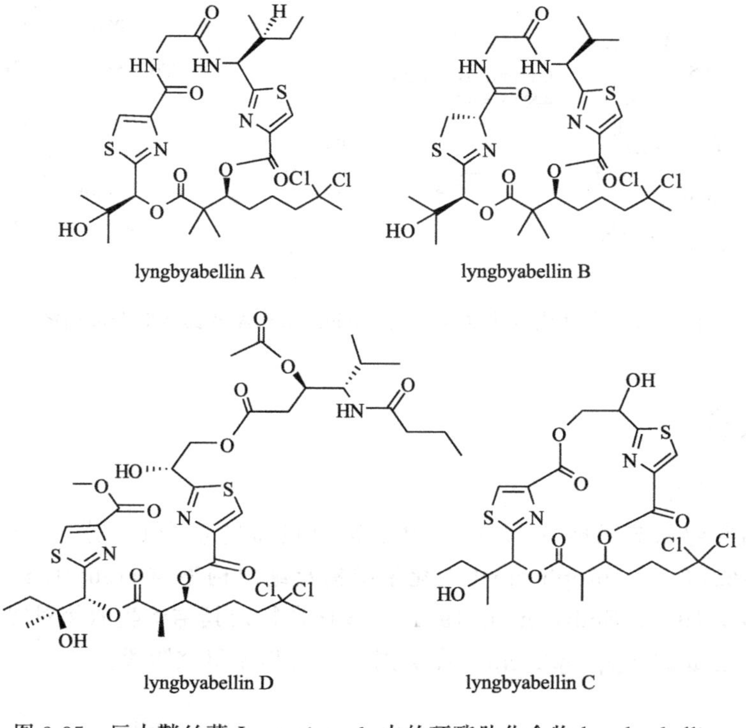

图 3-35　巨大鞘丝藻 *L. majuscule* 中的环酯肽化合物 lyngbyabellins

Pang 等（2005）对 lyngbyabellin A 进行了全合成研究。逆向合成分析将 lyngbyabellin A 分为三个主要片段（图 3-36），即两个噻唑片段 2 和 3，以及一个二氯羟基酸片段 4。首先分别合成了三个片段，由这些关键片段组合成目标分子（图 3-37）。噻唑片段 3 用氢氧化锂和 TFA 处理以除去保护基，用 EDCI 和 HOBt 进行活化得到酰胺片段 24；在 DCC 和 DMAP 催化下，片段 24 与片段 4 发生酯化反应，得到片段 25；经 TBAF 处理除掉 TBS 保护基，得到片段 26；再与片段 2 发生第二次酯化反应，获得环化前体 27；用 TFA 脱保护，用 FDPP 为媒介进行环化反应，最终得到目标化合物 lyngbyabellin A。

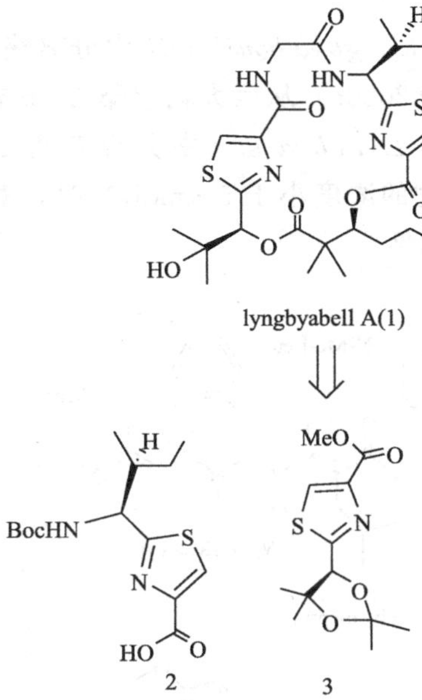

图 3-36　化合物 lyngbyabellin A 的拆分片段

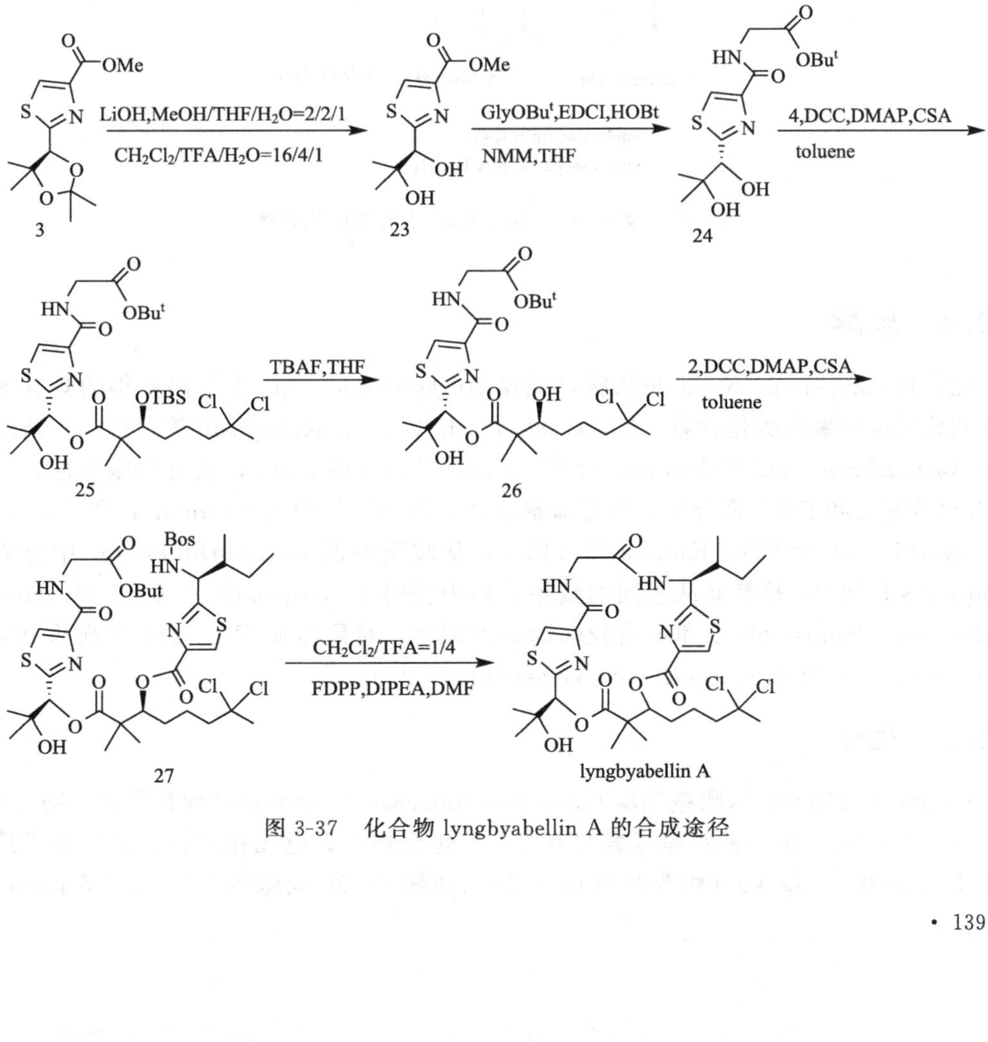

图 3-37　化合物 lyngbyabellin A 的合成途径

3.2.3.2 链肽

Klein 等（1999）从海洋蓝绿藻 *Lyngbya bouillonii* 中分离获得链肽类化合物 lyngbyapeptin A（图 3-38）。Luesch 等（2000a）从巨大鞘丝藻 *L. majuscule* 中同样也分离获得 lyngbyapeptin A，又从蓝绿藻 *Lyngbya* sp. 中分离获得 lyngbyapeptins B 和 C (Luesch et al. 2002)。这三种化合物的浓度小于 5 μmol/L 时，对人鼻咽癌细胞 KB 和人结肠腺癌细胞 LoVo 均没有细胞毒性。

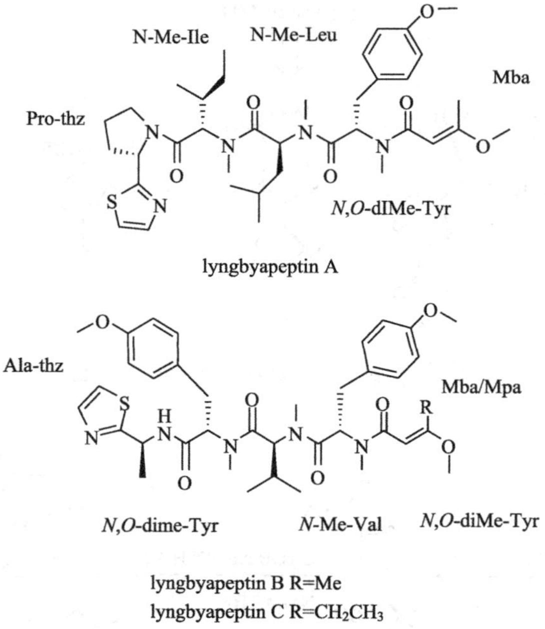

图 3-38 蓝绿藻 *L. bouillonii* 中的链肽化合物

3.2.4 聚酮

化合物 colopsinols A～E 是从腰鞭毛藻 *Amphidinium* sp. 中分离获得的具有葡萄糖苷和硫酸酯的聚酮类化合物（Kobayashi et al. 2003）。Kobayashi 等（1999）从腰鞭毛藻 *Amphidinium* sp. 中分离出化合物 colopsinol A（图 3-39），没有细胞毒性，但对 DNA 聚合酶 α 和 DNA 聚合酶 β 具有抑制活性，其 IC_{50} 分别为 13 μmol/L 和 7 μmol/L (Kobayashi et al. 2003)。Kubota 等（1999）从腰鞭毛藻 *Amphidinium* sp. 中分离出 colopsinols B 和 C；接着又从相同的腰鞭毛藻中获得了 colopsinols D 和 E（Kubota et al. 2000b)。Colopsinols C 和 E 有较强的细胞毒性，对鼠白血病 L-1210 细胞的 IC_{50} 分别为 7.8 μg/mL 和 7.0 μg/mL（Kobayashi et al. 2003)。

3.2.5 糖苷

Usami 等（1995）从腰鞭毛藻 *Ostreopsis siamensis* 中分离获得糖苷类化合物 ostreocin D（图 3-40），为一种水螅毒素类似物。该化合物为无色无味固体，对小鼠半致死浓度 LD_{50} 为 0.75 μg/kg（腹膜注射）；对鼠白血病 P-388 细胞的 LD_{50} 为 2.5 pmol/L；

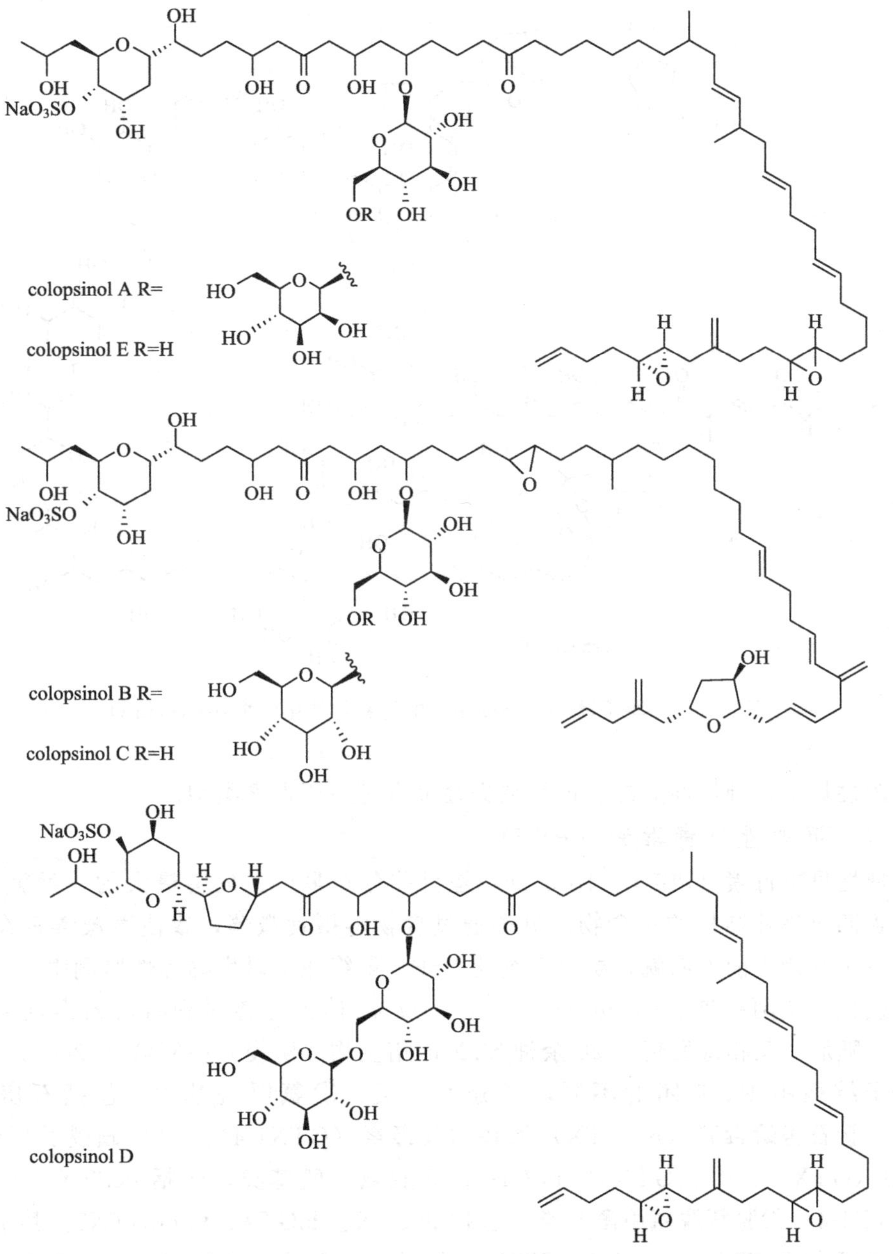

图 3-39　腰鞭毛藻 *Amphidinium* sp. 中的聚酮化合物 colopsinols

对 0.5%小鼠血细胞悬浮液的完全溶血值为 39.5 nmol/L。在纳摩尔的浓度下（79 nmol/L），ostreocin D 作用于进入孵卵期 4 h 的细胞，能够引起肌球蛋白急剧分解（Ukena et al. 2001）。

3.2.6　海洋生物毒素

海洋生物毒素是海洋天然产物研究的重点内容之一。海洋微藻是很多海洋生物毒素的真正来源。根据微藻产生的毒素引起人类中毒的症状，可分为麻痹性贝毒、西加鱼

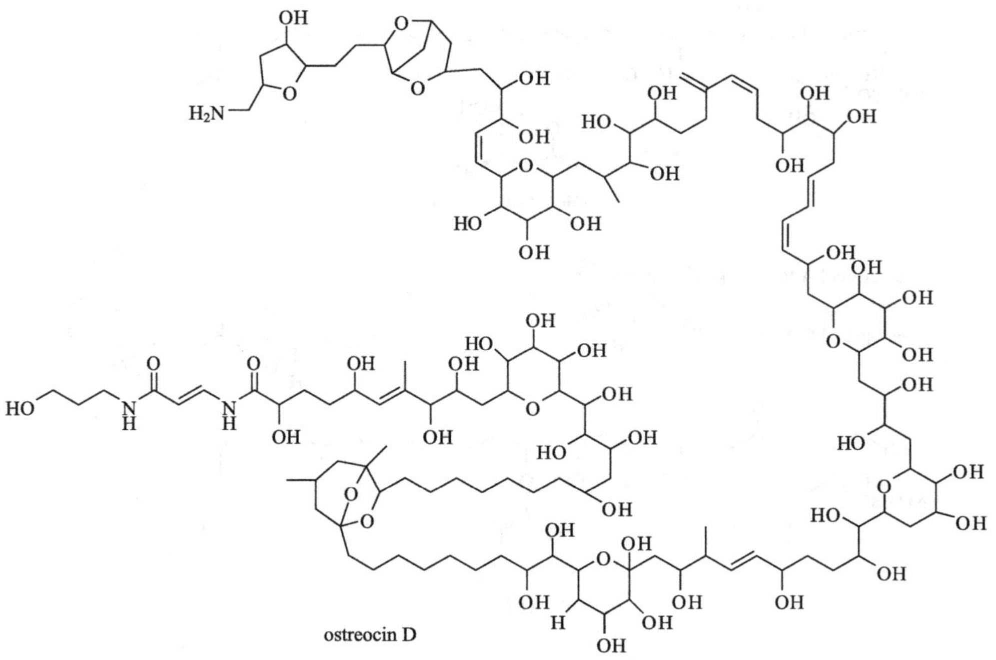

图 3-40 腰鞭毛藻 *O. siamensis* 中的糖苷类化合物 ostreocin D

毒、腹泻性贝毒、神经性贝毒、记忆缺失性贝毒等主要毒素类型。

3.2.6.1 麻痹性贝毒毒素（PSP）

麻痹性贝毒毒素（PSP）（图 3-41）是目前分布最广、危害最大的一种微藻毒素，是一类含四氢嘌呤结构的化合物，贝类通过食物链摄食微藻，致使微藻毒素在体内聚集。早在 100 余年前人们就开始分离纯化 PSP，最终在小鼠生物毒性监测跟踪下，运用离子交换色谱从阿拉斯加蛤 *Saxidomus giganteus* 体内分离得到石房蛤毒素 saxitoxin（STX）。随后，又相继发现了 20 余种 STX 的衍生物（柳俊秀和何培民 2009）。PSP 根据其分子结构中 R4 基团的不同，可分为 4 类：①氨甲酰基类，包括石房蛤毒素（STX）、新石房蛤毒素（neoSTX）和膝沟藻毒素（GTX1-4）；②*N*-磺酰胺甲酰基类，包括 B1（GTX5）、B2（GTX6）和 C1-4；③脱氨甲酰基类，包括 dcSTX、dcneoSTX 和 dcGTX1-4；④脱氧脱氨甲酰基类，包括 doSTX、doGTX2 和 doGTX3。其中氨基甲酸酯类毒素中的 STX、neoSTX、GTX1-4 最常见。在这些 PSP 中，对 STX 的研究最为广泛（林燕堂等 1999）。

PSP 表现为麻痹性毒性。各衍生物之间的毒性有很大的差异，毒性顺序（除脱氧脱氨甲酰基类外）是：氨基甲酸酯类＞脱氨甲酰基类＞*N*-磺酰胺甲酰基类。在这类毒素中，STX 的毒性很强，腹腔注射小鼠的半致死剂量为 9.0～11.6μg/kg。PSP 的作用机制与河豚毒素的非常相似，可阻断电压门控 Na^+ 通道，造成神经系统传输障碍，从而产生麻痹作用（柳俊秀和何培民 2009）。

3.2.6.2 西加鱼毒毒素（CFP）

西加鱼毒毒素（CFP）是鱼类通过食物链摄食后在体内聚集的一类聚醚类毒素，是

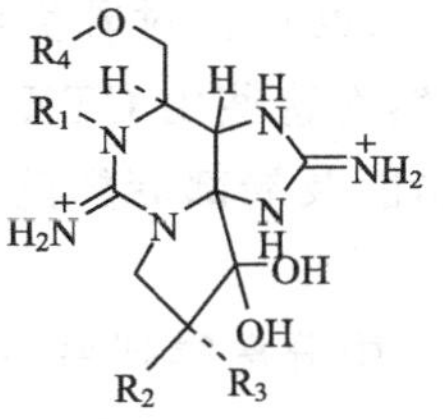

STX:R_1=H,R_2=H,R_3=H,R_4=$CONH_2$
neoSTX:R_1=OH,R_2=H,R_3=H,R_4=$CONH_2$
GTX1:R_1=OH,R_2=H,R_3=OSO_3,R_4=$CONH_2$
GTX2:R_1=H,R_2=H,R_3=OSO_3,R_4=$CONH_2$
GTX3:R_1=H,R_2=OSO_3,R_3=H,R_4=$CONH_2$
GTX4:R_1=OH,R_2=OSO_3,R_3=H,R_4=$CONH_2$
GTX5:R_1=H,R_2=H,R_3=H,R_4=$CONHSO_3$
GTX6:R_1=OH,R_2=H,R_3=H,R_4=$CONHSO_3$
C1:R_1=H,R_2=H,R_3=OSO_3,R_4=$CONHSO_3$
C2:R_1=H,R_2=OSO_3,R_3=H,R_4=$CONHSO_3$
C3:R_1=OH,R_2=H,R_3=OSO_3,R_4=$CONHSO_3$
C4:R_1=OH,R_2=OSO_3,R_3=H,R_4=$CONHSO_3$
dcSTX:R_1=H,R_2=H,R_3=H,R_4=H
dcneoSTX:R_1=OH,R_2=H,R_3=H,R_4=H
dcGTX1:R_1=OH,R_2=H,R_3=OSO_3,R_4=H
dcGTX2:R_1=H,R_2=H,R_3=OSO_3,R_4=H
dcGTX3:R_1=H,R_2=OSO_3,R_3=H,R_4=H
dcGTX4:R_1=OH,R_2=OSO_3,R_3=H,R_4=H

图 3-41　麻痹性贝毒毒素

海洋天然产物特有的一类化学结构，主要来自有毒冈比藻 *Gambierdiscus toxicus*，主要为脂溶性化合物，如西加毒素（ciguatoxin，CTX）、gambierol 等（图 3-42）。其毒理和药理作用均十分特殊，对神经系统、消化系统、心血管系统及细胞膜具有较高的选择性（柳俊秀和何培民 2009）。

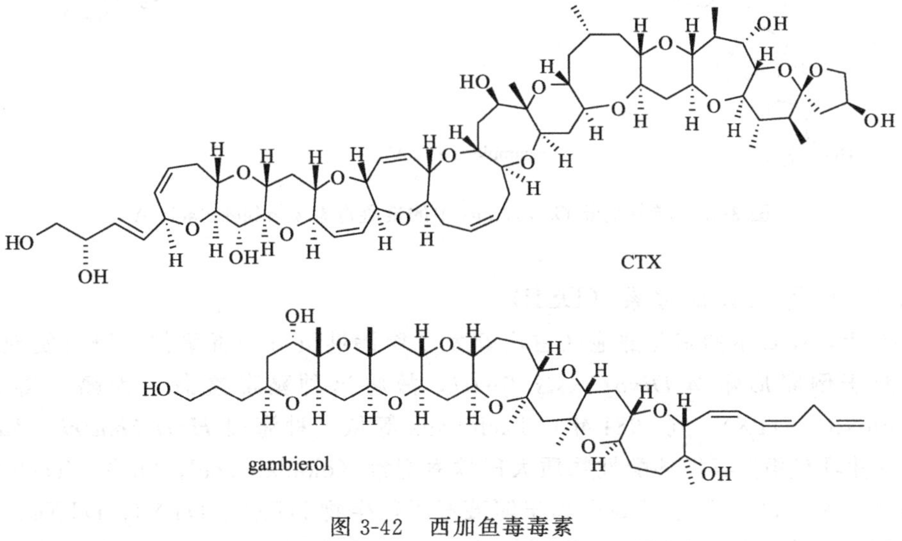

图 3-42　西加鱼毒毒素

CTX 是 CFP 中的主要成员。1980 年，Murata 研究组分离得到 CTX，但是其结构直到 1989 年才得到确定。CTX 具有强的神经毒性，是电压依赖性 Na^+ 通道的新型激动剂，通过与 Na^+ 通道位点 5 的不可逆结合，引起 Na^+ 通道开放，增加细胞膜对 Na^+ 的通透性，改变 Na^+ 内向离子流，产生强去极化，致使神经肌肉兴奋性传导发生改变，最终引起一系列药理学和毒理学反应（Luisa et al. 2006）。CTX 能够引起质膜去极化（Benoit et al. 1986）和输精管收缩（Ohizumi et al. 1981），对乳突状肌肉和左心房的收缩力具有浓度依赖关系（Ohizumi et al. 1982），然而这些由 CTX 引起的症状能够由 TTX 消除。CTX 可作为研究可兴奋细胞膜结构与功能及局部麻醉药物作用机制的分子探针。

Satake 等（1993）从腰鞭毛藻冈比藻 *G. toxicus* 中分离得到另一种毒素 gambierol，其中毒症状与 CTX 相似，推断该化合物可能属于西加鱼毒毒素的症候群。

Yasumoto 和 Murata（1993）的实验室从腰鞭毛藻 *Gambierdiscus toxicus* 的培养液中发现了强抗真菌类化合物 gambieric acid。该类化合物含有裸甲藻毒素型（融合聚醚环）结构，由 9 个相邻的醚环和 1 个独立的四氢呋喃环构成。腹腔注射 1 mg/kg 的 gambieric acid，对小鼠或哺乳动物的培养细胞具有中等的毒性。这些代谢产物具有极强的抗真菌活性，是第一类短裸甲藻毒素型（brevetoxin-type）聚醚类抗真菌代表化合物。其中，gambieric acid A（图 3-43）在浓度为 10 ng/disk 时能够抑制黑曲霉 *Aspergillus niger* 的生长。Gambieric acid 的抗真菌效力比 amphotericin B 高 2000 倍（Nagai et al. 1992）。

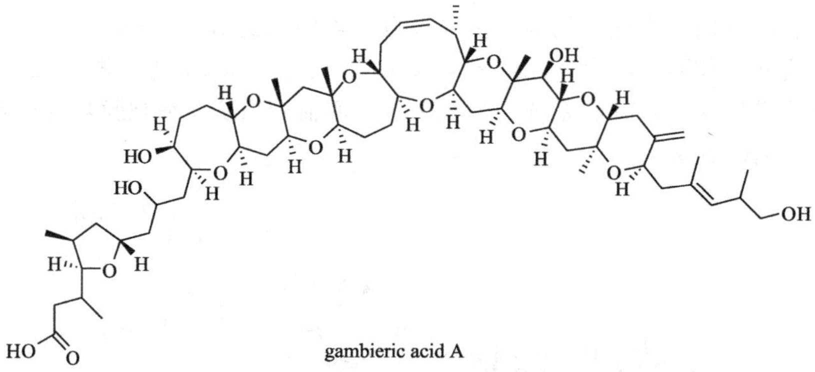

gambieric acid A

图 3-43 腰鞭毛藻 *G. toxicus* 中的聚醚毒素 gambieric acid A

3.2.6.3 腹泻性贝毒毒素（DSP）

1976 年，在日本的东北部地区首次暴发了腹泻性贝毒中毒事件。研究发现，这次事故起源于倒卵形鳍藻 *Dinophysis fortii*，故将这种藻毒素命名为鳍藻毒素（dinophysistoxin，DTX）。到 1981 年，Tachibana 等从一种海绵 *Halichondria okadai* 中分离出一种具有相似毒性的酸性物质大田软海绵素（okadaic acid，OA）（Tachibana et al. 1981）（图 3-44）。随后相继分离出鳍藻毒素衍生物 DTX2、DTX3、DTX4、DTX5a 和 DTX5b，其中 OA 和 DTX2 互为同分异构体，DTX3 为 7-O-acyl-DTX1。由于这些毒素都可以引起人的胃肠道疾病，如腹泻、呕吐、腹疼等，人们将这类毒素统称为腹泻性贝毒。

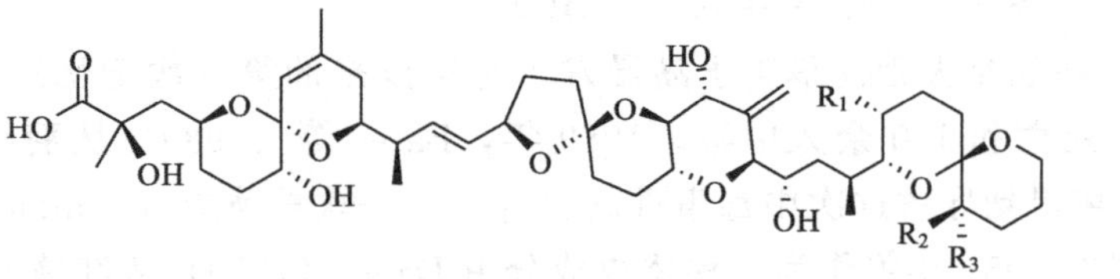

OA:R_1=CH_3,R_2=H,R_3=H
DTX:R_1=CH_3,R_2=CH_3,R_3=H
DTX-2:R_1=H,R_2=H,R_3=CH_3
DTX-3:R_1=acyl,R_2=CH_3,R_3=CH_3

图 3-44 腹泻性贝毒毒素

OA 和 DTX 毒素都高效、专一性地抑制 PP1 和 PP2a 型蛋白磷酸酶，尤其是 PP2a 型，能够剧烈地增强大多数蛋白质的磷酸化作用。OA 能够诱导蛋白质的超磷酸化作用和增生基因的表达，从而促进肿瘤的形成（柳俊秀和何培民 2009）。

3.2.6.4 神经性贝毒毒素（NSP）

神经性贝毒毒素（图 3-45）主要为短裸甲藻毒素 brevetoxin A（BTX-A）、B（BTX-B）和 hemibrevetoxin B（HeBTX-B）。BTX-B 为含有 50 个碳原子的聚醚。Pawlak 等（1987）从一种培养的腰鞭毛藻 *Gymnodiniurn breve* 中分离获得 BTX-A，随后又获得了 BTX-B、BTX-C 和 dehydrobrevetoxin B（DeBTX-B）。Ishida 等（1995）从新西兰的海扇贝 *Austrovenus stutchburyi* 中分离出 BTX-B1；Murata 等（1998）从蚌 *Perna canaliculus* 中分离出 BTX-B2；Morohashi 等（1995）从蚌 *P. canaliculus* 中分离获得了 BTX-B3。Shimizu（2003）从 *G. breve* 中发现了一种新型毒素，分子骨架只有 BTX 的一半，称为 hemibrevetoxin B（HeBTX-B）。Brevetoxins 毒素能够与 Na^+ 通道的位点 5 牢固结合，激活离子通道，增强 Na^+ 流向细胞内。外用河豚毒素可以阻断这种 Na^+ 内流（Kirkpatrick et al. 2008）。

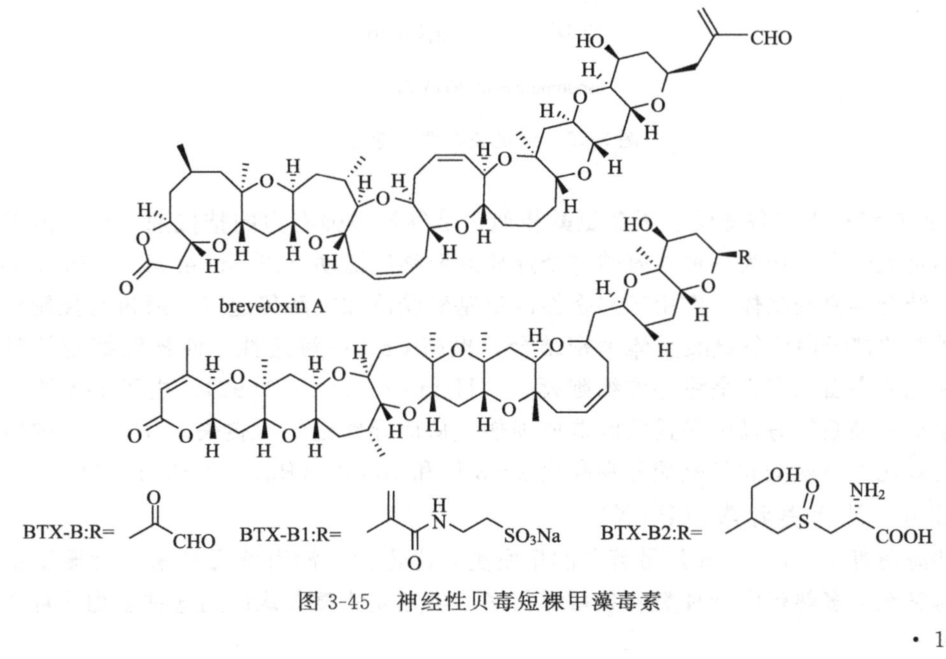

图 3-45 神经性贝毒短裸甲藻毒素

3.2.6.5 记忆缺失性贝毒毒素（ASP）

1987 年，在加拿大爱德华王子岛暴发了有史以来的第一次记忆缺失性贝毒中毒事件，造成 3 人死亡和 100 余人中毒。1989 年，Bates 等（1989）从羽状硅藻 *Nitzschia pungens* 中分离得到导致这次中毒事件的化合物——软骨藻酸（domoic acid，DA）（图 3-46）。DA 早在 1959 年曾作为一种驱虫成分由 Daigo（1959）从红藻 *Chondria armata* 中分离获得。Maeda 等（1986）从该种红藻中发现了 DA 的几种异构体 DA-A、DA-B 和 DA-C。1989 年，从硅藻 *Pseudonitzschia multiseries* 及几种其他硅藻中分离获得的具有兴奋作用的特殊氨基酸。DA 为谷氨酸激动剂，是一种失忆性贝毒（amnesic shellfish poisoning，ASP），引起记忆丧失（Wright et al. 1989）。Wright 等（1990）从有毒贝类体内分离出 DA 的另外三种异构体 DA-D、DA-E 和 DA-F，具有与 DA 类似的毒性。Zaman 等（1997）从红藻 *Chondria armata* 中分离获得了 DA-G 和 DA-H。

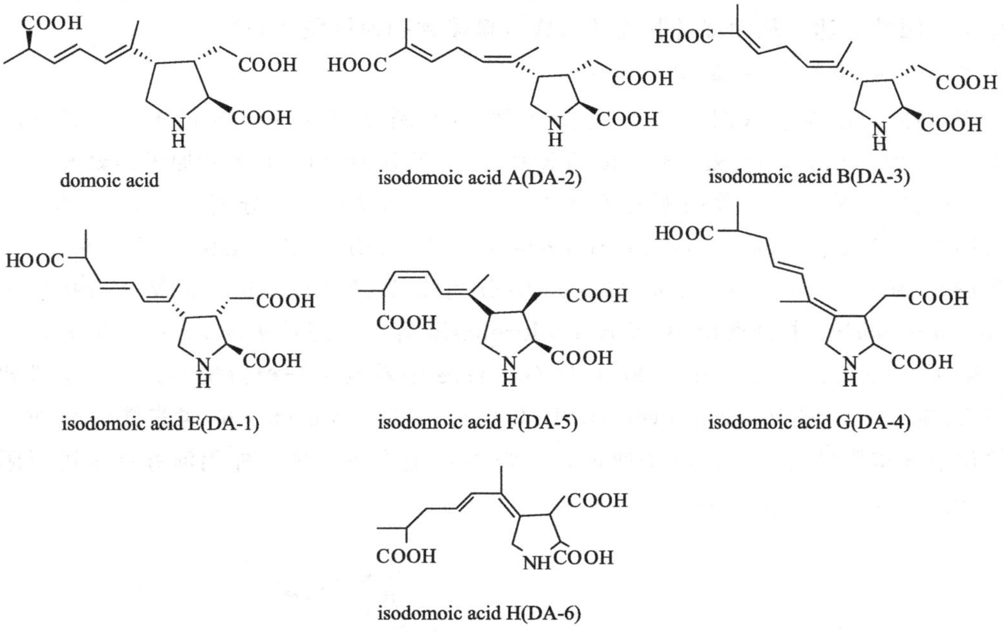

图 3-46　记忆缺失性贝毒毒素

DA 在结构上与谷氨酸、天冬氨酸相似，是谷氨酸强有力的拮抗剂。在中枢神经系统特别是大脑中，作为一种谷氨酸神经递质刺激神经活动（Biscoc ct al. 1975）。DA 能够牢固结合谷氨酸受体，作用于兴奋性的氨基酸受体和突触传递素，通过与控制细胞膜 Na^+ 通道的神经递质谷氨酸受体紧密结合，提高 Ca^{2+} 的渗透性，使神经细胞长时间处于去极化的兴奋状态，最终导致细胞死亡（Hampson et al. 1992）。由于 DA 的存在可能对中枢神经系统海马区和丘脑区造成损伤，从而导致记忆力丧失。DA 作为神经兴奋剂的药效比红藻氨酸和谷氨酸分别高出 2～3 倍和 100 倍（Ravn et al. 1995）。

3.2.6.6 沙海葵毒素（PTX）

沙海葵毒素 Palytoxin 是最著名的聚醚类海洋毒素。沙海葵毒素来自食珊瑚虫的海葵。海葵在大多热带海域种类和数量都很多。早先夏威夷人认识到这种生物的毒性，将其触须末梢当做毒药。1971 年，Scheuer 等报道从腔肠动物沙海葵 *Palythoa toxica* 中分离得到一种水溶性化合物，分子质量较大，是一种非晶体、非蛋白物质，命名为沙海葵毒素。对 PTX 的结构研究表明，PTX 有两个显著的特征，即具有大而复杂的结构和强烈的急性毒性（Louzao et al. 2008）。

目前已经发现了 PTX 的几种生物来源，不仅在海葵中，还在六放珊瑚、多毛类蠕虫、蟹和草食性鱼类中也发现了这种毒素，这可能是由于在珊瑚礁聚集区生物体中，PTX 通过食物链累积而来（Louzao et al. 2008）。早期推测，*Ostreopsis* 属腰鞭毛藻是这一毒素最可能的最初来源。1995 年，Usami 等发现暹罗蛎甲藻 *Ostreopsis siamensis* 的代谢产物 ostreocin D（$C_{127}H_{219}N_3O_{53}$）与 PTX 有相似的 NMR 谱，由此，有毒藻类是聚醚类化合物最原始的产生者的观点得到认同。*Ostreopsis* 广泛分布在热带和亚热带海域，特别是在热带和亚热带珊瑚礁环境中，这些腰鞭毛藻在地中海海域也有发现。在现有的 9 种不同的 *Ostreopsis* 属腰鞭毛藻中，有 5 种能够产生有毒物质，其中 4 种已进行了鉴定，包括：*O. siamensis* 能够产生 ostreocin-D；*O. lenticularis* 能够产生 ostreotoxins；*O. mascarenensis* 能够产生 mascarenotoxins；而 *O. ovata* 能够产生 ovatoxin-a（Louzao et al. 2008）。

由于 PTX 为分子质量大的非晶体水溶性化合物，分离纯化和结构测定难度很大。通过多种吸附层析以及高效液相色谱分离纯化，最终获得高纯度的 PTX 无定形粉末。Moore 和 Scheuer（1971）首次成功地阐明了沙海葵毒素的复杂结构。Scheuer 等用了 10 年时间对 PTX 进行结构研究，于 1981 年用光谱分析和化学降解方法确定了其平面结构，1982 年确定了立体结构。PTX 结构十分复杂（图 3-47），相对分子质量为 2680.168，分子式为 $C_{129}H_{223}N_3O_{54}$，其中有 64 个不对称碳，含有多个顺式和反式双键，并含有目前已知天然产物中最长的连续碳链（115 个碳原子），存在上千个异构体。

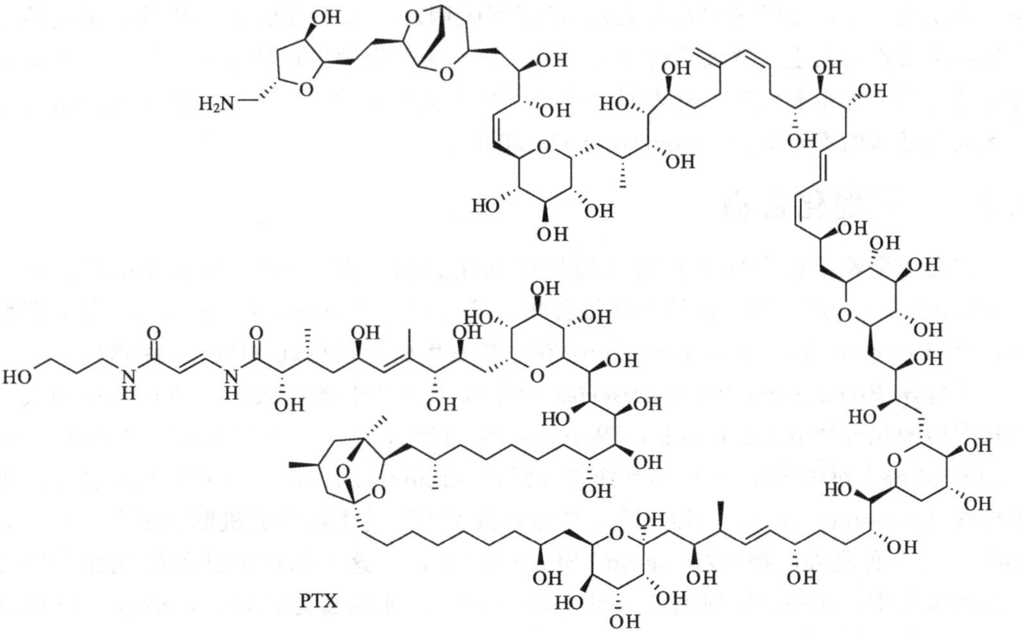

图 3-47 沙海葵毒素 PTX

分子中含有一条长的、部分不饱和的脂肪链骨架，其上含有间隔的环醚结构。又经过10年的时间，完成了PTX的全合成。实际上存在着不同的PTX同系物，如ostreocin-D和ovatoxin-a，且根据其物种来源不同，分子质量也有不同。

PTX既有神经毒性，又有细胞毒性。PTX是目前已知的最毒的非蛋白天然毒素，其毒性比TTX大10倍。PTX对小鼠的半数致死剂量LD_{50}为50～100 ng/kg（腹腔注射）；对兔和狗的毒性更大，静脉注射LD_{50}为25 ng/kg；对人的致死剂量估计是4 μg/kg。实验证明，极低浓度（pmol/L）的毒素能显著增加细胞膜对阳离子的通透性。Na^+/K^+-ATP酶是PTX的受体。已知这一海洋毒素作用于Na^+泵并使得Na^+通透性增加，从而导致去极化和二级Ca^{2+}流入，进而干扰细胞的功能，引发一系列药理学毒理学作用，如导致平滑肌、心肌及骨骼肌收缩，作用强度比血管紧张素强100倍。细胞骨架研究表明，PTX引发的信号级联反应能导致肌动蛋白丝系统的畸变。沙海葵毒素对肌动蛋白细胞骨架的活性仅部分与细胞溶质中Ca^{2+}的变化有关，因此，Ca^{2+}是改变这种结构的重要因素，但不是唯一因素（Louzao et al. 2008）。PTX还具有显著的抗肿瘤活性，当注射剂量为0.84 ng/kg时，能抑制艾氏腹水瘤细胞的生长，增加剂量不但可使瘤体消失，而且可使动物存活下来。除此之外PTX还是一种新型的溶细胞素，可在红细胞膜上形成小通道，导致细胞渗透性溶解。

据报道，人类因沙海葵毒素中毒的表现有食物中毒（命名为鲱鱼中毒）和呼吸道中毒。沙海葵毒素进入食物链后主要在鱼类中累积，如来自热带海洋的沙丁鱼、鲱鱼和凤尾鱼，从而导致与鲱鱼中毒相关的神经系统和肠胃功能紊乱，症状包括伴随恶心而来的苦味及金属味，呕吐和腹泻，以及轻度急性昏睡。几个小时后，嘴周围及四肢会有灼伤的感觉，并产生感觉障碍、肌肉痉挛和震颤性肌痛、呼吸困难和语言障碍等症状，有可能因心肌损伤而导致死亡。最近有报道，在意大利接触海洋气溶胶也可能引起人类疾病，如发烧（与严重呼吸困难有关）、轻度呼吸困难、气喘等症状，并且在某些情况下会导致结膜炎的发生。意大利海岸并不是*Ostreopsis*物种出现的唯一海域，在西班牙及希腊的周围海域也有发现。这表明，近年来地中海海域这一物种的扩张正逐渐成为欧洲地区人们健康的潜在威胁（Louzao et al. 2008）。

3.2.7 其他化合物

在海洋微藻中还发现了其他结构类型的化合物（图3-48）。Euplotin是由纤毛虫*Euplotes crassus*产生的一种倍半萜化合物。纤毛虫（Phylum，Ciliophora）是异养型生物，但与Pyrrhophyta或Eugenophyta在系统发生树上很相近（Pietra 1993）。

从硅藻*Pseudonitzschia multiseries*中发现了环二十碳烯酸（cyclic eicosanoid）新结构类型的化合物bacillariolides（Wang et al. 1993；Wang and Shimizu 1990），其中，bacillariolide Ⅰ对磷酸酯酶A_2具有抑制性活性（Shimizu 1996）。该系列化合物是二十五碳烯酸（eicosapentaenoic acid）通过与前列腺素不同的生物合成机制合成的。Bacillariolide Ⅲ是一种胞外产物（Zheng and Shimizu 1997）。这说明许多硅藻的代谢产物可能不留在细胞中，而是分泌到胞外（Shimizu 1996）。如果真是这样，以前收获藻细胞的做法就需要重新审视了。

苯乙烯基苯并-γ-吡喃酮（styrylchromone，亦称hormothamniones）是由Gerwick

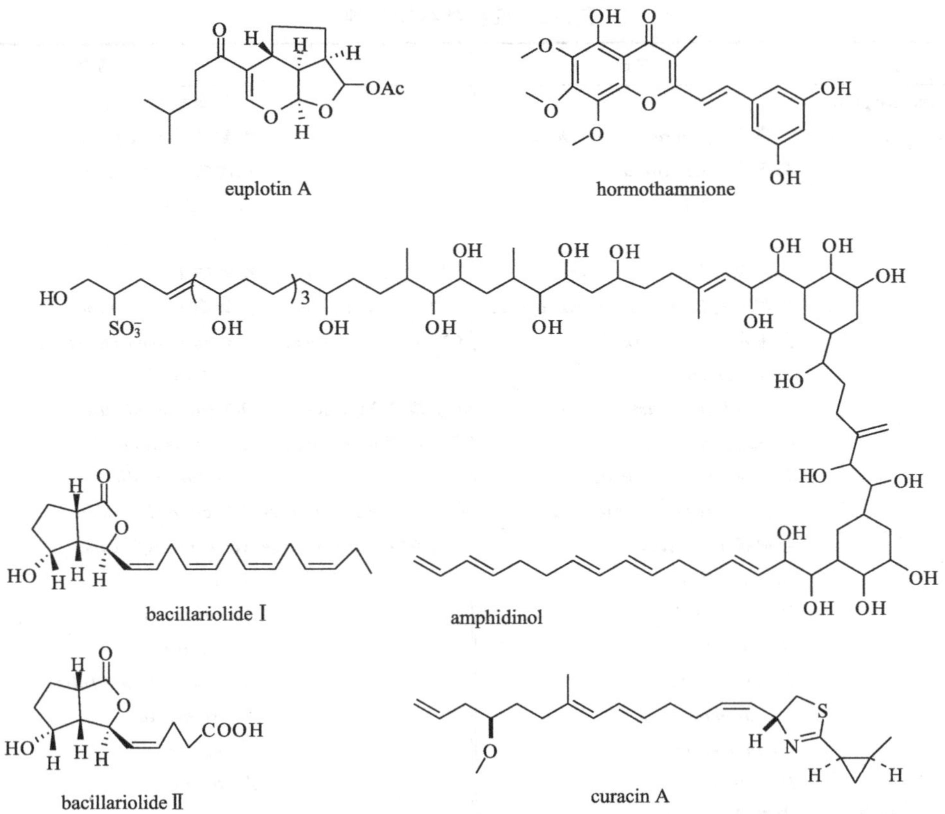

图 3-48　海洋微藻中的化合物

(1986) 研究组从海洋隐藻门 (Cryptophyta) *Chrysophaeum taylosi* 中分离获得的，显示强细胞毒活性。

从 *Amphidinium* spp. 的一些藻株中发现了多羟基多烯化合物 amphidinol，具有强抗真菌和溶血活性 (Yasumoto and Murata 1993)。

Gerwick 等 (1994) 研究组从蓝绿藻巨大鞘丝藻 *L. majuscule* 中分离出的化合物 curacin A 具有抗肿瘤活性，对人乳腺癌细胞 MCF-7 的 IC_{50} 为 0.038 mmol/L。动物试验表明，该化合物对移植性人肺癌细胞有较强的抑制作用。研究表明，该化合物具有抗有丝分裂活性，抑制微管蛋白聚合的 IC_{50} 为 0.72 mmol/L，对秋水仙素键合的抑制率达 94%。Curacin A 的结构简单，可作为新型抗肿瘤药物的重要先导化合物。

海洋微藻尤其是海洋硅藻、甲藻和金藻还是多聚不饱和脂肪酸，如 γ-亚油酸、花生酸、二十碳五烯酸 (EPA) 和二十二碳六烯酸 (DHA) 的重要来源。

3.3　红树林植物次级代谢产物

红树林生长在海陆交界的特殊环境中，因此红树林植物具有特殊的新陈代谢机制，产生了独特的次级代谢产物。红树林是典型的滨海湿地区间带栖居植物，生长盐度为 17.0%～36.4%。红树林植物可分为真红树和半红树两类，目前研究较多的为真红树。全球红树林可分为西方群系和东方群系两个中心群系，共有红树植物 26 科 30 属 86 种 (含变种) (表 3-2)。东方群系含有 74 种，西方群系含有 15 种，东西方群系重复 3 种。

表 3-2 红树林植物物种

科	物种
真红树 true mangrove	
红树科 Rhizophoraceae	木榄 Bruguiera gymnorrhiza
	海莲 B. sexangula
	B. exaristata
	B. hainessi
	小花鬼针草 B. parviflora
	尖瓣海莲 B. s. var. rhynochopetala
	角果木 Ceriops tagal
	C. decandra
	C. tagal var. australasica
	C. tagal var. typical
	秋茄 Kandelia obovata
	红树 Rhizophoro apiculata
	红海榄 R. stylosa
	R. harrisonii
	R. lamarckii
	R. mangle
	R. mucronata
	R. racemosa
	R. samoensis
	R. selala
卤蕨科 Acrostichaceae	卤蕨 Acrostichum aureum
	尖叶卤蕨 A. speciosum
爵床科 Acanthaceae	小花老鼠勒 Acanthus ebracteatus
	老鼠勒 A. ilicifolius
使君子科 Combretaceae	红榄李 Lumnitzera littorea
	榄李 L. racemosa
	L. littorea var. lutea
	L. rosea
	Conocarpus philippinensis
	Laguncularia racemosa
大戟科 Euphorbiaceae	海漆 Excoecaria gallocha
楝科 Meliaceae	木果楝 Xylocarpus granatum
	X. gangeticus
	X. mekongensis
	X. minor
	X. moluccensis
	X. arvifolius
紫金牛科 Myrsinaceae	桐花树 Aegiceras corniculatum
	A. floridum
棕榈科 Palmae	水椰 Nypa fruticans
茜草科 Rubiaceae	瓶花木 Scyphiphora hydrophyllacea
海桑科 Sonneratiaceae	杯萼海桑 Sonneratia alba
	海桑 S. caseolaris
	海南海桑 S. hainanensis
	卵叶海桑 S. ovata
	无瓣海桑 S. apetala
	拟海桑 S. gulngai
	S. griffithii
	S. paracaseolaris
梧桐科 Sterculiaceae	银叶树 Heritiera littoralis
马鞭草科 Verbenaceae	白骨壤 Avicennia marina
木棉科 Bombacaceae	Camptostemon philippinensis
	C. schultzii
桃金娘科 Myrtaceae	Osbornia octodonta
蓝雪科 Plumbaginaceae	Aegialitis annuiata
	A. rotundifolia
假红树科 Pellicieraceae	Pelliciera rhizophora
海茄冬科 Avicenniaceae	Avicennia Africana
	A. alba
	A. balanophora
	A. bicolar
	A. alba var. latifolia
	A. germinans
	A. integra
	A. lanata
	A. marina
	A. marina var. acutissima
	A. marina var. anomala
	A. marina var. australasica
	A. marina var. eucalyptifolia
	A. marina var. intermedia
	A. marina var. resinifera
	A. marina var. typical
	A. officinalis
	A. schaueriana
	A. tomentosa
半红树 semi-mangrove	
玉蕊科 Barringtoniaceae	玉蕊 Barringtonia racemosa
夹竹桃科 Apocynaceae	海芒（杧或檬）果 Cenera manghas
紫薇科 Bignoniaceae	海滨猫尾木 Dolichandrone spathaceae
菊科 Compositae	阔苞菊 Plunchea indica
莲叶桐科 Hernandiaceae	莲叶桐 Hernandia nymphiifolia
豆科 Leguminosae	水黄皮 Pongamia pinnata
千屈菜科 Lythraceae	水沉花 Pemphis acidula
锦葵科 Malaceae	黄槿 Hibiscus tiliaceus
	杨叶肖槿 Thespesia populnea
马鞭草科 Verbnaceae	钝叶臭黄荆 Premna obtusifolia
	苦郎树 Clerodendrum inerme

对红树林植物次级代谢产物的研究始于 20 世纪中叶。1980 年前的 30 年间相继报道了 70 多种化合物，1980—1989 年的 10 年间有 50 多种化合物，而 1990—1999 年的 10 年间则有 90 多种化合物。2000 年以来，随着对红树药用价值和应用前景的不断认识，发现的化合物数量显著增加，10 年间相继发现近 600 种化合物。中国在红树林植物次级代谢产物研究方面的成果突出，已对一些重要的红树物种进行了较系统的研究，获得了一些结构新颖、活性显著的化合物。

初步的统计表明，已研究的物种主要有木榄、秋茄、老鼠勒、榄李、海漆、木果楝、桐花树、白骨壤、海芒果、莲叶桐等（表 3-3）。从红树植物中发现的次级代谢产物的主要结构类型有二萜、三萜、甾体、黄酮、木脂素和生物碱等，尤以三萜最为常见，此外还发现少量的木质素和芳香族类化合物。药理活性筛选评价表明，许多来源于红树植物的化合物显示了抗菌、抗肿瘤、拒食、酶抑制、降压等生物活性。例如，从木榄 *B. gymnorrhiza* 中获得的木榄六硫醇具有抗糖尿病作用，从木榄 *B. gymnorrhiza* 中分离的 16-贝壳杉烯-19-醇和从木果楝 *X. granatum* 中获得的柠檬苦素类化合物具有强细胞毒活性，显示了药用开发前景。

表 3-3　几种重要红树林植物的化学成分及药理活性

物种	化合物类型（种数）	生物活性
真红树 true mangrove		
木榄 *Bruguiera gymnorrhiza*	二萜（25），三萜（19），黄酮（10），芳香类化合物（8）	抑菌，COX-2 抑制剂，细胞毒活性
尖瓣海莲 *B. s.* var. *rhynochopetala*	二萜（8），二硫化物（4），芳香类化合物（4），木脂素（2）	COX-2 抑制
秋茄 *Kandeliaobovata*	三萜（8），黄酮（7），脂肪酸（2），多酚类（14）	降低血清胆固醇
角果木 *Ceriops tagal*	三萜（22），二萜（11）	
卤厥 *Acrostichumaureum*	甾类（3），黄酮（2），其他（1）	
老鼠勒 *A. ilicifolius*	苷类（16），生物碱（8），黄酮（3），木脂素（2），甾体（1）	拒食活性
榄李 *L. racemosa*	单萜及倍半萜（5），三萜（5），黄酮（6），苯衍生物（3），多酚（11）	抗高血压，抗菌
海漆 *Excoecaria gallocha*	二萜（74），三萜（11）	
木果楝 *Xylocarpus granatum*	柠檬苦素类化合物（54），倍半萜（10），三萜（2），脂肪酸（15）	拒食，抗糖尿病等，杀虫，驱虫，抗菌，抗炎
桐花树 *Aegiceras corniculatum*	三萜（15），醌类（7），甾体（6），脂肪酸（5）	对鱼有毒性，抑制 HL-60 增殖
瓶花木 *Scyphiphora hydrophyllacea*	环烯醚萜（9），三萜（9），甾体（6），黄酮（3）	抗肝癌
无瓣海桑 *S. apetala*	三萜（7），甾体（3），黄酮（1）	抗肿瘤，溶血
银叶树 *Heritiera littoralis*	三萜（7），甾体（3），黄酮（8）	虫毒，鱼毒
白骨壤 *Avicennia marina*	三萜（2），甾体（2），黄酮（3），萘醌类（13）	抗菌，抑制肿瘤细胞 K-562 和 L-929 增殖

续表

物种	化合物类型（种数）	生物活性
半红树 semi-mangrove		
玉蕊 *Barringtonia racemosa*	二萜类（3），萜类（23），甾体（4），苷类（7），其他（12）	抗肿瘤，抗微生物，虫鱼毒性
海芒（杧或檬）果 *Cerbera manghas*	三萜（1），香豆素（2），酸类（1），其他（6）	抑菌
阔苞菊 *Pluchea indica*	倍半萜（3），黄酮（6），甾体（2），生物碱（2），其他（9）	
莲叶桐 *Hernandia nymphiifolia*	木质素（7）	
杨叶肖槿 *Thespesia populnea*	三萜（2），甾体（6），黄酮（21），脂肪酸（1），其他（8）	抗肿瘤
苦郎树 *Clerodendrum inerme*	三萜（7），二萜（7），黄酮（11），甾体（8），脂肪酸（1），其他（13）	抗肿瘤

3.3.1 多聚二硫大环类化合物

郭跃伟研究组从采自中国湛江沿海的木榄 *B. gymnorrhiza* 中首次分离得到木榄六硫醇 gymnorrhizol（图 3-49），为罕见的多聚二硫大环化合物，具有新奇碳骨架的十五元环，由 3 个重复的 2-羟基-1，3-丙二硫醇基聚合而成（Sun and Guo 2004；Sun et al. 2004a，2004b）。木榄六硫醇是一种高度对称的化合物，其核磁共振碳谱和氢谱的信号都被严重覆盖，故很难清楚地解析并归属每一个信号峰，鉴于此，进行了 NOE 差谱实验和 X 射线单晶衍射测定，最终确定了化合物的结构。同时，从该植物中还分离得到了新木榄二硫醇 bruguiesulfurol、木榄二硫醇 brugierol 和异木榄二硫醇 isobrugierol。此后，又从该种中分离得到木榄八硫醇（刘海利等 2008）。这些化合物的立体化学结构均经过 X 射线单晶衍射测定。木榄六硫醇和新木榄二硫醇对Ⅱ型糖尿病靶标因子 hPTP1B 具有显著的抑制活性。

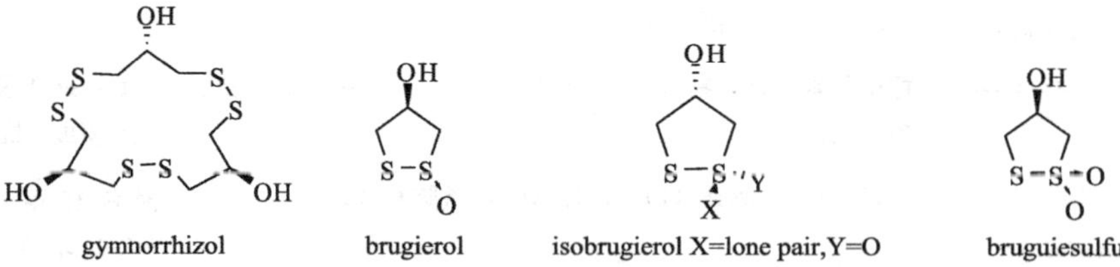

图 3-49　木榄 *B. gymnorrhiza* 中的多聚二硫大环化合物

对聚二硫化合物可能的生物合成途径进行了探讨，分析了这类化合物之间可能的生源关系（图 3-50）。研究表明，这类化合物共同的前体物质是 2-羟基-1，3-丙二硫醇。当 2-羟基-1，3-丙二硫醇通过 S-S 键发生自身环化时，即生成 4-羟基-1，2-二硫环戊烷（1，2-dithiolane）（Kato and Numata 1972），再通过氧化其中一个硫原子则生成具有S=O 基团的木榄二硫醇及异木榄二硫醇（Homhual et al. 2006；Bao et al. 2005；Glass et al. 1986；Kato and Takahashi 1976），进一步氧化则生成具有 O=S=O 基团的新木榄二硫醇（Bao et al. 2005）。当 2 分子的 2-羟基-1，3-丙二硫醇通过 S-S 键聚合环化时，则生成二聚二硫十元大环化合物木榄四硫醇；当 3 分子的 2-羟基-1，3-丙二硫醇环合时，则生成三聚二硫十五元大环化合物木榄六硫醇；依此类推，当 *n*（*n*>4）分子的 2-羟基-1，3-丙二硫醇环合时，则生成 *n* 聚二硫 5*n* 元大环化合物木榄环 2*n* 硫醇。

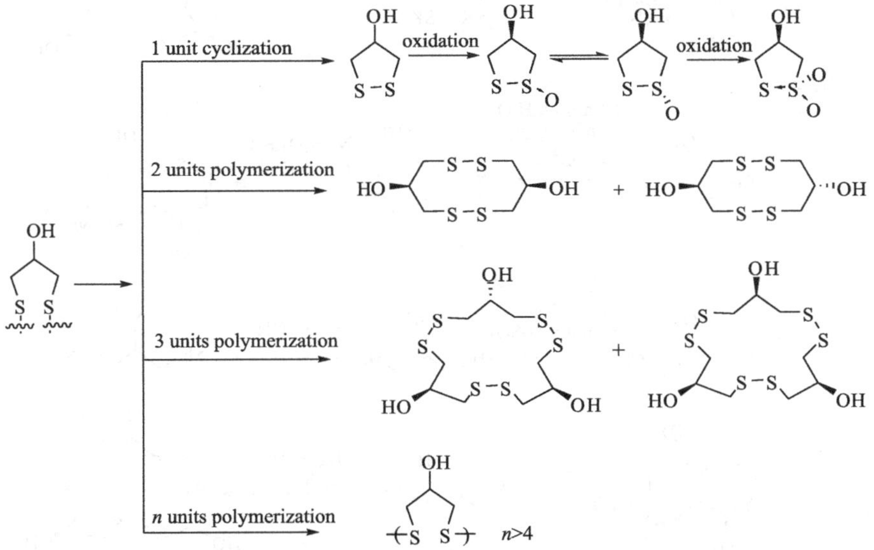

图 3-50　多聚二硫大环类化合物的生源关系

由于自然界中分离得到的木榄六硫醇的量有限，无法提供足够量的化合物供进一步的细胞和动物水平的药理研究。为了解决这一难题，开展了木榄六硫醇的全合成研究并获得成功（Gong et al. 2007）。合成策略是从（*R*）-1-溴-3-氯代异丙醇和 1，3-二氯-2-丙醇开始。比较成熟的策略有两种（图 3-51）：策略 1 通过三步反应完成，但总收率只有 25%；而策略 2 通过五步反应完成，总收率为 34%。

3.3.2　萜类

柠檬苦素（三萜）类化合物在陆地柑橘中早有研究，具有很好的生物活性，如抗癌、镇痛、消炎、驱虫等作用。柠檬苦素类化合物是红树植物木果楝 *X. granatum* 的主要活性成分。2004 年，林文翰研究组（Cui et al. 2005）从木果楝的茎皮中分离得到 6 种 phragmalin 型柠檬苦素类化合物 xyloccensins P～U（图 3-52）。该研究组（Zhang et al. 2005）从中国海南沿海的角果木 *Ceriops tagal* 中获得系列 dolabrane 型二萜化合物 tagalsins A～H 后，又从中获得 bisdolabrane 骨架类型的四萜化合物 tagalsins I 和 J。

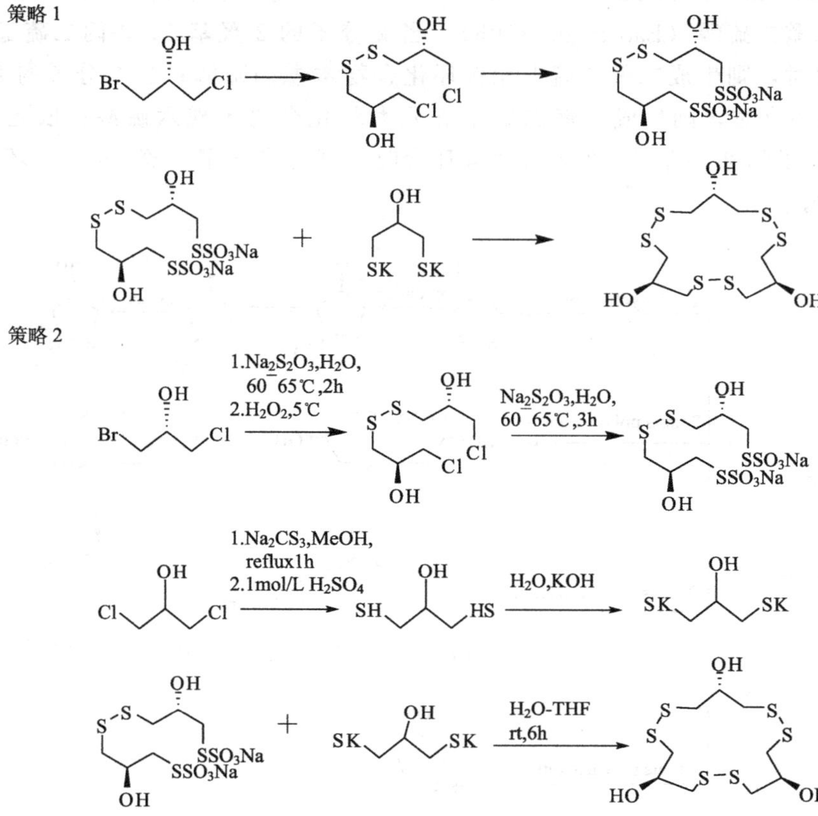

图 3-51 木榄六硫醇的合成途径

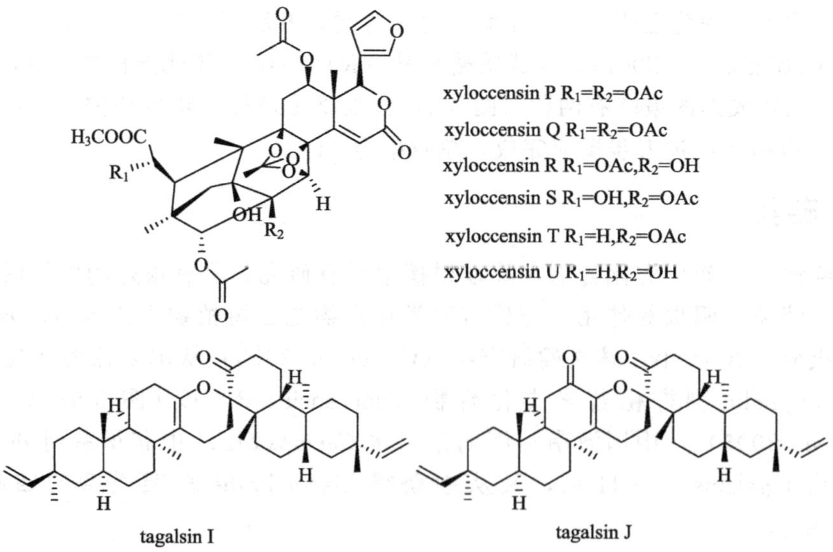

图 3-52 木果楝 *X. granatum* 中的柠檬苦素和角果木 *C. tagal* 中的四萜化合物

3.3.3 木酚素

从半红树植物莲叶桐 *H. nymphaeaefolia* 的叶中分离获得木酚素类化合物去氧鬼臼毒素（一）-deoxypodophyllotoxin (DPT)（图 3-53）（Chen et al. 1996），与鬼臼毒素 podophyllotoxin 一样也具有强的细胞毒活性和抑制细胞分裂的作用。当去氧鬼臼毒素的浓度为 100 pmol/L 时，能显著抑制白血病细胞 K-562 细胞系的增殖。

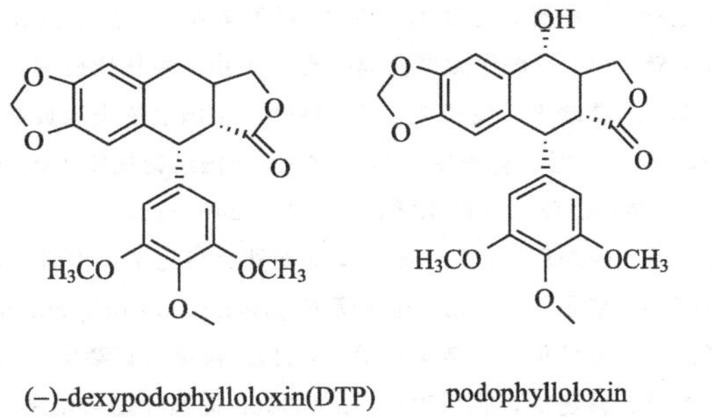

图 3-53　莲叶桐 *H. nymphaeaefolia* 叶中的木酚素类化合物和鬼臼毒素 podophyllotoxin

3.3.4 强心苷

海芒果果实含有剧毒化合物，对人类及哺乳类动物毒性较大，误食可引起中毒身亡。Chanita 研究组从百花海芒果 *C. odollam* 中分离鉴定出强心苷成分 2′-*O*-acetyl cerleaside A、glycoside、17β-neriifolin、cerberin、deacetyltanghinin 和 tanghinin（图 3-54）（Sarot et al. 2004）。这些化合物又被称为海芒果毒素，对皮肤癌、乳腺癌和肺癌等具有抗癌活性。

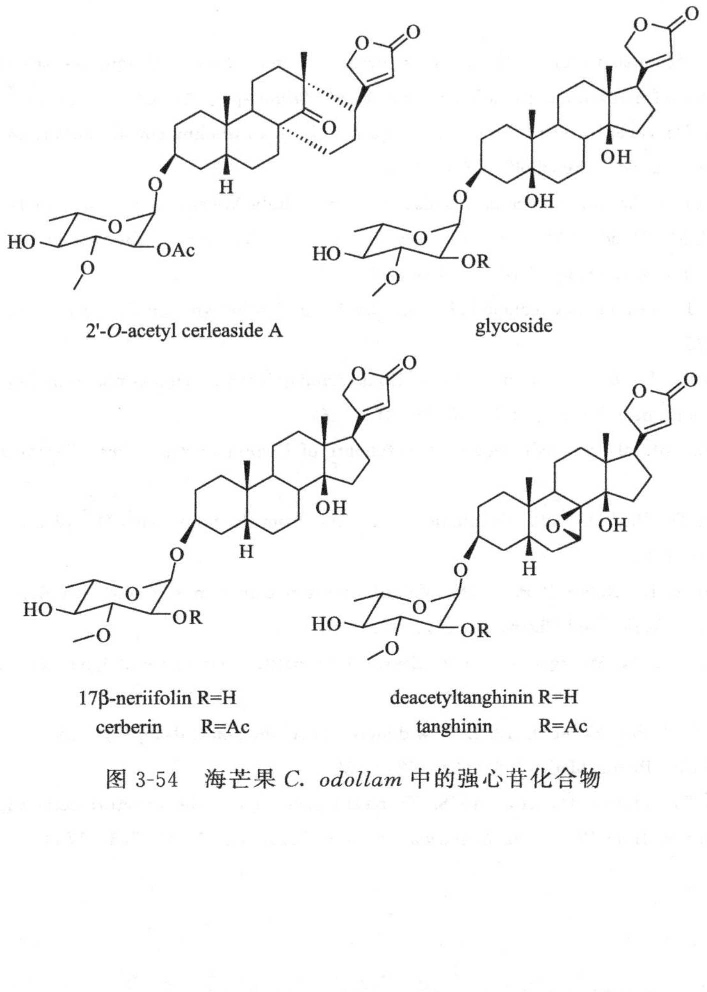

图 3-54　海芒果 *C. odollam* 中的强心苷化合物

参考文献

崔艳秋，罗鼎真，王晓民．2008．褐藻多糖硫酸酯的抗炎与抗氧化活性研究进展．药学学报，43（12）：1186～1189

高亚辉．2001．海洋微藻分类生态及生物活性物质研究．厦门大学学报（自然科学版），40（2）：566～573

林燕棠，贾晓平，杨美兰，等．1999．中国沿岸染毒贝类的麻痹性毒素．热带海洋，18（1）：90～96

刘海利，沈旭，蒋华良，等．2008．中国红树植物木榄 *Bruguiera gymnorrhiza* 中新颖罕见多聚二硫大环化合物的结构研究．有机化学，28（2）：246～251

柳俊秀，何培民．2009．赤潮藻毒素种类与化学结构研究进展．中国医药生物技术，4（2）：144～147

苏镜娱，杨小双．1992．耳壳藻 *Peyssonnelila caulifera* 抗肿瘤有效成分研究．中国海洋药物杂志，11（3）：1

汤海峰，易杨华，姚新生，等．2002a．褐藻铁钉菜中的甾醇成分．中国海洋药物杂志，1：1～4

汤海峰，易杨华，姚新生，等．2002b．褐藻叶拖马尾藻中的甘油酯类成分．中国海洋药物杂志，5：5～9

汤海峰，易杨华，姚新生，等．2003．果叶马尾藻中一个新的甾体成分．中国海洋药物杂志，2：28～30

王晶，张全斌，张忠山，等．2008．乙酰化海带褐藻多糖硫酸酯的制备及其抗氧化活性研究．中国海洋药物杂志，27（1）：50～54

Aimi N，Odaka H，Sakai S I. 1990. Lyngbyatoxins B and C，two new irritants from *Lyngbya majuscula*. J Nat Prod，53（6）：1593～1596

Bao S Y，Deng Z W，Fu H Z，et al. 2005. Diterpenes and disulfides from the marine mangrove plant *Bruguiera sexangula* var. *rhynchopetala*. Helv Chim Acta，88（10）：2757～2763

Barbosa J P，Teixeira V，Villaca R，et al. 2003. A dolabellane diterpene from the Brazilian brown alga *Dictyota pfaffii*. Biochem Syst Ecol，31：1451～1453

Bates S S，Bird C J，de Freitas A S W，et al. 1989. Pennate Diatom *Nitzschia pungens* as the primary source of domoic acid，a toxin in shellfish from Eastern Prince Edward Island，Canada. Can J Fish Aquat Sci，46（7）：1203～1215

Bauer I，Maranda L，Shimizu Y，et al. 1994. The structures of amphidinolide B isomers：strongly cytotoxic macrolides produced by a free-swimming dinoflagellate，*Amphidnium* sp. J Am Chem Soc，116：2657～2658

Bazes A，Silkina A，Douzenel P，et al. 2009. Investigation of the antifouling constituents from the brown alga *Sargassum muticum*（Yendo）Fensholt. J Appl Phycol，21：395～403

Benigni R. 1962. Plant medicinali-chimica farmacologiae terapia. Italy Milian：Inverni and Della-Beffa，1：730～732

Benoit E，Legrand A M，Dubois J M. 1986. Mechanism of action of ketamine in the current and voltage clamped myelinated nerve fibre of the frog. Toxicon，24：357～364

Bian B，Altena I A. 1998. Four new compounds from the Australian brown alga *Cystophora brownii*. Aust J Chem，51：1157～1165

Biscoe T J，Evans R H，Headley P M，et al. 1975. Domoic and quisqualic acids as potent amino acid excitants of frog and rat spinal neurones. Nature，255（5504）：166，167

Blunt J W. 1978. Thyrsiferol：a squalene-derived metabolite of *Laurencia thyrsifera*. Tetrahedron Lett，19（1）：69～72

Bouaicha N，Pesando D，Puel D. 1993. Cytotoxic diterpenoids from the brown alga *Dilophus ligulatus*. J Nat Prod，56（10）：1747～1752

Burreson B J，Moore R E，Roller P P. 1976. Volatile halogen compounds in the alga *Asparagopsis taxiformis*（*Rhodophyta*）. J Agric Food Chem，24（4）：856～861

Cardellina J H，Marner F J，Moore R E. 1979. Seaweed dermatitis：structure of lyngbyatoxin A. Science，204：193～195

Chen J J，Ishikawa T，Duh C Y，et al. 1996. New dimeric aporphine alkaloids and cytotoxic constituents of *Hernandia nymphaefolia*. Planta Medica，62（6）：528～533

Coll J C，Skelton B W，White A H，et al. 1988. Tropical marine algae：the structure determination of new halogenated monoterpenes from *Plocamium hamatum*. Aust J Chem，41（11）：1743～1753

Crews P, Myers B L, Naylor S. 1984. Bio-active monoterpenes from red seaweed. Phytochemistry, 23 (7): 1449～1451

Cui X, Deng Z W, Li J, et al. 2005. Phragmalin-type limonoids from the mangrove plant *Xylocarpus granatum*. Phytochemistry, 66 (19): 2334～2339

Culioli G, Daoudi M, Magne A O, et al. 2001. (*S*) -12-Hydroxygeranylgeraniol-derived diterpenes from the brown alga *Bifurcaria bifurcata*. Phytochemistry, 57: 529～535

Daigo K. 1959. Studies on the constituents of *Chondria armata*, II. Isolation of an anthelmintical constituent. J Jpn Pharm Assoc, 19: 353～356

Dunlop R W, Murphy P T, Wells R J. 1979. A new polyhalogenated monoterpene from the red alga *Plocamium angustum*. Aust J Chem, 32: 2735～2739

Etahiri S, Bultel P V, Caux C, et al. 2001. New bromoditerpenes from the red alga *Sphaerococcus coronopifolius*. J Nat Prod, 64: 1023～1027

Fenical W. 1974. Polyhalo ketones from the red seaweed *Asparagopsis taxiformis*. Tetrahedron Lett, 15 (51～52): 4463～4466

Fuller R W, Cardellina J H, Kato Y, et al. 1992. A pentahalogenated monoterpene from the red alga *Portieria hornemannii* produces a ovel cytotoxicity profile againse a diverse panel of human tumor cell lines. J Med Chem, 35: 3007～3011

Furukawa K I, Sakai K, Watanabe S, et al. 1993. Goniodomin A induces modulation of actomyosin ATPase activity mediated through conformational change of actin. J Biol Chem, 268: 26026～26031

Garcia D G, Bianco E M, Batista dos S, et al. 2009. Inhibition of mammal Na^+K^+-ATPase by diterpenes extracted from the Brazilian brown alga *Dictyota cervicornis*. Phytother Res, 23 (7): 943～947

Garthwaite J, Garthwaite G, Hajos F. 1986. Amino acid neurotoxicity: relationship to neuronal depolarization in rat cerebellar slices. Neuroscience, 18 (2): 449～460

Gerwick W H, Lopez A, Van Dugne G D, et al. 1986. Hormothamnione, a novel cytotoxic styrylchromone from the marine cyanophyte *Hormothamnion enteromorphoides* Grunow. Tetrahedron Lett, 27 (18): 1979～1982

Gerwick W H, Roberts M A, Proteau P J, et al. 1994. Screening cultured marine microalgae for anticancer-type activity. J Appl Phycol, 6: 143～149

Glass R S, Petsom A, Wilson G S. 1986. Electrosynthesis of 1, 2-dithiolane 1-oxides from substituted 1, 3-dithianes. J Org Chem, 51 (23): 4337～4342

Golakoti T, Ogino J, Heltzel C E, et al. 1995. Structure determination, conformational analysis, chemical stability studies, and antitumor evaluation of the cryptophycins. Isolation of 18 new analogs from *Nostoc* sp. strain GSV 224. J Am Chem Soc, 117 (49): 12030～12049

Gong J X, Shen X, Yao L G, et al. 2007. Total synthesis of gymnorrhizol, an unprecedented 15-membered macrocyclic polydisulfide from the Chinese mangrove *Bruguiera gymnorrhiza*. Org Lett, 9 (9): 1715～1716

Hampson D R, Huang X P, Wells J W, et al. 1992. Interaction of domoic acid and several derivatives with kainic acid and AMPA binding sites in rat brain. Eur J Pharmacol, 218 (1): 1～8

Hard I H, Fenical W, Cronin G, et al. 1996. Acutilols, potent herbivore feeding deterrents from the tropical brown alga *Dictyota acutiloba*. Phytochemistry, 43 (1): 71～73

Hashimoto M, Yamagiya M, Shirahama H. 1988a. Total synthesis of meso-triterpene ether, teurilene. Chem lett, 4: 645～646

Hashimoto M, Harigaya H, Yanagiya M, et al. 1988b. A short step synthesis of teurilene. Stereocontrolled sequential douboe cyelization of the C_{30}-tetraenetetraol to the tandem tetrahydrofuran system. Tetrahedron Lett, 29 (46): 5947～5948

Hashimoto M, Harigaya H, Yanagiya M, et al. 1991. Total synthesis of the meso-triterpene polyether teurilene. J Org Chem, 56: 2299～2311

Homhual S, Zhang H J, Bunyapraphatsara N, et al. 2006. Bruguiesulfurol, a new sulfur compound from *Bruguiera gymnorrhiza*. Planta Med, 72: 255～256

Ishida H, Nozawa A, Totoribe K, et al. 1995. Brevetoxin B1, a new polyether marine toxin from the New Zealand shellfish, *Austrovenus stutchburyi*. Tetrahedron Lett, 36 (5): 725～728

Jang K H, Lee B H, Choi B W, et al. 2005. Chromenes from the brown alga *Sargassum siliquastrum*. J Nat Prod, 68: 716～723

Kato A, Numata M. 1972. Brugierol and isobrugierol, trans-and cis-4-hydroxy-1, 2-dithiolane oxide. Tetrahedron Lett, 3: 203～206

Kato A, Takahashi J. 1976. A new naturally occurring 1, 2-dithiolane from *Bruguiera cylindrical*. Phytochemistry, 15: 220～221

Kirkpatrick B, Currier R, Nierenberg K, et al. 2008. Florida red tide and human health: a pilot beach conditions reporting system to minimize human exposure. Sci Total Environ, 402 (1): 1～8

Klein D, Braekman J C, Daloze D, et al. 1999. Lyngbyapeptin A, a modified tetrapeptide from *Lyngbya bouillonii* (Cyanophyceae). Tetrahedron Lett, 40: 695～696

Kobayashi J. 1989. Pharmacologically active metabolites from symbiotic microalgae in Okinawan marine invertebartes. J Nat Prod, 52 (2): 225～238

Kobayashi J, Shigemori H, Ishibashi M, et al. 1991. Amphidinolides G and H: new potent cytotoxic macrolides from the cultured symbiotic dinoflagellate *Amphidinium* sp. J Org Chem, 56 (17): 5221～5224

Kobayashi J, Takahashi M, Ishibashi M. 1996. Amphidinolide Q, a novel 12-membered macrolide from the cultured marine dinoflagellate *Amphidinium* sp. Tetrahedron, 9: 1449～1450

Kobayashi J, Kubota T, Takahashi M, et al. 1999. Colopsinol A, a novel polyhydroxyl metabolite from marine dinoflagellate *Amphidinium* sp. J Org Chem, 64: 1478～1482

Kobayashi J, Kubota T, Endo T, et al. 2001. Amphidinolides T2, T3, and T4, new 19-membered macrolides from the dinoflagellate *Amphidinium* sp. and the biosynthesis of amphidinolide T1. J Org Chem, 66: 134～142

Kobayashi J, Shimbo K, Sato M, et al. 2002. Amphidinolides H2-H5, G2, and G3, new cytotoxic 26-and 27-membered macrolides from dinoflagellate *Amphidinium* sp. J Org Chem, 67 (19): 6585～6592

Kobayashi J, Shimbo K, Kubota T, et al. 2003. Bioactive macrolides and polyketides from marine dinoflagellates. Pure Appl Chem, 75: 337～342

Kobayashi J, Masahiro H, Haruaki I, et al. 2009. Total synthesis of amphidinolide Q. Org Lett, 11 (21): 5046～5049

Kubota T, Tsuda M, Takahashi M, et al. 1999. Colopsinols B and C, new long chain polyhydroxy compounds from cultured marine dinoflagellate *Amphidinium* sp. J Chem Soc, Perkin Trans 1: 3483～3487

Kubota T, Tsuda M, Kobayashi J. 2000a. Amphidinolide V, novel 14-membered macrolide from marine dinoflagellate *Amphidinium* sp. Tetrahedron Lett, 41: 713～716

Kubota T, Tsuda M, Takahashi M, et al. 2000b. Colopsinols D and E, new polyhydroxyl linear carbon chain compounds from marine dinoflagellate *Amphidinium* sp. Chem Pharm Bull, 48 (10): 1447～1451

Laird D W, Poole R, Wikstrom M, et al. 2007. Pycnanthuquinone C, an unusual 6, 6, 5-tricyclic geranyltoluquinone from the western Australian brown alga *Cystophora harveyi*. J Nat Prod, 70: 671～674

Le Q T, Li Y, Qian Z J, et al. 2009. Inhibitory effects of polyphenols isolated from marine alga *Ecklonia cava* on histamine release. Process Biochem, 44: 168～176

Louzao M C, Ares I R, Cagide E. 2008. Marine toxins and the cytoskeleton: a new view of palytoxin toxicity. FEBS J, 275 (24): 6067～6074

Luesch H, Yoshida W Y, Moore R E, et al. 2000a. Isolation, structure determination, and biological activity of lyngbyabellin A from the marine cyanobacterium *Lyngbya majuscula*. J Nat Prod, 63: 611～615

Luesch H, Yoshida W Y, Moore R E, et al. 2000b. Isolation and structure of the cytotoxin lyngbyabellin B and a absolute configuration of lyngbyapeptin A from the marine cyanobacterium *Lyngbya majuscula*. J Nat Prod, 63: 1437～1439

Luesch H, Yoshida W Y, Moore R E, et al. 2002. Structurally diverse new alkaloids from Palauan collections of the apratoxin-producing marine cyanobacterium *Lyngbya* sp. Tetrahedron, 58: 7959～7966

Luisa F M, Reguera B, González-Gil S, et al. 2006. Pectenotoxin-2 in single-cell isolates of *Dinophysis caudata* and *Dinophysis acuta* from the Galician Rías (NW Spain). Toxicon, 48 (5): 477～490

Lyakhova E G, Kalinovsky A I, Kolesnikova S A, et al. 2004. Halogenated diterpenoids from the red alga *Laurencia nipponica*. Phytochemistry, 65: 2527～2532

Maeda M, Kodama T, Tanaka T, et al. 1986. Structures of isodomoic acids A, B and C, novel insecticidal amino acids from the red alga *Chondria armata*. Chem Pharm Bull, 34: 4892～4895

Magne A O, Culioli G, Valls R, et al. 2005. Polar acyclic diterpenoids from *Bifurcaria bifurcata* (Fucales, Phaeophyta). Phytochemistry, 66: 2316～2323

Mokrini R, Mesaoud M B, Daoudi M, et al. 2008. Meroditerpenoids and derivatives from the brown alga *Cystoseira baccata* and their antifouling properties. J Nat Prod, 71: 1806～1811

Moore R E, Scheuer P J. 1971. Palytoxin: new marine toxin from a coelenterate. Science, 172: 495～498

Mori J, Iwashima M, Wakasugi H, et al. 2005. New plastoquinones isolated from the brown alga *Sargassum micracanthum*. Chem Pharm Bull, 53 (9): 1159～1163

Morimoto Y, Iwai T, Kinoshita T. 1999. Effective combination of two-directional synthesis and rhenium (VII) chemistry. Total synthesis of meso-polyether teurilene. J Am Chem Soc, 121: 6792～6797

Morita H, Kishi E, Takeya K, et al. 1993. Squalene derivatives from *Eurycoma longifolia*. Phytochemistry, 34 (3): 765～771

Morohashi A, Satake M, Murata K, et al. 1995. Brevetoxin B3, a new brevetoxin analog isolate from the greenshell mussel *Perna canaliculus* involved in neurotoxic shellfish poisoning in New Zealand. Tetrahedron Lett. 36: 8995～8998

Murakami M, Makabe K, Yamaguchi K, et al. 1988. Goniodomin A, a novel polyether macrolide from the dinoflagellate *Goniodoma pseudogonyaulax*. Tetrahedron Lett, 29: 1149～1152

Murata K, Satake M, Naoki H, et al. 1998. Isolation and structure of a new brevetoxin analog, brevetoxin B2, from greenshell mussels from New Zealand. Tetrahedron, 54: 735～742

Nagai H, Murata M, Torigoe K, et al. 1992. Gambieric acids: new potent antifungal substances with unprecedented polyether structures from a marine dinoflagellate *Gambierdiscus toxicus*. J Org Chem, 57: 5448～5453

Navarro G, Fernandez J J, Norte M. 2004. Novel meroditerpenes from the brown alga *Cystoseira* sp. J Nat Prod, 67: 495～499

Ohizumi Y, Shibata S, Tachibana K. 1981. Mode of excitatory and inhibitory actions of ciguatoxin in the guinea pig vas deferens. J Pharmacol Exp Ther, 217: 475～480

Ohizumi Y, Ishida Y, Shibata S. 1982. Mode of the ciguatoxin induced supersensitivity in the guinea pig vas deferens. J Pharmacol Exp Ther, 221: 748～752

Ohizumi Y. 1997. Application of physiologically active substances isolated from natural resources to pharmacological studies. Jpn J Pharmacol, 73: 263～289

Pang H W, Xu Z S, Chen Z Y, et al. 2005. Total synthesis of lyngbyabellin A. Lett Org Chem, 2: 699～702

Paul V J, Fenical W. 1980. Palisadins A, B and related monocyclofarnesol-derived sesquiterpenoids from the red marine alga *Laurencia* cf. *palisada*. Tetrahedion Lett, 21 (29): 2787～2790

Pawlak J, Tempesta M S, Golik L J, et al. 1987. Structure of brevetoxin A as constructed from NMR and MS Data. J Am Chem Soc, 109: 1144～1150

Pietra F. 1993. The natural products of marine area II Rogiolo, other stories. Gazz Chim Ital, 123: 343～358

Ravn H, Anthoni U, Christophersen C, et al. 1995. Standardized extraction method for paralytic shellfish toxins in phytoplankton. J Appl Phycol, 7 (6): 589～594

Reddy P, Urban S. 2008. Linear and cyclic C_{18} terpenoids from the Southern Australian marine brown alga *Cystophora moniliformis*. J Nat Prod, 71: 1441～1446

Reddy P, Urban S. 2009. Meroditerpenoids from the Southern Australian marine brown alga *Sargassum fallax*.

Phytochemistry, 70: 250～255

Saito T, Fuwa H, Sasaki M. 2009. Toward the total synthesis of goniodomin A, an actin-targeting marine polyether macrolide: convergent synthesis of the C15-C36 segment. Org Lett, 11 (22): 5274～5277

Sarot C, Chatchanok K, Yanisa R A P, et al. 2004. New cytotoxic cardenolide glycoside from the seeds of *Cerbera manghas*. Chem Pharm Bull, 52 (8): 1023～1025

Satake M, Murata M, Yasumoto T. 1993. Gambierol: a new toxic polyether compound isolated from the marine dinoflagellate *Gambierdiscus toxicus*. J Am Chem Soc, 115 (1): 361～362

Shimizu Y. 1996. Microalgal metabolites: a new perspective. Annu Rev Microbiol, 50: 431～465

Shimizu Y. 2003. Microalgal metabolites. Curr Opin Microbiol, 6 (3): 236～243

Smith C D, Zhang X, Mooberry S L, et al. 1994. Cryptpohycin, a new microtubule depolymerizing agent from cyanobacteria. Cancer Res, 54: 3779～3784

Sugiura Y, Matsuda K, Yamada Y, et al. 2006. Isolation of a new anti-allergic phlorotannin, phlorofucofuroeckol-B, from an edible brown alga *Eisenia arborea*. Biosci Biotechnol Biochem, 70 (11): 2807～2811

Sun Y Q, Guo Y W. 2004. Gymnorrhizol, an unusual macrocyclic polydisulfide from the Chinese mangrove *Bruguiera gymnorrhiza*. Tetrahedron Lett, 45 (28): 5533～5535

Sun Y Q, Sun J, Guo Y W. 2004a. Crystal structure of 1, 2, 6, 7, 11, 12-hexathia-cyclopentadecane, $C_9H_{18}S_6$. New Cryst Struct, 219: 119～120

Sun Y Q, Zahn G, Guo Y W. 2004b. Crystal structure of 1, 2, 6, 7, 11, 12-hexathia-cyclopentadecane-4, 9, 14-triol, $C_9H_{18}O_3S_6$. New Cryst Struct, 219: 121～123

Suzuki M, Yamada H, Kurata K. 2002. Dictyterpenoids A and B, two novel diterpenoids with feeding-deterrent activity from the brown alga *Dilophus okamurae*. J Nat Prod, 65: 121～125

Suzuki T, Suzuki M, Furusaki A, et al. 1985. Teurilene and thyrsiferyl 2, 3-acetate, meso and remarkably cytotoxic compounds from the marine red alga *Laurencia obtusa*. Tetrahedron Lett, 26 (10): 1329～1332

Tachibana K, Scheuer P J, Tsukitani Y, et al. 1981. Okadaic acid, a cytotoxic polyether from two marine sponges of the genus *Halichondria*. J Am Chem Soc, 103 (9): 2469～2471

Tan L K, Williamson R T, Gerwick W H. 2000. *Cis*, *cis*-and *trans*, *trans*-ceratospongamide, new bioactive cyclic heptapeptides from the Indonesian red alga *Ceratodictyon spongiosum* and symbiotic sponge *Sigmadocia symbiotica*. J Org Chem, 65: 419～425

Tsukamoto S, Painuly P, Young K A, et al. 1993. Microcystilide A: a novel cell-differentiation-promoting depsipeptide from *Microcystis aeruginosa* NO-15-1840. J Am Chem Soc, 115 (23): 11046, 11047

Ukena T, Satake M, Usami M, et al. 2001. Structure elucidation of ostreocin D, a palytoxin analog isolated from the dinoflagellate *Ostreopsis siamensis*. Biosci Biotechnol Biochem, 65 (11): 2585～2588

Usami M, Satake M, Ishida S, et al. 1995. Palytoxin analogs from the dinoflagellate *Ostreopsis siamensis*. J Am Chem, 117: 5389～5390

Vairappan C S, Suzuki M, Abe T, et al. 2001. Halogenated metabolites with antibacterial activity from the Okinawan *Laurencia* species. Phytochemistry 58: 517～523

Valls R, Mesguiche V, Piovetti, et al. 1996. Meroditerpenes from the brown alga *Cystoseira amentacea* var. *stricta* collected off the French Mediterranean coast. Phytochemistry, 45 (5): 1367～1371

Wang R, Shimizu Y. 1990. Bacillariolides I and II, a new type of cyclopentane eicosanoids from the diatom *Nitzschia pungens*. J Chem Soc, Chem Commun, 5: 413～414

Wang R, Shimizu Y, Rios-Steiner J R, et al. 1993. The absolute configuration of bacillariolides I and II, a new type of cyclopentane icosanoids from a marine diatom. J Chem Soc, Chem Commun, 4: 379～381

Waraszkiewicz S M, Sun H H, Erickson K L. 1978. C15 halogenated compounds from the Hawaiian marine alga *Laurencia nidifica*. maneonenes and isomaneonenes. J Org Chem, 43 (16): 3194～3204

Williams P G, Luesch H, Yoshida W Y, et al. 2003. Continuing studies on the cyanobacterium *Lyngbya* sp. : isolation and structure determination of 15-norlyngbyapeptin A and lyngbyabellin D. J Nat Prod, 66: 595～598

Wisespongpand P, Kuniyoshi M. 2003. Bioactive phloroglucinols from the brown alga *Zonaria diesingiana*. J Appl Phycol, 15: 225～228

Wright J L C, Boyd R K, de Freitas A S W, et al. 1989. Identification of domoic acid, a neuroexcitatory amino acid in toxic mussels from eastern Prince Edward Island. Can J Chem, 67: 481～490

Wright J L C, Falkl M, McInnes A G, et al. 1990. Identification of isodomoic acid D and two new geometrical isomers of domoic acid in toxic mussels. Can J Chem, 68: 22～25

Yasumoto T, Murata M. 1993. Marine toxins. Chem Rev, 93: 1897～1910

Zaman L, Arakawa O, Shimosu A. 1997. Two new isomers of domoic acid from a red alga, *Chondria armata*. Toxicon, 35 (2): 205～212

Zhang Y, Lu Y, Mao L, et al. 2005. Tagalsins I and J, two novel tetraterpenoids from the mangrove plant, *Ceriops tagal*. Org Lett, 7 (14): 3037～3040

Zheng N, Shimizu Y. 1997. The isolation and structure of bacillariolide III, an extracellular metabolite of the diatom, *Pseudonitzxchia mutiseries*. J Chem Soc Chem Commun, 4: 399～400

Zou Y P, Li Y, Kim M M, et al. 2009. Ishigoside, a new glyceroglycolipid isolated from the brown alga *Ishige okamurae*. Biotechnol Bioprocess Eng, 14: 20～26

4 海洋微生物次级代谢产物

海洋微生物是指来源于海洋的微生物，包括来源于海水、海底沉积物、海洋生物表面和体内的真菌、细菌、放线菌、病毒及某些单细胞藻类（蓝细菌）（以下简称为海洋微生物、海洋真菌、海洋细菌、海洋放线菌等）。关于海洋微生物究竟有什么生物特征一直都有争议。海洋细菌通常是依据其生长所需要的海水或更确切地说是钠盐来定义的（Macleod 1965）。至于海洋真菌，总体上不需要特定的离子，专性海洋真菌通常指那些只能在海洋生境中生长并形成孢子的真菌。虽然这些定义具有一定的指导意义，但依此可从任一环境中分离出具有这些特征的微生物。这个问题对近岸和河口环境中的微生物来说则更为复杂，在这些环境中很大比例的微生物能够适应各种变化的海洋水文环境。

早在20世纪40—50年代，海洋微生物研究的先驱们就开始描述海洋细菌数目的庞大和多样性。最近研究表明，海洋微生物具有丰富的多样性，总量估计有500～1000万种，远远超出原来20万种的估计，也远远超出全球动植物种类的总和。Rosenfeld、ZoBell和Grein首先认识到海洋微生物在生物合成上的潜力，指出海洋细菌能产生抗菌物质。后来发现了海水的杀菌活性，才引起了人们对于海洋细菌等海洋微生物次级代谢产物的研究。近十几年来的研究表明，海洋微生物作为一种新的药物资源具有极大的开发潜力（Biabani and Laatsch 1998；Pietra 1997；Jensen and Fenical 1996，1994；Davidson 1995；Liberra 1995；Fenical and Jensen 1993；Okami 1993）。来源于不同海洋环境的微生物，其生物多样性极其丰富，次级代谢产物结构独特、活性显著，是具有巨大开发潜力的资源，一些具有代表性的微生物次级代谢产物显示了作为重大疾病治疗药物的开发前景。

半个多世纪以来，人们一直坚持不懈地从海洋中探求新药。这种探求体现在多方面，但大部分工作都是针对海洋无脊椎动物的化学成分研究。这些研究已经证明了海洋无脊椎动物是新药先导化合物的重要来源，正在进行临床试验的许多化合物很好地证明了这一点。但遗憾的是，从自然资源角度来看，这些化合物很难从自然界中获得充足、可靠的来源，最重要的是可再生的来源；而从化合物的结构来看，许多海洋天然产物固有的结构又非常复杂，常常无法进行商业化的化学合成。由于这些问题的存在，又由于经过50多年的深入研究，使得从海洋无脊椎动物中分离新的代谢产物变得越来越困难，海洋微生物因此成为新的资源领域，并已引起广泛关注。尽管海洋微生物在分类学上还没有明确的定义，但初步的研究显示，世界海洋中的微生物具有极其丰富的多样性，而且生物活性独特，是发现新药的前沿研究领域。

已报道次级代谢产物的产生菌种类涉及真菌、放线菌和细菌，其中真菌占大多数，放线菌次之，细菌较少。菌种绝大多数采自近海海水、沉积物（海泥）等各种海洋环境，远海或深海样品来源者较少；海洋动物、海藻及红树林植物等大型海洋生物的共附生微生物的研究备受国内外广泛关注。从海洋微生物中发现了大量有特殊药理活性的新化合物，结构类型多样，主要有萜类、内酯类、肽类、醌类、生物碱类等，具有抗菌、抗病毒、抗肿瘤及细胞毒性等生物活性，显示了广阔的药用前景。表 4-1 和表 4-2 列出了已进行研究的具有代表性的海洋微生物及其代谢产物。虽然这些海洋微生物是新颖代谢产物的宝贵来源，但对其生态学作用及其对海洋环境的适应能力基本上是未知的。然而，有一点是清楚的，即从海洋微生物中分离出的化合物，其结构新颖独特，并具有显著的生物活性。已有的发现提示，在某些情况下，尽管海洋微生物在形态学分类上与陆生微生物有明显的关系，但环境的差异足以使其产生新颖的化合物。从采集海域上看，来源于热带海洋的微生物居多，冷水域来源者较少，来源于极地、深海及热泉生境等极端环境的微生物开始引起人们极大的兴趣。

表 4-1　海洋真菌次级代谢产物

菌株	来源	化合物	菌株	来源	化合物
抗癌			抗菌		
Aspergillus fumigatus	鱼	fumiquinazolines	*Coniothyrium* sp.	海绵	hydroxyphenyl
Aspergillus fumigatus	沉积物	tryprostatins	*Corollospora pulchella*	海泥	melinacidins
Aspergillus niger	海绵	asperazine			gancidin
Aspergillus sp.	沉积物	aspergillamides	*Exophiala pisciphila*	海绵	exophilin A
Aspergillus versicolor	海藻	sesquiterpene esters	*Microsphaeropsis* sp.	海绵	microsphaeropsisin
Fusarium sp.	漂浮木	neomangicols	*Preussia aurantiaca*	红树林	auranticins
Gymnasella dankaliensis	海绵	gymnastatins	Unidentified fungus	海绵	secocurvularin
Gymnasella dankaliensis	海绵	gymnasterones	Unidentified fungus	海绵	hirsutanols
Leptosphaeria sp.	海藻	leptosins	抗病毒		
Penicillium fellutanum	鱼	fellutamides	*Scytalidium* sp.	海草	halovirs
Penicillium sp.	海藻	cummunesins	抗真菌		
Penicillium sp.	海藻	penochalasins	*Aspergillus* sp.	海藻	mactanamide
Penicillium sp.	海藻	penostatins	*Hypoxlon oceanicum*	漂浮木	15G256γ
Penicillium waksmanii	海藻	pyrenocines	酶抑制		
Periconia sp.	海兔	pericosines	*Corollospora pulchella*	漂浮木	pulchellalactam
Phomopsis sp.	珊瑚礁	phomopsidin	*Microascus longirostris*	海绵	epoxysuccinates
Trichoderma harzianum	海绵	trichodenones	其他靶标		
		harzialactones	*Penicillium* sp.	沉积物	epolactaene
		spiroxins	*Phoma* sp.	蟹壳	phomactins

表 4-2　海洋细菌次级代谢产物

菌株	来源	化合物	菌株	来源	化合物
抗癌			L-141352	背囊动物	LL-141352b
Actinomycete	沉积物	lagunapyrones	*Micromonospora* sp.	软珊瑚	thiocoraline
Alteromonas haloplanktis	沉积物	bisucaberin	*Pelagiobacter* sp.	海藻	pelagiomicins
Alteromonas sp.	海绵	Alteramide	*Streptomyces hygroscopicus*	鱼	halichomycin
Bacillus cereus	软体动物	homocereulide	*Streptomyces sioyaensis*	沉积物	altemicidin
Bacillus sp.	沉积物	halobacillin	*Streptomyces* sp.	软珊瑚	octalacins
Bacillus sp.	沉积物	isocoumarin	*Streptomyces* sp.	沉积物	γ-indomycinone
Chainia purpurogena	沉积物	SS-228Y	*Streptomyces* sp.	沉积物	δ-indomycinone

续表

菌株	来源	化合物	菌株	来源	化合物
Pseudomonas aeruginosa	海绵	diketopiperazine	*Streptomyces* sp.	沉积物	bioxalomycins
Pseudomonas bromoutilis	海草	pentabromopseudilin	*Streptomyces tenjimariensis*	沉积物	istamycins
Pseudomonas fluorescens	海鞘	andrimid	Streptomycete	沉积物	wailupemycins
		noiramides	*Vibrio gazogenes*	沉积物	magnesidins
Pseudomonas sp.	海藻	massetolides	*Vibrio* sp.	海绵	phenolic
Streptomyces griseus	沉积物	aplasmomycins	*Vibrio* sp.	海绵	trisindoline
Streptomyces sp.	沉积物	phenazines	抗病毒		
Streptomyces sp.	海绵	urauchimycins	Unidentified Gram-positive	沉积物	macrolactins
Streptomycete	软体动物	aburatubolactam C	Unidentified Gram-positive	沉积物	caprolactins
Vibrio sp.	漂浮木	acyldepsipeptide	抗炎		
抗菌			Actinomycete	海蜇	salinamides
Actinomycete	沉积物	marinone	酶抑制		
Alcaligenes faecalis	软体动物	B-1015	*Agrobacterium aurantiacum*	未报道	hydroxyakalone
Alteromonas rava	海水	thiomarinol	*Blastobacter* sp.	海水	B-90063
Bacillus sp.	海洋蠕虫	loloatins	*Flavobacterium*sp.	双贝壳	flavocristamides
Chromobacterium sp.	海水	bromopyrroles	*Streptomyces* sp.	沉积物	pyrostatins
Maduromycete	沉积物	maduralide	其他靶标		
Pseudoalteromonas	海藻	korormicin	*Alteromonas rubra*	未报道	aromatic acids
Pseudomonad	海水	quinolinol	*Streptomyces* sp.	软体动物	aburatubolactam A

4.1 海洋真菌次级代谢产物

海洋真菌是指来源于海洋的真菌。目前普遍接受的观点是，只要是从海洋环境中分离，并能在海水盐度（或略低于海水盐度）的培养基中正常生长的真菌即可称之为海洋真菌。海洋真菌常常以寄生、共生或腐生的方式在海洋环境中生长。许多海洋真菌是抗生素及其他生物活性物质的产生菌。海洋真菌对海洋生活环境的适应性，造就了其独特的代谢途径和遗传背景，往往能产生不同于陆地真菌的活性代谢产物。例如，抗生素头孢霉素 C 最早就是在 1945 年从撒丁岛海泥中分离的顶头孢霉菌的发酵产物中被发现的（Newton and abraham 1955）。随着研究的深入，海洋真菌由于其资源优势和代谢产物的新颖性已成为研究热点。近年来，从海洋真菌中分离得到的次级代谢产物主要有萜类、生物碱、醌类、内酯类、肽类等化合物，大多具有抗菌、抗肿瘤、酶抑制剂等活性，有些已成为药物先导化合物的重要来源。

4.1.1 大环内酯

内酯类抗生素是抗生素中最常见的一类。海洋真菌能产生结构奇特的大环内酯化合物，并含卤素，大多具有强烈的生物活性，如抗肿瘤和抗菌活性等。

日本大阪药科大学的 Numata 研究组在海洋微生物代谢产物研究方面作出了重大贡献（Takahashi et al. 1994a）。该研究组从一种海洋鱼类 *Halichoeres bleekeri* 的胃肠道分离出链霉菌 *Streptomyces hygroscopicus*，在生物活性测定指导下，分离获得具有细胞毒活性的大环内酯类化合物 halichomycin（图 4-1）。该化合物是从培养液的乙酸乙酯提取物中分离得到的，代表了一类新的大环内酯结构，对鼠淋巴白血病细胞 P-388 显示强的体外细胞毒活性（IC_{50}为 0.13 μg/mL）。一般来说，鱼胃肠道不是放线菌的栖息环境，但对这些类型的环境尚未充分研究，有可能发现与 *H. bleekeri* 相关的具有高度适应性的放线菌种群。

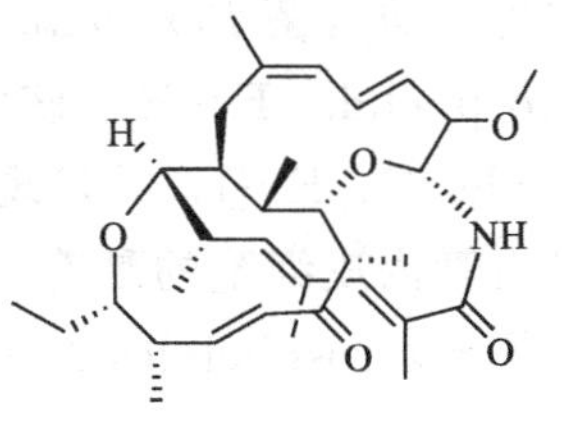

halichomycin

图 4-1 来自海洋鱼类 *H. bleekeri* 的真菌 *S. hygroscopicus* 中的大环内酯化合物 halichomycin

Kito K 等（2008）从采自密克罗尼西亚海域一未鉴定的海绵中分得一株曲霉属真菌 *Aspergillus ostianus* 01F313，从该菌加溴的人工海水培养液中分离得到三种新的十四元环大环内酯类化合物 aspergillides A～C（图 4-2），通过改良的 Mosher's 法和化学转化法确定了绝对构型。这些化合物对鼠淋巴细胞白血病细胞 L-1210 有较强的抑制作用，LD_{50}分别为 2.1 μg/mL、71.0 μg/mL 和 2.0 μg/mL。

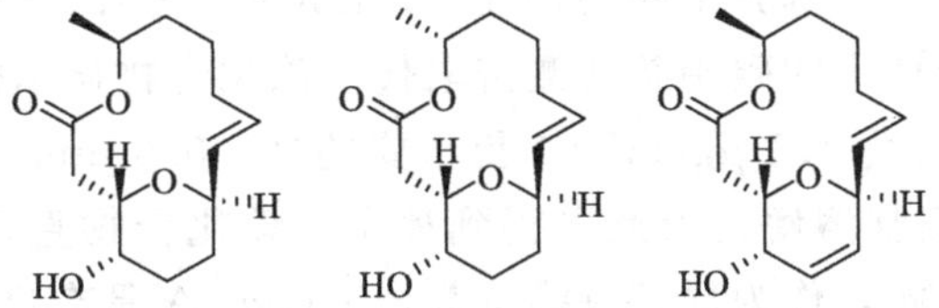

aspergillide A　aspergillide B　aspergillide C

图 4-2 海绵真菌 *A. ostianus* 01F313 中的大环内酯化合物

Takamatsu 等（1997，1996）从海兔 *Aplysia kurodai* 中分得的真菌 *Microsphaeropsis* sp. FO-5050 中分离得到 4 种大环内酯类化合物 macrosphelides A～D（图 4-3），

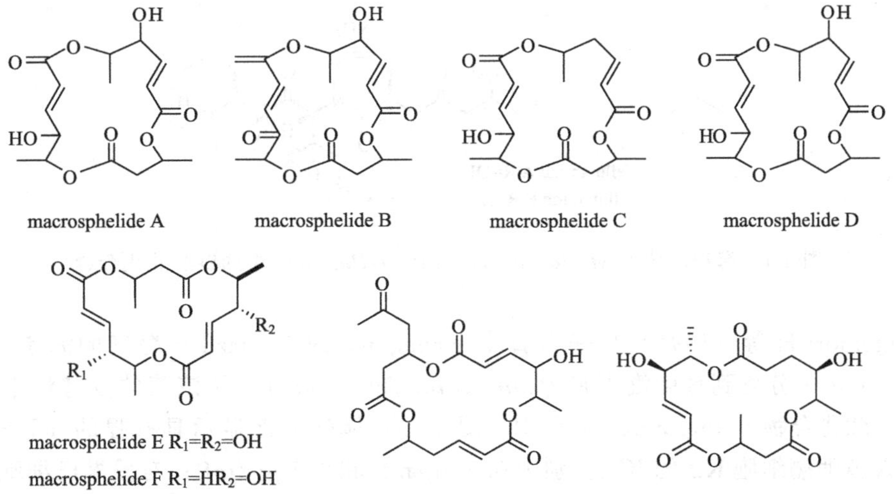

macrosphelide A　macrosphelide B　macrosphelide C　macrosphelide D

macrosphelide E R_1=R_2=OH
macrosphelide F R_1=H R_2=OH
macrosphelide G R_1=OH R_2=H

macrosphelide H　macrosphelide I

图 4-3 海洋真菌 *Microsphaeropsis* sp. 和 *P. byssoide* 中的大环内酯化合物

通过 X 射线单晶衍射等方法确定结构。Numata 等（1997）对从海兔 *A. kurodai* 中分得的另一株真菌 *Periconia byssoide* 进行研究，分离得到另外 4 种大环内酯类化合物 macrosphelides E～H。该研究组从该菌中又分得这一系列的大环内酯类化合物 macrosphelides C、E～I，并发现 macrosphelides E～H 能抑制人髓样白血病细胞 HL-60 在人脐带血管内皮细胞的黏着（Yamada et al. 2001）。Kobayashi Y 和 Acharya（2001）全合成了 macrosphelides A～C 和 F。

4.1.2 肽类

肽类也是海洋真菌中重要的次级代谢产物。从海洋真菌中获得的肽类化合物主要有环肽，另有为数不多的链肽。

(1) 链肽

Rowley 等（2003）从加勒比海海草 *Halodulewrightii* 中获得一株真菌 *Scytalidium* sp.，从中分离获得一系列新颖线型多肽 halovirs A～E，这些多肽与一类真菌代谢产物 lipopeptaibols 的结构相似，peptaibols 的分子结构具有 N 端乙酰化、还原 C 端和较高比例（20%～50%）氨基异丁酸的特征。Halovir A（图 4-4）是一种被修饰的peptaibol 化合物，其 N 端被十四碳脂肪酸侧链取代。该化合物显示强的抗 Ⅰ 型单纯疱疹病毒（HSV-I）活性（IC_{50}为 1.1 μg/mL）。更重要的是，0.6 μmol/L 的 halovir A 能完全抑制由 HSV-I 引起的细胞溶解，由此可得到提示，该化合物直接键合在病毒上，使病毒不能进入细胞。鉴于此，作为局部抗病毒剂，halovir A 具有良好的开发前景。

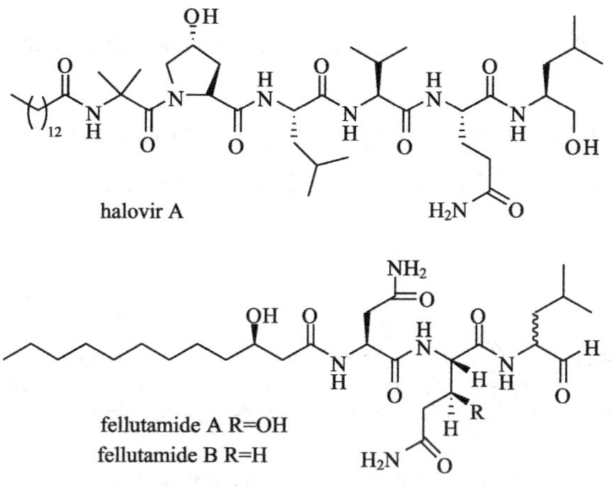

图 4-4　海洋真菌 *Scytalidium* sp. 和 *P. fellutanum* 中的链状肽化合物

Shigemori H 等（1991）从采自日本 Kanagawa 的 Manazuru 海滨的海鱼 *Apogon endekataenia* 中分离到真菌瘿青霉 *Penicillium fellutanum*，从该菌的发酵液中分离得到两种三肽化合物 fellutamides A 和 B（图 4-4），体外活性显示具有强的细胞毒活性，其中对人鼻咽癌细胞 KB 的 IC_{50}分别为 0.5 μg/mL 和 0.7 μg/mL；对鼠淋巴细胞白血病细胞 L-1210 的 IC_{50}分别为 0.8 μg/mL 和 0.7 μg/mL；对鼠白血病细胞 P-388 的 IC_{50}分别为 0.2 μg/mL 和 0.1 μg/mL。

(2) 环肽

Tomoda 等（1992）从海洋真菌 *Fusarium* sp. FO-1305 中分离获得 7 种 enniatins 类环肽化合物，即 enniatins A、A1、B、B1、D、E 和 F（图 4-5），均有抑制酰基辅酶 A 胆固醇酰基转移酶（ACAT）的活性。Enniatins 是一类环六肽化合物，结构很奇特，分子由 3 个 D-2-羟基戊酸（HylV）和 3 个 *N*-甲基氨基酸交替连接构成十八元环肽骨架，具有很好的抗菌、杀虫、植物毒素活性，胆甾醇乙酰基转移酶（ACAT）抑制活性，以及抗 HIV 活性（McKee et al. 1997）。You 等（2006）从中国南海红树林内生真菌 *Fusarium* sp. #732 的代谢产物中分离得到 3 种 enniatin 型环肽类化合物 enniatins B、B4 和 G。其中，enniatin G 具有抗肝癌细胞 HEP-7402 的活性，ED_{50} 为 12 μg/mL。近年来，此类化合物作为农药的应用前景颇受重视。

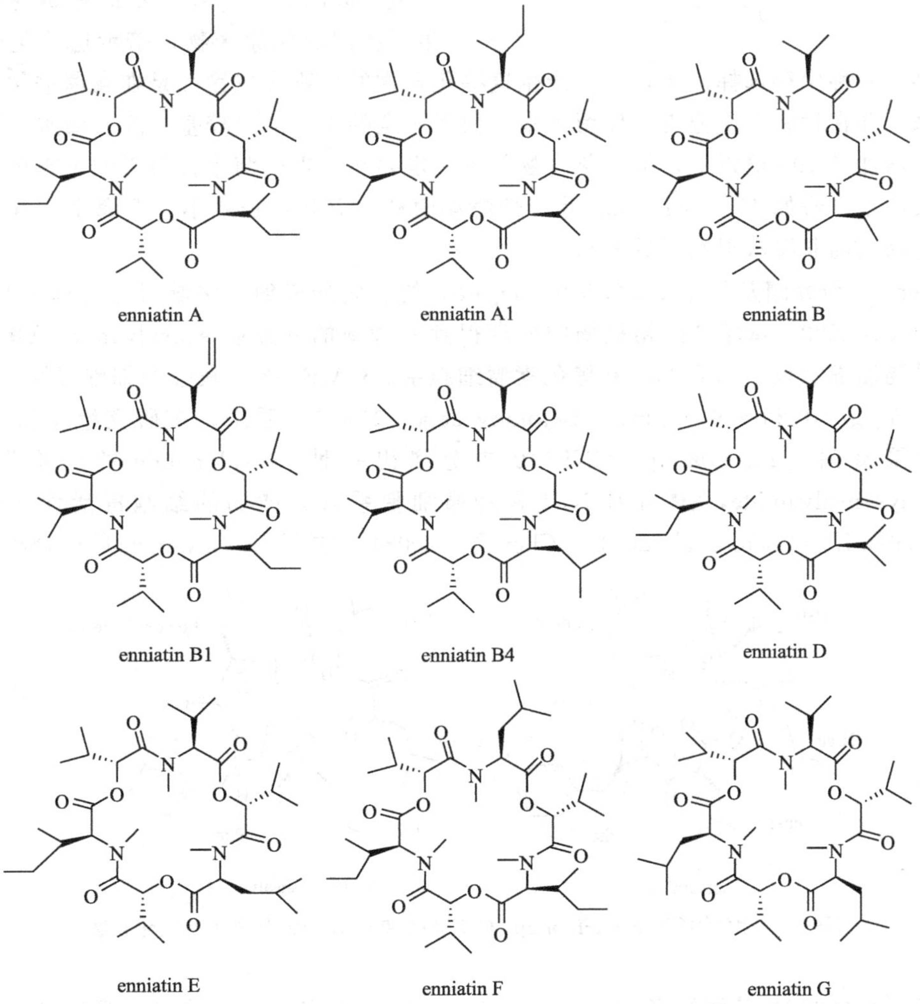

图 4-5　海洋真菌 *Fusarium* sp. FO-1305 和 *H. tatnagiriensis* #732 中的环肽化合物 enniatins

Wyeth-Ayerst 研究组启动了一个重大研究项目，目的在于探讨海洋微生物药物的开发潜力。这些工作的一个成果是，从海洋真菌 *Hypoxylon oceanicum* 中发现了抗真

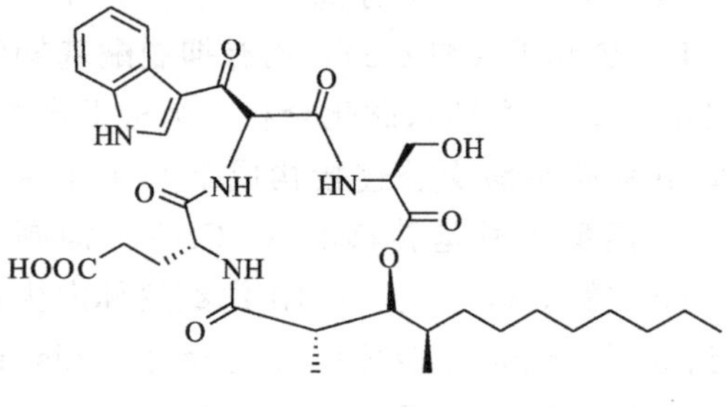

图 4-6　海洋真菌 *H. oceanicum* 中的环酯肽化合物 15G256γ

菌剂 15G256γ（图 4-6），属于一种新型的环酯肽类化合物（lipodepsipeptides），能抑制真菌细胞壁的合成（Schlingmann et al. 1998）。在研究过程中有许多有趣的发现。例如，先前在陆生真菌 *Penicillium verruculosum* 和 *Scedosporium apiospermum* 中获得的两种化合物，从海洋真菌 *H. oceanicum* 中也分离得到了。这一发现支持了一个观点，即次级代谢产物没有种属特异性，而且海洋和陆生种类并不总是产生不同的代谢产物。不同种属的生物产生了相同的代谢产物，暗示这些化合物可能提供了一种生存选择优势，而且产生这些化合物的生物合成途径是在真菌进化早期演化而来，并在种属产生分支时保留下来。值得注意的是，从培养基中除去海水，化合物的产率增加了 100 倍以上，提示化合物并不一定要在其生产菌生长所需的生态环境中才有最大产量。假如 *H. oceanicum* 是专性海洋菌株，但其生长并不需要海水，推测可能是其他因素而非海水限制了其分布。

Fenical 研究组从海草 *Halodule wrightii* 的表面分离到一株镰刀菌属真菌 *Fusarium* sp. CNL292，从菌体的粗提物中分离得到一种新的环酯肽 sansalvamide（图 4-7），对人结肠癌细胞系 COLO-205 和黑色素瘤细胞系 SK-MEL-2 有较强的细胞毒性，IC_{50} 分别为 3.5 μg/mL 和 5.9 μg/mL（Belofsky et al. 1999）。后来，该研究组又从另一株镰刀菌属真菌 *Fusarium* sp. CNL619 中分离出一种 sansalvamide 的结构类似物 *N*-methysansalvamide，在体外对 NCI 人肿瘤细胞系只有微弱的细胞毒活性（GI_{50} 为 8.3 μmol/mL）（Cueto et al. 2001）。Chen 等（2008）完成了 sansalvamide 的全合成工作。

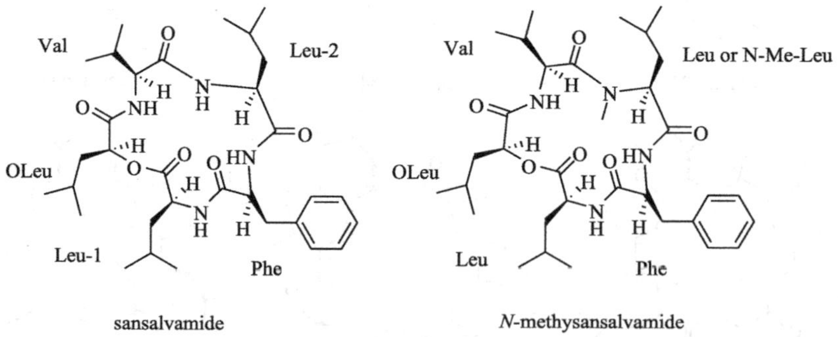

图 4-7　海洋真菌 *Fusarium* sp. CNL292 和 CNL619 中的环酯肽化合物

Yu 等（2008）从海绵 *Tethya aurantium* 中分离到的一株短尾帚霉真菌 *Scopulariopsis brevicaulis* 中分离到两种新的环肽，即环酯肽 scopularides A 和 B（图 4-8），其结构通过核磁、质谱结合化学反应等方法确定。这两种化合物对革兰氏阳性菌具有抑制活性，对多种肿瘤细胞（胰腺癌细胞 Colo-357 和 Panc-89，结肠癌细胞 HT-29）具有强的抑制活性。

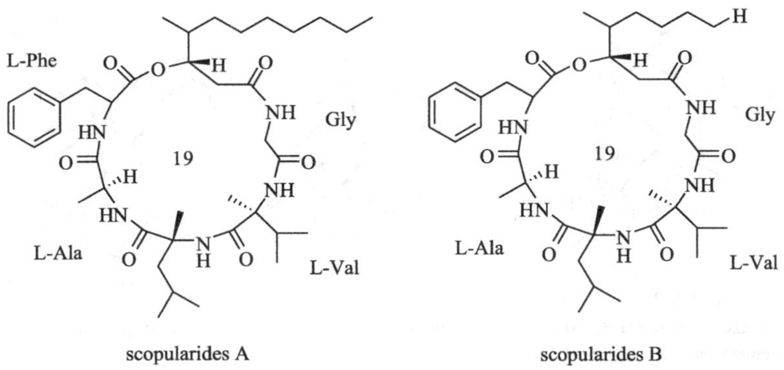

图 4-8 海洋真菌 *S. brevicaulis* 中的环酯肽化合物

4.1.3 生物碱

海洋真菌中也存在大量的生物碱类化合物，具有抗肿瘤、抗菌、抗病毒活性等多种生物活性。Numata 研究组从海鱼 *Pseudolabrus japonicus* 的胃肠分得的烟曲霉 *Aspergillus fumigatus* 中分离得到 7 种新的生物碱类化合物 fumiquinazolines A～G（图 4-9）（Numata et al. 1992；Takahashi et al. 1995a）。从生源学的角度看，这些分子是由邻氨基苯甲酸（anthranilic acid）、色氨酸（Try）、丙氨酸（Ala）衍生的三肽或四肽。Fumiquinazolines A～G 对鼠白血病细胞 P-388 有中等强度的细胞毒活性，ED_{50} 分别为 6.1 μg/mL、16.0 μg/mL、52.0 μg/mL、13.5 μg/mL、13.8 μg/mL、14.6 μg/mL 和 17.7 μg/mL。Belofsky 等（2000）从海洋被囊动物海鞘 *Ecteinascidia tubinata* 中分得的一株顶孢霉属真菌 *Acremonium* sp. 中分离得到 5 种新的生物碱类化合物 fumiquinazolines H 和 I、oxepinamides A～C。其中 fumiquinazolines H 和 I 有弱的抗真菌活性，oxepinamide A 有抗炎活性。Snider 和 Zeng（2003）全合成了化合物（—）-fumiquinazolines A、B、C、E、H 和 I。

Crews 研究组研究了与海绵相关的微生物（Moore et al. 1999），从来源于海绵 *Hyrtios* sp. 的黑曲霉 *Aspergillus niger* 中分离到具有选择性细胞毒活性的生物碱 asperazine（图 4-10）。Asperazine 是一种非对称二酮哌嗪二聚体，含有被修饰的色氨酸单元，与从陆生真菌中得到的许多类似的氨基酸二聚体具有相关性，对白血病细胞具有选择性细胞毒活性（软琼脂碟式扩散法，50 μg/disk）。Asperazine 无抗菌（*B. subtilis*）或抗真菌（*C. albicans*）活性。

Numata 研究组从来源于马尾藻 *Sargassum tortile* 的专性海洋真菌小球腔菌 *Leptosphaeria* sp. 中分离出具有细胞毒活性的系列二酮哌嗪二聚体 leptosins A～F，对鼠白血病细胞 P-388 显示体外细胞毒活性，IC_{50} 为 1.75～8.6 μg/mL（Takahashi et al. 1994b）。更有意义的是，leptosins A 和 C（图 4-10）对肉瘤-180 腹水瘤模型显示有效的体内抗肿瘤活性，治疗组与对照组小鼠的存活时间百分比 T/C 值格外高，分别达到 260%和 293%。随后从该真菌中还获得 leptosins G～K（Takahashi et al. 1995b），均显示了显著的体外细胞毒活性。

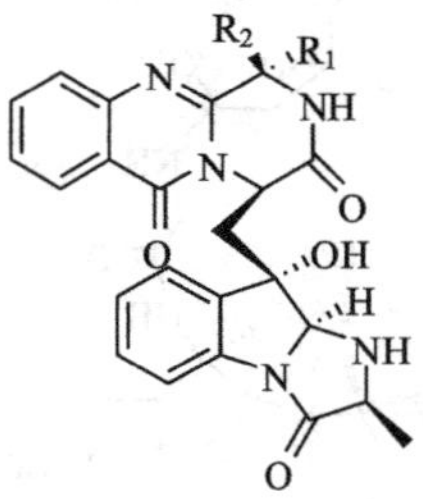

fumiquinazoline A R_1=Me R_2=H
fumiquinazoline B R_1=H R_2=Me
fumiquinazoline E R_1=Me R_2=OMe

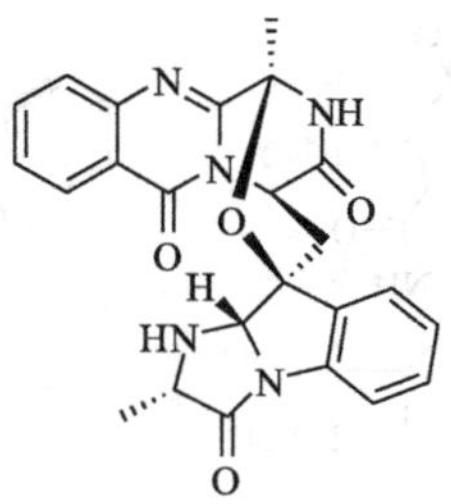

fumiquinazoline C

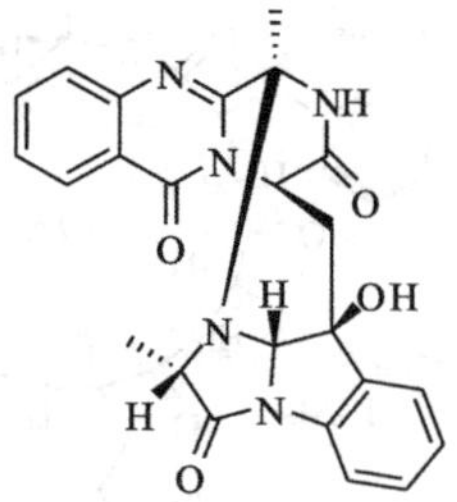

fumiquinazoline D

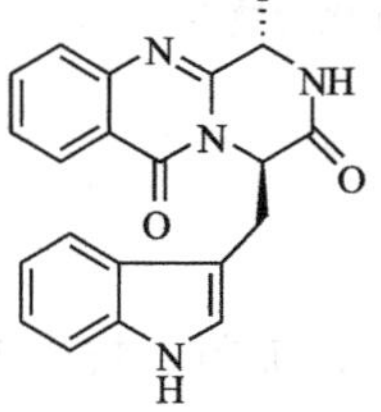

fumiquinazoline F

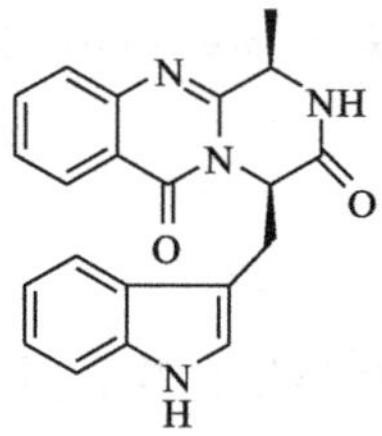

fumiquinazoline G

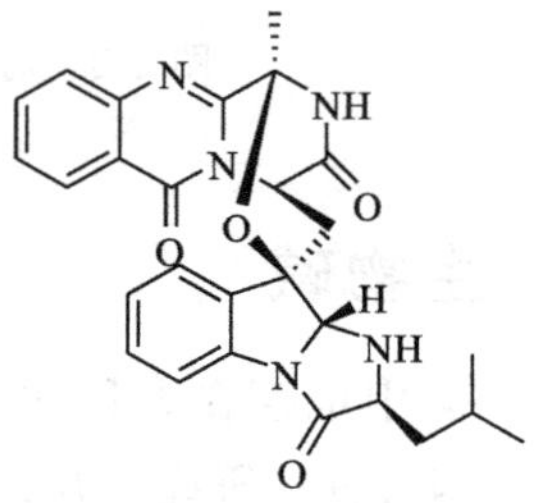

fumiquinazoline H

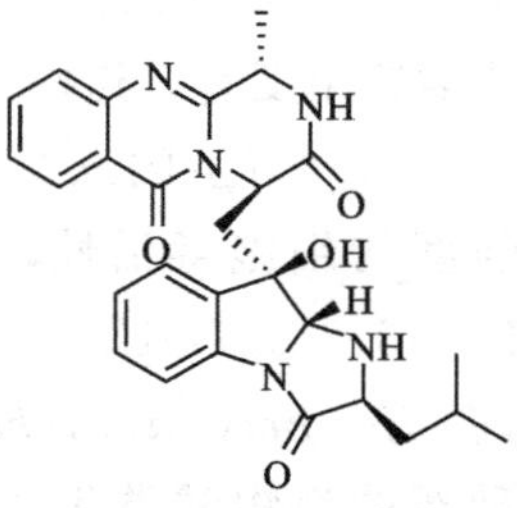

fumiquinazoline I

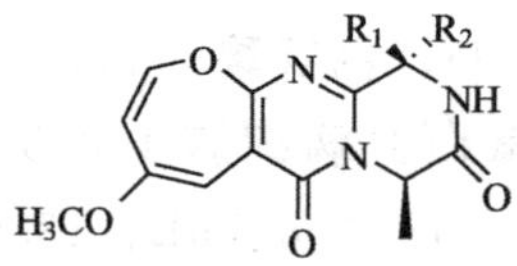

oxepinamide A R_1=$CH(CH_3)CH_2CH_3$ R_2=OH
oxepinamide B R_1=OH R_2=$CH(CH_3)CH_2CH_3$
oxepinamide C R_1=$CH_2CH(CH_3)_2$ R_2=OMe

图 4-9 海洋真菌 *A. fumigatus* 和 *Acremonium* sp. 中的生物碱化合物

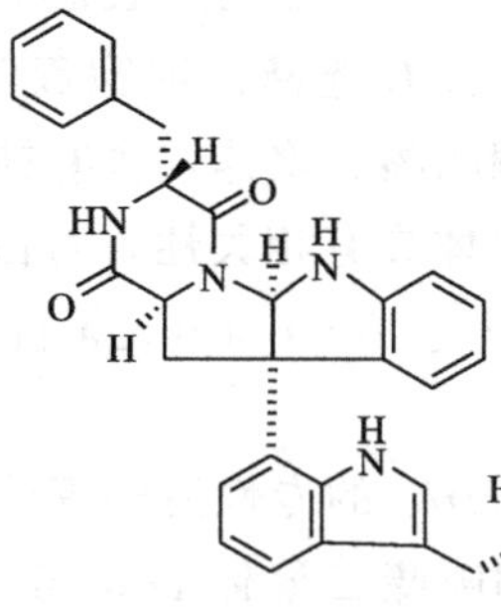

asperazine

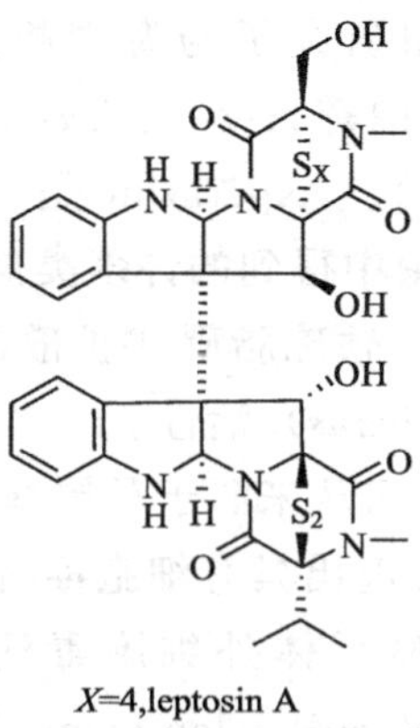

X=4,leptosin A
X=2,leptosin C

图 4-10 海洋真菌 *A. niger* 和 *Leptosphaeria* sp. 中的二酮哌嗪二聚体

Carr 等（2009）从哥伦比亚海域的海泥中分得的一株真菌 *Plectosphaerella cucumerina* 中分离得到三种生物碱plectosphaeroic acids A～C（图 4-11），具有抗肿瘤活性，是吲哚胺 2,3-二氧化酶 IDO 的抑制剂。

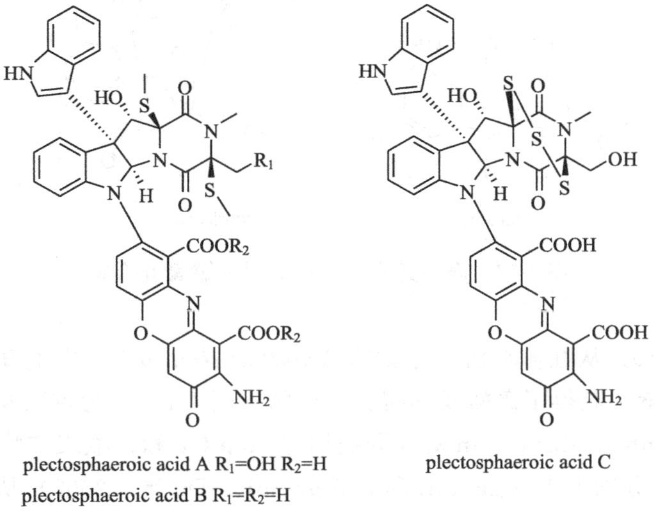

图 4-11　海洋真菌 *P. cucumerina* 中的生物碱化合物

4.1.4　酚类和醌类

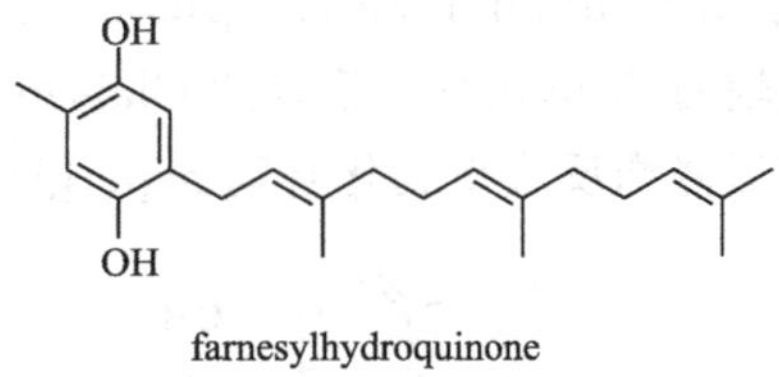

图 4-12　海洋真菌 *Penicllium* sp. 中的氢醌化合物 farnesylhydroquinone

海洋真菌来源的醌类化合物大多有抗癌、抗氧化等生物活性。Son 等（2002）从一株青霉 *Penicllium* sp. 的菌体中分离得到了一种氢醌类化合物（对二酚）farnesylhydroquinone（图 4-12），清除 DPPH 自游基的 IC_{50} 为 12.5 μmol/L。

Gloer 实验室最早对海洋和河口真菌进行了化学研究。该研究组从专性海洋真菌 *Leptosphaeria obiones* 中分离获得一种萘醌衍生物 obionin A（图 4-13），并对其结构和生物学活性进行研究（Poch and Gloer 1989）。该菌株是一耐盐子囊菌，从一种生长在海边的草 *Spartina alterniflora* 上分离得到。该真菌常常寄生于沼泽地草茎的底部，正常情况下被潮汐浸没。通过中枢神经系统 CNS 活性筛选发现，obionin A 对配体结合到多巴胺选择性受体上具有抑制活性，IC_{50} 为 1.0 μg/mL。

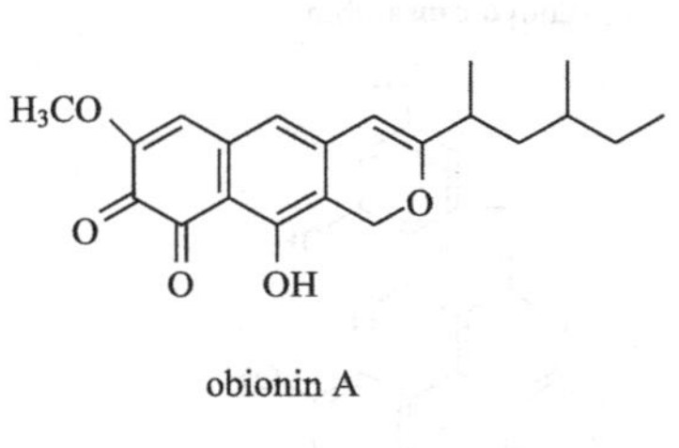

图 4-13　海洋真菌 *L. obiones* 中的萘醌化合物 obionin A

Proksch 研究组从印度尼西亚采集的海绵 *Niphaiss olemda* 中分离到真菌新月旋孢霉菌 *Curvularia lunata*，从该菌的发酵液中分离得到两种蒽醌类化合物 lunatin 和 cytoskyrin（图 4-14）（Jadulco et al. 2002），对金黄色葡萄球菌 *Staphylococcus aureus* 和枯草芽孢杆菌 *Bacillus subtilis* 有抑制活性，在浓度为 5 μg/mL 时抑菌圈直径达到 8～9 mm。

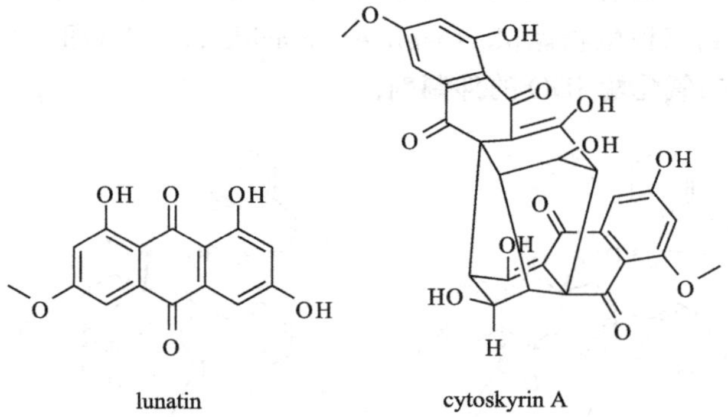

图 4-14 海洋真菌 *C. lunata* 中的蒽醌化合物

Shao 等（2010）从红树林植物老鼠勒 *Acanthus ilicifolius* 内生真菌 *Fusarium* sp.（No. B77）发酵液中获得了蒽醌及萘醌类化合物（图 4-15），为首次从海洋来源的真菌中发现。其中，anhydrofusarubin 对人肝癌细胞 Hep-G2 和人喉表皮癌细胞 Hep-2 增殖有抑制活性，IC_{50}分别为 1.0 μg/mL 和 2.5 μg/mL。Du 等（2007）从红树林根中分离得到真菌 *Aspergillus glaucus* HB1-19，从该菌的培养液中分离得到醌类化合物，其中 aspergiolide A 为一种具有萘［1，2，3-de］苯并呋喃-2，7-二酮骨架的蒽醌衍生物（图 4-15），对肿瘤细胞有较好的抑制活性，对鼠白血病细胞 P-388、人髓样白血病细胞 HL-60、肝癌细胞 BEL-7402、人肺癌细胞 A-549 的 IC_{50}分别为 35 μmol/L、28 μmol/L、0.13 μmol/L 和 7.5 μmol/L。其可能的生物合成途径是通过 catenarin 与丙二酸单酰辅酶 A 单元发生重复的 Claisen 缩合反应，得到不同长度的聚酮链，再通过关环和多种后修饰反应得到化合物 aspergiolide A。

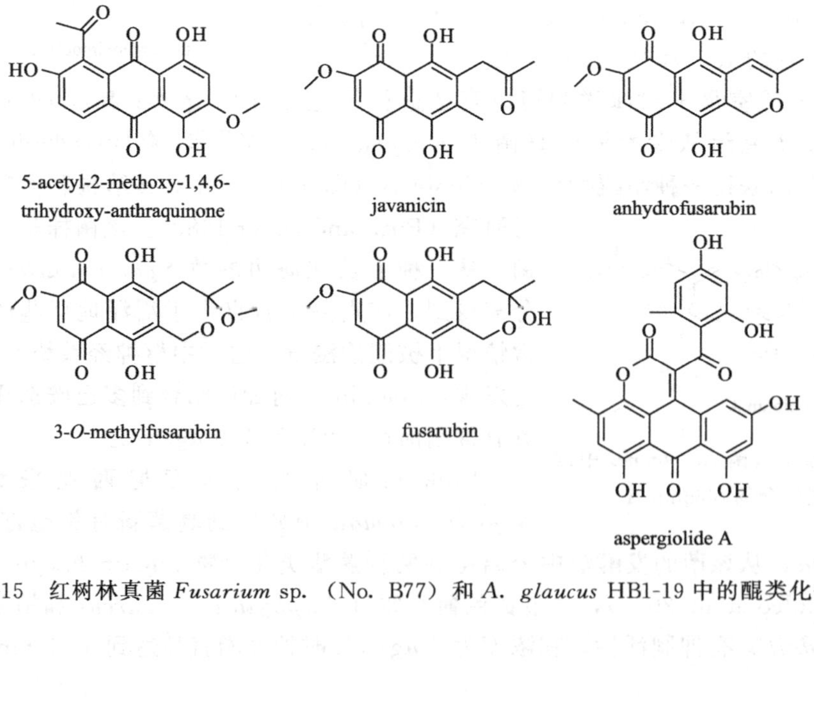

图 4-15 红树林真菌 *Fusarium* sp.（No. B77）和 *A. glaucus* HB1-19 中的醌类化合物

4.1.5 萜类

海洋真菌中含有大量的萜类化合物，主要类型有倍半萜、二萜、二倍半萜、三萜等，大多具有抗菌、抗肿瘤等活性。

Sugano 等（1996，1995，1994，1991a，1991b）从采自日本富冈海岸的蟹 *Chionoecetes opilio* 的壳上分得一株海洋担子菌茎点菌属真菌 *Phoma* sp. SANK 11486。值得注意的是，尽管在没有海水的情况下可观察到真菌 *Phoma* sp. 的生长和相关代谢产物的产生，但其孢子的形成只有在海水培养基中才能观察到。从该菌的发酵液中分离获得二萜类化合物 phomactin A，随后对该菌进行了大规模发酵（600 L），从其乙酸乙酯提取物中分离获得了另外的二萜类化合物 phomactins B、B1、B2、C～G（图 4-16）。这些化合物都是新型的血小板活化因子（platelet-activating factor，PAF）拮抗剂。Phomactin D 在 phomactins 系列化合物中是最有效的 PAF 拮抗剂，在抑制 PAF 与受体结合及由 PAF 诱导的血小板聚集方面活性最高，IC_{50}分别是 0.12 μmol/L 和 0.8 μmol/L。Phomactins 系列化合物对二磷酸腺苷、花生四磷酸和胶原诱导的血小板凝集没有影响。Phomactin D 构效关系研究提示，双环体系的构型和羟基的取代方式对化合物的活性有重要的影响（Sugano et al. 1994）。对 phomactins 衍生物的构效关系研究显示，增加分子的亲脂性，在 C-7/8 加乙酰氧基或甲（酯基）氧基，在 C-20 位加 3-异 唑氧基和在 C-2 用 2-β-OH 替代羰基，都使其抑制活性比 phomactin D 的强。Miyaoka 等（1996）全合成了 phomactin D。

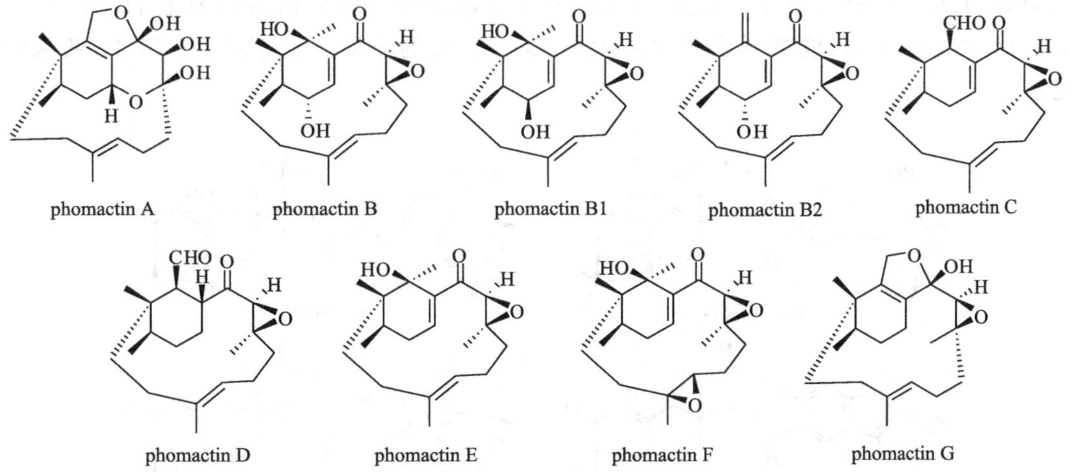

图 4-16 海洋真菌 *Phoma* sp. SANK 11486 中的二萜化合物

在美国加州大学 Scripps 海洋研究所 Jensen 和 Fenical 实验室，从栖息于海洋漂浮木的海洋真菌的菌丝体提取物中分离出三种 C_{25} 重排的卤代二倍半萜类化合物 neomangicols A～C（Renner et al. 2000，1998），代表了一类新型的重排二萜类化合物，由非典型的萜类生物合成途径产生。该真菌基于形态学特征暂定为异孢镰孢霉菌 *Fusarium heterosporum* CNC-477，但是与 neomangicols 相关的化合物在陆生真菌中尚未见报道。neomangicols A 和 B（图 4-17）分别被氯化和溴化，充分说明该真菌适应了海洋环境。为确定该菌株系统发生的分类地位，对其进行了 18S RNA 研究，以探讨基因的改变在多大程度上表征微生物对海洋环境的适应性。这三种化合物是首例天然来源的卤化二萜类化合物，其中 neomangicol A 的细胞毒活性最强，对人乳腺癌细胞 MCF-7 和人结肠癌细胞 CACO-2 的 IC_{50}分别是 4.9 μmol/L 和 5.7 μmol/L，neomangicol B 还对枯草芽孢杆菌 *Bacillus subtilis* 有抑制作用。从该菌中还分离得到两种多羟基二倍半萜类化合物 mangicols A 和 B，在 PMA（phorbol myristate acetate）诱导的鼠耳水肿模型中显示显著的抗炎活性。

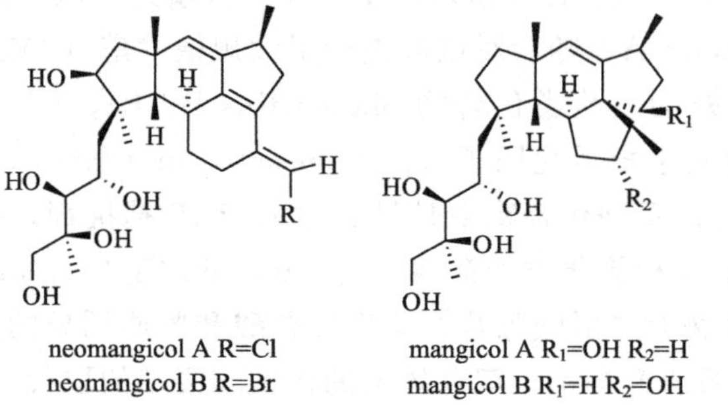

图 4-17　海洋真菌 *F. heterosporum* CNC-477 中的二倍半萜化合物

Xu 等（2007）从采自中国厦门沿岸的红树林植物内生青霉属真菌 *Penicillium* sp. 中分离到 8 种吲哚三萜类化合物 shearinines D～K（图 4-18）。其中，shearinines D 和 E 能有效抑制 Ca^{2+} 通道和 K^+ 通道；shearinine D 能诱导人髓样白血病细胞 HL-60 的凋亡；而 shearinine E 能抑制表皮生长因子 EGF 诱导的小鼠表皮 JB6 P+Cl 41 细胞的恶变。

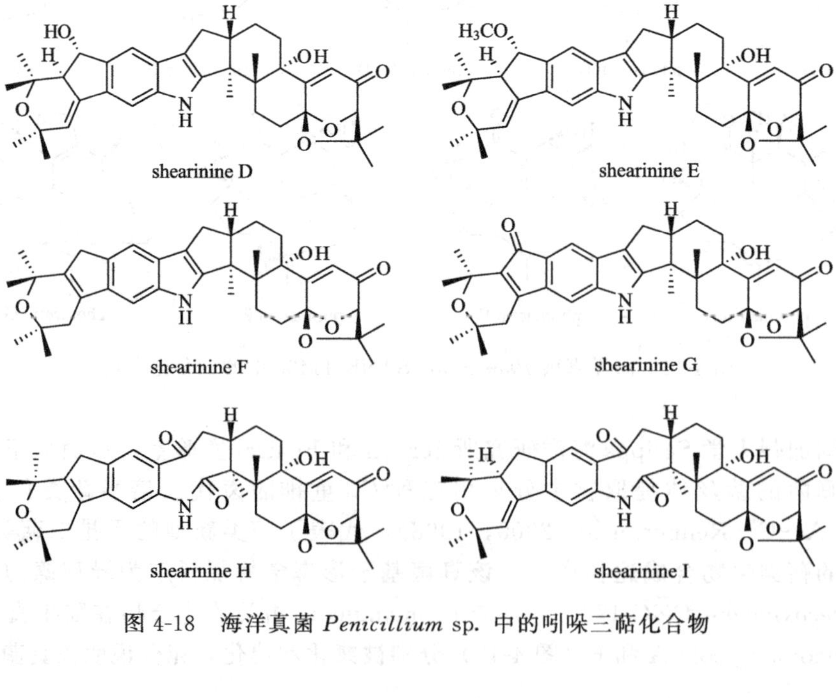

图 4-18　海洋真菌 *Penicillium* sp. 中的吲哚三萜化合物

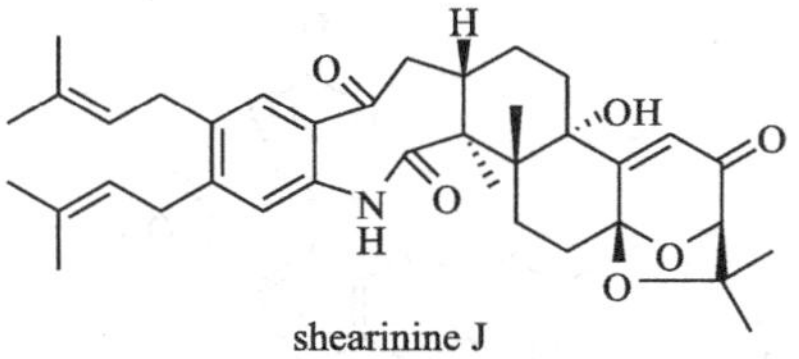

shearinine J

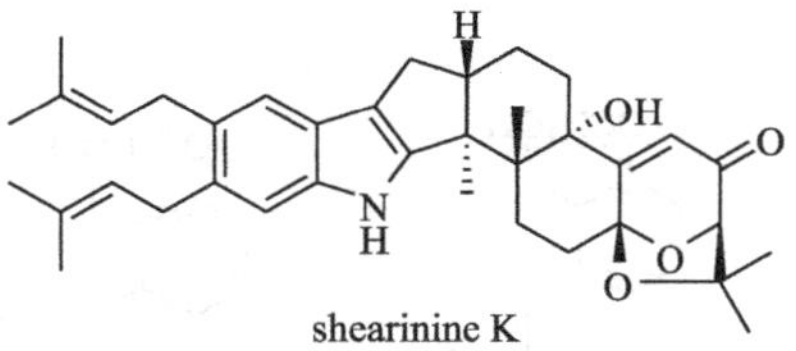

shearinine K

图 4-18　海洋真菌 *Penicillium* sp. 中的吲哚三萜化合物（续）

4.1.6　其他化合物

从采自巴哈马海域的褐藻 *Rosenvingea* sp. 表面分离得到的盘多毛孢属 *Pestalotia* 海洋真菌，与单细胞海洋细菌共培养可产生氯代二苯甲酮抗生素 pestalone（图 4-19），对甲氧西林 meticillin 耐药菌金黄色葡萄球菌具有较强的抗菌活性，最低抑菌浓度（MIC）为 0.037 μg/mL；对万古霉素 vancomycin 耐药菌肠球菌 *Enterococcus faecium* 也有较强的抗菌活性，最低抑菌浓度为 0.078 μg/mL。这些结果代表着一个重要成就，表明混合培养可诱导合成新型抗生素，该方法对未来药物的发现具有重要价值。此外，pestalone 对耐药性病原菌的效力启示应采用更为先进的感染性疾病动物模型来评价该化合物（Cueto et al. 2001）。

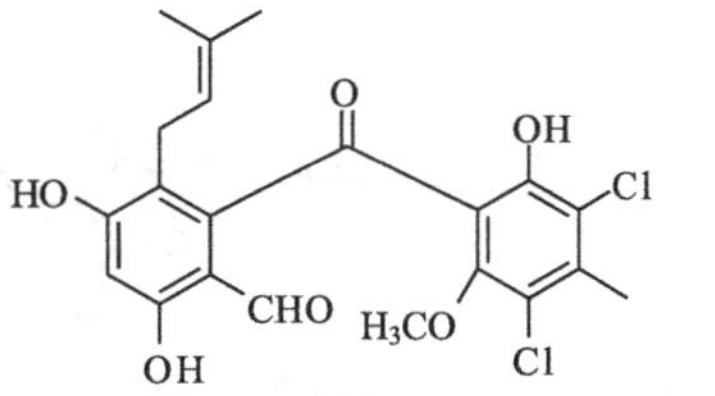

pestalone

图 4-19　海洋真菌 *Pestalotia* sp. 中的氯代二苯甲酮抗生素 pestalone

从绿藻孔石莼中分离得到内生专性海洋真菌 *Ascochyta salicorniae*，进行大规模培养，获得一种结构特殊的四胺酸（tetramic acid）代谢产物 ascosalipyrrolidinone A（图 4-20），具有抗原生虫锥虫 *Trypanosoma cruzi* 活性，最低抑制浓度为 1.1 μg/mL，而对照品苯并咪唑（benznidazole）的最低抑制浓度为 30.0 μg/mL。进一步开发这一化合物的主要限制是，当浓度为 3.7 μg/mL 时，该化合物对大鼠骨骼肌成肌细胞具有细胞毒性作用（Osterhage et al. 2000）。

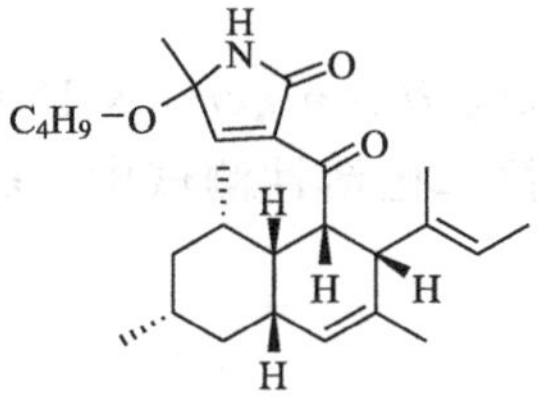

ascosalipyrrolidinone A

图 4-20　海洋真菌 *A. salicorniae* 中的四胺酸代谢产物 ascosalipyrrolidinone A

Malmstrom 等（2002）从海洋真菌 *Emericella variecolor* 中分离得到苯衍生物 varitriol、varioxirane 和（　）酮类化合物 varixanthone（图 4-21）。在 NCI 的 60 株肿瘤细胞模型上，varitriol 显示出对肾、中枢神经系统及乳腺癌细胞系的选择性细胞毒活性。Varixanthone 对革兰氏阳性菌和革兰氏阴性菌显示出强的抗菌活性。

Kasettrathat 等（2008）从一株海洋真菌 *Nodulisporium* sp. CRIF1 中分离得到化合物 nodulisporacid A（图 4-22）。对 nodulisporacid A 进行甲基化反应和苄基化反应后，分别得到其对应的酯化产物。这两种酯化修饰产物对 11 种癌细胞（人胆管上皮癌细胞 HuCCA-1、人子宫癌细胞 HeLa 细胞等）都显示强的细胞毒活性，而天然化合物 nodulisporacid A 没有细胞毒活性，只显示中等的抗疟原虫活性。

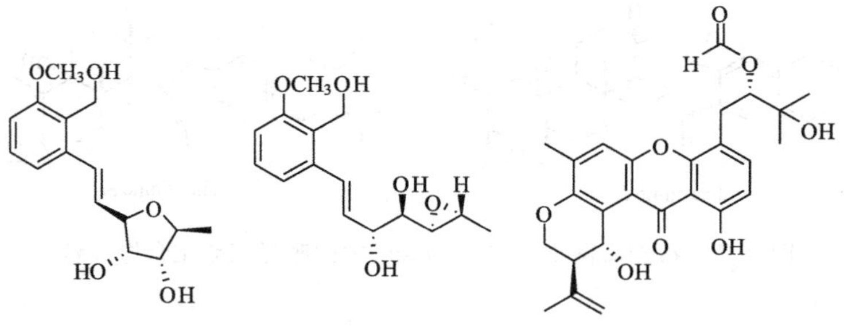

varitriol　　varioxirane　　varixanthone

图 4-21　海洋真菌 *E. variecolor* 中的苯衍生物和（　）酮化合物

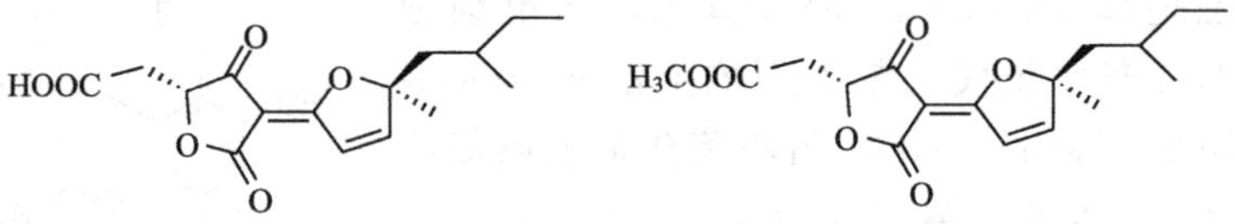

nodulisporacid A　　methyl ester of nodulisporacid A

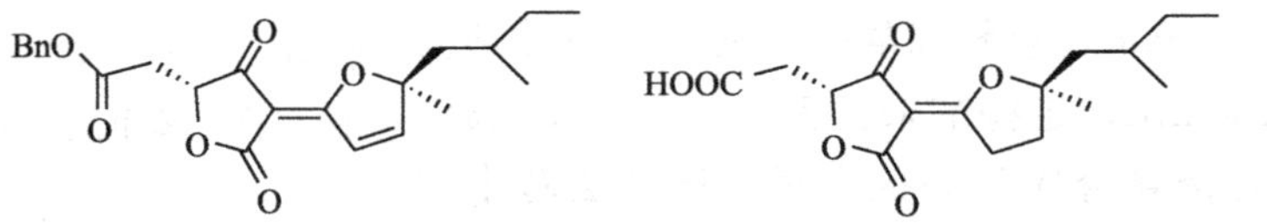

benzyl ester of nodulisporacid A　　hydrogenation product of nodulisporacid A

图 4-22　海洋真菌 *Nodulisporium* sp. CRIF1 中的 nodulisporacid A 及其修饰产物

Zhang 等（2007）从褐藻 *Colpomenia sinuosa* 内生真菌 *Aspergillus niger* EN-13 中分离得到两种鞘脂类化合物 asperamides A 和 B（图 4-23）。在抗真菌活性测试中，asperamide A 表现出抗假丝酵母 *Candida albicans* 活性。

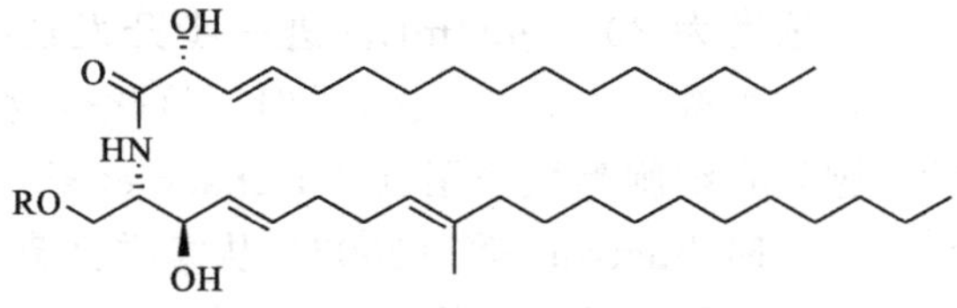

asperamide A R=H
asperamide B R= β-D-glucopyranoside

图 4-23　海洋真菌 *A. niger* EN-13 中的鞘脂类化合物

4.2　海洋细菌次级代谢产物

海洋细菌主要包括变形菌群、革兰氏阳性菌群（高 G+C 和低 G+C）、噬纤维菌属-黄杆菌类群、浮霉状菌群、衣原体群及一些尚未获得培养的系统类群。海洋环境中还存在其他细菌类群，但研究报道较少。在海洋细菌中发现的次级代谢产物结构类型多

lactin F 的完整立体构型为 7*S*，13*S*，23*R*，而 dihydromacrolactin F 的主要异构体的立体化学为 7*S*，13*S*，15*R*，23*R*。

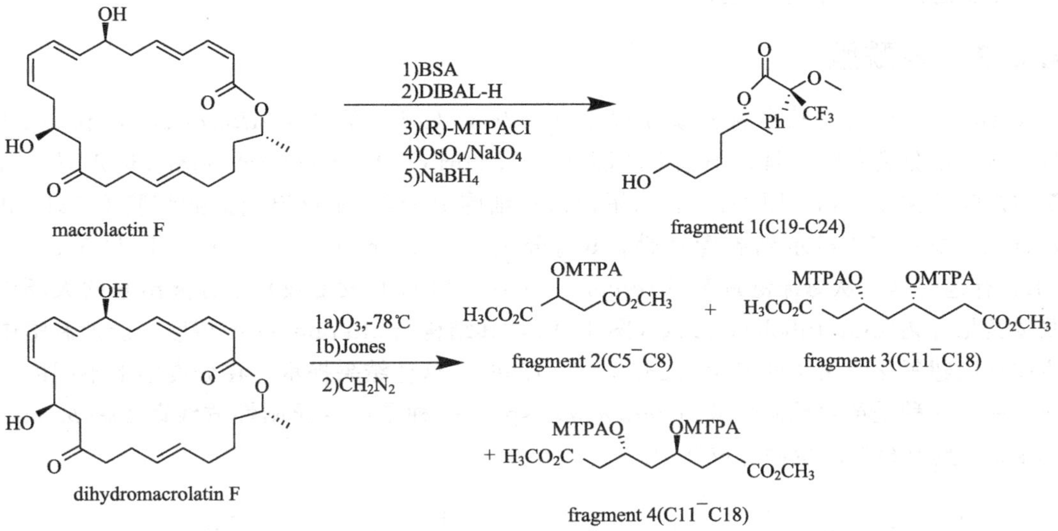

图 4-26　化学裂解测定 dihydromacrolactin F 的手性中心

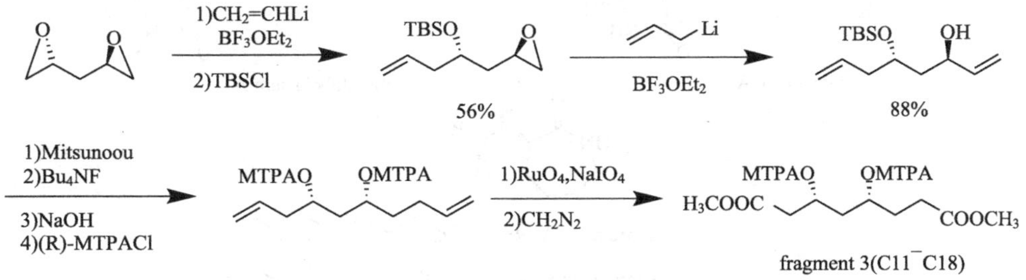

图 4-27　Dihydromacrolactin F 中片段 3 的制备

运用类似的方法（图 4-28）确定 macrolactin B 的立体构型为 7*S*，13*S*，15*R*，23*R*。由于 macrolactins B 和 F 在共同的手性中心都有相同的立体构型，因此有理由相信在整个 macrolactins 家族中都保持有相同的立体构型。

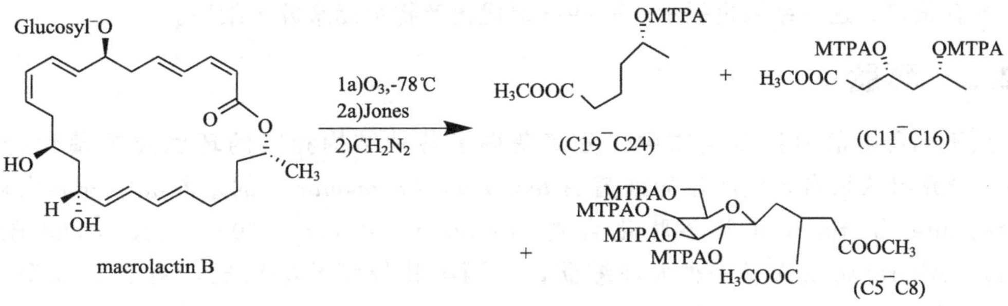

图 4-28　化学裂解测定 macrolactin B 的手性中心

在大多数分离到 macrolactin A 的发酵液中，macrolactin A 均为主要的代谢物（5～8 mg/L），生物活性也主要是由其产生的。有趣的是，化合物 macrolactins E 和 F 仅在菌体生长超过 10 d 后才产生。

4.2.2 内酰胺

Alteramide A 是从来源于海绵 *Halichondria okadai* 的细菌 *Alteromonas* sp.（2 L 培养液）中分离获得，具有细胞毒活性（Shigemori et al. 1992）。Alteramide A 是一种新的内酰胺类化合物（图 4-29），对鼠白血病细胞 P-388、鼠淋巴白血病细胞 L-1210 和人鼻咽癌细胞 KB 显示细胞毒活性，IC_{50} 分别为 0.1 μg/mL、1.7 μg/mL 和 5.0 μg/mL。有趣的是，从海洋链霉菌 *Streptomyces* sp.（100 L 发酵液）中分离出来的大环内酰胺类化合物 aburatubolactam A（图 4-29），其结构与 alteramide A 相似，能抑制嗜中性粒细胞超氧化负离子的产生（Bae et al. 1996）。这些结果提示，在分类学上不同的两种细菌，一种是革兰氏阴性菌 *Alteromonas* sp.，一种是革兰氏阳性放线菌 *Streptomyces* sp.，具有相似的生物合成能力。

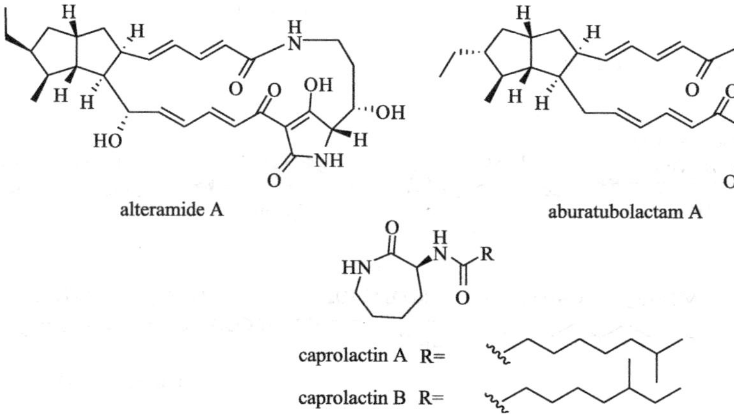

图 4-29 海洋细菌中的内酰胺类化合物

己内酰亚胺化合物 caprolactins A 和 B（图 4-29）是从来源于深海沉积物的革兰氏阳性细菌中分离得到的（Davidson and Schumacher 1993），显示中等的细胞毒活性和抗Ⅱ型单纯疱疹病毒活性。这两种化合物的结构中均含有罕见的环化赖氨酸结构，这在海绵中曾有报道。这一结果也提示，一些海绵代谢产物可能来源于细菌。

4.2.3 环肽

从不同种类的海洋微生物中，分离获得了各种结构独特的环肽类抗菌化合物。Butler 研究组从采自开放海域的细菌 *Alteromonas luteoviolacea* 的培养液中分离出环肽化合物 alterobactin A 和开环肽化合物 alterobactin B（图 4-30）（Reid and Butler 1991）。Alterobactin A 是一种大环缩肽，由两类特异氨基酸组成，两个 L-苏型-β-羟基天冬氨酸（β-OH-Asp）和一个（3*R*，4*S*）-4，8-二氨基-3-羟基辛酸（lysine-statine，LysSta）（图 4-31）与儿茶酚羧酸在 Nω 位连接，形成可与铁离子配位的六配位化合物。Alterobactin B 为开环结构，可由 alterobactin A 在碱催化下内酯环水解形成 alterobactin B。

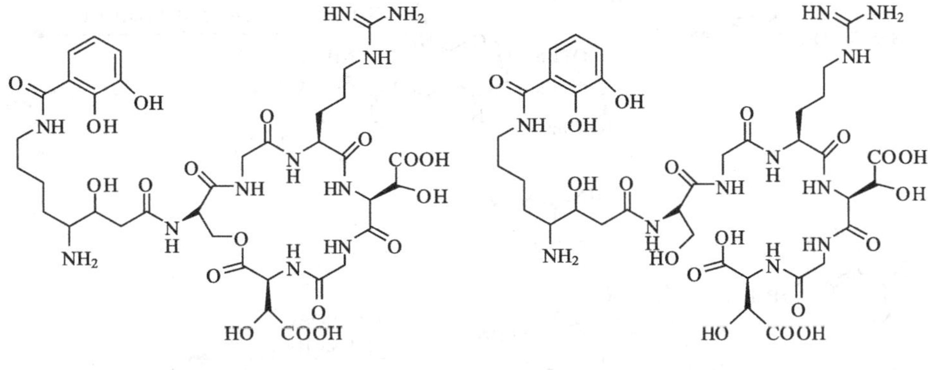

图 4-30 海洋细菌 *A. luteoviolacea* 中的环肽和开环肽化合物

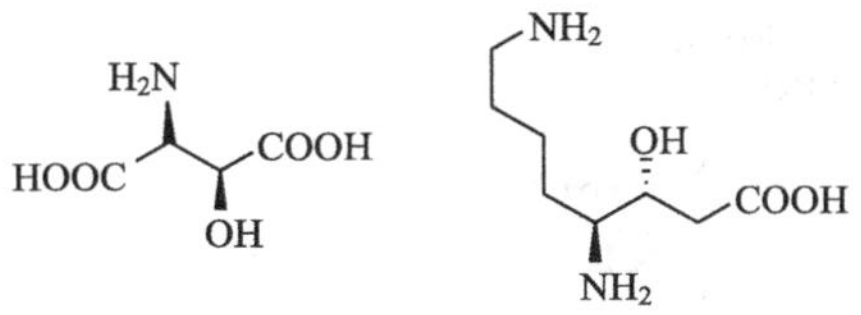

图 4-31 大环缩肽 alterobactin A 中的两类特异氨基酸

Alterobactin A 对 Fe^{3+} 具有很强的亲和力（K_{Fe} 为 10^{49}～10^{53}），是一种铁离子传导剂，而 alterobactin B 对铁的亲和力相对较低。铁离子传导剂是一类由微生物分泌的对铁离子有极大的亲和能力的化合物。陆地微生物有其自身的铁离子传导介质体系。在大洋表层水体中，铁离子浓度较低（0.02～0.1 nmol/L），刺激了海洋微生物产生具有高亲和力的铁离子传导剂，以便摄取自身生长所必需的铁离子。此类化合物根据对铁的需求，与外膜蛋白受体结合，促使细胞外的铁离子转运到细胞内。其分泌受环境条件的影响，在高离子浓度的环境中受到抑制。Alterobactin A 对 Fe^{3+} 的亲和力比现有已知的铁载体都高，可能与产生该化合物的细菌生活在低 Fe^{3+} 浓度的开放海域有关。

Deng 等（1995）对 alterobactin A 进行了全合成研究。Alterobactin A 中含有氨基、胍基、羧基、酚羟基和羟基，因此保护官能团的选择，尤其对氨基和羧基的保护，是合成能否成功的关键。此外，通过［4＋3］会聚法有效地合成了 alterobactin A（图 4-32）。

大不列颠哥伦比亚大学的 Andersen 实验室发现了 8 种结构新颖的环状缩肽 massetolides A～H，产生菌是从海藻和海洋管状蠕虫中分离获得的两种假单孢菌 *Pseudomonas* 菌株（Gerard et al. 1997）。菌株在固体琼脂培养基上培养，从海藻菌株菌丝体的乙酸乙酯提取物中分离获得了化合物 massetolides A～D，而从管状蠕虫菌株琼脂培养基的乙酸乙酯提取物中则获得 massetolides E～H。其中，massetolide A（图 4-33）

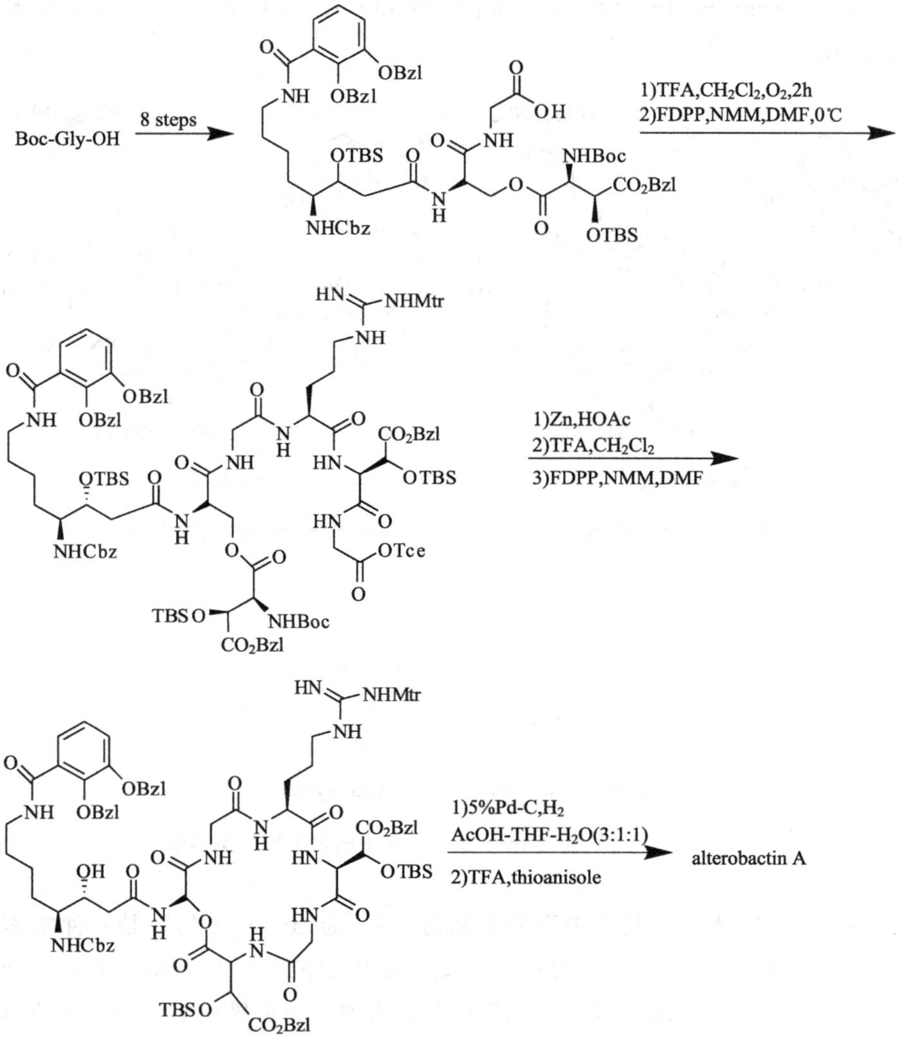

图 4-32 大环缩肽 alterobactin A 的合成路线

显示强的抗微生物活性，对结核杆菌 *M. tuberculosis* 和 *M. avium-intracellulare* 的 MIC 范围分别为 5～10 μg/mL 和 2.5～5 μg/mL，因而有开发成结核病治疗药物的可能。

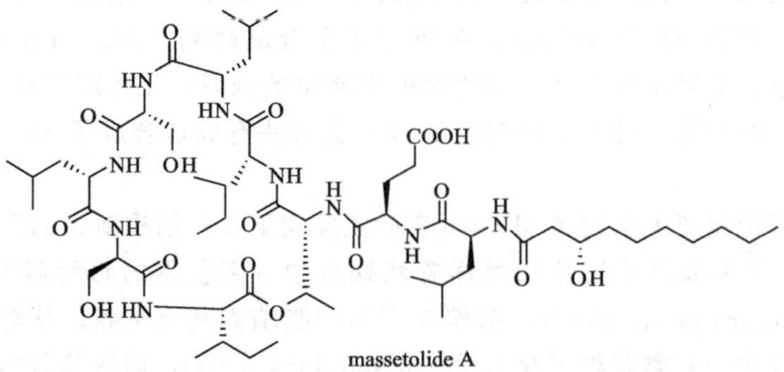

massetolide A

图 4-33 海洋假单胞菌 *Pseudomonas* 中的环状缩肽 massetolide A

Wang 等（1995）从日本的 Shimoda 海滨一种海螺 *Littorina* sp. 中分离出一株细菌 *Bacillus cereus* SCRC-4h1-2，其培养液提取物表现出高的细胞毒活性。*B. cereus* 能产生腹泻和催吐毒素而引起海螺食物中毒。在生物活性指导下，从该菌培养液的亲脂性提取物中分离出两种环酯肽化合物 homocereulide 和 cereulide（图 4-34），其结构与缬氨霉素 valinomycin 类似。Cereulide 和缬氨霉素都是有 12 个手性中心的三十六元环状缩肽结构，具有十分相似的循环序列，分别为［-D-*O*-亮氨酸-D-丙氨酸-1-*O*-缬氨酸-L-缬氨酸-］$_3$ 和［-D-*O*-缬氨酸-D-缬氨酸-1-*O*-丙氨酸-L-缬氨酸-］$_3$。在 cereulide 和缬氨霉素的三维结构中都有一个纵向和横向的镜像结构，不同的是连接于骨架的侧链不同。通过目前的核磁共振光谱和金属络合研究，发现 cereulide 比缬氨霉素对金属离子有更高的络合能力。Cereulide 在钾离子浓度比较低的情况下表现出更好的钾离子选择性载体的特性。利用 X 射线单晶衍射技术对两种化合物的 H^+ 形式进行分析，结果发现两种化合物晶体的高级结构也相似。由晶体衍射技术得出的 cereulide-H^+ 结构形式与核磁共振技术和分子力学计算得出的结论是一致的，由此提出了 cereulide-K^+ 络合物保持合理的局域最小能量的二面角结构（Makarasen et al. 2009）。

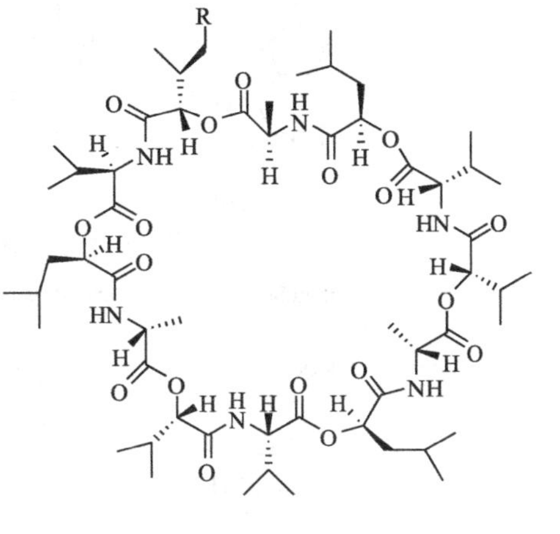

图 4-34 海洋细菌 *Bacillus cereus* SCRC-4h1-2 中的环酯肽化合物

药理研究发现，homocereulide 和 cereulide 对鼠白血病细胞 P-388 和结肠癌细胞 Colon-26表现出显著的抑制活性（IC_{50} 分别为 0.033 ng/mL 和 0.0082 ng/mL、0.0014 ng/mL 和0.035 ng/mL）。已经证明 Cereulide 是一种催吐毒素，homocereulide 也可能是一种催吐毒素。Cereulide 是由 *B. cereus* 通过独特的非核糖体肽合成途径产生的，而缬氨霉素是链霉菌 *S. fulvissimus* 产生的已知抗生素药物。这两种化合物都是选择性离子载体，并导致钾离子从离子载体复合物转运到线粒体内，因此，这类化合物可能影响线粒体功能。由于 cereulide 对酸、碱和热稳定，一般食品加工过程不能破坏，且其活性不受胃蛋白酶的干扰，所以在活菌被消除的情况下仍能引起食源性疾病，这引起了医药界的高度重视。

4.2.4 生物碱

Jalal 等（1989）从鱼的致病细菌 *Vibrio anguillarum* 的缺铁培养液中分离出一种奇特的细菌铁载体生物碱 anguibactin（图 4-35）。Anguibactin 的产率和生物活性及细菌的致病力与有机体的一种 65 kb 的 pJM1 质粒的存在有关。Anguibactin 具有不同寻常的分子组成 $C_{15}H_{16}N_4O_4S$，与以前所有已知的铁载体有显著的结构差异（Actis et al. 1986），而且 anguibactin 的受体体系对 anguibactin 显示出高度的特异性。由于铁离子在海洋环境中是有限的营养元素之一，因此有理由推测许多海洋细菌可能都有产生细胞外铁载体的潜力。

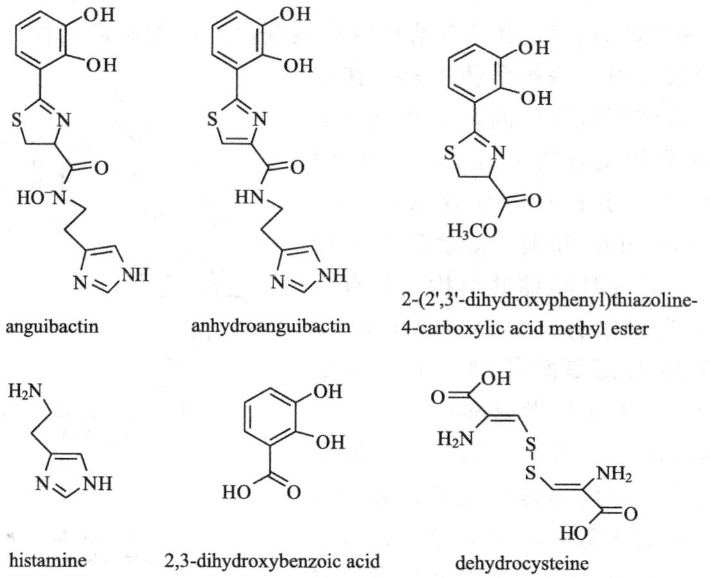

图 4-35 海洋细菌 *V. anguillarum* 中的生物碱 anguibactin 及其衍生物

由于获得 anguibactin 纯化合物的量有限，使其结构测定受阻。通过获得 anguibactin 的脱水衍生物 anhydroanguibactin 单晶，运用 X 射线单晶衍射技术，结合 NMR 和 FABMS 数据，确定了 anguibactin 的结构。光谱数据表明 anguibactin 与众不同的地方在于：有一个二氢噻唑环而不是噻唑环；在组胺残基肽的氮原子上有一个羟基。将 anguibactin 进行 HCl 水解，得到 histamine、2，3-dihydroxybenzoic acid 和 dehydrocysteine。这些都证明了 anguibactin 与 anhydroanguibactin 具有相同的结构单元，同时还确定了一起从培养液中分离出来的相关化合物的结构，鉴定为 2-（2′，3′-dihydroxyphenyl）thiazoline-4-carboxylic acid methyl ester。

Riguera 等从西班牙 Formentera 岛海域的一种海洋被囊动物 *Ecteinascidia turbinate* 中分离出菌株 *Agrobacterium* sp. ALET-304，其提取物具有细胞毒活性（Acebal et al. 1999；Canedo et al. 1999）。用 $CHCl_3$-MeOH 溶液提取 ALET-304 菌丝体，然后用己烷洗提取物，再用 $CHCl_3$-H_2O 对提取物进行萃取，溶于 $CHCl_3$ 相中的部分进行硅胶柱层析和 HPLC 分离，再用 C_{18} 反相色谱纯化获得生物碱 agrochelin（图 4-36）。

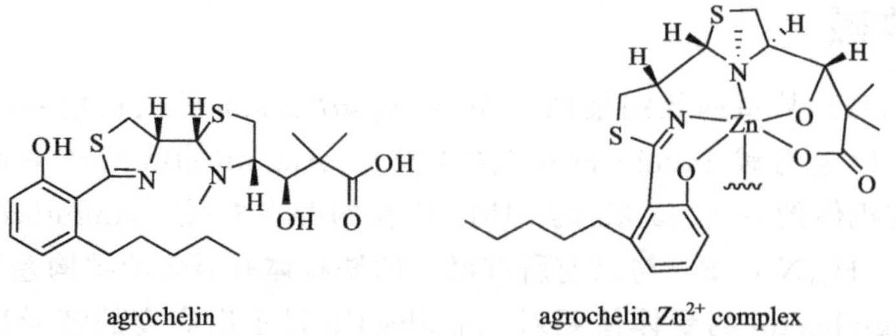

图 4-36 海洋细菌 *Agrobacterium* sp. ALET-304 中的生物碱 agrochelin 及其 Zn^{2+} 离子络合物

Agrochelin 可与 Zn^{2+}形成络合物，这与从 *Pseudomonas* sp. 中得到的含金属离子的 micacocidins A～C（Kobayashi S et al. 1998）及从 *Yersinia* 菌株中获得的铁离子转运剂 yersiniabactin 和 yersiniophore（Chembers et al. 1996）相似。当将 $ZnCl_2$的甲醇溶液加入到 agrochelin 中后，溶液的质谱显示在 629 amu 和 441 amu 处有很强的离子峰，分别对应于络合物的分子离子峰和 C19-C20 键断裂后产生的离子碎片。另外，紫外光谱的最大吸收波长也由 210 nm 增加到 234 nm；由于电荷转移，在 360 nm 处还出现了一个新吸收峰。类似的，由于金属离子电荷的转移，CD 谱在 355 nm 处显示出很宽的 Cotton 效应，而且，由于构型的变化还出现了新的 CD 带。用 NMR 实验来研究 Zn^{2+} 对 agrochelin 结构的影响时发现，^{1}H NMR 谱显示邻近螯合点的质子都向低场显著迁移。所有这些信息都充分说明了 Zn^{2+} 络合物的构型中（图 4-36），有两个氮原子作电子给体，这与 micacocidin A 相似。

Riguera 等试图获得 agrochelin 的单晶用以进行 X 射线单晶衍射分析，但无论是自由酸、酯、盐，还是 Zn^{2+} 络合物，都未成功。唯一能得到的立体化学信息来自 agrochelin 的 Zn^{2+} 络合物的 NOESY 谱，显示在 H-14 和 H-15 之间、H-17 和 N-Me 之间有强的 NOE 效应，而在 H-15 和 H-17 之间却没有 NOE 效应，表明 14R^*、15R^*、17R^*、19R^* 的立体化学分布与 micacocidin A 的不同。

体外实验中，agrochelin 对鼠白血病细胞 P-388 和人类肿瘤细胞（A-549、HT-29、MEL-28）显示出强的细胞毒活性（0.05～0.2 μg/mL），而其乙酰化衍生物的活性显著降低（3～7 μg/mL）。

日本 Sankyo 公司实验室从海洋细菌 *Blastobacter* 属的一种新菌株 *Blastobacter* sp. SANK 71894 中分离得到一种新的内皮素转换酶（endothelin-converting enzyme，ECE）抑制剂 B-90063，为特殊结构的生物碱，由 唑吡啶酮通过二硫键构成二聚体（图 4-37）（Takaishi et al. 1998）。该菌株分离自海水样品，需要海水才能生长，表明其高度适应海洋环境。该化合物具有独特的 4-吡啶酮和 唑骨架结构，其抑制 ECE 的 IC_{50} 为 1.0 μmol/L，几乎与天然 ECE 抑制剂磷酸阿米酮（phosphoramidon）相当，后者在动物模型中对治疗心肌缺血、高血压和肾衰竭有效。

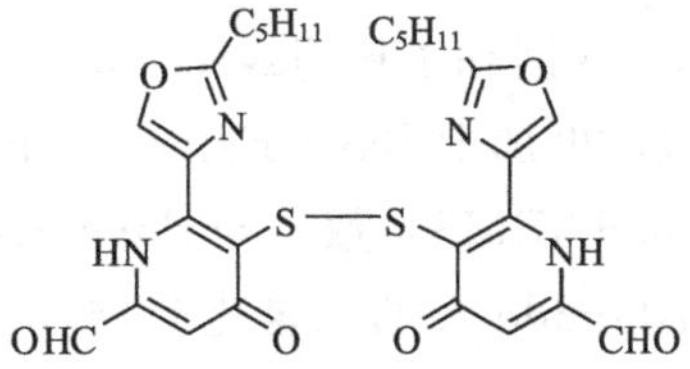

compound B-90063

图 4-37 海洋细菌 *Blastobacter* sp. SANK 71894 中的内皮素转换酶抑制剂 B-90063

4.2.5 神经酰胺

Kobayashi J 等（1995）从 Ishikari 海湾采集的海洋双壳贝类 *Cristaria plicata* 中分离出细菌 *Flavobacterium* sp.，25℃时，该菌在 Zobell 培养基中稳定生长 10 d，菌体用 $CHCl_3$/MeOH（1∶1）提取，提取浸膏溶于水，用 EtOAc 萃取。溶于 EtOAc 的部分进行硅胶柱层析后再进行反相柱层析，得到神经酰胺类化合物 flavocristamides A 和 B，为含有磺酸基的鞘胺醇（磺酸脂）（图 4-38）。

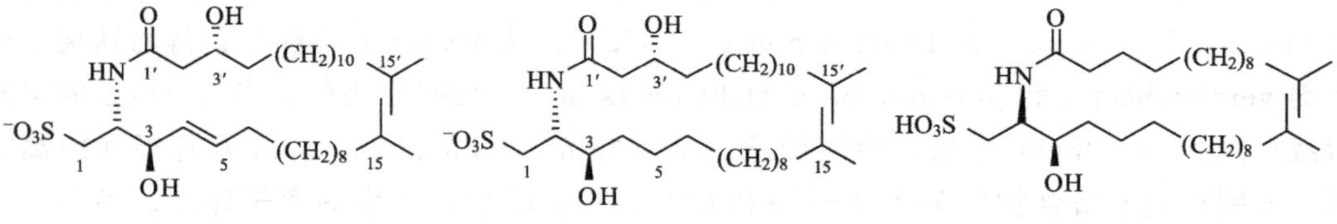

图 4-38　海洋细菌 *Flavobacterium* sp. 和 *Chryseobacterium* sp. 中的神经酰胺类化合物

Flavocristamide A 是无色固体粉末，HRFABMS 分析得出分子式 $C_{34}H_{66}NO_6S$，IR 谱显示有羟基和（或）氨基（3450 cm^{-1}）、酰胺羰基（1640 cm^{-1} 和 1560 cm^{-1}）和磺酸基（1060 cm^{-1}）存在。磺酸基的存在也通过负离子 FABMS 碎片离子 m/z80（SO_3^-）和 94（$CH_2SO_3^-$）得到验证。^{1}H NMR 显示有 4 个 CH_3（δ_H0.92）、2 个＝CH（δ_H5.52 和 5.78）和一个长链脂肪链（δ_H1.1～1.4，32H）。与其他脂肪磺酸比较可知，磺酸基与一个亚甲基（δ_H3.05 和 3.16，δ_C51.7）相连。由化学位移可知，C-2（δ_C52.7）和 C-3（δ_C75.0）分别连在氮原子和氧原子上。C-4 和 C-5 之间的双键的 E 构型通过耦合常数得到确认（$J_{4,5}$=15.5Hz）。H-2 和 C-1′的远程相关表明，脂肪酸通过酰胺键连接到 C-2 上，负离子 FABMS/MS 的碎片离子 m/z349 和 419 证实了脂肪酸为 3-羟基-15-甲基十六酸。通过甲醇解产物的^{1}H NMR、EIMS 和旋光度数据分析，确定了 C-2、C-3 和 C-3′的立体构型为 2*S*，3*R*，3′*R*。

Flavocristamide B 的 HRFABMS 确定分子式为 $C_{34}H_{68}NO_6S$，其^{1}H NMR 和^{13}C NMR 数据除了比 flavocristamide A 缺少烯质子的信号外，其余的与 flavocristamide A 相似，再加上 flavocristamide B 的氢化产物的所有光谱（$[\alpha]_D$，^{1}H NMR 和^{13}C NMR，IR 和 FABMS）数据与 flavocristamide A 的相同，因此推断出 flavocristamide B 是 flavocristamide A 的二氢化产物。

Flavocristamides A 和 B 都对 eukaryotic DNA 复制酶-DNA 聚合酶 α 显示出抑制活性。其中的磺酸基对抑制活性很重要，而 flavocristamide A 中 C-4 和 C-5 之间的双键对抑制活性不是必需的。

Kamiyama 等（1995）从海洋细菌 *Chryseobacterium* sp.（*Flavobacterium* sp.）NR 2993 培养液的乙酸乙酯提取物中分离出了冯·维勒布兰德氏因子（von Willebrand factor，vWF）受体拮抗剂 sulfobacins A 和 B（图 4-37），其中 sulfobacin A 即 flavocristamide B。Sulfobacins 的物理-化学性质显示其结构与已知的 vWF 受体拮抗剂金精三羧酸 aurintricarboxylic acid 完全不同。Sulfobacins A 和 B 抑制 vWF 键连到其受体上，IC_{50} 分别为 0.47 μmol/L 和 2.2 μmol/L。Sulfobacin A 也能在固定有多聚甲醛的人体血小板中抑制由瑞斯托菌素 ristocetin 诱导的凝集作用，IC_{50} 为 0.58 μmol/L。Mori 研究组（Takikawa et al. 1999）从 L-半胱氨酸出发，立体选择性合成了磺酰脂化合物 sulfobacin A（图 4-39）。

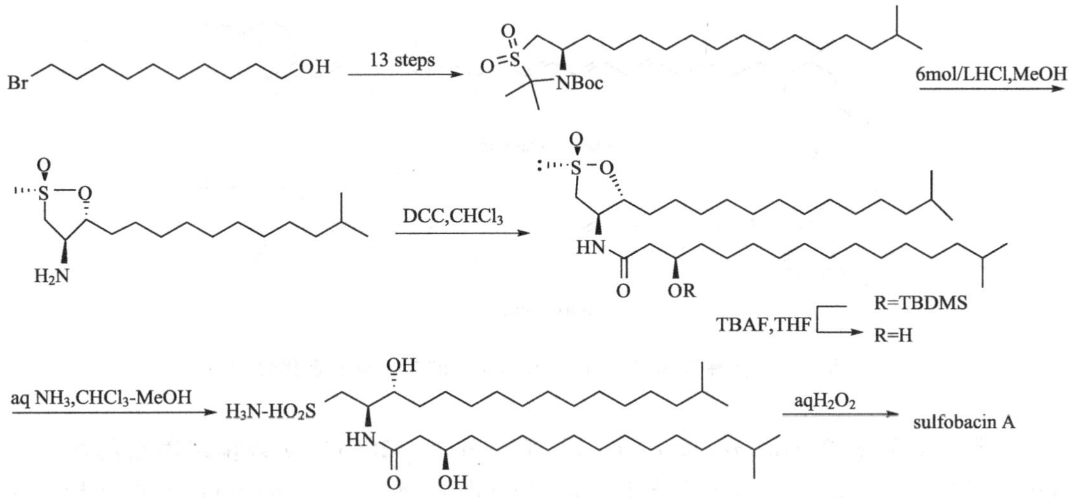

图 4-39　sulfobacin A 合成的关键步骤

4.2.6　类胡萝卜素

Astaxanthin（即 3，3′-dihydroxy-β，β-carotene-4，4′-dione）是一种高度氧化的类胡萝卜素（carotenoid），为海洋动物组织中常见的化合物，如龙虾、蟹和其他甲壳动物的头部及鱼的卵巢等。该化合物已经被成功地发展为有色鱼类和水生甲壳动物的培养试剂。该化合物是维生素 A 的前体（Matsuno 1991），是活泼氧类的捕获剂（或）猝灭剂（Miki 1991），也是抗肿瘤辅剂，并为体外抗体生产中的一个增强子（Jyonouchi et al. 1993）。该化合物对单分子氧的猝灭活性比 α-维生素 E 强 500～1000 倍，显示了类胡萝卜素在药物和食品工业应用方面的潜力。虽然早已知道绿藻 *Haematococcus pluvialis*、红酵母 *Phaffia rhodozyma* 等能产生 astaxanthin，但由于与叶绿素和甘油酯类化合物共存，使得制备程序复杂，不适合用来大规模生产。鉴于此，Yokoyama 等（1994）为了寻找新的 astaxanthin 资源，对从 Okinawa 岛的海水、沉积泥和脊椎动物中分离的 200 余株海洋细菌进行了筛选，发现细菌 *Agrobacterium aurantiacum* 的菌体丙酮提取物中含有 astaxanthin。通过反复的硅胶柱层析，得到了 4-ketozeaxanthin，并通过 HPLC 纯化得到 astaxanthin（图 4-40）。利用硅胶 TLC、VIS、EIMS、^{1}H NMR、CD 和光学分辨 HPLC 数据与标准样品对照，鉴定结构分别为（3*S*，3′*R*）-4-ketozeaxanthin 和（3*S*，3′*S*）-astaxanthin。这为用发酵技术大量获得 astaxanthin 提供了可能。如果将 *A. aurantiacum* 中涉及 astaxanthin 生物合成的基因分离并克隆，将使 astaxanthin 的大规模生产成为可能。

4.2.7　其他化合物

粘细菌已被认为是微生物次级代谢产物的一个有前途的来源。从这群细菌中已分离出超过 80 种新的基本骨架的衍生物。Fudou 等从日本 Miura 半岛海滩上采集的海藻样本中分离出粘细菌菌株 AJ-13395。从进化和生理研究看，该菌株在粘细菌分化单元中

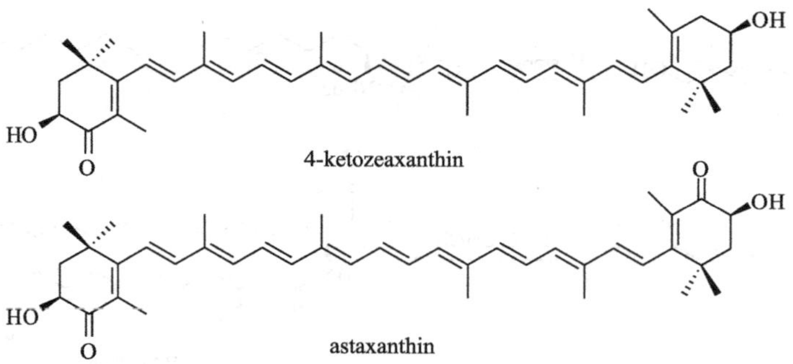

图 4-40　海洋细菌 *A. aurantiacum* 中的类胡萝卜素化合物

是一个新属，暂名为 *Haliangium luteum*。Fudou 等（2001）从该菌培养液的丙酮浸膏中分离出一种新的抗真菌抗生素 haliangicin（图 4-41）。Haliangicin 的平面结构由光谱数据推导出，是一种含有 β-甲氧基丙烯酸酯结构的多不饱和化合物。在该菌的培养过程中发现，从第 7 天开始生成 haliangicin，到第 12 天培养液中达到最大浓度。加入 2% 的吸附树脂 SP207，haliangicin 的产量显著提高。由于该菌来源于海洋，因此盐的浓度对产量影响很大。有利于 haliangicin 生成的 NaCl 最佳浓度为 2%～3%。

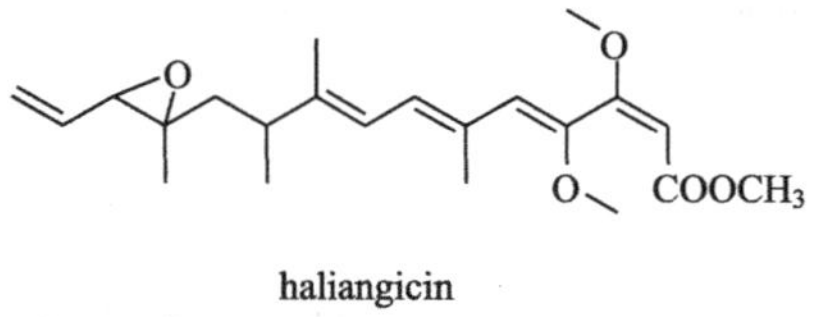

图 4-41　海洋粘细菌 *H. luteum* 中的抗生素 haliangicin

Haliangicin 是第一个从来自海洋的粘细菌中分离出来的抗生素。Haliangicin 能强烈抑制真菌的生长，但对细菌没有活性。已经从粘细菌中发现了一系列呼吸抑制剂，haliangicin 是带有 β-甲氧基丙烯酸酯结构的呼吸抑制剂之一。与其他带有 β-甲氧基丙烯酸酯的抑制剂（如 myxothiazols、melithiazols）一样，haliangicin 能特定抑制复合Ⅲ呼吸链内的电子传递。在体外实验中，haliangicin 是最有潜力的，其 IC_{50} 为 2.5 nmol/L（相当于 0.94 ng/mL）。

Tanaka 等（1998）在筛选鞘氨醇激活酶（SPH）抑制剂的过程中，从海洋细菌 SANK 71896 的培养液中分离出了一系列新的活性代谢产物 B-5453 a、b 和 c（图 4-42），结构为带有长链不饱和醇的 4-氨基-3-羟基苯甲酸酯，能抑制 SPH 激活酶，其 IC_{50} 分别为 21 μmol/L、58 μmol/L 和 38 μmol/L。合成的 B-5453c 和天然化合物具有相同的 IC_{50}，而 B-5453c*N*-乙酸乙酯即使在 500μmol/L 时也不能抑制 SPH 激活酶。

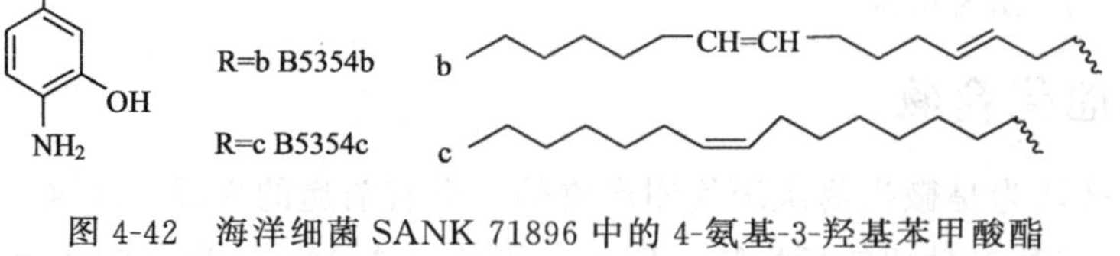

图 4-42　海洋细菌 SANK 71896 中的 4-氨基-3-羟基苯甲酸酯

从海洋细菌 *Pseudoalteromonas* sp. F-420 中分离获得了抗生素 korormicin（图 4-43）（Yoshikawa et al. 1997）。该细菌是从 Palau 海域采集的海藻 *Halimeda* sp. 表面分离出的。Korormicin 的平面结构通过 1D NMR、2D NMR 及 MS 进行了表征。Uehara 等（1999）通过将 CD 激子手性法和化学降解法结合，测定了 korormicin 的绝对构型。Korormicin 的结构特殊，含有 C-18 不饱和脂肪酸衍生物和 4-羟氨酸-γ-内酯结构。采用改良的 Stille 条件对 korormicin 进行全合成（图 4-44），所得产物的光谱性质与天然的 korormicin 完全一致。

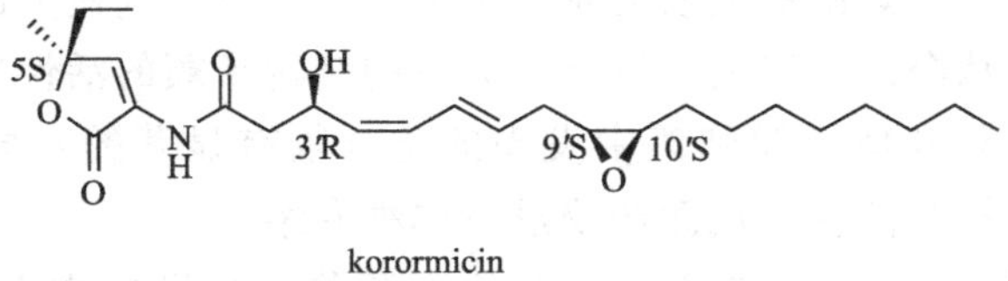

图 4-43　海洋细菌 *Pseudoalteromonas* sp. F-420 中的抗生素 korormicin

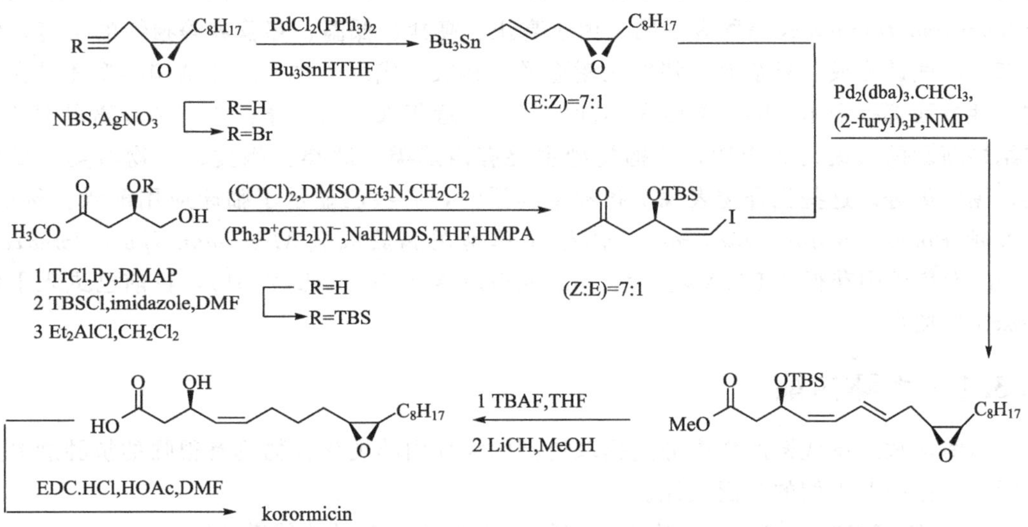

图 4-44　korormicin 的合成途径

Korormicin 具有独特的抗菌活性，对海洋革兰氏阴性菌（如 *Salinivibrio costicola* ATCC33508）和嗜盐菌有较强的抑制作用，但对革兰氏阳性菌、非嗜盐菌和陆地微生物却根本没有活性，这表明 korormicin 对海洋革兰氏阴性菌具有独特的作用靶点。与陆地细菌相比，海洋细菌在生理特征方面有很大的不同，为了能更好地生长，需要大量的 NaCl。海洋细菌都具有独特的 NADH：醌还原酶，这对于呼吸链的正常工作很重要。该酶须有 Na^+ 存在才有活性，Na^+-泵作用产生钠驱动力，使得海洋细菌能在海水环境中生存。这种能量需求体系仅在海洋革兰氏阴性菌和中等嗜盐菌中发现，而在耐盐菌和古细菌中则没有发现，尽管它们也生活在高盐浓度的环境中。Nakayama 等（1999）考察了 korormicin 对在海洋革兰氏阴性菌和嗜盐菌中广泛分布的 Na^+-易位 NADH：醌还原酶（NQR）的抑制活性，发现 korormicin 与已知 NQR 抑制剂 2-*n*-hepty-4-hydroxyquinoline-*N*-oxide（HQNO）相似，能特定地抑制从海洋细菌 *Vibrio alginolyticus* 中纯化出的与呼吸有关的 NQR 络合物，以非竞争性的方式抑制 NQR 的活性。由于 HQNO 不止抑制革兰氏阴性菌和 NQR 酶，因此，korormicin 是一种更有选择性的抑制剂（Yoshikawa et al. 1999）。

4.3 海洋放线菌次级代谢产物

放线菌（Actinomycetes）是原核生物中的一个类群，在分类学上属广义细菌中的一个目——放线菌目，因其菌落呈放射状而得名，是形态差别极大的一个革兰氏阳性细菌类群。由于近年来从海洋放线菌中发现了大量的结构新颖的活性次级代谢产物，许多化合物与从海洋真菌和其他海洋细菌中发现的化合物有显著的不同，形成了独特的类群，鉴于此，对海洋放线菌次级代谢产物进行单独介绍。

海洋来源的放线菌主要分布在海水、海底沉积物、海洋生物表面和体内中。例如，沿岸及近海放线菌主要有链霉菌属 *Streptomyces*、小单胞菌属 *Micromonosporas*、分枝杆菌属 *Mycobacterias* 等；深海及远海主要有游动放线菌属 *Actinoplanes*、高温放线菌属 *Thermoactinomyces* 等稀有种属。由于高压、高盐、低温、寡营养等独特的生境，使得海洋放线菌形成了复杂而独特的代谢途径，其次级代谢产物无论在结构类型还是在生物活性方面都呈现出与陆生放线菌不同的特点。近年来，从海洋放线菌中分离得到了许多结构新颖的次级代谢产物，结构类型主要有内酯类、肽类、醌类、生物碱类、酰胺类、糖苷类等。这些化合物表现了各种生物活性，有些已显示了临床应用前景。例如，从海鞘 *Polysyncraton lithostrotum* 内生小单孢菌属放线菌 *Micromonospora lomaivitiensis* 发酵液中获得的 DNA 阻断剂 lomaiviticin A（He et al. 2001），目前已进入Ⅰ期临床试验阶段。

4.3.1 大环内酯

从海洋放线菌代谢产物中分离提取得到的大环内酯类化合物具有很强的抗肿瘤等生物活性，已引起人们的广泛关注。

Ohta 等（2001a，2001b）从未鉴定的小单孢菌属海洋放线菌 *Micromonospora* sp. 中分得了三种十六元环的大环内酯 micromonospolides A～C（图 4-45），能抑制海星晶胚原肠胚的形成，抑制浓度分别为 0.010 μg/mL、0.011 μg/mL、1.600 μg/mL。Sun 等（2009）全合成了 micromonospolide B 的含有 1，3-二烯和 1，3-反式二醇的 C-18～C-28 骨架片段。

Williams 等（2007）从海洋放线菌 *Salinispora arenicola* 的发酵液中分离得到三种聚酮类大环内酯 arenicolides A～C（图 4-45），为二十六元环的多不饱和内酯，含有多个相邻的羟基甲氧基片段。这类化合物具有显著的抗肿瘤活性，其中，arenicolide A 对人结肠癌细胞 HCT-116 显示中等抑制活性。

Kwon 等（2009）从一株海洋来源的新属放线菌 *Marinispora* CNQ-140 中分离得到 5 种三十四元环的大环内酯 marinisporolides A～E（图 4-46），均由五烯和多个对 1，3-dihydroxyl 片段构成，其中 marinisporolides C、D 和 E 是 marinisporolide A 的几何异构体。在光照条件下 marinisporolides A 和 B 很容易转化为 marinisporolides C～E，这

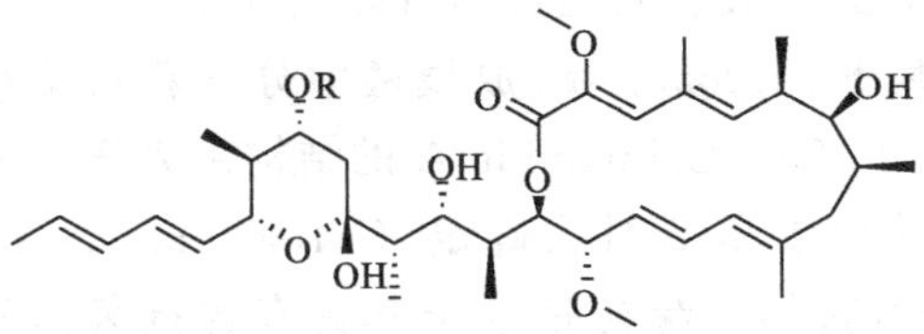

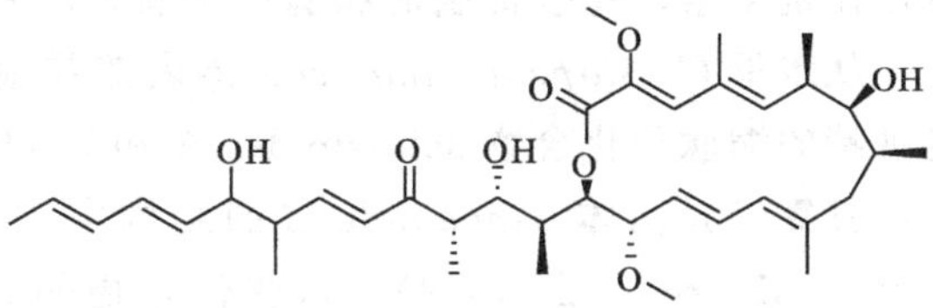

micromonospolide A R= 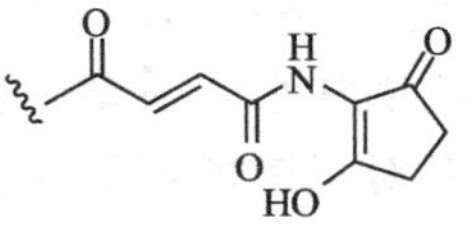

micromonospolide B R=H

micromonospolide C

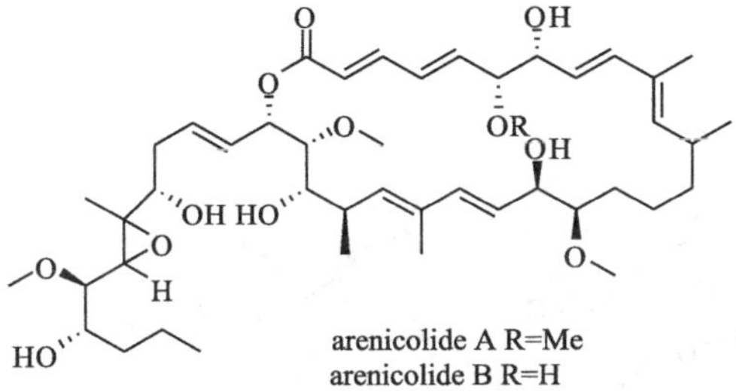

arenicolide A R=Me
arenicolide B R=H

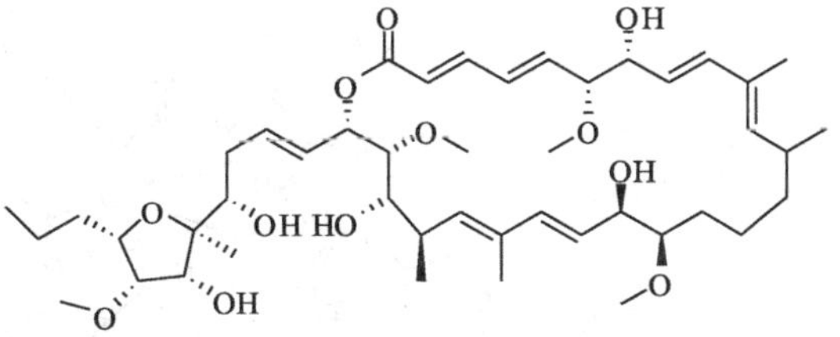

arenicolide C

图 4-45　海洋放线菌 *Micromonospora* sp. 和 *S. arenicola* 中的大环内酯化合物

说明 marinisporolides C～E 可能是在分离和培养过程中由 marinisporolides A 和 B 通过光化学途径转化而来的。Marinisporolides A 和 B 对白色念珠菌 *Candida albicans* 表现出微弱的抗菌活性。

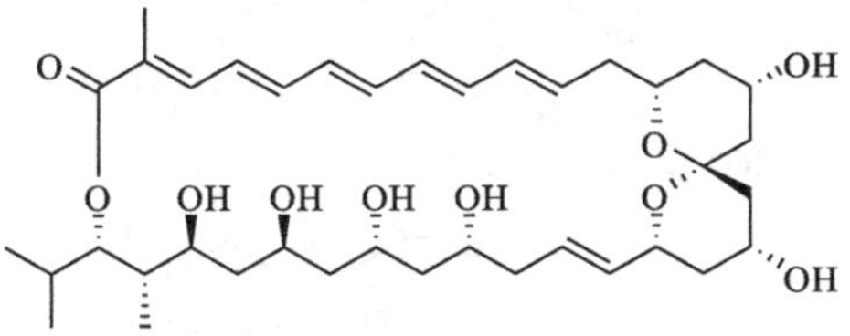

marinisporolide A

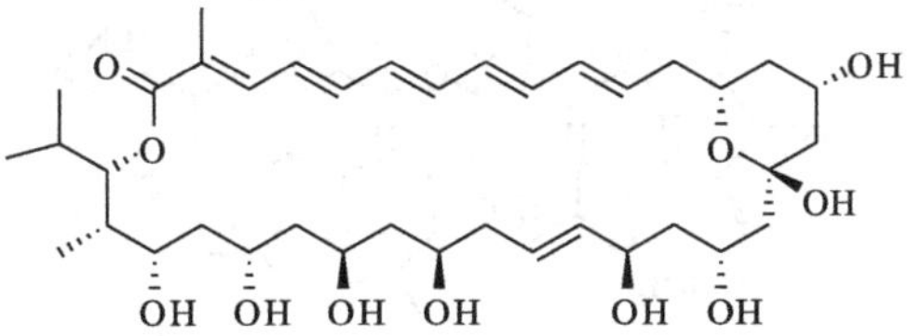

marinisporolide B

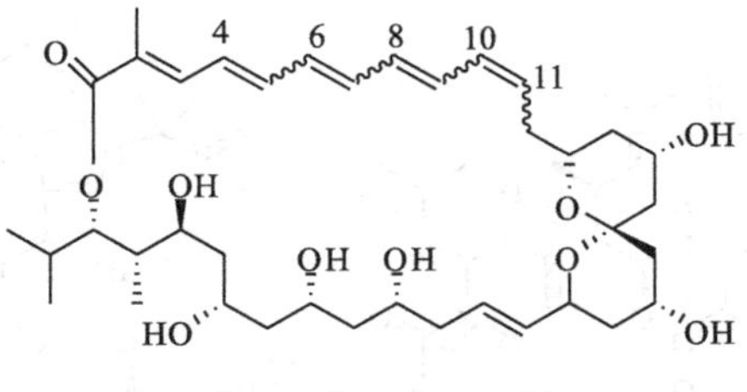

marinisporolide C　$\Delta^{4,5}=E;\Delta^{6,7}=E;\Delta^{8,9}=E;\Delta^{10,11}=Z$

marinisporolide D　$\Delta^{4,5}=Z;\Delta^{6,7}=E;\Delta^{8,9}=E;\Delta^{10,11}=E$

marinisporolide E　$\Delta^{4,5}=E;\Delta^{6,7}=E;\Delta^{8,9}=Z;\Delta^{10,11}=Z$

图 4-46　海洋放线菌 *Marinispora* CNQ-140 中的大环内酯化合物

4.3.2　环肽

海洋放线菌代谢产物中的肽类化合物特别是环肽类化合物有各种各样的生物活性，

可用作抗生素、免疫抑制剂和酶抑制剂等，因而成为最引人注目的研究热点之一。

从水母 *Cassiopeia xamancha* 体表链霉菌属 *Streptomycete* 放线菌中分离获得了结构独特的缩肽类化合物 salinamides A 和 B（图 4-47）。Salinamide A 的结构由光谱法确定，其氯代异构体 salinamide B 的结构由 X 射线单晶衍射法确定（Trischman et al. 1994a，Moore et al. 1999）。这些化合物的分离获得，起初是基于其具有的抗菌活性（抗革兰氏阳性菌病原体链球菌 *Streptococcus pneumoniae* 和 *Staphylococcus pyrogenes*，MIC2～4 μg/mL），随后在由佛波醇酯诱导的鼠耳水肿模型中发现化合物 salinamides A 和 B 有体外抗炎活性，在剂量为 50 μg/ear 时对炎症的抑制率大于 80%。

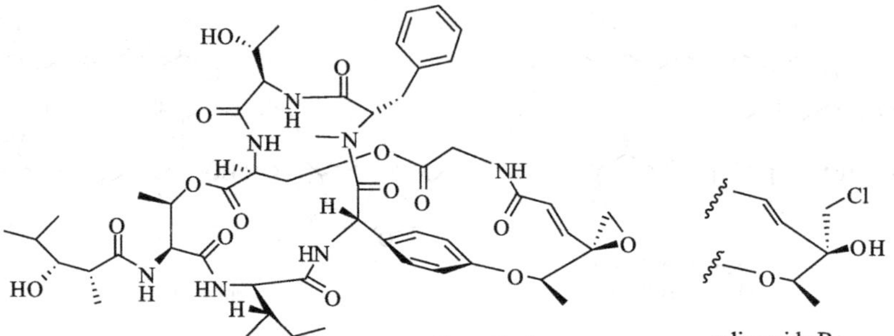

图 4-47　海洋放线菌 *Streptomycete* sp. 中的环缩肽化合物

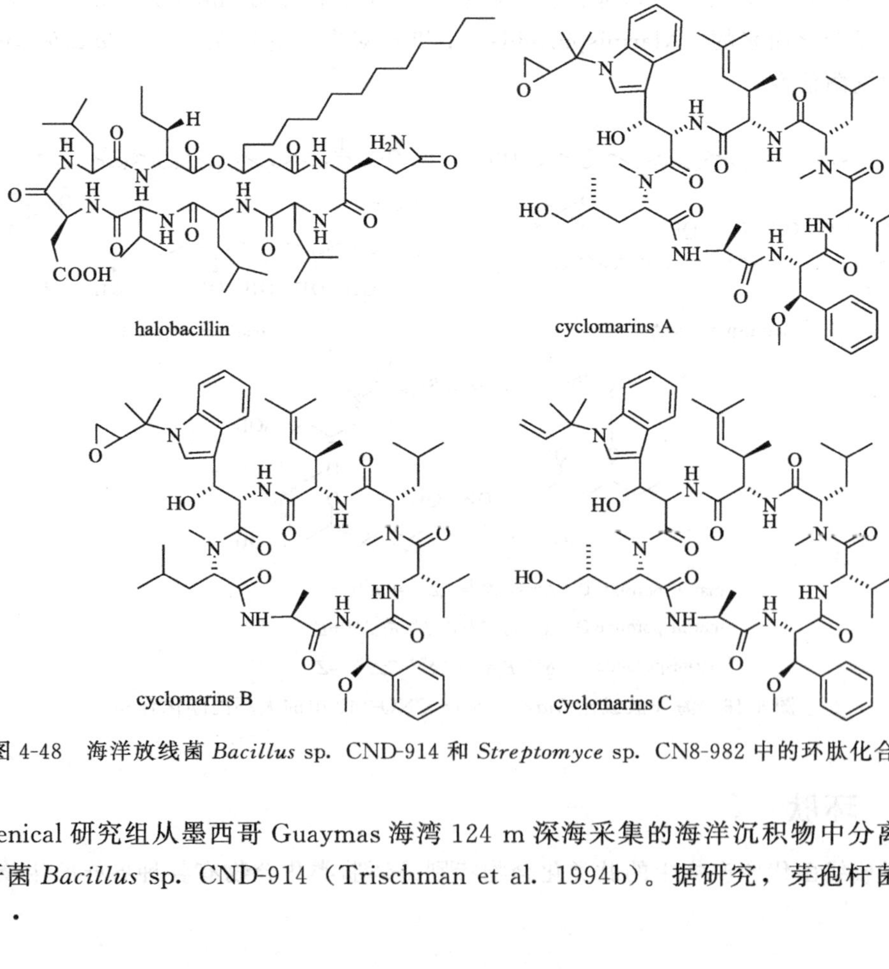

图 4-48　海洋放线菌 *Bacillus* sp. CND-914 和 *Streptomyce* sp. CN8-982 中的环肽化合物

Fenical 研究组从墨西哥 Guaymas 海湾 124 m 深海采集的海洋沉积物中分离到一株芽孢杆菌 *Bacillus* sp. CND-914（Trischman et al. 1994b）。据研究，芽孢杆菌属通常能产生环酯肽类抗肿瘤活性化合物。该研究组从这株芽孢杆菌中分离到一种细胞毒化合物 halobacillin（图 4-48），是从海洋中分离到的第一种 Iturin 族酰基化环肽，其结构特征是具有极性的环状七肽和亲脂的β-酰氧基或β-氨基脂肪酸。该化合物对人结肠癌细胞 HCT-116 有中等细胞毒活性（IC_{50}为 0.98 μg/mL），但没有抗菌和杀菌活性。该研究组还从采自加利福尼亚海域的海泥样品中分离到一株链霉菌 *Streptomyce* sp. CN8-982，该菌在含盐条件下培养后，能产生一类新颖的环庚肽类化合物 cyclomarins A～C（Renner et al. 1999）。其中 cyclomarin A 具有多种生理活性，具有显著的体外细胞毒活性（IC_{50} 为 2.6 μmol/mL），并具有体外抗炎作用，在标准测试剂量 50 μg/ear 作用下，对小鼠耳水肿有 92%的抑制作用，口服 30 μg/kg 时可使 45%水肿复原。Wen 和 Yao（2004）全合成了 cyclomarin C。

Miller 等（2007）从采自 Guam 的海洋沉积物中分离到一株链霉菌属的放线菌 *Streptomyces* sp. CNQ-593。从该菌的发酵液中获得了三种具有强抗肿瘤活性的细胞毒素类化合物 piperazimycins A～C（图 4-49），具有环六肽内酯结构，由几种罕见的氨基酸（羟基乙酸、α-甲基丝氨酸、γ-hydroxypiperazic acid 和 γ-chloropiperazic acid）构成。这些化合物对人结肠癌细胞 HCT-116 显示强的细胞毒活性。在对 NCI 的 60 株肿瘤细胞的研究中，发现 piperazimycin A 对多种肿瘤细胞系有强的抑制活性（GI_{50}为 100 nmol/L）。

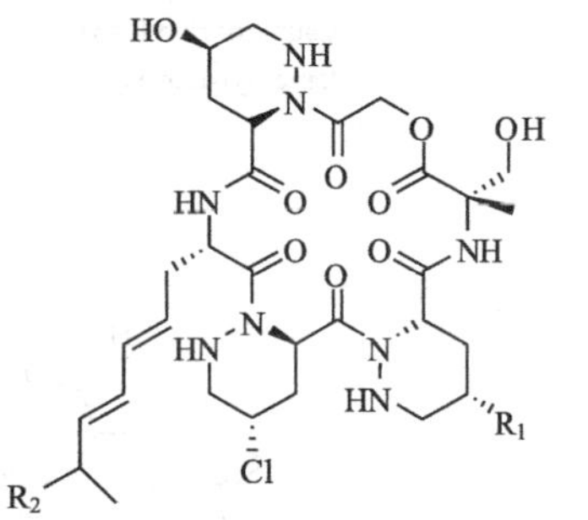

piperazimycin A:R_1=OH,R_2=Me
piperazimycin B:R_1=H,R_2=Me
piperazimycin C:R_1=OH,R_2=CH_2CH_3

图 4-49 海洋放线菌 *Streptomyces* sp. CNQ-593 中环酯肽化合物

4.3.3 生物碱

生物碱是指一类含氮有机化合物，有类似碱的性质，能和酸生成盐，有旋光性，大多具有显著的生物活性。来自海洋放线菌的生物碱已成为近年来海洋天然产物研究的热点之一。

Omura 等（1977）从一株海洋放线菌中分离到一种吲哚咔唑类生物碱 staurosporine（图 4-50），具有强抗肿瘤活性，为蛋白激酶 C 的抑制剂（Wolf and Baggiolini 1988）。该化合物的许多半合成衍生物也都有抗肿瘤活性。Williams D E 等（1999）从北大西洋的海洋沉积物中分得一株放线菌 *Actinomycetes* sp. N96C-47，从其发酵液中分离得到相同的吲哚咔唑类生物碱 staurosporine，以及其他结构类似的生物碱 desmethylstaurosporine、K252d、holyrines A 和 B。Hernandez 等（2000）从采自 Canary 岛的海绵 *Clathrina coriacea* 的匀浆中得到一株海洋小单孢菌属放线菌 *Micromonospora* sp. L31-CLCO-02，从其发酵液中也分离到相同的吲哚咔唑类生物碱 staurosporine 及其结构类似物 4′-*N*-methyl-5′-hydroxystaurosporine 和 5′-hydroxystaurosporine，显示细胞毒活性。

Maloney 等（2009）从采自 La Jolla 海底峡谷的沉积物中分得放线菌 *Saccharomonospora* sp. CNQ490，从该菌的发酵液中分离得到一种含硫并有氯取代的新颖骨架结构的生

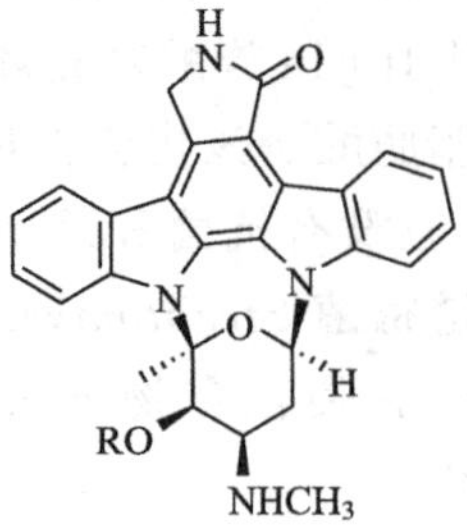

staurosporine R=Me
demethylstaurosporine R=H

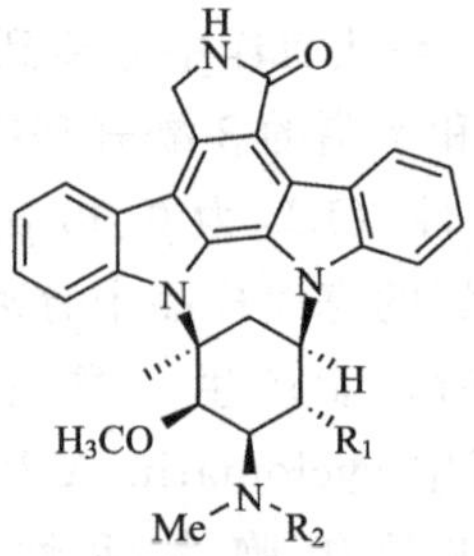

4′-N-methyl-5′-hydroxystaurosporine R_1=OH R_2=Me
5′-hydroxystaurosporine R_1=OH R_2=H

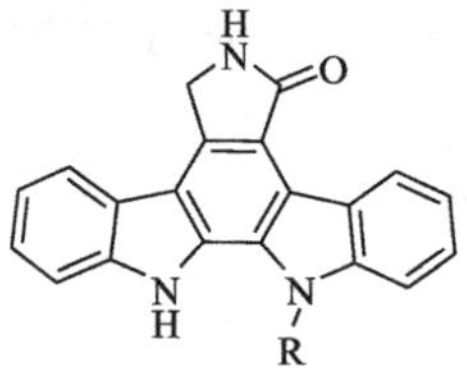

K252d R=

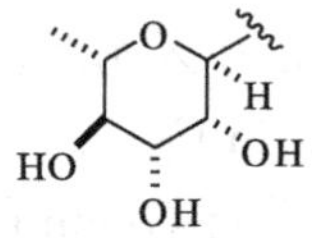

holyrine A R=

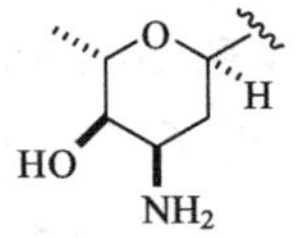

holyrine B R=

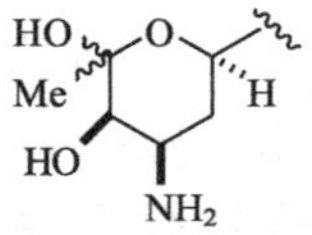

图 4-50　海洋放线菌 *Actinomycetes* sp. 和 *Micromonospora* sp. 中的吲哚咔唑生物碱化合物

物碱 lodopyridone（图 4-51），通过 X 射线单晶衍射等方法确定其结构。在细胞毒活性实验中发现，这种化合物对人结肠癌细胞 HCT-116 有较强抑制活性（IC_{50} 为 3.6 μmol/L）。

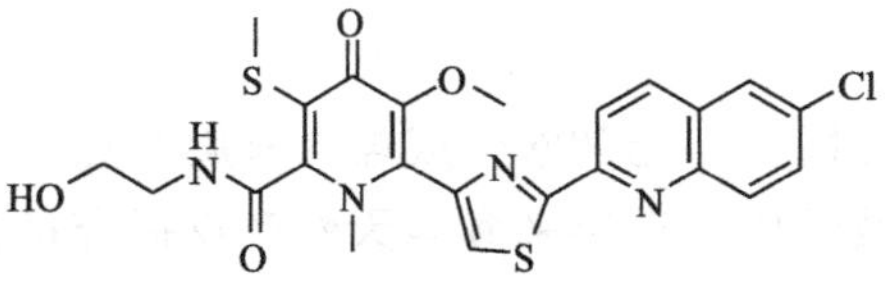

lodopyridone

图 4-51　海洋放线菌 *Saccharomonospora* sp. CNQ490 中的生物碱化合物 lodopyridone

4.3.4　醌类

醌类化合物是一类具有醌式结构的化合物，主要分为苯醌、萘醌、菲醌和蒽醌 4 种类型，蒽醌及其衍生物具有较强的生物活性。来自海洋放线菌的醌类化合物显示了较强的止血、止泻、抗菌、抗肿瘤等生物活性。

1975 年，日本东京微生物研究所 Okami 研究组首次报道了从海洋细菌培养液中分离的抗生素（Kitahara et al. 1975；Okazaki et al. 1975）。从采自海洋沉积物的放线菌 *Chainia* sp. 中分离出羟基醌类化合物 SS-228Y（图 4-52），在早期的工作中就已清楚地认识到培养基的组成对活性的重要性。研究发现，在培养基中加入粉碎的海藻时，该放线菌才能产生抗生素活性，而加入传统的营养物如酵母提取物和蛋白胨则不产生活性。化合物 SS-228Y 能抑制多种革兰氏阳性菌，最小抑制浓度（MIC）为 1～2 μg/mL。化合物 SS-228Y 还显示抗鼠 Ehrlich 癌和抗多巴胺-β-羟化酶的活性。

Jensen 和 Fenical 从海洋沉积物放线菌的培养液中分离出新结构类型的抗生素，化合物 marinone 和 debromomarinone 经由乙酸和萜烯混合生物合成途径而来（Pathirana et al. 1992）。这两种化合物都能抑制革兰氏阳性菌的生长，MIC 为 1～2 μg/mL。

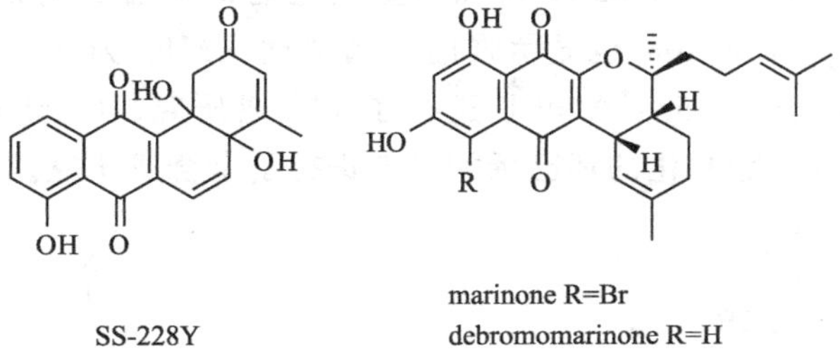

图 4-52 海洋放线菌 *Chainia* sp. 中的羟基醌类化合物

多色霉素类化合物作为蒽醌类化合物的一个类型，长期以来以陆产链霉素为主要代表，其分子内含有蒽醌-γ-吡喃酮骨架，氨基糖一般连接在 C-8 和 C-10 位。多色霉素类化合物是一类离析 DNA 的反应试剂，并且具有抗微生物和抗癌活性。1995 年，Davidson 研究组从采自深海的沉积物中分得放线菌 *Streptomyces* sp. PC1/B2，发酵液的乙酸乙酯粗提物对人鼻咽癌 KB 细胞有细胞毒作用（MIC≤0.001 μg/mL）（Schumacher et al. 1995）。从发酵液中分离得到多色霉素类抗生素 rubiflavinone C-1、β-indomycinone 及 γ-indomycinone（图 4-53），均以蒽醌-γ-吡喃酮为骨架，但侧链不相同，其中 γ-indomycinone 为多色霉素类抗生素中的新成员。Rubiflavinone C-1 很不稳定，能很快异构化为 rubiflavinone C-2。虽然 rubiflavinones C-1 和 C-2 及其混合物对人结肠癌细胞 HCT-116 没有细胞毒活性，但对中国仓鼠卵巢野生型细胞 CHO 和突变型细胞 UV-20 却显示不同程度的细胞毒活性。Laatsch 研究组从海洋沉积物中分离的一株海洋链霉菌 *Streptomyces* sp. ＃B8300 中分得多色霉素类抗生素 β-indomycinone 和 δ-indomycinone（Biabani et al. 1997）。这两种化合物能有效抑制多种微生物（如链霉菌）的生长，在用 DPPH 法进行的抗氧化实验中也显示抗氧化活性。

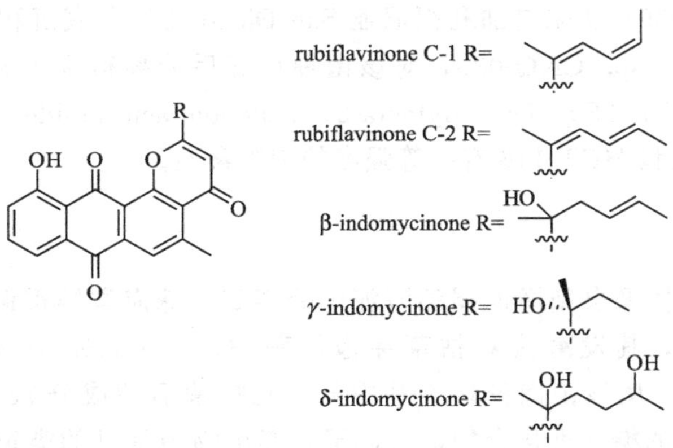

图 4-53 海洋放线菌 *Streptomyces* sp. PC1/B2 和＃B8300 中的醌类化合物

He 等（2001）从海鞘 *Polysyncraton lithostrotum* 的体内分得小单孢菌属海洋放线菌 *Micromonospora lomaivitiensis*，从其发酵液中分得具有 DNA 阻断剂活性的化合物

lomaiviticins A 和 B（图 4-54）。Lomaiviticin A 在诱导条件下可以打断 DNA 双链，与已知的 DNA 阻断剂丝裂霉素 C 和阿霉素相比，能抑制一系列癌细胞系的增殖，目前已进入 Ⅰ 期临床试验。Lomaiviticins A 和 B 对金黄色葡萄球菌 *Staphylococcus aureus* 和尿肠球菌 *Enterococcus faecium* 也显示强的抗菌活性（MIC 为 6～25 ng/spot）。Nicolaou 等（2006）对 lomaiviticins A 和 B 进行了全合成研究。Gholap 等（2009）对 lomaiviticin A 的核心片段糖基化的环己烯酮骨架进行了全合成研究。

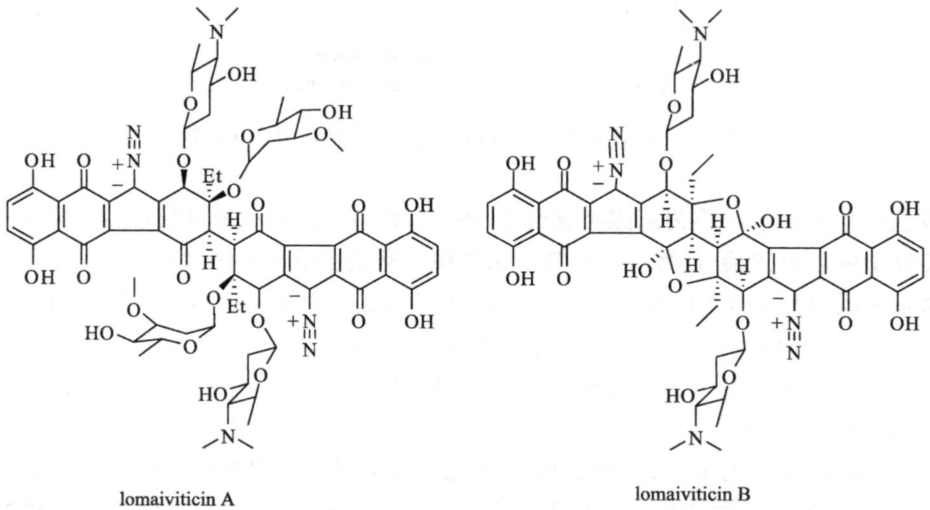

图 4-54 海洋放线菌 *M. omaivitiensis* 中的醌类化合物

4.3.5 酰胺

Bae 等（1996）从一种海洋软体动物中分离到一株链霉菌属放线菌 *Streptomyces* sp. SCRC-120，从该菌中分离到一种内酰胺类化合物 aburatubolactam A（图 4-55），其结构通过 X 射线单晶衍射等方法确定。该化合物能抑制超氧化物阴离子的生成。

Asolkar 等（2006）从采自加利福尼亚 San Diego 岛的海底沉积物中分离得到一株放线菌 *Streptomyces* sp. CNQ-085，对该菌种培养后分离得到 4 种酰胺化合物 daryamides A～C 和（2*E*，4*E*）-7-methylocta-2，4-dienoic acid amide。化合物 daryamides A～C 对人结肠癌细胞 HCT-116 有中等强度的细胞毒性。

4.3.6 糖苷

Fenical 研究组从采自新泽西州的海泥中分离到一株海洋链霉菌属放线菌 *Streptomyces* sp. CNB-689，其发酵液对枯草芽孢杆菌 *Bacillus subtilis* 显示强的抗菌活性（Jiang et al. 1997）。从该菌肉汤培养基中分离到抗菌活性成分 aetinoflavoside（图 4-56），它是一种新颖的糖苷类化合物，类似于高等植物中常见的类黄酮糖苷，但 C-5 位被烷基化。一般认为原核生物不产生这类化合物，其通过类黄酮的生源合成途径的起源值得探讨。Suzuki K 等（2004）全合成了 aetinoflavoside 的苷元部分 7，8-二羟基-5-羟甲基-2-苯基-色元烷-4-酮。

陆地微生物作为药物来源已有百年的历史，海洋微生物的化学研究正是基于这一历

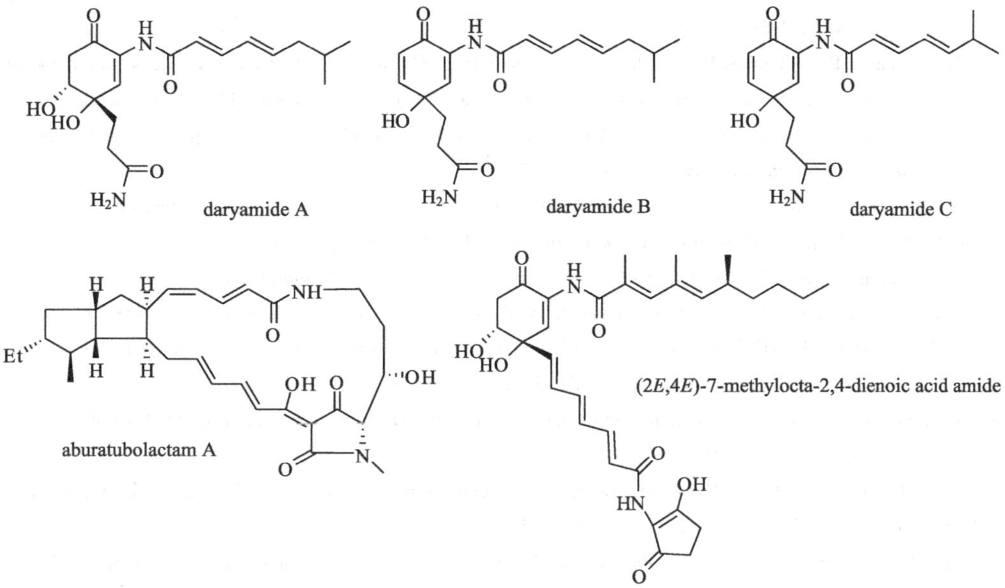

图 4-55　海洋放线菌 *Streptomyces* sp. SCRC-120 和 CNQ-085 中的酰胺化合物

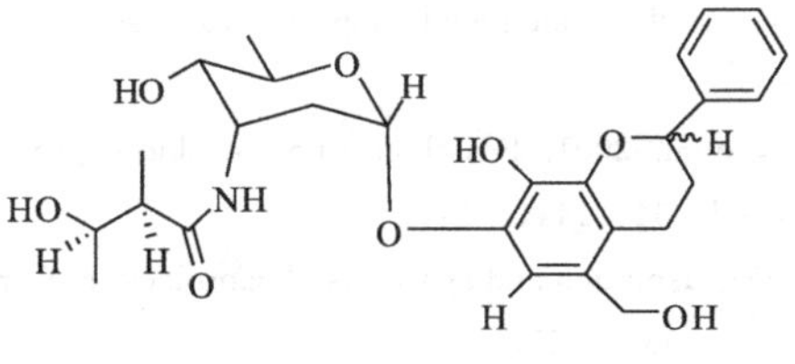

actinoflavoside

图 4-56　海洋放线菌 *Streptomyces* sp. CNB-689 中的糖苷化合物 aetinoflavoside

史基奠。从发现用来治疗微生物感染的青霉素（penicillin）以来，到抗癌化疗药物阿霉素（adriamycin）、免疫抑制药物环孢霉素 A（cyclosporin A）等的发现，从微生物中已经发现超过 120 种非常重要的药物。在近几十年中，从传统的微生物资源中发现新化合物的概率已经显著降低，这是由于对土壤微生物已进行了详尽的研究，此后总是反复发现相同种类的微生物，致使获得的大量化合物是先前已经报道过的。为了提高新的次级代谢产物的发现概率，人们正在寻找新的微生物资源，其中就包括海洋微生物资源。虽然海洋微生物的培养和分离需要特殊的技术，但是从发酵工业发展而来的许多技术可以应用于海洋微生物，使其成为一种可控的资源，不至于像海洋无脊椎动物那样存在药源供给问题。鉴于此，海洋微生物及其代谢产物的研究具有巨大的发展潜力。

参 考 文 献

Acebal C，Canedo L M，Puentes J L，et al. 1999. Agrochelin，a new cytotoxic antibiotic from a marine *Agrobacterium*. Taxonomy，fermentation，isolation，physico-chemical properties and biological activity. J Antibiotics，52（11）：983～987

Actis L A, Fish W, Crsa J H, et al. 1986. Characterization of anguibactin, a novel siderophore from *Vibrio anguillarum* 775 (pJM1). J Bacteriol, 167: 57～65

Asolkar R N, Jensen P R, Fenical W, et al. 2006. Daryamides A-C, weakly cytotoxic polyketides from a marine-derived actinomycete of the genus *Streptomyces* strain CNQ-085. J Nat Prod, 69 (12): 1756～1759

Bae M A, Yamada K, Ijuin Y, et al. 1996. Aburatubolactam A, a novel inhibitor of superoxide anion generation from a marine microorganism. Heterocycl, 2: 315～318

Belofsky G N, Jensen P R, Fenical W. 1999. Sansalvamide: a new cytotoxic cyclic depsipeptide produced by a marine fungus of the genus *Fusarium*. Tetrahedron Lett, 40 (15): 2913～2916

Belofsky G N, Angucra M, Fenical W, et al. 2000. Oxepinamides A-C and fumiquinazolines H-I: bioactive metabolites from a marine isolate of a fungus of the genus *Acremonium*. Chem Eur J, 6 (8): 1355～1360

Biabani M A F, Laatsch H, Helmke E, et al. 1997. δ-Indomycinone: a new member of pluramycin class of antibiotics isolated from marine *Streptomyces* sp. J Antibiot, 50: 874～877

Biabani M A F, Laatsch H. 1998. Advances in chemical studies on low-molecular-weight metabolites ofmarine fungi. J Prakt Chem, 340: 589～607

Canedo L M, Fuente J A, Gesto C, et al. 1999. Agrochelin, a new cytotoxic alkaloid from the marine bacteria *Agrobacterium* sp. Tetrahedron Lett, 40 (37): 6841～6844

Carr G, Tay W, Bottriell H, et al. 2009. Plectosphaeroic acids A, B and C, indoleamine 2, 3-dioxygenase inhibitors produced in culture by a marine isolate of the fungus *Plectosphaerella cucumerina*. Org Lett, 11 (14): 2996～2999

Chembers C E, McIntyre D D, Mouck M, et al. 1996. Physical and structural characterization of yersiniophore, a siderophore produced by clinical isolates of *Yersinia enterocolitica*. Biometals, 9 (2): 157～167

Chen L, Zheng M F, Zhou Y, et al. 2008. Ionic-liquid-supported total synthesis of sansalvamide a peptide. Synth Commun, 38 (2): 239～248

Cueto M, Jensen P R, Kauffman C, et al. 2001. Pestalone a new antibiotic produced by a marine fungus in response to bacterial challenge. J Nat Prod, 64: 1444～1446

Davidson B S, Schumacher R W. 1993. Isolation and synthesis of caprolactins A and B, new caprolactams from a marine bacterium. Tetrahedron, 49: 6569～6574

Davidson B S. 1995. New dimensions in natural products research: cultured marine microorganisms. Curr Biol, 6: 284～291

Deng J, Hamada Y, Shioiri T. 1995. Total synthesis of alterobactin A, a super siderophore from a marine bacterium. Pept Chem, 33: 109～112

Du L, Zhu T J, Fang Y C, et al. 2007. Aspergiolide A, a novel anthraquinone derivative with naphtho [1, 2, 3-de] chromene-2, 7-dione skeleton isolated from a marine-derived fungus *Aspergillus glaucus*. Tetrahedron, 63: 1085～1088

Fenical W, Jensen P R. 1993. Marine microorganisms: a new biomedical resource. *In*: Zaborsky O K, Attaway D A. Marine Biotechnology, Pharmaceutical and Bioactive Natural Products. Vol. 1. New York: Plenum Press. 419～457

Fudou R, Iizuka T, Yamanaka S. 2001. Haliangicin, a novel antifungal metabolite produced by a marine myxobacterium. 1. Fermentation and biological characteristics. J Antibiot, 54 (2): 149～152

Gerard J, Lloyd R, Barsby T, et al. 1997. Massetolides A-H, antimycobacterial cyclic depsipeptides produced by two pseudomonads isolated from marine habitats. J Nat Prod, 60: 223～229

Gholap S L, Woo C M, Ravikumar P C, et al. 2009. Synthesis of the fully glycosylated cyclohexenone core of lomaiviticin A. Org Lett, 11 (19): 4322～4325

Gustafson K, Roman M, Fenical W. 1989. The macrolactins, a novel class of antiviral and cytotoxic macrolides from a deep-sea marine bacterium. J Am Chem Soc, 111 (19): 7519～7524

He H Y, Ding W D, Bernan V S, et al. 2001. Lomaiviticins A and B, potent antitumor antibiotics from *Micromonospora lomaivitiensis*. J Am Chem Soc, 123 (22): 5362～5363

Hernandez L M, Blanco J A, Baz J P, et al. 2000. 4′-N-methyl-5′-hydroxystaurosporine and 5′-hydroxystaurosporine, new indolocarbazole alkaloids from a marine *Micromonospora* sp. strain. J Antibiot, 53 (9): 895～902

Jadulco R, Brauers G, Edrada R A, et al. 2002. New metabolites from sponge-derived fungi *Curvularia lunata* and *Cladosporium herbarum*. J Nat Prod, 65 (5): 730～733

Jalal M A F, Hossain M B, van der Helm D, et al. 1989. Structure of anguibactin, a unique plasmid-related bacterial siderophore from the fish pathogen *Vibrio anguillarum*. J Am Chem Soc, 111: 292～296

Jensen P R, Fenical W. 1994. Strategies for the discovery of secondary metabolites from marine bacteria: ecological perspectives. Annu Rev Microbiol, 48: 559～584

Jensen P R, Fenical W. 1996. Marine bacterial diversity as a resource for novel microbial products. J Indust Microbiol, 17: 346～351

Jiang Z D, Jensen P R, Fenical W. 1997. Actinoflavoside, a novel flavonoid-like glycoside produced by a marine bacterium of the genus *Streptomyces*. Tetrahedron Lett, 38 (29): 5065～5068

Jyonouchi H, Zhang L, Tomita Y. 1993. Studies of immunomodulating actions of carotenoids. II. Astaxanthin enhances in vitro antibody production to T-dependent antigens without facilitating polyclonal B-cell activation. Nutr Cancer, 19 (3): 269～280

Kamiyama T, Umino T, Satoh T, et al. 1995. Sulfobacins A and B, novel von Willebrand factor receptor antagonists. I. Production, isolation, characterization and biological activities. J Antibiot, 48 (9): 924～928

Kasettrathat C, Ngamrojanavanich N, Wiyakrutta S, et al. 2008. Cytotoxic and antiplasmodial substances from marine-derived fungi, *Nodulisporium* sp. and CRI247-01. Phytochemistry, 69 (14): 2621～2626

Kitahara T, Naganawa H, Okazaki T, et al. 1975. The structure of SS-228Y, an antibiotic from *Chainia* sp. J Antibiot, 28: 280～285

Kito K, Ookura R, Yoshida S, et al. 2008. New cytotoxic 14-membered macrolides from marine-derived fungus *Aspergillus ostianus*. Org Lett, 10 (2): 225～228

Kobayashi J, Mikami S, Shigemori H, et al. 1995. Flavocristamides A and B, new DNA polymerase inhibitors from a marine bacterium *Flavobacterium* sp. Tetrahedron, 51: 10487～10490

Kobayashi S, Hidaka S, Kawamura Y, et al. 1998. Micacocidin A, B and C, novel antimycoplasma agents from *Pseudomonas* sp. I. Taxonomy, fermentation, isolation, physico-chemical properties and biological activities. J Antibiot, 51 (3): 323～327

Kobayashi Y, Acharya H P. 2001. First total synthesis of macrosphelides C and F. Tetrahedron Lett, 42 (15): 2817～2820

Kwon H C, Kauffman C A, Jensen P R, et al. 2009. Marinisporolides, polyene-polyol macrolides from a marine actinomycete of the new genus *Marinispora*. J Org Chem, 74 (2): 75～84

Liberra K, Lindequist U. 1995. Marine fungi-A prolific resource of biologically active natural products. Pharmazie, 50: 583～588

Macleod R A. 1965. The question of the existence of specific marine bacteria. Bacteriol Rev, 29: 9～23

Makarasen A, Yoza K, Isobe M. 2009. Higher structure of cereulide, an emetic toxin from *Bacillus cereus*, and special comparison with valinomycin, an antibiotic from *Streptomyces fulvissimus*. Chem Asian J, 4 (5): 688～698

Malmstrom J, Christophersen C, Barrero A F, et al. 2002. Bioactive metabolites from a marine-derived strain of the fungus *Emericella variecolor*. J Nat Prod, 65 (3): 364～367

Maloney K N, MacMillan J B, Kauffman C A, et al. 2009. Lodopyridone, a structurally unprecedented alkaloid from a marine Actinomycete. Org Lett, 11 (23): 5422～5424

Matsuno T. 1991. Xanthophylls as precursors of retinoids. Pure Appl Chem, 63 (1): 81～88

McKee T C, Bokesch H R, McCormick J L, et al. 1997. Isolation and characterization of new anti-HIV and cytotoxic leads from plants, marine, and microbial organisms. J Nat Prod, 60 (5): 431～438

Miki W. 1991. Biological functions and activities of animal carotenoids. Pure Appl Chem, 63 (1): 141～146

Miller E D, Kauffman C A, Jensen P R, et al. 2007. Piperazimycins: cytotoxic hexadepsipeptides from a marine-derived bacterium of the genus *Streptomyces*. J Org Chem, 72 (2): 323～330

Miyaoka H Y, Saka S, Miura Y, et al. 1996. Total synthesis of phomactin D, Tetrahedron Lett, 37 (39): 7107～7110

Moore B S, Trischman J A, Seng D, et al. 1999. Salinamides, anti-inflammatory depsipeptides from a marine streptomycete. J Org Chem, 64: 1145～1150

Nakayama Y, Hayashi M, Yoshikawa K, et al. 1999. Inhibitor studies of a new antibiotic, korormicin, 2-*n*-heptyl-4-hydroxyquinoline N-oxide and Ag^+ toward the Na^+-translocating NADH-quinone reductase from the marine *Vibrio alginolyticus*. Biol Pharm Bull. 22 (10): 1064～1067

Newton G G, Abraham E P. 1955. Cephalosporin C, a new antibiotic containing sulphur and D-alpha-aminoadipic acid. Nature, 175 (4456): 548

Nicolaou K C, Denton R M, Lenzen A, et al. 2006. Stereocontrolled synthesis of model core systems of lomaiviticins A and B. Angew Chem, 45 (13): 2076～2081

Numata A, Iritani M, Yamada T, et al. 1997. Novel antitumor metabolites produced by a fungal strain from a sea hare. Tetrahedron Lett, 38 (47): 8215～8218

Numata A, Takahashi C, Matsushita T, et al. 1992. Fumiquinazolines, novel metabolites of a fungus isolated from a saltfish. Tetrahedron Lett, 33: 1621～1624

Ohta E, Kubota N K, Ohta S, et al. 2001a. Micromonospolides A-C, new macrolides from *Micromonospora* sp. Tetrahedron, 57 (40): 8463～8467

Ohta E, Ohta S, Kubota N K, et al. 2001b. Micromonospolide A, a new macrolide from *Micromonospora* sp. Tetrahedron Lett, 42 (25): 4179～4181

Okami Y. 1993. The search for bioactive metabolites from marine bacteria. J Mar Biotechnol, 1: 59～65

Okazaki T, Kitahara T, Okami Y. 1975. Studies on marine microorganisms. IV. A new antibiotic SS-228Y produced by *Chainia* isolated from shallow sea mud. J Antibiot, 28: 176～184

Omura S, Iwai Y, Hirano A, et al. 1977. A new alkaloid AM-2282 of *Streptomyces* origin. Taxonomy, fermentation, isolation and preliminary characterization. J Antibiotics, 30 (4): 275～282

Osterhage C, Kaminsky R, Konig G M, et al. 2000. Ascosalipyrrolidinone A: an antimicrobial alkaloid from the obligate marine fungus *Ascochyta salicorniae*. J Org Chem, 65: 6412～6417

Pathirana C, Jensen P R, Fenical W. 1992. Marinone and debromomarinone: antibiotic sesquiterpenoid naphthoquinones of a new structure class from a marine bacterium. Tetrahedron Lett, 33: 7663～7666

Pietra F. 1997. Secondary metabolites from marine microorganisms: bacteria, protozoa, algae and fungi. achievements and prospectives. Nat Prod Rep, 14: 453～464

Poch G K, Gloer J B. 1989. Obionin A: a new polyketide metabolite from the marine fungus *Leptosphaeria obiones*. Tetrahedron Lett, 30 (27): 3483～3486

Reid R T, Butler A. 1991. Investigation of the mechanism of iron acquisition by the marine bacterium *Alteromonas luteoviolaceus*: characterization of siderophore production. Limnol Oceanogr, 36: 1783～1792

Renner M K, Jensen P R, Fenical W, et al. 1998. Neomangicols: structures and absolute stereochemistries of unprecedented halogenated sesterterpenes from a marine fungus of the genus *Fusarium*. J Org Chem, 63 (23): 8346～8354

Renner M K, Shen Y C, Cheng X C, et al. 1999. Cyclomarins A-C, new antiinflammatory cyclic peptides produced by a marine bacterium (*Streptomyces* sp.). J Am Chem Soc, 121 (49): 11273～11276

Renner M K, Jensen P R, Fenical W. 2000. Mangicols: structures and biosynthesis of a new class of sesterterpene polyols from a marine fungus of the genus *Fusarium*. J Org Chem, 65 (16): 4843～4852

Rowley D C, Kelly S, Kauffman C A, et al. 2003. Halovirs A-E, new antiviral agents from a marine-derived fungus of the genus *Scytalidium*. Bioorg Med Chem, 11 (19): 4263～4274

Rychnovsky S D, Skalitzky D J, Pathirana C, et al. 1992. Stereochemistry of the macrolactins. J Am Chem Soc, 114 (2): 671～677

Schlingmann G, Milne L, Williams D R, et al. 1998. Cell wall active antifungal compounds produced by the marine fungus *Hypoxylon oceanicum* LL-15G256. II. Isolation and structure determination. J Antibiot, 51: 303～316

Schumacher R W, Davidson B S, Montenegro D A, et al. 1995. Gamma-indomycinone, a new pluramycin metabolite from a deep-sea derived actinomycete. J Nat Prod, 58: 613～617

Shao C L, Wang C Y, Zheng C J, et al. 2010. A new anthraquinone derivative from the marine endophytic fungus *Fusarium* sp. (No. b77). Nat Prod Res, 24 (1): 81～85

Shigemori H, Wakuri S, Yazawa K, et al. 1991. Fellutamides A and B, cytotoxic peptides from a marine fish-possessing fungus *Penicillium fellutanum*. Tetrahedron, 47: 8529～8534

Shigemori H, Bae M A, Yazawa K, et al. 1992. Alteramide A, a new tetracyclic alkaloid from a bacterium *Alteromonas* sp. associated with the marine sponge *Halichondria okadai*. J Org Chem, 57: 4317～4320

Snider B B, Zeng H. 2003. Total synthesis of (−) -fumiquinazolines A, B, C, E, H, and I. Approaches to the synthesis of fiscalin A. J Org Chem, 68 (2): 545～563

Son B W, Kim J C, Choi H D, et al. 2002. A radical scavenging farnesylhydroquinone from a marine-derived fungus *Penicillium* sp. Arch Pharm Res, 25 (1): 77～79

Sugano M, Sato Y, Iijima T, et al. 1991a. A novel PAF antagonist from a marine fungus *Phoma* sp. J Am Chem Soc, 113: 5463～5464

Sugano M, SatoY, Iijima T, et al. 1991b. Novel PAF (plateletactivating factor) antagonists from a marine fungus *Phoma* sp. Tennen Yuki Kagobutsu Toronkai Koen Yoshishu, 33: 699～706

Sugano M, SatoY, Iijima T. et al. 1994. Phomactins, novel PAF antagonists from marine fungus *Phoma* sp. J Org Chem, 59: 564～569

Sugano M, SatoY, Iijima T, et al. 1995. Phomactin E, F, and G: new phomactin-group PAF antagonists from a marine fungus *Phoma* sp. J Antibiot, 48: 1188～1190

Sugano M, Sato Y, Iijima T, et al. 1996. Structure-activity relationships of phomactin derivatives a splatelet activating factor antagonists. J Med Chem, 39: 5281～5284

Sun L, Wu J L, Dai E M. 2009. Synthesis of C18-C28 ketone fragment of micromonospolide B possessing 1, 3-diene and 1, 3-anti-diol functionalities. Tetrahedron: Asymmetry, 20 (16): 1864～1870

Suzuki K, Tsuruga T, Hiranuma K, et al. 2004. Synthesis of 7, 8-dihydroxy-5-hydroxymethyl-2-phenyl-chroman-4-one: the aglycon of actinoflavoside. Synlett, (1): 116～118

Takahashi C, Takada T, Yamada T, et al. 1994a. Halichomycin, a new class of potent cytotoxic macrolide produced by an actinomycete from a marine fish. Tetrahedron Lett, 35: 5013～5014

Takahashi C, Numata A, Ito Y, et al. 1994b. Leptosins, antitumor metabolites of a fungus isolated from a marine alga. J Chem Soc, Perkin, (13): 1859～1864

Takahashi C, Matsushita T, Doi M, et al. 1995a. Fumiquinazolines A-G, novel metabolites of a fungus separated from a *Pseudolabrus* marine fish. J Chem Soc, Perkin Trans 1: Organic and Bio-Organic Chemistry, (18): 2345～2453

Takahashi C, Minoura K, Yamada T, et al. 1995b. Potent cytotoxic metabolites from a *Leptosphaeria* species. Structure determination and conformational analysis. Tetrahedron, 51: 3483～3498

Takaishi S, Tuchiya N, Sato A, et al. 1998. B-90063, a novel endothelin converting enzyme inhibitor isolated from a new marine bacterium, *Blastobacter* sp. SANK 71894. J Antibiot, 51: 805～815

Takamatsu S, Kim Y P, Hayashi M, et al. 1996. Macrosphelide, a novel inhibitor of cell-cell adhesion molecule. II. Physicochemical properties and structural elucidation. J Antibiot, 49 (1): 95～98

Takamatsu S, Hiraoka H, Kim Y P, et al. 1997. Macrosphelides C and D, novel inhibitors of cell adhesion. J Antibiot, 50 (10): 878～880

Takikawa H, Nozawa D, Kayo A, et al. 1999. Synthesis of sphingosine relatives. Part 22. Synthesis of sulfobacin A, B and flavocristamide A, new sulfonolipids isolated from *Chryseobacterium* sp. J Chem Soc, Perkin Trans 1: Organic and Bio-Organic Chemistry, (17): 2467～2477

Tanaka K, Kawano K, Mizuno M. 1998. Novel compounds, B-5354a, B-5354b, and B-5354c as sphingosine kinase inhibitors, and their manufacture. Jpn Kokai Tokkyo Koho, JP 10101630 A 19980421. 9

Tomoda H, Nishida H, Huang X H, et al. 1992. New cyclodepsipeptides, enniatins D, E and F produced by *Fusarium sp.* FO-1305. J *Antibiot*, 45 (8): 1207～1215

Trischman J A, Tapiolas D M, Jensen P R, et al. 1994a. Salinamides A and B: anti-inflammatory depsipeptides from a marine streptomycete. J Am Chem Soc, 116: 757～758

Trischman J A, Jensen P R, Fenical W, et al. 1994b. Halobacillin: a cytotoxic cyclic acylpeptide of the iturin class produced by a marine *Bacillus*. Tetrahedron Lett, 35 (31): 5571～5574

Uehara H, Oishi T, Yoshikawa K, et al. 1999. The absolute configuration and total synthesis of korormicin. Tetrahedron Lett, 40: 8641～8645

Wang G Y S, Kuramoto M, Yamada K, et al. 1995. Homocereulide, an extremely potent cytotoxic depsipeptide from the marine bacterium *Bacillus cereus*. Chem Lett, 9: 791～792

Wen S J, Yao Z J. 2004. Total synthesis of cyclomarin C. Org Lett, 6 (16): 2721～2724

Williams D E, Bernan V S, Ritacco F V, et al. 1999. Holyrines A and B, possible intermediates in staurosporine biosynthesis produced in culture by a marine *actinomycete* obtained from the North Atlantic Ocean. Tetrahedron Lett, 40 (40): 7171～7174

Williams P G, Miller E D, Asolkar R N, et al. 2007. Arenicolides A-C, 26-membered ring macrolides from the marine actinomycete *Salinispora arenicola*. J Org Chem, 72 (14): 5025～5034

Wolf M, Baggiolini M. 1988. The protein kinase inhibitor staurosporine, like phorbol esters, induces the association of protein kinase C with membranes. Biochem Biophys Res Commun, 154 (3): 1273～1279

Xu M J, Gessner G, Groth L, et al. 2007. Shearinines D-K, new indole triterpenoids from an endophytic *Penicillium* sp. (strain HKI0459) with blocking activity on large-conductance calcium-activated potassium channels. Tetrahedron, 63 (2): 435～444

Yamada T, Iritani M, Doi M, et al. 2001. Absolute stereostructures of cell-adhesion inhibitors, macrosphelides C, E-G and I, produced by a Periconia species separated from an *Aplysia* sea hare. J Chem Soc, Perkin Trans 1 (22): 3046～3053

Yokoyama A, Izumida H, Miki W. 1994. Astaxanthin manufacture with microorganisms. Biosci Biotech Biochem, 58 (10): 1842～1844

Yoshikawa K, Takadera T, Adachi K, et al. 1997. Korormicin, a novel antibiotic specifically active against marine gram-negative bacteria, produced by a marine bacterium. J Antibiot, 50 (11): 949～953

Yoshikawa K, Nakayama Y, Hayashi M, et al. 1999. Korormicin, an antibiotic specific for gram-negative marine bacteria, strongly inhibits the respiratory chain-linked Na^+-translocating NADH: quinone reductase from the marine *Vibrio alginolyticus*. J Antibiot, 52 (2): 182～185

You J L, Mao W, Zhou S N, et al. 2006. Fermentation conditions and characterization of endophytic fungus #732 producing novel enniatin G from South China Sea. Zhongshan Daxue Xuebao, 45 (4): 75～78

Yu Z G, Lang G, Kajahn I, et al. 2008. Scopularides A and B, cyclodepsipeptides from a marine sponge-derivedfungus, *Scopulariopsis brevicaulis*. J Nat Prod, 71 (6): 1052～1054

Zhang Y, Wang S, Li X M, et al. 2007. New sphingolipids with a previously unreported 9-methyl-C20-sphingosine moiety from a marine algous endophytic fungus *Aspergillus niger* EN-13. Lipids, 42: 759～764

第二部分
海洋药物与药物先导化合物

5　海洋药物研究概况

自 20 世纪 40 年代以来，海洋药物研究经历了大半个世纪的发展历程，形成了多次研究开发的高潮，取得了令世人瞩目的成就。早期发现的几种抗癌、抗菌药物，激励着人们寻找发现了大量的活性海洋天然产物，有些已发展成为极有前途的药物先导化合物。尽管海洋药物研究和开发受到药源等因素的限制，但仍然显示了巨大的发展潜力。

5.1　海洋药物研究的历史进程

回顾现代海洋药物的发展历史，早期许多重要的发现和成就值得称道，一直引导、激励着后来的研究者。

20 世纪 40—50 年代，记述从海洋生物中分离生物学活性物质和评论海洋可能成为药物来源的文献逐渐增多，引起了人们对海洋药用生物资源的关注。

1945 年，Emerson 等发表了“海洋药理活性物质”综述论文，首次展现了海洋天然产物的药用潜能。

20 世纪 40 年代，Halstead 对海洋有毒生物进行了广泛的调查，编写出版了《世界有毒及有毒腺的海洋生物》，并于 1965—1968 年先后出版了多本专著，指出海洋生物特别是某些海洋动物中存在着大量毒性很强的具有潜在药用价值的活性物质。

1945 年，Brotzu 从意大利撒丁岛的海洋污泥中分离到一株海洋真菌（顶头孢霉菌 *C. acremonium*）；1953 年，Abranham 从中分离获得头孢菌素 C；此后，经水解获得的头孢烯母核，成为头孢霉素类抗生素的合成材料。这一发现奠定了头孢菌素 C 系列抗生素的基础，对后来海洋药物的发现起到了鼓舞作用。

1950—1956 年，Bergmann 从加勒比海海绵中发现了特异海绵核苷，成为后来重要的抗病毒药物和抗癌药物的结构先导化合物，为两类海洋药物 Ara-A 和 Ara-C 的问世奠定了基础。与头孢菌素类化合物一样，这一发现成为现代海洋药物研究成功的典范。

1964 年，Woodward、Hirata、Tsuda 等对河豚毒素（TTX）结构测定成功，又一次刺激了化学界、医学界、药学界等对海洋天然产物的兴趣。1972 年，Kishi 开始用化学合成法合成河豚毒素，研究其立体结构。河豚毒素的合成成功，不仅带动了对海洋毒素的研究，实际上对整个海洋天然产物的研究都起到了促进作用。

1965 年，Arigoni 报道了第一个海洋二倍半萜（gassardic acid）的结构，拓展了人们对海洋天然产物结构类型的认识，并在 20 世纪 60 年代末至 70 年代初形成了海洋天然产物研究的第一个高潮。

1967 年，由美国海洋技术学会举办的名为“海洋药物”（Drugs from the Sea）的论坛在罗德岛大学举行。

1968 年，Hugo 在研讨会论文集中预测了海洋药物的美好发展前景（Fusetani 2000）。

1968 年，美国亚利桑那州大学肿瘤研究所 Pettit 教授对南北美洲大西洋和太平洋近海及亚洲太平洋近海的无脊椎和脊椎海洋动物进行抗肿瘤筛选。

1969 年，Weinheimer 和 Spraggins 报道从加勒比海柳珊瑚 *Plexaura homomalla* 中分离得到高含量的前列腺素 15*R*-PGA_2（Weinheimer and Spraggins 1969），这极大地刺激了化学界对来自海洋生物活性物质的兴趣，并被认为是现代海洋药物发展的触发点，对海洋生物次级代谢产物的研究起到了推动作用。

1969 年，由巴斯洛（Baslow 1969）出版的《海洋药物学》（*Marine Pharmacology*，1977 年再版）对前人的研究成果进行了总结，更重要的是预测了海洋药物的广阔前景，为后人描绘了海洋药物的美好蓝图（Fusetani 2000）。这些论述引起了化学家、药理学家和生物学家的兴趣，对海洋天然产物化学、海洋药物学和毒理学的发展起到了巨大的鼓舞作用。

自 20 世纪 60 年代以来，美国、日本、欧盟等国家和地区学者展开了对海洋生物的采集、生物活性筛选及化学、药理、毒理的研究，许多海洋药物相关研究机构相继成立。例如，澳大利亚悉尼附近的 Roche 海洋药物研究院的建立，就是海洋生物次级代谢产物研究蓬勃发展的产物（Fusetani 2000）。

到 20 世纪 80 年代，人们在该领域的研究已有相当多的积累，加上新技术、新方法的应用，使海洋天然产物化学研究出现了新高潮。但是，由于采集海洋生物有时十分困难，加上对海洋动植物的分类学研究不如陆地动植物清楚，化学成分复杂且微量存在，其分离和鉴定也比陆地植物的更为困难，因此对海洋药物的研究进展较为缓慢。海洋天然产物是海洋药物研究的基础。在海洋天然产物研究发展的初期，海洋天然产物化学家的注意力主要集中在新结构的发现和具有独特结构天然产物的合成上，往往忽略药理活性的筛选和研究。20 世纪 80 年代以后，对海洋天然产物的生物活性研究才逐渐形成一个明确的方向——海洋生物药学。由于早期海洋有毒生物及其毒素的研究发展较快，在海洋生物药学发展初期，对生物活性的研究主要集中在神经系统的膜活性毒素、离子通道活性等方面，此后逐步开展了抗肿瘤、抗病毒、抗炎等活性方面的研究。

20 世纪 90 年代以来，随着分子和生物药理学实验的发展，重组 DNA 技术及基因分析技术的出现，越来越多的分子受体用于海洋天然产物药理活性的研究，发现了海洋天然产物各种各样的生物活性。值得提出的是，到目前为止，从海洋细菌、真菌、微藻、海藻、海绵、软珊瑚、后鳃亚纲软体动物、苔藓动物、棘皮动物、被囊动物等海洋生物中分离到超过 20 000 种新化合物，已发现了一批重要的具有抗癌、抗菌、抗病毒、抗炎、驱虫等各种活性的海洋天然产物（Arai and Kobayashi 2010；Mayer et al. 2010，2009，2007；Mayer and Gustafson 2008，2006，2004a，2003；Mayer and Hamann 2005，2004b，2002；Mayer and Lehmann 2001，2000；Mayer 1999；Yasuhara-Bell and Lu 2010；Blunt et al. 2009，2007；O'Hanlon 2006；Newman et al. 2004；Haefner 2003；Faulkner 2002）。

令人欣慰的是，尽管障碍重重，在海洋药物发展的短短几十年的历史中，仍然有一些海洋天然产物进入药品市场，有更多的海洋天然产物进入了临床研究或临床前研究阶段（Mayer et al. 2010；Singh et al. 2008；易杨华和焦炳华 2006；王长云等 2005；Proksch et al. 2002）。在已发现的化合物中，有超过 0.1%的化合物具有新颖的结构和显著的生物活性，有希望成为重要的药物先导化合物或有潜力的药物。除大量的学术论文外，海洋活性天然产物方面的专利也逐渐增多。例如，在 1969—1999 年间，国际上有近

300 个有关海洋天然产物方面的专利授权（Kerr and Kerr 1999）。20 世纪 90 年代，美国癌症研究中心（NCI）批准进入抗癌临床试验的海洋天然产物就有 5 种，另有 10 余种进行临床前研究。这些研究结果充分说明，海洋生物是治疗肿瘤等疑难病症的重要药源。

5.2 海洋药物研究进展

当初在海洋药物论坛上，许多与会者预测海洋药物会在较短的时间内发展起来。经过几十年的发展，这个设想已经变成了现实。研究已经表明，海洋是寻找药物先导化合物的丰富资源。从 20 000 余种海洋天然产物中，不仅发现和发展了几类抗癌、抗菌的临床药物，还发现了一批有开发前景的药物先导化合物（Mayer et al. 2010；Molinski et al. 2009；Haefner 2003）。第一类引起关注的海洋生物活性化合物是在 20 世纪 50 年代早期，从加勒比海海绵 *Cryptotheca crypta* 中分离到的核苷类化合物 spongouridine、spongothymidine 和 spongosine。15 年后合成的结构类似物阿糖胞苷（Ara-C）具有抗癌活性，阿糖腺苷（Ara-A）具有抗病毒活性，并相继作为抗癌药物和抗病毒药物进入市场。第一个从海洋微生物中获得化合物并成功开发成药物的，是在 20 世纪 50 年代来源于海洋真菌 *Cephalosprium acremonium* 的头孢菌素 C（cephalosporin C），它成为后来头孢菌素类系列抗生素的先导化合物。目前，国际上公认的已投放市场的海洋药物有：源于海洋真菌的系列抗菌药物头孢菌素（cephalosporin）类抗生素，源于海绵的抗癌药物 Ara-C（cytarabine，Cytosar-U®，Depocyt®），源于海绵的系列抗病毒药物 Ara-A（arabinosine，vidarabine，Vira-A®）及其类似物，以及近年进入市场的源于芋螺的镇痛药物芋螺毒素 ziconotide（齐考诺肽，Prialt®）和源于海鞘的抗癌药物 ET-743（trabectedin，Yondelis®）（图 5-1 和表 5-1）。

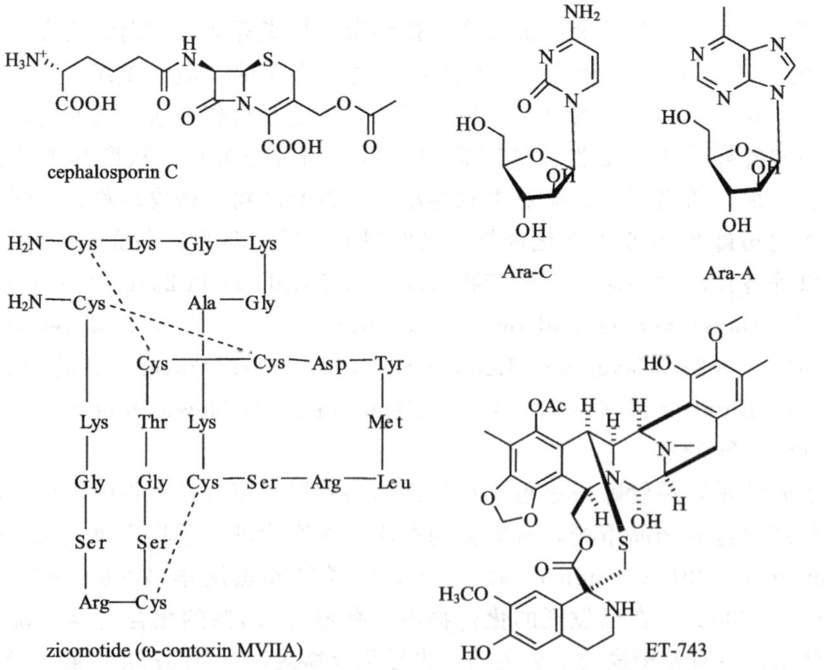

图 5-1　国际上进入市场的主要海洋药物

表 5-1　国际上进入市场的主要海洋药物

海洋生物来源	药物	结构类型	作用/作用机制
海绵 *Cryptotethia crypta*	Ara-C（cytarabine，Cytosar-U®，Depocyt®）	核苷类	抑制癌细胞 DNA 合成
海绵 *Cryptotethia crypta*	Ara-A（arabinosine，vidarabine，Vira-A®）	核苷类	抑制病毒 DNA 合成
顶头孢霉菌 *Cephalosprium acremonium*	cephalosporin C	β-内酰胺类	破坏细菌的细胞壁
芋螺 *Conus magnus*	[a]ziconotide（ω-conotoxin MVIIA，SNX-111，Prialt®）	多肽类	镇痛（N-型钙通道阻断剂）
海鞘 *Ecteinascidia turbinata*	[b]ET-743（ecteinascidin 743，trabectedin，NSC 684766，Yondelis®）	异喹啉生物碱类	抗癌（DNA 嵌入）

a. 美国食品药品管理局（Food and Drug Administration，FDA）于 2004 年批准；b. 欧盟（EU）于 2007 年批准；FDA 于 2008 年批准临床验证。

近 20 年来，海洋药物先导化合物的发现，以及此后的临床前、临床研究发展迅速。以 1998—2006 年为例，全球在临床前研究的海洋先导化合物中，包括 592 种抗肿瘤和细胞毒活性化合物及 666 种具有各种药理活性的其他化合物，涉及抗菌、抗真菌、抗病毒、抗炎、抗凝血、驱虫、抗原生动物、抗血小板等活性，作用于心血管、内分泌、免疫、神经等系统，以及其他混合的作用机制（Mayer et al. 2010，2009；Mayer and Gustafson 2008；Yasuhara-Bell and Lu and Mayer 2010；Glaser and Mayer 2009；Singh et al. 2008；Adrian 2007；Rawat et al. 2006；Simmons et al. 2005；Jimeno et al. 2004；Faulkner 2002）。最新统计表明，除已开发成功进入临床的药物外，有 34 种药物先后进入临床研究，其中有 7 种药物退出临床研究，27 种药物正在临床研究中（表 5-2）；同时还有数百种化合物处于临床前研究阶段（表 5-3）。

表 5-2　进入临床研究的候选海洋药物

海洋生物来源	化合物	结构类型	作用/作用机制	临床
海绵动物 Porifera				
海绵 *Agelas mauritianus*	KRN7000（agelasphin 类似物）	鞘糖酯类	抗癌(自然杀伤 T 细胞配体)	Ⅰ/Ⅱ
海绵 *Petrosia contignata*	IPL-576092（HMR-4011A、contignasterol 类似物）	甾醇类	消炎/银屑病/镇喘	Ⅰ/Ⅱ
海绵 *Petrosia contignata*	IPL-512602(contignasterol 类似物)	甾醇类	抗炎/镇喘	Ⅱ
海绵 *Petrosia contignata*	IPL-550260(contignasterol 类似物)	甾醇类	镇喘	Ⅰ
海绵 *Discodermia dissolute*	XAA296A（discodermolide）	多羟基δ-内酯	抗癌（微管稳定）	Ⅰ
海绵 *Hemiasterella minor*	HTI-286（taltobulin、hemiasterlin 类似物）	肽类	抗癌（解聚微管/阻碍细胞生长）	Ⅱ
海绵 *Hemiasterella minor*	E7974（hemiasterlin 类似物）	肽类	抗癌（微管聚合抑制剂）	Ⅰ
海绵 *Jaspis digonoxea*	LAF389（bengamide B 类似物）	聚醚大环内酯类	抗癌(细胞增殖/血管生成抑制，Met-AP1 抑制剂)	Ⅰ[a]

续表

海洋生物来源	化合物	结构类型	作用/作用机制	临床
海绵 *Halichondria okadai*、*Lissodendoryx* sp.	E7389（eribulin、eribulin mesylate、ER-086526、halichondrin B衍生物）	聚醚大环内酯类	抗癌（诱导细胞凋亡/微管聚合抑制剂）	Ⅱ/Ⅲ
海绵 *Cymbastela cantharella*、*Pseudoaxyssa cantharella*	girolline	咪唑生物碱类	抗肿瘤（抑制真核靶细胞蛋白合成）	Ⅰ[a]
海绵 *Luffariella variabili*	manoalide	二倍半萜类	抗炎（PLA_2 抑制剂）	Ⅱ[a]
海绵 *Aplysinella rhax*、真菌 *Helicoma ambiens*	LAQ824/LBH589（panobinostat、基于 psammaplin A、trapoxin B、vorinostat 的合成衍生物）	肉桂异羟肟酸类	抗癌（组蛋白乙酰转移酶 HDAC 抑制剂）	Ⅱ/Ⅲ/Ⅳ
软体动物 Mollusca				
海兔 *Dolabella auricularia*	dolastatin 10	肽类	抗癌（微管蛋白聚合抑制剂）	Ⅱ[a]
海兔 *Dolabella auricularia*	TZT-1027（soblidotin、auristatin PE、dolastatin 10 合成衍生物）	肽类	抗癌（微管蛋白聚合抑制剂）	Ⅰ/Ⅱ/Ⅲ
海兔 *Dolabella auricularia*	LU-103793（cemadotin、dolastatin 15 合成衍生物）	肽类	抗癌（微管蛋白聚合抑制剂）	Ⅱ
海兔 *Dolabella auricularia*	ILX-651（tasidotin 或 synthadotin、dolastatin 15 合成衍生物）	肽类	抗癌（微管蛋白聚合抑制剂）	Ⅱ
裸鳃动物海蛞蝓 *Jorunna funebris*	PM00104/50（zalypsis®、Jorumycin 类似物）	生物碱类	抗癌（细胞毒、抗细胞增殖、DNA 结合剂）	Ⅰ
裸鳃动物海蛞蝓 *Elysia rufescens*、羽藻 *Bryopsis* sp.	kahalalide F	环肽类	抗癌（细胞凋亡诱导）	Ⅱ
裸鳃动物海蛞蝓 *Elysia rufescens*	PM02734（elisidepsin，irvalec®、kahalalide F 类）	环肽类	抗癌（实体瘤）	Ⅱ
蛤 *Spisula polynyma*	ES-285（spisulosine）	脂质类	抗癌（抗细胞增殖活性）	Ⅰ
芋螺 *Conus cactus*	AM336（ω-conotoxin CVID）	肽类	镇痛（N-型钙通道阻断剂）	Ⅰ/Ⅱ
芋螺 *Conus geographus*	CGX-1160（contulakin-G 合成衍生物）	肽类	镇痛（尚未知机制）	Ⅰ
芋螺 *Conus geographus*	CGX-1007（conantokin G）	肽类	抗癫痫（*N*-甲基-D-天冬氨酸受体拮抗剂）	Ⅰ[a]
腔肠动物 Coelenterata				
柳珊瑚 *Pseudopterogorgia elisabethae*	OAS 1000 或 VM-301（methopterosin、pseudopterosin 半合成类似物）	二萜类	抗炎/创伤愈合（PGHS-1 抑制剂）	Ⅰ/Ⅱ
纽形动物 Nemertea				
纽虫 *Amphiponus lactifloreus*	GTS-21（DMXBA、anabaseine 合成类似物）	生物碱类	抗阿尔茨海默症/精神分裂症	Ⅰ/Ⅱ
苔藓动物 Bryozoa				
苔藓虫 *Bugula neritina*	bryostatin 1	大环内酯类	抗癌（PKC 抑制剂）	Ⅱ
尾索动物 Urochordata				
海鞘 *Trididemmum soidium*	didemnin B	环肽类	抗癌（抑制蛋白合成）	Ⅱ[a]

续表

海洋生物来源	化合物	结构类型	作用/作用机制	临床
海鞘 *Aplidium albicans*	aplidine® （dehydrodidemnin B、plitidepsin）	环肽类	抗癌（血管内皮细胞生长因子 VEGF/VEGFR1，蛋白合成抑制剂）	Ⅱ
脊索动物 Chordata				
角鲨 *Squalus acanthias*	squalamine lactate	氨基固醇类	抗癌（抗血管生成、生长因子抑制剂）	Ⅱ/Ⅲ
放线菌 Actinomycete				
放线菌 *Salinospora tropica*	marizomib （salinosporamide A、NPI-0052）	β-内酯 γ-内酰胺类	抗肿瘤（20S 蛋白酶体抑制剂）	Ⅰ
放线菌 *Micromonospora marina* （*Micromonospora* sp. ACM2-092、*Micromonospora* sp. ML1）	thiocoraline	喹啉生物碱类	抗癌抗生素（DNA 聚合酶抑制剂）	Ⅰ
放线菌 *Micromonospora omaivitiensis*	lomaiviticin A	醌类	抗肿瘤（DNA 阻断剂）	Ⅰ
真菌 Fungus				
真菌 *Aspergillus* sp. CNC-139（源自海藻 *Halimeda Lacrimosa*）	plinabulin（NPI-2358、halimide 合成类似物）	哌嗪二酮	抗癌（微管蛋白聚合抑制剂）	Ⅱ
蓝细菌蓝藻 Cyanobacteria 蓝细菌 *Nostoc* sp.、海绵 *Dysideda arenaria*	cryptophycin 1 （arenastatin A 结构类似物）	环肽类	抗肿瘤（抑制微管蛋白的聚合）	Ⅰ[a]

a. 已退出临床。

表 5-3 处于临床前研究的部分海洋药物先导化合物

海洋生物来源	化合物	结构类型	作用/作用机制
海绵动物 Porifera			
海绵 *Halichondria okadai*、*Lissodendoryx* sp.	halichondrin B	聚醚大环内酯类	抗癌（抗有丝分裂、抑制微管蛋白聚合）
海绵 *Halichondria okadai*、*Lissodendoryx* sp.	isohomohalichondrin B	聚醚大环内酯类	抗癌（抗有丝分裂、抑制微管蛋白聚合）
海绵 *Cacospongia mycofijiensis*	laulimalide	聚酮类	微管稳定剂
海绵 *Mycale hentscheli*	peloruside A	聚酮类	微管蛋白
海绵 *Haliclona* sp.	salicylihalimides A、B	大环内酯类	Vo-ATP 酶
海绵 *Kirkpatrickia varialosa*	variolins	生物碱类	细胞周期调节蛋白激酶（Cdk）抑制剂
海绵 *Dictyodendrilla verongiformis*	dictyodendrins	生物碱类	端粒酶抑制剂
海绵 *Petrosia contignata*	contignasterol	高度氧化的甾醇类	抗炎
海绵 *Haliclona* sp. 及 *Pellina*、*Pachypellina*、*Xestospongia*、*Ircinia*、*Amphimedon* 属	manzamine A	β-咔啉生物碱类	抗疟

续表

海洋生物来源	化合物	结构类型	作用/作用机制
软体动物 Mollusca			
芋螺 *Conus* sp.	χ-conotoxin （conotoxin MR1A/B）	肽类	镇痛
芋螺 *Conus geographus*	CGX-1063 （Thr10-contulakin-G）	肽类	镇痛
芋螺 *Conus victoriae*	ACV1 （α conotoxin Vc1.1）	肽类	镇痛
前鳃亚纲软体动物 *Lamellaria* sp.	lamellarin D	生物碱类	Top Ⅰ酶抑制剂
腔肠动物 Coelenterata			
软珊瑚 *Eleutherobia aurea*	sarcodictyin	二萜类	微管蛋白
软珊瑚 *Eleutherobia* sp.	eleutherobin	二萜类	细胞毒
软珊瑚 *Zoanthus* sp.	zoanthamine	生物碱类	抗骨质疏松症
尾索动物 Urochordata			
海鞘 *Didemnum cuculiferum*、*Polysyncranton lithostrotum*	vitilevuamide	环肽类	抗肿瘤
海鞘 *Diazona chinensis*	diazonamide	环肽类	细胞毒
海鞘 *Cystodytes dellechiajei*	ascididemin	生物碱类	抗肿瘤(DNA 嵌入剂、caspase-2/线粒体)
红藻 Rhodophyta			
红藻 *Portieria hornemannii*	halomon	卤代单萜类	DNA 转甲基酶
蓝细菌蓝藻 Cyanobacteria			
蓝绿藻 *Lyngbya majuscula*	curacin A	脂质类	抗有丝分裂

国际上，将海洋生物作为具有生物活性的新化学实体资源的系统研究始于 20 世纪 70 年代。第一个来源于海洋进行临床实验的化合物是 didemnin B。该化合物是从加勒比被囊动物 *Trididemnum solidum* 中发现的，是一种具有抗肿瘤作用的环酯肽，被认为是海洋药物发展历程中的先驱化合物，但是进入Ⅱ期临床试验阶段，由于肝毒性限制了其作为抗癌药物的应用。从地中海被囊动物 *Aplidium albicans* 分离得到的 dehydrodidemnin B（aplidine）具有更高的生物活性和更低的毒性，也进入了临床研究。其他突出的例子还有：从总合草苔虫 *Bugula neritina* 中分离到的 bryostatin 1，在蛋白激酶 C 的调节中发挥作用，在Ⅰ 期临床试验中显示强的抗（恶性）黑色素瘤/(良性）胎记瘤活性，在Ⅱ期临床试验中显示出对其他多种肿瘤如卵巢癌等的抑制作用；从被囊动物 *Ecteinascidia turbinate* 中发现的 ET-743，对鼠 B-16（恶性）黑色素瘤/(良性）胎记瘤和人 MX-1 乳腺癌等具有显著的抑制作用，在欧洲和美国进行了临床试验。海兔 *Dolabella auricularia* 是一种印度洋的食草软体动物，含有的线性肽具有细胞周期抑制作用和细胞毒活性，源于海兔的 dolastatin10 等化合物已处于临床研究阶段。来源于海绵次级代谢产物的 KRN7000 是一种鞘糖脂类化合物，具有独特的抗肿瘤作用模式，目前正处于临床试验阶段。现代海洋新药的研究进入了快速发展阶段，该领域的重大突破值得期待。

从生物来源角度看，进入临床研究的候选药物和处于临床前研究的药物先导化合物

(表 5-2 和表 5-3) 主要来源于海洋无脊椎动物，特别是海绵、软体动物及被囊动物（尾索动物)，少数来源于海洋脊椎动物、海藻和微生物。海绵动物、软体动物及被囊动物是主要的药源生物，海洋微生物等资源尚待开发；从化学结构角度看，这些药物及先导化合物的结构类型多样，包括肽类、内酯类、甾体类、核苷类、酰胺类、聚醚类、萜类、鞘糖脂类、杂环类等，其中，肽类化合物特别是环肽最多；从药理作用角度看，抗癌药物占的比例最大，作用于微管蛋白聚合、新生血管生成、蛋白质合成、DNA 合成、信号转导通路等多种靶点。另外有止痛、抗炎/平喘、抗病毒、抗老年性痴呆（阿尔茨海默病）等药物。其中，多数是海洋天然产物结构模式的直接应用或修饰产物（半合成衍生物及结构类似物)。

近年来，中国也有 10 余种抗肿瘤、抗病毒、抗炎、抗老年性痴呆、抗动脉粥样硬化等药物先导化合物在临床前及临床研究阶段。

5.3 海洋药物先导化合物的筛选与发现

5.3.1 抗癌药物先导化合物的发现

尽管对癌症已展开了广泛而深入的研究，但在最近的 50 年中，美国基于年龄的癌症死亡率并未见明显的降低。虽然美国在 1971 年实行的《国家癌症法案》极大地提升了癌症研究的资金水平，增加了美国国家癌症研究所（NCI）对癌症研究的投入，但是这一令人失望的统计数据仍然没有改变。各研究机构对天然产物作为抗癌新药资源进行了系统评价，虽然从中已筛选发现了一些重要的新药，在治疗如白血病等广泛分布的癌症方面有很高的疗效，但在目前应用的细胞毒或抗增殖药物中只有少数几种对最常见的慢性增殖肿瘤显示出临床治疗效果。针对这一问题，NCI 在 1985—1990 年间逐步淘汰了鼠白血病 P-388 抗癌药物筛选系统，取而代之的是建立了由 60 株人肿瘤细胞组成的体外初筛平台。化合物利用这一平台进行筛选可获得活性“指纹图谱”，当与化合物数据库比对时，即可获得有关结构新颖性、药物作用机理、结构与活性关系等有用的信息(Boyd and Paull 1995)。NCI 针对天然产物的抗肿瘤活性建立起了有效的体外和体内评价体系，这一体系同样运用到了海洋抗肿瘤候选新药的发现与优化中。除了在 NCI 中所使用的细胞筛选模型外，许多研究机构和医药企业的实验室还以癌细胞增殖和分化中的特定分子为靶点，研发出完善的分子及生化筛选技术。这些研究，加上高通量筛选新技术的运用，无疑将引导基于海洋天然产物的新型低毒化疗制剂的发现。

海洋抗癌药物研究在海洋药物研究中一直起着主导作用（Mayer et al. 2010，2009；Mayer and Gustafson 2008；Villa and Gerwick 2010；Chakraborty et al. 2009；Pattan et al. 2009；Singh et al. 2008)。在 NCI 每年筛选的 3 万种新型抗肿瘤化合物中，约有 5%来自海洋生物。经证实，至少有 10%的海洋动物提取物具有抗鼠淋巴白血病细胞 P-388 和人鼻咽癌细胞 KB 的活性；3.5%的海洋植物提取物中有抗肿瘤或细胞毒活性。仅在美国每年约有 1500 种海洋天然产物被分离出来，其中 1%具有抗癌活性(易杨华和焦炳华 2006)。

几十年来，从各种海洋生物中发现了一批有应用前景的抗癌药物先导化合物（图 5-2)。例如，从采自加勒比海的海鞘 *Ecteinascidia turbinate* 中分离得到了系列四氢异

喹啉生物碱 *ecteinascidins*，其中，ET-743 是一种新颖的能与 DNA 结合的抗癌药物，对软组织肉瘤有显著的细胞毒活性，体外研究还显示对其黑色素瘤、乳腺癌、卵巢癌、结肠癌、肾癌、非小细胞肺癌和前列腺癌有抑制作用。

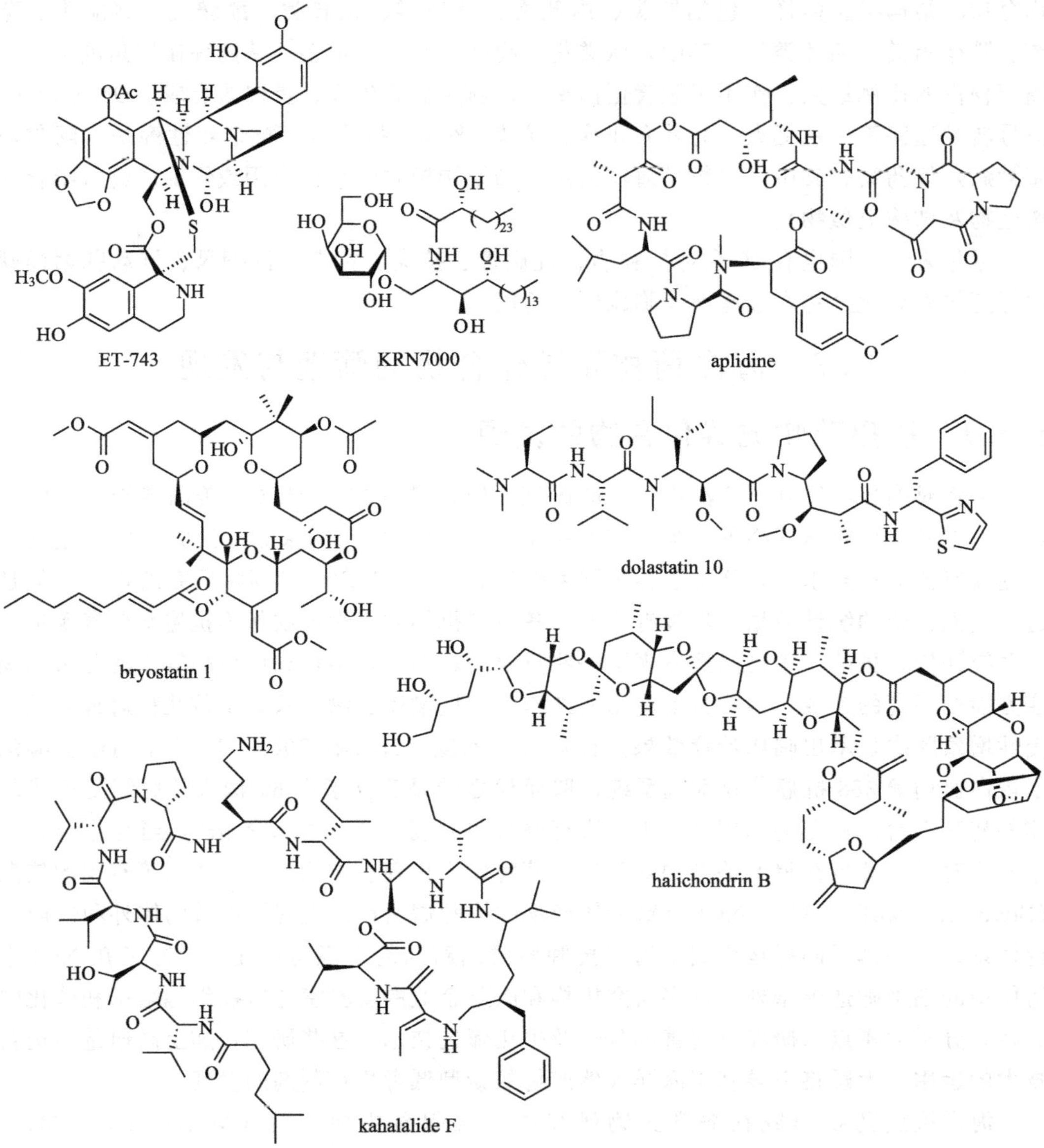

图 5-2　海洋抗癌药物先导化合物

从群海绵 *Agelas mauritianus* 中发现了系列鞘糖脂化合物 agelasphins，其合成衍生物 KRN7000 不仅显示抗肿瘤活性，还具有较强的免疫促进活性。研究认为，抗肿瘤活性在很大程度上可能源于其免疫促进机制。

从总合草苔虫 *B. neritina* 中分离得到了系列大环内酯类化合物 bryostatins，其中 bryostatin 1 能与蛋白激酶 C（PKC）结合来调节蛋白激酶 C 的功能，能诱导分化癌细胞，诱导或抑制其他组织和器官产生各种因子。此外，bryostatin 1 还有免疫调节作用，能激活免疫系统杀死恶性肿瘤细胞，增加患者外周白细胞对 IL-2 诱导增殖的反应性，促进 LAK 的活性。

从印度洋的耳状截尾海兔 *Dolabella auricularia* 中获得了线性缩肽 dolastatins 类化合物，能抑制微管聚合，促进其解聚，干扰肿瘤细胞的有丝分裂，并对多种癌细胞有诱导凋亡作用，是一类新型的海洋生物来源的细胞生长抑制剂。其中，dolastatins 10 和 15 对卵巢癌等癌细胞有很强的抑制作用。Dolastatin 10 体外对前列腺癌细胞 DU-145 的 IC_{50} 为 0.5 nmol/L，并且在裸鼠体内能完全抑制 DU-14 的隔膜侵袭。作用于微管的药物能明显降低肿瘤血管的血流量，dolastatin 10 甚至能降低肿瘤 90%的血流量。这为实体瘤的治疗和抗转移药物的研究提供了新途径。

从加勒比海海鞘 *Trididemnum solidum* 中分离获得了环缩肽类化合物 didemnin B（膜海鞘素 B）和 aplidine（dehydrodidemnin B，脱氢膜海鞘素 B），体内筛选结果显示强烈的抗 P-388 白血病和 B-16 黑色素瘤活性。尽管 didemnin B 由于其在临床研究中表现出较强的毒副作用及其他一些原因最后被淘汰，但对海洋抗癌药物的研究开发具有里程碑的意义。Aplidine 在体外和体内的抗肿瘤筛选中均显示比 didemnin B 更强的抗肿瘤活性，是当前进行深入研究的热点化合物之一。

从新西兰深水黄海绵 *Lissodendoryx* sp. 及其他几种软海绵中获得多种具有细胞毒活性的聚醚大环内酯化合物，其中 halichondrin B（软海绵素 B）和 isohomohalichondrin B（异高软海绵素 B）抗肿瘤活性较强。Halichondrin B 能抑制微管蛋白的聚合及依赖微管蛋白的微管装配。而 isohomohalichondrin B 主要通过直接作用于微管蛋白，破坏微管网络，导致 GTP 与蛋白质的结合能力下降。

此外，从新西兰海绵 *Mycale* sp. 中分离得到的化合物 mycaperoxide B，从海绵 *Crambe crambe* 中发现的生物碱类 crambescidin 816（Berlinck et al. 1990），从软体动物 *Elysia rufescens* 中发现的肽类化合物 kahalaline F，从白斑角鲨 *Squalus acanthias* 中获得的甾类生物碱 squalamine，从海洋细菌 *Micromonospora* sp. 中发现的大环内酯类化合物 thiocoraline（Romero et al. 1997），从红藻 *Portieria hornemannii* 中发现的小分子化合物 halomon 等，均显示了进一步的抗癌药物研究价值。

5.3.2 抗菌药物先导化合物的发现

抗生素时代的惊人成功使整个社会和科学界对细菌耐药性毫无防备。耐药性主要是由滥用抗生素引起的，细菌通过基因突变和基因获得而产生惊人的耐药性并迅速传播，这使得即使以前是普通的感染，现在也无法得到治疗。例如，肠球菌以前只是低级别的病原体，但现在已成为美国第三大最常见的医源性感染疾病的病因（Gray and Pedler 1992）。当前由葡萄球菌 *Staphylococcus aureus* 引起的威胁更令人担忧。在 1941 年，世界范围的所有 *S. aureus* 菌株都对青霉素 G 敏感，但到了 1992 年，95%的该致病菌菌株都产生了耐药性（Neu 1992）。糖肽抗生素万古霉素是治疗抗甲氧苯青霉素葡萄球菌感染的最终首选药物，却已在许多病案中失效（Stephenson 1997），这引起了对新型“超级细菌”（现有的各种抗生素均无效的）恐慌。很显然，眼下临床上出现的耐药性细菌感染事件迫使人们快速而持续不断地开发新类型的抗生素，以跟上细菌对抗生素敏感性不断变化的步伐。

海洋天然产物中相当一部分化合物具有抗菌活性，是抗生素新的丰富来源（Hwang B et al. 2010；Rahman et al. 2010；Villa and Gerwick 2010）。例如，研究表明，与海洋动、植物共附生的微生物是一种丰富的抗菌资源，日本学者发现约 27%的海洋微生物代谢产物具有抗菌活性。

在抗菌类药物中，最为重要的头孢菌素类抗生素的先导化合物头孢菌素 C 就是从海洋微生物中发现的天然产物。在证实其对耐青霉素葡萄球菌具有抗菌活性后，从针对药效学进行的结构改造过程中发现，将头孢菌素 C 水解产生 7-氨基头孢烷酸后再进行结构修饰，可以获得明显增强其药物活性的系列抗菌药物，并且大获成功。目前头孢菌素类抗生素已经成为抗生素药物中最大的一个家族。头孢类抗生素是最早从海洋中发现的抗菌药物，此后，从海洋耐碱、嗜碱放线菌中发现了一系列新类型的抗生素，如丁酰苷菌素等。

最近 30 年来，由于免疫缺陷和重病人数在一定程度上显著增加，威胁生命的真菌感染频率急剧上升。据调查，感染 HIV 的患者中 84%其口咽部感染真菌假丝酵母 *Candida* sp.，而且有 55%已发展成临床鹅口疮（Ampel 1996）。尽管人们在努力寻找新的抗真菌药物，药物发现的过程还是十分缓慢，即使对较新的唑类（azole）药物如氟康唑（fluconazole）来说，现已经发现了数量惊人的抗性菌株。新的抗真菌药物的开发如此困难，一个主要原因是真菌属于真核生物，与其人类宿主有许多共同的特征。解决这一困境的一个合理的方法就是以真菌特定的生化和分子特性（如细胞壁）为靶点寻找新药。

从海洋中也已发现了许多具有研究价值的抗真菌活性化合物，有些已成为药物先导化合物（图 5-3）。例如，从海洋真菌 *Hypoxylon oceanicum* 中发现了抗真菌剂

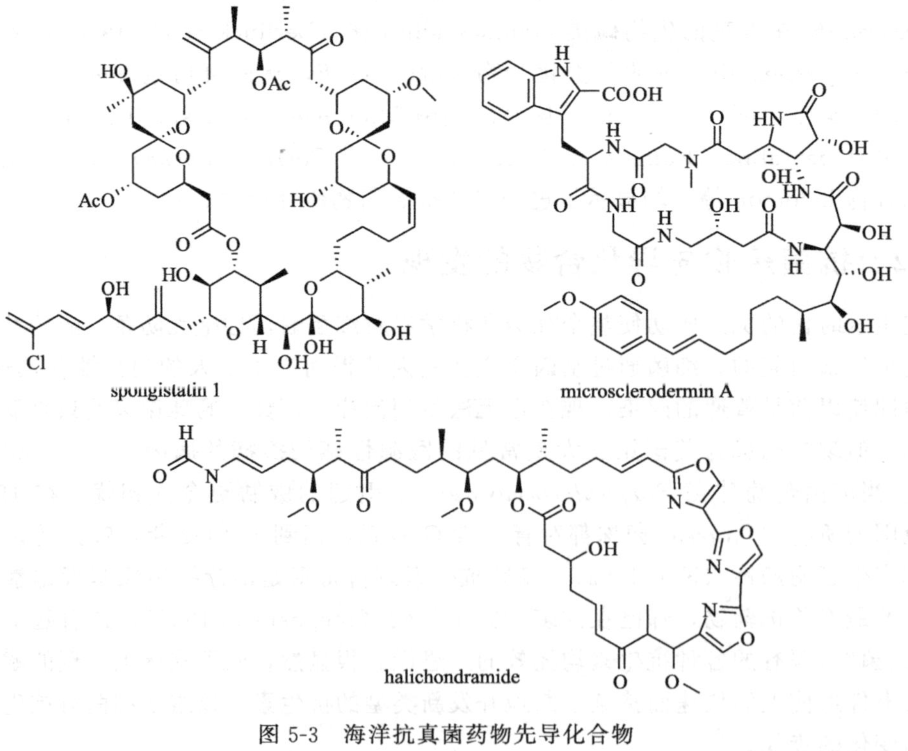

图 5-3　海洋抗真菌药物先导化合物

15G256γ，属于一种新型的环酯肽类化合物，能抑制真菌细胞壁的合成（Schlingmann et al. 1998）；从海绵 *Hyrtios erecta* 中获得的一系列 spongistatin 类化合物，对多种细菌和真菌具有抑制活性，显示了作为抗真菌剂的发展潜力。此外，从海绵 *Microsclero-derma* sp. 中发现的环肽化合物 microsclerodermins A 和 B，从海绵 *Halichondria* sp. 中获得的大环内酯化合物 halichondramide 等，也显示了开发潜力。

研究表明，结构发生变化的抗菌药物可以对抗突变微生物的耐药性。以大环内酯类抗生素为例，随着该类抗生素的广泛使用加速了病原体对大环内酯类的耐药性，因此，对二代大环内酯类抗生素的需求日益增加。直接而简便的方法是，先由微生物大量发酵获得天然的大环内酯类化合物，再进行化学修饰。修饰的内容包括羟基的酰化、脱酰基作用、醛或酮的还原、减少双键、*N*-脱甲基作用等。新颖碳骨架结构的大环内酯类化合物合成的关键步骤包括：碳骨架的合成，连接无环侧链，通过闭环反应最终形成大环结构。合成大环内酯类似物的碳骨架可使用适合于商业化的脂肪链环化这种简便方法（Blom et al. 2005），功能性的大环是通过缩合多官能团的脂肪族侧链获得的。一般复杂的大型天然产物分子比简单小分子显示较高的生物活性。其中的一个原因是，大型分子有更大的构象空间，可以采取多种构象，从而增加了有效地结合一个或多个受体的机会。大环内酯类化合物就是属于这一类的大型天然产物分子。这类代谢产物的特点是具有大环内酯环，其上通常与一个或多个中性糖基或氨基糖相连，具有抗菌活性。通常，合成的结构复杂的大环内酯类化合物比天然存在的大环内酯类化合物的生物活性好。

5.3.3 抗病毒药物先导化合物的发现

鉴于病毒病原体耐药性的出现及病毒（如艾滋病病毒 HIV）的持续性传播，研发新的有效抗病毒药物十分紧迫。免疫缺陷患者，如艾滋病患者，感染病毒的机会则会快速增加，病毒（如单纯疱疹病毒）已成为病毒性发病率和死亡率的首要原因，这更加重了研发新药的紧迫性。在美国，自 1970 年以来，仅在普通人群中Ⅱ型单纯疱疹病毒的感染率就增加了 30%，现粗略估计，在 12 岁以上的人群中，每 5 人中有 1 人感染（Fleming et al. 1997）。近年来，对 HIV 病毒蛋白酶和逆转录酶抑制剂的研究已取得突破，这增加了人们用化学疗法治疗病毒性疾病的信心。然而，虽有这些令人鼓舞的进展，但是当今仍有许多病毒性疑难病症很少有适当的治疗方法。为攻克病毒的耐药性，迫切需要开发具有新作用模式的新药。

对于病毒来说，病毒寄生于宿主细胞内，依赖宿主细胞代谢系统进行增殖复制，在病毒基因提供的遗传信息调控下合成病毒核酸和蛋白质，然后在胞质内装配为成熟的感染性病毒体，以各种方式自细胞释出而感染其他细胞。抗病毒感染的途径很多，如直接抑制或杀灭病毒、干扰病毒吸附、阻止病毒穿入细胞、抑制病毒生物合成、抑制病毒药物释放或增强宿主抗病毒能力等。

Ara-A 是来源于海洋低等无脊椎动物海绵中的天然产物，是第一个核苷类抗病毒药物，也是第一个可以进行静脉注射的抗病毒药物，在此基础上又研究开发了一系列抗病毒包括抗 HIV 的核苷类药物，如阿昔洛韦等。

近年来，从海洋生物中发现了大量的结构特殊的天然产物，具有显著的抗病毒活性（Yasuhara-Bell and Lu 2010），有些已发展成具有前途的药物先导化合物（图 5-4）。例

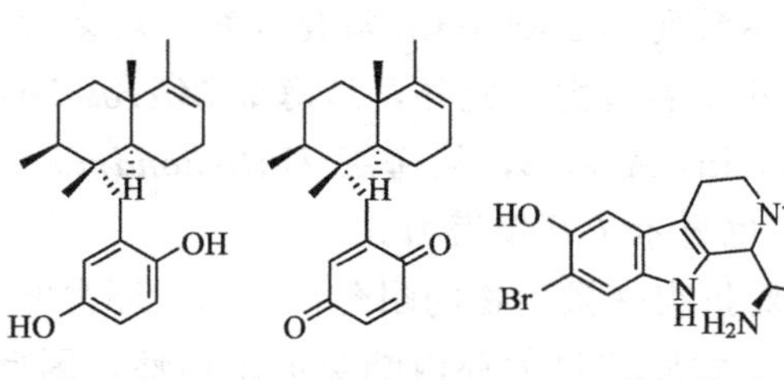

图 5-4　海洋抗病毒药物先导化合物

如，从贪婪屈海绵 *Dysidea avara* 中获得的倍半萜氢醌和倍半萜醌类化合物 avarol 和 avarone，对艾滋病病毒 HIV 具有显著的抑制作用。从群体被囊动物 *Eudistoma olivaceum* 中获得的生物碱 eudistomins，对单纯疱疹病毒Ⅰ型和Ⅱ型具有强抗病毒活性。从海藻中发现的天然或结构修饰的硫酸多糖也表现出显著的抗 HIV 活性。从蓝细菌 *Nostoc ellipsosporum* 中发现的小分子蛋白质 cyanovirin-N（CY-N），具有强的抗 HIV 作用，在极低浓度下就能完全消除 HIV-1 病毒株的感染性，可望成为一种新的抗艾滋病的有效制剂。该化合物由 101 个氨基酸组成，已通过大肠杆菌基因工程表达成功。

5.3.4　抗炎药物先导化合物的发现

许多慢性疾病的症状表现为炎症和疼痛。有些此类疾病的发病率随着期望寿命的提高而逐渐增加。例如，骨关节炎，在年龄 60 岁以上的美国人中，每 3 人中就有 1 人遭其折磨。其他自身免疫性疾病，如类风湿性关节炎和肠炎综合征，一个严重的问题就是用现有的药物很难治愈。许多与炎症性疾病有关的不适症状是由炎症自身引起的。鉴于此，人们付出了极大的努力去寻找更有效的抗炎新药。尽管已报道的具有抗炎活性的海洋次级代谢产物并不多，但如果有更多的炎症筛选模型，那么发现抗炎化合物的概率就会大大增加。

从海洋生物中发现了一批抗炎活性化合物。其中，最引人注目的抗炎活性成分是从海绵 *Luffariella variabilis* 中分离获得的二倍半萜类化合物 manoalide（图 5-5），是磷脂酶 A_2（PLA_2）抑制剂。该化合物在 20 世纪 80 年代中期就被作为一个典型的抗炎药物进入临床试用，其作为检测磷脂酶 A_2 在二十烷类生物合成时花生四烯酸释放作用的分子探针（Jacobson et al. 1990），目前已进入市场。另外还有一些来自海洋生物的磷脂酶 A_2 的抑制剂或 Ca^{2+} 拮抗剂。甲壳质水解得到的单糖类衍生物氨基葡萄糖硫酸盐(glucosamine sulfate)，可用于治疗骨关节炎，能显著减轻患者的炎症和疼痛（易杨华和焦炳华 2006）。从柳珊瑚 *Pseudopterogorgia elisabethae* 中分离得到的 amphilectane 型二萜化合物 pseudopterosin，具有抗炎活性和止痛作用。Pseudopterosin 的半合成类

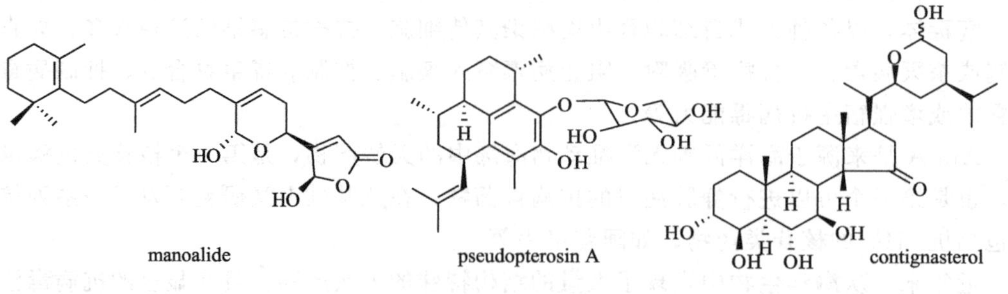

图 5-5　海洋抗炎药物先导化合物

似物 OAS-1000 是强的 PGHS-1 抑制剂，已作为抗炎、抗创伤药物在临床研究阶段。此外，从海绵 *Petrosia contignata* 中分离出的一种高度氧化的甾醇类化合物 contignasterol，显示抗炎活性，其结构类似物即将作为候选药物进入临床试验。

5.3.5 驱虫药物先导化合物及抗疟药物先导化合物的发现

驱虫药物是用于驱除寄主中寄生虫的药物。线虫（构成线虫动物门的未分节蠕虫）寄生是畜牧业的一个主要问题，能够导致人类营养不良和各种疾病的发生。特别难以消除的有大型肠道蠕虫 *Ascaris lumbricoides*（能够导致营养不良和阻塞性肠道疾病），以及经土壤传播的吸血钩虫 *Ancyclostoma duodenale* 和 *Necator americanus*（能导致严重的失血和缺铁性贫血，食物摄入量减少，消化功能受损，吸收不良和生长缓慢）(Crompton and Nesheim 2002)。尽管高效的商业驱虫药已得到了应用，但是对于关键结构类型（苯并咪唑和大环内酯类）的驱虫药的研究面临越来越大的困难，因此寻找新的生物活性药物为目前所急需（Crompton and Nesheim 2002）。

由原生动物寄生虫引起的疾病在世界范围内具有高的死亡率和发病率。有些海洋来源的天然产物对利什曼原虫 *Leishmania* sp.、布氏菌 *Trypanosoma* sp.、弓形虫 *Toxoplasma* sp. 及疟原虫 *Plasmodium* sp. 引起的原虫感染具有潜在药效（Donia and Hamann 2003）。利什曼病是一种由利什曼属专性细胞内寄生虫引起的疾病，其类型从自我修复溃疡（皮肤利什曼病），到进行性鼻咽感染（黏膜皮肤利什曼病），再到传播性内脏利什曼病。如果不加治疗的话，传播性内脏利什曼病通常是致命的（Berman 1998）。在地中海国家，成人内脏利什曼病被认为是一种与艾滋病相关的疾病，这主要是由免疫抑制诱发潜伏性感染所致。治疗利什曼病最常见的药物有五价锑剂，如葡萄糖酸锑钠(sodium stibogluconate) 和葡甲胺锑（meglumine antimonite），但在推荐剂量下具有心脏毒性，因此迫切需要寻找替代疗法（Alvar et al. 1997）。

弓形虫病可以从感染弓形虫 *Toxoplasma gondii* 的猫传染给人类，症状范围从自限性淋巴结肿大到致命性脑炎。这种感染对孕妇和免疫力低下的人尤其危险，在大多数情况下，婴儿先天性感染是致命的（Tuazon 1989）。因此，迫切需要开发能够消除组织泡囊（能导致病情复发）的新药或新药组合，尤其是对叶酸抑制剂（如乙胺嘧啶 pyrimethamine、甲氧苄啶 trimethoprim，易导致不良的副作用）不耐受的患者。治疗弓形虫病的其他药物包括大环内酯类，仅作用于速殖子，而泡囊不受影响(Derouin 2001)。

具有鞭毛的原生虫 *Trypanosoma cruzi* 和 *Trypanosoma brucei* 分别是南美锥虫病(trypanosomiasis，Chagas disease) 和非洲人类锥虫病（昏睡病）的起因。治疗这些疾病的药物包括 pentamidine 和苏拉明 suramin，需要进行胃肠外给药，并且这些药物只有在疾病的血淋巴早期才有效。含砷药物美拉胂醇 melarsoprol 可用于晚期中枢神经系统感染的治疗，但是会导致反应性脑病并且难于给药。用于治疗急性南美锥虫病的含硝基的杂环药物苯并咪唑 benznidazole 对该病的慢性期无效，并且耐受性低，这表明需要寻找结构和作用机制与现有药物不同的新药（Barrett et al. 1999）。

在非洲撒哈拉沙漠地区，疟疾是一种非常严重的疾病（Mishra et al. 1999），在东南亚和南美洲的部分地区也是一种严重的公共卫生问题。大多数疟疾病例和死亡是由恶性疟原虫引起的（Mishra et al. 1999）。由于消除病原体的传染媒介（疟蚊）几乎是不可能的，因此，针对病原体对氯喹 chloroquine、甲氟喹 mefloquine、奎宁 quinine 和磺胺-乙嘧啶（sulfadoxine-pyrimethamine）等药物的耐药性，开发具有新作用机制的新型抗疟疾药物将是今后一直需要努力的方向。

从海洋生物中发现了一些具有强抗疟、驱虫作用的化合物（Rahman et al. 2010；Fattorusso and Taglialatela-Scafati 2009）。著名的例子有被广泛用作驱肠虫药的红藻海人草（*Digenea*），其有效成分是 α-kainic acid（海人草酸，α-红藻氨酸）；软骨藻 *Chondria armata* 中的 domoic acid（软骨藻酸）也具有强驱虫作用。从海绵中获得了一系列具有驱虫、杀虫活性的化合物（图 5-6）。例如，从海绵 *Haliclona* sp. 中获得的 β-咔啉生物碱 manzamine A 具有抗肿瘤活性和抗结核杆菌活性，更重要的是具有显著的抗疟活性，是具有应用前景的抗疟药物先导化合物；从海绵 *Amphimedon* sp. 中发现了具有烯胺内酯特殊骨架类型的化合物 amphilactams，对寄生线虫 *H. contortus* 具有杀虫活性；从海绵 *Cymbastela hooperi* 中分离得到的四环二萜 diisocyanoadociane 具有强的杀疟原虫作用；从海绵 *Halichondria* sp. 中获得的大环内酯化合物 halichondramide（图 5-3），不仅具有抗真菌活性，对疟原虫 *P. berghei* 也有显著的活性，具有开发潜力。

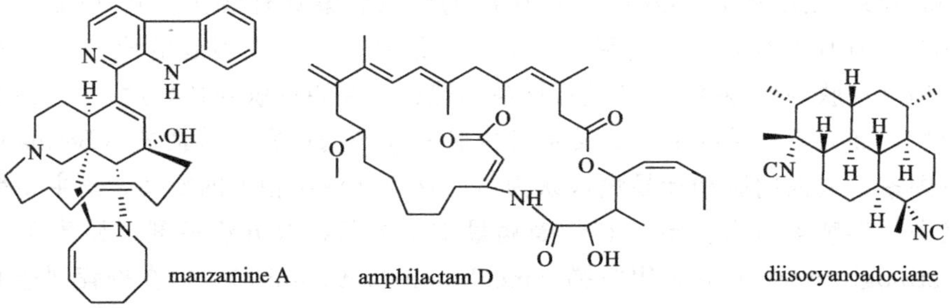

图 5-6　海洋驱虫药物先导化合物

5.3.6　其他治疗目标药物先导化合物的发现

（1）免疫调节药物先导化合物

海洋天然产物是免疫调节剂的重要来源。来自大型海藻的硫酸化多糖，例如，红藻角叉藻聚糖卡拉胶（carrageenans），具有免疫调节活性，作为免疫抑制剂和细胞应答的修饰剂，被广泛应用于肾移植中。来自海洋动物的多糖，如海参多糖，具有免疫调节、抗肿瘤等多种药理活性。来源于海绵 *Agelas mauritianus* 的鞘糖酯类化合物 agelasphins，显示免疫激活活性，其结构类似物 KRN7000 是一类新型抗癌药物及免疫激活剂。从深水海绵 *Discodermia dissolute* 中获得的特殊骨架类型化合物 discodermolide 是一种免疫抑制剂。此外，从海洋放线菌代谢产物，如肽类化合物，特别是环肽类化合物中，也发现了抗生素及免疫抑制剂。

（2）抗老年性痴呆药物先导化合物

老年性痴呆，也称阿尔茨海默病（Alzheimer's disease），是一种中枢神经系统的退行性疾病。临床主要表现为近期记忆力功能障碍，随后出现以 β-淀粉样蛋白沉积为核心的老年斑，以过度磷酸化 tau 蛋白为主要成分的神经元纤维缠结，以胆碱能神经元退行性病变为主的神经元丢失的特定区域的脑萎缩（Maccioni et al. 2001；徐冰心和康健磊 2005）。随着世界人口老龄化，老年性痴呆的发病率呈不断上升趋势。65 岁以上老年人的发病率为 5%～10%，且与年龄呈正相关。老年性痴呆是继心脏病、肿瘤和脑卒中之后的第 4 位死因。针对老年性痴呆虽有多种治疗药物，但多属“治标”措施，至今尚无一种药物能逆转其脑组织的病理改变，寻找新的治疗老年性痴呆的有效药物极为重要。

从海洋生物中发现了一些作用于神经系统的活性化合物（Villa and Gerwick Lena 2010）。目前为止，尚未有一种来自海洋的生物活性物质被成功地开发成临床抗老年性痴呆药物，但来自海洋纽形动物类（Nemertea）的化合物 GTS21 在抗老年性痴呆临床实验中显示了诱人的前景。其他海洋来源的化合物，如 TDB（2,3,6,-三溴-4,5-二羟基苯甲基甲基醚）、hymenialdisine（HD）、ω-脂肪酸、xestospongine B、sceptrine 和 ageliferine 等在临床前研究中也表现出很大的潜力。

(3) 心脑血管药物先导化合物

海洋中不乏作用于心脑血管系统的活性化合物。高度不饱和脂肪酸，特别是二十碳五烯酸（EPA）和二十二碳六烯酸（DHA），具有抑制血栓形成和扩张血管的作用，可有效地预防和治疗冠心病；海藻多糖，如褐藻酸修饰产物藻酸双脂钠，具有抗血栓、降血脂等作用，已成功应用于临床；褐藻多糖硫酸酯（fucoidan，FPS），具有抗凝血、降血脂、防血栓等作用。在海洋生物毒素中，如从冈比毒甲藻 *Gambierdiscus toxicus* 中分离的西加毒素（CTX）具有强心作用；来自麝香蛸 *Eledone moschats* 的麝香蛸毒素是迄今所知最强的降压物质，其效应比硝酸甘油强数千倍；海兔毒素不仅有强心作用，而且有很强的降压作用；河豚毒素（TTX）具有抗心律失常等作用。

研究发现，越来越多的海洋天然产物能够作用于更多的生化靶点，包括特定的酶、中枢神经系统（central nervous system，CNS）等。例如，一些海洋毒素具有特殊的生理活性，其对神经系统、心血管系统具有高度特异性作用，因而又是寻找新的神经系统或心血管系统药物的重要线索和先导化合物。海洋有毒生物是威胁人类食物安全和海上生活、生产的重要公害，最早引起人们的关注。但海洋生物的有毒物质（海洋毒素）一般含量极微，结构复杂，早期的研究进展非常缓慢。由于新的分离技术和先进的波谱分析方法的应用，特别是近 20 年来，海洋毒素的研究有了飞跃的发展，成为海洋生物活性物质中研究进展最为迅速的领域。从各种有毒的海洋生物中已发现了许多结构新颖和毒性极强的成分，根据其结构特点还建立了微量分析方法。对海洋毒性物质研究的进展有利于对毒性物质的监测，防止食物中毒，对海水养殖业、海洋捕捞和水产品加工业的发展具有重大意义。

但是，包括海洋毒素在内的海洋天然产物本身要发展成为药物有很大的固有障碍。首先，大多数有前景的化合物拥有比较复杂的结构，其分子中有多个手性中心，导致化学合成困难或合成成本太高，这就限制了通过化学合成途径提供大量的样品。一般情况下，从生物体中得到化合物的量是相当少的，通常小于湿重的 10^{-6}%，因此，许多化合物不能直接由自然资源提供足够量的样品进行临床前和临床药理研究。再加上海洋药物学科发展的历史较短，特别是近些年来对新药研究的要求越来越高，致使到目前为止来源于海洋的药物走上市场的数量相对较少。

5.4 海洋药物的药源问题

海洋天然产物的多样性及全球对新型抗肿瘤、抗感染等药物越来越多的关注，无疑会促使人们将更多的精力投入到海洋天然产物临床应用的研究中。但是，一直以来对海洋先导化合物的研究遇到很多障碍，特别是活性化合物往往只占生物样品湿重的 10^{-6}%以下，可持续获得大量的化合物便成为最大的障碍，限制了药物的临床前研究、临床研究，乃至市场开发。

纵观海洋药物的发展历程，可以发现药源问题一直是海洋药物研究与开发过程中最重要的制约因素。虽然已从各类海洋生物中分离获得 20 000 余种化合物，却仅有占化合物总数 0.1%左右的海洋天然产物被开发成药物或候选药物进入临床研究。许多天然产物具有显著的生物活性，要发展成为能供临床使用的药物必须经过样品采集、活性成分发现、临床前研究、临床发展这 4 个阶段，必然会遇到化合物来源问题，即需提供足够量的样品进行临床前研究、临床研究及临床使用。但是，许多海洋天然产物的结构十分复杂，难以化学合成或合成成本太高，或因自然资源有限无法通过自然采集的方式获得，这使得化合物的来源没有保障。另外，有些具有较高活性的海洋天然产物具有较大的毒性，如果能够获得足够的原料，那么就可通过结构改造来降低毒性或提高活性。但是，除了一些比较容易合成的药物，其他的药物因为缺乏足够的药源生物资源，或因化合物的结构复杂等因素，在这方面的尝试都没有获得成功。因此，由于以上种种原因，许多活性天然产物未能进行充分、系统的药理学研究；即使有些化合物已进入临床研究阶段，一旦临床获得成功而进入市场，除极少数可通过人工合成途径解决其药物来源外，绝大多数都将面临药源这一难题（Proksch et al. 2002；Hart et al. 2000）。

（1）化学合成

传统上获得海洋小分子化合物的首选方案是化学全合成，其次是通过阐明海洋天然产物药效团的生物学作用，并通过合成、化学降解、化学拆分或者综合这几种方法以确定关键药效团，以此得到基于海洋天然产物的更切实可行的药物。化学合成可为药物开发提供很多可控的因素，应是药物资源商业开发的首选途径。芋螺毒素 ziconotide 是海洋天然产物中通过直接全合成大批量生产的成功例子，这是由于其肽类结构使然（Olivera 2000）。但对于大多数海洋天然产物来说，其结构极为复杂，往往含有多个手性中心，需若干步反应才能合成，而且产率极低，成本太高，商业开发前景渺茫。例如，具有强抗肿瘤活性的苔藓虫素 bryostatin 1 的全合成需要进行多达 60 步的化学反应；软海绵素 halichondrin B 的全合成则需要进行 100 多步的反应；而 ET-743 的中间体的合成就需要 44 步的反应，这些反应步骤复杂，产率不理想。正是由于海洋天然产物具有复杂的结构，赋予其新的作用机制和高选择性，这也导致了化学全合成的不经济性。

（2）自然采集

采集海洋野生药用生物资源进行提取获得活性化合物，应是药物开发的可选途径之一。但是实践证明，从海洋自然资源中采集足够的生物样品，提取有效成分供临床前研究、临床研究和临床使用几乎是不可能的。其重要原因是，许多药源生物的自然资源十分有限，即使大量采集也无法获得足够的量，而且，大量采集必然会对海洋生态系统造成严重破坏。另外，某些药理活性好的化合物在自然资源中含量极微，即使不考虑生态平衡的问题，也绝不可能采集到足够的生物样品作为药用资源。例如，来源于海绵 *Lissodendoryx* sp. 的抗肿瘤化合物 halichondrin B，每 300 t 生物样品只可提取得到不到 1 g 的纯化合物。来源于总合草苔虫 *B. neritina* 的抗癌候选药物 bryostatin 1，仅两年的临床前研究就需要纯化合物 18 g，这需从自然资源中采集 1.3 t 的生物样品。来源于被囊动物 *Ecteinascidia turbinate* 的 ET-743 在自然资源中的含量约 $1\times10^{-4}\%$，在临床前研究阶段如果每年需要 5～10 g 化合物，则需从海洋环境采集 2.5～5 t 海鞘样品；在临床研究阶段每年需要 20～100 g 的化合物，若 ET-743 上市后，每年需纯化合物 1～2 kg,那么，每年从海洋采集的生物样品则需要约 1000 t（Wallace 1997）。一般地，对海洋天然产物进行全面的药理学评估需要几百毫克；进行临床研究则需要克级；若通过临床研究进入市场，则每年需要 1～5 kg。按照海洋野生无脊椎动物体内（如海绵）所含活性化合物一般$<10^{-6}\%$湿重（即 ppm 级甚至 ppb 级）计，则相当于每年需要从自然环境中采集 3000～16 000 t 的海洋生物，而这在自然资源中是无法满足的。由此可见，由海洋资源提供如此大量的生物样品以满足市场需要的可能性很小。

(3) 药源生物养殖

通过药源生物（包括海绵、海鞘、苔藓虫等）的养殖以得到稳定的药物来源，在抗癌药物的应用中已进行了有益的尝试。例如，养殖海鞘 *Ecteinascidia turbinate* 以获取抗癌化合物 ET-743，养殖总合草苔虫 *B. neritina* 以获取苔藓虫素 bryostatin 1 等，取得了一定的进展。但是，在大多数情况下，通过养殖生物获得的药物量与市场所需量相比还有很大差距（Mendola 2000），此外，在自然环境中养殖无脊椎动物还受到许多不确定因素的影响，如风暴或病害的损害。

(4) 分离培养共生微生物

大多数海洋无脊椎动物组织内栖息着大量的共生微生物，包括细菌、蓝藻菌、真菌等。基于这一事实，一个令人关注的策略就是，鉴定共生微生物是否是海洋活性化合物的真正生产者。许多研究已获得了有力的证据，表明微生物参与了无脊椎动物中天然产物的生物合成。在海绵相关微生物群落鉴定方面的一个突破是分子生物学方法的应用，例如，运用 16S rRNA-靶寡核苷探针的荧光原位杂交技术。运用这一方法，已鉴定了许多海洋无脊椎动物中的微生物群落。如果细菌或其他相关微生物真的能够产生这些目标化合物，那么精心设计特殊的培养基将有利于这些微生物的大规模发酵。目前，通过显微镜在海洋生物组织中观察到的细菌，估计只有不足 5%能够在标准条件下被培养（Fenical 1993）。如此，分子生物学方法可提供有前景的替代方案，即将化合物的生物合成基因簇转移到载体中，以适合大规模发酵，从而避免共生微生物培养的困难（Donia and Hamann 2003）。但是，目前看来，从共生微生物途径解决药源问题，尚需等待。

从海洋天然产物发展成为药物要经过一个系统的研究过程，海洋天然产物的一些特点增加了系统研究的难度。通过以上分析，可以看出影响现代海洋药物研究开发最主要的制约因素是药源问题。我们已从陆源药物先导化合物的开发中知道，从自然界中不断地、无节制地获取药物是不可靠的，也是不可取的，甚至会将相应的物种置于灭绝的境地。以海洋天然产物为基础进行大规模生产以满足临床应用，确实是一个挑战。制定环境友好、经济可行的替代战略方案为本领域所亟须。因此，寻找可人工再生的、对环境无破坏的、稳定的、经济的药源已成为海洋药物研究领域最紧迫的课题。

参 考 文 献

巴斯洛. 1969. 海洋药物学. 林泰禧，张经国，蓝孝贞译. 1985. 北京：海洋出版社

王长云，耿美术，管华诗. 2005. 海洋药物研究进展与发展趋势. 中国新药杂志，14（3）：278～282

徐冰心，康健磊. 2005. DMXBA抗老年性痴呆研究进展. 中国老年学杂志，25（2）：228～230

易杨华，焦炳华. 2006. 现代海洋药物学. 北京：科学出版社. 4～11

Adrian T E. 2007. Novel marine-derived anti-cancer agents. Curr Pharm Design，13（33）：3417～3426

Alvar J，Canavate C，Guiterrez-Solar B，et al. 1997. Leishmania and human immunodeficiency virus coinfection：the first 10 years. Clin Microbiol Rev，10：298～319

Ampel N M. 1996. Emerging disease issues and fungal pathogens asociated with HIV infection. Emerg Infect Dis，2：109～116

Arai M，Kobayashi M. 2010. Search for medicinal seeds from marine organisms. Yuki Gosei Kagaku Kyokaishi，68（5）：470～479

Barrett M P，Mottram J C，Coombs G H. 1999. Recent advances in identifying and validating drug targets in trypanosomes and leishmanias. Trends Microbiol，7：82～88

Berlinck R G S，Braeknan J C，Daloze D，et al. 1990. Two guanidine alkaloids from the Mediterranean sponge *Crambe crambe*. Tetrahedron Lett，45：6531～6535

Berman J. 1998. Chemotherapy of leishmaniasis：recent advances in the treatment of visceral disease. Curr Opin Infect Dis，11：707～710

Blom P，Ruttens B，Van Hoof S，et al. 2005. A convergent ring-closing metathesis approach to carbohydrate-based macrolides with potential antibiotic activity. J Org Chem，70（24）：10109～10112

Blunt J W，Copp B R，Hu W P，et al. 2007. Marine natural products. Nat Prod Rep，24：31～86

Blunt J W，Copp B R，Hu W P，et al. 2009. Marine natural products. Nat Prod Rep，26（2）：170～244

Boyd M R，Paull K D. 1995. Some practical considerations and applications of the National Cancer Institute in vitro anticancer drug discovery screen. Drug Dev Res，34：91～109

Chakraborty C，Hsu C H，Wen Z H，et al. 2009. Anticancer drugs discovery and development from marine organisms. Curr Top Med Chem，9（16）：1536～1545

Crompton D W T，Nesheim M C. 2002. Nutritional impact of intestinal helminthiasis during the human life cycle. Annu Rev Nutr，22：35～59

Cueto M，Jensen P R，Fenical W. 2000. *N*-methylsansalvamide，a cytotoxic cyclic depsipeptide from a marine fungus of the genus *fusarium*. Phytochemistry，55（3）：223～226

Derouin F. 2001. Anti-toxoplasmosis drugs. Curr Opin Invest Drugs，2：1368～1374

Donia M，Hamann M T. 2003. Marine natural products and their potential applications as anti-infective agents. Lancer Infect Dis，3：338～348

Fattorusso E，Taglialatela-Scafati O. 2009. Marine Antimalarials. Mar Drugs，7（2）：130～152

Faulkner D J. 2002. Marine natural products. Nat Prod Rep，19（1）：1～48

Fenical W. 1993. Chemical studies of marine bacteria：developing a new resource. Chem Rev，93：1673～1683

Fleming D T，McQuillan G M，Johnson R E，et al. 1997. Herpes simplex virus type 2 in the United States，1976 to 1944. N Engl J Med，337：1105～1111

Fusetani N. 2000. Drugs from the Sea. Basel：Karger. 1～5

Glaser K B，Mayer A M S. 2009. A renaissance in marine pharmacology：from preclinical curiosity to clinical reality. Biochem Pharmacol，78：440～448

Gray J W，Pedler S J. 1992. Antibiotic-resistant *Enterococci*. J Hosp Infect，21：1～14

Haefner B. 2003. Drugs from the deep：marine natural products as drug candidates. DDT，8：536～544

Hart J B，Lill R E，Hickford S J H，et al. 2000. The Halichondrins：chemistry，biology，supply and delivery. *In*：Fusetani N. Drugs from the Sea. Basel：Karger. 134～153

Hwang B, Lee J, Lee D G. 2010. Antimicrobial peptides derived from the marine organism (s) and its mode of action. Han'guk Misaengmul-Saengmyongkong Hakhoechi, 38 (1): 19～23

Jacobson P B, Marshall L A, Sung A, et al. 1990. Inactivation of human synovial fluid phospholipase A_2 by the marine natural product, manoalide. Biochem Pharmacol, 39 (10): 1557～1564

Jimeno J, Lopez-Martin J A, Ruiz-Casado A, et al. 2004. Progress in the clinical development of new marine-derived anticancer compounds. Anti-Cancer Drug, 15 (4): 321～329

Kerr R G, Kerr S S. 1999. Marine natural products as therapeutic agents. Exp Opin Ther Patents, 9: 1207～1222

Laport M S, Santos O C S, Muricy G. 2009. Marine sponges: potential sources of new antimicrobial drugs. Curr Pharm Biotech, 10 (1): 86～105

Maccioni R B, Munoz J P, Barbeito L. 2001. The molecular bases of Alzheimer's disease and other neurodegenerative disorders. Arch Med Res, 32 (5): 367～381

Mayer A M S. 1999. Marine Pharmacology in 1998: antitumor and cytotoxic compounds. The Pharmacol, 41 (4): 159～164

Mayer A M S, Lehmann V K B. 2000. Marine pharmacology in 1998: marine compounds with antibacterial, anticoagulant, antifungal, anti-inflammatory, anthelmintic, antiplatelet, antiprotozoal and antiviral activities; with actions on the cardiovascular, endocrine, immune, and nervous systems; and other miscellaneous mechanisms of action. The Pharmacol, 42 (2): 62～69

Mayer A M S, Lehmann V K B. 2001. Marine pharmacology in 1999: antitumor and cytotoxic compounds. Anticancer Res, 21: 2489～2500

Mayer A M S, Hamann M T. 2002. Marine pharmacology in 1999: compounds with antibacterial, anticoagulant, antifungal, anti-inflammatory, anthelmintic, anti-inflammatory, antiplatelet, antiprotozoal and antiviral activities; affecting the cardiovascular, endocrine, immune, and nervous systems; and other miscellaneous mechanisms of action. Comput Biochem Physiol C Pharmacol Toxicol Endocrinol, 132: 315～339

Mayer A M, Gustafson K R. 2003. Marine pharmacology in 2000: antitumor and cytotoxic compounds. Int J Cancer, 105 (3): 291～299

Mayer A M, Gustafson K R. 2004a. Marine pharmacology in 2001-2: antitumour and cytotoxic compounds. Eur J Cancer, 40 (18): 2676～2704

Mayer A M S, Hamann M T. 2004b. Marine pharmacology in 2000: marine compounds with antibacterial, anticoagulant, antifungal, anti-inflammatory, antimalarial, antiplatelet, antituberculosis, and antiviral activities; affecting the cardiovascular, immune, and nervous systems and other miscellaneous mechanisms of action. Mar Biotechnol (NY), 6 (1): 37～52

Mayer A M, Hamann M T. 2005. Marine pharmacology in 2001-2002: marine compounds with anthelmintic, antibacterial, anticoagulant, antidiabetic, antifungal, anti-inflammatory, antimalarial, antiplatelet, antiprotozoal, antituberculosis, and antiviral activities; affecting the cardiovascular, immune and nervous systems and other miscellaneous mechanisms of action. Comput Biochem Physiol C Toxicol Pharmacol, 140 (3-4): 265～286

Mayer A M, Gustafson K R. 2006. Marine pharmacology in 2003-2004: anti-tumour and cytotoxic compounds. Eur J Cancer, 42 (14): 2241～2270

Mayer A M, Rodriguez A D, Berlinck R G, et al. 2007. Marine pharmacology in 2003-4: Marine compounds with anthelmintic, antibacterial, anticoagulant, antidiabetic, antifungal, anti-inflammatory, antimalarial, antiplatelet, antiprotozoal, antituberculosis, and antiviral activities; affecting the cardiovascular, immune and nervous systems and other miscellaneous mechanisms of action. Comput Biochem Physiol C Toxicol Pharmacol, 145 (4): 553～581

Mayer A M S, Gustafson K R. 2008. Marine pharmacology in 2005-2006: Antitumour and cytotoxic compounds. Eur J Cancer, 44: 2357～2387

Mayer A M S, Rodriguez A D, Berlinck R G S, et al. 2009. Marine pharmacology in 2005-6: marine compounds with anthelmintic, antibacterial, anticoagulant, antifungal, anti-inflammatory, antimalarial, antiprotozoal, antituberculosis, and antiviral activities; affecting the cardiovascular, immune and nervous systems, and other miscellaneous mechanisms of action. Biochim Biophys Acta, 1790: 283～308

Mayer A M S, Glaser K B, Cuevas C, et al. 2010. The odyssey of marine pharmaceuticals: a current pipeline perspective. Trends Pharmacol Sci, 31 (6): 255～265

Mendola D. 2000. Aquacultural production of bryostatin 1 and ecteinascidin 743. *In*: Fusetani N. Drugs from the Sea. Basel: Karger. 120～133

Mishra S K, Satpathy S K, Mohanty S. 1999. Survey of malaria treatment and deaths. Bull World Health Organ, 77 (12): 1020

Molinski T F, Dalisay D S, Lievens S L, et al. 2009. Drug development from marine natural products. Nat Rev Drug Discov, 8 (1): 69～85

Neu H C. 1992. The crisis in antibiotic resistance. Science, 257: 1064～1073

Newman D J, Cragg G M. 2004. Advanced preclinical and clinical trials of natural products and related compounds from marine sources. Curr Med Chem, 11 (13): 1693～1713

O'Hanlon L H. 2006. Scientists are searching the seas for cancer drugs. J. Natl. Cancer Inst, 98 (10): 662～663

Olivera B M. 2000. ω-Conotoxin MVIIA: from marine snail venom to analgesic drug. *In*: Fusetani N. Drugs from the Sea. Basel: Karger. 74～85

Pattan S R, Nirmal S A, Pattan J S, et al. 2009. Marine natural products - as a source of cytotoxic drugs. Pharmacologyonline, (2, News Letters): 943～952

Proksch P, Edrada R A, Ebel R, et al. 2002. Drugs from the seas: current status and microbiological implications. Appl Microbiol Biot, 59: 125～134

Rahman H, Austin B, Mitchell W J, et al. 2010. Novel anti-infective compounds from marine bacteria. Mar Drugs, 8: 498～518

Rawat D S, Joshi M C, Joshi P, et al. 2006. Marine peptides and related compounds in clinical trial. Anti-Cancer Agent Med Chem, 6 (1): 33～40

Romero F, Espliego F, Baz J P, et al. 1997. Thiocoraline, a new depsipeptide with antitumor activity produced by a marine *Micromonospora*. J Antibiot, 50 (9): 734～737

Schlingmann G, Milne L, Williams D R, et al. 1998. Cell wall active antifungal compounds produced by the marine fungus *Hypoxylon oceanicum* LL-15G256. II. Isolation and structure determination. J Antibiot, 51: 303～316

Simmons T L, Andrianasolo E, McPhail K, et al. 2005. Marine natural products as anticancer drugs. Mol Cancer Ther, 4 (2): 333～342

Singh R, Sharma M, Joshi P, et al. 2008. Clinical status of anti-cancer agents derived from marine sources. Anti-Cancer Agents Med Chem, 8, 603～617

Stephenson J. 1997. Worry grows as antibiotic-resistant bacteria continue to gain ground. JAMA, 278: 2049～2050

Tuazon C U. 1989. Toxoplasmosis in AIDS patients. J Antimicrob Chemother, 23: 77～82

Villa F A, Gerwick L. 2010. Marine natural product drug discovery: leads for treatment of inflammation, cancer, infections, and neurological disorders. Immunopharmacol Immunotoxicol, 32 (2): 228～237

Wallace R W. 1997. Drugs from the sea: Harvesting the results of aeons of chemical evolution. Mol Med Today, 3: 291～295

Weinheimer A J, Spraggins R L. 1969. The occurrence of two new prostaglandin derivatives (15-epi-PGA_2 and its acetate, methyl ester) in the gorgonian *Plexaura homomalla* chemistry of coelenterates. XV. Tetrahedron Lett, 10: 5185～5188

Williams P, Sorribas A, Liang Z. 2010. New methods to explore marine resources for Alzheimer's therapeutics. Curr Alzheimer Res, 7 (3): 210～213

Yasuhara-Bell J, Lu Y. 2010. Marine compounds and their antiviral activities. Antivir Res, 86 (3): 231～240

6 海洋抗癌药物与药物先导化合物

海洋抗癌药物（抗肿瘤药物）的筛选发现一直是海洋药物研究的重点。癌症（恶性肿瘤）是威胁人类生命健康的重大疾病之一，寻找有效的抗癌药物是近一个世纪以来医药界的主要目标之一。目前，已从海绵、海鞘、海兔、海藻、珊瑚等海洋生物中分离获得大量的具有抗肿瘤活性的化合物，包括萜类、酰胺类、肽类、生物碱类、大环内酯类、聚醚类、核苷类等多种结构类型的化合物。这些化合物的抗肿瘤作用机制包括：干扰肿瘤细胞有丝分裂和微管聚合从而直接杀伤肿瘤细胞；抑制蛋白质合成；调节蛋白激酶C（PKC）的合成；增强机体自身免疫能力；抑制肿瘤新生血管形成；促使细胞骨架肌动蛋白解聚；抗多药耐药性（MDR）等。Ara-C（阿糖胞苷）是第一个在临床上应用的海洋抗癌药物，最近，ET-743（ecteinascidin 743，trabectedin，Yondelis®）也已被批准进入市场。至今进入临床试验的海洋抗癌药物已有25种（其中有5种已退出临床研究），另有一批处于临床前研究阶段的药物先导化合物，如KRN7000、aplidine、bryostatin 1、dolastatin 10、halichondrin B、kahalalide F等。以下介绍几种具有代表性的海洋抗癌药物及药物先导化合物。

6.1 抗癌药物Ara-C

Ara-C（arabinosyl cytosine，cytosine arabinoside，cytarabine，Cytosar-U®，Depocyt®，阿糖胞苷）（Mayer et al. 2010）和Ara-A（阿糖腺苷）是海洋天然产物化学最早的探索性研究与成功的实例，也是以海洋天然产物为原型发展形成的最早的海洋药物。Ara-C和Ara-A是最早在临床上应用的核苷类似物。Ara-C是一种抗癌药物，在体内通过转化成三磷酸酯后结合进细胞DNA链中，对DNA聚合酶产生抑制作用。目前，Ara-C在临床上被用于治疗急性白血病，对急性粒细胞白血病的疗效最佳，对少数实体瘤也有疗效。Ara-A是一种抗病毒药物，抑制病毒DNA的合成，对疱疹病毒、水痘-带状疱疹病毒（HSV-1、HSV-2）、腺病毒、伪狂犬病毒、乙型肝炎病毒（HBV）等DNA病毒有抑制作用。目前，Ara-A在临床上主要用于慢性乙型病毒性肝炎、单纯性疱疹病毒及巨细胞病毒性脑炎、疱疹性角膜炎、带状疱疹等的治疗（参见7.3节）。Ara-C和Ara-A的先导化合物是来源于海洋低等无脊椎动物海绵 *Cryptotheca crypta* 的次级代谢产物——特异海绵核苷类化合物。

6.1.1 独特的海绵核苷类化合物的发现

1950—1956年，Bergmann等连续在著名刊物 *Journal of Organometrallic Chemistry* 上发表了三篇论文，报道从加勒比海海绵 *Cryptotethia crypta*（*Tethya crypta*）中分离获得三种新结构化合物，即阿拉伯糖核苷衍生物海绵尿苷（spongouridine，Ara-U，1-β-D-arabi-nofuranosyluracil）、海绵胸腺嘧啶脱氧核苷（spongothymidine，Ara-T，1-β-D-arabinofuranosylthymidine）和海绵核苷（spongosine，1-β-D-arabinofuranosy1-2-

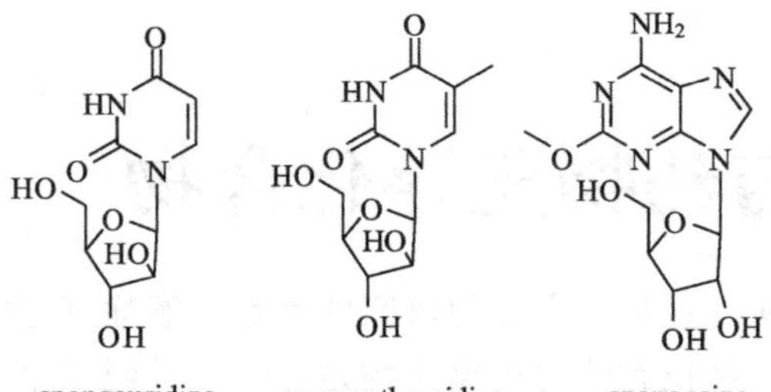

图 6-1　海绵 *C. crypta* 中的特异海绵核苷化合物

methoxyadenine）（图 6-1）（Bergmann and Burke 1955；Bergmann and Feeney 1951）。这三种化合物是第一批来源于海洋生物的次级代谢产物，不仅激起了人类探索海洋的热情，掀起了海洋药物研究开发的第一次浪潮，而且使人类对疾病的认识产生了一个飞跃，从而在临床上开创了一类全新的抗癌、抗病毒药物——干扰 DNA 合成的核苷类药物。

从海绵中发现的这三种化合物是人类第一次从自然界中发现的连接其他糖基（阿拉伯糖）而非核糖和脱氧核糖的核苷。这三种特异的海绵核苷化合物在结构上与构成细胞的核苷酸大致相同，但又不完全一样，要么是连接的糖基不同——连接阿拉伯糖而不是核糖或脱氧核糖，要么是碱基有微小改变。

起初，在体外药理实验中，这三种化合物只表现出弱的抗肿瘤活性和抗病毒活性（Guyot 2000）。然而，这些化合物的抗肿瘤和抗病毒活性使人们意识到，生物系统在进行 DNA 合成和修复时，只对建构单元核苷进行大致识别，而忽略糖基或碱基上的微小差别，并将这些结构大致相同的核苷类似物当作核苷来构筑 DNA 链。但是这些结构上大致与核苷相似的化合物一旦被结合进 DNA 链中，便会导致生物系统自身不能纠正的错误，使 DNA 合成终止，发出细胞程序性死亡的信号，产生药物诱导的细胞程序性死亡。对生物系统的这些认识，使人们找到了一种新的抗癌、抗病毒靶标，即 DNA 的复制，而能有效作用于这个靶标的药物就是核苷类似物。从此在抗肿瘤、抗病毒的临床治疗药物中开创了一类新作用机制的治疗药物——抑制核酸合成的核苷类似物。而这三种最初从海绵中分离得到的核苷类似物被认为是所有此后发现的核苷类似物药物的先导化合物（王军等 2007a；Evans J S et al. 1961）。

6.1.2　Ara-C 的药理作用及其作用机制

海绵核苷的发现，加之当时生命科学特别是药学界对核酸的普遍兴趣，以及发现 5-氟尿嘧啶有抗癌活性等因素，促使药物化学家在实验室合成了大量的核苷类似物。1960 年合成 Ara-A；到 1974 年这类化合物中的第一批成员 Ara C（图 6-2）和 Ara A 已成为处方药物进入临床使用（Mayer et al. 2010）。这两种药物是最早在临床上应用的核苷类似物，都是用阿拉伯糖代替核糖或脱氧核糖对碱基进行修饰。药理研究表明，Ara-A 和 Ara-C 对于疱疹病毒 HSV-1 的最小抑制浓度分别为 0.02 mg/mL 和 1 mg/mL，对疱疹病毒（HSV-2）的最小抑制浓度分别为 200 mg/mL 和 10 mg/mL。在此后的研究中，根据药理活性的差异和特点，Ara-A 和 Ara-C 的研究方向各有侧重，分别成为抗病毒药物和抗癌药物。抗病毒药物 Ara-A 的临床应用、药理作用及作用机制详见 7.2 节。

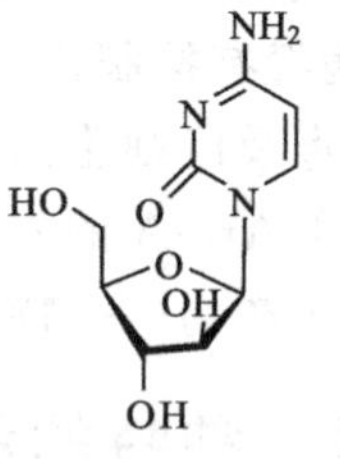

图 6-2　Ara-C
（cytarabine，cytosar-U®）

Ara-C是一种合成的嘧啶核苷，于1961年合成成功，1969年被美国食品药品管理局（Food and Drug Administration，FDA）批准，20世纪80年代上市。其中，cytarabine（Cytosar-U®）在临床上主要用于治疗急性淋巴细胞白血病、急性髓样白血病、慢性髓样白血病高危期、脑膜白血病和其他的恶性血液病（Absalon et al. 2009；Thomas 2009；Tallman 2001；Pallavicini 1984；Carey et al. 1975）；liposomal cytarabine（Depocyt®）主要用于治疗淋巴瘤脑膜炎。几十年来，Ara-C作为一种脱氧胞苷类似物，是急性骨髓样白血病最重要的化疗制剂。

Ara-C是S期专一性抗代谢细胞毒剂，当转运到细胞内形成三磷酸盐Ara-CTP时，与三磷酸核苷dCTP竞争，从而抑制DNA聚合酶的活性和DNA的合成（Mayer et al. 2010）。Ara-C与脱氧胞苷的结构极其相似，并具有相同的代谢途径。Ara-C以其核苷形式转运到细胞中，然后通过细胞内系列酶的作用转变成Ara C的活性代谢产物三磷酸盐Ara-CTP。在增殖的细胞中，Ara-CTP与细胞内的三磷酸核苷dCTP竞争性参与DNA复制，导致子链DNA的合成在Ara-CTP部位终止（Plunkett et al. 1987；Kufe et al. 1980）。此外，Ara-C通过阻断由拓扑异构酶Ⅰ介导的DNA分子的再连接而抑制DNA的修复。因为Ara-C的细胞毒性依赖于DNA的合成，可观察到Ara-C引起细胞死亡的最大效应在细胞周期的S期。与此相一致，急性白血病患者的白血病细胞的选择性溶胞作用发生在细胞周期的活跃期，而G_0期的细胞对一些细胞生长抑制剂（包括Ara-C在内）均无应答。然而，对于慢性淋巴白血病，Ara-C可使静止期的细胞死亡。慢性淋巴白血病是一个无痛的恶性肿瘤，具有通过白血病淋巴克隆进行扩张的特征，导致G_0静止期白血病细胞在骨髓、血液和其他髓外部位（如脾、肝、淋巴结）中的积累。通过^3H标记监测发现，白血病淋巴细胞对胸腺嘧啶脱氧核苷的融合率极低；通过流式细胞监测分析发现，新合成的DNA也极少，表明处于增殖期的细胞很少。目前，核苷酸类似物如氟达拉滨（F-Ara-A）已作为慢性淋巴细胞白血病的首选治疗药物。核苷酸类似物，如氟达拉滨和Ara-C，融合到DNA分子中，被认为是对增殖的白血病细胞产生细胞毒性的主要原因。一些研究已经显示，杀死静止期细胞的机制包括抑制细胞DNA修复、抑制RNA合成、激活凋亡前体蛋白（Apaf-1）、下调生存蛋白（Bcl-2）等（de Vries et al. 2006）。

Ara-C在临床应用过程中受到一些不利因素的影响，限制了其应用。例如，Ara-C在肝脏、脾脏、胃肠道黏膜层中的快速脱氨基作用，使其应用受到严格的限制。由于Ara-C的血浆半衰期非常短，系统暴露量低，必须进行持续静脉点滴或采用复杂的给药方式以获得最好的治疗效果（Cheon and Han 2007）。鉴于此，大量的工作都致力于提高Ara-C的治疗效果，对Ara-C口服给药的前药策略进行了探讨，并取得了一定的进展，然而，至今尚未有一种制剂被获准应用。因此，Ara-C的药物输送仍有待改进（Cheon and Han 2007）。2009年12月，在PubMed数据库中搜索cytarabine，获得13 000余篇文献，表明其临床前和临床癌症药理学研究的巨大价值。

6.1.3 Ara-C及其衍生物的合成

几十年来，大量的研究探讨了Ara-C及其衍生物的合成方法，以期寻找到疗效更高、毒性更低的抗癌药物。例如，Bazzanini等（2005）报道了一种Ara-C的单核苷酸前药的合成路线（图 6-3），该化合物含有硫代特戊酰结构（*S*-pivaloyl-2-thioethyl，*t*BuSATE）。通过共同的亚磷酰胺途径，探讨了两种不同的核苷保护基的作用。

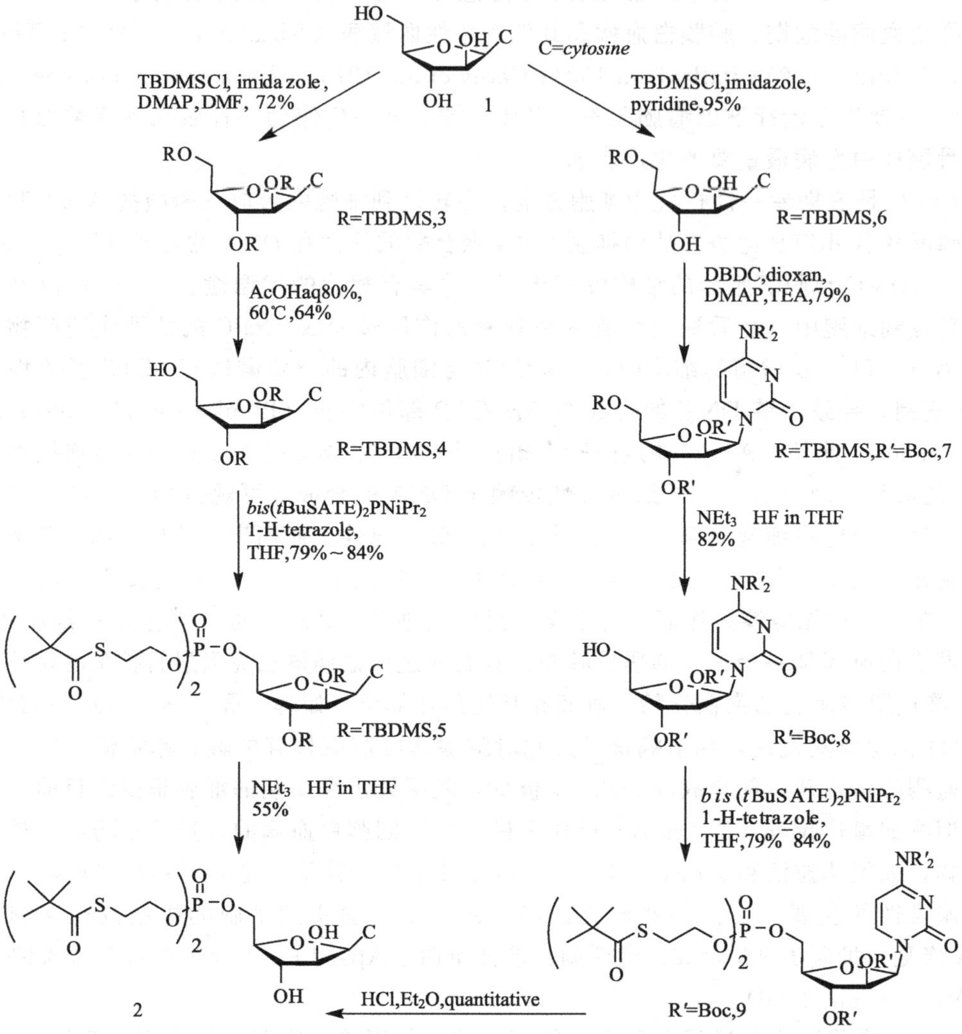

图 6-3 Ara-C（1）的 *bis*（*t*BuSATE）磷酸三酯衍生物（2）的合成路线

6.2 抗癌药物 ET-743

ET-743（ecteinascidin 743，trabectedin，NSC 684766，Yondelis®）是来源于加勒比海被囊动物 *Ecteinascidia turbinate* 的四氢异喹啉类生物碱（Jimeno et al. 2006；Battershill et al. 2005；Kijjoa and Sawangwong 2004；Rinehart et al. 1990a；Wrigh et al. 1990），是一种新颖的能与 DNA 结合的抗癌药物。ET-743 对乳腺癌、非小细胞肺癌、结肠癌、肾癌、卵巢癌、子宫内膜癌、黑色素癌、骨肉瘤和前列腺癌等有抑制活性（Rinehart 2000；Zewail-Foote Hurley 1999）。在Ⅲ期临床试验中，ET-743 主要用于治疗软组织肉瘤。ET-743 具有极为复杂的抗癌机制，对具有多药物抗性的肿瘤极敏感，

可用于治疗那些各种肌肉与淋巴等组织所患的无药物可以治疗的肉瘤，并显示出良好的安全性。开发 ET-743 的 PharmMar 公司向欧盟递交了其作为抗癌药物上市的申请，用于治疗传统化疗无效的晚期软组织肉瘤患者，欧盟于 2007 年批准 ET-743（Yondelis®）作为治疗软组织肉瘤的罕见药物。2009 年其又获准用于治疗卵巢癌，目前正在美国进行关键的Ⅲ期临床研究以获得 FDA 的认可（Mayer et al. 2010）。

6.2.1 ET-743 的发现

ET-743 是一种从采自加勒比海的被囊动物 *Ecteinascidia turbinate*（图 6-4）中分离得到的次级代谢产物。早在 1969 年的海洋药物论坛上，首次报道了加勒比海被囊动物 *E. turbinata* 具有较强的抗肿瘤活性，其乙醇/水粗提物显示较强的免疫调节和抗增殖活性。1972 年，Licher 在“来源于海洋的食物-药物”研讨会上报道了被囊动物 *E. turbinate* 的提取物，在用鼠白血病细胞 P-388 动物模型进行抗肿瘤筛选时，提取物显示了抗癌活性（IT/C 140～170 mg/kg，50～265 mg/kg i. p.）。但是，由于抗癌成分在提取物中含量太低，一直未能分离和测定结构。直到 1986 年，随着高灵敏度的分离和结构测定技术的出现，才分离出系列高抗癌活性有效成分 ecteinascidins。Rinehart 等（1990a）从采自加勒比海的海鞘中，用逆流层析的方法分离获得一类四氢异喹啉生物碱（$1\times10^{-4}\%$）。其中，ET-743 得率最高（约为 0.0001%），同时分出的还有 ecteinascidins 系列衍生物 ET-729、ET-745、ET-759A、ET-759B 和 ET-770。在此后的研究中发现了更多的 ecteinascidins 系列化合物（图 6-5）（Manzanares et al. 2001）。化合物代号 ET 后的数字代表经 FABMS 法测得的各化合物的 $[M-H_2O]^+$ 离子峰。在 ecteinascidin 族化合物中，ET-743 的得率相对较高，体外细胞毒等生物活性最强，是其中最有开发潜力的化合物。鉴于此，对该化合物重点进行了系统的化学和生物学研究。

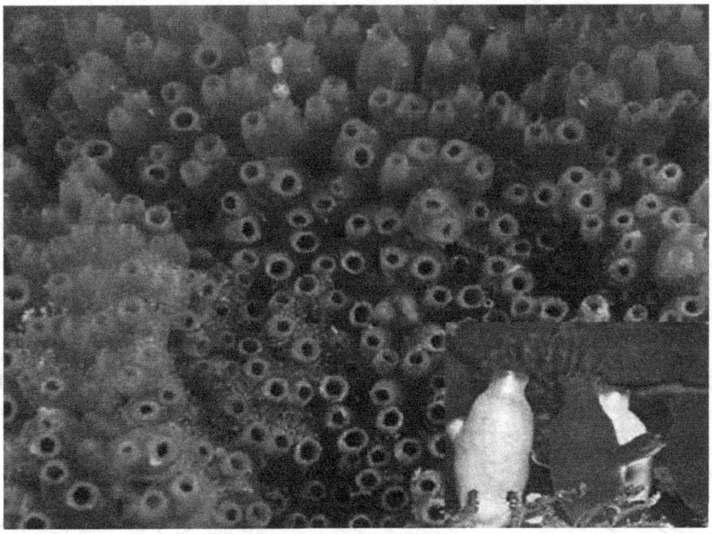

图 6-4 加勒比海海鞘 *E. turbinata*（见彩图）

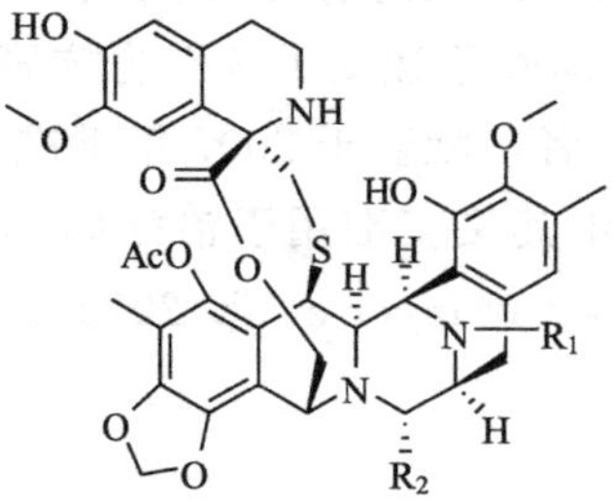

ET-743 R_1=Me,R_2=OH
ET-729 R_1=H,R_2=OH
ET-745 R_1=Me,R_2=H
ET-759A R_1=Me,R_2=O(lactam)
ET-759B R_1=Me,R_2=OH,S-oxide
ET-759C R_1=Me,R_2=OH,N^{12}-oxide
ET-770 R_1=Me,R_2=CN;N^{12}-formyl
ET-729 R_1=CHO,R_2=OH
ET-815 R_1=Me,R_2=OCHCHCH$_3$CHO
ET-731 R_1=H,R_2=H
ET-745B R_1=H,R_2=OH;S-oxide

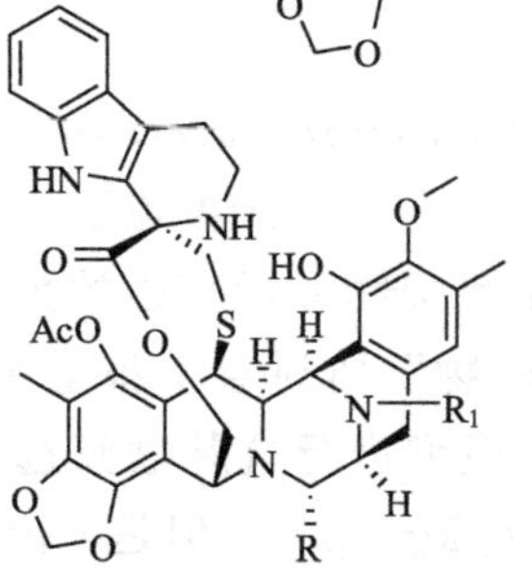

ET-732 R_1=H,R_2=OH
ET-736 R_1=Me,R_2=OH
ET-738 R_1=Me,R_2=H
ET-808 R_1=Me,R_2=OCHCHCH$_3$CHO
ET-752 R_1=Me,R_2=OH;S-oxide
ET-637 R_1=Ac,R_2=OH;H;NHAc
ET-652 R_1=Ac,R_2=OH;H;NHCOCH$_2$NH$_2$

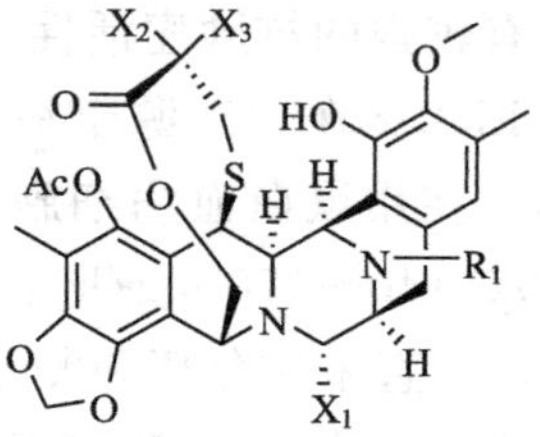

ET-583 R_1=H;X_1=OH;X_2=H;X_3=NH$_2$
ET-597 R_1=Me;X_1=OH;X_2=H;X_3=NH$_2$
ET-596 R_1=Me;X_1=OH;X_2,X_3=O
ET-639 R_1=Me;X_1=OH;X_2=H;X_3=NHAc
ET-641 R_1=Me;X_1=H;X_2=H;X_3=NHAc

图 6-5 海鞘 *E. turbinate* 中的四氢异喹啉生物碱 ecteinascidins

ET-743 的分子结构主要是通过多级质谱技术（FAB-MS-MS）（图 6-6）和核磁共振波谱技术确定的。ET-743 的 FAB-MS 得到相对分子质量为 761 的离子峰，分子式为 $C_{39}H_{43}N_3O_{11}S$；FAB-MS 产生的高质量数的系列碎片母离子峰被导入二级质谱中（MS^2），碰撞后产生质荷比（m/z）为 495 的关键碎片离子，该母离子再经三级质谱 MS^3，碎裂成重要的结构碎片（m/z 为 204 和 218），由此确定了 ET-743 的 A 环结构单元；再结合核磁共振波谱技术确定了 B 环结构单元；最后根据核磁共振波谱数据确定

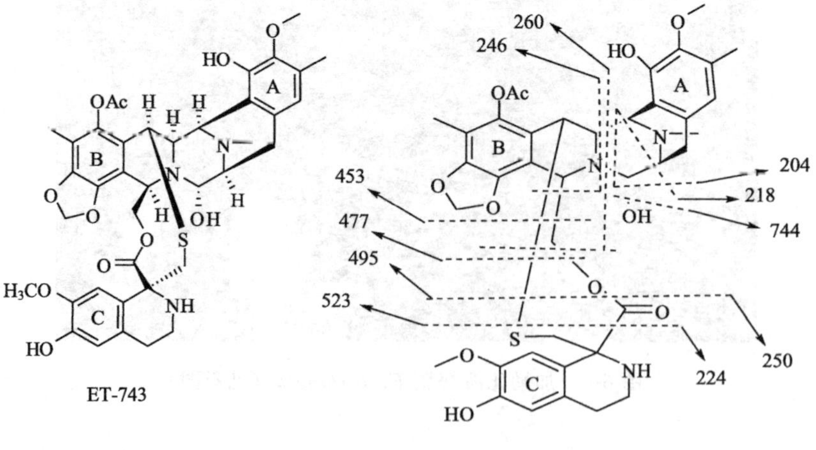

图 6-6 ET-743 及其 FAB-MS 裂解

出整个分子的结构。此后，ET-743 的结构由 X 射线单晶衍射数据得以确证。Corey 等 (1996) 完成了 ET-743 的全合成，进一步证实了推导的结构。结构研究表明，ecteinascidins是一类结构新颖独特的化合物，结构极为复杂，整个分子由 9 个环构成。分子中含有 3 个四氢异喹啉单元（A、B、C），其中 A 和 B 单元通过并联形成一个六环体系而成二聚体，C 单元通过形成一个含硫的十元内酯环与前两个四氢异喹啉环的二聚体相结合，形成化合物骨架。分子中含有 7 个手性中心，不仅有十元环，还有螺环、桥环等结构（图 6-6）。

6.2.2 ET-743 的药理作用与构效关系

ET-743 具有很强的抗肿瘤活性，对 P388 白血病、B16 黑色素瘤、M5076 子宫瘤、Lewis 肺癌，以及 MX-1 乳腺癌等肿瘤细胞都显示了良好的抑制活性（Sakai et al. 1996a; Fusetani and Matsunaga 1993）。ET-743 显示极强的体外细胞毒活性，在低浓度下，甚至在 1 pmol/L 的极低浓度下也表现出有效的细胞毒活性（Rinehart et al. 2000a）。抗肿瘤活性研究表明，ET-743 比目前临床上广泛使用的抗癌药物紫杉醇、喜树碱、阿霉素、丝裂霉素 C、顺铂、博来霉素及依托泊苷等药物的作用活性高出 1～3 个数量级（IC_{50} 0.1～1 nmol/L）。例如，对鼠白血病细胞 P-388、鼠白血病细胞 L-1210、人肺癌细胞 A-549、人结肠癌细胞 HT-29、黑色素瘤细胞 MEL-28 的 IC_{50} 分别为 0.000 34 μmol/L、0.000 66 μmol/L、0.000 26 μmol/L、0.000 46 μmol/L 和 0.000 50 μmol/L。

利用鼠肿瘤模型和多种人肿瘤细胞的裸鼠移植模型进行 ET-743 的体内抗肿瘤活性评价。结果显示，在人肿瘤细胞异体移植裸鼠肿瘤动物模型实验中，ET-743 对乳腺癌、黑色素癌、非小细胞肺癌、卵巢癌、肾癌、前列腺癌等动物模型都具有较好的抗癌效果，使得肿块减少或消失，实验动物寿命延长（Sakai et al. 1992）。用 ET-743 治疗鼠腹膜内植入人白血病细胞 P388，剂量为 27 μg/(kg・d)，腹腔给药，每 4 天 1 次，共给 5 次，小鼠生命延长率达到 148%；用 13.4 μg/(kg・d) 剂量腹腔给药治疗植入的 B16 黑色素瘤时，每天给药 1 次，共给 9 次，生命延长率达到 178%（Jimeno et al. 1996）。在实验中观察到，实验动物黑色素瘤 MEXF-989、乳腺癌 MX-1、非小细胞肺癌 LXFL-529 和卵巢癌 HOC-22 移植瘤完全消退，肾癌 MRIH-121 和前列腺癌 PC-2 移植瘤部分消退。

用鼠淋巴癌细胞 L1210 进行体外细胞毒活性评价，探讨 ecteinascidins 的构效关系。研究发现，ET-743 比其 C-21 位脱氧类似物 ET-745 的细胞毒活性高 175 倍。类似地，ET-743 的 *N*-C-OH 氧化成内酰胺环成 ET-759A，活性降低 17 倍；C-21 位的羟基被丙二醇基取代成 ET-815，或氰基取代成 ET-770，细胞毒活性也都降低。这表明 N-C-OH 是重要的活性基团。其他结构变化也对细胞毒活性产生影响。例如，ET-743 脱乙酰基成 ET-701，活性降低 40 倍，而 *N*-12 去甲基类似物 ET-729，活性提高 10 倍；ET-743 的 C 单元中未被结合的酚羟基被乙酰化或甲基化对活性无明显影响，而 A 单元 C-18 位的酚羟基被甲基化后活性降低 40 倍。将 ET-743 与 ET-729、ET-583、ET-594 和 ET-597 进行比较，发现 C 单元芳香基团的存在对活性也起重要作用，至于 C 单元是四氢异喹啉环（如 ET-743 和 ET-729）还是 4H-β-咔啉环（如 ET-722 和 ET-736），化合物间的活性差别并不大（Manzanares et al. 2001）。除了用鼠淋巴癌细胞外，还相继以鼠白血病细胞 P-388、人肺癌细胞 A-549、结肠癌细胞 HT-29、黑色素瘤细胞 MEL-28 等的体外细胞毒活性对 ET-743 进行了构效关系研究（Sakai et al. 1992）。采用黑色素瘤 MEXF-989、乳腺癌 MX-1 等的体内研究发现，ET-743 的 C 单元改变的化合物，如 ET-736 和 N-12 去甲基类似物 ET-722，相对 ET-743 活性有较大变化，提示 C 单元在抗癌活性中起重要作用。

6.2.3 ET-743 的抗肿瘤作用机制

目前，ET-743 抗肿瘤活性的作用机制还未完全阐明。已有研究表明，ET-743 的作用机制新颖独特，具有多重作用机制，包括：选择性地抑制细胞生长关键基因和耐药关键基因（包括致癌基因）的表达，使 DNA 烷基化，抑制遗传修复途径，抑制细胞周期而导致 P53 依赖性的细胞程序性死亡，扰乱肿瘤细胞微管网络，在 DNA 和拓扑异构酶Ⅰ（Top Ⅰ）之间引起交联等。ET-743 具体的作用机制有以下几个方面。

① ET-743 可抑制拓扑异构酶Ⅰ（Top Ⅰ）活性。Top Ⅰ是 ET-743 的作用靶点，高浓度的 ET-743 可以与 DNA Top Ⅰ发生交联（Takebayashi et al. 2001a，1999；Martinez et al. 1999；Zewail-Foote and Hurley 1999）。由于结合在 DNA 链上的 ET-743 向外突出 C 单元，干扰了 DNA 与蛋白质的结合。ET-743 与 Top Ⅰ相互作用，能导致 DNA 结构破坏（Takebayashi et al. 1999），但是该作用不是 ET-743 的主要抗癌机制（Damia et al. 2001）。

② ET-743 对 DNA 烷基化从而抑制蛋白质合成。ET-743 能够与 DNA 结合而使 DNA 构象翻转，诱导 DNA 结构畸变。ET-743 能够使 DNA 双螺旋小沟处鸟嘌呤的 *N*-2 烷基化，从而阻断 DNA 的复制和合成，抑制肿瘤细胞生长（Zewail-Foote and Hurley 2001；Moore et al. 1998）。用体外放射标记 DNA 片段，加入 ET-743，以电泳印迹技术观察电泳迁移的变化，分析确定 ET-743 与 DNA 结合的特定序列。结果显示，ET-743 的功能基团 *N*-2-C-21-OH 能与 DNA 双螺旋小沟鸟嘌呤的环外 *N*-2 基团结合。烷基化发生在鸟嘌呤 5′-PuGC-3′或 5′-PyrGG-3′ 序列（Moore et al. 1997）。分子中 *N*-12 夺取水中质子，形成铵离子，鸟氨酸环外氮离子进攻具有亲电性的质子化 ET-743，形成 DNA-ET-743 共价加合物（图 6-7）。烷基化使 DNA 分子向大沟方向翻转，该立体位置对 DNA 小沟的交联反应十分重要，因而影响 DNA 功能（Moore et al. 1997；Pommier et al. 1996）。ET-743 对 DNA 的烷基化是 ET-743 发挥抗癌活性的重要原因（Scott and Williams 2002）。

③ ET-743 可与 DNA 结合蛋白及转录因子相互作用（Jin et al. 2000）。ET-743 与 DNA 形成的 DNA-ET-743 共价加合物可与多种 DNA 转录因子之间相互作用，从而对这些因子产生抑制，干扰转录因子与 DNA 的结合（Scott and Williams 2002）。在 ET-743 浓度高于 50 μmol/L 时，转录因子 TATA 结合蛋白（TBP）、细胞周期中起调节作用的转录激活因子 E2F 和 SRF 的结合均受到抑制；浓度在 10～30 μmol/L 时，转录因子 NF-Y 的结合受到抑制；当浓度在 3～10 μmol/L 时，能完全抑制核小体重构（Bonfanti et al. 1999）。这提示 ET-743 能干扰 DNA 调节蛋白与 DNA 的结合作用，改变其特定功能。最近，Beumer 等（2009）报道了 ET-743 与人血浆蛋白的结合作用。

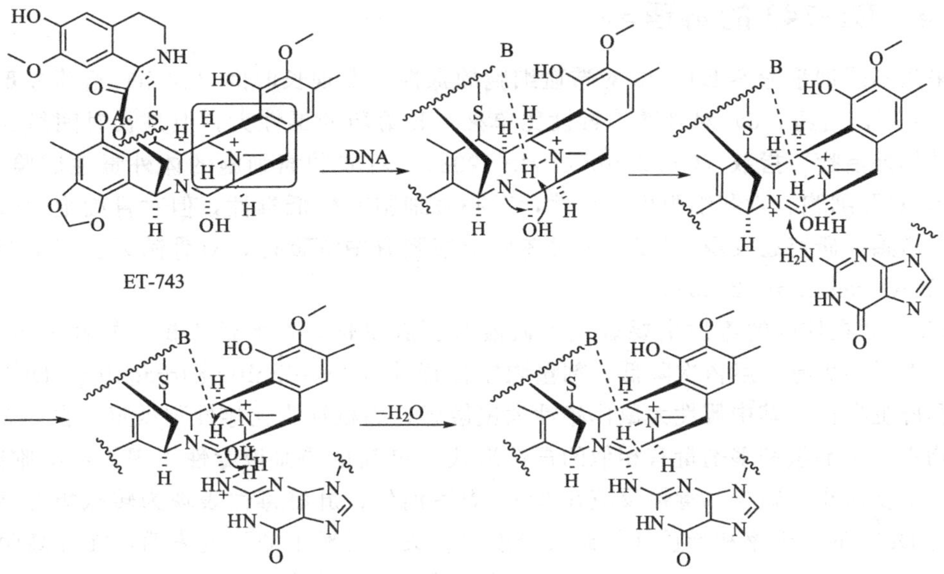

图 6-7　ET-743 与 DNA 的结合

④ ET-743 干扰 DNA 的修复途径。通常，细胞 DNA 发生突变时可被修复，其中核苷剔除修复机制可将损伤的 DNA 片段剔除掉，替代以正确的 DNA 片段。ET-743 则能够促使细胞核苷剔除修复系统产生致死性的 DNA 断裂，阻止细胞 DNA 的剔除和修复。Scott 和 Williams（2002）发现，在对 ET-743 无耐药性的癌细胞株中，核苷剔除修复系统不能有效地剔除 ET-743-DNA 共价部分，从而产生不可逆的 DNA 链断裂，致使细胞死亡。ET-743 通过可逆的共价键结合到 DNA 小沟上（Zewail-Foote and Hurley 2001），并与核苷酸切除修复（nucleotide excision repair，NER）系统中的不同结合蛋白发生作用（Soares et al. 2007；Herrero et al. 2006；Erba et al. 2001；Takebayashi et al. 2001b）。用对 ET-743 耐药、*XPG* 基因缺陷的肿瘤细胞进行研究，当 XPG 修复后，细胞即恢复对 ET-743 的敏感程度。进一步用 *XPG* 基因缺陷细胞或和 Cockayne 综合征相关的基因进行研究，发现对 ET-743 的敏感度依赖于转录偶联的 NER 途径，即 ET-743 改变了 NER 的作用方式，诱导转录基因中致死 DNA 丝状体断裂，导致细胞死亡（Damia et al. 2001；Takebayashi et al. 2001b）。ET-743 阻止细胞内 DNA 的剔除和修复过程，是其独特的抗肿瘤机制之一。

⑤ ET-743 可干扰肿瘤细胞的微管网络，抑制微管蛋白聚合（Garcia-Rocha et al. 1996）。在 ecteinascidin 类化合物中，这一抗癌机制是 ET-743 所特有的。研究表明，ET-743 不是直接与微管作用，而是减少微管纤维导致微管分布的变化。用 ET-743 处理过的微管不能固定在细胞中心体，ET-743 干扰了微管的聚合（Scott and Williams 2002）。

⑥ ET-743 可阻滞细胞周期。ET-743 能够阻滞细胞周期 G_1 到 G_2 的生长，引起 G_2/M 期的积累，从而干扰细胞周期，抑制 DNA 的合成（Erba et al. 2001）。其他已知的 DNA 嵌合剂需要缺陷 NER 机制发挥活性，而 ET-743 需要精确的 NER 系统以发挥其细胞毒活性。

6.2.4 ET-743 的毒理学

采用不同剂量考察 ET-743 对造血细胞的毒性，发现长时间（24 h）给药或重复给药（1 次/d，给药 5 d）对骨髓的毒性比单独 1 h 给药的毒性大，但是长时间给药有较高的“体外治疗”指数（Ghielmini et al. 1998）。对非肿瘤细胞的体外毒性试验发现，ET-743 对肝细胞、骨髓细胞均有毒性，对心脏细胞有较低毒性，但对肾细胞和骨骼肌细胞不敏感。研究还发现，ET-743 对造血干细胞有中等毒性，对骨髓无长期抑制作用（Van Kesteren et al. 2003）。

ET-743 在体内的毒性主要表现为血液和肝脏毒性，对雌性大鼠、雄性大鼠、狗、小鼠、猴子的敏感程度依次降低。剂量限制性毒性（dose-limiting toxicities，DLT）为血液和肝脏毒性，其中雌性大鼠比雄性大鼠敏感，而雄性狗比雌性狗敏感。在小鼠、大鼠、狗中，单剂量和多剂量有相似的毒性形式。单剂量的血液毒性表现为白细胞减少、贫血及中度血小板减少，毒性反应在 3～4 周后消失；肝脏毒性表现为转氨酶升高。多剂量的 DLT 的发生率和严重性与血浆峰浓度有关。对猴子的研究表明，在最高耐受剂量（maximum tolerated dose，MTD）时会产生中度血液毒性和轻微的肝毒性（Jimeno et al. 1996）。

6.2.5 ET-743 的药代动力学

ET-743 的代谢产物主要是由非酶作用产生的 ET-743 主链断裂后的产物，在血浆中发现痕量的脱乙酰化产物。虽然在患者的胆汁、尿或血浆中未检测到葡萄糖苷酸化的产物，但是在体外试验中检测到了此产物（Sparidans et al. 2001）。在对 69 例软组织肉瘤患者的Ⅱ期临床试验中，24 h 连续静脉注射 ET-743，剂量 1500 $\mu g/m^2$，每 3 周 1 次，发现所有患者都具有正常或接近正常的肝肾功能。药代动力学研究表明，血浆峰浓度为 1.14 ± 0.5 ng/mL，药-时曲线下面积（area under concentration-time curve，AUC）为（39.9±16.6）ng·h/mL，总清除率（CL）为（36.7±16.4）L/h（Puchalski et al. 2002）。

6.2.6 ET-743 的临床研究

ET-743 是一类新颖的抗癌药物，对现有临床抗癌药物无反应的肿瘤都会对 ET-743 有反应（Rinehart 2000）。基于体外和体内研究结果，ET-743 已发展成软组织肉瘤和卵巢癌的治疗药物。目前，ET-743 还在进行乳腺癌、肺癌、前列腺癌及儿科癌症（pediatric cancer）Ⅱ期临床研究和软组织肉瘤首选治疗药物的Ⅲ期临床研究（Mayer et al. 2010；Singh et al. 2008）。

ET-743 的Ⅰ期临床研究主要确定了 MTD、最佳剂量及药代动力学。研究表明，ET-743 对一些其他药物不敏感的肿瘤有较好的疗效，对黑色素瘤、乳腺癌、卵巢癌、间皮癌和肉瘤都有作用，对软组织肉瘤效果最好。ET-743 的Ⅰ期临床试验以成年患者作为受试者，采用 5 种给药方案试验。在推荐剂量下，大部分患者可观察到可逆的非累积性的转氨酶升高。试验中发现，DLT 为血液毒性和肝脏毒性，包括 3～4 度血小板减少、嗜中性白细胞减少、转氨酶异常、横纹肌溶解和疲劳。研究还发现，对血液的毒性，儿童没有成人敏感，但是具有较高的AUC值和稍高的血浆峰浓度（Van Kesteren et al. 2003）。Ⅰ期临床试验表明，ET-743的毒性是可逆的，停药后自动消失。这些试验为进一步研究ET-743对软组织肉瘤的治疗作用奠定了基础。

ET-743的Ⅱ/Ⅲ期临床研究涉及13种类型的肿瘤，在14个国家进行。临床主要研究ET-743对软组织肉瘤、上皮乳腺癌、卵巢癌等不同类型肿瘤的作用（Zelek et al. 2006）。

Ⅱ期临床研究评价了ET-743对晚期乳腺癌患者的活性和可行性，这些患者此前经过一种或两种传统的治疗方案治疗过。给药ET-743，剂量1.5 mg/m^2，连续静注24 h，每3周1次，发现ET-743能够控制此前受过治疗而无效的晚期乳腺癌，并显示低毒性（Zelek et al. 2006）。ET-743对前期治疗中耐受铂类抗癌药和紫杉醇的晚期乳腺癌及卵巢癌患者显示了一定的疗效（Cvetkovic et al. 2002）。

Ⅱ期临床研究评价了ET-743单一制剂对前期经铂类药物治疗的复发性晚期卵巢癌的疗效（Krasner et al. 2007；Blay et al. 2004）。147位患者受试，剂量0.58 mg/m^2，每周静注3 h，3周后停药1周。对铂敏感的62位受试者，总响应率29%，存活时间中值为5.1个月。对铂拮抗的79位患者，总响应率6.3%，存活时间中值为2.0个月。ET-743对铂敏感的晚期卵巢癌具有可观的效果，并显示低毒性（Krasner et al. 2007）。

Ⅱ期临床研究评价了ET-743对晚期胃肠道癌的疗效，在给药剂量下，未见有效的治疗作用（Blay et al. 2004）。最近，进行了ET-743对结肠癌的Ⅱ期临床研究，静脉注射1300 $\mu g/m^2$，静注3 h，每3周1次，患者可以耐受，但对前期接受过治疗的晚期结肠癌无效（Singh et al. 2008）。

Ⅱ期临床研究还显示，ET-743对晚期软组织肉瘤具有活性，这些肉瘤要么耐受常规化疗，要么治疗后复发（Carter and Keam 2007；Roylance et ak，2007；Schoffski et al. 2007；Yovine et al. 2004）。ET-743对抗化疗和化疗敏感的患者具有相同的活性（Jimeno et al. 2003）。ET-743对阿霉素耐受的晚期软组织肉瘤患者疗效较好，平均反应时间为17个月。

通过上述研究，得出的结论是，ET-743具有复杂的抗癌机制，对多药耐药的肿瘤很敏感，可用于治疗那些无药可治的各种肌肉及淋巴等软组织肉瘤（Verweij 2009，2005；Huygh et al. 2006；Garcia-Carbonero et al. 2005；Cesne et al. 2005）和复发性铂敏感卵巢癌（Yap et al. 2009）。2007年，欧盟委员会授权ET-743作为罕见病药物用于治疗晚期的软组织肉瘤，2009年其又获准用于治疗卵巢癌（Mayer et al. 2010）。

ET-743的耐受性较好，在临床试验中最常见的不良反应是中性粒细胞减少，且是可逆的，转氨酶升高也是可逆的，并观察到非累积性血液和肝毒性。大部分受试者都观察到转氨酶和碱性磷酸酶可逆性升高，但无明显症状。血小板减少也较常见，且受剂量影响。在推荐剂量下最严重的不良反应有长期全血细胞减少、剂量依赖性的肝脏毒性、肾功能衰竭和横纹肌溶解。未观察到肌肉毒性，而且在治疗剂量下，骨髓毒性也可以忍受（D'Incalci 1998）；也未见黏膜炎、脱发、神经毒性、心脏毒性或累积毒性（Mayer et al. 2010；Sessa et al. 2009）。在猴子的Ⅰ期和Ⅱ期临床试验中，ET-743显示的较低的毒性作用令人鼓舞（Singh et al. 2008）。

由于ET-743与其他抗癌药物的作用机制明显不同，因此考察ET-743与其他药物联合用药有实际应用价值。临床前研究结果显示，ET-743 与蒽环霉素、紫杉醇和顺铂具有协同作用（Takahashi et al. 2001）。当 ET-743 在某一浓度显示微小或无抗肿瘤活性时，若与其他药物协同使用，能增强其他药物的治疗效果。例如，ET-743 单独给药，浓度为 0.25 nmol/L，24 h 未观察到抑制肿瘤作用，但与顺铂联合给药时，能明显增强顺铂的抗肿瘤作用。这提示，可用浓度较低、相对无毒剂量的 ET-743 来增强顺铂的抗肿瘤作用（Erba et al. 2001）。

6.2.7 ET-743 的化学合成

ET-743 的Ⅰ期、Ⅱ期临床研究所用样品都是从海鞘 *E. turbinate* 中提取的。但是由于 *E. turbinate* 在海洋中的天然资源非常少，ET-743 的含量又很低，不可能通过直接提取 ET-743 为临床应用提供所需样品量。ET-743 具有复杂的化学结构，其化学合成颇具挑战性。众多学者进行了 ET-743 合成和半合成的研究。

Corey 等（Corey et al. 1996）首先完成了 ET-743 的全合成研究，其合成策略是将 ET-743 按四氢异喹啉的结构单元划分为三个主要碎片（图 6-8），分别合成碎片，再缩合这三个碎片，最后得到整个分子 ET-743。在构建该类五环骨架时巧妙地运用了两个经典反应，即 Strecker 反应和分子内 Mannich 反应，经过 40 多步反应以总收率为 0.53%得到目标化合物。

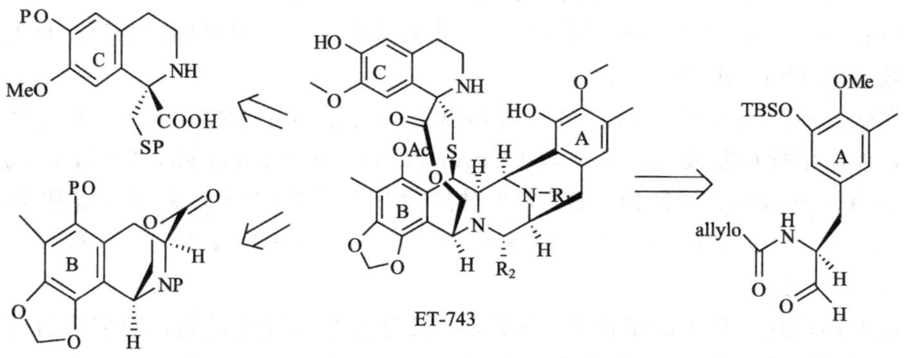

图 6-8 ET-743 的分子拆分

ET-743 中间体主要合成步骤如下（图 6-9）：采用芳烃 1 为原料，先甲基化，然后甲酰化得到芳醛 2；将芳醛 2 的保护基甲氧基甲基与苄基交换得 3；芳醛 3 与丙二酸 4 进行酯缩合得到一个 *Z/E* 异构体混合的缩合产物 5；将烯丙酯混合物 5 经 Curtius 重排裂解，得到立体专一的氨基酸酯 6；6 经立体选择催化（铑催化）氢化苯乙烯双键，得饱和化合物，再经分子内 Pictet-Spengler 缩合环化得到含四氢异喹啉 B 结构的片段 7；7 的胺基与构成 A 结构片段的芳醛 8 缩合得到胺基醇；用氰基取代羟基得到胺基氰 9；还原内酯羰基，在甲磺酸催化下氨化形成 A、B 两个结构片段二聚体六环化合物 10。六环二聚四氢异喹啉是合成 ET-743 的中间体，合成需 44 步完成（Scott and Williams 2002）。

由中间体到 ET-743 的主要合成步骤如下（图 6-10）：从六环二聚四氢异喹啉中间

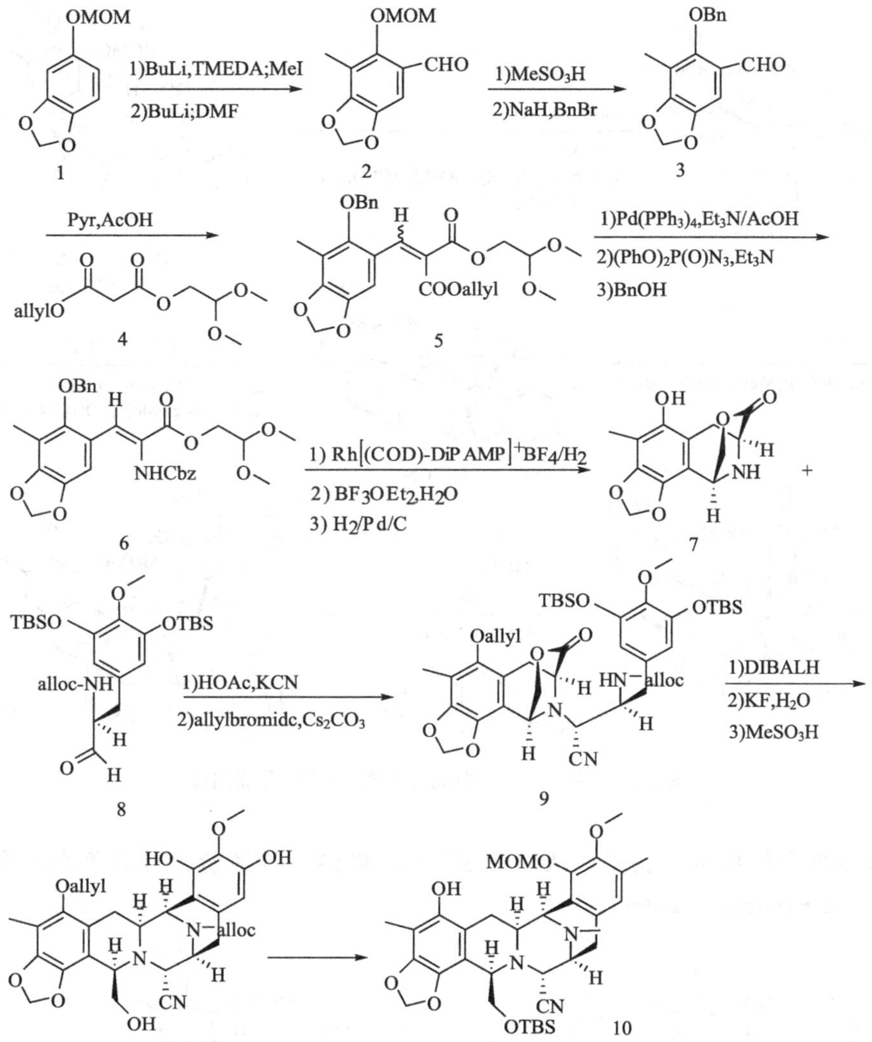

图 6-9　ET-743 中间体合成路线

体 10 开始，用苯硒酸酐脱 TBS 保护基后，用半胱氨酸酯化保护巯基和氨基，得到 11；在 Swern 条件下消去叔醇，经硫醇环化，除去保护基 Alloc，通过氨基作用在分子中形成 α-酮内酯 12；12 与苯胺缩合，再经取代基修饰，最终得到 ET-743（Scott and Williams 2002）。

Corey（2000）对上述合成路线获得中间体 10 的试剂和反应条件进行了优化。优化后反应路线得到简化，平均每步反应的产率提高到 92%，更适宜于商业化生产。

Cuevas 等（2000）探讨了 ET-743 的半合成路线（图 6-11）：通过细菌 *Pseudomonas fuorescens* 发酵得到抗生素番红霉素 B（cyanosafracin B）（a）；以此为原料，经 Edman 协同降解，得到 Corey 合成线路中二聚中间体 10。随后采用与 Corey 基本相似的路线和试剂从二聚中间体 10 开始合成 ET-743。半合成途径共经过 21 步反应，以 1.0%的总收率得到 ET-743。半合成路线所用细菌发酵产生的原料番红霉素 B，可通过

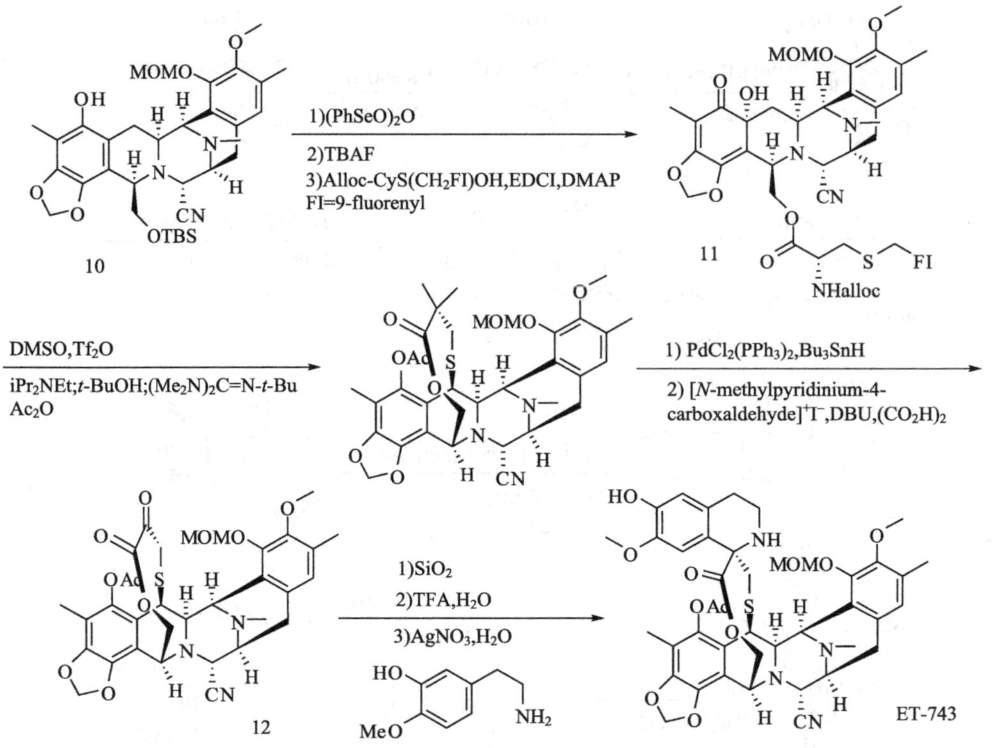

图 6-10　由 ET-743 中间体到终产物的合成路线

优化发酵条件大规模生产获得，从而为 ET-743 提供一种廉价、有竞争力的合成原料(Cuevas and Francesch 2009)。

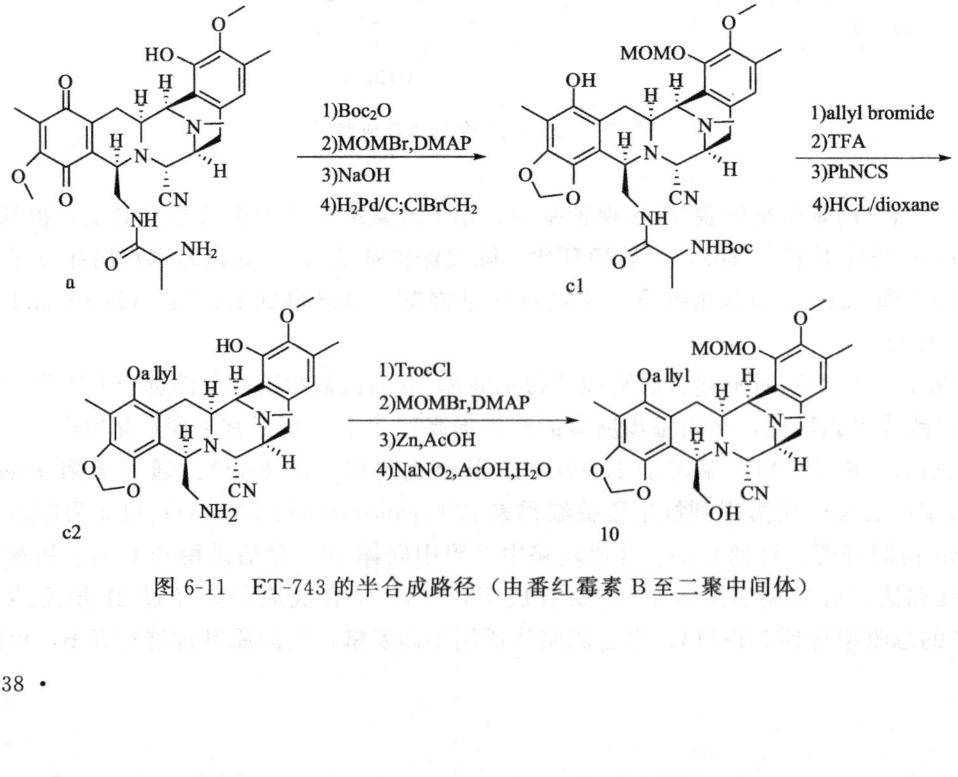

图 6-11　ET-743 的半合成路径（由番红霉素 B 至二聚中间体）

Chen 等（2006）从 3-甲基儿茶酚出发探讨了 ET-743 的全合成，最长的片段合成为 31 步，总收率为 1.7%（从片段结构的拼接开始需 23 步，收率为 3%）。Danishefsky 和 Chan（2007）也报道了 ET-743 及其衍生物的全合成。Fishlock（2008）研究组设计了四氢异喹啉片段结构的合成新路线（图 6-12），还报道了 D，L-quinocarcinamide、(−)-tetrazomine、(−)-renieramycin G、(−)-jorumycin 和 cribrostatin 4（renieramycin H）的合成方法。最后，通过目前可获得的 pentacycle A 的结构，在合成（−)-renieramycin G 和（−)-jorumycin 的过程中成功地应用了这一合成策略。

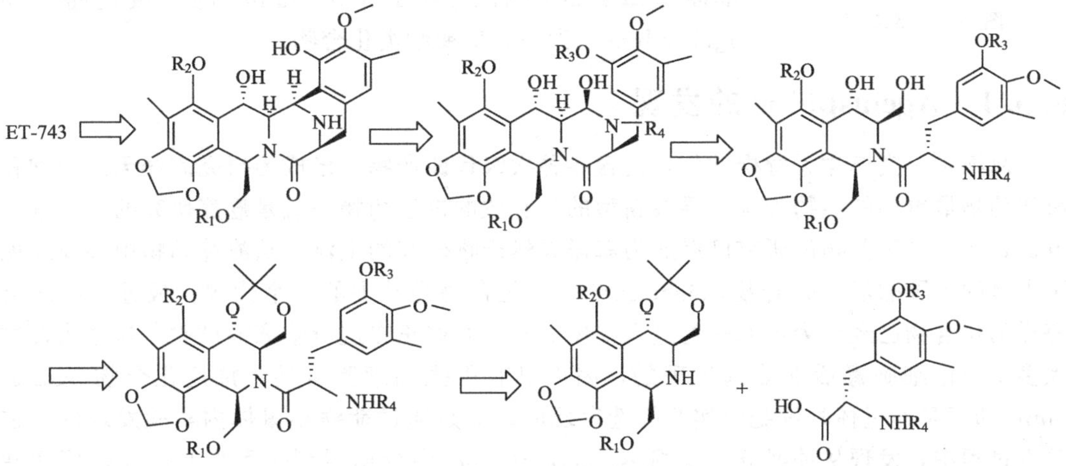

图 6-12　四氢异喹啉片段结构的逆向合成路线

6.2.8　ET-743 的生源途径

对海鞘 *E. turbinate* 中的 ET-743 进行详细的生源合成研究十分困难，目前还未能推导出确切的 ET-743 生源合成步骤。ET-743 为一种生物碱，其生源合成属于氨基酸途径。Kerr 等（1995）用标记的氨基酸进行生源合成实验，对海鞘 *E. turbinate* 无细胞提取物的分析发现，^{14}C 标记的酪氨酸和 ^{35}S 标记的半胱氨酸被组合进 ET-743 分子，而在 ET-743 的分子中没有找到 ^{14}C 标记的丝氨酸，表明海鞘 *E. turbinate* 的生源合成与丝氨酸无关。Kerr 等合成了三个放射性同位素标记的二酮哌嗪（Ⅰ、Ⅱ、Ⅲ）（图6-13），用于更详细的 ET-743 生源合成途径。结果发现，含有酪氨酸的二酮哌嗪Ⅱ和含有二羟丙氨酸的二酮哌嗪Ⅲ结合进了 ET-743 分子中。在研究中还发现含酪氨酸的二酮哌嗪Ⅱ在 ET-743 的分子中被转换成含二羟丙氨酸的二酮哌嗪Ⅲ，因此推断可能的生源合成路线是酪氨酸先缩合成二酮哌嗪Ⅱ，再氧化成含二羟基的二酮哌嗪Ⅲ，然后再结合进 ET-743 分子中（Scott and Williams 2002）。

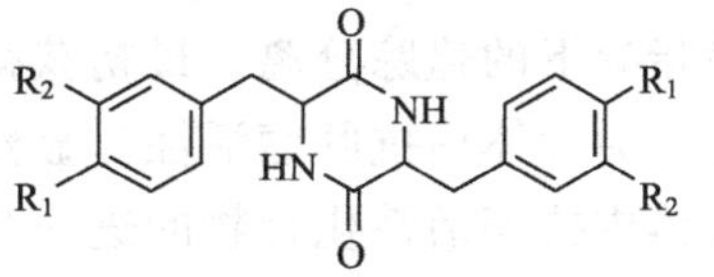

Ⅰ $R_1=R_2=H$

Ⅱ $R_1=OH;R_2=H$

Ⅲ $R_1=R_2=OH$

图 6-13　同位素标记二酮哌嗪（Ⅰ、Ⅱ、Ⅲ）片段

6.3　抗癌药物KRN7000

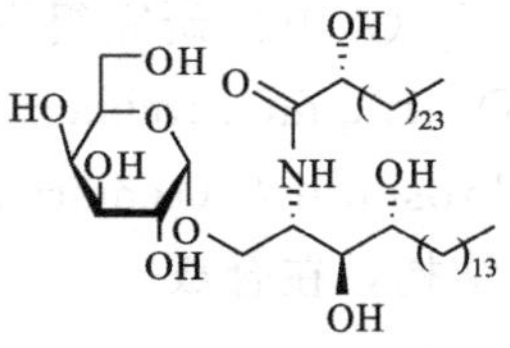

KRN7000

图 6-14　KRN7000

KRN7000（图 6-14）是由日本 Kirin Brewery 公司和 Ryukyu 大学联合开发研制的一类新型抗癌药物及免疫激活剂，已进入临床研究阶段。与大多数抗癌药物不同，KRN7000 本身不具有细胞毒活性，而是通过机体自身免疫系统起抗癌作用。KRN7000 的先导化合物是来源于日本南部冲绳海域的海绵 *Agelas mauritianus* 的次级代谢产物 agelasphins，为一类鞘糖脂类化合物。

6.3.1　Agelasphins的发现

海绵是一类海洋无脊椎动物，富含各种次级代谢产物，已成为研究海洋天然产物和海洋药物最重要的生物资源。寻找新型的、有效的抗癌药物一直是癌症研究的一个重要方面，而且抗癌药物的研究已经成为海洋天然产物研究的主流。从海绵动物中寻找发现了大量的抗肿瘤活性化合物，agelasphins 类化合物是其中的一个代表。最近一些来自海洋的化合物已经作为抗癌药物进入临床试验，有些正在进行临床前试验，这些化合物大多是通过细胞毒活性筛选发现的，因而具有很强的细胞毒性。抗癌化合物 agelasphins 却不是通过体外细胞毒实验筛选发现的，而是通过荷瘤小鼠体内实验发现的。在筛选过程中，发现从冲绳群岛海绵 *A. mauritianus* 中分离得到一系列有潜在抗癌活性的化合物 agelasphins，这些化合物在混合淋巴细胞反应中显示免疫激活活性，却无体外细胞毒活性。这一发现引导合成了一种结构类似物 KRN7000，可作为癌症化疗的候选药物，这是一种新颖的、无细胞毒作用的抗癌药物。

1993 年，Natori 等（1993）采用黑色素瘤 B-16 荷瘤小鼠体内模型进行筛选，发现海绵 *A. mauritianus* 的亲脂性提取物（氯仿/甲醇 1∶1 混合溶剂提取）能显著延长荷瘤小鼠的存活期。该提取物在体外异源混合淋巴细胞反应（MLR）中具有显著的淋巴细胞增殖活性，而不显示体外细胞毒性。在这些结果的引导下，对提取物进行了生物活性指导下的追踪分离，最初获得了一系列已知的萜类化合物，只显示弱的体外细胞毒活性，而无体内抗肿瘤活性。显然这些萜类化合物并不是提取物的药理活性成分，这促使对体内抗癌活性化合物的进一步寻找。通过再分离，最终分离得到了一些新的活性化合物，命名为 agelasphins（AGLs）（图 6-15），其中 agelasphin-9b 为主要成分。

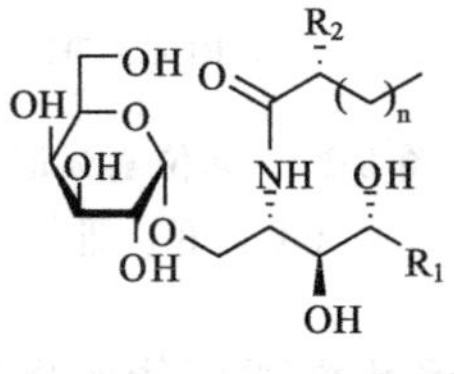

	n	R_1	R_2
agelasphin-7a	21	$-(CH_2)_{11}-CH_3$	–OH
agelasphin-9a	21	$-(CH_2)_{12}-CH_3$	–OH
agelasphin-9b	21	$-(CH_2)_{11}-CH(CH_3)_2$	–OH
agelasphin-11	21	$-(CH_2)_{11}-CH(CH_3)-C_2H_5$	–OH
agelasphin-13	22	$-(CH_2)_{11}-CH(CH_3)-C_2H_5$	–OH

图 6-15　海绵 *A. mauritianus* 中的糖鞘脂化合物 agelasphins

AGLs 的结构经光谱和化学方法确定为糖鞘脂。质谱分析显示，负离子 FAB-MS 给出分子离子峰（m/z）分别为：agelasphin-7a，816.6619；agelasphin-9a，830.6726；agelasphin-9b，844.6883 和 agelasphin-11，858.7032。红外光谱 IR 给出强羟基和酰胺吸收信号。^{13}C NMR 谱（C_5D_5N）给出酰胺信号（δ_C175.0，δ_C50.6）和多个饱和脂肪碳信号，提示具有神经酰胺结构；糖基缩醛碳信号（δ_C101.2）提示有鞘糖脂结构。糖基结构经甲醇解、乙酰化，旋光光度测定（$[\alpha]_d^{23}+78.2°$，H_2O，24 h）确定为 D-半乳糖；再由^1H NMR 谱 δ_H5.58（d，$J=3.7$ Hz）的信号推断，半乳糖基以 α-糖苷键与神经酰胺相连。通过全合成方法确证了 AGLs 的立体化学结构（Natori et al. 1994；Akimoto et al. 1993）。AGLs 是一些具有典型 α-半乳糖苷神经酰胺结构的鞘糖脂（α-GalCer），也就是说，半乳糖和神经酰胺的连接方式为 α 构型（Natori et al. 1993）。这些化合物可看成由三部分组成：一个长链脂肪酸、一个多羟基胺生成酰胺键构成的神经酰胺以及与神经酰胺通过糖苷键相连的糖基。

药理实验表明，这些鞘糖脂化合物就是海绵 *A. mauritianus* 粗提物的主要药理活性成分。AGLs 给药 100 μg/kg，能显著延长荷瘤小鼠的生命周期，且只显示极弱的急性毒性（$LD_{50}>10$ mg/kg）。同时，AGLs 在同源 MLR 测试中可显著促进脾淋巴细胞增殖（Natori et al. 2000）。有趣的是，具有 α-半乳糖苷神经酰胺结构的 AGLs 具有很强的抗癌和免疫激活活性，而 β-半乳糖苷神经酰胺，即使剂量达 100 mg/kg，对荷瘤小鼠也没有抗癌活性。

6.3.2 Agelasphins 的构效关系

各种天然来源的鞘糖脂类化合物，其糖基和神经酰胺相连的糖苷键构象大多数是 β-构象，而 AGLs 化合物表现出强抗肿瘤活性和免疫激活活性，其结构却是 α-构象的半乳糖鞘糖脂。为了探讨 α-半乳糖苷神经酰胺（α-GalCers）和 β-半乳糖苷神经酰胺（β-GalCers）不同的生物学效应，合成了具有相同神经酰胺结构的 α-半乳糖苷神经酰胺和 β-半乳糖苷神经酰胺，并且比较两者的抗癌活性和免疫激活活性（Morita et al. 1995a）。研究发现，α-半乳糖苷神经酰胺比 β-半乳糖苷神经酰胺的抗癌活性和免疫激活活性都强得多，因此有效抗癌结构为 α-构象糖苷键，α-半乳糖苷神经酰胺因此作为抗癌药物或免疫激活药物的先导化合物（Motoki et al. 1995；Sakai et al. 1998）；接着合成了一系列不同类型神经酰胺基的 α-半乳糖苷神经酰胺类似物。采用黑色素瘤 B-16 荷瘤小鼠，对脂肪酸部分、碱基部分和糖基部分进行了构效关系研究，发现脂肪酸和碱基结构为直链的鞘糖脂比支链结构的活性高，脂肪酸链的长度、长链碱基的长度及 3-羟基基团的存在显著影响 α-半乳糖苷神经酰胺的抗癌活性（Morita et al. 1995b）。对由不同的 α-构型糖分子（如半乳糖、葡萄糖、2-脱氧半乳糖、6-脱氧半乳糖及几种寡糖）构成的鞘糖脂活性也进行了比较研究，发现 α-半乳糖苷神经酰胺具有最强的抗癌活性（Motoki et al. 1995；Uchimura et al. 1997a，1997b）。综合考虑化合物的生物学潜力和大规模化学合成的可能性，选择化合物（2*S*，3*S*，4*R*)-1-*O*-(a-D-galactopyranosyl)-2-(*N*-hexacosanoylamino)-1，3，4-octadecanetriol [(2*S*，3*S*，4*R*)-1-*O*-(α-D-吡喃半乳糖)-2-(*N*-二十六酰胺]-1，3，4-十八烷三醇)，编码为 KRN7000，作为临床应用的候选药物（Natori et al. 2000）。

6.3.3 KRN7000 的合成

对于小规模合成，KRN7000 可以从 D-半乳糖开始通过 18 步反应获得。但是有必要开发一种更短、更简单的合成途径以满足临床前及临床应用需要的大规模合成方法。鉴于此，采用 D-来苏糖（D-lyxose）作为手性起始物质合成长链碱基部分，这只需简单的操作来保护羟基和直接烷基化（Morita et al. 1996）。主要合成步骤是：以戊糖 D-来苏糖作为碱基中多羟基结构的原料，通过 Wittig 反应，在来苏糖上接上长链烃，得到碱基骨架，通过叠氮化合物还原，在 2-位引入氨基，保护碱基上的羟基，直接与二十六碳酸酯化，建立起一种简便易操作的神经酰胺合成方法（图 6-16）。根据 D-来苏糖计算产率为 22%。该合成方法的特点是采用 4-甲基环己烯、氢氧化钯回流 [4-methylcyclohexene/Pd $(OH)_2$/EtOH]，催化 D-半乳糖神经酰胺选择性地生成 α-构象糖苷键鞘糖脂，得到 KRN7000（α/β=8.5），转化率 95%。糖苷键的生成以及鞘糖脂的脱保护可以在几十克的数量级进行，适合于大量制备 KRN7000。在建立了大规模合成方法后，开展了 KRN7000 详尽的生物学活性及其作用机制的研究。

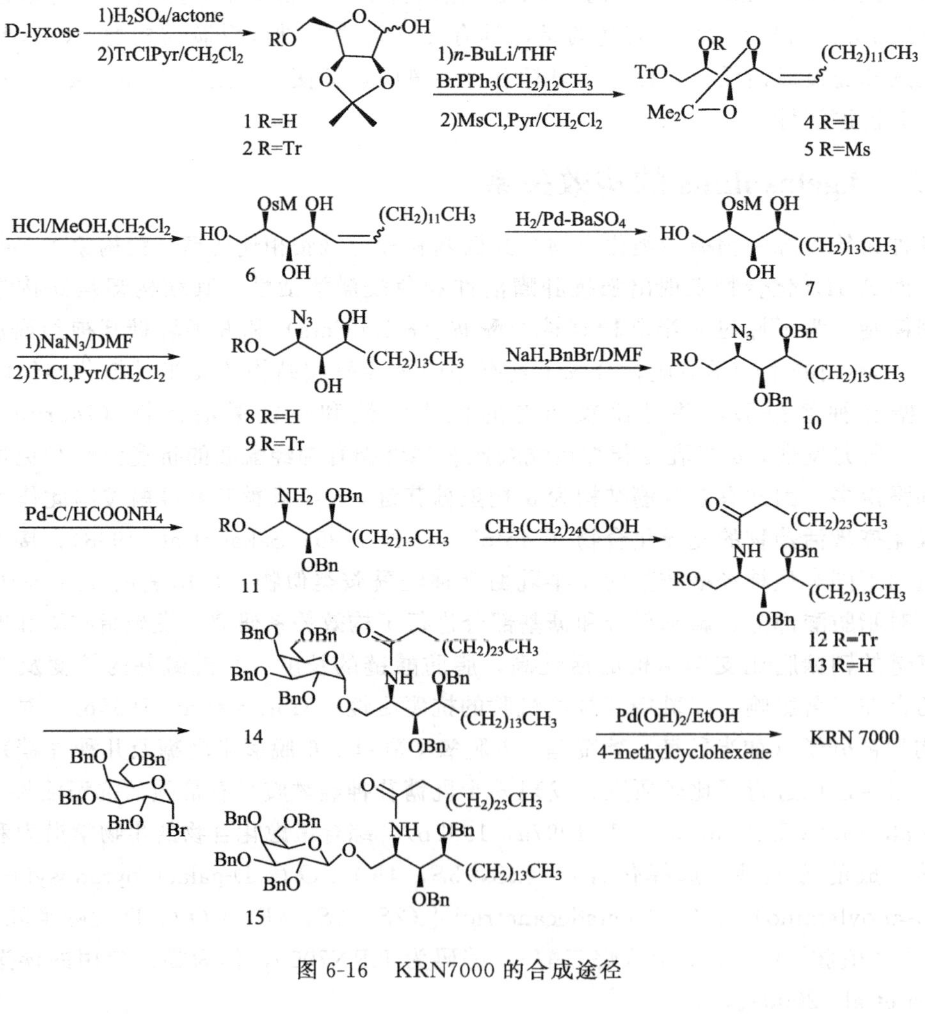

图 6-16 KRN7000 的合成途径

6.3.4 KRN7000 的生物学活性

6.3.4.1 抗癌活性

KRN7000 在体外药理实验中未表现出细胞毒活性，但在接种了黑色素瘤 B-16、结肠癌 Colon-26、淋巴癌 EL-4 的小鼠体内模型上却表现出抑制肿瘤生长的作用。KRN7000 静脉注射 100 μg/kg，能明显抑制皮下接种黑色素瘤 B-16 细胞小鼠的肿瘤生长（Motoki et al. 1995）。KRN7000 静注 0.1～100 μg/kg，能延长黑色素瘤 B-16 肺转移小鼠的存活期，并呈剂量依赖关系。KRN7000 在 100 μg/kg 下的活性强于最适剂量下的丝裂霉素 C（mitomycin C，MMC）、OK432 和香菇多糖（lentinan），后两者是生物反应调节剂（Kobayashi E et al. 1995）。

KRN7000 对肿瘤细胞转移也有疗效，特别是对肿瘤肝转移的疗效更为显著。结肠癌 Colon-26 细胞移植 1 d 后，KRN7000 静注 10 ng/kg～100 μg/kg，显著可抑制小鼠肝接种 Colon-26 细胞的生长。KRN7000 静注 100 μg/kg 的抑制作用接近于白细胞介素-12（IL-12）腹腔给药 50 μg/kg 的作用，并且强于在最优剂量和最佳给药时间下的丝裂霉素 C（MMC）、阿霉素（ADR）、5-氟尿嘧啶（5-FU）等化疗药物。而且肿瘤移植后的前 3 d 给药 KRN7000，能够完全抑制肝中已经生成的 Colon-26 细胞结节，从而提高治愈率。这种现象在其他肝转移模型，如在黑色素瘤 B-16 和鼠 T 淋巴瘤 EL-4 模型中也可观察到（Natori et al. 2000；Nakagawa et al. 1998a）。

肝脏是各种肿瘤细胞的主要转移部位。在人体内，结肠癌的肝转移更是频繁发生，并且是致命的。在结肠肿瘤切除时约有 20%～25%发生肝转移，而最终会有 75%的患者发生肝转移。尽管采取各种方法进行治疗，这些患者绝大多数还是会在诊断后两年内去世。因此，治疗肿瘤肝转移是一个迫切需要解决的难题。Natori 等（2000）的研究证明了 KRN7000 应用于各种肿瘤肝转移患者治疗的可能性。

在有些情况下，免疫疗法与免疫抑制放射疗法或化学疗法合用可恢复受损机体的免疫力，提高治疗效果。尝试用 KRN7000 结合放射疗法来治疗在腰窝或后肢接种 Colon-26 肿瘤细胞和 Meth A 肿瘤细胞的小鼠。给药 KRN7000（100 μg/kg）与高剂量（20～30 Gy）局部放射或低剂量（3 Gy）全身放射相结合，对 Colon-26 荷瘤小鼠和 Meth A 荷瘤小鼠表现出协同增效作用，明显强于单独使用放疗或 KRN7000（Motoki et al. 1996）。通过这种结合疗法，60%的小鼠被治愈。这些结果表明，KRN7000 与放疗结合，对于那些对放疗或化疗产生抗性的癌症患者无疑是最有希望的治疗方法。

KRN7000 对肿瘤细胞转移的荷瘤小鼠有效，但是对晚期肿瘤无效，其原因可能是较大肿瘤包块阻碍的缘故。而将 KRN7000 和细胞毒素类药物同时使用，可产生协同抗癌效果，这种协同作用在治疗晚期癌症时收到了很好的疗效（Shimosaka 2002）。

KRN7000 的抗肿瘤作用是通过激活动物免疫系统来完成的，因而对无免疫系统的裸鼠以及有 NKT 缺陷的小鼠不产生抗癌作用。这种激活作用不需直接给药，改用被 KRN7000 激活的树突状细胞（dendritic cell，DC）作为荷瘤小鼠的给药方式，也会产生同样的抗癌效果。

被 KRN7000 激活的免疫系统对肿瘤产生的杀伤作用还可产生记忆，即当荷瘤小鼠被 KRN7000 治愈之后，再次接种同类型肿瘤细胞时，肿瘤细胞会受到体内免疫系统的排斥而不能生长，但若接种其他类型的肿瘤细胞，则会成功接种。由此推测，KRN7000通过激活动物的DC细胞使整个免疫系统对肿瘤产生响应，将肿瘤细胞作为抗原来处理，这种记忆具有特异性（Shimosaka 2002）。

6.3.4.2 免疫激活活性

KRN7000（1～100 ng/mL）能有效激活异源和同源鼠脾细胞免疫反应，并有量效关系。而且，一定浓度的KRN7000还能促进脐带血单核细胞和外围血单核细胞的增殖，这表明KRN7000能激活鼠和人淋巴细胞的增殖（Iijima et al. 1998）。研究还发现，KRN7000能提高小鼠脾细胞对自然杀伤细胞（NK）敏感的细胞YAC-1的胞溶活性，在浓度为1 ng/kg、10 ng/kg、100 ng/kg时呈浓度依赖性。这种反应与KRN7000对脾细胞增殖的激活作用相一致。这些结果表明，KRN7000触发的免疫反应在体内、体外试验中均可诱导杀伤细胞介入，因而其抗肿瘤活性可能通过自体免疫介导实现（林厚文等 2006）。

KRN7000对动物自免疫系统疾病也有作用。KRN7000能延迟NOD模型小鼠出现Ⅰ型糖尿病。NOD小鼠通常在出生10周后发展成糖尿病。若在出生后第4周用100 mg/kg剂量的KRN7000治疗，能防止糖尿病出现；在出生10周后用药，提高KRN7000用药剂量（250 mg/kg），也可防止Ⅰ型糖尿病的出现；用IL-2和KRN7000配合治疗有协同作用。

6.3.5 KRN7000的作用机制

KRN7000是具有新作用机制的抗癌药物（图6-17）。

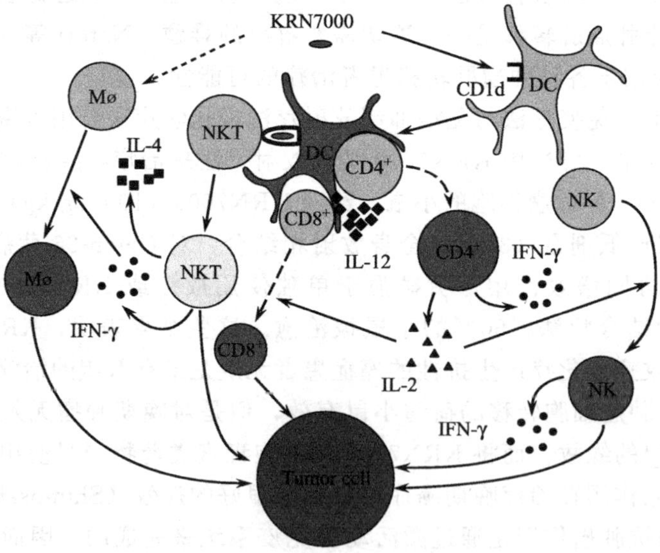

图6-17 KRN7000的免疫激活作用机制（Natori et al. 2000）（见彩图）

(1) 树突状细胞DC和NKT细胞参与触发免疫反应

众所周知，抗原呈递细胞（antigen-presenting cell，APC），如DC细胞、巨噬细胞（macrophages，MΦ）、B细胞等，参与免疫响应的起始过程。为了阐明抗原呈递细胞是否参与由KRN7000引发的免疫响应，测定了KRN7000对分离出的小鼠DC细胞、巨噬细胞、B细胞的影响。当以脾DC细胞、脾或腹膜巨噬细胞，以及脾B细胞为激活细胞进行同源MLR试验时，由KRN7000激发的DC细胞能显著提高脾细胞的增殖反应（Yamaguchi et al. 1996）。由KRN7000激发的脾巨噬细胞也能刺激脾细胞的增殖，但其刺激效应低于由KRN7000激发的脾DC细胞。相比较而言，由KRN7000激发的腹膜巨噬细胞及脾B细胞表现出可观察到的微弱刺激效应。这些结果表明，KRN7000的免疫激活与其对抗原呈递细胞的影响有关系，特别是对DC细胞的影响有关（Natori et al. 2000）。

在同源混合淋巴细胞反应中，脾应答细胞包括各种淋巴样细胞，如T细胞、B细胞、NK细胞、NKT细胞等，因此尚难断定应答细胞的类型。为探明哪种类型的细胞能够对KRN7000激发的DC细胞产生应答，测定了各种脾细胞的增殖反应。脾细胞分别来源于含有全部淋巴细胞谱系的野生型小鼠、只含有NKT细胞的NKT转基因（NKT^{tg}）小鼠、只缺少NKT细胞的NKT缺乏型小鼠，以及只含有NK细胞的$RAG^{-}/^{-}$（NK）小鼠。结果发现，由KRN7000激发的DC细胞能激发只含有NKT细胞的小鼠和野生型小鼠脾细胞的增殖，但是不能刺激NKT缺乏型小鼠和只含有NK细胞小鼠脾细胞的增殖。静脉注射100 μg/kg的KRN7000能显著提高野生型和只含有NKT细胞的小鼠脾细胞对YAC-1细胞的杀伤力，但是对NKT缺乏型小鼠和只含有NK细胞的小鼠没有作用（Kawano et al. 1997）。而且，剂量为100 μg/kg的KRN7000能全面抑制野生型和只含有NKT细胞的小鼠肝中黑色素瘤B-16细胞的生长，但对NKT缺乏型小鼠则不能抑制（Kawano et al. 1998）。这些结果表明，NKT细胞这种新型的淋巴细胞谱系，是由KRN7000激发的DC细胞的主要响应者，并在抗肿瘤中发挥主要作用。

(2) CD1d分子参与NKT细胞活化

由KRN7000介导的NKT细胞活化似乎受到了一种非常规抗原呈递分子CD1d的限制，因为DC细胞与抗CD1d单克隆抗体预培养时能够抑制NKT细胞增殖（由KRN7000激发的DC细胞诱发），并有量效关系（Kawano et al. 1997）。为了证实这一发现，对由KRN7000诱导的小鼠CD1d转染子是否能够激活NKT杂交细胞进行了检测。结果表明，CD1d转染子可促进NKT杂交细胞产生IL-2，而KRN7000诱导的母细胞则不能产生IL-2，且KRN7000对敲除CD1d的小鼠没有免疫激活活性（Burdin et al. 1998）。这些结果表明，KRN7000通过抗原呈递细胞中的CD1d分子作用于NKT细胞（Natori et al. 2000）。

有趣的是，由KRN7000介导的、受CD1d限制的NKT细胞活化机制适用于人类免疫系统。人CD1d分子与鼠CD1d分子高度同源，人CD1d分子同样易于传递KRN7000。事实上，研究结果也清楚地显示，KRN7000的确能通过CD1d限制模式传递给人NKT细胞克隆（Spada et al. 1998）。更有趣的是，鼠和人的CD1d转染子都能激活人NKT细胞，这与KRN7000激发鼠NKT细胞的机制一样（Brossay et al. 1998）。这些结果表明，由CD1d介导的NKT细胞对KRN7000的识别在人类和小鼠间具有高度保守性，也表明KRN7000具有潜在的临床应用前景（Natori et al. 2000）。

(3) 细胞因子参与免疫应答增强

众所周知，一些由DC细胞、NKT细胞及其他淋巴细胞释放的细胞因子，如白细胞介素IL-2、IL-12、干扰素IFN-γ等，通过激活杀伤细胞来清除肿瘤细胞。鉴于此，对KRN7000是否具有诱发体内和体外细胞因子产生的能力进行了测定。结果发现，KRN7000（100 μg/kg i. v.）显著提高IL-2、IFN-γ的水平。不管是全脾细胞培养液，还是由KRN7000激发的DC细胞与T细胞组成的混合培养液，细胞因子的水平均因KRN7000的刺激而明显提高。在由KRN7000激发的DC细胞和只有NKT细胞小鼠脾细胞的同源MLR试验中，由于有KRN7000激活的DC细胞的存在，NKT细胞能分泌大量的IFN-γ、IL-4（Kawano et al. 1998）。而且，结果清楚地表明，NKT细胞与DC细胞的相互作用导致了DC细胞通过CD40介导的信号通路分泌IL-2（Kitamura et al. 1999；Tomura et al. 1999）。由此可见，这些细胞因子至少在一定程度上增强了抗肿瘤免疫应答，并诱发除NKT细胞以外的其他杀伤细胞（Natori et al. 2000）。

(4) 抗肿瘤效应细胞的参与

为了阐明效应细胞的作用机制，对被KRN7000激活的杀伤细胞表型进行了测定。由于KRN7000在肝转移模型中最有效，研究目标就集中在肝杀伤细胞。从KRN7000（100 μg/kg，i. v.）治疗组小鼠中分离出的肝单核细胞MNC对YAC-1细胞和结肠癌Colon-26细胞表现出很强的胞溶活性，而未用KRN7000治疗的对照组则无此活性或活性很低。由于KRN7000提高了对NK敏感型肿瘤细胞的胞溶活性，分选被KRN7000活化的肝单核细胞中的肝NK细胞（$NK1.1^+CD3^-$），测定其对Colon-26细胞的胞溶性。分选出的NK细胞具有很强的胞溶性，其活性与亲本单核细胞相似（Nakagawa et al. 1998b）。而且，通过静脉给药KRN7000（100 μg/kg）后，体内肝巨噬细胞的胞溶活性也明显提高。在肝转移模型中，经KRN7000治愈的小鼠能够抵御同种肿瘤细胞的再次感染，但不能抵御另一种同源肿瘤细胞的感染，这表明治愈的小鼠已获得了肿瘤特异性免疫能力。这些结果表明，非特异性杀伤细胞（NK细胞、巨噬细胞，很可能还有NKT细胞）及KRN7000诱发的特异性肿瘤杀伤细胞，能够将转移到肝中的肿瘤细胞完全杀死（Natori et al. 2000）。

上述结果可获得KRN7000抗肿瘤活性的几点假设：①NKT细胞能够识别由CD1d分子介导的KRN7000，NKT细胞与抗原呈递细胞的相互作用导致这两种细胞功能的活化；②受KRN7000激发的抗原呈递细胞、NKT细胞分泌细胞因子IL-2、IFN-γ，然后由这些细胞因子激活NK细胞、巨噬细胞和T细胞；③活化的NKT细胞、NK细胞、巨噬细胞非特异性地杀死肿瘤细胞；④特定肿瘤细胞$CD8^+$ CTL（推测由肿瘤抗原呈递DC细胞和细胞因子激发产生）在后期参与抵御肿瘤细胞，并且产生对肿瘤细胞持久的特异性记忆（Natori et al. 2000）。

归纳起来，KRN7000抗肿瘤作用机制如下：KRN7000治疗肿瘤的机制不是直接对肿瘤细胞产生细胞毒作用，而是通过激活荷瘤动物的免疫系统对肿瘤产生杀伤作用。在CD1d分子的存在下，KRN7000刺激动物体内的DC细胞，被激活的DC细胞将这种特殊的免疫刺激信号传递给其他的免疫响应细胞，从而对肿瘤产生杀伤作用。被激活的DC细胞激活NKT细胞产生特殊的免疫因子IFN-γ、IL-2等，再激活其他的免疫细胞，如自然杀伤细胞NK、巨噬细胞MΦ、T细胞等，所有这些被激活的免疫细胞都会对肿瘤细胞产生杀伤作用。

6.3.6 KRN7000的临床试验

体外药理试验表明，KRN7000无细胞毒活性，在体内，对小鼠、大鼠、猴子连续28 d给药，即使KRN7000剂量高达2200 μg/kg，也未见致命的或与治疗相关的死亡率、一般生命特征、血液学及生物化学参数的变化（Natori et al. 2000）。在进行动物临床前研究和Ⅰ期临床研究时，即便给药量高达4800 μg/kg，对人和动物都不表现出明显的毒性（Shimosaka 2002）。

在上述试验数据的基础上，开展了KRN7000对各种实体瘤的临床试验。在临床上，KRN7000可用来治疗各种肿瘤。进行Ⅰ期临床研究时，健康自愿者使用KRN7000，6～24 h后观察到嗜中性白细胞增加；6～48 h后，观察到淋巴细胞下降，DC细胞和NKT细胞被激活，IFN-γ因子水平比用药前提高（Shimosaka 2002）。对于晚期癌症患者，如晚期黑色素瘤或肾癌患者，在第1、8、15天时静注KRN7000（50～4800 μg/kg），每4周一个疗程，观察到病情稳定，未见严重不良反应。在KRN7000剂量高达4800 mg/kg时未观察到毒性，使用时无最高毒性剂量限制。免疫监测结果进一步证实，NKT细胞在KRN7000的抗肿瘤作用过程中发挥十分重要的作用（Giaccone et al. 2002）。目前，采用KRN7000治疗自免疫疾病的研究也在进行中。

6.4 抗癌药物aplidine

Aplidine®（Plitidepsin，dehydrodidemnin，脱氢膜海鞘素B）是源自海鞘的环肽化合物，是dideminin二代化合物。Didemnin（膜海鞘素）是一类从加勒比海海鞘 *Trididemnum solidum* 中分离获得的环状缩肽化合物，具有较强的抗病毒活性、细胞毒活性和体内抗肿瘤活性。自从didemnin族化合物被发现以来，由于其复杂的化学结构和强的药理活性，成为合成化学、药物化学等领域的研究热点。1984年6月，在美国NCI主持下，didemnin B成为第一个进入临床试验的直接来源于海洋的天然产物。尽管其由于其体内代谢半衰期较短、毒副作用较高等原因最后退出临床研究，但作为最初开发的海洋药物之一，其研究仍具有里程碑意义。Aplidine分离自地中海海鞘 *Aplidium albicans*，比didemnin B显示更强的体外和体内抗肿瘤活性，是当前研究的热点先导化合物之一，其全合成化合物现正处于临床研究阶段（Mayer et al. 2010）。

6.4.1 Didemnins及aplidine的发现

1981年，Rinehart等（1981a）首次从加勒比海采集到海鞘 *Trididemnum solidum*（Didemnidae科，*Trididemnum* 属），发现其甲醇-甲苯提取物在猴肾CV-1细胞培养模型中，对Ⅰ型单纯疱疹病毒有强的抑制作用，同时也表现出了较强的抑制DNA和RNA病毒的作用。用硅胶柱层析和制备薄层层析的方法对这种强抗病毒活性提取物进行分离，得到三种化合物didemnins A、B和C（图6-18）。

Didemnin族化合物的结构特点是环状缩肽，以一个大环核为骨架，由6个不相同的构建单元组成，连接顺序依次是特异氨基酸isostatine、α-(α-羟基异戊酰基)-丙炔酰基（Hip）、亮氨酸、脯氨酸、*N*，*O*-二甲基酪氨酸和苏氨酸。酪氨酸的羧基与苏氨酸

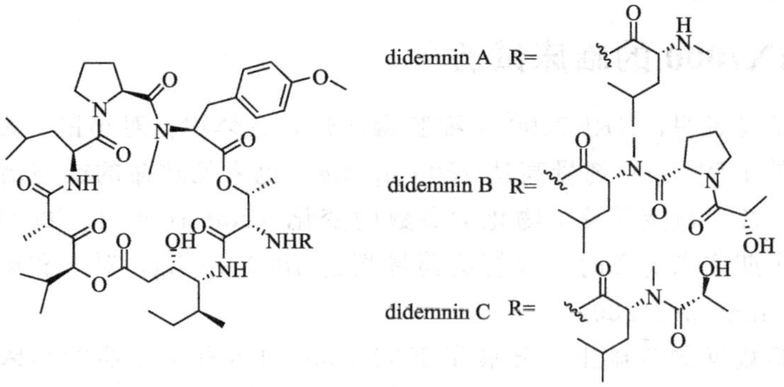

图 6-18　海鞘 *T. solidum* 中的 didemnins A～C

的羟基缩合以酯键相连，苏氨酸的羧基与 siostatine 的氨基缩合成环状。该族化合物的分子结构区别在于成环后与苏氨酸的氨基缩合的肽链侧链不同。在 didemnin A 中，其侧链结构仅包括一个 *N*-甲基-D-亮氨酸；在 didemnin B 中，又增加了一个乳酰脯氨酸结构；didemnin C 的侧链包括一个 *N*-甲基-D-亮氨酸和一个乳酸末端基团。

在发现 didemnin A、B 和 C 后的几年中，又发现了几种 didemnin 族化合物。至今已从海鞘中分离获得 20 余种 didemnin 族化合物。Rinehart 等（1990b）发现 didemnin X 和 Y，对人肺癌细胞 A-549 显示细胞毒作用。这两种化合物是 didemnin B 的衍生物，在其结构中乳酰基羟基被酰化，分别由 3 个和 4 个谷氨酸及 1 个羟基癸酸基（Hydec）缩合肽构成，随后，Rinehart 等又报道了 dehydrodidemnin B 的结构和细胞毒性活性。

Dehydrodidemnin B，即 aplidine，从采自地中海的海鞘 *Aplidium albicans* 中分离获得。其结构和 didemnin B 十分相似，大环上连接相同顺序的侧链，由 6 个单元构成，即（3*S*，4*R*，5*S*)-isostatin、（2*S*，4*S*)-3-oxo-4-hydroxy-2，5-dimethylhexanoic acid、(*S*)-Leu、(*S*)-Pro、(*S*)-*N*（Me)-*O*（Me)-Tyr 和（1*S*，2*R*)-Thr；侧链由 3 个氨基酸组成，即（*R*)-*N*-Me-Leu 连接到 Thr 和 piruvil-(*L*)-Pro 上（Mayer et al. 2010），结构中的丙酮酰基代替了 didemnin B 中的乳酰基（图 6-19）。Aplidine 的结构由质谱、核磁共振等波谱数据结合酸水解及单个氨基酸气相色谱分析确定。高分辨质谱给出分子离子峰 1110.6382［M＋H］$^+$，得出分子式 $C_{57}H_{88}N_7O_{15}$；而 didemnin B 的分子离子峰为

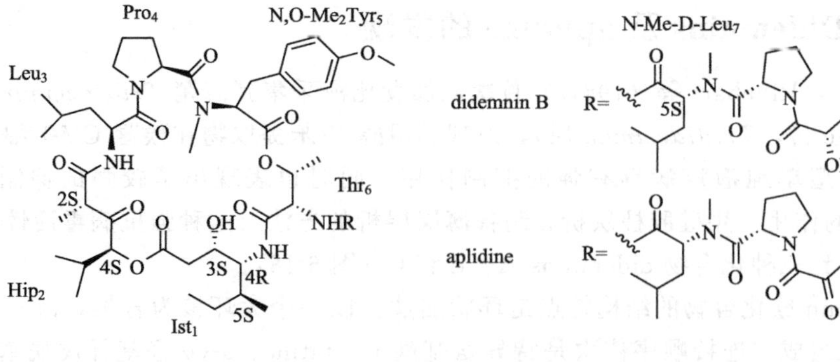

图 6-19　Didemnin B 与 aplidine

1112.6366 [M+H]$^+$，分子式 $C_{57}H_{90}N_7O_{15}$。酸水解产物经气相色谱分析证实两者氨基酸组成相同；FAB-MS-MS 给出二者有相同的氨基酸连接顺序。在^{1}H NMR 谱中，didemnin B 分子中乳酰基结构单元上羟基氢化学位移在 δ_H 4.30，由于受相邻甲基碳原子上 3 个质子及同碳氢的影响，偶合裂分为四重峰；而 aplidine 在 δ_H4.30 处的四重峰信号消失，且出现 CH_3CO 特征吸收信号（δ_H2.43，3H，s）；可推断两者的差别在于侧链肽链上 didemnin B 为乳酰脯氨酸，而 aplidine 为丙酮酰脯氨酸（Rinehart 2000）。

Boulanger 等（1994）报道了 didemnin H（亦为 didemnin M）的结构和绝对立体构象。该化合物的侧链结构是 didemnin B 的侧链肽键被谷氨酸-焦谷氨酸酰化后所得的二肽侧链。Sakai 等（1995）又报道了缩肽环母核改变的化合物 nor-didemnin N、didemnin A 的非对映异构体，同时还报道了 didemnin A 的酪氨酸（*N*，*O*-Me_2Tyr）和苏氨酸（Thr）间酯键水解后的产物。这提示在 didemnin A 中的 *N*，*O*-Me_2Tyr 和 Thr 间的酯键特别容易水解。Vervoort 等（2000）发现了化合物 tamandarins A 和 B。Tamandarins 类化合物是从 Didemnidae 科中的一种巴西海鞘中分离得到的。在这些化合物中的 Hip 末端基团被更简单的 Hiv 基团所代替。Tamandarin A 与 didemnin B 的侧肽链相同，但其缩肽环以 norstatine 结构替代了 isotatine 结构。Tamandarin A 具有 didemnin B 的抗菌谱活性。

6.4.2 Didemnin 族化合物的生物活性

Didemnidae 科的海鞘依靠机体释放毒性化学防御物质来保护幼虫不受侵害。Didemnin 和 tamandarin 都是海鞘的化学防御物质。Didemnin 族化合物的主要生物活性包括抑制肿瘤细胞的增殖、抑制病毒生长、免疫抑制活性等。

(1) 抗肿瘤活性

Rinehart 等（1981a，1981b）最早报道 didemnins 具有体外细胞毒活性和体内抗肿瘤活性。在体外，didemnin A 抑制人肺癌细胞 A-549 的生长，IC_{50} 为 10 nmol/L；didemnin B 的活性更强，IC_{50} 约为 1 nmol/L。在体内，对荷鼠白血病细胞 P-388 小鼠，当 didemnin B 给药剂量为 0.06 mg/kg 时，可延长小鼠生存时间 40%，而 didemnin A 在剂量为 8 mg/kg 时才能达到同样的效果。Rinehart 等（1983）报道，didemnins A 和 B 还可延长黑色素瘤 B-16 荷瘤小鼠的生存期。

Jiang 等（1983）报道了 didemnin B 在体外能抑制人类肿瘤细胞的生长，试验证明，乳腺癌、肾癌和肺癌细胞对 didemnin B 特别敏感；还进一步研究了 didemnin B 在小鼠体内的抗肿瘤活性，当给药剂量为 0.06 mg/kg 时，腹腔注射 didemnin B 显示较强的抑制腹水瘤作用且没有毒性作用，但静脉注射、皮下注射或口服给药均无效。Didemnin B 对腹腔移植的黑色素瘤 B-16 有极强的抑制活性，对腹腔移植的网状细胞肉瘤 M-5076 有中等抑制活性。Ding 等（2001）用 NCI-60 肿瘤细胞评价系统，评价了 didemnin B 及其结构类似物的抗肿瘤活性，结果发现，结构类似物具有相当的活性。Nor-didemnin B 对鼠白血病细胞 P-388、人肺癌细胞 A-549 和黑色素瘤 B-16 等肿瘤细胞株的活性与 didemnin B 相近。研究还发现，缩肽环部分基团上侧链的微小变化并不影响 didemnin 族化合物的体外抗肿瘤活性。

Sakai 等（1996b）测试了当时发现的 didemnin 族化合物的细胞毒活性。研究发现，

aplidine 在体外和体内对白血病、黑色素瘤、乳腺癌、卵巢癌、非小细胞肺癌和淋巴瘤显示出广泛的细胞毒活性。体外实验表明，aplidine 比同族化合物的活性高得多，对鼠白血病细胞 P-388、人肺癌细胞 A-549、人结肠癌细胞 HT-29 和人黑色素瘤细胞 MEL-28 有强细胞毒活性，其 IC_{50} 比 didemnin B 小 10 倍。用 3 株人结肠癌细胞株进行体外抗肿瘤实验，观察到在给药剂量为 10 nmol/L 时，癌细胞增殖完全被抑制，增殖速度最快的癌细胞株对 aplidine 最敏感，这与癌细胞株中鸟氨酸酶活性减小有量效关系。Urdiales 等体内抗癌试验发现，用 Erlish 瘤（艾利氏瘤）小鼠模型，每天给药 aplidine，剂量最高为 2.5 mg/只，观察到肿瘤组织减小 70%～90%。Depenbrock 等（1998）的体内研究发现，aplidine 能抑制从人体移植的肿瘤细胞组织的生长，对乳腺癌、黑色素瘤、非小细胞性肺癌均敏感。对给药方式也进行了研究，比较了 1 h 间隙式给药和连续给药两种给药方式的抑癌率。在 1 h 间隙式给药方案中，给药浓度为 10～50 nmol/L 时，可观察到 50%的结肠肿瘤的形成被抑制；在连续给药方案中，给药浓度只有 1 nmol/L，给药时间 21～28 d，即可观察到 50%的结肠肿瘤的形成被抑制。由于 aplidine 的体外、体内抗癌活性比 didemnin B 高得多，被选作第二代 didemnin 族化合物候选药物。Aplidine 的临床前生物活性研究已引起人们的重视，目前已成为备受关注的新的临床抗肿瘤候选药物。

Geldof 等（1999）对 aplidine 的体内和体外试验表明，aplidine 对结肠癌、淋巴瘤、甲状腺癌、肾癌均表现出抗肿瘤活性。用前列腺癌细胞系（DU-145、PC-3、LNCaP-FGC）测定了 aplidine 和 didemnin B 抑制肿瘤细胞增殖的活性，并与长春新碱、长春瑞宾、紫杉醇进行了比较。同时，在体外利用前列腺癌 PC-12 细胞系，检测了这些药物的神经毒作用。结果表明，在 5～50 pmol/mL 浓度时，didemnin B 尤其是 aplidine 抑制前列腺癌细胞增殖的作用比长春新碱、长春瑞宾、紫杉醇更强。然而，在相同的浓度下，didemnin B 和 aplidine 在体外的神经毒性也很明显。

（2）抗病毒活性

在最初发现 didemnin 族化合物时，Rinehart 等（1983，1981a，1981b）报道了此类天然产物具有抗病毒活性，并能抑制一些 DNA 和 RNA 病毒。对几种药物使单纯疱疹病毒的效价降低一个数量级所用的浓度进行了比较，发现临床常用的抗疱疹病毒药物 Ara-A 需要的浓度为 10 μmol/L，didemnin A 为 1 μmol/L，而 didemnin B 仅为 0.05 μmol/L。

Canonico 等（1982）报道，didemnin B 具有体外抗病毒作用，包括能够引起裂谷热（Rift Valley fever）（LD_{50} 为 0.04 μg/mL）和委内瑞拉马脑炎（Venezuelan equine encephalomyelitis）（LD_{50} 为 0.08 μg/mL）以及黄热病（yellow fever）（LD_{50} 为 0.08 μg/mL）的病毒。感染裂谷热的小鼠每天体内注射 0.25 mg/kg 的 didemnin B，存活率为 90%。尽管 didemnin B 具有显著的抗病毒活性，但因有细胞毒性，而且在浓度接近病毒生长抑制浓度时抑制细胞 DNA、RNA 及蛋白质的合成，因此其抗病毒选择性和治疗指数较低。然而，将 didemnin B 进行分子修饰或与其他抗病毒药物联合使用，有可能对这些疑难疾病显示好的疗效（Vera and Joullie 2002）。

6.4.3 Didemnin 族化合物的构效关系

由于 didemnin 族化合物的结构比较复杂，合成困难，难以获得系列类似物进行构效关系研究，只能利用结构修饰的方法来研究各末端基团及缩肽母环对分子活性的影响（Ding et al. 2001；Schmidt et al. 1999）。

Didemnin族化合物的生物活性与其侧链肽7～9位结构密切相关（Ding et al. 2001）。在固态didemnin中，侧链结构为β折叠构型，推测这种构象可能是生物活性所必需的。Ding等（2001）合成了didemnin B的结构类似物，侧链7-*N*-Me-D-Leu和8-Pro之间含ψ［CH_2NH］酰胺键。在NCI-60肿瘤细胞筛选模型中，该类似物（GI_{50}＝4 nmol/L）具有与didemnin B（GI_{50}＝13 nmol/L）相当的抗肿瘤活性。结合其他侧链变化的类似物，可以发现，7-*N*-Me-D-Leu酰化不是活性所必需的，而侧链中存在的碱性氨基可耐受酶水解。8-Pro-9-Lac的结构与活性的关系尚不清楚。总体来说，完整的7-*N*-Me-D-Leu片段是发挥活性的必要条件，带有*N*-酰基则更好。此外，侧链其他部分的修饰导致细胞毒活性显著减弱。然而，侧链终端的修饰有助于对抗酶的降解。例如，8-Pro-9-Lac替换为甘氨酸-二甲氨基香豆素（Gly-dimethylaminocoumarin）分子后对酶具有显著的抗性。

大环Hip-isostatine片段结构的变化对didemnin族化合物的活性产生显著影响。Nor-didemnin B是少见的大环Hip-isostatine结构变化的didemnin族化合物，分子含有norstatine，而不是isotatine。该化合物对人肺癌细胞A-549的活性与didemnin B相当，这表明对didemnin B的Hip部位的结构进行微小的烷基化修饰不影响其生物活性。Nor-didemnin B中norstatine环上C-4和C-3发生结构倒置，抗肿瘤活性降低为母体化合物的1/1000，C-5上的甲基结构对母体化合物的细胞毒活性和免疫抑制活性并没有影响。用环己烷氨基酸来取代didemnin B中的isostatine，抑制蛋白质的生物合成作用消失，抗肿瘤作用也消失（Schmidt et al. 1999）。对Hip-isostatine结构区域进行不同修饰，发现isostatine上的羟基被酰化后，细胞毒作用及免疫抑制活性仅为母体化合物的1/10，抗病毒作用及抗DNA和蛋白质生物合成的作用也降低，推测isostatine环上的羟基可能参与了特定生化反应中一些重要的氢键的形成。消除Hip上的羰基，化合物的细胞毒性降低为母体化合物的1/20，其免疫抑制活性也相应地降低；羰基氧化，化合物的细胞毒活性降低为母体化合物的1/2，但并不影响母体化合物的免疫抑制活性。C-4位置的差向异构使得母体化合物的细胞毒性降低200倍。Tamandarin A的Hip末端基团被结构更简单的Hiv所取代，但其抗肿瘤活性与didemnin B相似（Sakai et al. 1996）。

大环Leu-Pro-Tyr-Thr片段的结构变化与活性也有显著关系。修饰产物4-D-Pro-didemnin B和5-Tyl-didemnin B的细胞毒活性及免疫抑制活性比didemnin B均降低，推测可能与甲基化的酪氨酸易被识别和代谢有关（Abou-Mansour et al. 1995）。酪氨酸环正碘化后细胞毒活性增加4倍，但是免疫抑制活性却有所降低；芳香环氢化，不管是保留或去掉甲氧基，细胞毒活性和免疫抑制活性都不变（Sakai et al. 1996）。当5-*N*,*O*-Me_2Tyr被*N*-Me-Leu、*N*-Me-Phe或四氢喹啉衍生物Tic取代时，细胞毒活性和抑制蛋白质生物合成的活性增强，表明侧链*N*,*O*-Me_2-L-苏氨酸结构可能和受体通过疏水键相连（Pfizenmayer et al. 1999，1998）。

缩肽环骨架的结构对活性是必需的。由于didemnin族化合物的临床效果较差，在体内半衰期较短，人们开始关注对didemnin族化合物缩肽环上酯键的修饰。有报道didemnin 1-Ist与2-Hip之间的酯基被氨基取代对人肺癌细胞A-549的抑制活性增强。

但也有报道用氨基取代该酯基却使母体化合物的抗肿瘤活性降低，且取代 5-*N*，*O*-Me_2Tyr 和 6-Thr 之间的酯键也会影响化合物的抗肿瘤活性。6-Thr 被二氨基丁酸取代时，细胞毒性降低为母体化合物的 1/100。当两个酯键同时被氨基取代时，活性与 didemnin B 相仿（Schmidt et al. 1999）。这些结果表明，didemnin 酯键结构不是其抗肿瘤活性的必需结构。开环的 didemnin 类似物 acyclodidemnin A 中 5-*N*，*O*-Me_2-Tyr 与 6-Thr 之间的酯键被断开（Rinehart 1994）。在自然界中出现这种结构类型的化合物，说明连接 5 和 6 部位之间的酯键不稳定。这也可解释 didemnin B 的生物半衰期较短和临床疗效较差的原因，并表明完整的大环对 didemnin B 的活性是必不可少的（林厚文等 2006）。

6.4.4 Didemnin B 和 aplidine 的抗癌作用机制

Didemnin 族化合物具有多种抗癌机制，包括细胞周期阻滞、抑制蛋白合成、诱导细胞凋亡等（林厚文等 2006）。合成的和天然的 didemnin 体外都能特异性抑制蛋白质合成（Ahuja et al. 2000），对细胞周期有强抑制作用。正在进行中的研究试图找到主要的细胞靶点。

Didemnin B 可抑制 RNA、DNA 和蛋白质的合成，并能与棕榈酰蛋白硫酯酶（palmitoyl thioesterase）非竞争性结合（Simmons et al. 2005），是一种淋巴细胞蛋白质生物合成的抑制剂（IC_{50} 190 ng/mL）。Didemnin 对人肺癌细胞 A-549 的抑制活性与其抑制蛋白质的生物合成作用直接相关（Montgomery and Zukoski 1985）。人乳腺癌细胞 MCF-7 对 didemnin B 最敏感。Didemnin B 在低浓度下就能抑制 MCF-7 的增殖分化，并且引起细胞凋亡，IC_{50} 为 200 nmol/L。Didemnin B 能够抑制小鼠皮肤上佛波醇酯（phorbol ester，TPA，为强促癌剂）的生物活性，并具有抑制 EF-2 的 Ca^{2+}/钙调蛋白依赖性的磷酸化作用（Gschwendt et al. 1989）。Didemnin B 能与淋巴细胞的 Nb2 节点上的某一位点进行可逆性的结合，推测 didemnin B 可能通过这种结合抑制蛋白质和 DNA 的生物合成。Crews 等（1994）首先发现 didemnin B 能与延长因子结合。Didemnin B 不与催乳素竞争同一结合位点，推测 didemnin B 的结合位点可能属于亲免素类蛋白（Meng et al. 1998）。利用亲和色谱技术分离获得一种蛋白质，为能与 didemnin B 结合的延长因子 EF-1α，两者的结合依赖 GTP。EF-1α 是一种能与 didemnin 族化合物以较低的亲和力结合的受体，两者的结合抑制了蛋白质的生物合成（Marco et al. 2004）。

Didemnin B 还能诱导细胞凋亡。Didemnin B 对细胞周期的作用很复杂。处于有丝分裂期的细胞对 didemnin B 最不敏感，当细胞由 G_1 期向 S 期发展时，对 didemnin B 的敏感性逐渐增强。低剂量（3～10 ng/mL）didemnin B 可将细胞周期阻滞在 G_1-S 期；高剂量（100～300 ng/mL）则能够抑制各期细胞的生长，从而阻断细胞周期进程（Crampton et al. 1984）。Rocchi 等（1999）发现，didemnin B 能使细胞生长阻滞在 S 期，并使蛋白质及少量的 DNA 的生物合成受到抑制，这种作用也可能与某个细胞受体的参与有关。当 didemnin B 的浓度为 1 μmol/L 时，可诱导人白血病细胞 HL-60（人髓样白血病细胞、人急性早幼粒白血病细胞）在 2 h 内全部死亡，推测这可能与 didemnin B 的细胞毒作用有关。对 didemnin B 诱导细胞凋亡机制的研究发现，其作用与 caspase 酶依赖性的细胞凋亡信号转导通路相关。线粒体膜的改变和细胞色素 c 的释放依赖

caspase 酶的激活，caspase-9 从线粒体中释放，致使基因组 DNA 断裂，凋亡体形成（Grubb et al. 2001）。Johnson 和 Lawen（1999）发现，雷帕霉素（rapamycin）可能与 FK-506 结合蛋白结合而抑制 didemnin 诱导 HL-60 细胞的凋亡，推测作为免疫调节作用的部分机制，didemnin B 可结合或调节 FK 结合蛋白，如此通过程序性细胞凋亡导致细胞死亡。

Aplidine 的抗癌作用也涉及多个独特的机制，包括诱导细胞周期阻滞、抑制 DNA 和蛋白质的合成、抑制血管生成等（Le Tourneau et al. 2007；Erba et al. 2003）。Aplidine 是极强的细胞凋亡诱导剂，IC_{50}低至纳摩尔级（Mayer et al. 2010）。Aplidine 将肿瘤细胞阻滞在 G_1-S 期（Erba et al. 2002；Geldof et al. 1999），这种作用似乎与抑制 DNA/RNA 的合成无关。Aplidine 是一种独特的蛋白质合成抑制剂，作用机制独特。Aplidine 抑制细胞增殖信号转导途径，作用于膜结合酶棕榈酰硫酯酶（Crews et al. 1996）。Aplidine 能够干扰有丝分裂的信号转导，抑制可诱导细胞转移和增殖的 GTP 依赖型蛋白延长因子 EF-1α（Crews et al. 1994），因此干扰了蛋白质的合成，进而实现其细胞毒活性（Marco et al. 2004）。在体内，肿瘤的抑制表现出对 aplidine 作用时间的依赖关系，并发现鸟氨酸脱羧酶（该酶是肿瘤生长及血管生成的关键酶）的活性降低，因此，其抗癌机制与抑制鸟氨酸脱羧酶有关。研究还发现，aplidine 可抑制 DNA 的合成，但不影响 RNA 的合成（Rinehart and Faircloth 2000；Vera and Joullie 2002）。

多项研究发现，aplidine 耗损谷胱甘肽 GSH，触发 Rac 1 活化作用，伴随 MPK-1 下调和持续的 JNK 激活（Gonzalez-Santiago et al. 2006；Cuadrado et al. 2003；Garcia-Fernandez et al. 2002）。Aplidine 通过对表皮生长因子非受体蛋白酪氨酸激酶 SRC、丝氨酸-苏氨酸激酶 JNK 和促分裂原活化蛋白激酶（mitogen-activated protein kinase）p38 MAPK 的调节，介导对细胞的作用（Cuadrado et al. 2003）。Aplidine 先通过诱导细胞的氧化性应激，接着通过持续的 JNK 和 p38 MAPK 的激活作用，最终引起细胞凋亡（Garcia-Fernandez et al. 2002）。研究还发现，aplidine 还可减少 VEGF 的分泌，下调 VEGF-r1 受体水平（Jimeno et al. 2004；Broggini et al. 2003）。

Aplidine 在体内显示抗血管生成活性，体外抑制内皮细胞对血管原刺激的功能反应（Taraboletti et al. 2004）。Taddei 等（2006）研究发现，aplidine 的抗肿瘤活性可能是对低分子质量蛋白质酪氨酸磷酸酶（一种与肿瘤发生、发展相关的酶）的直接抑制作用。

尽管对 didemnin 的作用机制进行了大量研究，并提出多种假说，但至今仍没有统一的认识，didemnin 的确切作用机制还有待于进一步探讨（林厚文等 2006）。

6.4.5 Didemnin 族化合物的合成

Didemnin 具有多种生物活性和特异的氨基酸组成结构，天然产量极低，这引起了对其化学合成的兴趣。有多个研究组对不同的 didemnin 族化合物进行了全合成研究，提出了不同的合成路线。化学合成研究为 didemnin B 和 aplidine 的临床试验提供了化合物来源。

Rinehart 等（1987）首次报道了 didemnin 族化合物的全合成，提出了 didemnin A 和 B 的合成路线。此后，多个研究组先后提出了不同的合成策略。Jou 等（1997）合成了 didemnin A 和 aplidine 及其多种类似物，其合成路线的优点是以尿素和磷酸盐等化合物为原料，利用 HATU、HBTB 和 PyBroP 等特殊的反应试剂，采用一些特定的反应，如利用 HATU 来完成环合反应。

Didemnin 族化合物全合成策略的一般步骤是：先高产率地合成 didemnin 族共同的大环肽核 didemnin A，再在环上接入侧链（Schmidt et al. 1988）。Didemnin A 的合成策略是在环上 4 位的脯氨酸（Pro 4）和 5 位的酪氨酸（*N*，*O*-Me_2Tyr）之间开环生成一个直链的肽，分别合成两个小肽碎片Ⅰ和Ⅱ，通过将两个小肽碎片连接得到直链肽（图 6-20）（Rinehart et al. 2000）。这种合成策略被广泛应用于 didemnin 族化合物及类似物的合成上。不同的研究者在全合成 aplidine 时也基本采用此合成策略，区别在于选择的环合的位置或采用的试剂不同。

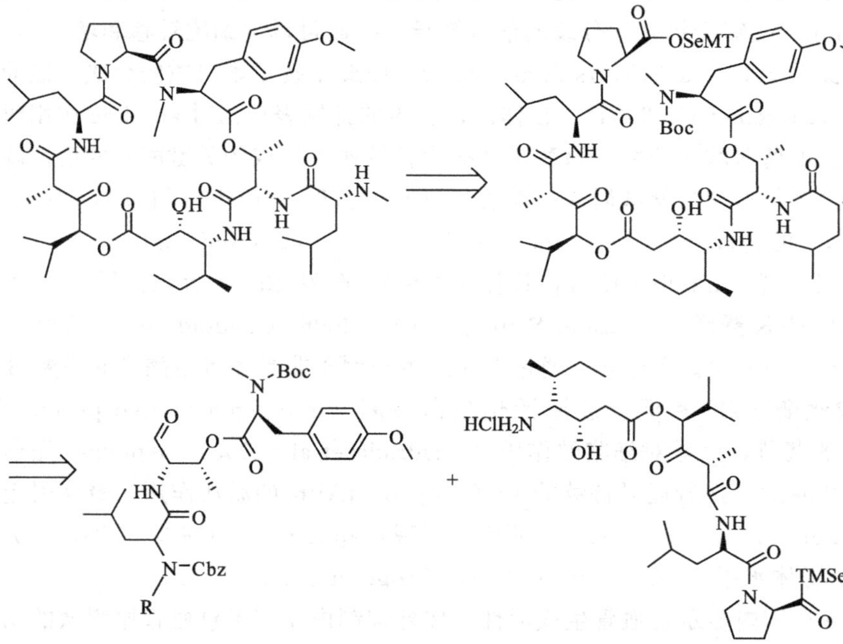

图 6-20　Didemnin 族化合物大环肽核 didemnin A 的逆向合成拆分

Didemnin A 分子中含有 7 个构建单元：2 个亮氨酸、1 个苏氨酸、1 个酪氨酸、1 个脯氨酸和另外 2 个非氨基酸结构单元。由氨基或羧基保护的氨基酸容易获得，因此重点是要先合成非氨基酸的结构单元 isostatine 和 α-(α-羟基异戊酰)-丙酮酸（Hip）。Isostatine 的合成以 D-allo 异亮氨酸为原料，经与丙二酸单酯缩合，再将羰基还原后得到氨基保护的 isostatine。Hip 的合成采用 α-羟基异戊酸为原料，与丙二酸二甲硅醚锂盐缩合，水解后得到 α-酮酸两个异构体的混合物（图 6-21）。各构建单元结构片段组装后，再环合得到 didemnin A，产率可达 60%。环合一般选择在酰胺键的位置，这是因为氨基比羟基更具亲核性，反应更容易进行。在这个大环肽核中，有 4 个可供选择的环合位置，但以选择在酪氨酸和脯氨酸之间环合最为理想。这是由于 N 端是酪氨酸，已经氮、氧二甲基衍生化，*N*-甲基的立体位置确定，环合时由于酪氨酸 *N*-甲基立体构型的影响，形成差向异构体的可能性非常小；而 C 端是脯氨酸，无其他明显的副反应。

若在其他三个酰胺键的位置环合，都会产生副反应。例如，在脯氨酸（Pro）和亮氨酸（Leu）之间环合，有可能形成二酮哌嗪的副产物；在亮氨酸（Leu）和α-(α-羟基异戊酰)-丙酮酸（Hip）之间环合，可能会引起 Hip 上β-羰基脱羧；在 isostatine 和苏氨酸之间环合会形成五元环。因此，其他三个酰胺键都不是好的选择，不宜作为环合的位置（Jou et al. 1997）。

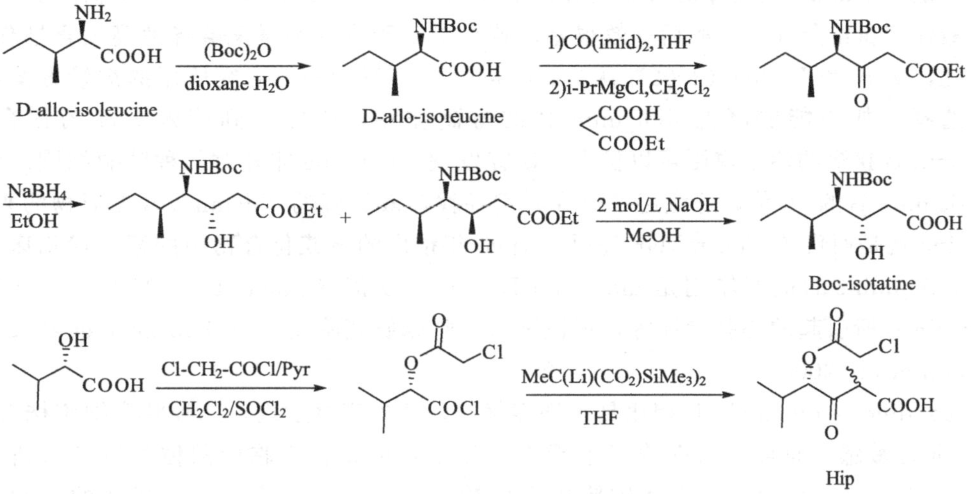

图 6-21　Didemnin A 分子中构建单元的合成

Aplidine 的合成方法有半合成法和全合成法。半合成法采用酰化同族化合物 didemnin A 的策略（图 6-22）。合成步骤是：用苄醇保护脯氨酸的羟基，再与丙酮酸缩合，去保护基得到侧链肽，将侧链肽与 didemnin A 缩合，得到目标化合物。只需简单的几步反应，便可得到高产率的 aplidine（Rinehart et al. 2000）。

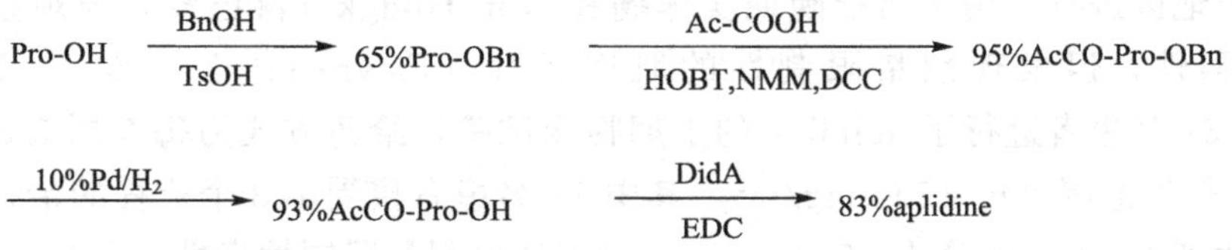

图 6-22　由侧链肽与大环肽核 didemnin A 缩合成 aplidine

6.4.6　Didemnin B 和 aplidine 的临床研究

1986 年，didemnin 族化合物之一 didemnin B，因其具有强的抗癌活性被选作候选药物进入临床研究。这是第一个进入临床研究的海洋天然产物。

Didemnin B 在动物毒性实验中，能引起毒性作用的靶器官是肝、肾、淋巴和胃肠道。药动学实验数据显示，didemnin B 进入人体后迅速转化为一种尚未明确的代谢产物。在Ⅱ期临床试验中，静注 didemnin B30～60 min 后，利用酶免疫测定法检测药物代谢过程，观察到 didemnin B 在血浆中快速二相消除，半衰期分别为 0.122 h 和4.8 h。

Ⅱ期临床试验表明，在推荐的给药剂量下，didemnin B 对上皮细胞卵巢癌无效，对于黑色素瘤效果不明确。不同的研究组运用各种不同的给药方案，得出一致结论，即didemnin B 对多种肿瘤几乎没有治疗作用，而毒副作用又太大。鉴于 didemnin B 在Ⅱ期临床研究中表现出的毒性，且抗癌效果不理想，不能作为临床用药，NCI 于 1995 年决定该药退出临床研究计划（林厚文等 2006）。

但是 didemnin 族化合物的历史并没有就此结束。Didemnin B 在Ⅱ期临床试验中，低于最佳剂量给药几个疗程后疗效很差，若给予高于推荐剂量又会导致高度毒性作用，鉴于此，Vera 和 Joullie（2002）认为，didemnin B 早期临床研究所用的剂量方案不是最佳选择。如果能够降低 didemnin B 的毒副作用，或能找到疗效更高的化合物，didemnin B 狭窄的治疗窗则可以扩大。研究发现，aplidine 体外对几种肿瘤细胞的活性是 didemnin B 的 10 倍，这激起了研究者们寻找疗效更好的 didemnin B 类似物的兴趣。Aplidine 就是西班牙 PharmMar 公司在 1998 年推出的该族化合物中的第二代临床候选药物。Aplidine 的抗癌作用是 didemnin B 的 6～10 倍（Sakia et al. 1996b），且没有 didemnin B 所引起的心脏毒性等，很快进入了临床研究阶段（Le Tourneau et al. 2007；Brandon et al. 2006）。

Aplidine 与 didemnin B 相比具有许多优点。体外观察发现，几种肿瘤细胞株对 aplidine 非常敏感，而且在活性浓度范围内只显示弱的毒性。临床前体外抗肿瘤研究表明，aplidine 在不引起正常人体细胞中毒的浓度范围内对人实体瘤有显著的抗肿瘤作用，显示明显的抗增殖活性。体内抗肿瘤试验表明，aplidine 对前列腺癌、胃癌、乳腺癌、结肠癌动物模型有明显的治疗作用，延长注射时间可取得更好的治疗效果，治疗指数好。临床前的毒理学试验表明，虽然 aplidine 会引起骨髓中毒，但是短期内用药所造成的药物中毒是短暂的、可逆的。

Aplidine 的临床前研究对不同肿瘤类型的体外和体内试验，为Ⅰ期和Ⅱ期临床研究奠定了基础。Aplidine 可通过化学合成提供足够的样品供临床应用。Ⅰ期临床研究在 4 个国家 7 个地区进行，用于治疗晚期实体癌和 Non-Hodgkin 淋巴癌，未观察到心脏毒性和血液毒性，但发现剂量限制性的肌肉毒性（Faivre et al. 2005）。Maroun 等（2006）对 37 名患者进行了 aplidine 的Ⅰ期临床试验，给药方式为每 3 周 5 d 连续静脉滴注 1 h，剂量范围 80～1500 mg/m^2，其中 11 名患者接受了 3 个疗程的治疗。结果表明，剂量达到 1350 mg/m^2 及 1500 mg/m^2 时表现出剂量限制性毒性，包括恶心、呕吐、疲劳、皮疹及腹泻；接受多疗程治疗的患者还表现为轻度至中度的肌痛和虚弱，但无明显的神经毒性。

2001 年开始 aplidine 的Ⅱ期临床研究发现，小剂量连续给药能够提高治疗效果（Vera and Joullie 2002）。在 aplidine 的临床试验中，采用长时间低剂量静注给药，所用剂量比 didemnin B 临床试验中的剂量要低得多。临床研究发现，aplidine 的主要毒性是肌肉毒性，并伴随转氨酶瞬时升高（在许多病例中，与肝转移和生化异常相关），疲倦、腹泻和皮疹，未见严重的骨髓毒性（Le Tourneau et al. 2007）。

尽管 didemnin B 的临床试验未获成功，但 aplidine 的高疗效和低毒性又使人们对该类化合物的开发充满希望（Rinehart 2000）。特别是在两个不同的Ⅱ期临床试验中，aplidine 对骨髓瘤和 T 细胞淋巴瘤显示了初步的临床功效（Mitsiades et al. 2008），这些临床试验结果鼓励了进一步的临床研究，尤其是与其他抗肿瘤剂的联合用药研究（Mayer et al. 2010）。目前，aplidine 的临床研究尚在进行中。

6.5 抗癌药物 bryostatin 1

Bryostatin 1 是 Pettit 等于 1982 年首先从采自墨西哥海湾总合草苔虫 *Bugula neritina* Linnaeus（图 6-23）中分离得到的次级代谢产物（Pettit et al. 1982a）。Bryostatin（苔藓虫素、草苔虫内酯）族化合物为一类独特的大环内酯化合物（Hale et al. 2002），是蛋白激酶 C（proteinkinase，PKC）同工酶抑制剂，可与佛波醇酯竞争 PKC 上的结合位点，动物体内试验表现出对异体移植的人体肿瘤有很强的生物活性。此类化合物具有毒性低、活性强的特点，是极有希望的新型抗癌药物。Bryostatins 1 和 4 已通过 NCI 的生物鉴定，投入临床试验，其中，bryostatin 1 已发展成为用于治疗黑色素瘤、non-Hodgkin 氏淋巴癌、肾癌的临床候选药物（Faulkner 2000），目前处于临床研究阶段。

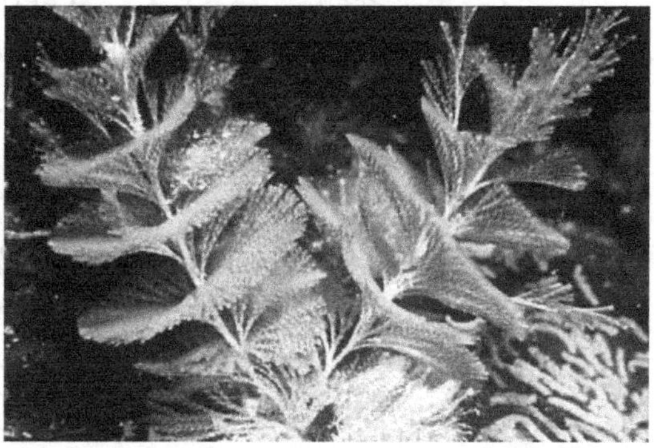

图 6-23　总合草苔虫 *B. neritina*

6.5.1 Bryostatin 1 及其同系物的发现

苔藓动物（Bryozoan）广泛分布于热带和暖温带水域，是主要的海洋污损生物之一。此前，苔藓动物的药用价值一直未引起注意。近 30 年来，由于 bryostatin 的发现，苔藓动物的药用价值引人注目。1968 年，美国亚利桑那州大学 Pettit 研究组首次发现了总合草苔虫的抗癌活性（Pettit et al. 1970）。在对海洋无脊椎动物的研究中发现，采自墨西哥海湾的总合草苔虫 *B. neritina* 含有抗癌活性成分，从中提取到具有显著抗癌活性的物质，可使白血病荷瘤小鼠的存活期延长一倍。然而由于样品来源和分离技术的限制，未能从中分离得到抗癌活性成分。此后两年未能从墨西哥海湾再次找到具有抗癌活性的苔藓动物，却发现加利福尼亚海湾苔藓动物的提取液显示很强的抗癌活性，1976 年从中也提取到有很强抗癌活性的物质。生物分类学研究表明，加利福尼亚海湾的苔藓动物也是总合草苔虫，说明东太平洋有着丰富的总合草苔虫资源，可为其抗癌成分的研究提供足够的样品来源。由于新鲜采集的苔藓虫样品容易腐烂变质，通常将新鲜的动物浸泡在异丙醇溶液中。Bryostatin 族化合物的分离是采用活性追踪的方法。如何将粗提物中的非活性部分除去，寻找其活性最强的部分具有相当大的困难。

经过十多年的努力，Pettit 等（1982a）从加利福尼亚太平洋蒙特内海湾采集了大量的总合草苔虫，从 500 kg 生物样品的二氯甲烷提取物中，采用生物测定指导分离的方法，运用各种柱层析反复分离，成功追踪分离获得第一个具有抗癌活性的单体化合物（0.12 g），为粗大平行六面体结晶，命名为 bryostatin 1（图 6-24）。其结构采用光谱分析法（^{1}H NMR、^{13}C NMR、IR 和 HRMS）确定为一种大环内酯化合物，运用 X 射线单晶衍射技术确定了其平面结构乃至绝对构型。该化合物在体内外试验中，对鼠白血病

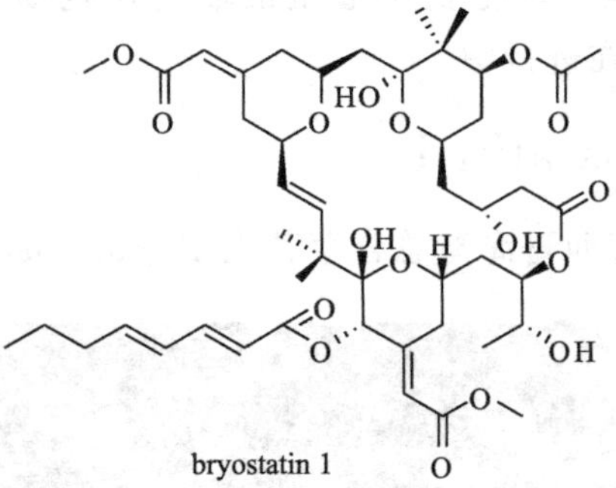

图 6-24 大环内酯化合物 bryostatin 1

细胞 P-388 显示了强的生物活性。

此后，Pettit 研究组经过十几年持续的工作，获得了一系列的 bryostatin 族化合物（参见图 2-65）。1983 年，分离得到 bryostatin 2，未得到理想的单晶，但获得的化合物量较多（314.5 mg）（Pettit et al. 1983a）。经过对 bryostatin 2 与 bryostatin 1 的 C-7 位脱乙酯基化合物的^{1}H NMR 的比较，确定了 bryostatin 2 的结构。同年，又从采集于太平洋加利福尼亚海湾的 500 kg 总合草苔虫中分离得到 bryostatin 3（Pettit et al. 1983b）。1984 年，该研究组从采集自佛罗里达州墨西哥湾的 50 kg 总合草苔虫中分离得到了 bryostatin 4（Pettit et al. 1984）。该化合物并不含有 C-7、C-26 位脂肪酸酯基。根据对 400 MHz NMR 光谱分析，确定 C-7 位被三甲基乙酸酯取代。鉴于 bryostatin 4 在 C-20 位上的特殊结构及其显著的抗癌活性，认为 C-20 位上的直立键（*E*，*E*)-2，4-二烯-辛酸酯取代基并不是其抗癌活性的功能基团。以后分离得到的活性单体 bryostatins 5～8，都不含有此直立键取代基，进一步证明了上述推论的正确性。研究发现，由于地域性的差别可造成苔藓动物中抗癌活性成分的不同。1985 年，Pettit 研究组（Pettit et al. 1985；Kamano et al. 1985；Smith et al. 1985）在对采集于加利福尼亚海域和日本相模湾（三崎）的总合草苔虫的研究中，分离得到了 bryostatins 4～7，却没有得到 bryostatins 1～3。与此同时，从靠近佛罗里达的海域中获得另一种苔藓虫动物，即栉口目(Ctenostomata)、袋胞苔科（Vesiculariidae)、愚苔虫属动物 *Amathia convoluta*，从中分离得到了 bryostatins 4～6 和 8；1986 年又从中得到 bryostatins 9～11（Pettit et al. 1986；Kamano et al. 1986）。Bryostatin 9 是 bryostatin 6 的酯基位置的异构体，即 C-7-乙酯、C-20-丁酸酯类化合物。Bryostatins 10 和 11 都是只含有 1 个 C-7 位酯类化合物，C-20 位上不含羟基。也是 1986 年，对蒙特内海湾的总合草苔虫进行了大量采集（1000 kg)，从中得到了两种新的微量成分 bryostatins 12 和 13，其结构中含有直立键（*E*，*E*）2，4-二烯-辛酸酯基和丁酸酯基（Kamano et al. 1986）。到 1996 年，从墨西哥湾、加利福尼亚湾和日本 Sagami 湾的总合苔藓虫中分离得到 18 种 bryostatin 族化合物 bryostatins 1～18（Pettit et al. 1996，1991a）。

1998 年，中国学者林厚文等（1998）从中国南海总合草苔虫中分离得到 bryostatin 19。再后来，Lopanik（2004a）研究组从采集自北卡罗那州 Radio 岛堤坝上的总合草苔虫 *B. neritina* 的幼虫中分离获得了能保护幼虫的 bryostatin 族化合物，即 bryostatin 20（参见图 2-65)。Lopanik 等（2004b）提出并证实了苔藓虫幼虫中的共生微生物产生了 bryostatin 族化合物，这些化合物富集在幼虫周围，以保护幼虫免遭鱼类捕食。

Bryostatin 族化合物均为脂溶性化合物，是一类具有全新的分子结构和生物活性的大环内酯类化合物。这类化合物结构十分复杂，从目前分离得到的 20 种同族化合物来看，其母体结构特点是一个二十六元大环内酯，具有苔藓吡喃环骨架（bryopyran），嵌在大环内部的是一个通过三个多取代的吡喃氧连接的二十元环，大环上的所有取代基对椅式结构的吡喃环都呈赤式构型，并有两个环外不饱和酯和一个反式烯键

(C-16-C-17)，有多个氧原子存在于大环结构中，结构上的区别主要在 C-7 与 C-20 (Trost and Dong 2008)。

6.5.2 Bryostatin 族化合物的抗癌活性与构效关系

Bryostatin 族化合物具有独特的生物活性，尤其是显著的广谱抗肿瘤活性，对黑色素瘤、白血病和肺癌等具有体内和体外抑制活性（Parviz et al. 2003；Wender et al. 1998，1988）。研究还发现，bryostatin 能够显著增强动物的认知和记忆能力，在治疗阿尔茨海默病、抑郁症及其他认知性缺陷病中显示了应用前景（Etcheberrigaray and Alkon 2003）。Bryostatin 与其他化疗药物联合用药能使药效大幅度提高，可增强 Ara-C、丝裂霉素 C、卡莫斯汀、吉西他滨和长春新碱的细胞毒活性，从而产生协同作用（Pavlick et al. 2009）。

Bryostatin 族化合物中 bryostatin 1 的活性最强。Bryostatin 1 具有广泛的生物学活性，包括免疫激活、诱导细胞凋亡、诱导分化和抗多药耐药性等（Farrow et al. 2002；Watters and Parsons 1999；Al-Katib et al. 1998），并与其他抗肿瘤制剂具有协同作用，增强化疗药物对目标细胞的细胞毒作用（Dowlati et al. 2003；Watters and Parsons 1999）。Bryostatin 1 可选择性地抑制人癌细胞，如白血病、肾癌、黑色素瘤和肺癌。Bryostatin 1 与人白血病细胞共培养，可诱导细胞分化，阻止细胞生长（Singh et al. 2008）。动物体内的实验表明，不同计量的 bryostatin 1 可使荷淋巴细胞白血病 P-388 小鼠的存活期延长 52%～96%，荷卵巢肉瘤 M-531 小鼠的存活期延长 31%～68%。用 bryostatin 1 与 auristatin EP 配合治疗人慢性淋巴白血病异体移植小鼠，可使荷瘤小鼠全部治愈（5/5），生命周期>150 d（Wender et al. 1999）。Bryostatin 1 可以增强顺铂对人宫颈癌 HeLa 细胞的体外细胞毒作用（Basu and Lazo 1992）。

对 bryostatins 进行了分子修饰，并探讨了其构效关系。研究表明，C-26 位羟基是重要的药效团，对其酯化后，活性显著降低（Wender et al. 1988）。Bryostatin 族化合物具有调节蛋白激酶 C（proteinkinase，PKC）同工酶的活性。分子对接模型研究表明，A 环 C-7 官能团最接近 PKC 同工酶上保守区酪氨酸残基以及 PKC 同工酶新家族上保守区色氨酸残基。C-7 官能团可能在亲和性方面发挥着重要的作用，并且是一个潜在的增效团（Wender and Verma 2008）。Bryostatins 的 C-1、C-19 和 C-26 位的氧是与 PKC 结合的最佳位点（Wender et al. 2004，1988），A 环和 B 环可保持 C-1、C-19 和 C-26 在合适的方向上与 PKC 结合（Wender et al. 2004）。在最低能量复合体模型研究中发现，C-26 位羟基、C-35 位羰基和 C-9 位的羟基与蛋白质以氢键形式结合（Wender et al. 2004）。Bryostatin 也存在与活性无关的结构单元。例如，B 环烯键的还原或环氧化对 PKC 的亲和性几乎没有影响（Pettit et al. 1992）。C-20 位的取代基对 PKC 亲和力无显著影响，被认为是非药效团，但可通过改变取代基结构来改变化合物的理化性质（Wender and Baryza 2005；Wender and Hinkle 2000）。

6.5.3 Bryostatin 族化合物抗癌作用机制

Bryostatin 的作用机制相当复杂，主要的作用机制之一是与蛋白激酶 C（PKC）结合，并调节其功能（Mayer et al. 2010；Newman 2005；Kortmansky and Schwartz

2003；Hale et al. 2002)。PKC 是一种生物酶，参与激素介导的从细胞膜到细胞核的信号转导。Bryostatin 与佛波醇酯竞争 PKC 同工酶上的结合位点，体内外均能调节 PKC 的活性，从而抑制某些生物学功能，如肿瘤的侵袭、血管生成和细胞黏附 (Pavlick et al. 2009)。在 PKC 同工酶中，PKC-η 可以通过雷帕霉素 (rapamycin) 在哺乳动物体内的作用路径来促进细胞增殖。Bryostatin 则通过降低 PKC-η 的活性，抑制细胞增殖，从而发挥抗癌作用 (Aeder et al. 2004)。另外，PKC-δ 是细胞周期中重要的肿瘤抑制剂，而 bryostatin 能够阻止 PKC-δ 的下调，使其在细胞中保持高水平，从而阻止了多级癌变的第一步 (Gschwendt et al. 1988)。

Bryostatin 1 作为一种 PKC 的调节剂，具有直接的抗肿瘤活性 (Peterson et al. 2006)，即使在纳摩尔浓度下也能够激活 PKC 同工酶的活性 (Sun and Alkan 2006)。Bryostatin 1 与佛波醇酯和内源性二酰甘油 (DAG) 竞争 PKC 上相同的结合位点 (图 6-25)，且与 PKC 的亲和力强于佛波醇酯，因此可作为佛波醇酯的竞争性拮抗剂，抑制佛波醇酯的促癌作用。肿瘤细胞短暂接触 bryostatin 1 后导致 PKC 的激活及自磷酸化，并由胞浆转位至胞膜或核膜。Bryostatin 1 通过 PKC 的作用，对肿瘤细胞的生长、分化、侵袭、转移、凋亡等起着调节作用 (Kortmansky and Schwartz 2003)。

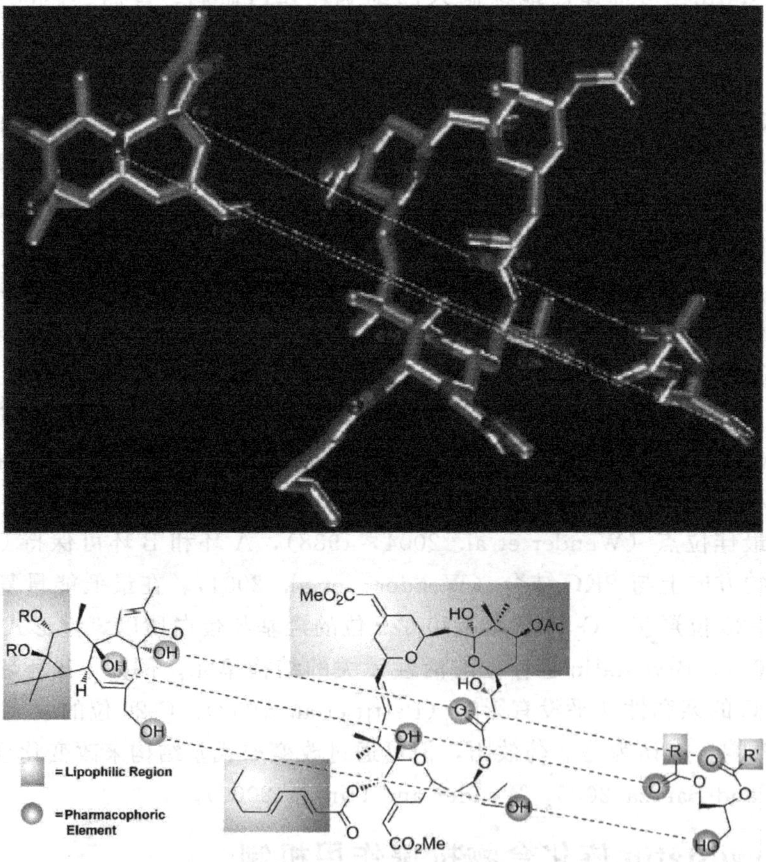

图 6-25 Bryostatin 1 与 PKC 激活剂佛波醇酯、内源性二酰甘油的功能基团比较 (见彩图)

上图为立体结构模板图；下图为平面结构图

Bryostatin 的另一个作用机制是增强免疫系统的功能。Bryostatin 1 可以刺激机体释放白细胞介素-2（IL-2），在钙离子载体的存在下可引起 T 细胞增殖（Esa et al. 1990）。Bryostatin 1 能增加 IL-2 受体与 $CD4^+$、$CD8^+$ 和 $CD56^+$ 细胞的结合。在用 IL-2 和 LAK 对转移性肿瘤进行免疫治疗时合用 bryostatin 1，能够大幅度地促进 T 淋巴细胞的增殖。Bryostatin 1 可增强人单核细胞系 IFN-γ 受体中一个亚单位 IFN-γR2 的 Mrna 表达。电泳迁移率实验（EMSA）结果显示，bryostatin 1 增强了核因子 NF-κB 与位于 IFN-γR2 启动子区域的 NF-κB 基序（潜在的应答 bryostatin 1 的转录区域）的结合，进而增强了 IFN-γR2 亚单位的表达，促进了 IFN-γ 作用的发挥（Garcia et al. 2006）。

Bryostatin 还通过多种信号途径诱导细胞分化。Bryostatin 1 通过作用于蛋白酪氨酸激酶（PTK）来诱导人白血病细胞株 THP-1 的单细胞分化（Li et al. 1997）。Bryostatin 1 可有效地诱导慢性淋巴白血病细胞转化成正常的细胞，在诱导肿瘤细胞的程序性死亡过程中增加 *p35* 的表达，减少 *Bcl-2*（B 细胞淋巴基因 2，为细胞凋亡家族成员）的表达，从而逆转多药物耐药性（multidrug resistant，MDR）。Wall 等（2000）发现，bryostatin 1 可诱导人急性淋巴细胞白血病细胞株中 Bcl-2 辅酶 R 和蛋白酶的降解，降低细胞中 mRNA 的表达，从而起到抗肿瘤作用。Choi 等（2006）发现，bryostatin 1 抑制 Ras/ERK 信号途径，抑制 *p21* 的表达（非 *p53* 依赖性），而后者正是诱导 HL60 分化所需要的。Hayun 等（2007）发现，bryostatin 1 作为 PKC 的激活剂与碲剂（AS101）联合用药，能够在体内外诱导分化 HL60 至巨噬细胞，效果优于单独用药。Hayun 等（2007）发现，bryostatin 1 诱导非小细胞肺癌 HOP-92 分化的作用与其下调 PKC-δ 的表达有关。

Bryostatin 1 其他可能的受体靶点包括含有 C1 域的蛋白质，如 RasGRP、Unc/Munc 等（Baryza et al. 2004）。此外，Bryostatin 1 还能诱导血小板聚集，促进造血功能（Tallant et al. 1987）。Bryostatin 1 能促进造血祖细胞的生长，激活中性粒细胞（May et al. 1987）。在造血体系中，bryostatin 1 具有诱导血小板聚集和促细胞氧化作用，大大促进 IL-1 诱导骨髓干细胞中 G-CSF、GM-CSF 和 IL-6 的产生，升高 G-CSF 的 mRNA 水平，促进正常造血前体的生长。对于 bryostatin 复杂的抗癌机制还在进一步的研究中。

6.5.4 Bryostatins 的合成及来源

从草苔虫中直接获取 bryostatin 族化合物受到自然资源的限制。Bryostatin 的得率不仅取决于总合草苔虫生长的地理位置，而且取决于采集的年份、季节和深度。依据所含 bryostatin 的差异，总合草苔虫可分为两类：一类是其代谢产物 bryostatin 主要含有 2，4-二烯辛酸酯链，通常生活在深海；另一类的代谢产物则不含有该酯链，通常生活在浅海。这两类总合草苔虫的不同生态学分布可能取决于海水因素，如温度的影响。基因研究发现，这两类总合草苔虫的线粒体细胞色素 c 氧化酶 1（CO I）基因序列具有约 8%的差异（Davidson and Haygood 1999）。Bryostatin 在苔藓虫成虫中的含量非常低微，仅占生物样品湿重的 $10^{-8}\%\sim10^{-5}\%$（Pettit et al. 1996）。不同产地的总合草苔虫中含有 bryostatin 的种类不同，且其含量也不相同。从墨西哥湾采集的总合草苔虫中，bryostatin 4 的含量为湿重的 $8.9\times10^{-5}\%$，从加利福尼亚湾和日本 Sangami 湾采集的草苔虫中，bryostatin 4 的含量分别为湿重的 9.8×10^{-6}%和 2×10^{-5}%。如此，从 14 t 鲜湿生物样品中只分离获得约 18 g 的 bryostatin 1。从草苔虫中直接分离 bryostatin 不仅产量很低，而且需要昂贵的仪器设备，并应用大量的各种化学试剂。因此，依靠目前的提取分离技术，工作量大，耗时长、费用高，并伴有破坏生态系统及环境污染等问题。

由于 bryostatin 化合物有限的来源，限制了其临床应用和分子生物学方面的研究，因此，该类化合物的全合成颇受重视。已开展的临床研究所需的化合物主要从天然资源总合草苔虫 *B. neritina* 中提取分离获得，部分通过人工全合成获得。Bryostatin 及其类似物的全合成已有大量研究，但由于 bryostatin 结构十分复杂，尚未找到一种经济可行的合成方法（王军等 2007b）。到目前为止，仅有 4 种 bryostatin 被成功全合成，即 bryostatins 2、3、7 和 16（Trost and Dong 2008；Ohmori et al. 2000；Evans D A et al. 1999；Kageyama et al. 1990）。在 bryostatins 2、3 和 7 的合成路线中，总步骤均超过 70 步，最长的片段合成路线超过 40 步（Miller 2009），步骤复杂，产率不理想。

Trost 和 Dong（2008）提出了 bryostatin 16 的全合成路线（图 6-26）。从醛类化合物 2 开始，经过布朗不对称烯丙基化反应、羟基保护、烯键氧化裂解等 11 步反应获得链烯化合物 7。化合物 2 经炔丙基化等 4 步反应获得炔类化合物 8。化合物 7 和 8，用钌催化烯烃-烯烃偶联反应、迈克尔加成反应生成顺-四氢吡喃型化合物 6（*cis*-tetrahydropyran），然后经环外乙烯硅烷的溴化反应、樟脑磺酸催化的酯交换反应/甲基缩酮反应/

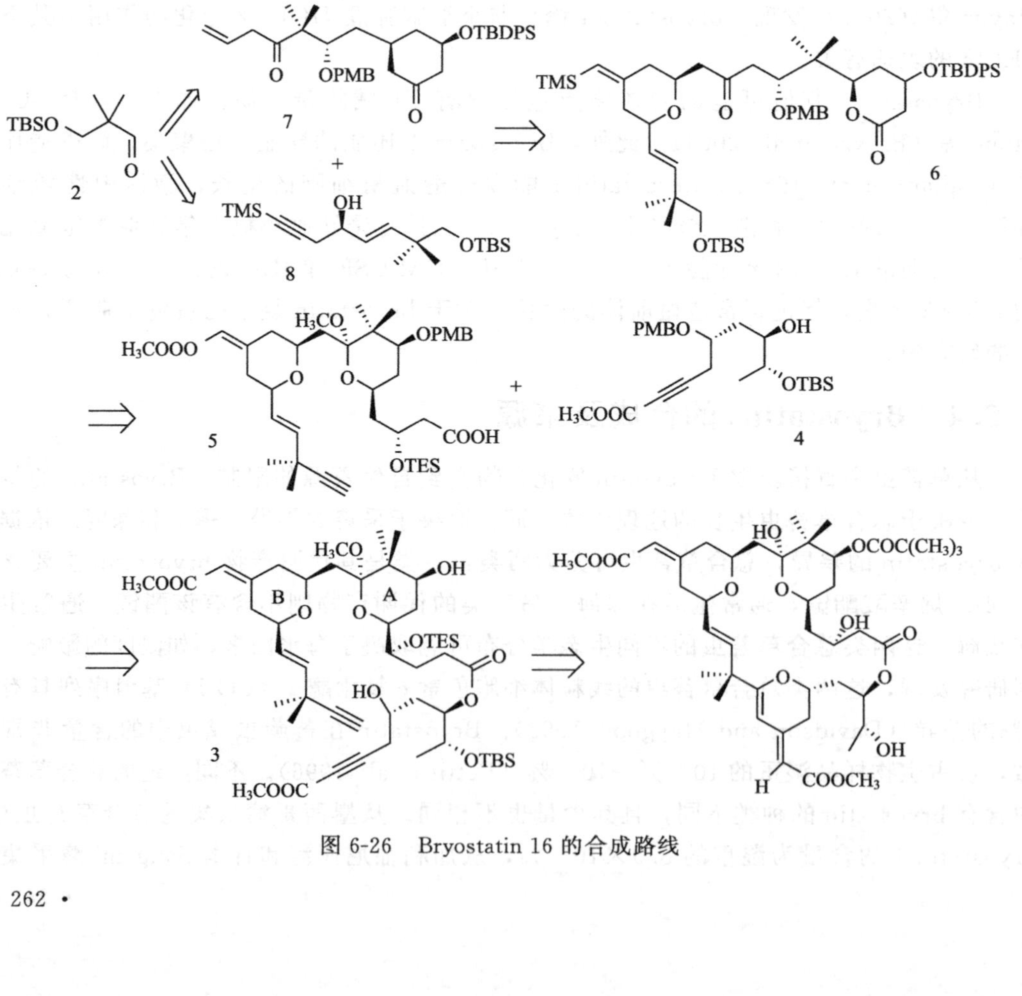

图 6-26　Bryostatin 16 的合成路线

脱硅烷化反应、钯催化羰基化反应、Ohira-Bestmann炔基化反应等一系列反应完成羧酸片段化合物5的合成。由已有的炔丙基醇类化合物经三步反应获得含羟基片段化合物4。酸5和醇4通过酯化（Yamaguchi反应条件），两个PMB保护基氧化脱除，生成大环化合物的前体3。钯催化的炔烃-炔烃的偶联反应［12 mol/L % Pd（OAc)$_2$和15 mol/L % tris（2，6-二甲氧基苯基）磷化氢的甲苯溶剂，室温（20～25 ℃)］，最终成环，得到大环化合物。最后用阳离子金复合物（acationic gold complex）催化环合反应形成C环，经一系列的脱保护等反应，以及HPLC的纯化，成功获得bryoatatin 16。这一合成路线共有42步反应。

在已有的bryostatin化合物的合成路线中，Trost等对bryostatin 16的全合成最简洁，全部路线42步，最长的片段合成路线仅用了28步。在已有的大环内酯类化合物的合成策略中，大环内酯的构建大多采用Yamaguchi方法。Bryostatin化合物可考虑从C16-C17反式双键处着手，但这已经被证明是不可行的。Trost独具匠心，采用从C环处构建大环的合成策略。该策略将对酸碱均敏感的C环留到最后构建。整个合成策略还可用于其他bryostatin成员及类似物的合成。在三个吡喃环中，A环相对容易构建；B环的构建运用了钌催化串联烯烃-烯烃偶联/迈克尔加成反应方法；而较难构建的C环，采用成大环后的炔基与相近的羟基环合而成。大环的构建，预先引入C16-C17反式双键，构建末端羧基和炔基，酯化引入另一端基的炔基，运用钯催化的炔-炔烃偶联构建整个大环，并为C环的构建做好准备。需要特别指出的是，用钯催化炔烃-炔烃的偶联反应作为大环环化的方法，为天然产物的合成提供了一种新的大环环化路径。

对bryostatin化合物的合成工作仍在继续。最近，Keck等（2010）及Hale和Manaviazar（2010）分别报道了bryostatin化合物的新合成方法，并研究了目标化合物的生物活性。

由于bryostatin族化合物在自然资源中含量非常低，结构又复杂，全合成成本太高，对这一抗癌先导化合物进行优化，简化结构，方便合成，将为临床研究提供足够的药源。Wender等（Wender and Verma 2008；Wender and Hinkle 2000；Wender et al. 2004，1999，1998）通过构效关系研究，在计算机的辅助设计下，发现了bryostatin 1的药效基团，利用药效基团模型，改造天然bryostatin 1的结构，设计和合成了一系列bryostatin 1类似物。这些类似物结构更简单，合成更方便，并保持了bryostatin 1的生物活性。在几种人肿瘤细胞模型试验中，结果显示，这些类似物具有很好的肿瘤抑制作用，一些试验结果甚至优于bryostatin 1。高活性的类似物由于其分子结构简化，合成便利，比bryostatin 1更具有开发潜力（Faulkner 2000）。

针对bryostatin族化合物的来源问题，对其他可能的药物来源也进行了探索。鉴于草苔虫有限的天然资源和bryostatin的微少含量，人们对其天然资源进行了广泛的调查，并对草苔虫的人工养殖进行了尝试。通过人工养殖方法有可能解决今后临床实际需要的大量生物原料。另外，研究已经证实，苔藓动物幼虫的共生菌*E. sertula*能产生bryostatin 20，但遗憾的是，到目前为止该菌尚无法人工发酵培养。人们对bryostatin的生物合成也进行了研究。将新采集到的总合草苔虫速冻后粉碎，加入放射性标记的化合物培养以产bryostatin。研究发现参与bryostatin生物合成的起始物有乙酸乙酯、甘油和S-腺苷蛋氨酸，而丙酸酯、正丁酸酯、异丁酸酯和琥珀酸酯并不参与该类化合物的生物合成（Kerr et al. 1996）。有人提出了 bryostatin 生物合成的途径，设想通过寻找合成 bryostatin 必要的生物基因模块，将其异源表达，从而获得大量的 bryostatin。Sudek 等（2007）克隆到了假想的前体“bryostatin 0”的 bryostatin 基因簇。如果这一基因簇能进行异源表达，生产数量可观的基本结构就将成为可能。但限于涉及的功能基因的复杂性，该研究思路仍在摸索阶段（Mayer et al. 2010）。

6.5.5 临床试验研究

鉴于 bryostatin 族化合物具有强的抗癌活性，被认为是一种有前景的抗癌药物先导化合物（Sun and Alkon 2006）。在 Bryostatin 化合物中，对于 bryostatin 1 已进行了广泛而深入的临床研究，主要作为单抗癌剂进行试验（Mayer et al. 2010）。为提供临床研究化合物，从 13 t 采自加利福尼亚海域的草苔虫中获得了 18 g 符合 cGMP 标准的 bryostatin 1（Newman D J 2005）。

临床前试验中，采用 C-26-^{3}H 放射性标记技术研究 bryostatin 1 在 CD1/F2 小鼠中的药物动力学、组织分布、代谢和排泄（Zhang et al. 1996）。静注后的半衰期分别为 1.05 h 和 22.97 h；腹腔注射得到相同的结果。Bryostatin 1 在动物体内对代谢降解相当稳定，具有广泛的组织分布，主要集中在肺、肝、胃肠道和骨髓中，并可被迅速排泄（Wender et al. 1999）。用药后的 12 h 内主要通过尿排泄，而 72 h 内主要通过粪便排泄。在联合用药研究中，对 WSU-CLL 耐受的 SCID 小鼠的抗肿瘤活性高度依赖于剂量和用药顺序（Mohammad et al. 1998）。静注 75 μg /(kg · d) bryostatin 1 后再静注 2-氯去氧腺苷 30 mg/(kg · d) 效果最佳，用药顺序颠倒或者 2-氯去氧腺苷单独使用则无疗效，bryostatin 1 单独使用的疗效也不如联合使用的。

NCI 对 bryostatin 1 显著的抗癌活性极为关注，于 1990 年开始临床试验。在Ⅰ期临床试验中，bryostatin 1 对恶性黑色素瘤、淋巴瘤和卵巢癌显示活性，此后进行了广泛的Ⅱ期临床试验（Schwartsmann et al. 2001）。至 2006 年进行了 80 项临床试验（Singh et al. 2008；El-Rayes et al. 2006）。在Ⅰ期和Ⅱ期临床试验中，对 43 个病例（23 例封闭性试验和 20 例开放性试验）评价了 bryostatin 1 单独用药或与其他化疗药物联合用药的疗效，其中包括黑色素瘤（Propper et al. 1998）、脊髓瘤、急性髓性白血病、慢性淋巴细胞性白血病、AIDS 相关性淋巴瘤、非霍奇金（non-Hodykin）淋巴瘤（Varterasian et al. 1998）、结肠癌、肾癌、前列腺癌、头颈部瘤、子宫瘤、卵巢瘤、乳腺癌、腹膜瘤、胃癌、食管癌、直肠癌和非小细胞性肺癌（Weitman et al. 1999；Grant et al. 1998），显示了一定的治疗效果。首例黑色素瘤患者经治疗后 5 年仍生存；两例卵巢癌患者用合适的治疗剂量，3 年后仍生存。对一些晚期难以治疗的癌症，也显示了一定的治疗效果。但总的来说，临床研究结果表明，bryostatin 1 单独用药效果不理想。其中，对头颈部癌、转移性大肠癌和对铂金类敏感的卵巢癌等癌症进行的Ⅱ期临床研究表明，bryostatin 1 的总体治疗效果令人失望（Clamp et al. 2003；Pfister et al. 2002；Zonder et al. 2001）。

然而，令人振奋的是，bryostatin 1 显示了较好的联合药用效果。Bryostatin 1 和其他细胞毒化合物的协同治疗作用备受关注。协同治疗的优点在于疗效的提高和细胞毒化合物剂量的降低，并且能减少副作用。临床前试验表明，bryostatin 1 能大幅度增加多柔比星（阿霉素）、长春新碱和苯丁酸氮芥等化疗药物的抗癌活性。Bryostatin 1 还能增加癌细胞对顺铂的敏感性（Pavlick et al. 2009），增强 1-β-D-Ara-C 对人白血病 HL-60 细胞的抑制作用。

临床前动物模型研究发现，bryostatin 1 能够增强抗肿瘤剂吉西他滨（gemcitabine）的活性。Bryostatin 1 是一类大环内酯化合物，对蛋白激酶 C 具有抑制活性，而吉西他滨是一类核苷衍生物，具有广泛的抗癌活性。鉴于此，在Ⅰ期临床试验中设计了一个实验，以确定 bryostatin 1 和吉西他滨Ⅱ期临床试验的推荐剂量（El-Rayes et al. 2006）。选择对传统治疗有抗性的、在组织学和细胞学上诊断为非血癌的癌症患者，其生命期望值大于 3 个月，具有正常的肾脏、肝脏和骨髓功能。用吉西他滨静脉给药（给药时间持续 30 min 以上），随后 bryostatin 1 在第 1 天、第 8 天、第 15 天静脉注射（给药时间持续 24 h），28 d 为一个循环。Bryostatin 1（$\mu g/m^2$）和吉西他滨（mg/m^2）按以下剂量比例给药：25/600、25/800、25/1000、30/1000、35/1000 及 45/1000。该实验对 36 个患者进行试验（平均年龄 57 岁，男/女比例 15∶21）。治疗周期中位数为每个患者 3 个疗程（周期范围 0～24）。其中出现剂量限制性毒性 4 人，肌痛 2 人，骨髓抑制 1 人，血清丙氨酸转氨酶水平增高 1 人，三等毒性 10 人，贫血 2 人，中性粒细胞减少 5 人，血小板减少 3 人，未见治疗相关的致死事件。两个乳腺癌和结肠癌重症患者对治疗反应分别持续 22 个月和 8 个月。8 个患者病情稳定，由此可以得出，bryostatin 1 和吉西他滨的联合用药仅限于三等毒性，具有很好的耐受性。因此，在Ⅱ期临床研究中，bryostatin 1 的推荐剂量为 35 $\mu g/m^2$，吉西他滨则为 1000 mg/m^2（El-Rayes et al. 2006）。

临床前研究显示，bryostatin 1 也能够增加药物氟达拉滨（fludarabine）对血癌的疗效。鉴于此，设计了一系列临床试验（Roberts et al. 2006），对慢性淋巴细胞白血病或顽固性淋巴瘤患者，给药氟达拉滨，每天 1 次，连续 5 d，在此之前或之后单剂量连续滴注 bryostatin 1（24 h）。结果显示，给药全剂量的氟达拉滨［25 mg /（$m^2 \cdot d$）× 5］，再给予 bryostatin 1 是安全的、可耐受的。相对于先前单独使用氟达拉滨来说，联合用药对慢性淋巴细胞白血病和顽固性淋巴瘤都有增效作用。联合用药对先前用氟达拉滨治疗过的长期患者显示了中等活性。鉴于单克隆抗体，如抗 CD20 单克隆抗体利妥昔（rituximab），对慢性淋巴细胞白血病和顽固性淋巴瘤的治疗作用，将 bryostatin 1 和氟达拉滨与利妥昔单抗联合使用是今后值得考虑的一个方向（Roberts et al. 2006）。

Peterson 等（2006）开展了一项随机的白细胞介素-2（IL-2）的Ⅱ期临床研究，以确定不同剂量的 bryostatin 1 对晚期肾癌患者的临床响应率和 T 细胞表现型。研究发现，对 IL-2 来说，额外的 bryostatin 1 具有很好的耐受性，但总响应率很低（3.2%），表明不必进行这种联合疗法的进一步研究。Ajani 等（2006）发现，在Ⅱ期临床研究中，尽管有肌痛等不良反应，bryostatin 1 和紫杉醇显示了强的协同作用。2007 年，进行了 bryostatin 1 与其他药物联合用药的Ⅰ期（4 项）和Ⅱ期（8 项）临床研究（Mayer et al. 2010）。Ku 等（2008）报道，采用连续的紫杉醇和 1 h 的 bryostatin 1 治疗晚期食管癌，发现了严重的肌痛毒性。Lam 等（2010）开展了紫杉醇和 bryostatin 1 联合用药治疗晚期胰腺癌的Ⅱ期临床研究。这些联合用药研究表明，bryostatin 1 能够增强其他药物的药效，并且极少出现骨髓抑制、胃肠道反应、神经性疾病和脱发等传统抗癌药的不良反应（Wender et al. 1998）。Bryostatin 1 与细胞毒药物协同作用的临床应用值得期待。

临床研究显示，bryostatin 1 在体内较为稳定，毒副作用较小。一种副作用是肌肉酸痛，停药后症状消失，一些患者可能会肌痛数周。其原因可能是肌肉的氧化代谢障碍所致。用硝苯地平也不能减轻这种副作用，这限制了 bryostatin 1 的用药剂量和疗程。但在一项对儿童的研究中，采用常规的止痛药来对抗这种副作用，却取得了较好的效果（Roberts et al. 2006；Hickman et al. 1995）。另一种副作用是短暂、迅速的血小板减少，但血小板计数在 7 d 内可以恢复正常。其他的副作用还有急性呼吸困难和静脉炎等，极有可能是由稀释 bryostatin 1 的溶剂引起的。

Sun 和 Alkon（2006）研究组还发现 bryostatin 1 具有其他重要的药理学活性。前期的临床研究中，bryostatin 1 在适当的剂量下显示了认知恢复和抗抑郁作用。其作用机制可能涉及激活 PKC 同工酶的活性，诱导具有长期记忆功能的蛋白质的合成，解除因压力引起的 PKC 活性的抑制，减少因神经毒素引起的淀粉样蛋白的聚集和微管相关蛋白的过磷酸化。鉴于 bryostatin 1 的这一活性，除抗肿瘤方面的临床研究外，FDA 还批准 bryostatin 1 进入治疗阿尔茨海默病（老年痴呆症）的Ⅰ期和Ⅱ期临床研究（Mayer et al. 2010；Peterson et al. 2006）。Bryostatin 1 作为中枢神经系统（CNS）药物的疗效有待进一步考察。

6.6 抗癌药物 dolastatin 10

Dolastatins（海兔毒素）是从后腮目软体动物海兔中发现的一类肽类化合物。Pettit 研究组（Pettit et al. 1998a，1997a，1997b，1993a，1989a，1989b，1987，1982b，1976）经过长期研究，从海兔 *Dolabella auricularia* 中分离鉴定出这类强细胞毒活性化合物。在 dolastatin 族化合物中，dolastatin 10 和 dolastatin 15 的生物活性较高，作用机制特殊，能够抑制微管蛋白聚合，是研究最早也是最重要的两种化合物。尽管 dolastatin 10 的临床疗效不佳，临床研究已经终止，但 dolastatin 10 和 dolastatin 15 的合成衍生物 LU-103793（cematodin）、TZT-1027（auristatin PE，soblidotin）和 ILX-651（tasidotin，synthadotin）分别进入了临床试验，显示了抗癌药物的开发前景。

6.6.1 Dolastatin 的发现

海兔是一类后腮目底栖海洋软体动物，属软体动物门、腹足纲（Gastropoda）、后鳃亚纲（Opisthobranchia）、海兔科（Aplysiidae），广泛分布在热带及亚热带海域。在古希腊和古罗马时代，海兔就被用于治疗多种疾病。古罗马自然科学家就记载了有关印度洋海兔 *Dolabella* 的生理活性，对于地中海海兔 *Dolabella* 分泌物所具有的毒性也早有文献记载。Nicander 在 1850 年曾预言海兔提取物有治疗疾病的可能。

1963 年，Yamamura 和 Hirata（1963）首次从 *Aplysia* 属海兔中分离出一种溴代倍半萜海兔素 aplysin。此后又发现了一些此类活性次级代谢产物，大多被卤素取代。自此，海兔便成为卤代次级代谢产物的研究热点。自 1965 年，美国亚利桑那州大学的 Pettit 研究组对印度洋耳状截尾海兔 *Dolabella auricularia* 的生物活性成分进行了深入研究，1970 年分离出一系列链肽和环酯肽（Pettit et al. 1997a；Yamada et al. 2000），大部分显示很强的细胞生长抑制作用，具有强抗肿瘤活性，dolastatin 10 是该系列化合物中活性最强的化合物。由于天然产物得率很低（约 1.0 mg/100 kg），对于 dolastatin 10 的结构鉴定用了 15 年以上的时间（Singh et al. 2008）。1972 年，Pettit 等发现印度洋毛里求斯海兔 *D. auricularia* 的提取物具有显著的生物活性，在美国 NCI 的肿瘤细胞毒性筛选系统中表现出十分显著的抗肿瘤活性。在随后的研究中，采用鼠白血病细胞 P-388 细胞毒活性跟踪，于 1976 年首先从中分离鉴定了具有抑制肿瘤细胞生长活性的两种二萜类化合物 dolatriol 和其乙酰化产物（Pettit et al. 1976），此后又获得一种可能来源于其食物海藻的单萜类化合物 loliolide（Pettit et al. 1980）。直到 1980 年，从该种海兔提取物中分离得到 9 种微量的强细胞毒活性化合物，均为链肽或缩肽类化合物，命名为 dolastatins 1～9。由于这些化合物在海兔中的含量很低（1×10^{-8}左右），并且稳定性差，在分离纯化中容易分解，因此仅对含量较高且相对稳定的 dolastatin 3 的平面结构进行了确定（Pettit et al. 1982b）。此后，Pettit 等（1987）又采集了 1600 kg 的海兔样品，对其进行了系统且仔细的提取和分离。化学成分的分离极为艰难。经过对约 20 000 份分离部位的活性测定评价，运用各种分离技术，从 1000 kg 海兔中分离得到 28.7 mg 抗癌活性最强的五肽化合物 dolastatin 10（图 6-27）。Dolastatin 10 是当时发现的最强的细胞增殖抑制剂，对鼠白血病细胞 PS 的 ED_{50} 为 $4.6\times10^{-5}\mu g/mL$（Rawat et al. 2006；Pettit et al. 1987）。1989 年通过现代波谱方法和化学全合成确定了其绝对构型，同时解决了用于临床前和临床药效学评价的药物来源问题（Pettit et al. 1989a）。1989～1998 年，又从印度洋海兔和西太平洋海域新几内亚岛的海兔中先后分离得到两种线性酯肽类活性化合物 dolastatin 15 和 18，以及 7 种环酯肽类化合物 dolastatins 11～17（Pettit et al. 1998a，1997a，1993a，1989b）。其中，dolastatin 11 为新类型的环肽。这些化合物均具有显著的抗肿瘤活性，其中链肽化合物 dolastatins 10 和 15 的活性最强，显示了作为抗癌药物的开发潜力。Dolastatin 10 是由 dolastatin 族化合物特有的氨基酸 dolavaline（Dov）、dolaisoleuine（Dil）、dolaproine（Dap）和缬氨酸（Val）4 种氨基酸及特异的 dolaphenine（Doe）缩合而成的线性五肽，相对分子质量为 784。Dola-

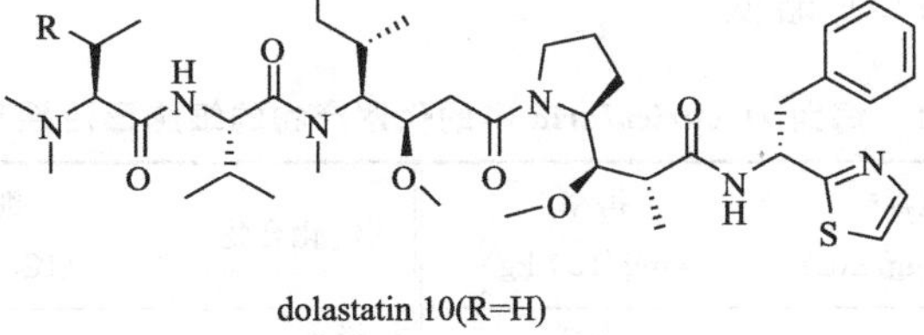

dolastatin 10(R=H)
symplostatin(R=CH_3)

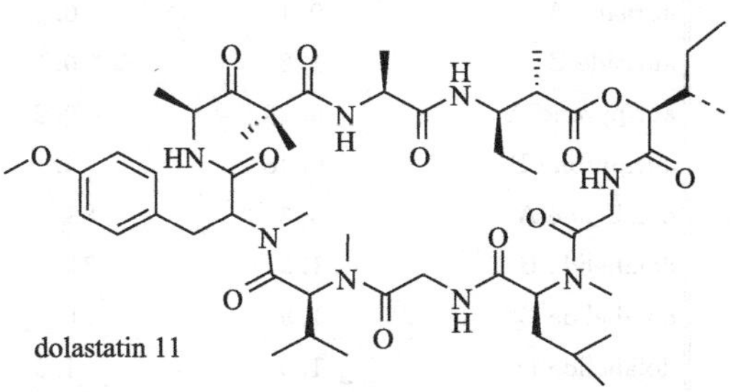

dolastatin 11

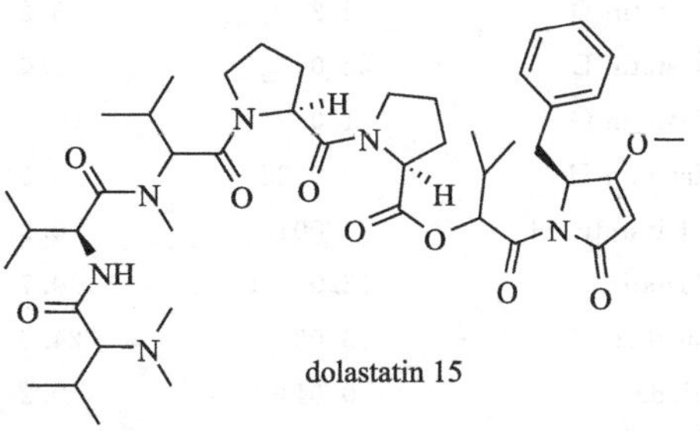

dolastatin 15

图 6-27 Dolastatin 族化合物

statin 15 相对分子质量为 836，也是一种链肽，结构中也含多种特异氨基酸和一个酯键，由 dolapyrrolidone 2-羟基异缬草酸、dolavaline、脯氨酸、缬草酸和 *N*-甲基缬草酸缩合而成；具有高度的亲脂性，N 端两个缬氨酸的 α-氨基分别被单、双甲基化；同时还有两个限制主链结构自由度的脯氨酸和一个非氨基酸的 C 端。Dolastatin 15 比 dolastatin 10 的生物活性稍低。

后来，又发现了一系列 dolastatin 族化合物（Taori et al. 2007）。Yamada 等（2000）对采自日本 Shima 半岛的海兔 *D. auricularia* 和 *A. kurodai* 进行了活性成分的追踪分离，分离得到另外一系列活性化合物。从 *D. auricularia* 中得到一系列活性肽和缩肽类化合物（表 6-1），如 dolastatins C～I、isodolastin H、doliculide、aurilide 和 dolabellin；聚酮类化合物，如 aurisides A 和 B、aurlpyrones A 和 B、dolabelides A～D，以及截尾萜烯（terpene aurilol）等。这些化合物在海兔中的含量都很低，有些化合物的含量甚至不到毫克级，但对人宫颈癌细胞株 HeLa S3 的活性较强，其中以 dolastain H 和 isodolastin H 活性最强（Yamada et al. 2000）。Dolastatin H 和 isodolastatin H 以痕量分离获得（0.3 mg）（图 6-28），经波谱分析证明是与 dolastatin 10 很相似的肽。对 dolastatin H 和 isodolastatin H 已完成了对映异构体选择性合成，不仅确定了 dolastatin H 和 isodolastatin H 的绝对立体构型，而且还为抗肿瘤活性和细胞毒活性的评价提供了丰富的来源（Sone et al. 1996）。值得注意的是，dolastatin H 和 isodolastatin H 的 C2 位差向异构体的细胞毒活性（IC_{50}分别为 0.020 μg/mL 和 0.029 μg/mL）比其本身低很多，因此 dolastatin H 和 isodolastatin H 的 C 端的 3-苯丙烷基-1，2-二醇部分的立体化学结构在细胞毒活性中具有很重要的作用。Dolastatin H 在静脉注射剂量大于 10 mg/kg 时，对小鼠具有急性毒性。在这个毒性实验基础上，测定了 dolastatin H 和 isodolastatin H 的体内抗肿瘤活性。Dolastatin H 在体内无明显的活性，而 isodolastatin H 表现出了抗肿瘤活性，在剂量为 6 mg/kg/d 时，对鼠白血病细胞 P-388 的 T/C 为 141%（腹腔注射接种肿瘤细胞；静脉注射给药）。尽管 isodolastatin H 需要的剂量比 dolastatin 10 要大得多，但其抗肿瘤活性比 dolastatin 10（对 P-388 剂量为 6.5 μg/kg/d，T/C 为 155%）略低。

表 6-1　海兔 *D. auricularia* 中的代谢产物的细胞毒活性与得率

化合物	细胞毒[a]/（IC_{50}，μg/mL）	得率/（mg/100 kg）	化合物	细胞毒[a]/（IC_{50}，μg/mL）	得率/（mg/100 kg）
dolastatin C	17.0	5.1	aurilol	4.3	4.5
dolastatin D	2.2	5.2	auriside A	0.17	0.3
dolastatin E	22.0	3.0	auriside B	1.2	0.3
dolastatin G	1.0	88	auripyrone A	0.26	0.2
dolastatin H	0.0022	0.9	auripyrone B	0.48	0.4
isodolastatin H	0.0016	0.9	dolabelide A	6.3	88
dolastatin I	12.0	0.7	dolabelide B	1.3	24
doliculide	0.005	24.6	dolabelide C	1.9	71
aurilide	0.011	0.2	dolabelide D	1.5	1.5
dolabellin	6.1	18			

a. 对 HeLa S3 肿瘤细胞。

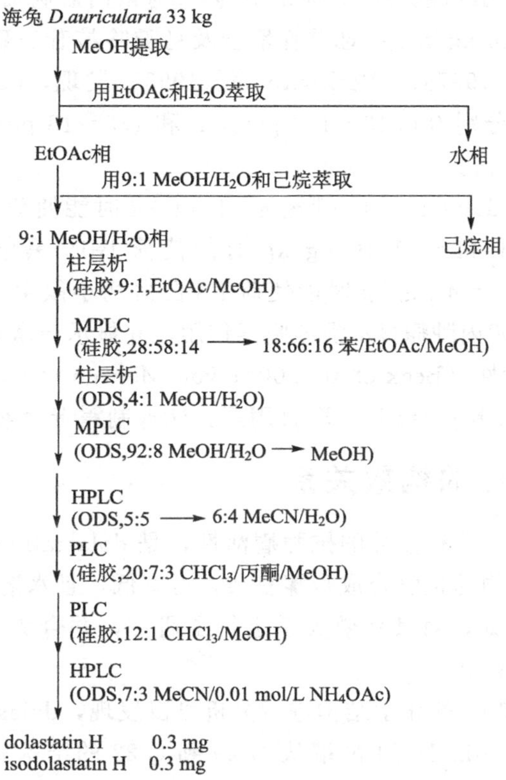

图 6-28 Dolastatin H 和 isodolastatin H 的分离步骤

Dolastatin 族化合物在结构上差异较大，既有线性结构，也有环状结构。Dolastatins 3、10、18、E、I 和 dolabellin 可归到含噻唑或噻唑烷的细胞毒素的代谢产物中，而 dolastatins 14、G、doliculide 和 aurilide 等可视为多聚酮缩氨酸的代谢产物。

6.6.2 Dolastatin 的生物活性

在 Dolastatin 族中的大多数化合物对许多肿瘤细胞具有增殖抑制作用和细胞凋亡诱导作用（Singh et al. 2008；Sato et al. 2007）。Dolastatin 系列肽类化合物具有很强的抗癌活性，是目前已知天然来源的抗肿瘤化合物中活性最强的一类。体外抗肿瘤筛选中发现，dolastatin 3 具有细胞毒活性，对鼠淋巴细胞白血病细胞 P-388 的 ED_{50} 为 1×10^{-7}～1×10^{-4} μg/mL（Pettit et al. 1982b）。Dolastatin 10 对 P-388 和鼠白血病细胞 L-1210、黑色素瘤 B-16、人黑色素瘤 LOX、网状细胞肉瘤 M-5076 和人前列腺癌 DU-145 细胞都显示强抑制作用，如对 P-388 细胞的 IC_{50} 为 0.04 μg/mL。用人肿瘤细胞株评价 dolastatins 10～15 的体外抗肿瘤活性，结果显示 dolastatin 10 活性最高，其次是 dolastatins 15 和 14。以美国 NCI 的 60 株人肿瘤细胞株对 dolastatin 10 进行评价，也显示了极高的活性。Dolastatin 10 的 IC_{50} 在 18～120 pmol/L 范围内，dolastatin 15 仅为前者的 1/12～1/14。Dolastatins 10 和 15 分别在 0.5 nmol/L 和 3 nmol/L 浓度下完全抑制细胞的增殖，但均不显示毒性。以周围血单核细胞（PBMNC）为模型，在 1 nmol/L 时，两者对非白血病细胞均无毒性。Dolastatin 10 体外对鼠白血病细胞 P-388 具有极强的抗增殖活性，ED_{50}为 0.046 ng/mL；对微管聚合及鸟嘌呤核苷三磷酸酶（GTP 酶）具有抑制活性（Pettit et al. 1997a）。Beckwith 等（1993）发现，dolastatins 10 和 15 对不同淋巴瘤细胞株的IC_{50}分别为 0.13～1.3 pmol/L 和 1.3～13 pmol/L，是临床抗癌药物长春碱的 1000～10 000 倍。

体内实验显示，当 dolastatin 10 剂量为 11 μg/kg 时能使荷 P-388 肿瘤小鼠生存期延长 88%；其剂量为 1.44～11.10 μg/kg 时能使荷 B-16 黑色素瘤小鼠生存期延长 42%～138%；其剂量为 1～4 μg/kg 时能使荷 PS 白血病小鼠生存期延长 69%～102%。Dolastatin 10 对动物腹膜内肿瘤显示强细胞毒作用，并显示与微管干扰剂长春碱和 bryostatin 1 有协同抗肿瘤活性（Beck et al. 2004；von Mehren et al. 2004）。dolastatins 10 和 15 单独或与苔藓虫素 bryostatin 1 联合用药，能抑制霍奇金淋巴瘤细胞的增殖。

6.6.3 Dolastatins 的构效关系

Dolastatins 10 和 15 具有极强的抗肿瘤活性，是 dolastatin 中最具开发潜力的两种化合物。但这两种化合物的化学合成步骤复杂，得率低，且水溶性差。鉴于此，对这两种化合物进行了结构修饰，对其构效关系进行了研究，并合成出结构更加简单的类似物，期待能进一步提高疗效。

对 dolastatins 10 和 15 的化学结构进行分析可以发现，dolastatin 10 的 N 端从 N-25 到 C-19 的结构与 dolastatin 15 的 N 端从 N-29 到 C-22 的结构完全一样；dolastatin 10 的 C 端为一苯丙氨酸基团，在 dolastatin 15 中则被一个杂环基团所取代；在分子结构式的中间部分，两者都含有吡咯烷结构。推测两者的 Dil-Dap 结构或 Pro-Pro 结构可能在化合物的生物活性中起重要作用（Poncet 1999）。构效关系分析表明，dolastatin 10 的 Dil 部分对活性十分重要，整个分子抑制微管聚合的能力可能是由 N 端的三肽引起的，苯基和二甲胺基之间保持适当的空间距离也是活性所必需的（林厚文等 2006）。

Pettit 研究组合成了十多种 dolastatins 10 的类似物，探讨侧链对生物活性的影响。结果显示，噻唑环对活性无影响，C 端苯乙胺基部分及 N 端仲胺或叔胺基团对活性十分重要，并发现了两种极有开发前景的类似物，即 TZT-1027（auristatin PE，soblidotin）和 ILX-651（tasidotin，synthadotin）（图 6-29）（Kobayashi M et al. 1997）。对 dolastatin 15 的研究发现，C 端的羟基异缬草酸（Hira）和特异的吡咯烷酮氨基酸（dolapyrrolidone，Dpy）的空间构象变化对其抗增殖活性影响不大。Dpy 部分被不同的芳香基团替代，与抑制微管聚合活性也无关系，去除 Dpy 部分的衍生物 LU-103793（cemadotin）（图 6-29）抑制微管聚合活性增强，体内能使乳腺癌 MB-435、黑色素瘤 LOX 和人鼻咽癌细胞（人口腔表皮/鳞状细胞癌）KB3-1 完全消除，且水溶性较好，并能保持长期稳定（Arruda 1995）。Pettit 等（1998b）指出，dolastatin 15 的 C 端结构对抑制肿瘤细胞生长只产生有限的作用，很可能不是重要的活性位点。衍生物 LU103793 的 C 端苄胺结构较 dolastatin 15 的 C 端（2-hydroxyisovaleryl-dolapyrrolidone）简化，不仅活性高，而且毒性低。基于 LU103793 的结构，Hu 和 Huang（1999）通过对 N 端疏水性的研究发现，以 *N*，*N*-双苄基取代 *N*，*N*-双甲基后，dolastatin 15 的活性下降；在 C 端苄胺苯环的 4 位引入 F、Cl、I 或在 3、4 位引入二甲氧基或二氧亚甲基后，活性并未得到提高。

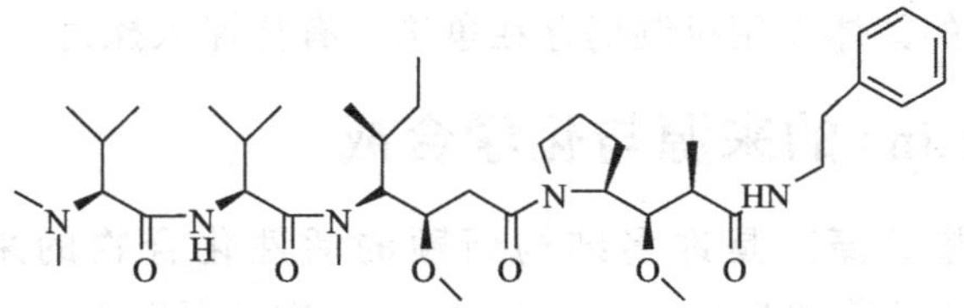

TZT-1027

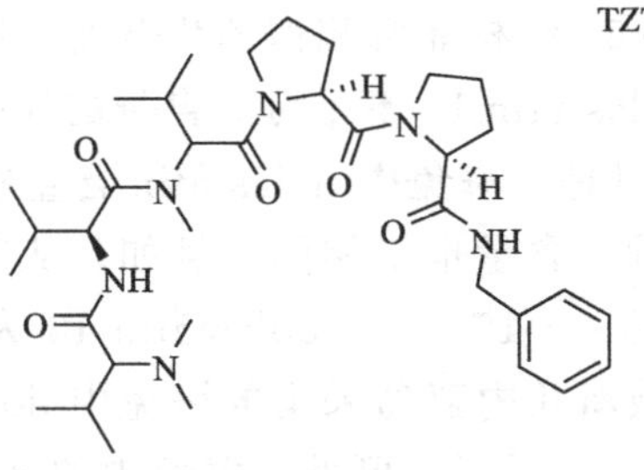

LU-103793

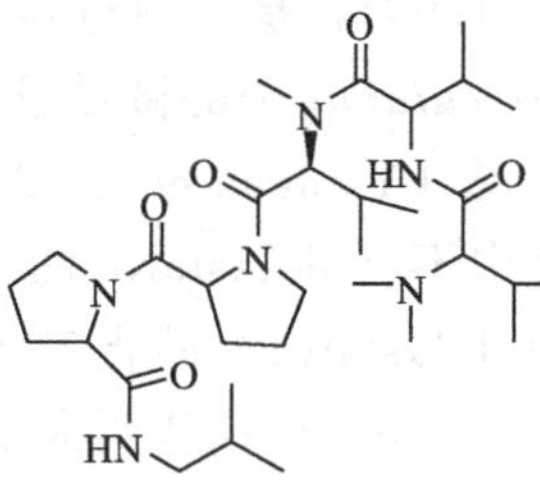

ILX-651

图 6-29　Dolastatins 10 和 15 的合成类似物

6.6.4　Dolastatins 的作用机制

Dolastatin 10 是一种强的抗有丝分裂的五肽类化合物（Kindler et al. 2005），能够与微管蛋白结合，但结合位点不同于常春碱类生物碱；能够抑制微管组装、微管蛋白聚合以及微管蛋白依赖的 GTP 水解（Ray et al. 2007；Pitot et al. 1999）。Dolastatin 具有细胞凋亡诱导作用，将细胞阻滞在 G_2/M 期（Sato et al. 2007）。

Dolastatin 10 在纳摩尔（nmol/L）浓度水平就能抑制微管蛋白聚合，从而抑制细胞有丝分裂，使细胞停止在有丝分裂中期。Dolastatin 10 能够抑制微管相关蛋白（MAP）或由谷氨酸盐诱导的微管聚合，特别是抑制相关的 GTP 的水解，抑制核苷酸 GTP/GDP 交换，非竞争性抑制长春碱或长春新碱与微管的结合，稳定秋水仙素与微管的结合。Dolastatin 10 和长春碱类化合物与微管具有不同的结合位点（Bai et al. 1990），但靠近长春碱类化合物的结合位点（Hamel 2002）。Dolastatin 15 与 dolastatin 10 的结构类似，生物活性有相同之处，也能引起有丝分裂中期细胞增多，细胞内微管消失，但只在浓度很高时才能抑制微管聚合。Bai 等（1992）研究发现，在微管蛋白的 β-亚单位上存在 dolastatin 15 的“肽结合位点”，可结合片段为 N 端的 *N*，*N*-二甲基缬氨酰-缬氨酰-*N*-甲基缬氨酸。Dolastatin 15 不能抑制核苷酸交换和长春碱与微管蛋白的结合，也不能稳定长春碱与微管蛋白的结合；对微管蛋白依赖的 GTP 水解的抑制作用很弱。

抗有丝分裂药物杀死癌细胞的具体机制还不明确。Bcl-2 是一种细胞凋亡抑制因子，其过表达能引起肿瘤细胞的耐药性。在白血病、淋巴瘤、乳腺癌、前列腺癌等癌细胞中，丝氨酸-70 是 Bcl-2 的主要位点。微管损伤后引起的癌蛋白 Bcl-2 磷酸化可能导致细胞凋亡。研究 dolastatins 10 和 15 对人体内淋巴癌细胞生长的抑制作用后发现，细胞凋亡作用是其发挥抗肿瘤作用的一个重要机制。Maki 等（1996）发现，将 dolastatin 10 和 dolastatin 15 或与苔藓虫素 bryostatin 1 联合给药，非霍奇金淋巴瘤中 Bcl-2 的表达消失。高于抑制细胞增殖剂量的 dolastatin 15 能诱导小细胞肺癌细胞株的 Bcl-2 磷酸化。关于 dolastatin 的具体作用机制仍存在争论，有待深入探讨（林厚文等 2006）。

6.6.5 Dolastatins 的来源与化学合成

海洋蓝细菌（蓝绿藻）是许多结构新颖的活性化合物的来源（Gerwick et al. 2001）。Moore 研究组从蓝细菌 *Symploca hydnoides* 中分离出的 symplostatin 1（图 6-27）（Harrigan et al. 1998），是一种与 dolastatin 10 结构非常相似的化合物。这一发现支持了在海兔 *D. auricularia* 中的微量成分如 dolastatin 10 不是海兔自身的代谢产物，而是来源于食物的假说（Yamada et al. 2000）。但是，海兔中 dolastatin 含量很低，且不同海区来源的海兔中不仅 dolastatin 的种类不同，含量也不相同。例如，从东南印度洋海域采集的海兔中 dolastatin 3 的含量为湿重的 $4\times10^{-7}\%$，dolastatin 10 为 $3\times10^{-6}\%$，dolastatin 15 为 $4\times10^{-7}\%$；从西太平洋海域新几内亚岛采集的海兔中 dolastatin 16 和 dolastatin 18 的含量则分别为 $3\times10^{-7}\%$和 $2\times10^{-7}\%$。可见，海兔中的 dolastatin 化合物痕量存在，要获得满足临床前及临床研究所需的化合物量，则需要大量的海兔，这在自然资源中难以获得。例如，dolastatin 10 或 dolastatin 15 在海兔中的含量甚微，要进行临床研究，需要约 700 t 海兔，这是难以实现的。

鉴于上述情况，对于 dolastatin 的全合成和结构修饰改造研究成为研究热点（Pettit et al. 1994，1991b，1989a；Roux et al. 1994；Shioiri et al. 1993；Hamada et al. 1991；Tomioka et al. 1991）。Pettit 等（1989a）对 dolastatin 10 的化学合成进行了深入研究，并合成（—）-dolastatin 10。Shioiri 等（1993）又完成了 dolastatin 10 的立体选择性化学合成，并合成了两种类似物，为其进一步的临床研究提供了足够的化合物量。1995 年，经全合成制备了 13 g 的 dolastatin 10 样品，开始了该化合物的Ⅰ期临床试验。

Mordant（2007）研究组也对 dolastatin 10 进行了全合成研究。通过逆向合成分析设想，由两个关键的结构片段（3*R*，4*S*，5*S*）-dolaisoleucine（Dil）和（2*R*，3*R*，4*S*）-dolaproine（Dap）拼接而成目标化合物 dolastatin 10。两个结构片段可通过钌催化剂催化 β-酮醚的氢化而获得（图 6-30）。在此前的合成方法中，未见以不对称氢化反应作为关键步骤来合成中间体 dolaisoleucine（Dil）和 dolaproine（Dap）。针对这一挑战，通过钌-SYNPHOS 催化不对称的氢化反应合成了 dolastatin 10。

在合成研究中得到的三种衍生物 LU-103793（cematodin）、TZT-1027（auristatin PE，soblidotin）和 ILX-651（tasidotin，synthadotin）（图 6-29），它们不但在抗肿瘤活性方面与 dolastatin 10 的活性相似（Pettit et al. 1995），而且在一些活性指标上优于 dolastatin 10，因而也被选为抗肿瘤先导药物进行临床研究。

6.6.6 Dolastatins 族化合物的临床前和临床研究

6.6.6.1 临床前研究

利用 CD2F1 大鼠考察 dolastatin 10 的药动学和药效学，结果发现，以静脉注射、皮下注射及腹腔注射途径给药，药物在体内都能很快达到分布平衡，且血浆内原药的浓度维持时间长。静脉注射给药测得药物在血浆中的半衰期为 5.6 h（Newman R A et al. 1994）。Dolastatin 10 的蛋白结合率很高（>81%），不经肾排出。体外试验表明，dolastatin 10 在血浆中很稳定，对蛋白水解酶和肽酶具有抗性。利用放射免疫测定法分析

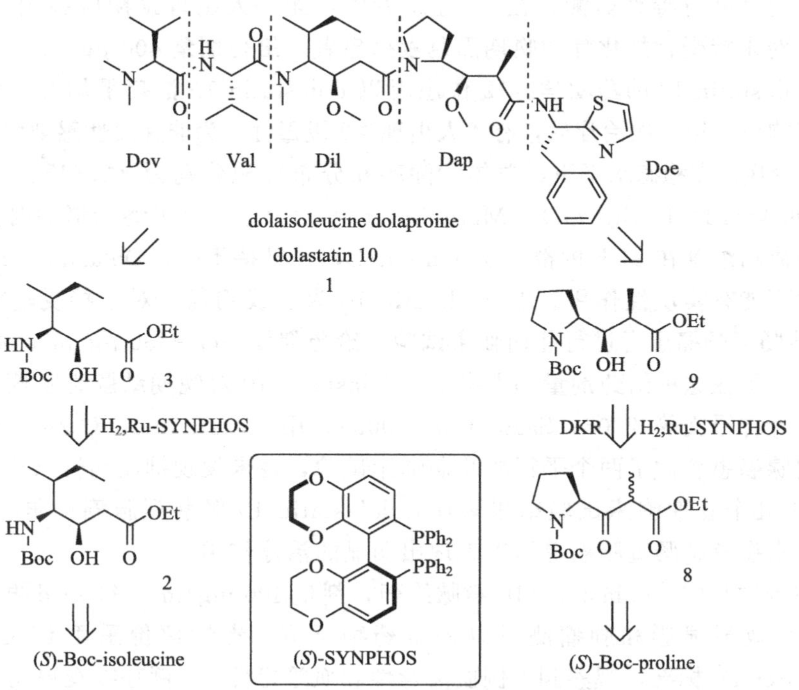

图 6-30 Dolastatin 10 的逆向合成拆分

dolastatin 10 的血浆药动学曲线，在血浆浓度为 5 ng/mL（6.4 nmol/L）的情况下，显示快速分布期在 2 min 以内，随后是消除期，半衰期为 2.4 h（Aherne et al. 1996）。骨髓抑制是许多抗癌药物的剂量限制性反应。研究发现，体外 dolastatin 10 和 dolastatin 15 在浓度很低的条件下就能抑制人和鼠造血干细胞增殖，dolastatin 10 的 IC_{50} 在 0.1～1 pmol/L范围内，比 dolastatin 15 的活性高 10～100 倍（Jacobsen et al. 1991）。该作用是细胞增殖抑制作用而非细胞毒作用。以最大抗增殖剂量的 100 倍剂量处理骨髓细胞24 h，未见细胞减少。研究显示，体外 dolastatin 10 对鼠、狗及人骨髓具有骨髓毒性；体内试验发现，狗对 dolastatin 10 的敏感性比 CD2F1 鼠高，更易发生剂量限制性骨髓抑制。

6.6.6.2 临床研究

20 世纪 90 年代初期因 Dolastatin 10 特殊的作用机制，将其作为抗肿瘤先导药物先后进入Ⅰ期和Ⅱ期临床研究阶段。在美国 NCI 的支持下，经过大量的临床前研究，于 1995 年进入Ⅰ期临床试验。数据显示，40%的患者发现中度或潜在的周围神经病变。

然而，鉴于在临床前筛选中 dolastatin 10 表现出的新颖的作用模式和显著的抗肿瘤活性，进行了多种方案的Ⅱ期临床试验（von Mehren et al. 2004）。1998 年起，进行 dolastatin 10 的Ⅱ期临床试验。对前期接受过化疗的前列腺癌老年患者，给药剂量 400 $\mu g/m^2$，每 3 周静脉注射 1 次，每 2 周进行毒性监测评价，每 2 个疗程后进行响应评估。在给药 56 个疗程后，60 个受试者中有 15 人出现响应，3 人病情稳定，2 人患骨病，1 人结节转移。观察到的毒性是 8 人出现 3～4 级中性粒细胞减少症，1 人出现神经毒性。Dolastatin 10 在这些患者中的耐受性较好，但单剂量给药缺少明显的临床活性（Vaishampayan et al. 2000）。对非小细胞肺癌患者，给药剂量 400 $\mu g/m^2$，每 3 周静脉注射 1 次，同时进行毒性监测。在 53 位患者中，无一人出现预期应答响应（Krug et al. 2000）。对未接受常规化疗的晚期黑色素瘤患者，给药剂量 400 μg/m^2，并以 2 组患者来评估 dolastatin 10 的药动学。12 位患者以 dolastatin 10 治疗平均 2 个疗程，未出现预期应答响应。第一次治疗后，有 4 人出现>2 级毒性，为非并发性感染引起的 3 级中性粒细胞减少症。在稳态水平下，总体清除率和分布容积分别为（2.61±1.9）L/(h·m^2）和（28.4±13）L/(h·m^2）（Margolin et al. 2001）。由于终端消除时间较长，所有受试者的血药浓度在 24 h 内都大于 1 nmol/L，并维持不变。Dolastatin 10 对治疗黑色素瘤不大可能有实质性作用。以 doalstatin 10 为一线用药，对未接受过前期治疗的 40 名晚期结肠直肠癌患者进行Ⅱ期临床试验，给药剂量 300～450 μg/m^2，每 21 d 静脉注射一次，显示在这种给药剂量和方案下，dolastatin 10 对晚期结肠直肠癌未显示明显的临床活性（林厚文等 2006；Saad et al. 2002）。用 dolastatin 10 对 28 个晚期肝胆管癌患者和胰腺癌患者做了两个平行的Ⅱ期临床试验，也未发现抑制活性（Kindler et al. 2005）。以上几个Ⅱ期临床试验结果表明，dolastatin 10 对前列腺癌、非小细胞肺癌、转移性黑色素瘤及结肠直肠癌等均未表现出明显的治疗作用。

Ⅱ期临床试验中，dolastatin 10 静脉给药，剂量 400 mg/m^2，每 21 d 再次给药。每 2 个循环进行放射显影和肿瘤测量以评价药物反应。毒性评价采用 CTC（Common Toxicity Criteria）标准，观察到 4 例血液毒性和血管毒性，1 例呼吸衰竭死亡，而且 12 位受试者未显示可观察到的药效（Singh et al. 2008；von Mehren et al. 2004）。基于这些结果，不建议对晚期或转移软组织肉瘤进行进一步的试验。鉴于此，dolastatin 10 的临床研究已经终止（石建功等 2007；Margolin et al. 2001）。

Dolastatin 15 由于其在海兔中的含量极低，难以得到足够的样品量，所以一直未能进入临床研究。尽管 dolastatin 10 的临床研究令人失望，但这些试验为其构效关系研究提供了基础。在进行 dolastatins 10 和 15 类似物合成、结构改造及构效关系研究的基础上，得到 3 种衍生物 TZT-1027（auristatin PE，soblidotin）、LU-103793（cematodin）和 ILX-651（tasidotin，synthadotin）（图 6-29）。当初基于先导化合物 dolastatin 10 的合成研究是为了保持抗癌活性而降低毒性，TZT-1027 等化合物符合这一标准，随后也进入了临床试验（Yamamoto et al. 2009；Horti et al. 2008；Bonate et al. 2007；Tamura et al. 2007；Riely et al. 2007；Patel et al. 2006；Cunningham et al. 2005；de Jonge et al. 2005）。

TZT-1027（auristatin PE，soblidotin）为 dolastatin 10 的合成衍生物，除具有微管抑制活性外，还是一种血管生成抑制剂，能引起肿瘤内部血管的崩溃（Yamamoto et al. 2009；Lippert 2007；Watanabe et al. 2007）。TZT-1027 起先在欧洲、日本和美国进入Ⅰ期临床研究。TZT-1027 通过与微管蛋白的结合来抑制微管聚合。TZT-1027 有两个微管蛋白结合位点，即一个高亲和力结合位点和一个低亲和力结合位点，而长春新碱只有一个结合位点。虽然 TZT-1027 和长春新碱与微管蛋白的结合位点并不完全相同，却具有干扰长春新碱与微管蛋白结合的能力（Natsume et al. 2000）。与其他抗肿瘤化合物相比，TZT-1027 对许多人类肿瘤细胞具有极强的细胞毒活性和细胞凋亡诱导活性，使细胞分裂停止在 G_2-M 期，诱导其凋亡（Watanabe et al. 2000）。与长春新碱和 AC-7700（考布他汀 combretastatin A-4 的衍生物）相比，TZT-1027 具有更强的抗血管生成活性（Otani et al. 2000）。TZT-1027 通过直接的细胞毒性和选择性地阻滞肿瘤组织血液流动来发挥其抗肿瘤活性（Watanabe et al. 2006，2000；Hashiguchi et al. 2004；Natsume et al. 2003；Otani et al. 2000）。TZT-1027 对移植性小鼠 P-388 白血病、Colon-26 结肠癌、B-16 黑色素瘤、M-5076 网状细胞肉瘤显示抑制活性。TZT-1027 对这些肿瘤细胞系的抑制活性优于或相当于 dolastatin 10、顺铂、长春新碱、5-氟尿嘧啶和 E7010。在长春新碱和紫杉醇未显示抗肿瘤活性的一些体内模型中，TZT-1027 却显示了强的抗肿瘤活性（Watanabe et al. 2006）。在动物模型中，TZT-1027 与其他抗微管剂相比没有神经毒性，而长春新碱和紫杉醇却能够引起神经末梢区域的神经毒性（Ogawa et al. 2001）。然而，在经 TZT-1027 治疗的小鼠和猴子身上却观察到了心脏毒性。药代动力学研究显示，在多次剂量下，没有在小鼠的血浆中观察到 TZT-1027 的积累（Horti et al. 2008）。TZT-1027 在临床前试验中不但对肺癌显示良好的治疗效果，而且在有效剂量（1～2 mg/kg）下表现出抗血管生成作用（Natsume et al. 2003）。研究还表明，通过在前列腺癌上皮中发现的黏附分子分泌素-E 的上调作用，有可能实现该化合物向前列腺癌细胞的直接转运。直接作用于分泌素-E 的单克隆抗体通过连接分子与 TZT-1027 连接，在动物模型上表现出对前列腺癌生长的抑制活性增加 85％（Bhaskar et al. 2003）。有趣的是，TZT-1027 目前正在不同的公司同时进行Ⅰ、Ⅱ、Ⅲ期临床试验，将其修饰后的肽用作“弹头”连接到专一性单克隆抗体上，序列号分别为 SGN-75（Ⅰ期）、CR-011（Ⅱ期）和 SGN-35（Ⅲ期）（Mayer et al. 2010）。

LU-103793（cematodin）在Ⅰ期临床试验中，以晚期恶性实体瘤患者为对象，考察了最大耐受剂量、剂量限制性毒性和药动学曲线（Villalona-Calero et al. 1998）。临床Ⅰ期毒性试验表明，LU-103793 显示剂量限制性毒性，每天剂量大于 2.5 mg/m^2 会出现中性粒细胞减少、心脏毒性、外周水肿及肝功能异常等症状，同时确定了临床Ⅱ期试验安全剂量为 2.5～10 mg/m^2（Supko et al. 2000；Mross K 1998；Villalona-Calero et al. 1998）。由此设计的Ⅱ期临床试验给药方案为每天给药 2.5 mg/m^2，连续给药 5 d，每 3 周为一个疗程。Ⅰ期临床试验还考察了在成年癌症患者中 5 d 连续静注给药方案的可行性（Supko et al. 2000）。试验结果表明，120 h 静注给药能够完全避免心脏毒性，说明心血管毒性与血药浓度峰值水平有关。Ⅱ期临床试验中，以接受过前期治疗的转移性乳腺癌患者为对象，评价 LU-103793 的疗效和耐受性（Kerbrat et al. 2003）。每天给药 2.5 mg/m^2 超过 5 min，连续给药 5 d，每 3 周一个疗程，发现最主要的毒性作用是血压升高，其他不良反应包括中性粒细胞减少、口腔炎、肌痛、乏力及血清胆红素升高。尽管在黑色素瘤和乳腺癌临床治疗试验中病情稳定，在肺癌治疗试验中病情明显改善，但在这种给药剂量和方案下 LU-103793 无明显临床意义，该化合物的临床Ⅱ期试验也未能继续。

ILX-651（tasidotin，synthadotin）作为 dolastatin 15 的第三代合成衍生物，为微管蛋白聚合抑制剂。最近对其作用机制进行了更为细致的研究，发现其活性很可能是由五肽 C 端酰胺键的水解引起的（Bai et al. 2009；Ray et al. 2007）。ILX-651 口服有效，在临床Ⅰ期试验中对黑色素瘤、乳腺癌和非小细胞肺癌表现出治疗效果，因此该化合物针对以上癌症的研究已进入临床Ⅱ期试验。这些临床研究已经结束，发现 ILX-651 具有很好的耐受性，但其疗效不如预期的好。鉴于此，ILX-651 又重新进入临床前研究，以重新审视研究策略和目标，包括对晚期癌症的研究（Mayer et al. 2010）。

6.7 抗癌药物 halichondrin B

Halichondrin（软海绵素）是从软海绵 *Halichondria okadai* 及 *Lissodendoryx* sp. 等中分离得到的一类聚醚大环内酯类化合物。这类化合物结构新颖，具有强的抗肿瘤活性，其中，halichondrin B 和 isohomohalichondrin B 活性显著，其合成类似物 E7389（eribulin、eribulin mesylate、ER-086526）已进入了临床研究阶段，具有抗癌药物的开发潜力（Jackson et al. 2009）。

6.7.1 Halichondrin 族化合物的发现

1985 年 Uemura 等（1985）首次报道了日本太平洋沿岸的大田软海绵 *Halichondria okadai* Kadota（图 6-31）中的具有强烈抗肿瘤活性的化合物 norhalichondrin A（图 6-32）。紧接着，从这种海绵中又分离得到三类 7 种 halichondrin 族化合物，分别为 norhalichondrins B 和 C、halichondrins B 和 C、homohalichondrins A、B 和 C（Hirata and Uemura 1986）。

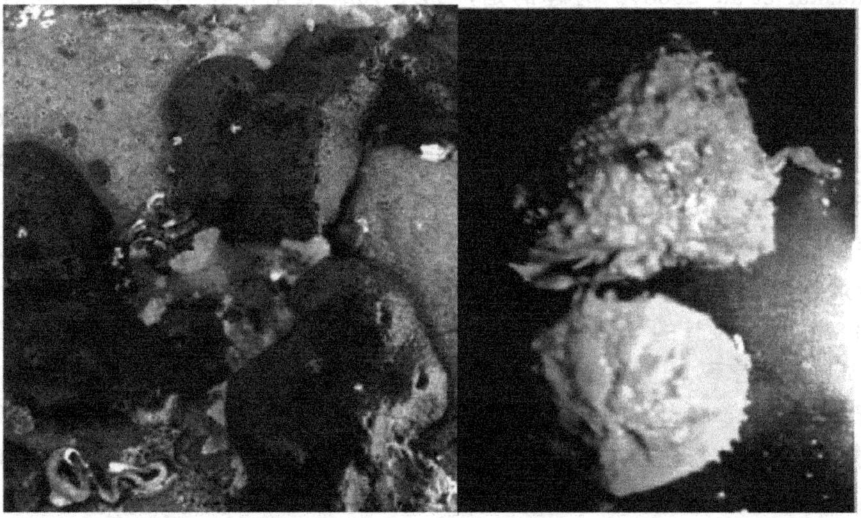

图 6-31 海绵 *H. okadai*（左）和 *Lissodendoryx* sp.（右）（见彩图）

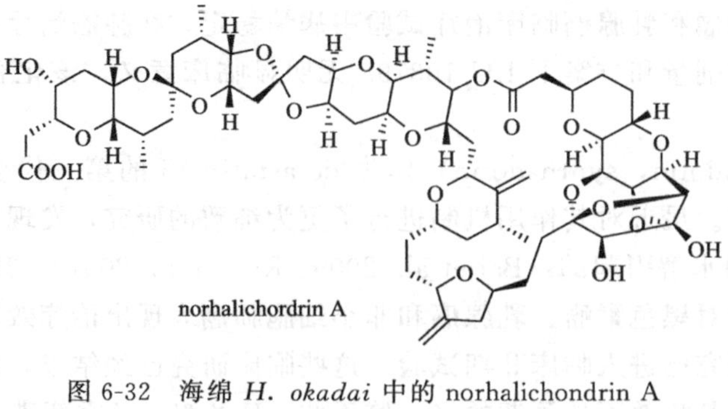

图 6-32 海绵 *H. okadai* 中的 norhalichondrin A

Halichondrin 的结构特征主要包括一个 2，6，9-三氧杂三环（3.3.2.$0^{3,7}$）癸烷（环 C～E）、一个二十二元内酯环（C1～C30）、两个环外双键和多个吡喃环和呋喃环。A、B、C 三类化合物代表了 halichondrin 的三种骨架类型 A、B 和 C（图 6-33，参见图 2-26 至图 2-28），主要差别在于 C12 和 C13 的氧化程度不同，而各类骨架类型中的化合物之间的差别发生在 C45 位以后。

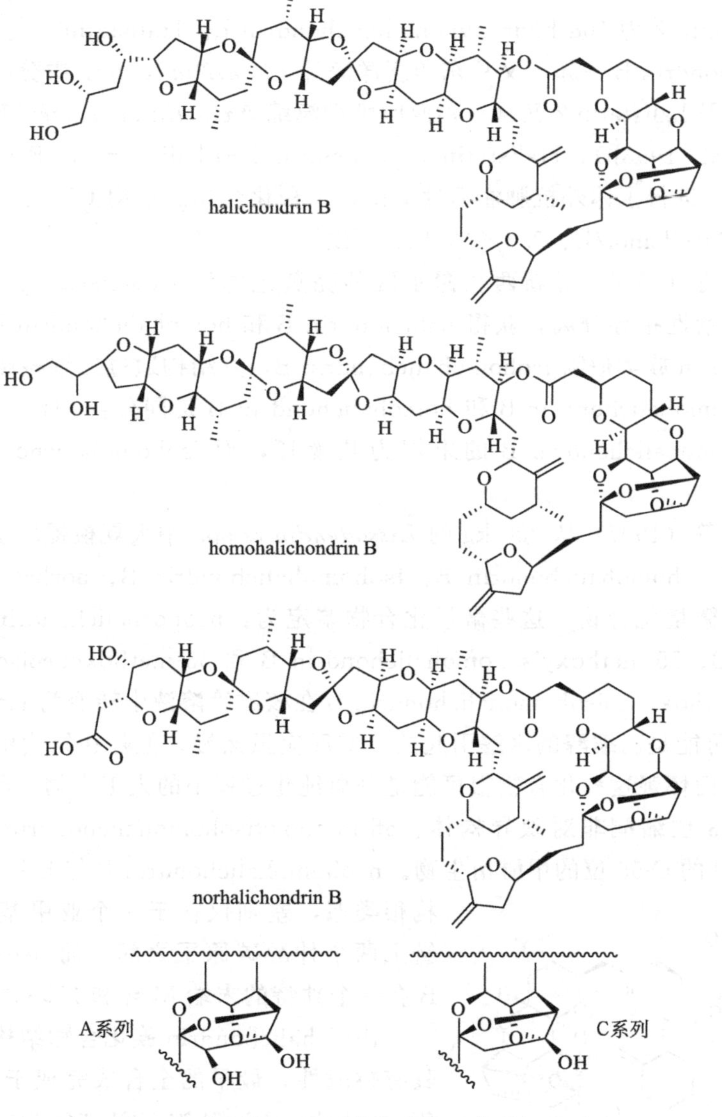

图 6-33　Halichondrin 族化合物及其骨架类型

1987 年，halichondrin 族类似物从两种不相关的新西兰海绵中被鉴定出来。从一种采自 North Island 的 Leigh 浅海区的黑色海绵 *Raspalia agminata*（Axinellida 目、Raspailiidae 科）浸膏中检测到痕量的 halichondrin 族类似物。从新西兰 Kaikoura 深水区（—100 m）的亮黄色海绵 *Lissodendoryx* sp.（图 6-31）中发现了 halichondrin 族类似物。该海绵是从深海采集到的一种黏滑黄色海绵，后被鉴定为 *Lissodendoryx* 属

(Demospongiae 纲、Poecilosclerida 目、Myxillidae 科) 的一个新种，其资源较为确定，所含总 halichondrin 的产率（约 1 mg/kg 湿海绵）比其他海绵（一般低于 0.1 mg/kg）高出约 10 倍。

Pettit 等（1991a）从采自西太平洋帕劳群岛（Palau）的另一种海绵 *Axinella* sp. 中分离得到 halichondrin B 和 homohalichondrin B。此后，又发现两种新的 halichondrin 族化合物 halistatins 1 和 2（Pettit et al. 1993c）。Halistatin 1 为 10α-hydroxyhalichondrin B，halistatin 2 为 10α-hydroxyhomohalichondrin B。Halistatin 1 与 halichondrin B 和 homohalichondrin B 一起，又从东印度洋海绵 *Phakellia carteri* 中分离得到；随后这三种化合物以及 halistatin 2 又从一种西印度洋海绵 *Axinella* cf. *carteri* Denty 中分离得到（Pettit et al. 1993b）。Halistatin 1、halistatin 2 和 halichondrin B 在美国国家癌症研究所（NCI）进行了体外抗肿瘤活性测试，三种化合物的平均 GI_{50} 分别为 7.1×10^{-10} mol/L、6.8×10^{-10} mol/L、2.3×10^{-10} mol/L。

Litaudon 等（1994）对新西兰深水区的亮黄色海绵 *Lissodendoryx* sp. 进行了研究，运用生物活性指导分离，获得 halichondrin B 和 homohalichondrin B，并获得一种新的 halichondrin 族类似物 isohomohalichondrin B，其结构通过二维核磁共振和质谱分析鉴定。Isohomohalichondrin B 和 homohalichondrin B 是同分异构体，二者的差别在 C48 以后，homohalichondrin B 的末端为呋喃环，而 isohomohalichondrin B 末端为开环。

Litaudon 等（1997）从 200 kg 的 *Lissodendorys* sp. 中大规模提取浸膏，除分离出 halichondrin B、homohalichondrin B、Isohomohalichondrin B、norhalichondrin B 外，还鉴定出 4 种微量化合物，这些微量化合物鉴定为：neonorhalichondrin B、neohomohalichondrin B、55-methoxyisohomohalichondrin B 和 53-methoxyneoisohomohalichondrin B。53-methoxyneoisohomohalichondrin B 在核磁管溶液中转变为 isohomohalichondrin B，推测可能是乙缩醛的水解引起的。逆反应虽然慢，但是在氘代甲醇溶液中还是能够发生，因而怀疑这种化合物很可能是分离纯化过程中的人工产物。此外，还分离得到少量的 C-53 位缩酮非对映异构体。55-methoxyisohomohalichondrin B 是 isohomohalichondrin B 的 C-55 位的甲醚衍生物。neohomohalichondrin B 与 halichondrin B 的结构很类似，差别仅在于一个亚甲基插入到末端支链上两个仲醇碳原子之间。而 neonorhalichondrin B 有一个独特的末端 M 环和 N 环并环结构。

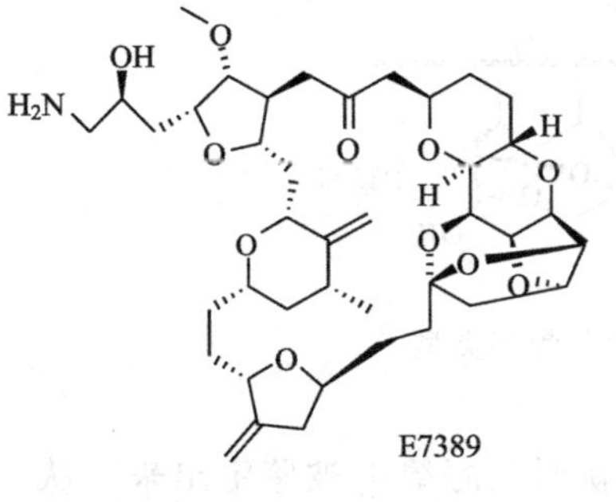

E7389

图 6-34　Halichondrin 的修饰产物 E7389（eribulin）

由于 halichondrin 族化合物结构复杂，其合成具有挑战性。最早的全合成完成于 1990 年。1992 年，halichondrin B 被 NCI 选定为抗癌药物的发展药物。由于该化合物的结构过于复杂，化学结构简化及活性优化工作导致化合物 E7389（或 ER-086526，现为 eribulin）等合成修饰产物的发现（图 6-34）。

6.7.2 Halichondrin 的生物活性与作用模式

Halichondrin 系列化合物具有强的细胞毒活性。在所有的 halichondrin 中，halichondrin B 在体外对黑色素瘤 B-16 细胞具有最强的抑制作用，其 IC_{50} 为 0.1 ng/mL。体外活性测试也揭示了具有 B 型 C～E 环、homo-或者 hali-型末端片段的 halichondrin 具有较强的活性。用经黑色素瘤细胞 B-16、人肺癌细胞 A-549 和鼠白血病细胞 P-388 转染的小鼠对体内抗肿瘤活性进行了测试，发现 halichondrin B 和 homohalichondrin B 能显著延长小鼠的存活时间。例如，相对于对照组（未给 halichondrin），halichondrin B 能使转染 P-388 细胞的荷瘤小鼠存活时间延长 300%。其他两个细胞株也得到了相近的结果（Hirata and Uemura 1986）。

Halichondrin B 是第一个报道的利用 COMPARE 来预测作用机理的例子（Bai et al. 1991）。NCI 的 60 种体外人肿瘤细胞模型可测试化合物的生物活性，同时能够提供测试化合物的生物活性作用模式信息（Koo et al. 1996；Paull et al. 1995）。例如，具有相同作用机制的化合物对 60 种人肿瘤细胞会表现出相似的细胞毒活性特征。化合物之间的相似度可用“模式对照识别系统 COMPARE”，利用由原始筛选数据获得的皮尔森相关系数（Pearson correlation coefficient）进行评价。将测试化合物的平均图谱与已知作用机理的“种子”化合物的平均图谱进行比较，可计算 COMPARE 相关系数（Paull et al. 1995）。鉴于此，由新化合物的结构类型，可大致判断其生物活性和作用机制。使用 COMPARE 可以通过运行已知的生物化学作用机理来鉴定新化合物的骨架类型（Paull et al. 1995，1992）。利用 COMPARE 运算法则评估 halichondrin B 对 60 种人肿瘤细胞的作用结果，发现其作用模式非常类似微管蛋白结合剂，如长春新碱（Bai et al. 1991）。

根据药物与微管蛋白的作用机制及能否干扰代表性药物与微管蛋白的结合，可将微管蛋白结合剂类药物分成不同的类型：秋水仙碱型、长春花碱、长春碱和长春新碱型，以及根霉素和美登霉素型。一些药物并不能干扰这些结合，而是对微管蛋白某一特定的区域具有亲和力。长春花碱通过与 β-微管蛋白区域结合，引起聚合微管蛋白的扰动（Jordan A et al. 1998）。长春花碱结合位点就是指长春花碱及其竞争性抑制剂（如美登素）与微管蛋白的结合区域。抗有丝分裂肽类化合物 dolastatin 10 和 phomopsin A 则是长春花碱与微管蛋白结合的非竞争性抑制剂，其结合位点接近但不同于长春花碱结合位点，称为长春花碱域。

Halichondrin B 及其衍生物具有抑制微管聚合的作用，且作用机制不同于紫杉醇和长春碱（Mayer et al. 2010；Okouneva et al. 2008；Jordan M A et al. 2005）。Bai 等（1991）研究发现，halichondrin B 或 homohalichondrin B 在细胞毒浓度下，能阻止体外人肺癌细胞 A-549 的有丝分裂。这些化合物还能抑制纯化的微管蛋白的聚合和依赖微管相关蛋白的微管装配。尽管 halichondrin B 具有显著的细胞毒活性，却是一种弱的微管聚合抑制剂，不能干扰秋水仙素与微管蛋白的结合，也不能抑制微管蛋白上的网状 GTP 的水解及核苷酸的交换，是一种长春花碱非竞争性抑制剂，提示 halichondrin B 的作用靶点在微管蛋白的长春花碱域。

Halichondrin B 是一种抗有丝分裂的药物，能够抑制微管蛋白的聚合。为探讨 halichondrin B 干扰微管蛋白的分子机制，Alday 和 Correia（2009）研究组采用定量超速离心分析法研究 halichondrin B 的两种合成修饰产物 eribulin（先前的 ER-086526 和 E7389）和 ER-076349 与微管蛋白的结合机制。微管蛋白在低于聚合临界浓度下和 GDP 存在时，通过自身微弱的自联作用形成短的螺旋寡聚物。Eribulin 能够抑制 4～6 倍寡聚体的形成，而 ER-076349 只能轻微刺激 2 倍寡聚体的形成，这与长春新碱不同。在相同条件下，长春新碱能够强烈刺激 1000 倍大螺旋微管蛋白多聚体的形成。Eribulin 和 ER-076349 能够抑制由长春新碱诱导的螺旋多聚体的形成。而与微管蛋白二聚体内界面结合的秋水仙素，不能影响寡聚物的形成，也无 eribulin 所具有的对该过程的抑制活性。这个结果暗示，halichondrin B 的类似物单独与二聚体间的界面或 β-亚单位结合，破坏多聚物的稳定性，与由长春新碱诱导的螺旋构象的形成产生竞争。已知 stathmin 能够与微管蛋白形成 1∶2 的紧密复合物，eribulin 能够强烈抑制这种复合物的形成（>3.3 kcal/mol），而 ER-076349 只能减弱这种复合物的形成（1.9 kcal/mol）。这些结果显示，eribulin 能抑制微管蛋白多聚物的形成，破坏微管蛋白分子间界面的联系，ER-076349 也能够扰乱微管蛋白间的联系。这说明 halichondrin B 类似物显示了独特的作用于微管蛋白的活性（Alday and Correia 2009）。

Isohomohalichondrin B 能直接与微管蛋白作用破坏微管网络，从而导致 GTP 与蛋白质的结合减少（Garcia-Rocha et al. 1996）。Isohomohalichondrin B 可延缓一系列人肿瘤细胞 S 期进程，阻断细胞有丝分裂，出现四倍体，导致细胞凋亡，验证了早先的关于 halichondrin 作用模式的结果和推测（Bergamaschi et al. 1999）。Isohomohalichondrin B 已由西班牙制药公司 PharmaMar 作为抗癌药物进行开发。

6.7.3 Halichondrin 的构效关系

早期采用鼠白血病细胞 P-388 模型对 halichondrin 进行生物活性评价，IC_{50} 作为指标，此后，运用 NCI 的 60 种肿瘤细胞体外评价模型进行评价，GI_{50} 作为指标。天然来源的几种重要的 halichondrin 化合物的生物活性（IC_{50} 或 GI_{50}）差异，促使大量的 halichondrin 衍生物的制备和活性研究，以获得高活性化合物的结构及构型特征。首先研究的是方便易得的 homohalichondrin B 和 isohomohalichondrin B 的酸重排产物，后来又针对分子末端区域的变化、内酯环部分（C1～C30）的变化，以及 C19～C26 烯烃部分的修饰获得的结构类似物进行研究。类似物的结构通过质谱和核磁共振谱进行确定。这些衍生物和天然的 halichondrin 化合物（共 19 种）一起，用 NCI 的肿瘤细胞株平板筛选模型（GI_{50}）和体内 P-388 细胞模型（IC_{50}）进行测试。结果表明，在 NCI 筛选模型和 P-388 细胞模型中均显示：酸重排产物、内酯环开环产物和烯烃修饰产物的细胞毒活性相对于天然的 halichondrin 族化合物都明显降低。有趣的是，对末端区域修饰后的 halichondrin 未引起显著的活性变化。

Halichondrin 族化合物进入细胞的机理还不清楚，但是结构与构型的特异结合很可能对受体介导的细胞进入是必要的。进入细胞后，halichondrin 族类似物与 halichondrin 的作用机制相似（高 COMPARE 相关系数），且具有较高的细胞毒性。为了解抗有丝分裂活性和细胞毒活性之间的关系，对天然 halichondrin 和半合成 halichondrin 族类似物的 COMPARE 相关系数与 GI_{50} 的关系进行了分析。Halichondrin B 作为 COM-

PARE 相关计算的种子化合物，其 COMPARE 系数定义为 1.0（Paull et al. 1995，1992）。CCRF-CEM 细胞的 GI_{50} 被用来度量细胞毒活性，该细胞系与 P-388 细胞在其他测试中极为相似。由于活性范围太大，所以用 GI_{50} 的对数作图。为方便对数分析，以 $GI_{50}=10\times10^{-10}$ mol/L 值将这些化合物分为两组：第一组，细胞毒活性较强；第二组，细胞毒活性较弱。细胞毒活性或 GI_{50} 实质上可视为总体生物功能的反映，是对生物效价的定量评价。而 COMPARE 相关系数可按照预定方式对化合物的活性进行定性的评价。如果单一的效价降低伴随着抗有丝分裂能力的降低，那么一个负相关就会出现。如果不是这样，例如，化合物的细胞毒活性降低，但是却有高的 COMPARE 值（>0.85），表明其结构与生物活性之间的关系更为复杂。

如上所述，很可能受体介导的细胞进入模式要求化合物有独特的结构和构象特征，以便和受体结合。正是由于结构特征决定了大体的构象，像 halichondrin 这样的柔性分子，即使有微小的结构变化也会对其分子骨架的溶液构象产生影响。为了考察 halichondrin 家族的构效关系与构象特征之间潜在的联系，利用可变核磁共振技术对所选 halichondrin 化合物在氯仿溶液中的平均构象进行了研究。最先确定了 halichondrin B 和 homohalichondrin B 在氯仿溶液中的平均构象与 norhalichondrin A 的 12，13-二对溴苯甲酰衍生物的 X 射线单晶衍射结构相似（图 6-35）。在 halichondrin B 和 homohalichondrin B 的 NOESY 谱中，观察到 H-2' 与 H-20、H-2' 与 19=CH、H-29 与 19=CH 间相互偶联，表明这些质子对在空间上接近（<3 Å）。X 射线单晶衍射结果表明，在化合物 norhalichondrin A 的 12，13-二对溴苯甲酰衍生物中，这些氢原子间的距离为：H-29 与 19=CH 是 2.8 Å；H-2' 与 19=CH 是 2.6 Å；H-2' 与 H-20 是 2.9 Å。此后，利用一维和二维 TOCSY 技术对 halichondrin B 中相邻氢原子的偶联常数进行了测试。运用开普勒（Karplus）方程将这些偶联常数转化为二面角，发现与 X 射线单晶衍射结果中的二面角数据相关联（H-2 到 H-43）（Haasnoot et al. 1980）。总体来说，除了C-29～C-44的环系有轻微的扭曲之外，二面角的计算值与 X 射线单晶衍射的测定值吻合得很好。

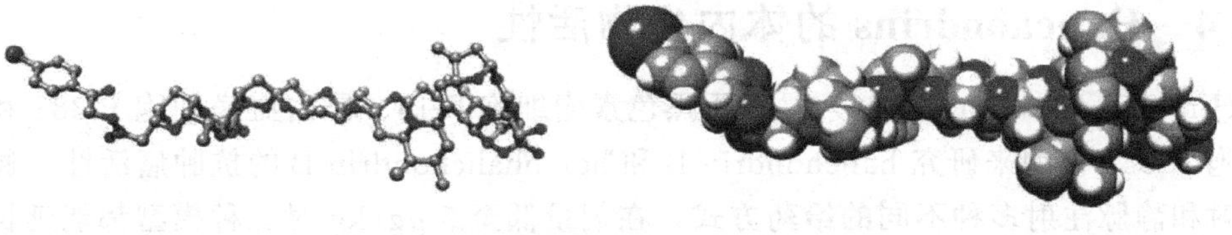

图 6-35　Norhalichondrin A 对溴苯甲酰甲酯空间结构模型（省略氢原子）
（引自 Jackson et al. 2009）（见彩图）

确定了母体化合物 halichondrin B 和 homohalichondrin B 在溶液中的优势构象与固体中大体一致，抗有丝分裂能力（COMPARE 相关系数）和细胞毒活性（GI_{50}）之间的关系就可以从结构特征变化诱导其构象变化来评估。

第一组：属于该组的 9 种化合物表现出强烈的细胞毒活性，都保留着类似 halichondrin B 的特征性抗有丝分裂平均曲线图特征（COMPARE 值>0.7）。其中 6 种化合物是天然产物，另 3 种是末端修饰产物，表现出与 halichondrin B 相似的机理特征（较强 COMPAR 相关系数）和细胞毒水平（较低 GI_{50}）。与 halichondrin B 相比，分子末端区域官能团和氧化程度的变化未见明显的生物活性变化。而且，NOE 和 NOESY 实验表明，这些化合物在氯仿溶液中的平均构象与 halichondrin B 类似。

第二组：所有该组化合物都是修饰产物，而且细胞毒活性都比 halichondrin B 弱很多。氯仿溶液中的平均构象与母体化合物 halichondrin B 和 homohalichondrin B 的不同。例如，在呋喃酸衍生物 14 的 NOESY 谱中就缺少 H-2' 与 H-20、H-2' 与 19＝CH 和 H-29 与 19＝CH 的相关峰。分子中的呋喃区域的计算机模拟表明，这些氢原子之间的距离和内酯环构象与 halichondrin B 和 homohalichondrin B 的不同。类似的情况也表现在以下化合物中：表呋喃酸衍生物、内酯环开环化合物和氧化衍生物，这些化合物都缺少 halichondrins 所具有的 NOESY 相关峰。在表酸衍生物的 NOESY 谱中则有明显的 H-2' 与 19＝CH 相关峰。计算机模拟表明，该分子以 C-38 位为中心发生了显著的构象变化以适应立体化学的变化，导致在分子的 C-38 位出现一个扭曲。

对天然的和修饰的 halichondrin 族化合物的分析表明，其构象是细胞毒活性的重要影响因素，而且只有那些拥有 halichondrin B 类似构象的衍生物保持着强烈的细胞毒活性。Halichondrin 骨架上的任何变化都会引起构象的变化，从而引起细胞毒活性的显著降低，尤其是那些 C-19 或者 C-26 的 sp^2 杂化消失的衍生物以及内酯环打开的衍生物。然而，构象的变化并不是影响其抗有丝分裂活性的必要条件，提示在 halichondrin 族化合物中可能存在一种与构象相关的竞争机制，决定着 halichondrin 与细胞中的微管蛋白的结合能力，或者说有效地作用于微管蛋白产生较高的细胞毒活性。

这些构效关系研究结果揭示，halichondrin 的生物活性主要由分子的前半部分决定，至少在 C-38 之前，这部分以外的结构修饰对抗有丝分裂和细胞毒活性的影响相当小。Kishi 小组的合成研究和 halichondrin 的半合成研究都佐证了这个结论（Stamos et al. 1997）。例如，homohalichondrin B 在高碘酸盐作用下裂解成甲酰基衍生物，再经硼氢化物还原生成 norhomohalichondrin B，这一系列化合物正如预期的，显示强的细胞毒活性和高的 COMPARE 相关系数。

6.7.4 Halichondrins 的体内生物活性

Hirata 和 Uemura（1986）最早用黑色素瘤细胞 B-16、鼠白血病细胞 P-388 和人肺癌细胞 A-549 模型来研究 halichondrin B 和 homohalichondrin B 的抗肿瘤活性。通过腹腔注射和静脉注射多种不同的给药方式，在剂量低至 5 μg/kg 时三种模型都能延长荷瘤小鼠的生命预期达 300%以上，获得到了很好的效果。鉴于这一新的具有体内和体外抗肿瘤活性的化合物类型，NCI 于 1988—1989 年开始对 halichondrin 的生物活性进行细致的研究。1992 年证明 halichondrin B 在体内能抑制特定的、生长缓慢的、化学耐受性的异体移植人实体瘤（皮下接种黑色素瘤 LOX、结肠癌 KM20L，腹腔注射给药；腹膜接种黑色素瘤 FEMX、卵巢癌 OVCAR-3，腹腔注射给药）。1992 年，NCI 决策网络委员会选择 halichondrin B 开发抗癌药物（Fodstad et al. 1996）。这些早期的评价及接下来的工作确证 halichondrin B 能显著延长肿瘤转染小鼠的生命预期和（或）抑制多种肿瘤的生长速度，包括 LOX IM IV（黑色素瘤）、NCI H522（肺癌）、OVCAR-3（卵巢癌）和 MDA-MB-435（乳腺癌）。皮下肿瘤移植测试的 5 种给药途径（qD×5，i. p. 和 i. v.；q4D×3，i. p. 和 i. v.；qD×9 i. p.）都表现出肿瘤生长抑制，间歇性的静脉给药

(q4D×3i. v)，每 4 d 一次，给药三次，对 MDA-MB-435（乳腺癌）有最高的衰减率、最长的衰退时间（18. 9 d）和最低的毒副作用。与此相对照，每天给药却导致较低的衰减率和较高的毒性。

上述研究数据肯定了早期的研究结果，即 halichondrin B 通过静脉给药途径在体内抑制多种类型的肿瘤。其他一些因素，若在生理 pH 条件下稳定，在给药剂量下易溶于包括水在内的多种溶剂以便于给药，都有利于 halichondrin B 的进一步开发。再者，其在体外活性测试中有效浓度为皮摩尔（pmol/L）范围，体内起效剂量是 50 μg/kg，显示了 halichondrin B 的高效价。然而，自从 NCI 将 halichondrin B 确定为临床前研究候选药物以来，有两个因素阻碍了该化合物的进一步开发。第一也是最重要的，就是药物来源问题。这个问题在被彻底解决之前 NCI 决策网络委员会不会把 halichondrin B 从 DN-IIA 推进到 DN-IIB 阶段。第二个问题是关于 halichondrin 族化合物的效价和治疗指征，这可归结为与药物输送相关的问题。

6. 7. 5 Halichondrins 及其他药物的输送问题

治疗指数不高是药物研发中经常碰到的问题。许多从海洋生物中发现的化合物（如 spongistatins、bryostatins、didemnins 等）具有强烈的活性，只能使得这一问题更为棘手。成功的药物开发还需要关注药物的给药方式。这些抗肿瘤化合物都具有强烈的抗增殖作用，但单独给药不可能治愈实体瘤，这是因为敏感的周围组织若暴露于这样的药物中将产生致命的影响。对肿瘤组织缺乏选择性，而周围组织对药物又具有敏感性，这就是现有化疗药物的副作用（如导致脱发、牙龈出血、恶心等）。因此，对肿瘤有选择性的靶向给药方式实为目前所急需。有一种方式就是聚合物疗法，这是一个发展迅速的交叉学科领域，需要有机化学、聚合物化学、药理学和肿瘤学各种人才的联合攻关（Duncan 1992）。在该法中，药物被连接在一种可生物降解的水溶性聚合物上，如果需要还可加上靶向定位剂。

正是聚合物的物理性质使得药物更好地导向肿瘤组织，进而具有高的选择性。对于大分子，如聚合物药物共聚体，不能像自由小分子药物一样通过扩散作用进入细胞。聚合物透过细胞膜的一般机制是通过胞吞作用，这种胞吞作用的限制延长了聚合物药物在血液中的停留时间。另外，肿瘤的脉管系统经常表现为不连续的内皮组织，所以就允许结合药物外渗然后与肿瘤组织中的淋巴偶联，导致药物在预定区域富集，这种现象称为增加渗透性和保留效应（Maeda and Matsumara 1989）。

这种方法在临床研究药物 PK1 中的应用非常成功。抗癌药物阿霉素 doxorubicin 通过一种四肽连接在水溶性的羟丙基异丁烯酰胺聚合物的主链上。其中的四肽连接片段不被血液的肽酶水解，但经过胞吞作用进入目标肿瘤细胞内部后可被溶酶体水解酶水解（Duncan et al. 1996）。

在 Canterbury 大学，Hart 等（2000）探讨了用聚合物药物法提高海洋毒素应用价值的可能性。像 halichondrin 这样的化合物，其抗肿瘤活性已经被确定，分子修饰可能会改善其药代动力学性质，降低治疗所需的血药浓度，并增加选择性。与 NCI 和伦敦药科大学合作，Hart 等尝试利用海洋毒素开发聚合物药物。研究对象除 halichondrin 外，还有分离自新西兰海洋生物的其他类型的海洋毒素，如 mycalamide（Perry et al.

1988)、discorhabdin（Perry et al. 1986）、pateamine（Northcote et al. 1991）calyculinamide 和 swinholide（Dumdei et al. 1997）等。

6.7.6 Halichondrin 族化合物的临床研究

E7389（eribulin mesylate）在Ⅰ期临床研究中，静脉注射最大耐受剂量为 1～2 mg/m^2。剂量限制性毒性包括嗜中性白细胞减少、嗜中性白细胞减少发热和疲倦等（Goel et al. 2009；Tan et al. 2009）。药代动力学显示半衰期为 1.5～2 d，最终消除与剂量成比例。在Ⅱ/Ⅲ期临床研究中，对多种肿瘤类型的癌症晚期患者进行了试验，以研究最多的乳腺癌来说，E7389 对前期用紫杉醇和其他药物治疗无效的重症患者的响应率为 9.3%～11.5%（Twelves et al. 2010；Vahdat et al. 2009）。与治疗相关的普通级不良事件包括嗜中性白细胞减少、白细胞减少和疲倦等。Ⅲ期临床研究初步结果显示了具有统计学意义的总存活率提高，并显示与Ⅱ期临床相似的安全性（Mayer et al. 2010；Twelves et al. 2010）。

6.8 抗癌药物 kahalalide F

Kahalalide F 是一种来源于海洋软体动物中的新的环缩肽化合物，具有发展成抗癌药物的潜力，目前已进入临床研究。

6.8.1 Kahalalide F 的发现

Kahalalide F 最初从夏威夷海洋软体动物 *Elysia rufescens* 中分离得到（Hamann et al. 1996；Hamann and Scheuer 1993）。后来发现，该软体动物所食用的一种羽藻属藻类（羽藻科）也是 kahalalide F 的来源之一，但是软体动物中的含量要高得多（Rawat et al. 2006）。从软体动物 *E. rufescens* 中还分离得到了其他肽类化合物，如环缩肽 kahalalide A～E、O 和线状肽 H、J，而从其食物羽藻属藻类中还发现了 kahalalide G。研究发现，在一系列缩肽中，kahalalide F 的活性最高（Rawat et al. 2006）。

Hamann 等首先确定了 kahalalide F 的结构。Kahalalide F 及 G 含有不常见的 2-二氢氨基丁酸基团，N 端含有 13 种氨基酸和 5-甲基己酸。后来有人在原来结构的基础上对一些立体化学进行了修正。对立体化学结构进行再次研究表明，缬氨酸 3 应是 D-缬氨酸，而缬氨酸 4 应是 L-缬氨酸（图 6-36）（Rawat et al. 2006）。

6.8.2 Kahalalide F 的抗癌作用及其作用机制

Kahalalide F 对各种人类实体瘤（包括前列腺癌、乳腺癌、结肠癌、成神经细胞瘤、软骨肉瘤、骨肉瘤）细胞系具有高的体外细胞毒活性（Rawat et al. 2006），半抑制浓度（IC_{50}）在 0.07 mmol/L（PC-3）到 0.28 mmol/L（DU-145、LNCaP、SKBR-3、BT-474、MCF-7）之间。Kahalalide F 对非小细胞肺癌和卵巢癌也显示了强细胞毒活性。重要的是，研究发现，非肿瘤人类细胞，如 MCF-10A、HUVEC、HMEC-1 及 IMR-90，对该化合物的敏感性只有肿瘤细胞的 1/5～1/40（IC_{50}＝1.6～3.1 mmol/L）。采用流式细胞仪分析表明，kahalalide F 既不能诱导细胞周期停滞，也不能诱导亚二倍体峰值的凋亡（apoptotic hypodiploid peak）。共聚焦激光和电子显微镜研究显示，ka-

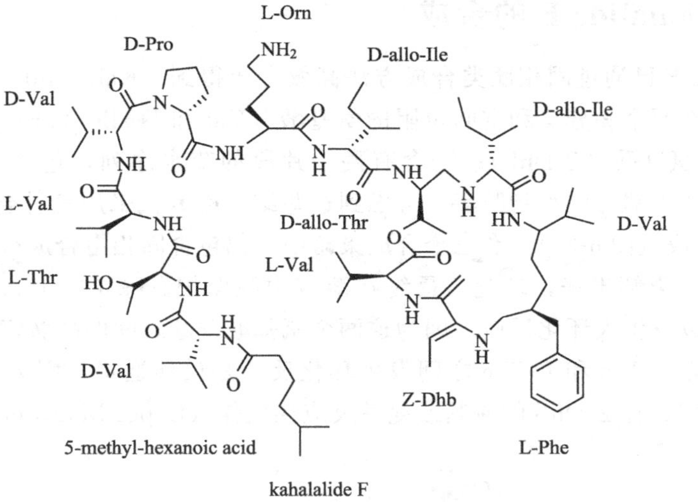

图 6-36 海洋软体动物 *E. rufescens* 中的环缩肽化合物 kahalalide F

halalide F 处理过的细胞发生了一系列严重的改变，包括细胞质肿胀和空泡化、内质网膨胀和囊泡化、线粒体损伤、细胞膜破裂（Rawat et al. 2006）。体内研究表明，在人类前列腺癌小鼠异种移植瘤模型中，kahalalide F 表现出抗肿瘤活性。

6.8.3 Kahalalide F 的临床试验研究

20 世纪 90 年代，kahalalide F 由夏威夷大学授权给西班牙 PharmaMar 公司，并进行了临床前研究。在成功完成临床前研究后，2000 年 12 月在欧洲进入Ⅰ期临床研究，用于治疗雄激素非依赖性前列腺癌和肝癌等实体瘤。在临床前研究阶段，对雄性和雌性大鼠进行多剂量静脉注射给药（每天给药，连续 5 d），以测定剂量依赖性毒性，并观测大鼠的生理变化，如临床症状及体重。实验完成后，对动物进行检验，记录临床症状和器官重量，并在显微镜下进行组织病理学研究。研究发现，kahalalide F 对雄鼠和雌鼠的致死剂量分别为375 mg/kg和450 mg/kg，最大耐受剂量（MTD）为 300 mg/kg（1800 mg/m^2）。研究发现，神经系统是 kahalalide F 致命性的一个潜在作用位点。在器官毒性研究中，发现肾脏是 kahalalide F 的主要作用部位，剂量水平为 150 mg/kg 和 300 mg/kg。高剂量的 kahalalide F（300 mg/kg）在第 4 天能够引起骨坏死性炎症骨髓和小梁周炎骨细胞增生，随后能够恢复。由于细胞毒性的存在，在注射部位可发现血管和周围组织受到损伤。每天单次剂量给药 80 mg/kg，连续给药 5 d（总剂量为 400 mg/kg），发现与药物作用相关的症状主要是体重略降。因此，每天给药剂量为 80 mg/kg 或接近 80 mg/kg 的 kahalalide F 是安全的。这些结果显示，每天给药 kahalalide F，连续给药 5 d 能够降低药物引起的毒性，因此 kahalalide F 被进一步用于癌症治疗的临床评价。目前，这一化合物处于前列腺癌、肝癌的临床试验阶段（Rademaker-Lakhai et al. 2005）。最近进行的研究表明，kahalalide F 通过“肿瘤病”能够引起细胞死亡，这可能是在前列腺癌和乳腺癌细胞株中通过溶酶体膜去极化所引发的（Rawat et al. 2006）。该化合物的临床研究仍在进行中。

6.8.4 Kahalalide F 的合成

Kahalalide F 已通过固相肽类合成方法高效合成得到。Kahalalide F 面临以下几个合成难题：①在两个 β-分支和空间位阻的氨基酸（Val 和 D-allo-Thr）之间含有一个酯键；② 双脱氢氨基酸（Z-Dhb）；③含有两个片段的疏水序列，包含几个 β-分支氨基酸，其中一个的末端为饱和脂肪酸。考虑到这些结构因素，采用三种合成策略进行 kahalalide F 的合成（图 6-37）。在三个合成策略中，都包含固相中合成链的延长，被保护的多肽从树脂上裂解出来，环化，最终在溶液中脱保护。除了 L-Phe 和 Z-Dhb 之间，任何位置都可以发生大环化反应，因为这两个氨基酸残基之间的酰胺键形成后，会导致双键的形成。在 D-Val 和 L-Phe 之间发生环化反应是最佳选择，因为其他位置含有两个 β-分支氨基酸，且 Z-Dhb 的羧基或氨基反应性欠佳（Lopez-Macia et al. 2001）。

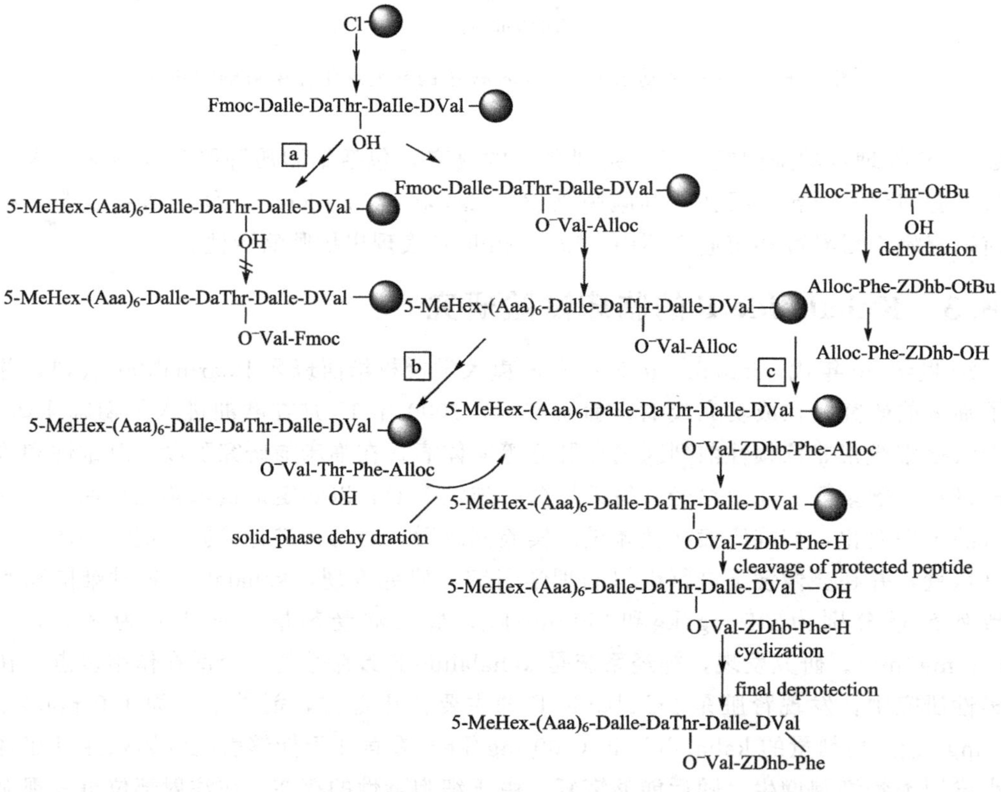

图 6-37　Kahalalide F 的固相合成途径

在合成过程中同时对其结构中的部分立体构型进行了修正。根据最初确定的天然产物结构合成的化合物，不但色谱和波谱数据与天然产物不同，而且活性也相差很大，通过对比分析和进一步合成确证，与最初确定的天然产物结构中第 3 和第 4 个缬氨酸的构型正好相反。

参考文献

林厚文，洪水根，王增蕾，等．2006. 抗肿瘤药物．见：易杨华，焦炳华．现代海洋药物学．北京：科学出版社．399～500

林厚文，易杨华，姚新生，等．1998. 南中国海总合草苔中一个新的抗肿瘤化合物：bryostatin 19. 中国海洋药物，17 (1)：1～3

石建功，尚小雅，马明．2007. 海洋软体动物药物研究．见：谭仁祥．功能海洋生物分子——发现与应用．北京：科学出版社．359～429

王军，林永成，戈惠明．2007a. 次级代谢与药物．见：谭仁祥．功能海洋生物分子——发现与应用．北京：科学出版社．647～684

王军，林永成，吴俊华．2007b. 先导化合物的优化．见：谭仁祥．功能海洋生物分子——发现与应用．北京：科学出版社．685～718

Abou-Mansour E，Boulanger A，Badre A，et al. 1995. [Tyr5] didemnin B and [D-pro4] didemnin B：two new natural didemnins with a modified macrocycle. Tetrahedron，51 (46)：12591～12600

Absalon M J，Smith，Franklin O. 2009. Treatment strategies for pediatric acute myeloid leukemia. Expert Opin Pharmacother，10：57～79

Aeder S E，Martin P M，Soh J W，et al. 2004. PKC-η mediates glioblastoma cell proliferation through the AKT and mTOR signaling pathways. Oncogene，23 (56)：9062～9069

Aherne G W，Hardcastle A，Valenti M，et al. 1996. Antitumour evaluation of dolastatins 10 and 15 and their measurement in plasma by radioimmunoassay. Cancer Chem Pharmacol，38：225～232

Ahuja D，Geiger A，Ramanjulu J M，et al. 2000. Inhibition of protein synthesis by didemnins：cell potency and SAR. J Med Chem，43 (22)：4212～4218

Ajani J A，Jiang Y X，Faust J，et al. 2006. A multi-center phase II study of sequential paclitaxel and bryostatin-1 in patients with untreated，advanced gastric or gastroesophageal junction adenocarcinoma. Invest New Drugs，24 (4)：353～357

Akimoto K，Natori T，Morita M. 1993. Synthesis and stereochemistry of agelasphin-9b. Tetrahedron Lett，34：5593～5596

Alday P H，Correia J J. 2009. Macromolecular interaction of halichondrin B analogues eribulin (E7389) and ER-076349 with tubulin by analytical ultracentrifugation. Biochemistry，48：7927～7938

Al-Katib A M，Smith M R，Kamanda W S，et al. 1998. Bryostatin 1 down-regulates mdr1 and potentiates vincristine cytotoxicity in diffuse large cell lymphoma xenografts. Clin Cancer Res，4：1305～1314

Arruda M，Cbcchiaro C A，Nelson C M，et al. 1995. LU103793 (NSC D-669356)：a synthetic peptide that interacts with microtubules and inhibits mitosis. Cancer Res，55：3085～3092

Bai R，Peuit G R，Hamel E，et al. 1990. Binding of dolastatin 10 to tubulin at a distinct site for peptide antimitotic agents near the exchangeable nucleotide and vinca alkaloid sites. J Biol Chem，265：17141～17149

Bai R，Paull K D，Herald C L，et al. 1991. Halichondrin B and honlohalichondrin B，binding in the vinca domain of tubulin：discovery of tubulin-based mecbanism bv analysis of cytotoxicity data. J Biol Chem，266：15882～15889

Bai R，Friedman S J，Pettit G R，et al. 1992. Dolastatin 15，a potent antimitotic depsipeptide derived from *Dolabella auricularia*. Interaction with tubulin and effects on cellular microtubules. Biochem Pharmacol，43 (12)：2637～2645

Bai R，Edler Michael C，Bonate P L，et al. 2009. Intracellular activation and deactivation of tasidotin，an analog of dolastatin 15：correlation with cytotoxicity. Mol Pharmacol，75：218～226

Baryza J L，Brenner S E，Craske M L，et al. 2004. Simplified analogs of bryostatin with anticancer activity display greater potency for translocation of PKC-GFP. Chem Biol，11：1261～1267

Basu A，Lazo J S. 1992. Sensitization of human cervical carcinoma cells to *cis*-diamminedichloroplatinum (II) by bryostatin 1. Cancer Res，52 (11)：3119～3124

Battershill C, Jaspars M, Long P. 2005. Marine biodiscovery: new Drugs from the ocean depths. Biologist, 52: 107～114

Bazzanini R, Gouy M H, Peyrottes S, et al. 2005. Synthetic approaches to a mononucleotide prodrug of cytarabine. Nucleosides, Nucleotides & Nucleic Acids, 24 (10-12): 1635～1649

Beck F W, Eilender D S, Dandashi M H, et al. 2004. Factors affecting bryostatin 1-enhanced 2-CdA cytotoxicity in resistant B-cell chronic lymphocytic leukemia. Int J Mol Med, 14 (1): 113～119

Beckwith M, Urba W J, Longo D L. 1993. Growth inhibition of human lymphoma cell lines by the marine products, dolastatins 10 and 15. J Natl Cancer I, 85 (6): 483～488

Bergamaschi D, Ronzoni S, Taverna S, et al. 1999. Cell cycle perturbations and apoptosis induced by isohomohalichondrin B (IHB), a natural marine compound. Br J Cancer, 79: 267～277

Bergmann W, Feeney R J. 1951. Contributions to the study of marine products: the nucleosides of sponges. J Org Chem, 16: 981～987

Bergmann W, Burke D C. 1955. The nucleosides of sponges. 3. Spongothymidine and spongouridine from *Cryptotethya crypta*. J Org Chem, 20: 1501～1507

Beumer J H, Lopez-Lazaro L, Schellens J, et al. 2009. Evaluation of human plasma protein binding of trabectedin (Yondelis, ET-743) . Curr Clin Pharm, 4 (1): 38～42

Bhaskar V, Law D A, Ibsen E, et al, 2003. E-selectin up-regulation allows for targeted drug delivery in prostate cancer. Cancer Res, 63 (19): 6387～6394

Blay J Y, Le Cesne A, Verweij J, et al. 2004. A phase II study of ET-743/trabectedin ('Yondelis') for patients with advanced gastrointestinal stromal tumours. Eur J Cancer, 40: 1327～1331

Bonate P L, Beyerlein D, Crawford J, et al. 2007. Pharmacokinetics in mice implanted with xenografted tumors after intravenous administration of tasidotin (ILX651) or its carboxylate metabolite. The AAPS Journal, 9 (3): 378～387

Bonfanti M, La Valle E, Faro J M F S, et al. 1999. Effect of ecteinascidin-743 on interaction between DNA binding proteins and DNA. Anticancer Drug Des, 14: 179～186

Boulanger A, Abou-Mansour E, Badre A, et al. 1994. The complete spectral assignment of didemnin H, a new constituent of the tunicate *Trididemnum cyanophorum*. Tetrahedron Lett, 35 (25): 4345～4348

Brain E G. 2002. Safety and efficieney of ET-743: the French experienee. Anticancer Drug, 13 (Suppl 1): S11～S14

Brandon E F A, Sparidans R W, van Ooijen R D, et al. 2006. In vitro characterization of the human biotransformation pathways of aplidine, a novel marine anti-cancer drug. Invest New Drugs, 25: 9～19

Broggini M, Marchini S V, Galliera E, et al. 2003. Aplidine, a new anticancer agent ofmarine origin, inhibits vascular endothelial growth factor (VEGF) secretion and blocks VEGF-VEGFR-1 (flt-1) autocrine loop in human leukemia cells MOLT-4. Leukemia, 17: 52～59

Brossay L, Chioda M, Burdin N, et al. 1998. CD1 dmediated recognition of an α-galactosylceramide by natural killer T cells is highly conserved through mammalian evolution. J Exp Med, 188: 1521～1528

Burdin N, Brossay L, Koezuka Y, et al. 1998. Selective ability of mouse CD1 to present glycolipids: α galactosylce ramide specifically stimulates V α14NKT lymphocytes. J Immunol. 161: 3271～3281

Canonico P G, Pannier W L, Huggnis J W, et al. 1982. Inhibition of RNA viruses in vitro and in Rift valley fever-infected mice by didemnin A and B. Antimicrob Agents Chemother, 22: 696～697

Carter N J, Keam S J. 2007. Trabectedin: a review of its use in the management of soft tissue sarcoma and ovarian cancer. Drugs, 67: 2257～2276

Cesne A. L, Blay J Y, Judson I, et al. 2005. Phase II study of ET-743 in advanced soft tissue sarcomas: a european organisation for the research and treatment of cancer (EORTC) soft tissue and bone sarcoma group trial. J Clin Oncol, 23 (3): 576～584

Chen J, Chen X, Bois-Choussy M, et al. 2006. Total synthesis of ecteinascidin 743. J Am Chem Soc, 128: 87～89

Cheon E, Han H. 2007. Pharmacokinetic characteristics of *L*-valyl-ara-C and its implication on the oral delivery of ara-C. Acta Pharmacol Sin, 28 (2): 268～272

Choi S H, Hyman T, Blumberg P M. 2006. Differential effect of bryostatin 1 and phorbol 12-myristate 13-acetate on HOP-92 cell proliferation is mediated by down-regulation of protein kinase C delta. Cancer Res, 66: 7261～7269

Clamp A R, Blackhall F H, Vasey P, et al. 2003. A phase II trial of bryostatin-1 administered by weekly 24-hour infusion in recurrent epithelial ovarian carcinoma. Brit J Cancer, 89 (7): 1152～1154

Corey E J, Gin D Y, Kania R S, et al. 1996. Enantioselective total synthesis of ecteinascidin 743. J Am Chem Soc, 118 (38): 9202～9207

Corey E J. 2000. Preparation of ecteinascidin 743 analogs for pharmaceutical use as antitumor agents. PCT Int. Appl. WO 2000018233 A1 20000406. 163

Crampton S L, Adams E G, Kuentzel S L, et al. 1984. Biochemical and cellular effects of didemnins A and B. Cancer Res, 44 (5): 1796～1801

Crews C M, Collins J L, Lane W S, et al. 1994. GTP-dependent binding of the antiproliferative agent didemnin to elongation factor 1 alpha. J Biol Chem, 269 (22): 15411～15414

Crews C M, Lane W S, Schreiber S L. 1996. Didemnin binds to the protein palmitoyl thioesterase responsible for infantile neuronal ceroid lipofuscinosis. Proc Natl Acad Sci USA, 93 (9): 4316～4319

Cuadrado A, Garcia-Fernandez L F, Gonzalez L, et al. 2003. Aplidin induces apoptosis in human cancer cells via glutathione depletion and sustained activation of the epidermal growth factor receptor, Src, JNK, and p38 MAPK. J Biol Chem, 278: 241～250

Cuevas C, Pérez M, Martín M J, et al. 2000. Synthesis of ecteinascidin ET-743 and phthalascidin PT-650 from cyanosafracin B. Org Lett, 2 (16): 2545～2548

Cuevas C, Francesch A. 2009. Development of Yondelis® (trabectedin, ET-743) . A semisynthetic process solves the supply problem. Nat Prod Rep, 26: 322～327

Cunningham C, Appleman L J, Kirvan-Visovatti M, et al. 2005. Phase I and pharmacokinetic study of the dolastatin-15 analogue tasidotin (ILX651) administered intravenously on days 1, 3, and 5 every 3 weeks in patients with advanced solid tumors. Clin Cancer Res, 11 (21): 7825～7833

Cvetkovic R S, Figgitt D P, Plosker G L. 2002. ET-743. Drugs, 62: 1185～1192

Damia G, Silvestri S, Carrassa L, et al. 2001. Unique patten of ET-743 activities in different cellular systems with defined deficiencies in DNA repair pathways. Int J Cancer, 92: 583～588

Danishefsky S J, Chan C. 2007. The total synthesis of ecteinascidin 743 and derivatives thereof. PCT Int Appl. WO 2007087220 A2 20070802. 123

Davidson S K, Haygood M G. 1999. Identification of sibling species of the bryozoan *Bugula neritina* that produce different anticancer bryostatins and harbor distinct strains of the bacterial symbiont "*Candidatus* Endobugula *sertula*" . Biol Bull, 196: 273～280

de Jonge M J A, van der Gaast A, Planting A S T, et al. 2005. Phase I and pharmacokinetic study of the dolastatin 10 analogue TZT-1027, given on days 1 and 8 of a 3-week cycle in patients with advanced solid tumors. Clin Cancer Res, 11 (10): 3806～3813

Depenbrock H, Peter R, Faircloth G T. 1998. In vitro activity of aplidine, a new marine-derived anticancer compound, on freshly explanted clonogenic human tumor cells and hematopoietic precursor cells. Brit J Cancer, 78 (6): 739～744

de Vries J F, Falkenburg J H F, Willemze R, et al. 2006. The mechanisms of Ara-C-induced apoptosis of resting B-chronic lymphocytic leukemia cells. Haematologica, 91: 912～919

D'Incalci M. 1998. Some hope from marine natural products. Ann Oncol, 9 (9): 937～938

Ding X, Vera M D, Liang B, et al. Zhao, 2001. Structure-activity relationships of side-chain modified didemnins. Bioorg Med Chem Lett, 11 (2): 231～234

Dowlati A, Lazarus H M, Hartman P, et al. 2003. Phase I and correlative study of combination bryostatin 1 and vincristine in relapsed B-cell malignancies. Clin Cancer Res, 9: 5929～5935

Dumdei E J, Blunt J W, Munro M H G, et al. 1997. Isolation of calyculins, calyculinamides, and swinholide H from the New Zealand deep-water marine sponge *Lamellomorpha strongylata*. J Org Chem, 62: 2636～2639

Duncan R. 1992. Drug-polymer conjugates: potential fir improved chemotherapy. Anticancer Drugs, 3: 175～210

Duncan R, Dimitrijevic S, Evagorou E G. 1996. The role of polymer conjugates in the diagnosis and treatment of cancer. STP Pharma Sci, 6: 237～263

El-Rayes B F, Gadgeel S, Shields A F, et al. 2006. Phase I sudy of bryostatin 1 and gemcitabine. Clin Cancer Res, 12 (23): 7059～7062

Erba E, Bergamaschi D, Bassano L, et al. 2001. Ecteinascidin-743 (ET-743), a natural marine compound, with a unique mechanism of action. Eur J Cancer, 37: 97～105

Erba E, Bassano L, Di Liberti G, et al. 2002. Cell cycle phase perturbations and apoptosis in tumour cells induced by aplidine. Br J Cancer, 86 (9): 1510～1517

Erba E, Serafini M, Gaipa G, et al. 2003. Effect of aplidin in acute lymphoblastic leukaemia cells. Br J Cancer, 89: 763～773

Esa A H, Boto W O, Adler W H, et al. 1990. Activation of T-cells by bryostatins induction of the IL-2 receptor gene transcription and down-modulation of surface receptors. Int J Immunopharmacol, 12 (5): 481～490

Etcheberrigaray R, Alkon D L. 2003. Methods for Alzheimer's disease treatment and cognitive enhancement using protein kinase C activators. US Pat Appl Publ, US 2003171356 A1 20030911. 17

Evans D A, Carter P H, Carreira E M, et al. 1999. Total synthesis of bryostatin 2. J Am Chem Soc, 121: 7540～7552

Evans J S, Musser E A, Mengel G D, et al. 1961. Antitumor activity of 1-β-*D*-arabinofuranosylcytosine hydrochloride. Proc Soc Exp Biol Med, 106: 350～353

Faivre S, Chièze S, Delbaldo C, et al. 2005. Phase I and pharmacokinetic study of aplidine, a new marine cyclodepsipeptide in patients with advanced malignancies. J Clin Oncol, 23 (31): 7871～7880

Farrow B, Thomas R P, Wang X F, et al. 2002. Activation of conventional PKC isoforms increases expression of the pro-apoptotic protein Bad and TRAIL receptors. Int J Gastrointest Cancer, 32: 63～72

Faulkner D J. 2000. Marine pharmacology. Antonie Van Leeuwenhoek, 77: 135～145

Fishlock D, Williams R M. 2008. Synthetic studies on Et-743. Assembly of the pentacyclic core and a formal total synthesis. J Org Chem, 73: 9594～9600

Fodstad O, Breistoel K, Pettit G R, et al. 1996. Comparative antitumor activities of halichondrins and vinblastine against human tumor xenografts. J Exp Ther Oncol, 1: 119～125

Fusetani N, Matsunaga S. 1993. Bioactive sponge peptides. Chem Rev, 93 (5): 1793～1806

Galmarini C M, Mackey J R, Dumontet C. 2002. Nucleoside analogues and nucleobases in cancer treatment. Lancet Oncol, 3: 415～424

Garcia C S, Curiel R E, Mwatibo J M, et al. 2006. The antineoplastic agent bryostatin-1 differentially regulates IFN-gamma receptor subunits inmonocytic cells: transcriptional and posttranscriptional control of IFN-gamma R2. J Immunol, 177 (4): 2707～2716

Garcia-Carbonero R, Supko J G, Maki R G, et al. 2005. Ecteinascidin-743 (ET-743) for chemotherapy-naive patients with advanced soft tissue sarcomas: multicenter phase II and pharmacokinetic study. Clin Cancer Res, 11: 672～677

Garcia-Fernandez L F, Losada A, Alcaide V, et al. 2002. Aplidin induces the mitochondrial apoptotic pathway via oxidative stress-mediated JNK and p38 activation and protein kinase C delta. Oncogene, 21: 7533～7544

Garcia-Rocha M, Garcia-Gravalos M D, Avila J. 1996. Characterisation of antimitotic products from marine organisms that disorganise the microtubule network: ET-743, isohomohalichondrin B and LL-15. Br J Cancer, 73: 875～883

Carey R W, Ribas-Mundo M, Ellison R R. 1975. Comparative study of cytosine arabinoside therapy alone and in combination with thioguanine, mercaptopurine, or daunorubicine in acute myelocytic leukemia. Cancer Commun, 36: 1560～1566

Geldof A A, Mastbergen S C, Henrar R E, et al. 1999. Cytotoxicity and neurocytotoxicity of new marine anticancer agents evaluated using in vitro assays. Cancer Chemother Pharmacol, 44 (4): 312～318

Gerwick W H, Tan L T, Sitachitta N. 2001. Nitrogen-containing metabolites from marine cyanobacteria. Alkaloids Chem Biol, 57: 75～184

Ghielmini M, Colli E, Erba E, et al. 1998. In vitro schedule-dependency of myelotoxicity and cytotoxicity of ecteinascidin 743 (ET-743). Ann Oncol, 9: 989～993

Giaccone G, Punt C J, Ando Y, et al. 2002. A phase Ⅰ study of the natural killer T-cell ligand α-galactosylceramide (KRN7000) in patients with solid tumors. Clin Cancer Res, 8: 3702～3709

Goel S, Mita A C, Mita M, et al. 2009. A phase I study of eribulin mesylate (E7389), a mechanistically novel inhibitor of microtubule dynamics, in patients with advanced solid malignancies. Clin Cancer Res, 15: 4207～4212

Gonzalez-Santiago L, Suarez Y, Zarich N, et al. 2006. Aplidin induces JNK dependent apoptosis in human breast cancer cells via alteration of glutathione homeostasis, Racl GTPase activation, and MKP-1 phosphatase downregulation. Cell Death Differ, 13 (11): 1968～1981

Grant S, Roberts J, Poplin E, et al. 1998. Phase I trial of bryostatin 1 in patients with refractory malignancies. Clin Cancer Res, 4: 611～618

Grubb D R, Ly J D, Vaillant F, et al. 2001. Mitochondrial cytochrome C release is caspase-dependent and does not involve mitochondrial permeability transition in didemnin B-induced apoptosis. Oncogene, 20 (30): 4085～4094

Gschwendt M, Furstenberger G, Rose-John S, et al. 1988. Bryostatin 1, an activator of protein kinase C, mimics as well as inhibits biological effects of the phorbol ester TPA in vivo and in vitro. Carcinogenesis, 9 (4): 555～562

Gschwendt M, Kittstein W, Marks F. 1989. The immunosuppressant FK-506, like cyclosporins and didemnin B, inhibits calmodulin-depedent phosphoylation of the elongation factor 2 in vitro and biological effects of the phorbol ester TPA on mouse skin in vivo. Immunoliol, 179: 1～7

Guyot M. 2000. Intricate aspects of sponge chemistry. Zoosystema, 22 (2): 419～431

Haasnoot C A G, DeLeeuw F A M, Altona C. 1980. The relationship between proton-proton NMR coupling constants and substituent electronegativites. Tetrahedron, 36: 2783～2792

Hale K J, Hummersone M G, Manaviazar S, et al. 2002. The chemistry and biology of the bryostatin antitumour macrolides. Nat Prod Rep, 19: 413～453

Hale K J, Manaviazar S. 2010. New Approaches to the total synthesis of the bryostatin antitumor macrolides. Chem An Asian J, 5 (4): 704～754

Hamada Y, Hayashi K, Shioiri T. 1991. Efficient stereoselective synthesis of dolastatin 10, an antineoplastic peptide from a sea hare. Tetrahedron Lett, 32 (7): 931～934

Hamann M T, Scheuer P J. 1993. KF: a bioactive depsipeptide from the sacoglossan mollusk *Elysia rufescens* and the green alga *Bryopsis* sp.. J Am Chem Soc, 115: 5825～5826

Hamann M T, Otto C S, Scheuer P J. 1996. Kalahalides: bioactive peptides from a marine mollusk *Elysia rufescens* and its algal diet *Bryopsis* sp.. J Org Chem, 61: 6594～6600

Hamel E. 2002. Interactions of antimitotic peptides and depsipeptides with tubulin. Biopolymers, 66: 142～160

Harrigan G G, Luesch H, Yoshida W Y, et al. 1998. Symplostatin 1: a dolastatin 10 analogue from the marine cyanobacterium *Symploca hydnoides*. J Nat Prod, 61: 1075～1077

Hart J B, Lill R E, Hickford S J H, et al. 2000. The Halichondrins: chemistry, biology, supply and delivery. *In*: Fusetani N. Drugs from the Sea. Basel: Karger. 134～153

Hashiguchi N, Kubota T, Koh J, et al. 2004. TZT-1027 elucidates antitumor activity through direct cytotoxicity and selective blockage of blood supply. Anticancer Res, 24: 2201～2208

Hayun M, Okun E, Hayun R, et al. 2007. Synergistic effect of AS101 and bryostatin-1 on myeloid leukemia cell differentiation in vitro and in an animal model. Leukemia, 21: 1504～1513

Herrero A B, Martin-Castellanos C, Marco E, et al. 2006. Cross-Talk between nucleotide excision and homologous recombination DNA repair pathways in the mechanism of action of antitumor trabectedin. Cancer Res, 66: 8155～8162

Hickman P F, Kemp G J, Thomson C H, et al. 1995. Bryostatin 1, a novel antineoplastic agent and protein kinase C activator, induces human myalgia and muscle metabolic defects, a 31P magnetic resonance spectroscopic study. Br J Cancer, 72: 998～1003

Hirata Y, Uemura D. 1986. Halichondrins-antitumor polyether macrolides from a marine sponge. Pure Appl Chem, 58: 701～710

Horti J, Juhasz E, Monostori Z, et al. 2008. Phase I study of TZT-1027, a novel synthetic dolastatin 10 derivative, for the treatment of patients with non-small cell lung cancer. Cancer Chemother Pharmacol, 62: 173～180

Hu M K, Huang W S. 1999. Synthesis and cytostatic properties of structure-simplified analogs of dolastatin 15. J Pept Res, 54 (6): 460～467

Huygh G, Clement P M J, Dumez H, et al. 2006. Ecteinascidin-743: evidence of activity in advanced, pretreated soft tissue and bone sarcoma patients. Sarcoma, (2006): 1～11

Iijima H, Kimura K, Sakai T, et al. 1998. Structureactivity relationship and conformational analysis of monoglycosylceramides on the syngeneic mixed leukocyte reaction. Bioorg Med Chem, 6: 1905～1910

Jackson K, Kamath K, Manna T, et al. 2009. The halichondrins and E7389. Chem Rev, 109: 3044～3079

Jacobsen S E, Ruscetti F W, Longo D L, et al. 1991. Antineoplastic dolastatins, potent inhibitors of hematopoietic progenitor cells. J Natl Cancer Inst, 83: 1672～1677

Jiang T L, Liu R H, Salmon S E. 1983. Antitumor activity of didemnin B in human tumor stem cell assay. Cancer Chemother Pharmacol, 11: 1～4

Jimeno J M, Faircloth G, Cameron L, et al. 1996. Progress in the acquisition of new marine-derived anticancer compounds: development of ecteinascidin-743 (ET-743) . Drugs Fut, 21 (11): 1155～1165

Jimeno J, Ruiz C A, Lopez L L, et al. 2003. Improved use of antitumoral compound in cancer therapy. PCT Int Appl, WO 2003039571 A1 20030515. 28

Jimeno J, Faircloth G, Fernandez S-F J M, et al. 2004, New marine derived anticancer therapeutics: a journey from the sea to clinical trials. Mar Drugs, 2: 14～29

Jimeno J, Aracil M, Tercero J C. 2006. Adding pharmacogenomics to the development of new marine-derived anticancer agents. J Transl Med, 4 (3): 1～9

Jin S, Gorfain B, Faircloth G, et al. 2000. ET-743, a transcription-targeted chemo-therapeutic that inhibits MDRI activation. Proc Natl Acad Sci USA, 97 (12): 6775～6779

Johnson K L, Lawen A. 1999. Rapamycin inhibits didemnin B-induced apoptosis in human HL-60 cells: evidence for the possible involvement of FK506-binding protein 25. Immunol Cell Biol, 77: 242～248

Jordan A, Hadfield J A, Lawrence N J, et al. 1998. Tubulin as a target for anticancer drugs: agents which interact with the mitotic spindle. Med Res Rev, 18: 259～296

Jordan M A, Kamath K, Manna T, et al. 2005. The primary antimitotic mechanism of action of the synthetic halichondrin E7389 is suppression of microtubule growth. Mol Cancer Ther, 4: 1086～1095

Jou G, Gonzalez I, Albericio F, et al. 1997. Total synthesis of dehydrodidemnin B. Use of uronium and phosphonium salt coupling reagents in peptide synthesis in solution. J Org Chem, 62 (2): 354～366

Kageyama M, Tamura T, Nantz M H, et al. 1990. Synthesis of bryostatin 7. J Am Chem Soc, 112 (20): 7407～7408

Kalemkerian G P, Ou X L, Adil M R, et al. 1999. Activity of dolastatin 10 against small-cell lung cancer in vitro and in vivo. Induction of apoptosis and bcl-2 modification. Cancer Chemother Pharmacolo, 43 (6): 507～515

Kamano Y, Herald C L, Leet J E et al. 1985. Marine antineoplastic substances: chemistry of the bryostatins. Tennen Yuki Kagobutsu Toronkai Koen Yoshishu, 27: 383～388

Kamano Y, Leet E, Herald C L, et al. 1986. Structures of the new antineoplastic bryostatins, 12 and 13, from

coastal California *Bugula neritina*. Tennen Yuki Kagobutsu Toronkai Koen Yoshishu, 28: 176～183
Kawano T, Cui J, Koezuka Y, et al. 1997. CD1d-restricted and TCR-mediated activation of $V_{\alpha}14$ NKT cells by glycosylceramides. Science, 278: 1626～1629
Kawano T, Cui J, Koezuka Y, et al. 1998. Natural killer-like nonspecific tumor cell lysis mediated by specific ligand-activated $V_{\alpha}14$ NKT cells. Proc Natl Acad Sci USA, 95: 5690～5693
Keck G E, Poudel Y B, Rudra A, et al. 2010. Molecular modeling, total synthesis, and biological evaluations of C9-deoxy bryostatin 1. Angew Chem Int Ed, 49 (27): 4580～4584
Kerbrat P, Dieras V, Pavlidis N, et al. 2003. Phase Ⅱ study of LU 103793 (dolastatin analogue) in patients with metastatic breast cancer. Eur J Cancer, 39: 317～320
Kerr R G, Miranda N F, Dep C, et al. 1995. Biosynthetic studies of ecteinascidins in the marine tunicate *Ecteinascidia turbinata*. J Nat Prod, 58 (10): 1618～1621
Kerr R G, Lawry J, Gush K A. 1996. In vitro biosynthetic studies of the bryostatins, anti-cancer agents from the marine bryozoan bugula neritina. Tetrahedron Lett, 37: 8305～8308
Kijjoa A, Sawangwong P. 2004. Drugs and cosmetics from the sea. Mar. Drugs, 2 (2): 73～82
Kindler H L, Tothy P K, Wolff R, et al. 2005. Phase II trials of dolastatin-10 in advanced pancreaticobiliary cancers. Invest New Drugs, 23: 489～493
Kitamura H, Iwakabe K, Yahata T, et al. 1999. Natural killer T (NKT) cell ligand α-galactosylceramide reveals its immunopotentiating effect by inducing interleukin-12 (IL-12) production by dendritic cells and IL-12 receptor expression on NKT cells. J Exp Med, 189: 1121～1128
Kobayashi E, Motoki K, Uchida T. 1995. KRN7000, a novel immunomodulator, and its antitumor activities. Oncol Res, 7: 529～534
Kobayashi M, Natsume T, Tamaoki S, et al. 1997. Antitumor activity of TZT-1027, a novel dolastatin 10 derivative. Jpn J Cancer Res, 88: 316～327
Koo H M, Monks A, Mikhheev A, et al. 1996. Enhanced sensitivity to 1-β-D-arabinosylcytosine and topoisomerase II inhibitors in cell line sharboring activated ras oncogenes. Cancer Res, 56: 5211～5216
Kortmansky J, Schwartz G K. 2003. Bryostatin-1: a novel PKC inhibitor in clinical development. Cancer Invest, 21: 924～936
Krasner C N, McMeekin D S, Chan S, et al. 2007. A Phase II study of trabectedin single agent in patients with recurrent ovarian cancer previously treated with platinum-based regimens. Br J Cancer, 97: 1618～1624
Krug L M, Miller V A, Kalemkerian G P, et al. 2000. Phase Ⅱ study of dolastatin-10 in patients with advanced non-small-cell lung cancer. Ann Oncol, 11: 227～228
Ku GY, Ilson D H, Schwartz L H, et al. 2008. Phase II trial of sequential paclitaxel and 1 h infusion of bryostatin-1 in patients with advanced esophageal cancer. Cancer Chemother Pharmacol, 62 (5): 875～880
Kufe D W, Major P P, Egan E M, et al. 1980. Correlation of cytotoxicity with incorporation of ara-C into DNA. J Biol Chem, 255: 8997～8900
Lam A P, Sparano J A, Vinciguerra V, et al. 2010. Phase Ⅱ Study of paclitaxel plus the protein kinase C inhibitor bryostatin-1 in advanced pancreatic carcinoma. Am J Clin Oncol, 33 (2): 121～124
Le Tourneau C L, Raymond E, Faivre S. 2007. Aplidine: a paradigm of how to handle the activity and toxicity of a novel marine anticancer poison. Curr Pharm Des, 13: 3427～3439
Li Y, Mohammad R M, Al-Katib A, et al. 1997. Bryostatin 1 (BRYO1)-induced monacytic differentiation in THP-1 human leukemia cells is associated with enhanced c-fyn tyrosine kinase and M-CSF receptors. Leukemia Res, 21 (5): 391～397
Lippert J W. 2007. Vascular disrupting agents. Bioorg Med Chem 15: 605～615
Litaudon M, Hart J B, Blunt J W, et al. 1994. Isohomohalichondrin B, a new antitumor polyether macrolide from the New Zealand deep-water sponge *Lissodendoryx* sp. Tetrahedron Lett, 35: 9435～9438
Litaudon M, Hickford S J H, Lill R E, et al. 1997. Antitumor polyether macrolides, new and hemisynthetic hali-

chondrins from the New Zealand deep-water sponge *Lissodendoryx* sp. J Org Chem, 62: 1868～1871
Lopanik N, Lindquist N, Gustafson K R. 2004a. Structure of bryostatin 20: a symbiont-produced chemical defense for larvae of the host bryozoan, *Bugula neritina*. J Nat Prod, 67 (8): 1412～1414
Lopanik N, Lindquist N, Targett N. 2004b. Potent cytotoxins produced by a microbial symbiont protect host larvae from predation. Oecologia, 139 (1): 131～139
Lopez-Macia A, Jimenez J C, Royo M, et al. 2001. Synthesis and structure determination of kahalalide F. J Am Chem Soc, 123 (46): 11398～11401
Maeda H, Matsumara Y. 1989. Tumoritropic and lymphotropic principles of macromolecular drugs. CRC Crit Rev Ther Drug Carrier Sys, 6: 193～210
Maki A, Mohammad R, Raza S, et al. 1996. Effect of dolastatin-10 on non-Hodgkin's lymphoma cell lines. Anti-Cancer Drugs, 7 (3): 344～350
Manzanares I, Cuevas C, Garcia-Nieto R, et al. 2001. Advances in the chemistry and pharmacology of ecteinascidins, a promising new class of anti-cancer agents. Curr Med Chem: Anti-Cancer Agents, 1 (3): 257～276
Marco E, Martin-Santamaria S, Cuevas C, et al. 2004. Structural basis for the binding of didemnins to human elongation factor eEF1A and rationale for the potent antitumor activity of these marine natural products. J Med Chem, 47 (18): 4439～4452
Margolin K, Longmate J, Synold T W, et al. 2001. Dolastatin-10 in metastatic melanoma, a phase Ⅱ and pharmokinefic trial of the California Cancer Consortium. Invest New Drugs, 19: 335～340
Maroun J A, Belanger K, Seymour L, et al. 2006. Phase I study of aplidine in a daily x5 one-hour infusion every 3 weeks in patients with solid tumors refractory to standard therapy. A National Cancer Institute of Canada Clinical Trials Group study: NCIC CTG IND 115. Ann Oncol, 17 (9): 1371～1378
Martinez E J, Owa T, Schreiber S L, et al. 1999. Phthalascidin, a synthetic antitumor agent with potency and mode of action comparable to ecteinascidin 743. Proc Natl Acad Sci USA, 96: 3496～3501
May W S, Sharkis S J, Esa A H, et al. 1987. Antineoplatic bryostatins are multipotential stimulators of human hematopoietic porgenior cells. Proc Natl Acad Sci USA, 84 (23): 8483～8487
Mayer A M S, Gustafson K R. 2008. Marine pharmacology in 2005-2006: Antitumour and cytotoxic compounds. Eur J Cancer, 44: 2357～2387
Mayer A M S, Glaser K B, Cuevas C, et al. 2010. The odyssey of marine pharmaceuticals: a current pipeline perspective. Trends Pharmacol Sci, 31 (6): 255～265
Meng L, Sin N, Crews C M. 1998. The antiproliferative agent didemnin B uncompetitively inhibits palmitoyl protein thioesterase. Biochemistry, 37: 10488～10492
Miller A K. 2009. Catalysis in the total synthesis of bryostatin 16. Angew Chem Int Ed, 48 (18): 3221～3223
Mitsiades C S, Ocio E M, Pandiella A, et al. 2008. Aplidin, a marine organism-derived compound with potent antimyeloma activity in vitro and in vivo. Cancer Res, 68: 5216～5225
Mohammad R M, Beck F W, Katato K, et al. 1998. Potentiation of 2-chlorodeoxyadenosine activity by bryostatin 1 in the resistant chronic lymphocytic leukemia cell line (WSU-CLL): association with increased ratios of dCK/5'-NT and Bax/Bcl-2. Biol Chem, 379: 1253～1261
Montgomery D W, Zukoski C F. 1985. Didemnin B: a new immunosuppressive cyclic peptide with potent activity in vitro and in vivo. Transplantation, 40: 49～56
Moore B M, seaman F C, Hurley L H. 1997. NMR-based model of an ecteinascidin 743-DNA adduct. J Am Chem Soc, 119: 5475～5476
Moore B M, II, Seaman F C, Wheelhouse R T, et al. 1998. Mechanism for the catalytic activation of ecteinascidin 743 and its subsequent alkylation of guanine N2. J Am Chem Soc, 120: 2490～2491
Mordant C, Reymond S, Tone H, et al. 2007. Total synthesis of dolastatin 10 through ruthenium-catalyzed asymmetric hydrogenations. Tetrahedron, 63: 6115～6123
Morita M, Motoki K, Akimoto K, et al. 1995a. Structure-activity relationship of α-galactosylceramides against B16-

bearing mice. J Med Chem, 38: 2176～2187

Morita M, Natori T, Akimoto K, et al. 1995b. Synthesis of α-, β-monoglycosylceramides and four diastereomers of an a-galactosylceramides. Bioorg Med Chem Lett, 5: 699～704

Morita M, Sawa E, Yamaji K, et al. 1996. Practical total synthesis of (2*S*, 3*S*, 4*R*)-1-*O*-(α-*D*-alactopyranosyl)-*N*-hexacosanoyl-2-amino-1, 3, 4-octadecanetriol, the antitumorial and immunostimulatory α-galactosylceramide, KRN7000. Biosci Biotech Biochem, 60: 288～292

Motoki K, Morita M, Kobayashi E, et al. 1995. Immunostimulatory and antitumor activities of monoglycosylceramides having various sugar moieties. Biol Pharm Bull, 18: 1487～1491

Motoki K, Maeda K, Ueno H, et al. 1996. Antitumor activities of combined treatment with a novel immunomodulator, 2*S*, 3*S*, 4*R* (α-*D*-galactopyranosyl)-*N*-hexacosanoyl-2-amino-1, 3, 4-octadecanetriol (KRN 7000), and radiotherapy in tumor-bearing mice. Oncol Res, 8: 155～162

Mross K. 1998. Clinical and pharmacologic phase I study of Cemadotin-HCI (LU103793), a novel antimitotic peptide, given as 24-hour infusion in patients with advanced cancer. A study of the Arbeitsgemeinschaft Internistische Onkologie (AIO) Phase I Group and Arbeitsgruppe Pharmakologie in der Onkologie und Haematologie (APOH) Group of the German Cancer Society. Ann Oncol, 9 (12): 1323～1230

Nakagawa R, Motoki K, Nakamura H, et al. 1998a. Antitumor activity of an α-galactosylceramide, KRN7000, in mice with EL-4 hepatic metastasis and its cytokine production. Oncol Res, 10: 561～568

Nakagawa R, Motoki K, Ueno H, et al. 1998b. Treatment of hepatic metastasis of the colon26 adenocarcinoma with a α-galactosylceramide, KRN7000. Cancer Res, 58: 1202～1207

Natori T, Koezuka Y, Higa T. 1993. Agelasphins, novel α-galactosylceramides from the marine sponge *Agelas mauritianus*. Tetrahedron Lett, 34 (35): 5591～5592

Natori T, Morita M, Akimoto K, et al. 1994. Agelasphins, novel antitumor and immunostimulatory cerebrosides from the marine sponge *Agelas mauritianus*. Tetrahedron, 50 (9): 2771～2784

Natori T, Motoki K, Higa T, et al. 2000. KRN7000 as a new type of antitumor and immunostimulatory drug. *In*: Fusetani N. Drugs from the Sea. Basel: Karger. 86～97

Natsume T, Watanabe J, Tamaoki S, et al. 2000. Characterization of the interaction of TZT-1027, a potent antitumour agent, with tubulin. Jpn J Cancer Res, 91: 737～747

Natsume T, Watanabe J, Koh Y, et al. 2003. Antitumor activity of TZT-1027 (soblidotin) against vascular endothelial growth factor-secreting human lung cancer in vivo. Cancer Sci, 94: 826～833

Newman R A, Fuentes A, Covey J M, et al. 1994. Preclinical pharmacology of the natural marine product dolastatin 10 (NSC376128) . Drug Metabol Disp, 22: 428～432

Newman D J. 2005. The bryostatins. *In*: Cragg G M, Kingston D G I, Newman D J et al. Anticancer Agents from Natural Products. Boca Raton, Florida Taylor and Francis. 137～150

Northcote P T, Blunt J W, Munro M H G. 1991. Pateamine: a potent cytotoxin from the New Zealand marine sponge, *Mycale* sp. Tetrahedron Lett, 32: 6411～6414

Ogawa T, Mimura Y, Isowa K, et al. 2001. An antimicrotubule agent, TZT-1027, does not induce neuropathologic alterations which are detected after administration of vincristine or paclitaxel in animal models. Toxicol Lett, 121: 97～106

Ohmori K, Ogawa Y, Obitsu T, et al. 2000. Total synthesis of bryostatin 3. Angew Chem, 39 (13): 2290～2294

Okouneva T, Azarenko O, Wilson L, et al. 2008. Inhibition of centromere dynamics by eribulin (E7389) during mitotic metaphase. Mol Cancer Ther, 7: 2003～2011

Otani M, Natsume T, Watanabe K, et al. 2000. TZT-1027, an antimicrotubule agent, attacks tumor vasculature and induces tumor cell death. Jpn J Cancer Res, 91: 837～844

Pallavicini M G. 1984. Cytosine arabinoside: molecular, pharmacokinetic and cytokinetic considerations. Pharmacol Ther, 25: 207～223

Parviz M, Chin C S, Graham L J, et al. 2003. Successful adoptive immunotherapy with vaccine-sensitized T cells, despite no effect with vaccination alone in a weakly immunogenic tumor model. Cancer Immunol Immunother, 52: 739～750

Patel S, Keohan M L, Saif M W, et al. 2006. Phase II study of intravenous TZT-1027 in patients with advanced or metastatic soft-tissue sarcomas with prior exposure to anthracycline-based chemotherapy. Cancer, 107 (12): 2881～2887

Paull K D, Lin C M, Malspeis L, et al. 1992. Identification of novel antimitotic agents acting at thetubulin level by computer-assisted evaluation of differential cytotoxicity data. Cancer Res, 52: 3892～3900

Paull K D, Hamel E, Malspeis L. 1995. The prediction of biochemical mechanism of action from the in vitro antitumor screen of the National Cancer Institute. *In*: Foye W O. Cancer Therapeutic Agents. Washington, D C: American Chemical Society. 9～45

Pavlick A C, Wu J, Roberts J, et al. 2009. Phase I study of bryostatin 1, a protein kinase C modulator, preceding cisplatin in patients with refractory non-hematologic tumors. Cancer Chemother Pharmacol, 64: 803～810

Perry N B, Blunt J W, McCombs J D, et al. 1986. Discorhabdin C: a highly cytotoxic pigment from a sponge of the genus *Latrunculia*. J Org Chem, 51: 5476～5478

Perry N B, Blunt J W, Munro M H G, et al. 1988. Mycalamide A, an antiviral compound from a New Zealand sponge of genus *Mycale*. J Am Chem Soc, 110: 4850～4851

Peterson A C, Harlin H, Karrison T, et al. 2006. A randomized phase II trial of interleukin-2 in combination with four different doses of bryostatin 1 in patients with renal cell carcinoma. Invest New Drugs, 24 (2): 141～149

Pettit G R, Day J F, Hartwell J L, et al. 1970. Antineoplastic components of marine animals. Nature, 227 (5261): 962～963

Pettit G R, Ode R H, Herald C L, et al. 1976. The isolation and structure of dolatriol. J Am Chem Soc, 98 (15): 4677～4678

Pettit G R, Herald C L, Ode R H, et al. 1980. The isolation of loliolide from an Indian ocean Opisthobranch Mollusk. J Nat Prod, 43: 752～755

Pettit G R, Herald C L, Doubek D L, et al. 1982a. Isolation and structure of bryostatin 1. J Am Chem Soc, 104: 6846～6848

Pettit G R, Kamano Y, Brown P, et al. 1982b. Structure of the cyclic peptide dolastatin 3 from *Dolabello auricularia*. J Am Cham Soc, 104 (3): 905～907

Pettit G R, Herald C L, Kamano Y, et al. 1983a. Antineoplastic agents. 89. The structure of bryostatin 2 from the marine bryozoan *Bugula neritina*. J Nat Prod, 46 (4): 528～531

Pettit G R, Herald C L, Kamano Y. 1983b. Antineoplastic agents. 93. Structure of the *Bugula neritina* (marine bryozoa) antineoplastic component bryostatin 3. J Org Chem, 48 (26): 5354～5356

Pettit G R, Kamano Y, Herald C L, et al. 1984. Structure of bryostatin 4. An important antineoplastic constituent of geographically diverse *Bugula neritina* (Bryozoa) . J Am Chem Soc, 106 (22): 6768～6771

Pettit G R, Kamano Y, Herald C L, et al. 1985. Isolation and structure of bryostatins 5-7. Can J Chem, 63 (6): 1204～1208

Pettit G R, Kamano Y, Herald C L. 1986. Antineoplastic agents, 118. Isolation and structure of bryostatin 9. J Nat Prod, 49 (4): 661～664

Pettit G R, Kamano Y, Herald C L, et al. 1987. The isolation and structure of a remarkable marine animal antineoplastic constituent: dolastatin 10. J Am Chem Soc, 109 (22): 6883～6885

Pettit G R, Singh S B, Hogan F, et al. 1989a. Antineoplastic agents. Part 189. The absolute configuration and synthesis of natural (—)-dolastatin 10. J Am Chem Soc, 111 (14): 5463～5465

Pettit G R, Kamano Y, Dufresne C, et al. 1989b. Isolation and structure of the cytostatic linear depsipeptide dolastatin 15. J Org Cham, 54 (26): 6005～6006

Pettit G R, Herald C L, Boyd M R, et al. 1991a. Antineoplastic agents 219: isolation and structure of the cell growth inhibitory constituents from the Western Pacific marine sponge *Axinella* sp. J Med Chem, 34: 3339～3340

Pettit G R, Herald D L, Singh S B, et al. 1991b. Synthesis of natural (−)-dolastatin 15. J Am Chem Soc, 113 (17): 6692～6693

Pettit G R, Sengupta D, Blumberg P M, et al. 1992. Structural modifications of bryostatin 2. Anti-Cancer Drug Des, 7 (2): 101～103

Pettit G R, Kamano Y, Herald C L, et al. 1993a. Isolation of dolastatins 10～15 from the marine mollusc *Dolabella auricularia*. Heterocycles, 49: 9151～9170

Pettit G R, Feng G, Doubek D L, et al. 1993b. Antineoplastic agents. 252. Isolationand structure of halistatin-2 from the Comoros marine sponge *Axinella carteri*. Gazz Chim Ital, 123: 371～377

Pettit G R, Tan R, Williams M D, et al. 1993c. Isolation and structure of halistatin 1 from the Eastern Indian Ocean marine sponge *Phakellia carteri*. J Org Chem, 58: 2538～2543

Pettit G R, Thornton T J, Mullaney J T, et al. 1994. The dolastatins 20. A convenient synthetic route to dolastatin 15. Tetrahedron, 50 (42): 12097～12198

Pettit G R, Srirangam J K, Barkoczy J, et al. 1995. Antineoplastic agents. 337. Synthesis of dolastatin 10 structural modifications. Anti-Cancer Drug Design, 10: 529～544

Pettit G R, Gao F, Blumberg P M, et al. 1996. Isolation and structural elucidation of bryostatins 16～18. J Nat Prod, 59 (3): 286～289

Pettit G R, Xu J P, Williams M D, et al. 1997a. Antineoplastic agents. 370. Isolation and structure of dolastatin 18. Bioorg Med Cham Lett, 7: 827～832

Pettit G R, Xu J P, Hogan F, et al. 1997b. Isolation and structure of the human cancer cell growth inhibitory eyelodepsipeptide dolastatin 16. J Nat Prod, 60 (8): 752～754

Pettit G R, Xu J P, Hogan F, et al. 1998a. Isolation and structure of dolastatin 17. Heterocycles, 47: 491～496

Pettit G R, Flahive E J, Boyd M, et al. 1998b. Antineoplastic agents 360. Synthesis and cancer cell growth inhibitory studies of dolastatin 15 structural modifications. Anti-Cancer Drug Design, 13 (1): 47～66

Pfister D G, McCaffrey J, Zahalsky A J, et al. 2002. A phase II trial of bryostatin-1 in patients with metastatic or recurrent squamous cell carcinoma of the head and neck. Invest New Drugs, 20 (1): 123～127

Pfizenmayer A J, Ramanjulu J M, Vera M D, et al. 1998. Synthesis and biolological activity of [Tic5] didemnin B. Bioorg Med Chem Lett, 8: 3553～3556

Pfizenmayer A J, Ramanjulu J M, Vera M D, et al. 1999. Synthesis and biological activities of [N-MeLeu5]-and [N-MePhe5]-didemnin B. Tetrahedron, 55 (2): 313～334

Pitot H C, McElroy E A J, Reid J M, et al. 1999. Phase I trial of dolastatin-10 (NSC376128) in patients with advanced solid tumors. Clin Cancer Res, 5: 525～531

Plunkett W, Liliemark J O, Estey E, et al. 1987. Saturation of AraCTP accumulation during high-dose ara C therapy: Pharmacologic rationale for intermediate-dose ara C. Semin Oncol, 14: 159～166

Pommier Y, Kohlhagen G, Bailly C, et al. 1996. DNA sequence-and structure-selective alkylation of guanine N2 in the DNA minor groove by ecteinascidin 743, a potent antitumor compound from the Caribbean tunicate *Ecteinascidia turbinate*. Biochemistry, 35: 13303～13309

Poncet J. 1999. The dolastatins, a family of promising antineoplastic agents. Current Pharmaceu Design, 5: 139～162

Propper D J, Macaulay V, O'Byrne K J, et al. 1998. A phase Ⅱ study of bryostatin 1 in metastatic malignant melanoma. Br J Cancer, 78: 1337～1341

Puchalski T A, Ryan D P, Garcia-Carbonero R, et al. 2002. Pharmacokinetic of ecteinascidin 743 administered as a 24-h continuous intravenous infusion to aldult patients with soft tissue sarcomas: associations with clinical characteristics, pathophysiological variables and toxicity. Cancer Chemother Pharmacol, 50 (4): 309～319

Rademaker-Lakhai J M, Horenblas S, Meinhardt W, et al. 2005. Phase I clinical and pharmacokinetic study of kahalalide F in patients with advanced androgen refractory prostate cancer. Clin Cancer Res, 11 (5): 1854～1862

Rawat D S, Joshi M C, Joshi P, et al. 2006. Marine reptides and related compounds in clinical trial. Anti-Cancer

Agents Med Chem, 6: 33～40

Ray A, Okouneva T, Manna T, et al. 2007. Mechanism of action of the microtubule-targeted antimitotic depsipeptide tasidotin (formerly ILX651) and its major metabolite tasidotin C-carboxylate. Cancer Res, 67: 3767～3776

Riely G J, Gadgeel S, Rothman I, et al. 2007. A phase 2 study of TZT-1027, administered weekly to patients with advanced non-small cell lung cancer following treatment with platinum-based chemotherapy. Lung Cancer, 55: 181～185

Rinehart K L, Gloer J B, Hughes R G, et al. 1981a. Didemnins: antiviral and antitumor desipeptides from a Caribbean tunicate. Science, 212: 933～935

Rinehart K L, Gloer J B, Cook J, et al. 1981b. Structures of the didemnins, antiviral and cytotoxic depsipeptides from a Caribbean tunicate. J Am Chem Soc, 103 (7): 1857～1859

Rinehart K L, Gloer J B, Wilson G R, et al. 1983. Antiviral and antitumor compounds from tunicates. Federation Proceedings, 42 (1): 87～90

Rinehart K L, Kishore V, Nagarajan S, et al. 1987. Total synthesis of didemnins A, Band C. J Am Chem Soc, 109 (22): 6846～6848

Rinehart K L, Holt T G, Fregeau N L, et al. 1990a. Ecyeinascidins 729, 743, 745, 759A, 759B, and 770: potent antitumor agents from the Caribbean tunicate *Ecteinascidia turbinata*. J Org Chem, 55 (15): 4512～4515

Rinehart K L, Sakai R, Stroh J G. 1990b. Cytotoxic cyclic depsipeptides from the tunicate *Trididemnum solidum*. US Pat, US 4948791 A 19900814. 20

Rinehart K L. 1994. Pharmaceutical compositions containing didemnins. US Pat. Cont. -in-part of US 5137870. US 5294603 A 19940315. 24

Rinehart K L. 2000. Antitumor compounds from tunicates. Med Res Rev, 20: 1～27

Rinehart K L, Faircloth G. 2000. Uses of didemnins as immunomodulating agents. US Pat. Cont-of-US Ser No 664, 234, US 6156724 A 20001205, Appl: US 98-111190 19980707. Priority: US 96-664234 19960607. 17

Rinehart K L, Sanborn A J, Wilson G R. 2000. Semi-synthetic alanyl didemnin analogs. US Pat. US 6034058 A 20000307 Appl: US 98-58508 19980410. Priority: US 97-43329 19970415. 7

Roberts J D, Smith M R, Feldman E, et al. 2006. Phase I study of bryostatin 1 and fludarabine in patients with chronic lymphocytic leukemia and indolent (Non-Hodgkin's) lymphoma. Clin Cancer Res, 12 (19): 5809～5816

Rocchi E, Vigo J, Viallet P. 1999. Multiwavelenth videomicrofluorometri study of cytotoxi properties of a marine peptide, didemnin B. using adiamycin as reference compound. Anticancer Res, 19: 3559～3568

Roux F, Maugras I, Poncet J, et al. 1994. Synthesis of dolastatin 10 and [*R*-Doe]-dolastatin 10. Tetrahedron, 50 (18): 5345～5360

Roylance R, Seddon B, McTiernan A, et al. 2007. Experience of the use of trabectedin (ET-743, Yondelis) in 21 patients with pre-treated advanced sarcoma from a single centre. Clin Oncol, 19: 572～576

Saad E D, Kraut E H, Hoff P M, et al. 2002. Phase Ⅱ study of dolastatin-10 as first-line treatment for advanced colorectal cancer. Am J Clin Oncol, 25: 451～453

Sakai R, Rinehart K L, Guan Y, et al. 1992. Additional antitumor ecteinascidins from a Caribbean tunicate: crystal structures and activities in vivo. Proc Natl Acad Sci USA, 89: 11456～11460

Sakai R, Stroh J G, Sullins D W, et al. 1995. Seven new didemnins from the marine tunicate *Trididemnum solidum*. J Am Chem Soc, 117 (13): 3734～3748

Sakai R, Jares-Erijman E A, Manzanares I, et al. 1996a. Ecteinascidins: putative biosynthetic precursors and absolute stereochemistry. J Am Chem Soc, 118 (38): 9017～9023

Sakai R, Kishore V, Kundu B, et al. 1996b. Structure-activity relationships of the didemnins. J Med Chem, 39 (14): 2819～2834

Sakai T, Ueno H, Natori T, et al. 1998. Effects of α-and β-galactosylated C2-ceramides on the immune system. J Med Chem, 41: 650～652

Sato M, Sagawa M, Nakazato T, et al. 2007. A natural peptide, dolastatin 15, induces G_2/M cell cycle arrest and apoptosis of human multiple myeloma cells. Int J Oncol, 30 (6): 1453～1459

Schmidt U, Kroner M, Griesser H, et al. 1988. Total synthesis of the didemnins. 2. Synthesis of didemnin A, B, C and prolyldidemnin A. Tetrahedron Lett, 29 (35): 4407～4408

Schmidt U, Griesser H, Haas G. 1999. Synthesis and cytostastic activities of didemnins derivatives. J Peptide Res, 54: 146～161

Schoffski P, Wolter P, Clement P, et al. 2007, Trabectedin (ET-743): evaluation of its use in advanced soft-tissue sarcoma. Fut Oncol, 3: 381～392

Schwartsmann G, da Rocha A B, Berlinck R G S, et al. 2001. Marine organisms as a source of new anticancer agents. J Lancet Oncol, 2: 221～225

Scott J D, Williams R M. 2002. Chemistry and biology of the tetrahydroisoquinoline antitumor antibiotics. Chem Rev, 102: 1669～1730

Sessa C, Perotti A, Noberasco C, et al. 2009. Phase I clinical and pharmacokinetic study of trabectedin and doxorubicin in advanced soft tissue sarcoma and breast cancer. Eur J Cancer, 45: 1153～1161

Shimosaka A. 2002. Role of NKT cells and alphagalactosyl ceramide. Int J Hematol, 76 (Suppl 1): 277～279

Shioiri T, Hayashi K, Hamada Y. 1993. Stereoselective synthesis of dolastatin 10 and its congeners. Tetrahedron, 49 (9): 1913～1924

Simmons T L, Andrianasolo E, McPhail K, et al. 2005. Marine natural products as anticancer drugs. Mol Cancer Ther, 4: 333～342

Singh R, Sharma M, Joshi P, et al. 2008. Clinical status of anti-cancer agents derived from marine sources. Anti-Cancer Agents Med Chem, 8, 603～617

Smith J B, Smith L, Pettit G R. 1985. Bryostatins: potent, new mitogens that mimic phorbol ester tumor promoters. Biochem Biophys Res Commu, 132 (3): 939～945

Soares D G, Escargueil A E, Poindessous V, et al. 2007. Replication and homologous recombination repair regulate DNA double-strand break formation by the antitumor alkylator ecteinascidin 743. Proc Natl Acad Sci USA. 104: 13062～13067

Sone H, Shibata T, Fujita T, et al. 1996. Dolastatin H and isodolastatin H, potent cytotoxic peptides from the sea hare *dolabella auricularia*: isolation, stereostructures and synthesis. J Am Chem Soc, 118: 1874～1880

Spada F M, Koezuka Y, Porcelli S A. 1998. CD1d-restricted recognition of synthetic glycolipid antigens by human natural killer T cells. J Exp Med, 188: 1529～1534

Sparidans R W, Rosing H, Hillevrand M J X, et al. 2001. Search for metabolites of ecteinascidin-743 (ET-743), a novel marine derived, anticancer agent, in man. Anticancer Drug, 12 (8): 653～666

Stamos D P, Chen S S, Kishi Y. 1997. New synthetic route to the C14～C38 segment of halichondrins. J Org Chem, 62: 7552～7553

Sudek S, Lopanik N B, Waggoner L E, et al. 2007. Identification of the putative bryostatin polyketide synthase gene cluster from "*Candidatus* Endobugula *sertula*", the uncultivated microbial symbiont of the marine bryozoan *Bugula neritina*. J Nat Prod, 70 (1): 67～74

Sun M K, Alkon D L. 2006. Bryostatin-1: pharmacology and therapeutic potential as a CNS drug. CNS Drug Reviews, 12 (1): 1～8

Supko J G, Lynch T J, Clark J W, et al. 2000. A phase I clinical and pharmacokinetic study of the dolastatin analogue cemadotin administered as a 5-day continuous intravenous infusion. J Cancer Chemother Pharmacol, 46: 319～328

Taddei M L, Chiarugi P, Cuevas C, et al. 2006. Oxidation and inactivation of low molecular weight protein tyrosine phosphatase by the anticancer drug Aplidin. Int J Cancer, 118 (8): 2082～2088

Takahashi N, Li W W, Banerjee D, et al. 2001. Sequence-dependent enhancement of cytotoxicity produced by ecteinascidin 743 (ET-743) with doxorubicin or paclitaxel in soft tissue sarcoma cells. Clin Cancer Res, 7: 3251～3257

Takebayashi Y, Pourquier P, Yoshida A, et al. 1999. Poisoning of human DNA topoisomerase I by ecteinascidin 743, and anticancer drug that selectively alkylates DNA in the minor groove. Proc Natl Acad Sci USA, 96: 7196～7201

Takebayashi Y, Goldwasser F, Urasaki Y, et al. 2001a. Ecteinascidin 743 induces protein-linked DNA breaks in human colon carcinoma HCT 116 cells and is cytotoxic independly of topoisomerase I expression. Clin Cancer Res, 7: 185～191

Takebayashi Y, Pourquier P, Zimonjic D B, et al. 2001b. Antiproliferative activity of ecteinascidin 743 is dependent upon transcription-coupled nucleotide-excision repair. Nat Med, 7: 961～966

Tallant E A, Smith J B, Wallace R W. 1987. Bryostatins mimic the effects of phorbol esters in intact human platelets. Biochim Biophys Acta, 929: 40～46

Tallman M S. 2001. Therapy of acute myeloid leukemia. Cancer Control, 8: 62～78

Tamura K, Nakagawa K, Kurata T, et al. 2007. Phase I study of TZT-1027, a novel synthetic dolastatin 10 derivative and inhibitor of tubulin polymerization, which was administered to patients with advanced solid tumors on days 1 and 8 in 3-week courses. Cancer Chemother Pharmacol, 60: 285～293

Tan A, R, Rubin E H, Walton D C, et al. 2009. Phase I study of eribulin mesylate administered once every 21 days in patients with advanced solid tumors. Clin Cancer Res, 15: 4213～4219

Taori K, Matthew S, Rocca J R, et al. 2007. Lyngbyastatins 5～7, potent elastase inhibitors from Floridian marine cyanobacteria, *Lyngbya* spp. J Nat Prod, 70: 1593～1600

Taraboletti G, Poli M, Dossi R, et al. 2004. Antiangiogenic activity of aplidine, a new agent of marine origin. Br J Cancer, 90 (12): 2418～2424

Thomas X. 2009. Chemotherapy of acute leukemia in adults. Expert Opin Pharmacother, 10: 221～237

Tomioka K, Kanai M, Koga K. 1991. An expeditious synthesis of dolastatin 10. Tetrahedron Lett, 32 (21): 2395～2398

Tomura M, Yu W G, Ahn H J, et al. 1999. Antigen-stimulated $CD4^+$ NK1. 1^+ T cells express CD40 ligand and induce antigen-presenting cell to produce IL-12. J Immunol, 163: 93～101

Trost B M, Dong G B. 2008. Total synthesis of bryostatin 16 using atom-economical and chemoselective approaches. Nature, 456 (7221): 485～488

Twelves C, Cortes J, Vahdat L T, et al. 2010. Phase III trials of eribulin mesylate (E7389) in extensively pretreated patients with locally recurrent or metastatic breast cancer. Clin Breast Cancer, 10 (2): 160～163

Uchimura A, Shimizu T, Morita M, et al. 1997a. Immunostimulatory activities of monoglycosylated α-D-pyranosylceramides. Bioorg Med Chem, 5: 2245～2249

Uchimura A, Shimizu T, Nakajima M, et al. 1997b. Immunostimulatory activities of mono-or diglycosylated α-D-galactosylceramides. Bioorg Med Chem, 5: 1447～1452

Uemura D, Takahashi K, Yamamoto T, et al. 1985. Norhalichondrin A: an antitumor polyether macrolide from a marine sponge. J Am Chem Soc, 107: 4796～4798

Vahdat L T. Pruitt B, Fabian C J, et al. 2009. Phase II study of eribulin mesylate, a halichondrin B analog, in patients with metastatic breast cancer previously treated with an anthracycline and a taxane. J Clin Oncol, 27: 2954～2961

Vaishampayan U, Glode M, Du W, et al. 2000. Phase Ⅱ study of dolastatin-10 in patients with hormone-refractory metastatic prostate adenocarcinoma. Clin Cancer Res, 6: 4205～4208

Van Kesteren C, de Vooght M M M, Lopez-Lazaro L, et al. 2003. Yondelis (trabectedin, ET-743): the development of an anticancer agent of marine origin. Anticancer Drug, 14 (7): 487～502

Varterasian M L, Mohammad R M, Eilender D S, et al. 1998. Phase I study of bryostatin 1 in patients with relapsed non-Hodgkin's lymphoma and chronic lymphocytic leukemia. J Clin Oncol, 16: 56～62

Vera M D, Joullie M M. 2002. Natural products as probes of cell biology: 20 years of didemnin research. Med Res Rev, 22: 102～145

Vervoort H，Fenical W，de Epifanio R. 2000. Tamandarins A and B：new cytotoxic depsipeptides from a Brazilian ascidian of the family Didemnidae. J Org Chem，65（3）：782～792

Verweij J. 2005. Ecteinascidin-743（ET-743）：early test or effective，treatment in soft tissue sarcomas. J Clin Oncol，23（24）：5420～5423

Verweij J. 2009. Soft tissue sarcoma trials：one size no longer fits all. J Clin Oncol，27：3085～3087

Villalona-Calero M A，Baker S D，Hammond L，et al. 1998. Phase I and pharmacokinetic study of the water-soluble dolastatin 15 analog LU103793 in patients with advanced solid malignancies. J Clin Oncol，16：2770～2779

von Mehren M，Balcerzak S P，Kraft A S，et al. 2004. Phase II trial of dolastatin-10，a novel anti-tubulin agent，in metastatic soft tissue sarcomas. Sarcoma，8：107～111

Wall N R，Mohammad R M，Reddy K B，et al. 2000. Bryostatin 1 induced ubiquitination and proteasome degradation of Bcl-2 in the human acute lymphoblastic leukemia all line. Int J Mol Med，5（2）：165～171

Watanabe J，Natsume T，Fujio N，et al. 2000. Induction of apoptosis in human cancer cells by TZT-1027，an antimicrotubule agent. Apoptosis，5：345～353

Watanabe J，Natsume T，Kobayashi M. 2006. Antivascular effects of TZT-1027（soblidotin）on murine colon 26 adenocarcinoma. Cancer Sci，97：1410～1416

Watanabe J，Natsume T，Kobayashi M，et al. 2007. Comparison of the antivascular and cytotoxic activities of TZT-1027（soblidotin）with those of other anticancer agents. Anticancer Drug，18：905～911

Watters D J，Parsons P G. 1999. Critical targets of protein kinase C in differentiation of tumour cells. Biochem Pharmacol，58：383～388

Weitman S，Langevin A M，Berkow R L，et al. 1999. A phase I trial of bryostatin-1 in children with refractory solid tumors：a pediatric oncology group study. Clin Cancer Res，5：2344～2348

Wender P A，Cribbs C M，Koehler K F，et al. 1988. Modeling of the bryostatins to the phorbol ester pharmacophore on protein kinase C. Proceedings of the National Academy of Sciences of the United States of America，85（19）：7197～7201

Wender P A，Debrabander J，Harran P G，et al. 1998. The design，computer modeling，solution structure，and biological evaluation of synthetic analogs of bryostatin 1. PNAS，95（12）：6624～6629

Wender P A，Hinkle K W，Koehler M F T，et al. 1999. The rational design of potential chemotherapeutic agents：synthesis of bryostatin analogues. Med Res Rev，19（5）：388～407

Wender P A，Hinkle K W. 2000. Synthesis and biological evaluation of a new class of bryostatin analogues：the role of the C20 substituent in protein kinase C binding. Tetrahedron Lett，41（35）：6725～6729

Wender P A，Baryza J L，Brenner S E，et al. 2004. Function oriented synthesis：the design，synthesis，PKC binding and translocation activity of a new bryostatin analog. Curr Drug Discov Technol，1（1）：1～11

Wender P A，Baryza J L. 2005. Identification of a tunable site in bryostatin analogs：C20 bryologs through late stage diversification. Org lett，7（6）：1177～1180

Wender P A，Verma V A. 2008. The design，synthesis，and evaluation of C7 diversified bryostatin analogs reveals a hot spot for PKC affinity. Org Lett，10（15）：3331～3334

Wright A E，Forleo Dorilyn A，Gunawardana G P，et al. 1990. Antitumor tetrahydroisoquinoline alkaloids from the colonial ascidian *Ecteinascidia turbinata*. J Org Chem，55：4508～4512

Yamada K，Ojika M，Kigoshi H，et al. 2000. Cytotoxic substances from opisthobranch mollusks. *In*：Fusetani N. Drugs from the Sea. Basel：Karger. 59～73

Yamaguchi Y，Motoki K，Ueno H，et al. 1996. Enhancing effects of（2*S*，3*S*，4*R*)-1-*O*-(α-*D*-galactopyranosyl)-2-(*N*-hexacosanoylamino)-1，3，4-octadecanetriol（KRN7000）on antigen-presenting function of antigen-presenting cells and antimetastatic activity of KRN7000-pretreated antigen-presenting cells. Oncol Res，8：399～407

Yamamoto N，Andoh M，Kawahara M，et al. 2009. Phase I study of TZT-1027，a novel synthetic dolastatin 10 derivative and inhibitor of tubulin polymerization，given weekly to advanced solid tumor patients for 3 weeks. Cancer Sci，100（2）：316～321

Yamamura S, Hirata Y. 1963. Structures of aplysin and aplysinol, naturally occurring bromo-compounds. Tetrahedron, 19: 1485～1496

Yap T A, Carden C P, Kaye S B. 2009. Beyond chemotherapy: targeted therapies in ovarian cancer. Nat Rev Cancer. 9: 167～181

Yovine A, Riofrio M, Blay J Y. et al. 2004. Phase II study of ecteinascidin-743 in advanced pretreated soft tissue sarcoma patients. J Clin Oncol, 22: 890～899

Zelek L, Yovine A, Brain E, et al. 2006. A phase II study of Yondelis (trabectedin, ET-743) as a 24-h continuous intravenous infusion in pretreated advanced breast cancer. Br J Cancer, 94: 1610～1614

Zewail-Foote M, Hurley L H. 1999. Ecteinascidin 743: a minor groove alkylator that binds DNA toward the major groove. J Med Chem, 42: 2493～2497

Zewail-Foote M, Hurley L H. 2001. Differential rates of reversibility of ecteinascidin 743-DNA covalent adducts from different sequences lead to migration to favored bonding sites. J Am Chem Soc 123: 6485～6495

Zhang X, Zhang R, Zhao H, et al. 1996. Preclinical pharmacology of the natural product anticancer agent bryostatin 1, an activator of protein kinase C. Cancer Res, 56: 802～808

Zonder J A, Shields A F, Zalupski M, et al. 2001. A phase II trial of bryostatin 1 in the treatment of metastatic colorectal cancer. Clinical Cancer Res, 7 (1): 38～42

7　海洋抗感染药物与药物先导化合物

自从头孢类抗生素被发现以来，从海洋生物中发现了大量的抗感染活性化合物。抗菌、抗病毒、抗寄生虫等抗感染药物的研究，成为海洋药物研究中的又一重点，仅次于抗肿瘤药物的研究。除已应用于临床的抗生素 cephalosporin C（头孢菌素）和抗病毒药物 Ara-A（阿糖腺苷）外，还发现了萜类、生物碱、肽类等抗感染类药物先导化合物，如抗疟生物碱 mamzamine、抗病毒先导化合物 eudistomin 和 avarol 及其类似物等。以下介绍几种具有代表性的海洋抗感染药物及药物先导化合物。

7.1　抗菌药物 cephalosporin C

Cephalosporin C（头孢菌素）类药物是海洋生物次级代谢产物开发成临床药物最成功的范例。Cephalosporin 类抗生素是一类临床上常用的抗生素类药物，使用量仅次于 penicillin（青霉素），位列第二。全世界对 cephalosporin 类抗生素的需求量每年约数千吨，且以 4%～5%的速度增长。Cephalosporin 类化合物和 penicillin 类化合物一样，属于 β-内酰胺类化合物，但 cephalosporin 类比 penicillin 类具有更独特的优势，即不被 β-内酰胺酶水解，因而不会产生耐药性，可用于治疗许多对 penicillin 耐药的细菌性感染。

Cephalosporin 类药物的先导化合物是来源于海洋真菌的次级代谢产物 cephalosporin C（图 7-1），是由 Brotzu 于 1948 年从意大利撒丁岛海洋污泥顶头孢霉菌 *Cephalosprium acremonium* 中发现的（Fusetani 2000）。

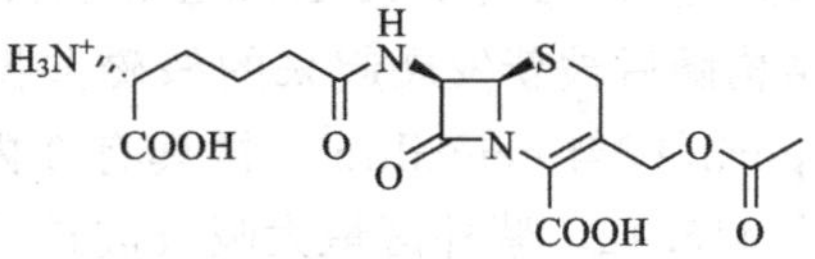

图 7-1　Cephalosporin C

7.1.1　顶头孢霉菌和 cephalosporin C 的发现

20 世纪 50 年代，意大利撒丁岛伤寒肆虐，疾病流行，危及许多人的生命。岛上的医生也是细菌学家 Giuseppi Brotzu 发现，在撒丁岛垃圾倾倒海区游泳的人并未传染上伤寒病，也没有人因生吃了在倾倒垃圾海区采捕的贝类而染上伤寒病。由此推想，海水里一定存在某种自净方式，或者是存在一些抗菌生物，如抗菌植物、微生物等，杀灭了海里的伤寒病菌。于是 Brotzu 决定在撒丁岛倾倒垃圾海区寻找抗菌生物。1945 年 7 月，Brotzu 发现了一株海洋真菌，其后被命名为顶头孢菌 *C. acremonium*（现为 *Acremonium chrysogenum*）。对这一菌株进行抗菌活性测试，发现其发酵液具有很广的抗菌谱，对多种革兰氏阳性菌和革兰氏阴性菌都有强的抑制活性，包括伤寒杆菌（*Salmonella typhi*）、副伤寒杆菌（*S. paratyphi* B）、耶森氏杆菌（*Yersinia pestis*）、布鲁氏杆菌（*Brucella melitensis*）、霍乱弧菌（*Vibrio cholerae*）和金黄色葡萄球菌（*Staphylococcus aurcus*）等，但对大肠杆菌（*Escherichia coli*）和痢疾杆菌（*Shigella dysenteriae*）无效，表现出类似 penicillin 的药理活性。迫于岛上当时严峻的伤寒流行形势，Brotzu

医生将这株海洋真菌的培养液浓缩 10 倍，除去蛋白质之后直接用来治疗撒丁岛上病危的伤寒患者。令人惊奇的是，尽管有很大的毒副作用，但患者因伤寒所致的发热却完全减退。实践证明，该真菌的次级代谢产物确实可以抗伤寒杆菌。Brotzu 医生创造了奇迹，成功地使撒丁岛上的人们摆脱了伤寒病魔的困扰（Hamilton-Miller 2000）。

1948 年，Edward Abraham 教授（牛津大学病理学家，penicillin 结构及临床药理研究指导者）对海洋真菌 *C. acremonium* 的次级代谢产物进行生物活性追踪分离，从有机溶液萃取后的水溶性部分分离获得一个微量抗菌成分，具有抗革兰氏阴性菌和革兰氏阳性菌的活性，很好地解释了 Brotzu 医生做的培养液抗菌实验结果。该成分被认为是海洋真菌 *C. acremonium* 的主要活性成分，后被证实是一种新的抗生素，当时命名为 penicillin N。该分子中只有羧酸和酰胺结构，不存在共轭体系（图 7-2），在 260 nm 波长处没有紫外吸收。但是，来源于真菌 *C. acremonium* 发酵液的 penicillin N 在 260 nm 处却有最大紫外吸收。由此，Abraham 推断，penicillin N 样品中可能还存在另一种“杂质”化合物，可在 260 nm 处产生最大吸收。于是 Abraham 将 penicillin N 酸化至 pH 2.7，异构化成 penicillin acid（青霉素酸），再经 Amberlite 离子交换柱层析，终于又分离出第二个化合物。1953 年，以杂质形式存在于 penicillin N 中的 cephalosporin C 被发现（Hamilton-Miller 2000；Abraham 1979）。1961 年，Abraham 和 Newton（1961）提出了 cephalosporin C 的分子结构，该结构随后被新发展起来的核磁共振波谱技术和 X 射线单晶衍射技术所证实。Cephalosporin C 与 penicillin 一样具有 β-内酰胺结构，分子式为 $C_{16}H_{21}N_3O_8S$，相对分子质量为 415.42，紫外区最大吸收波长 260 nm，可溶于水，基本不溶于乙醇、乙醚等有机溶剂，通常以钠盐形式形成晶体析出，在 pH 2.5～8 的水溶液中性质稳定（Abraham and Loder 1972；Abraham and Newton 1961）。在立体化学结构中，连接酰胺侧链的 C-7 为 L-构型，母核的 β-内酰胺环与氢化噻嗪环不在同一平面，在 C-6～N-5 处折合。酰胺侧链为 β-构型，C-6～C-7 的氢均为 α-构型，绝对构型为 6*R*，7*R*。

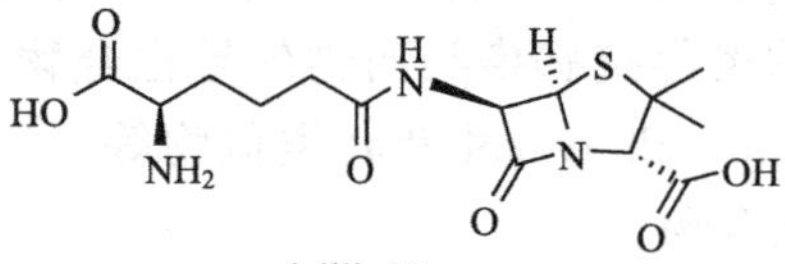

图 7-2　Penicillin N

7.1.2　Cephalosporin 类药物的发展

Cephalosporin C 虽然被分离出来，但是由于其含量极微，且抗菌活性并不高，当时并未引起人们的重视。后来发现，cephalosporin C 对耐 penicillin 的葡萄球菌具有抗菌作用，且对人的毒性很低，因此引起了生物医药界的注意。药理学研究表明，cephalosporin C 毒性低，可使大鼠免受链球菌和耐 penicillin 葡萄球菌的感染而死亡。但是由于 cephalosporin C 的抗菌效力低，如果直接用作药物，用药剂量必须很大，因此不能成为临床使用的抗菌药物。Cephalosporin C 在临床应用的唯一记录是在 1963 年，用于临床上治疗 20 例由 *Klebsiella* sp. 引起的儿童泌尿系统感染（Hamilton-Miller 2000）。

在随后几年的研究中，Abraham 发现，cephalosporin C 与 penicillin N 相比，有几个不能忽视的优点：cephalosporin C 对酸较稳定（penicillin N 对酸不稳定）；水解不产生青霉胺；不被 penicillin 酶作用而水解（Abraham 1979）。这一特点表明，cephalosporin C 有很大的药物开发潜力，值得深入研究。Abraham 等对 cephalosporin C 的构效关系进行了研究，找到了保持 cephalosporin C 抗菌药效的药效基团 7-氨基头孢烷酸（7-amino-cephalosporanic，7-ACA）（图 7-3）（Abraham and Loder 1972；Abraham and Newton 1956）。7-ACA 抗菌母核结构是后来系列 cephalosporin 类抗生素的共同结构。Cephalosporin C 经水解可得到头孢烯母核 7-ACA，以此母核为原料，通过对 C-7 位氨基和 C-3 位侧链的修饰，可合成一系列的衍生物。正是这些衍生物，使得后来从中开发出一代又一代新的 cephalosporin 类抗生素，cephalosporin C 因此成为临床使用的所有 cephalosporin 类抗生素的先导化合物。

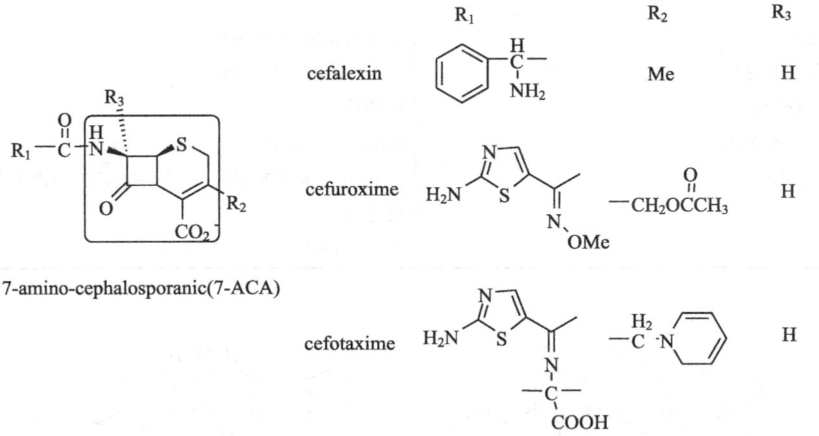

图 7-3　Cephalosporin 药效基团 7-氨基头孢烷酸（7-ACA）

1962 年，研制出第一个临床应用的 cephalosporin 类药物，1964 年上市，从发现菌株到研制临床用药历时 17 年。此后的研究发现，对头孢烯母核进行不同的结构修饰，可提高 cephalosporin 类抗生素抗菌效价，扩大抗菌谱，增加 β-内酰胺的稳定性，由此发展成为在临床上广泛使用的系列抗生素。自从 cephalosporin C 被发现以来的 50 多年中，已发展成包括 5 代共 40 余种 cephalosporin 类药物在内的抗生素系列（表 7-1 和图 7-4）（Alekseev 2010；王军等 2007；严小军和裴鲁青 2006）。

表 7-1　Cephalosporin 类抗生素

注射类	口服类	注射类	口服类
第一代		第三代	
cephalothin(头孢噻吩)	cephalexin(头孢氨苄)	cefotaxime(头孢噻肟)	cefixime(头孢克肟)
cephaloridine(头孢噻啶)	cefatriziae(头孢曲嗪)	cefmenoxime(头孢甲肟)	cefpodoxime proxetil (头孢泊肟酯)
cefazolin(头孢唑啉)	cefroxadine(头孢沙定)		
cephradine(头孢拉定)	cefadroxil(头孢羟氨苄)	cefoperazone(头孢哌酮)	cefteram pivoxil(头孢特仑酯)
cephacetrile(头孢己氰)	cefradine(头孢拉定)	ceftizoxime(头孢唑肟)	cefetamet pivoxil(头孢美他酯)
cefapirin(头孢匹啉)	cefprozil(头孢丙烯)	ceftazidine(头孢他啶)	cefditoren piroxil(头孢妥仑匹酯)
cefathiamidine(头孢硫咪)	loracarbef(氯碳头孢)	ceftriaxone(头孢曲松)	cefdinir(头孢地尼)
cefazedone(头孢西酮)		cefsulodin(头孢磺啶)	ceftibuten(头孢布烯)

续表

注射类	口服类	注射类	口服类
cephamycin C(头孢菌素 C)		cefodizime(头孢地嗪)	
第二代		cefbuperazone(头孢拉宗)	
cefamandole(头孢孟多)	cefaclor(头孢克洛)	cefminox(头孢米诺)	
cefuroxime(头孢呋辛)	cefuroxime axetil(头孢呋辛酯)	flomoxef(氟氧头孢)	
cefotiam(头孢替安)	cefotiam hexetil(头孢替安酯)	latamoxei(拉氧头孢)	
cefoxtin(头孢西丁)		cefpimizole(头孢咪唑)	
ceforanide(头孢雷特)		cefiramide(头孢匹胺)	
cefptetan(头孢替坦)		第四代	
cefametazole(头孢美唑)		cefpirome(头孢匹罗)	cefzopran(头孢唑兰)
cefonicid(头孢尼西)		cefepime(头孢吡肟)	cefoselis(头孢噻利)
ceforanide(头孢拉尼)		第五代	
		Ceftobiprole	

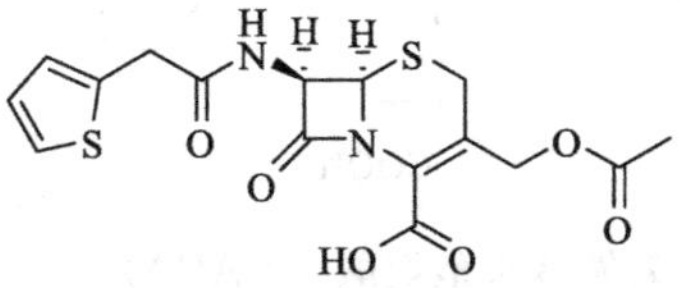

cephalothin

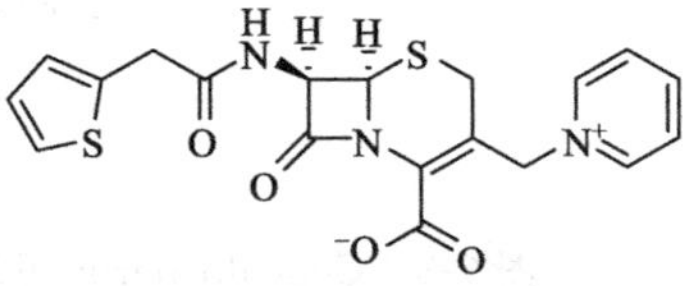

cephaloridine

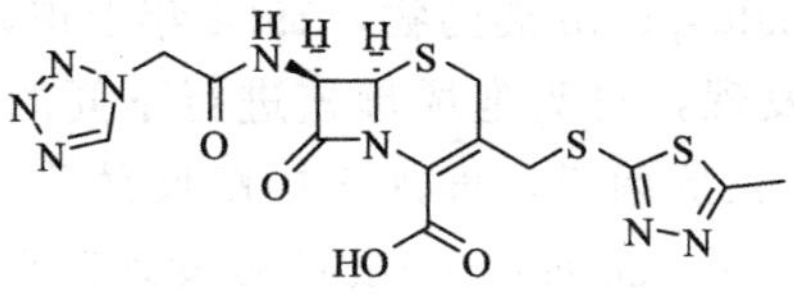

cefazolin

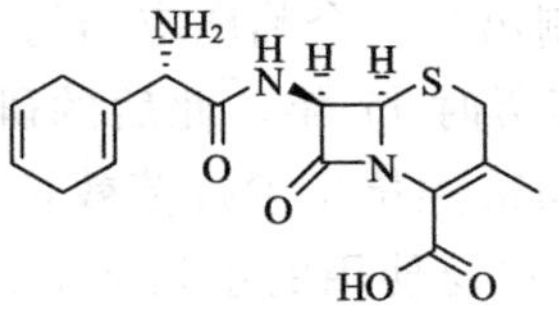

cephradine

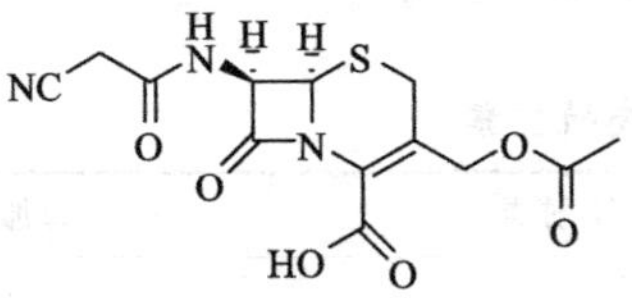

cephacetrile

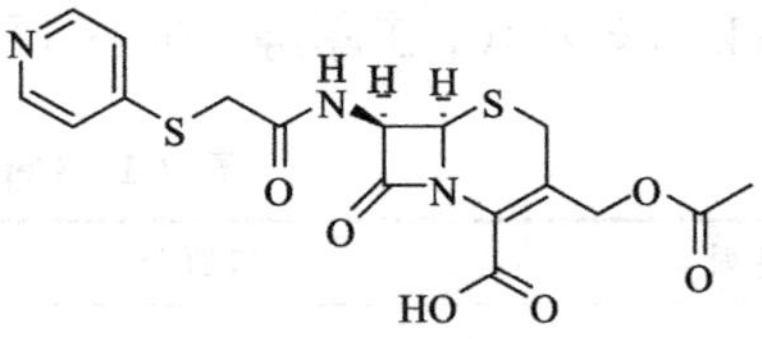

cephapirin

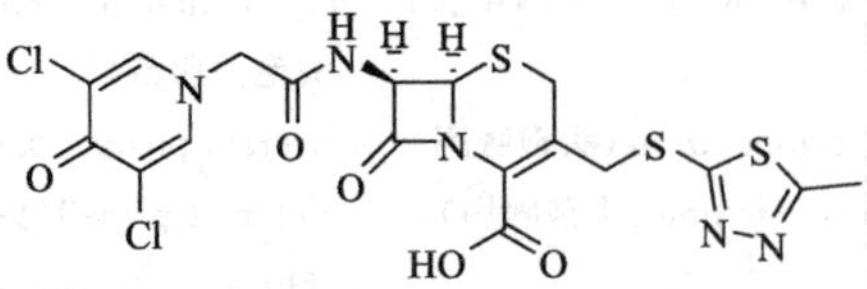

cefazedone

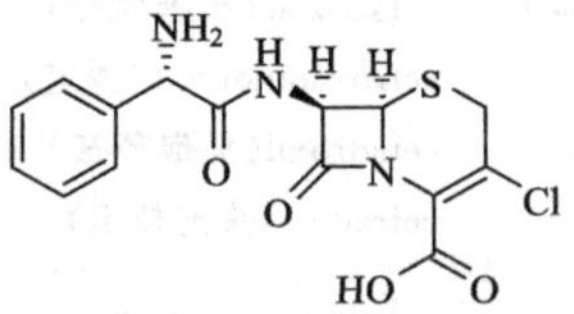

cefaclor

图 7-4 Cephalosporin 类抗生素

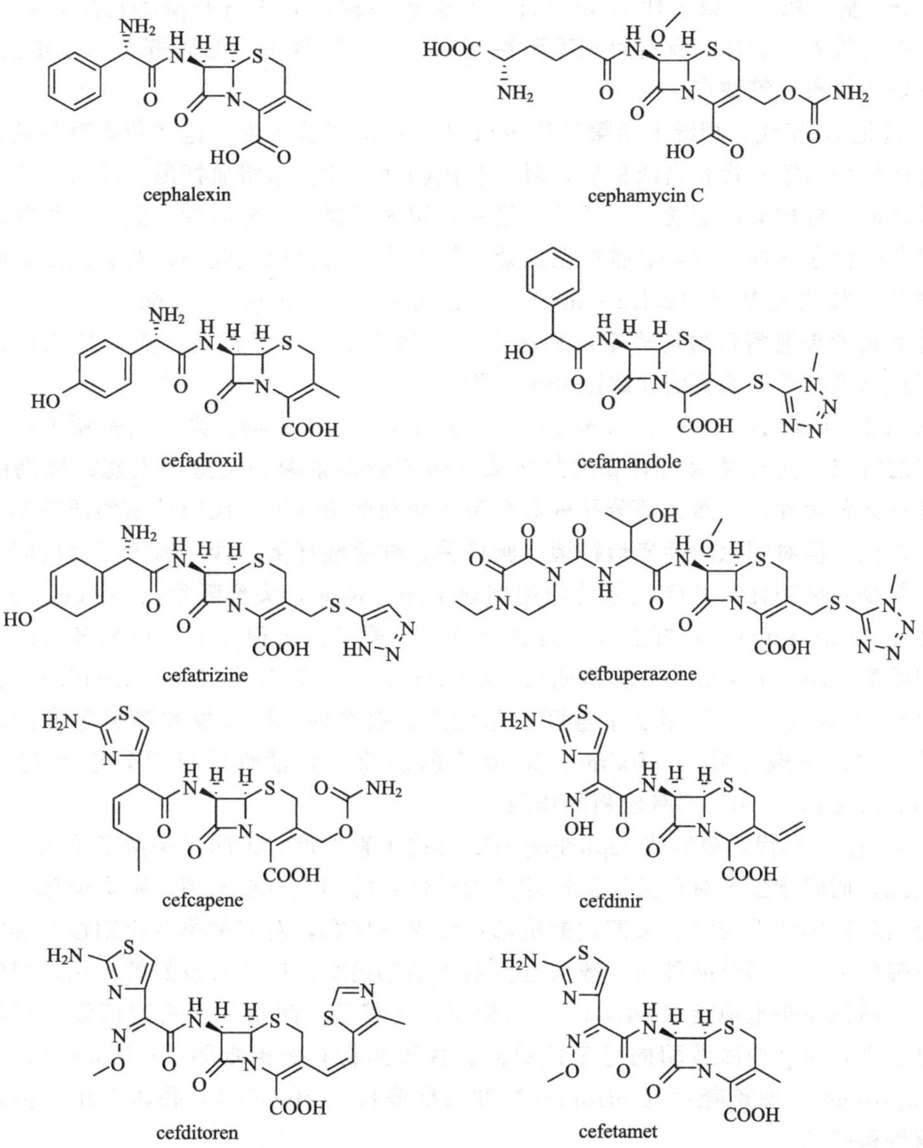

图 7-4　Cephalosporin 类抗生素（续）

1962 年，第一代口服 cephalosporin 类抗生素头孢氨苄（cephalexin）问世，其后，一系列第一代该类药物如头孢噻吩（cephalothin）、头孢羟氨苄（cefadroxil）、头孢唑啉（cefazolin）、头孢拉啶（cefradin）等相继问世。这些药物显示出与广谱青霉素相同的抗菌谱，对多数革兰阳性球菌有抗菌活性，对产生青霉素酶的金黄葡萄球菌、肺炎球菌等革兰氏阳性菌，脑膜炎球菌、大肠杆菌、肺炎杆菌、淋球菌等革兰氏阴性菌具有强的抗菌活性，临床上主要用于耐药金黄葡萄球菌感染，如呼吸道感染。头孢丙烯（cefprozil）是用丙烯基取代头孢羟氨苄 3 位和尾链的甲基，从而提高对革兰阳性球菌的抗菌活性。氯碳头孢（loracarbef）是第一个在临床上应用的碳头孢烯，是用碳原子取代头孢克洛母核中的硫原子（有人将其归为第二代），其抗菌谱和抗菌活性与头孢克洛

(cefaclor) 基本相似。第一代 cephalosporin 类抗生素对 β-内酰胺酶不稳定，对革兰氏阴性菌作用较差。例如，具有对吲哚阳性变形杆菌、肠杆菌、绿脓杆菌、沙雷菌无效，并有一定的肾毒性等缺点。

20 世纪 70 年代，相继上市第二代 cephalosporin 类抗生素。这些药物对革兰氏阳性菌的抗菌作用与第一代相当或稍弱，对革兰氏阴性菌如流感嗜血杆菌、吲哚阳性变形杆菌、肠杆菌、柠檬酸杆菌的抗菌活性比第一代明显增强，部分品种对厌氧菌如脆弱拟杆菌有显著的抗菌活性，但对绿脓杆菌无效。第二代药物肾毒性较小，对 β-内酰胺酶的稳定性增强，如头孢呋辛 (cefuroxime)、头孢替安 (cefotiam)、头孢尼西 (cefonicid) 对青霉素酶和头孢菌素酶均稳定，临床上主要用于治疗大肠杆菌、克雷伯氏菌、肠杆菌、尿路感染和其他器官的非绿脓杆菌感染。

从 1981 年开始，第三代 cephalosporin 类抗生素进入市场。第三代兼顾了第一代和第二代的特点，同时显示出对 β-内酰胺酶（包括青霉素酶和头孢菌素酶）极高的稳定性，基本无肾毒性。虽然大部分品种对金黄色葡萄球菌等革兰氏阳性菌的活性不如第一代和第二代，但对吲哚阳性变形杆菌、肠杆菌、柠檬酸杆菌、沙雷菌等革兰氏阴性菌有效，尤其是对绿脓杆菌及厌氧菌的作用明显增强。例如，头孢哌酮 (cefoperazone) 和头孢他啶 (ceftazidine) 对绿脓杆菌有显著活性。第三代头孢菌素应用最多的注射品种有头孢哌酮 (cefoperazone)、头孢曲松 (ceftriaxone)、头孢他啶 (ceftazidine) 和头孢噻肟 (cefotaxime)，主要用于中重度尿路感染、败血症、脑膜炎和肺炎等的治疗。在口服品种中，头孢克肟 (cefixime) 对金黄色葡萄球菌活性非常低，但头孢泊肟酯 (cefpodoxime proxetil) 则有较强的作用。

20 世纪 90 年代，第四代 cephalosporin 类抗生素上市。第四代保持了第三代头孢菌素的优点，同时增强了对革兰氏阳性球菌的活性，特别是对链球菌、肺炎链球菌和耐药金黄葡萄球菌的活性较强。第四代的抗菌谱较第三代宽，对多种革兰氏阳性菌和阴性菌均有较强的活性，部分品种对一般头孢菌素不敏感的粪链球菌有较好的作用，对绿脓杆菌的抗菌活性与头孢他啶 (ceftazidine) 相当，尤其是对耐第三代头孢菌素的革兰氏阴性菌有活性，对 β-内酰胺酶的稳定性更高。代表药物有头孢吡肟 (cefepime)、头孢匹罗 (cefpirome)、头孢唑兰 (cefzopran) 和头孢噻利 (cefoselis)，临床上用于治疗严重的多重细菌感染。

尽管 cephalosporin 类药物的发展已有 50 年的历史，但对其研究至今还在持续。近年来，针对第三代、第四代对革兰氏阳性菌、绿脓杆菌和厌氧菌的抗菌活性低的特点，开展了新一轮的研究，目的在于提高药物对革兰氏阳性菌、绿脓杆菌和厌氧菌的抗菌活性，探索与抗菌机制不同的药物如喹诺酮类抗生素进行嫁接的可行性，以期扩展抗菌谱，增强活性，改善药动学特性。最近，ceftobiprole 在多个国家上市，被认为是首个能有效作用于耐甲氧西林金黄色葡萄球菌 (MRSA) 的第五代 cephalosporin 类抗生素。

几十年来，Cephalosporin 类抗生素已成为临床上使用最广泛的抗生素之一。Cephalosporin 在中国原先称为先锋霉素。Cephalosporin 类药物对细菌的选择性作用强，而对人体几乎没有毒性，是一类高效、低毒、临床应用广泛的重要抗生素。临床上 cephalosporin 类药物主要用于治疗泌尿系统感染、呼吸系统感染、脑膜炎、胆道与肠道感染、败血症、骨关节感染、皮肤与软组织感染、妇科感染、心内膜炎等。与青霉素及其他抗生素相比，cephalosporin 类抗生素具有以下特点：①抗菌谱广；② 药物不良反应、毒副作用低，引起的过敏反应比青霉素低，约为青霉素的 1/4，特别是引起过敏性休克的病例比青霉素少，使用较为安全；③对酸及由各种细菌产生的 β-内酰胺酶较稳定；④作用机制类似青霉素，能与细胞膜上的不同青霉素综合蛋白结合，且细菌对头孢菌素类与青霉素类之间有部分交叉耐药现象。

Cephalosporin 类药物为白色或黄白色粉末，无嗅，按溶解度可分为易溶于水和难溶于水两类；按给药途径可分为注射和口服两类；按其化学结构又可分为头孢菌素类（cephalosporin）和头霉菌素类（cephamycin）。不同的 cephalosporin 类药物的药动学模式基本相似。口服药物达到血液浓度峰值时间约为 2 h，注射药物达到峰值时间约为 1 h。在血液中主要与白蛋白结合，结合率为 30%~70%不等。药物主要以原形经肾自尿液排出。Cephalosporin 类药物的副作用较少，常见肌内注射部位疼痛，静脉注射易引起静脉炎。少数情况下出现皮疹、药热、暂时性粒细胞减少、胃肠不适、血清转氨酶升高等症状。Cephalosporin 类药物如果与氨基糖苷类抗生素联合用药，需要分开注射（严小军和裴鲁青 2006）。

7.1.3 Cephalosporin 类抗生素的构效关系与作用机制

Cephalosporin 类抗生素化学结构的基本骨架头孢烯是由四元 β-内酰胺环与含有双键的六元二氢噻嗪环稠合而成的双环系统（Abraham and Newton 1961）。研究表明，β-内酰胺类抗生素的抗菌活性与其结构中的 β-内酰胺环的反应性有直接关系。β-内酰胺环的反应性越高，抗菌活性越强。单独的 β-内酰胺环比较稳定，通常其抗菌活性也较低。在 cephalosporin 类抗生素的结构中，虽然桥头氮原子的键近乎于平面结构，但是 C-3 位的双键竞争性地抑制 N 原子上未共享电子对与羰基的共振，因而仍能保持 β-内酰胺环的高度反应性，显示了较高的抗菌活性。结构中除 β-内酰胺环外，双键的存在和位置以及 C-7 位氨基的 β-构型对其抗菌活性都具有重要意义。双键的饱和及移位均可导致活性丧失，而 C-7 位氨基差向异构化也可使其失去抗菌作用。此外，由于 C-3 双键与 C-5 N 原子的未共享电子对共轭，其四元和六元稠合系统中 β-内酰胺环的张力较小，结构稳定，有利于进行化学改造。

总结近 50 年的研究发现，cephalosporin 类抗生素的构效关系有以下几个方面的规律：① C-7 酰胺侧链引入苯基、环烯基、呋喃、噻吩或其他杂环，能增强抗菌活性或扩大抗菌谱；②C-7 芳核侧链 α-碳上引入—SO_3Na、—NH_3、—OH、—COOH 等水溶性基团，同时改变 C-3 上的取代基，可改进药物的生物利用度，减少毒副作用，扩大抗菌谱，对某些革兰氏阴性菌有效，尤其能增强对绿脓杆菌的作用；③C-7 具有同向（Syn）肟型或较大取代基侧链时，对 β-内酰胺酶有较强的稳定性，而具有对向（Anti）构型的异构体则对酶的稳定性较弱；④C-3 的乙酰氧甲基被甲基、氯原子或含氮杂环取代，可增强抗菌活性或改变在体内的吸收，以及对细胞膜的渗透性等药代动力学性质；⑤C-3～C-4 间的双键移位，生成的 Δ^2-头孢菌素几乎无抗菌活性。氢化噻嗪环的硫原子如以氧或亚甲基代替，可构成另一类 β-内酰胺抗生素而不降低活性（Abraham and Newton 1961；1972；Alekseev 2010）。

Cephalosporin类和penicillin类同属β-内酰胺类抗生素，结构的不同在于母核7-氨基头孢烷酸（7-ACA）取代了6-氨基青霉烷酸（6-APA）。Cephalosporin类药物的抗菌机制与penicillin相似，主要作用机制是破坏细菌的细胞壁，并在细菌繁殖期杀菌。Cephalosporin类药物与penicillin连接蛋白位点（转肽酶、羧肽酶、肽链内切酶）结合，抑制革兰氏阳性菌和革兰氏阴性菌细胞壁肽聚糖的生物合成，导致产生具有缺陷的细胞壁或无细胞壁的细菌，从而产生抗菌的作用。Cephalosporin类药物与penicillin的结构差异使其能够耐受penicillin酶，更能够耐酸，对革兰氏阴性菌如大肠杆菌、沙门杆菌、克雷伯菌、各类肠杆菌、枸橼酸杆菌、奇异变形杆菌、吲哚阳性变形杆菌、流感杆菌等效果突出，对多种革兰氏阳性球菌，特别对耐penicillin金黄色葡萄球菌感染的疾病都有较好疗效（严小军和裴鲁青 2006）。

7.1.4 Cephalosporin类抗生素的生产

Cephalosporin类药物是一种高附加值的β-内酰胺类抗生素，目前其市场份额占世界抗菌类药物年销售额的22%。所有的商业cephalosporin类药物都是由枝顶青霉*Acremonium chrysogenum*经深层发酵产生抗菌核7-ACA（7-氨基头孢烷酸），再进行化学修饰获得的半合成制品（Cuadra et al. 2008）。1966年，Woodward等完成了头孢霉素C的全合成，其关键步骤在于获得足够量的7-ACA抗菌基团。以penicillin为原料，经化学扩环，也可得到cephalosporin C（Webber et al. 1969）。生源合成证实，这种通过penicillin扩环产生cephalosporin C的方式是海洋真菌*A. chrysogenum*体内penicillin N转化为cephalosporin C的真实生源合成途径。实际生产中，可从penicillin G扩环得到cephalosporin C（图7-5），再经化学法或酶催化分解法去侧链得到7-ACA；再经过化学修饰C-3位的甲基和C-7位上的胺基，引入各种支链和官能团，从而获得一系列cephalosporin类抗生素产品。

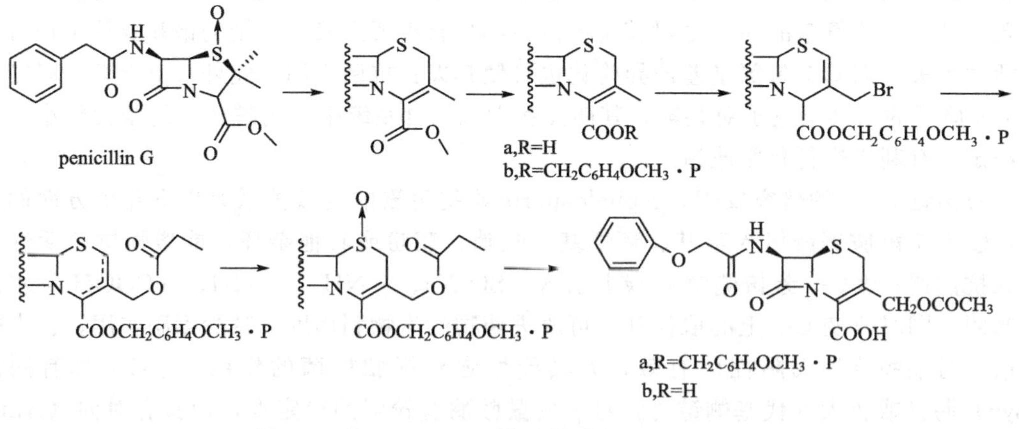

图7-5　从penicillin G扩环得到cephalosporin C

7.2　抗病毒药物Ara-A

1950～1956年，从加勒比海海绵*C. crypta*中分离获得的特异海绵核苷化合物

spongouridine、spongothymidine 和 spongosine（参见图 6-1），是抗癌药物阿糖胞苷 Ara-C 的先导化合物（参见 6.1），同时也是抗病毒药物 Ara-A（图 7-6）的先导结构。

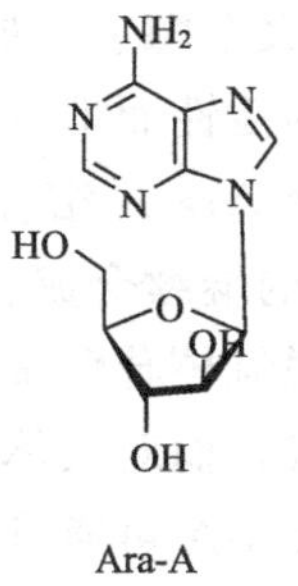

图 7-6　Ara-A

7.2.1　Ara-A 的药理作用与临床应用

Ara-A（adenine arabinosid，arbinofuranosyladenine，arabinosine，vidarabine，Vira-A®）（Mayer et al. 2010）是一种合成的嘌呤核苷，即 9-(β-D-阿拉伯呋喃糖）腺嘌呤，简称阿糖腺苷，属嘌呤核苷，其单磷酸化合物分子式为 $C_{10}H_{14}N_5O_7P \cdot H_2O$，相对分子质量为 365.26。Ara-A 是以特异海绵核苷为结构模板合成的核苷类似物。事实上，到 1984 年，意大利化学家 Cimino 等（1984）从腔肠动物 *Eunicella cavolini* 中分离发现了 Ara-A 与 Ara-U，采用 IR、UV、MS、NMR 等波谱方法鉴定了化合物的结构，证实 Ara-A 天然存在于海洋生物中。目前，Ara-A 是通过陆地细菌 *Streptomyces antibioticus* 的大规模发酵供应临床应用的（Mayer et al. 2010；Kobayashi M 2000）。

Ara-A 于 1960 年合成成功，1976 年被美国 FDA 批准上市（Mayer et al. 2010）。Ara-A 是核苷类抗病毒药物的代表，也是第一个成功用于静脉给药的抗病毒药物。20 世纪 70 年代末和 80 年代初对 Ara-A 进行了系统评价，表明 Ara-A 具有较强的抗病毒作用，是一种广谱的抗病毒药物。Ara-A 可迅速转变成 Ara-ATP，从而抑制病毒 DNA 聚合酶活性和 DNA 合成（Mayer et al. 2010）。Ara-A 对疱疹病毒（HSV-1、HSV-2）、牛痘和水痘-带状疱疹病毒、腺病毒、伪狂犬病毒、乙型肝炎病毒（HBV）等 DNA 病毒有抑制作用，而对大多数 RNA 病毒无效。

Ara-A 能有效抑制多种病毒 DNA 的复制，具有广谱的抗病毒及抗菌活性，临床主要用于治疗急性角膜炎、疱疹性角膜炎（HSV-1、HSV-2）、对疱疹净 idoxuridine (Herplex®）无反应的浅表角膜炎，并可治疗慢性乙型病毒性肝炎、单纯性疱疹病毒及巨细胞病毒性脑炎、带状疱疹等，对急性白血病也有一定的治疗作用。对碘苷耐药或过敏者试用 Ara-A 也有疗效。静脉注射治疗证明，Ara-A 对 HSV 脑炎、新生儿 HSV 疾病、水痘疱疹病毒（VZV）感染有效（Prober 2004；Whitley and Alford 1981）。Ara-A 在早期的临床应用中主要治疗疱疹病毒角膜炎、疱疹病毒脑炎等。不过，这方面的应用多被毒性较低的 acyclovir 所取代。目前，Ara-A 较多地用于乙型肝炎的抗病毒疗法。Ara-A 抑制乙肝病毒脱氧核糖核酸聚合酶比干扰素快而且明显，但抑制作用维持时间短暂，停药后易反弹，在对抗乙肝病毒的持续复制方面又次于干扰素。

7.2.2　Ara-A 的作用机制与药动学

Ara-A 为抗脱氧核糖核酸（DNA）病毒药，具有抑制病毒 DNA 合成的功能。其主要的作用机制是，与病毒的脱氧核糖核酸聚合酶结合，使其活性降低而抑制 DNA 合成 (Cohen 1979；Rose and Jacob 1978)。Ara-AMP（阿糖腺苷单磷酸）进入细胞后，经过磷酸化生成 Ara-ADP（阿糖腺苷二磷酸）和 Ara-ATP（阿糖腺苷三磷酸），其抗病毒活性主要由 Ara-ATP 引起。Ara-ATP 与 dATP（脱氧腺苷三磷酸）竞争性地结合到病毒

DNA 聚合酶上，抑制酶的活性，从而抑制病毒 DNA 的合成；同时抑制病毒核苷酸还原酶的活性而抑制病毒 DNA 的合成；还能抑制病毒 DNA 末端脱氧核苷酰转移酶的活性，使 Ara-A 结合到病毒的 DNA 中，并连接在 DNA 链 3′-OH 位置的末端，抑制病毒 DNA 的继续合成。现已证明，Ara-A 对病毒脱氧核苷酸聚合酶的抑制作用大于对人体细胞脱氧核苷酸聚合酶的抑制作用。因此，在治疗浓度下能优先抑制病毒脱氧核糖核酸的合成，而对人体细胞毒性相对较低。

Ara-A 可通过静脉滴注或肌内注射方式给药。Ara-A 经静脉滴注达到血药浓度峰值的时间为 0.5 h，半衰期为 3.5 h。Ara-A 可被血液和组织中腺苷脱氨酶代谢为阿糖次黄嘌呤（Ara-HX），使血药浓度很快下降。Ara-A 在各组织中的分布不同，在肝、肾、脾中浓度高，在骨骼肌、脑内浓度低，脑脊液内的浓度为血浆浓度的 35%～50%。约 60%～80% 的 Ara-AMP 以阿糖次黄嘌呤（Ara-HX）的形式从尿中排泄。静注后，Ara-A 在体内迅速代谢，脱氨基产生 6-氧嘌呤-Ara-A。静注 10 mg/kg 12 h 后，6-氧嘌呤-Ara-A 血浆浓度的峰值可高达 6 pg/mL，半衰期为 3.5 h。6-氧嘌呤-Ara-A 能够广泛分布于各组织如肝、肾等中，但在脑和骨骼肌中含量较低，脑脊液浓度为血浆浓度的 1/3～1/2。Ara-A 以 6-氧嘌呤-Ara-A 的形式经肾排出体外（严小军和裴鲁青 2006）。

需要指出的是，在 1960 年，Ara-A 是作为一种人工合成的抗病毒药物进入临床使用的，但是几年后 Ara-A 的生产已经能够通过微生物 *S. griseus* 的发酵来实现了。目前，Ara-A 由陆生链霉菌 *Streptomyces antibioticus* 发酵提供药源。

7.2.3 核苷类似物药物的发展

自海绵特异核苷化合物发现以来，以海绵核苷为先导，先后发展了一系列抑制 DNA 合成的核苷类药物（De Clerq 2002；Rostkowska-Nadolska 1999）。最早认为，在碱基上做微小的变化是一种合理的修饰，但所得到的核苷类似物的毒性往往较大，限制了临床应用。当意识到生物系统能够识别糖基修改后的核苷碱基，人们就开始用其他糖基甚至无环片段（烃基）来代替典型的戊糖分子，从而促使叠氮胸苷（azidothymidine）（齐多呋啶 zidovudine）等药物的发现。这一认识使核苷类似物的研究有了一个飞跃。最常用的方法是采用其他戊糖代替核糖或脱氧核糖，但所得到的核苷类似物选择性仍然较低。到 20 世纪 80 年代，核苷类似物药物的发展实现了真正的突破。研究发现，用无环的链烃代替天然的糖基对碱基进行修饰，得到 N-烃基取代的杂环碱基非糖取代物，这一类型的核苷类似物对被病毒感染的细胞有极高的选择性，而对正常细胞的毒性很小。这一发现使得核苷类似物药物的研究取得了极大的成功。除 Ara-A 外，acyclovir（阿昔洛韦）、azidothymidine（叠氮胸苷）等已经用于临床的抗病毒药物都是阿拉伯糖核苷的半合成修饰产物（Laport et al. 2009；De Clerq 2002）。到目前为止，在 Ara-A 的基础上，开发形成了一系列抗病毒核苷类化合物（图 7-7）。这些药物不仅用于通常的病毒性疾病治疗，而且也用于抗艾滋病病毒（HIV）的治疗。这些具有抗 HIV 功效的抗病毒药物，不仅具有一般的核苷类药物干扰病毒 DNA 合成的能力，而且对 RNA 反转录酶也有抑制作用（严小军和裴鲁青 2006）。

Acyclovir（zovirax，ACV，阿昔洛韦）（图 7-7）就是在 Ara-A 的研究基础上开发完成的核苷类似物，其发展过程是开发未来抗病毒药物的典范。Acyclovir 是这一类型

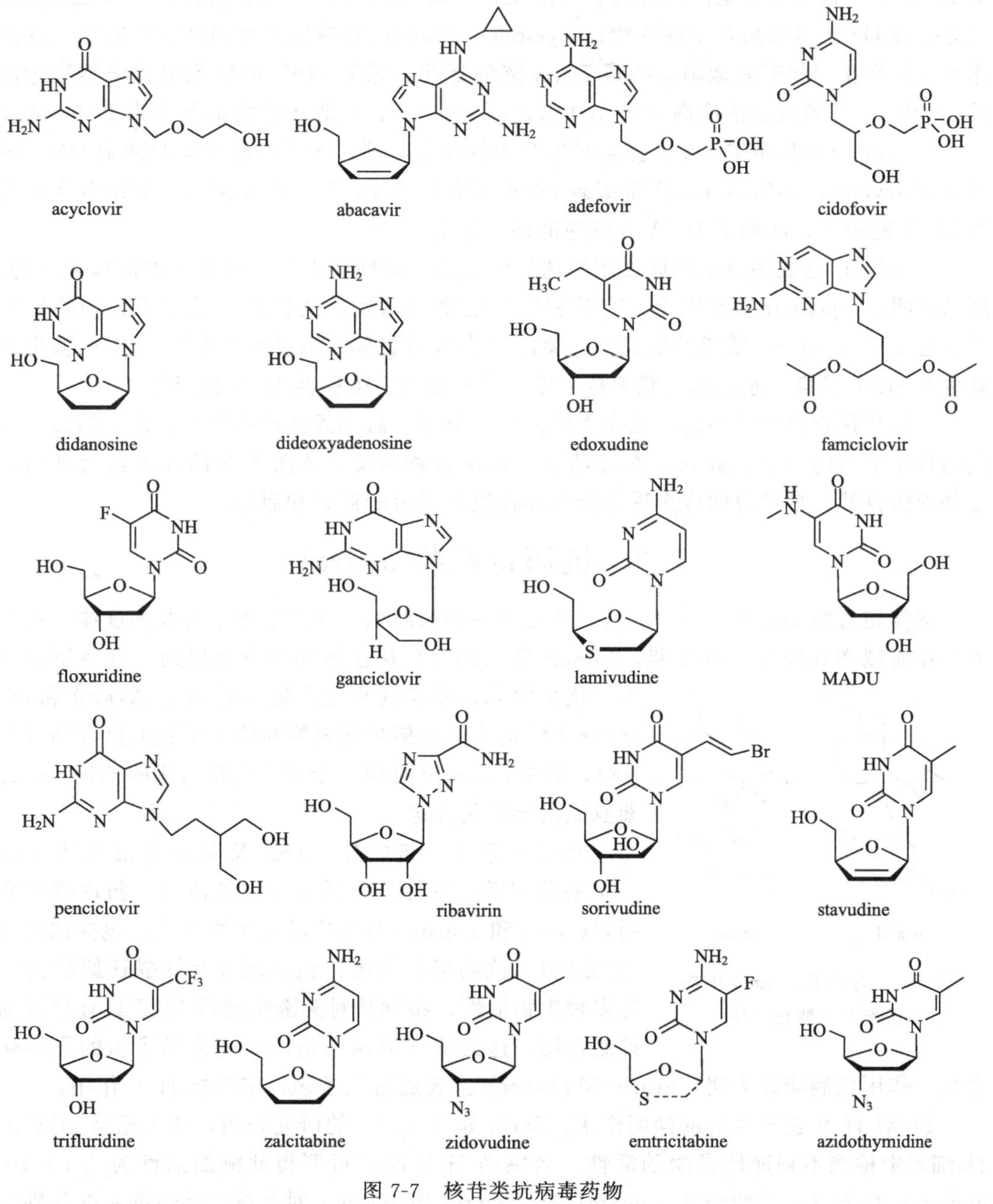

图 7-7　核苷类抗病毒药物

化合物中第一个进入临床使用的药物，其结构特点是对糖基进行了修饰，是一种人工合成的无环核苷类药物。Acyclovir 是一个前体药物，进入人体后经细胞代谢才产生抗病毒作用，对许多病毒性疾病都有疗效，能选择性地抑制Ⅰ型和Ⅱ型 HSV 及 VZV 等病毒（Naesens and De Erikq 2001），自 20 世纪 70 年代问世以来，一直作为治疗单纯疱疹病毒、水痘-带状疱疹病毒感染的首选药物。Acyclovir 能选择性地被 HSV 的胸苷激酶激活，因而具有与其他抗病毒药物不同的作用机制。Acyclovir 高度选择性作用于感染 HSV 的细胞，被细胞内病毒胸苷激酶激活，转化为有活性的 acyclovir 三磷酸盐后，成为病毒 DNA 多聚酶竞争性底物；acyclovir 三磷酸盐能够特异性抑制病毒复制，并且作为一种终止因子有效地阻止病毒 DNA 链的延伸。感染 HSV 的细胞要比未感染细胞的 acyclovir 三磷酸盐浓度高 40～100 倍，而 acyclovir 三磷酸盐能抑制病毒 DNA 的合成。Acyclovir 对病毒 DNA 聚合酶产生竞争性抑制，受 HSV 病毒感染的细胞 DNA 聚合酶对 acyclovir 的敏感性是正常细胞 DNA 聚合酶的 10 倍。当 acyclovir 被结合入病毒的 DNA 链中时，起到了 DNA 合成的链终止作用。

Acyclovir 已成为目前临床使用中选择性最高、毒性最小的一种核苷类抗病毒药物。现已证明，acyclovir 具有安全、有效和口服生物利用度高的特点，显示了各种临床价值。已知对 acyclovir 敏感的疾病有：免疫损伤者的黏膜皮肤 HSV 感染、HSV 脑炎和新生儿 HSV 感染、水痘和带状疱疹、原发性和复发性生殖器 HSV 感染等。

人类在探索自然的同时，也在不断向自然学习。海洋天然产物化学就是一门教育人们向自然学习的科学。从 Ara-A 等药物的发现过程可知，人类发明的许多药物其实都是在模仿自然。自然界的许多现象给人类提供了无穷的遐思和启示。

7.3 抗病毒药物 avarol

贪婪屈海绵 *Dysidea avara* 为一淡红色扁平状海绵，盛产于地中海及印度洋，在南太平洋海域亦有分布。1974 年，Minale 等（1974）从该海绵中分离得到一种新结构类型的化合物 avarol 及其氧化产物 avarone。Avarol 和 avarone 为结构简单的倍半萜氢醌和倍半萜醌类化合物（图 7-8），其中，avarol 是第一个具有重排结构的 drimane 骨架氢醌倍半萜化合物。

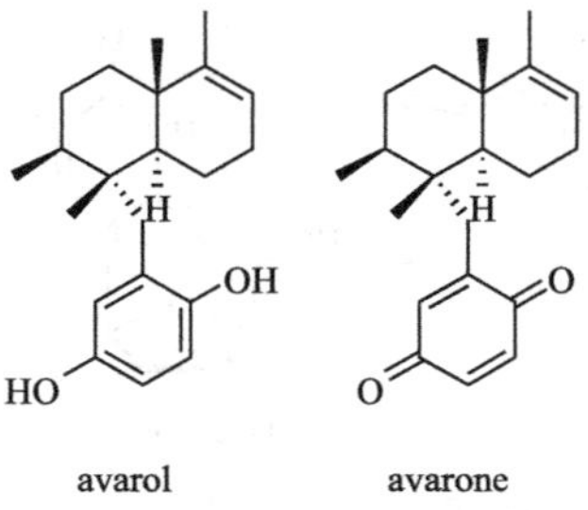

图 7-8 海绵 *D. avara* 中的倍半萜氢醌化合物

Müller 等（1985）对 avarol 及其醌类衍生物 avarone 的药理活性进行了广泛而深入的研究。药理研究表明，avarol 和 avarone 具有广泛的生物活性，包括抗肿瘤（白血病）、抗病毒、抗菌、免疫调节及糖醛还原酶抑制等多种生物活性，特别是对艾滋病病毒 HIV 具有显著的抑制作用，这为抗艾滋病药物的研究提供了新的先导化合物。作用机制研究表明，avarol 和 avarone 主要通过三条途径实现抗 HIV 作用。

1）对 HIV 逆转录酶的抑制作用。Sarin 等（1987）的研究表明，在未感染 HIV 的 H_9 细胞中检测不到逆转录酶的活性，当感染 HIV 时，可测得此酶的活性为 4.1×10^3 cpm/mL 培养基。当给药 0.1 μg/mL 时，avarol 和 avarone 对此酶的活性抑制率分别为 63%和 86%。

2）对 HIV *gag* 基因产物 P^{17} 和 P^{24} 的抑制作用。在未感染 HIV 的 H_9 细胞中无 P^{17} 和 P^{24} gag 蛋白的表达；而当 H_9 细胞暴露于 HIV（500～1000 病毒颗粒/细胞）时，35%的靶细胞有 P^{17} 的表达，40%的细胞有 P^{24} 的表达。加入 avarol 时，对 P^{17} 和 P^{24} 表达的抑制率分别为 63%～89%和 72%～86%，最低有效浓度为 1 μg/mL。

3）免疫调节作用。Sarin 等（1987）的研究证实，avarol 在小鼠体内有增强体液免疫的作用。Voth 等（1988）也发现，avarol 可诱导人外周血淋巴细胞生成 INF-γ，且浓度为 0.75 μg/mL 时 INF-γ 生成量最大，故效果最强。

Avarol 还具有抗炎和抗银屑病作用。Avarol 能抑制人单核细胞中的肿瘤坏死因子（TNF-α）的形成（IC_{50} 1 μmol/L），以及角化细胞中 TNF-α 诱导的核因子-κB（NF-κB)-DNA 结合的活化。小鼠气泡炎症模型（mouse air pouch model）试验发现，avarol 能够减少 TNF-α 的产生（ED_{50} 9.2 nmol/pouch），也能降低白细胞介素 IL-1β、前列腺素 E2（PGE2）和白三烯 B4（LTB4）的水平，并有剂量依赖关系。在佛波醇酯（12-*O*-tetradecanoylphorbol-acetate）诱导的小鼠表皮增生的类银屑病模型中，avarol 局部用药（0.6～1.2 μmol/site）能减轻水肿，降低髓过氧化物酶活性，并降低 IL-1β、IL-2 和花生酸在皮肤中的水平。组织病理学研究证实了表皮细胞增生及白细胞浸润受到抑制。免疫组织化学分析也发现 avarol 能够导致皮肤 TNF-α 的减少。Avarol 也能抑制体内（小鼠皮肤）NF-κB 因子的核转位（Amigó et al. 2008）。

Avarol 和 Avarone 的结构比较简单，对这两种化合物进行了人工合成及结构改造研究。Ling 等（2002）报道了对 avarol 及 avarone 的全合成研究。合成策略的独到之处在于，采用了一种新颖的还原加成反应，使得一个二环核心化合物与一个苯醌化合物相结合，最终获得目标化合物（图 7-9）。

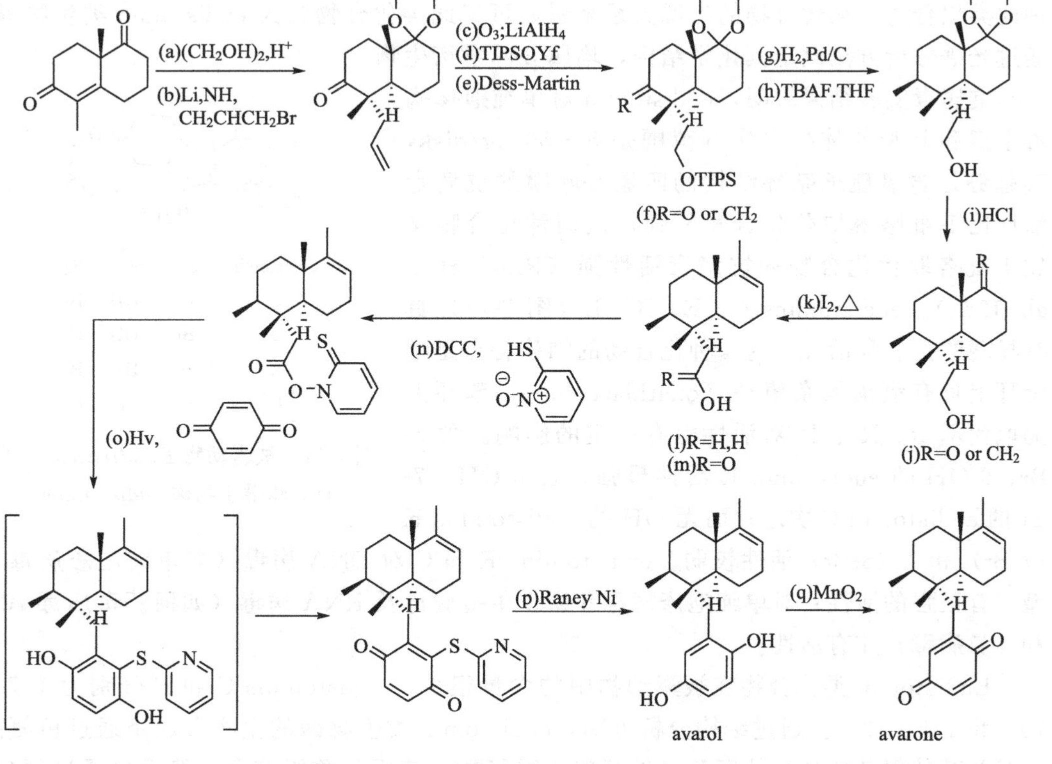

图 7-9　Avarol 和 avarone 的合成途径

在进行 avarol 和 avarone 人工合成及结构改造的同时，人们还在海洋生物中寻找结构类似物。例如，从海绵 *Hippiospongia metachromia* 中分离得到一种倍半萜醌化合物

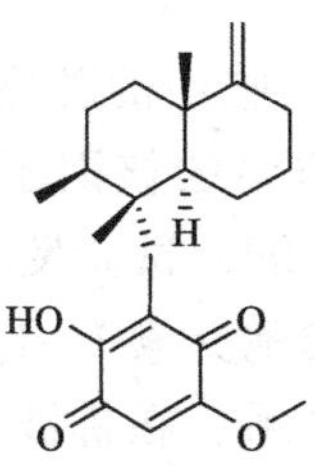

ilimaquinone

图 7-10 海绵 *H. metachromia* 中的倍半萜醌化合物 ilimaquinone

ilimaquinone（图 7-10）（Luibrand et al. 1979），亦具有抗 HIV 活性（Tziveleka et al. 2003）。Müller 等（2000）利用细胞培养技术，从体外培养的海绵 *Dysidea avara* 细胞的乙酸乙酯提取物中成功得到了 avarol 及 avarone。该研究为活性海洋天然产物来源问题的解决提供了一条新思路。

7.4 抗病毒药物 eudistomin

海洋被囊动物属于尾索动物亚门，含有多种结构独特的含氮次生代谢化合物，具有多种生物活性。1978 年，Rinehart 等在加勒比海考察海洋生物时发现了一种具有强抗病毒活性的群体被囊动物 *Eudistoma olivaceum*。采自墨西哥、伯利兹和佛罗里达等浅水海域的生物样品，其粗提物对猴肾细胞中Ⅰ型单纯疱疹病毒具有抑制作用，而几乎无细胞毒作用。1984 年，Rinehart 等（1984）将 *E. olivaceum* 粗提物用不同溶剂萃取并测定各部分的抗病毒活性，从活性较强的部位分离得到了 17 种化合物，命名为 eudistomins A～Q。此后，其他几个研究组对 *Eudistoma* 进行了大量的分离工作，又陆续从中得到另外 19 种此类化合物。从化合物的生源关系来看，可将此类化合物归为 eudistomin 类生物碱。通过光谱分析方法测定其化学结构，均属 β-咔啉衍生物。

抗病毒实验结果表明，eudistomin 对单纯疱疹病毒Ⅰ型和Ⅱ型的体外抗病毒范围是 5～50 ng/disk，其趋势是含氧硫缩杂环结构的四氢 β-咔啉的抗病毒活性比 1-吡咯啉取代化合物的强，这两种化合物又比 1-吡咯取代化合物的抗病毒活性强（Rinehart et al. 1984）。eudistomins C、E、K、L（图 7-11）具有显著的抗病毒活性。这 4 种化合物的结构特点是吡啶环上具有氧硫氮杂庚环（oxathiazepine），苯环上的取代基 R、R_1、R_2 对活性也有一定的影响。含 5-Br、6-OH 的 eudistomin E 活性最强；含 6-OH、7-Br 的 eudistomin C 次之；而无 OH 的 eudistomins K（7-Br）和 L（6-Br）活性较弱。eudistomins E 和 C 对 DNA 病毒（如单纯疱疹病毒Ⅰ型）有很强的活性；对单纯疱疹病毒Ⅱ型、牛痘病毒及 RNA 病毒（如柯萨奇病毒 A21 和马鼻病毒）亦有活性。

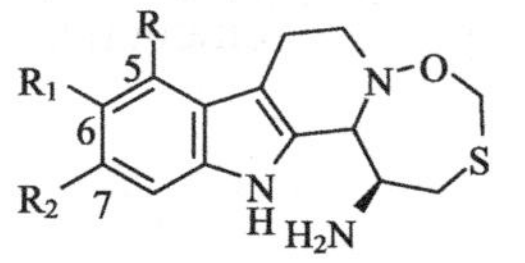

eudistomin	R	R_1	R_2
C	H	OH	Br
E	Br	OH	H
K	H	H	Br
L	H	Br	H

图 7-11 被囊动物 *E. olivaceum* 中的 β-咔啉生物碱 eudistomins

Eudistomin 类化合物在被囊动物中的含量很少，eudistomins C 和 E 分别为 1.7×10^{-5}和 1.5×10^{-5}。通过结构分析可知，eudistomin 类生物碱的生物合成是通过色氨酸残基与其他氨基酸如半胱氨酸、谷氨酸、脯氨酸、苯丙氨酸等缩合，然后再通过氧化、脱氢、脱羧等一系列代谢反应完成的（董肖椿等 2003）。通过全合成解决药源和寻找活性更强的类似物是研究 eudistomin 类化合物的可行途径。目前已成功合成了该化合物的骨架。

7.5 抗疟药物 mamzamine

Mamzamine 生物碱是一类含有独特结构的β-咔啉化合物，其分子中独特的多环体系具有广泛的生物活性。1986 年，Sakai 等（1986）首次从海绵 *Haliclona* sp. 中分离获得具有抗肿瘤活性的β-咔啉生物碱 manzamine A（图 7-12），此后相继从多个海绵属中获得这类化合物（参见图 2-15）。Kobayashi J 等（1994a）对 *Amphimedon* 属海绵的次级代谢产物进行了研究，从中分离得到 manzamine 型生物碱 6-hydroxymanzamine A 和 3，4-dihydroxymanzamine A，对革兰氏阳性菌 *Sarcina lutea* 显示强抑制活性（MIC 分别为 1.25 μg/mL 和 4.0 μg/mL），体外对鼠白血病细胞 L-1210（IC_{50}为 1.5 μg/mL，0.48 μg/mL）和人鼻咽癌细胞 KB（IC_{50}为 2.5 μg/mL、0.61 μg/mL）肿瘤细胞具有强抑制活性。Kobayashi M 等（1995）从采自 Okinawan 的 *Xestospongia* 和 *Haliclona* 属海绵中分离得到 manzamine 型生物碱 manzamines X 和 Y，以及另外两种β-咔啉生物碱 xestomanzamines A 和 B。Manzamines X、A 和 B 对 KB 细胞均显示细胞毒性（IC_{50} 7.9 μg/mL、7.3 μg/mL、14.0 μg/mL）。Proksch 研究组从菲律宾海绵 *Xestospongia ashmorica* 中得到 7 种 manzamine 类似物，包括一种 manzamine X 的 6 位脱氧化物和三种 manzamine J 的氮氧化物，其中 3，4-dihydro-manzamine A *N*-oxide 和 manzamine A *N*-oxide 对 L1578Y 鼠淋巴细胞显示强细胞毒性（ED_{50}均为 1.6 μg/mL），其次是 manzamine A（ED_{50}为 1.8 μg/mL）（Edrada et al. 1996）。Kobayashi J 等（1997）从采自 Kerama 岛的 *Amphimedon* 属海绵中分离得到 manzamine 型生物碱 nakadomarin A，对 L-1210 细胞有强毒性（IC_{50}为 1.3 μg/mL），能抑制细胞周期蛋白激酶 CDK（cyclin-dependent kinase）的活性（IC_{50}为 9.9 μg/mL）。该研究组还从海绵 *Amphimedon* sp. 中分离得到生物碱 manzamine M，显示了细胞毒性和抗菌活性（Watanabe et al. 1998）。由于 manzamine 类生物碱的前体可经不同的生物合成途径代谢产生各种生物碱，各研究组还分离得到了与 manzamine 结构具有生源关系的化合物（Kobayashi J et al. 1994b）。例如，从 *Amphimedon* 属海绵中分离得到的生物碱 keramaphidin B，对鼠白血病细胞 P-388 和人鼻咽癌细胞 KB 均有强抑制活性；而生物碱 ircinol 则为 manzamine 类生物碱除去β-咔啉结构单元后的产物（Tsuda et al. 1994），对 L-1210 和 KB 细胞也显示强抑制活性。这一发现表明，β-咔啉结构单元可能不是抗肿瘤药效团。

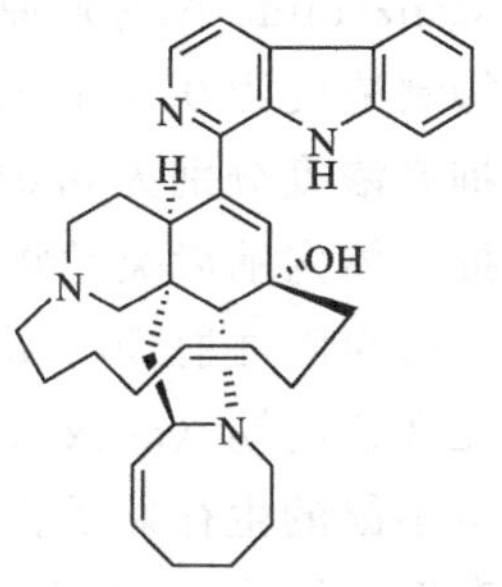

manzamine A

图 7-12 海绵中的β-咔啉生物碱 manzamine A

最终的研究发现 manzamine A 具有显著的抗肿瘤活性，此后又发现了抗结核杆菌活性和抗疟虫活性，是抗疟药物先导化合物，具有开发应用前景。Manzamine A 能够抑制结核分枝杆菌 H37Rv 株，最低抑菌浓度为 1.56 μg/mL（Yousaf et al. 2002）；在浓度为 0.054 μg/mL 时对弓形虫 *Toxoplasma gondii* 显示出 70%的抑制活性，而且没有细胞毒性作用；当浓度为 0.54 μg/mL 和 5.40 μg/mL 时抑制活性显著增强（尽管对宿主细胞毒性也增加），因此将其用于体内活性评价。从感染后第一天开始，每天对瑞士韦伯斯特（Swiss Webster）小鼠腹腔注射 8 mg/kg 的 manzamine A，连续注射 8 d，能够将小鼠的生存期延长到 20 d，而对照组仅能存活 16 d。新的 manzamine 类化合物的发现、构效关系的研究，以及最佳剂量的研究，对提高该类化合物抗 *T. gondii* 的体内活性十分重要（El Sayed et al. 2001）。

Manzamine A 对疟原虫 *Plasmodium falciparum*（D6 克隆）显示强的体外活性，最低抑制浓度为 0.0045 μg/mL，而对照药物氯喹 chloroquine 和青蒿素 artemisinin 的最低抑制浓度分别为 0.0155 μg/mL 和 0.010 μg/mL（Ang et al. 2000）。Manzamine A 能够抑制体内啮齿类动物疟原虫伯氏疟原虫 *Plasmodium berghei* 的生长，给受感染的小鼠一次腹腔注射 50 μmol/kg 或 100 μmol/kg 的 manzamine A，就能够使超过 90%的处于无性红内期（asexual erythrocytic stages）的疟原虫受到抑制。这一治疗能将高感染原虫小鼠的生存期延长到 10 d 以上，而未加任何处理、经青蒿素治疗以及氯喹治疗的生存期分别为 2～3 d、2 d 和 6 d；一次注射 manzamine A 60 d 后，能使 40%的小鼠恢复。将 manzamine A 的油状悬浮液进行口服给药也能大大减少原虫感染。有趣的是，manzamine A 的羟基衍生物（—)-8-hydroxymanzamine A，以及二聚体 *neo*-kauluamine 腹腔内给药 100 μmol/kg 能够延长感染疟原虫 *P. berghei* 小鼠的生命，其疗效远远超过了两种最重要的人类治疗抗疟疾的药物。

由于高生物利用度和持续抗原虫活性，manzamine A 及其选定的衍生物起初作用迅速，并且没有明显的毒性作用（Ang et al. 2000）。Manzamine A 也有类似于氯喹的治疗指数，如果氯喹每隔 2 d 给药，给药 3 次，其毒性剂量为 500 μmol/kg，是要求清除寄生虫剂量（50 μmol/kg）的 10 倍（Ang et al. 2000）。Manzamine A 及其选定的类似物对疟疾的疗效使其成为从海洋中发现的最有前景的抗感染先导药物之一，了解这一类独特生物碱的构效关系必然有助于更加有效、安全的 manzamine 类抗疟疾先导药物的发现。

参 考 文 献

董肖椿，缪宇平，林志刚，等．2003. Eudistomin 类海洋生物碱的研究进展．药学学报，38（11）：876～880

王军，林永成，戈惠明．2007. 次级代谢与药物．见：谭仁祥，石建功，郭跃伟，等．功能海洋生物分子——发现与应用．北京：科学出版社．647～684

严小军，裴鲁青．2006. 抗菌、抗病毒药物．见：易杨华，焦炳华．现代海洋药物学．北京：科学出版社．551～568

Abraham E P，Newton G G F. 1956. Degradation of cephalosporin C. Biochem J，62：658～665

Abraham E P，Newton G G F. 1961. Structure of cephalosporin C. Biochem J，79：377～393

Abraham E P，Loder P B. 1972. Cephalosporin C. Chem Biol，Cephalosporins Penicillins：1～26

Abraham E P. 1979. A glimpse of the early history of the cephalosporins. Rev infect dis，1（1）：99～105

Alekseev V G. 2010. Acid-base properties of penicillins and cephalosporins（a review）. Pharm Chem J，44（1）：14～24

Amigó M，Payá M，Braza-Boïls A，et al. 2008. Avarol inhibits TNF-α generation and NF-κB activation in human cells and in animal models. Life Sci，82：256～264

Ang K K H，Holmes M J，Higa T，et al. 2000. In vivo antimalarial activity of the betacarboline alkaloid manzamine A. Antimicrob Agents Chemother，44：1645～1649

Cimino G，De Rosa S，De Stefano S. 1984. Antiviral agents from a gorgonian，*Eunicella cavolini*. Experientia，

40 (4): 339～340

Cohen S S. 1979. The mechanisms of inhibition of cellular and viral multiplication by aranucleosides and aranucleotides. Chem Biol Med Appl, NATO Advanced Study Institute Series, Series A: Life Sciences, A26 (Nucleoside Analogues): 225～245

Cuadra T, Fernández F J, Tomasini A, et al. 2008. Influence of pH regulation and nutrient content on cephalosporin C production in solid-state fermentation by *Acremonium chrysogenum* C10. Lett Appl Microbiol, 46: 216～220

De Clerq E. 2002. New anti-HIV agents and targets. Med Res Rev, 22: 531～565

Edrada R A, Proksch P, Wray V, et al. 1996. Four new bioactive manzamine-type alkaloids from the Philippine marine sponge *Zestospongeia ashmorica*. J Nat Prod, 59 (11): 1056～1060

El Sayed K A, Kelly M, Kara U A K, et al. 2001. New manzamine alkaloids with potent activity against infectious diseases. J Am Chem Soc, 123: 1804～1808

Fusetani N. 2000. Drugs from the Sea. Karger: Basel. 1～5

Hamilton-Miller J M T. 2000. Sir Edward Abraham's contribution to the development of the cephalosporins: a reassessment. Int J Antimicrob Ag, 15 (3): 179～184

Kobayashi J, Tsuda M, Kawasaki N, et al. 1994a. 6-Hydroxymanzamine A and 3, 4-dihydromanzamine A, new alkaloids from the Okinawan marine sponge *Amphimedon* sp. J Nat Prod, 57 (12): 1737～1740

Kobayashi J, Tsuda M S, Kawasaki N, et al. 1994b. Keramaphidin B, a novel pentacyclic alkaloid from a marine sponge *Amphimedon* sp. a plausible biogenetic precursor of manzamine alkaloids. Tetrahedron lett, 35 (25): 4383～4386

Kobayashi J, Wataanbe D, Kawasaki N, et al. 1997. Nakadomarin A, a novel hexacyclic manzamine-related alkaloid from *Amphimedon* sponge. J Org Chem, 62 (26): 9236～9239

Kobayashi M, Chen Y J, Aoki S, et al. 1995. Marine natural products. XXXV. Four new carboline alkaloids isolated from two Okinawan marine sponges of *Xestospongia* sp. and *Haliclona* sp. Tetrahedron, 51 (13): 3727～3736

Kobayashi M. 2000. Search for biologically active substances from marine sponges. *In*: Fusetani N. Drugs from the Sea. Basel: Karger. 46～58

Laport M S, Santos O C S, Muricy G. 2009. Marine sponges: potential sources of new antimicrobial drugs. Curr Pharm Biotech, 10 (1): 86～105

Ling T T, Poupon E, Rueden E J, et al. 2002. Unified synthesis of quinone sesquiterpenes based on a radical decarboxylation and quinone addition reaction. J Am Chem Soc, 124 (41): 12261～12267

Luibrand R T, Erdman T R, Vollmer J J, et al. 1979. Ilimaquinone, a sesquiterpenoid quinone from a marine sponge. Tetrahedron, 35 (5): 609～612

Mayer A M S, Glaser K B, Cuevas C, et al. 2010. The odyssey of marine pharmaceuticals: a current pipeline perspective. Trends Pharmacol Sci, 31 (6): 255～265

Minale L, Riccio R, Sodano G. 1974. Avarol, a novel sesquiterpenoid hydroquinone with a rearranged drimane skeleton from the sponge *Disidea avara*. Tetrahedron Lett, 38: 3401～3404

Müller W E G, Maidhof A, Zahn R K, et al. 1985. Potent antileukemic activity of the novel cytostatic agent avarone and its analogs in vitro and in vivo. Cancer Res, 45 (10): 4822～4826

Müller W E G, Böhm M, Batel R, et al. 2000. Application of cell culture for the production of bioactive compounds from sponges: synthesis of avarol by primmorphs from *Dysidea avara*. J Nat Prod, 63 (8): 1077～1081

Naesens L, De Erikq C. 2001. Recent developments in herpesvirustherapy. Herpes, 8 (1): 12～16

Prober C G. 2004. New antivirals and antiviral resistance. Adv Exp Med Biol, 549 (Hot Topics in Infection and Immunity in Children): 9～12

Rinehart K L, Kobayashi J, Harbour G C, et al. 1984. Eudistomins C, E, K and L potent antiviral compounds containing a novel oxathiazepine ring from the Caribbean tunicate *Eudistoma olivaceum*. J Am Chem Soc, 106: 1524～1526

Rose K M, Jacob S T. 1978. Selective inhibition of RNA polyadenylation by Ara-ATP in vitro: a possible mechanism for antiviral action of Ara-A. Biochem Bioph Res Commu, 81 (4): 1418～1424

Rostkowska-Nadolska B. 1999. Advances in the research on new antiherpesvirus drugs. Postepy Higienyi Medycyny Doswiadczalnej, 53 (5): 675～687

Sakai R, Higa T, Jefford C W, et al. 1986. Manzamine A, a novel antitumor alkaloid from a sponge. J Am Chem Soc, 108: 6404～6405

Sarin P S, Sun D, Thornton A, et al. 1987. Inhibition of replication of the etiological agent of acquired immune deficiency syndrome (human T-lymphotropic retrovirus/lymphadenopathy-associated virus) by avarol and avarone. J Natl Cancer Inst, 78 (4): 663～666

Tsuda M S, Kawasaki N, Kobayashi J C. 1994. Ircinols A and B, first antipodes of manzamine-related alkaloids from an Okinawan marine sponge. Tetrahedron, 50 (27): 7957～7960

Tziveleka L A, Vagias C, Roussis V. 2003. Natural products with anti-HIV activity from marine organisms. Curr Top Med Chem, 3 (13): 1512～1535

Voth R, Rossol S, Hess G, et al. 1988. Induction of gamma-interferon by avarol in human peripheral blood lymphocytes. Jpn J cancer Res: Gann, 79 (5): 647～655

Watanabe D, Tsuda M S, Kobayashi J, et al. 1998. Three new manzamine congeners from *Amphimedon* sponge. J Nat Prod, 61 (5): 689～692

Webber J A, Van H, Earle M, et al. 1969. Chemistry of cephalosporin antibiotics. XVII. Functionalization of deacetcephalosporin. Conversion of penicillin into cephalosporin. J Am Chem Soc, 91: 5674～5675

Whitley R J, Alford C A. 1981. Antiviral agents: clinical status report. Hospital Practice (Office ed.), 16 (7): 109～121

Yousaf M, El Sayed K A, Rao K V, et al. 2002. 1, 2, 3, 4-oxamanzamines novel biocatalytic and natural products from manzamine producing Indo-Pacific sponges. Tetrahedron, 58: 7397～7402

8 海洋镇痛药物及其他药物先导化合物

海洋毒素中许多化合物具有神经毒性，如 conotoxin（芋螺毒素）、tetradotoxin（TTX，河豚毒素）等。由芋螺毒素发展成的镇痛药物 ziconotide 是海洋毒素发展成有效治疗药物的代表。来源于海洋纽形动物的毒素新烟碱类衍生物 GTS-21，也已成为抗老年性痴呆（阿尔茨海默症/精神分裂症）药物先导化合物。从海洋生物中还发现了许多有开发前景的其他药物先导化合物，如抗骨质疏松症生物碱 zoanthamine、抗炎二萜化合物 OAS-1000（pseudopterosin 半合成类似物）等。

8.1 镇痛药物 ziconotide

Ziconotide（齐考诺肽）为一种与天然芋螺毒素（conotoxin）结构相同的合成肽类化合物，由 25 个氨基酸构成。其原始化合物为 ω-conotoxin MVIIA（SNX-111），是从一种印度-太平洋海洋软体动物食肉（鱼）芋螺 *Conus magus* 的毒液中发现的肽类毒素，由此开发研制而成的新型止痛药物（Olivera 2000）。目前，ziconotide 已由美国生物技术公司 Neurex 完成了临床试验，在 2004 年 12 月被 FDA 批准为治疗恶性疼痛的止痛药物，注册商标名为 Prialt®（Mayer et al. 2010；Smith and Deer 2009）。作为止痛药物，ziconotide 具有全新的作用机制（Mayer et al. 2010；Bingham et al. 2010；Kerr and Yoshikami 1984），其疗效超过目前在临床上使用的所有止痛药物，其止痛疗效是吗啡的 1000 倍，但是与吗啡和其他鸦片制剂不同的是，在长期使用后无成瘾性，也不会出现用药剂量递增现象；而且用量小，全身毒副作用小，可用于治疗多种严重疼痛性疾病（Jain 2000）。

Ziconotide 在许多方面都引人注目。首先，商业产品 ziconotide 是一种来自海洋螺类的天然多肽，没有进行过任何化学修饰；其次，这种天然多肽由芋螺 *C. magus* 的基因组直接表达产生，将是首例应用于临床的基因编码的无脊椎动物多肽；最后，这种化合物最初不是由药物研究机构或药物公司的药物化学家发现的，而是由一位刚刚走出高中的年轻的大学本科生发现的（Olivera 2000）。

Ziconotide 是从一种海洋天然产物发展成为一种有效的治疗药物，特别是从一种致命的海洋毒素发展成为新型的止痛药物，见证了海洋天然产物对其他学科的发展所产生的巨大影响和推动作用。值得特别注意的是，这种治疗药物的开发与在基础研究中的创意是分不开的。ω-Conotoxin MVIIA 成为药物的曲折过程，可以作为其他海洋天然产物成功发展为治疗药物的典型范例。

8.1.1 芋螺及 conotoxin 的生物学背景

早在 300 年以前，荷兰自然学家 Rumphius 就注意到锥形芋螺的蜇咬会造成在海滩游泳的儿童晕迷甚至死亡。在 250 年之后，大学生 Alan Kohn 对这一现象产生了兴趣并进行研究，试图阐明这些螺的蜇咬为什么能够致人死亡。Kohn 发现，一些芋螺的自然捕食对象是脊椎动物，即鱼类（Olivera 2000）。Kohn 于 1956 年在杂志 *Proceeding of the National Academy of Sciences of the United States of America* 42 卷中发表了研究结果，合理解释了芋螺致人死亡的原因，认为芋螺这种危险的海洋软体动物是食肉类动物，以捕食活的海洋小动物为生，其捕食动物的武器就是它们的毒液（Kohn 1956）。

芋螺（*Conus*）(图 8-1）属腹足纲、前腮亚纲、芋螺科、芋螺属，是一类肉食性软体动物，因外形呈圆锥形或芋头状而得名。其壳很精巧，花纹绚丽多彩且变化多样。芋螺主要栖息在热带、亚热带珊瑚礁及浅海水域，分布的地理范围扩展到印度洋-太平洋区域。亚洲东南海域是芋螺喜爱的栖息场所，生活着世界上 50% 的芋螺，其中菲律宾海域最多。芋螺这种神奇的海洋软体动物，具有极其丰富的生物多样性。芋螺最早出现在 5500 万年前，后来随着地质时代的变化，地理分布和种类都发生了改变。据估计，目前全球的芋螺（*Conus* 属螺类）有 500 多种，可能是软体动物中最大的一个种属（蒋辉和范崇旭 2006；Nybakken 1990），而该属所有的芋螺都是有毒的捕食者。

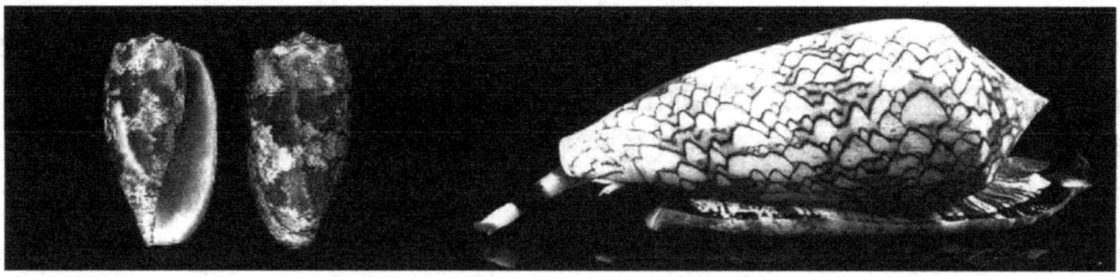

图 8-1　*Conus* 属芋螺（见彩图）

芋螺多在夜间捕食，食物种类很广，其捕食的食物类型大致分为三类：①以捕食海洋蠕虫为主，包括多毛目环节动物、螠、半索海生动物纲动物；②主要捕食头足类动物、腹足动物、双壳类等海洋软体动物，如芋螺 *Conus marmoreus* 捕食宝贝 *Cypraea caputserpensis*（图 8-2）；③捕食海洋脊椎动物，如鱼类。芋螺有十分特殊的摄食机制，用长吻末端含有毒液的齿舌刺杀猎物（Kantor 1990）。芋螺的齿舌像渔叉一样且是中空的。平时，芋螺分泌的毒液存于毒腺中；当遇到猎物时，迅速射出长长的齿舌，将混合毒液注入猎物体内，使之麻痹再慢慢吞食。食鱼芋螺，如幻芋螺，利用吸管的化学传感器探测到身体附近有鱼出现，当距离足够近时，伸出它的长吻，发射齿舌注入毒液（参见图 11-13）。芋螺的捕食过程非常迅速。例如，食鱼的紫芋螺（*C. purpurascens*）能在 2 s内将猎物麻痹，这种作用对于行动缓慢的芋螺要想捕食游动的鱼而言特别重要。以软体动物为捕食对象的芋螺，如织锦芋螺（*C. textile*），其毒液导致猎物的蠕动和抽搐。许多软体动物在受到攻击时倾向于收缩到壳内，而芋螺毒液导致的抽搐就阻止了这种收缩，从而利于芋螺的摄食（蒋辉和范崇旭 2006）。

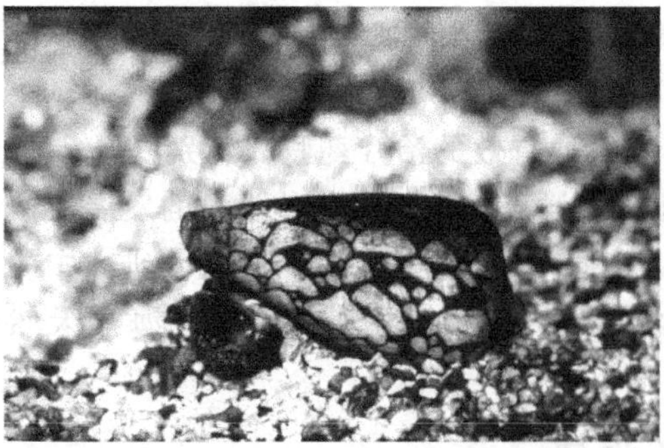

图 8-2　食肉芋螺捕食贝类（见彩图）

8.1.2 Conotoxin 的分离和 ω-conotoxin MVIIA 的发现

从 20 世纪 70 年代起，美国犹他州大学生物系的 B. M. Olivera 和菲律宾大学的 Lourdes J. Cruz 开始有计划地采集 *Conus* 毒液，对几种捕食鱼类的芋螺毒液中的生物活性组分进行纯化。在菲律宾海域系统采集了几种捕食鱼类的芋螺，分离纯化获得的第一个毒素组分命名为 α-conotoxin GI，是一种含有 13 个氨基酸的小肽，为一种竞争性烟碱受体拮抗剂（competitive nicotinic antagonist）(Gray et al. 1981)。后来，他们又从芋螺毒液中分离获得几种其他的 α-conotoxin 和 3 种 μ-conotoxin，是电压门控 Na^+ 通道肌肉亚型通道阻断剂（Olivera et al. 1985a）。α-conotoxin 和 μ-conotoxin 解释了 *Conus geographus* 等芋螺类的蜇咬产生高致死率的原因。

早期的生物化学研究证明，芋螺毒液的活性成分是一些小肽，是剧毒肽类化合物。纯化后的芋螺肽有剧毒，可使实验小鼠麻痹，阻断电压门控 Na^+ 通道，竞争性地与烟碱受体结合，兼有眼镜蛇毒（与烟碱受体竞争性结合的蛋白质）和河豚毒素（Na^+ 通道阻断剂）的特点，且毒力与二者相当（王军等 2007）。芋螺的蜇咬与眼镜蛇咬伤（使受害者有类似竞争性烟碱受体拮抗剂的生理反应）和食用日本河豚 *fugu* 中毒（含有强烈的 Na^+ 通道阻断剂的河豚毒素）组合起来的毒性相当（Olivera 2000）。α-conotoxin 和 μ-conotoxin 的主要药理活性在于对小鼠产生麻痹，干扰神经肌肉传导。事实上，conotoxin 是一种混合肽类毒素，药理活性非常复杂，不同组分生理症状差别非常大。但是限于当时的技术水平，对 conotoxin 化学成分及其药理作用机制的研究未形成完整清晰的认识。

新技术和新方法的出现，常常使人们对自然的认识能力产生飞跃。20 世纪 70 年代后期，分离技术的发展使犹他州大学能够采用高效液相色谱（HPLC）纯化 conotoxin。在药理作用研究方面，更是有了新的创意。此前，对 α-conotoxin 和 μ-conotoxin 的纯化是通过对小鼠进行腹腔注射产生麻痹活性的方法进行筛选的，这种测定方法会受到神经肌肉传导的干预。当时就读于犹他州大学生物系 Olivera 实验室的 19 岁大学生 Craig Clark 想出了一个非常妙的主意，就是将毒性化合物直接注射到小鼠的中枢神经系统。为了能够控制注射剂量而使小鼠不会产生明显的症状，Clark 摸索出了简单有效的颅内注射方法，根据这一方法，很快发现 *Conus* 毒液具有十分复杂的药理作用。从捕食鱼类的芋螺毒液中获得的不同组分可以产生各种不同的症状。Clark 本人继续纯化了几种肽，其中包括一种可以使小鼠处于睡眠状态的肽类化合物（Olivera et al. 1985b）。这些肽类化合物，现在被称为 conantokin，被证明是 NMDA 受体拮抗剂，其在治疗方面的潜力正在研究和开发中（Olivera 2000）。

Clark 的方法使检验 conotoxin 的生理活性变得更为方便、快速和准确。在 HPLC 和颅内生境组织注射这两项新技术基础上，终于发现了最重要的 conotoxin，即 ω-conotoxin MVIIA（Olivera 2000）。1979 年，一位刚就读犹他州大学的本科生 Michael McIntosh（在高中毕业之前就开始在犹他州大学做实验），利用 HPLC 分离芋螺 *C. magus* 的毒素，并利用 Clark 新发明的方法，对 *C. magus* 中的毒液进行活性试验。McIntosh 分离到一种独特的组分，其生理活性表现与众不同，不会引起小鼠麻痹，而是引起小鼠不停地颤抖，这一独特的症状被称作颤抖综合征。McIntosh 从 *C. magus* 毒液中鉴定并

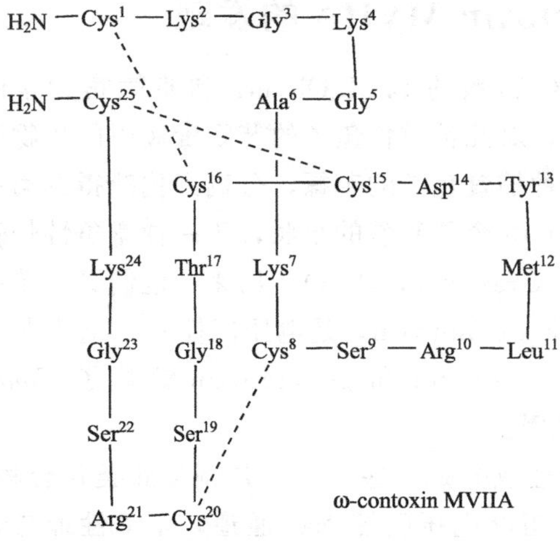

图 8-3　芋螺毒肽 ω-contoxin MVIIA
(SNX-111，ziconotide)

纯化了第一个颤抖活性肽。在 McIntosh 工作的基础上，博士后 Antonio Luque 又从芋螺 *C. geographus* 中发现并纯化了另一个颤抖活性肽（Olivera et al. 1984）。从 *C. magus* 和 *C. geographus* 毒液中发现的这两种有颤抖活性的肽后来就被命名为 ω-conotoxin MVIIA 和 ω-conotoxin GVIA（Olivera 2000）。这两种能使小鼠颤抖的芋螺毒肽，于 1984 年在 William Gray 的实验室中确定了氨基酸序列和分子结构。此后，Salk 研究所的 Jean Rivier 的实验室又成功地合成了这两种肽（Olivera et al. 1987）。ω-Conotoxin MVIIA 由 25 个氨基酸构成，分子质量为 2639 Da，分子式为 $C_{102}H_{172}N_{36}O_{32}S_7$，分子中含有 6 个半胱氨酸组成的 3 个二硫键，形成桥联结构，使整个分子具有一个稳定的三维构象（图 8-3）。ω-Conotoxin MVIIA 是一种亲水性化合物，易溶于水，几乎不溶于甲基-叔丁醚（Smith and Deer 2009）。ω-Conotoxin GVIA 的分子中也含有同样的 3 个二硫键。GVIA 和 MVIIA 的结构区别仅在于分子中氨基酸种类和顺序上的微小差异（图 8-4）。

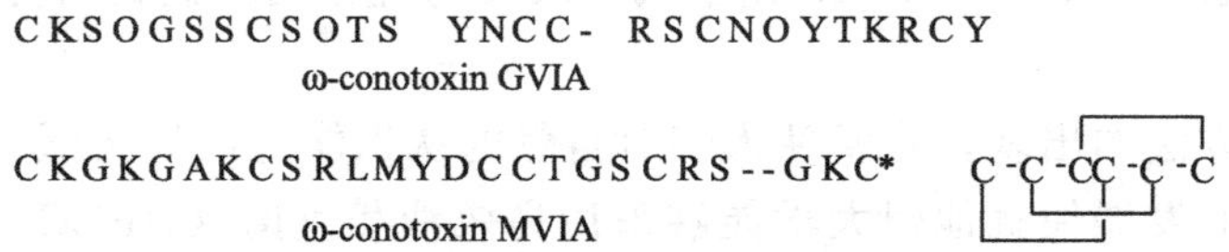

图 8-4　芋螺毒肽 ω-conotoxin MVIIA 和 ω-conotoxin GVIA 的结构比较

在发现 α-conotoxin、μ-conotoxin 及 ω-conotoxin 后，大量的 conotoxin 相继被分离纯化出来，形成了 conotoxin 肽类化合物家族。实际上，直到现在，分离新的 conotoxin 的工作还在进行中。

大量的研究表明，芋螺分泌的用于捕食的毒液中含有数量众多的 conotoxin 小肽。这是芋螺在长期进化过程中形成的一套非常精密的神经药物化学武器。每种芋螺毒液都是这些毒素和其他有毒成分的混合物（Olivera et al. 1991）。研究发现，每种芋螺体中都含有独具特色的毒素 50～200 种，可谓是一个丰富的天然神经肽库。已知各种 conotoxin 含有少至 7 个、多至 41 个氨基酸残基，通常含有 10～30 个氨基酸；大多数 conotoxin 含有多个半胱氨酸，并形成具有高度保守的二硫键的骨架，其构象都很稳定。自然界中许多动物能产生含二硫键的毒肽，但长度都不像 conotoxin 这样短。Conotoxin 源自前体肽的翻译后加工，半胱氨酸残基都集中在 C 端，一旦蛋白质折叠完成，N 端部分切下，只保留富含半胱氨酸的短肽（蒋辉和范崇旭 2006）。

Conotoxin 具有影响离子通道或受体的功能，能选择性地作用于离子通道等蛋白受体，从而影响神经传导，产生不同的生物学作用。目前发现的 conotoxin 主要归属于乙酰胆碱受体、钙离子通道、钠离子通道、钾离子通道及谷氨酸受体（NMDA）选择性拮抗剂。根据作用靶位的不同，conotoxin 大致可分为 α-、μ-、ω-、δ-、ψ-、σ-、λ-、κ-、γ-conotoxin 及加压素、惊厥剂、睡眠肽等，绝大多数富含 2～3 个二硫键（黄锋和黄道孝 2006）。目前已知的 conotoxin 可分为 4 个家族，每个家族的成员都具有保守的二硫键连接方式和高度保守的信号肽序列。①O 家族，包括 ω-、δ-、κ-和 μO-毒素；②A 家族，包括 α-及 αA-conotoxin；③M 家族，包括 μ-conotoxin；④T 家族，是一类新发现的具有新的二硫键骨架和保守序列信号的肽（Craig et al. 1999)(黄锋和黄道孝 2006)。α-、ω-、μ-、κ-、ψ-conotoxin，以及芋螺睡眠肽，都有代表物获得了溶液中的构象，对 conotoxin 结构活性的研究起了极大的促进作用（黄锋和黄道孝 2006)。

8.1.3 ω-Conotoxin 在确定电压门控钙通道亚型中的作用

ω-Conotoxin 具有全新的作用机制，并由此鉴别出神经系统中的各种离子通道亚型（Mayer et al. 2010；Bingham et al. 2010；Kerr and Yoshikami 1984)。生理活性研究证明，ω-conotoxin MVIIA 和 GVIA 对鱼都具有麻痹作用，推测会影响神经肌肉传导。在犹他州大学，Lynn Kerr 和 Doju Yoshikami 利用电生理技术进行了这两种肽对青蛙神经肌肉结影响的研究（Kerr and Yoshikami 1984)，发现 ω-conotoxin GVIA 能影响两栖动物的神经肌肉功能，具有阻断神经肌肉传导的作用，相反，ω-conotoxin MVIIA 则几乎没有活性。Kerr 和 Yoshikami 证明，ω-conotoxin GVIA 阻断突触前电压门控钙离子通道（Kerr and Yoshikami 1984)。然而，当时钙离子通道的分子特征尚未被揭示（Olivera 2000)。

人类在对海洋天然产物的特殊结构和特殊生物活性进行研究的同时，增强了认识自然的能力，促进了科学的发展。ω-Conotoxin 在确定电压门控钙离子通道亚型分类中的作用正是很好的例证。在 20 世纪 80 年代初期，对钙离子通道的分子描述尚未成型。当时，生理学和药理学对电压门控钙离子通道的认识只有两种：一种是以二氢吡啶作为药理学工具，可被二氢吡啶阻断的钙离子通道，称为 L-电压门控钙离子通道，激活电位的阈值较高（较正，－10 mV)；另一种是对二氢吡啶不敏感的钙离子通道，称为 T-电压门控钙离子通道，激活电位的阈值较低（较负，－70 mV)。然而，当时有研究发现，在 L-钙离子通道系统中，存在不被二氢吡啶阻断的钙离子通道。

ω-Conotoxin MVIIA 发现后，促进了对电压门控的钙离子通道类型的认识。对钙离子通道应用最广泛的药理工具是二氢吡啶，能够阻断许多组织的高电压活化钙离子通道（Olivera 2000；Olivera et al. 1994)。然而，研究发现很多高电压门控钙离子通道并不能被二氢吡啶类药物阻断，只以电生理学为标准，很难将电压门控钙离子通道区分开来。因此，Tsien 等提出了按照药理学和电生理学的双重标准来对钙离子通道进行进一步的细分。信号通道研究至少由两种类型的高电压门控钙离子通道组成。在命名上，几乎没有活性而且对二氢吡啶敏感的通道为 L-型钙离子通道；而低电压活化钙离子通道与传导相关，为 T-型钙离子通道；对二氢吡啶不敏感的高电压门控钙离子通道是一种单通道，为 N-型钙离子通道（Olivera 2000)。一个偶然的机会发现 ω-conotoxin 在确定电压门控钙离子通道亚型中起到了十分重要的作用。来自犹他州大学的研究者和 Tsien 实验室的研究人员相互合作，证明了 ω-conotoxin GVIA 和 MVIIA 为专一的 N-型钙离子通道阻断剂（McCleskey et al. 1987)。因此，现在根据药理学标准，至少可以将高电压活化钙离子通道分为两类：L-型通道对二氢吡啶敏感，但是不能被ω-conotoxin GVIA 和 MVIIA 阻断；N-型通道对二氢吡啶不敏感，但可以被ω-conotoxin GVIA 和 MVIIA 所阻断。ω-Conotoxin 开始成为鉴定 N-型通道和阻断突触传递的标准试剂。随后，另外两个既不受二氢吡啶阻断也不受ω-conotoxin 阻断的高电压门控钙离子通道也被鉴定出来（Olivera 2000；Olivera et al. 1994）。

随着人们对钙离子通道理解的加深，建立起了钙离子通道的分子学说，许多学者通过纯化钙离子通道来为钙离子通道的各种类型提供分子依据。Kevin Campbell 成功地用ω-conotoxin 作为亲和剂，纯化了哺乳动物的 N-型钙离子通道，使 N-型钙离子通道的分子结构被成功地克隆。

8.1.4 ω-Conotoxin MVIIA 作为临床药物的发展

1988 年，南加利福尼亚大学的 George Miljanich 加入了 Neurex 公司，开始了ω-conotoxin MVIIA 的商业发展阶段。Miljanich 将ω-conotoxin MVIIA 介绍给 Neurex 和全世界，这在 conotoxin 成为治疗药物的后续发展过程中起了重要作用（Olivera 2000；Miljanich 1997）。Scott Bitner 当时是 Neurex 的一位行为药理学家，他与 Miljanich 及 Ramachandran 一起为将ω-conotoxin MVIIA 开发为神经保护剂作出了巨大努力。起初，对ω-conotoxin MVIIA 开发为治疗药物的研究被认为是不幸的，因为毒性一词在商业药物中具有消极的含义。在这一时期的报道中，Neurex 用术语 SNX-111 来代替这种肽。

（1）ω-Conotoxin MVIIA 发展成为神经保护剂

ω-Conotoxin MVIIA 作为临床候选药物的一个治疗用途是神经保护剂。当细胞内钙离子过度增加时，会使神经细胞因局部缺血而造成坏死；神经细胞内过度增加的钙离子也会引发一个复杂的生理反应，使细胞 DNA 遭到破坏。ω-Conotoxin MVIIA 可以通过多种可能的机制抑制神经细胞内的钙水平过高，以此保护神经细胞（Mayer et al. 2010）。例如，ω-conotoxin MVIIA 是特异性的 N-型钙离子通道阻断剂，可阻断 N-型钙离子通道，避免大量的钙离子进入细胞内。ω-Conotoxin MVIIA 抑制钙通过细胞或树突上的 N-型通道进入细胞内。ω-Conotoxin MVIIA 还可通过抑制突触前膜谷氨酸盐释放，抑制钙离子通过 DMDA 受体通道进入神经细胞，起到保护神经细胞的作用。当细胞释放大量的谷氨酸时，谷氨酸门控离子通道打开，其次级环节 NMDA 受体将允许大量的钙进入神经元，因此，阻断谷氨酸的释放将会阻止过量的钙进入神经细胞，因而提供神经保护（McGivern 2006；Miljanich 2004；Olivera 2000）。基于此，Neurex 首先开始了ω-conotoxin MVIIA 作为神经保护剂方面的药理研究。动物模型实验证明，ω-conotoxin MVIIA 在神经保护方面有很好的作用（王军等 2007）。

利用动物模型进行的神经保护实验加强了 Neurex 公司将ω-conotoxin MVIIA 作为治疗脑缺血临床试验的信心。从 1993 年开始，ω-conotoxin MVIIA 作为神经保护剂进入临床研究。脑外伤和冠状动脉嫁接手术后的神经保护的Ⅱ期临床试验已经完成（Olivera 2000）。

早在 1984 年就完成了对ω-conotoxin MVIIA 的化学合成。此后，与作为神经保护剂的研究一样，在 Neurex 公司由 L. Nasdasdi 领导的肽化学家们合成了大量的ω-conotoxin MVIIA 的类似物和其他的 ω-conotoxin 衍生物，以筛选更好的镇痛药。构效关系和临床镇痛试验的结果表明，在众多的结构类似物中，天然的、不加修饰的 ω-conotoxin MVIIA 的活性最高。因此，临床开发的候选药物是未经人工修饰，与天然 ω-conotoxin MVIIA 毒素结构完全相同的肽。因此，Neurex 合成 conotoxin 的结构模板是不加修饰的、来自于 *Conus* 螺毒素的天然产物（Olivera 2000）。在临床前药理研究及临床研究中使用的大量样品都是用固相肽合成法合成且结构与天然产物完全相同的化合物（王军等 2007）。ω-Conotoxin MVIIA 的大规模合成使临床应用成为可能。

（2）ω-Conotoxin MVIIA 发展成为镇痛药

ω-Conotoxin MVIIA 作为临床候选药物的另一个治疗用途是止痛。ω-Conotoxin MVIIA 是一种非阿片样药物，可通过鞘内注射减缓顽固性疾病疼痛（Wallace et al. 2008）。吗啡是目前临床使用的最好的止痛药，其镇痛作用机制之一是阻断神经脊索 N-型钙离子通道。基于 ω-conotoxin MVIIA 是一种高度特异性、高活性和高选择性的 N-型钙离子通道阻断剂，推测也应有止痛效果。因此，Neurex 进行了 ω-conotoxin MVIIA 作为止痛药物的研究。Scott Bitner 用动物疼痛模型来研究 ω-conotoxin MVIIA 的止痛效果。鼠尾打击止痛实验及外伤型动物模型止痛实验研究证明，ω-conotoxin MVIIA 确实是一种非常有效的止痛剂。Neurex 还与加利福尼亚大学的 Tony Yaksh 合作，开展了更为复杂的镇痛药物试验。应用由外伤造成的疼痛反应动物模型，Yaksh 等证明，ω-conotoxin MVIIA 的镇痛效果约为吗啡的 1000 倍。除对外伤性疼痛有效外，ω-conotoxin MVIIA 对于动物的反常性活动亢进所引起的神经疼痛也有疗效，而鸦片类制剂对神经性疼痛无效（Olivera 2000）。动物实验还发现 ω-conotoxin MVIIA 的其他特性。例如，鸦片的一个主要问题是耐药性，而吗啡长期使用需要逐渐增大剂量来达到相同的缓解水平。研究发现，ω-conotoxin MVIIA 在长期治疗过程中没有鸦片类止痛药物的慢性成瘾性，在进行慢性疾病的治疗过程中，也无需增加使用剂量（Olivera 2000；Wang et al. 2000）。

止痛机制研究中，采用放射性自显影技术记录放射性标记的 ω-conotoxin MVIIA 在脊索的结合位置，结果表明，ω-conotoxin MVIIA 几乎特异性地结合在脊索背角板的外侧，这一结合位置正是感觉神经和高等感觉神经之间联系路径突触。ω-Conotoxin MVIIA 的这一部位分布与吗啡类似，这为 ω-conotoxin MVIIA 成为镇痛药物提供了进一步的支持。更为重要的是，这一结合位置是 ω-conotoxin MVIIA 在脊索上的唯一的结合位置，也预示着 ω-conotoxin MVIIA 作为止痛药的不良反应或副作用很小（Olivera 2000）。

动物实验证实了 ω-conotoxin MVIIA 可缓解多种顽固性疼痛，这些临床前动物实验结果对于应用于患者的临床试验具有指导意义。鉴于 ω-conotoxin MVIIA 动物实验的止痛效果，经 FDA 批准，作为止痛药物 ziconotide 进入临床研究。最初，FDA 允许 Neurex 对 ziconotide 的临床试验仅限于对癌症晚期和艾滋病等这些吗啡不起作用的患者（Rauck et al. 2009；Staats et al. 2004）。早期的试验仅对一小部分人使用，证明了其可靠性，随后适用人群扩大到其他的顽固性疼痛患者（Miljanich 1997）。临床试验结果证明，ziconotide 可以使一些恶性疾病所导致的疼痛得到减轻，表明这是一种非常有前途的候选止痛药物。Wallace 等（2008）对 644 位患有严重慢性疼痛的患者用 ziconotide

进行临床试验，以疼痛程度的直观类比标尺来评价其疗效，以不良事件、生命特征、常规生化指标来评价其安全性。试验表明，长期鞘内注射 ziconotide 是严重顽固性慢性疼痛患者的可行治疗方案。鉴于以上各种试验结果，FDA 于 2004 年 12 月批准 ziconotide 作为治疗恶性疼痛和非恶性神经性疼痛的止痛药物，但关于 ziconotide 的长期毒性临床观察仍在进行中。

8.2 镇痛药物和戒毒药物 TTX

8.2.1 TTX 的发现

河豚鱼肉是日本人喜爱的美味佳肴，但因含有毒素，具有极强的毒性，常引起中毒事故。1909 年，日本的田原良纯首次报道从河豚卵巢中分离得到一种毒素，命名为河豚毒素（tetradotoxin，TTX）。TTX 不溶于水和有机溶剂，因此分离纯化难度大。直至 1952 年，津田分离得到纯的结晶，而后美国和日本学者分别对其化学结构进行了研究。1964 年美国的 Woodward、日本的津田和平田同时报道了 TTX 的化学结构。Woodward 采用 X 射线单晶衍射方法确证了结构。TTX 的结构特殊为一种氨基全氢化喹唑啉生物碱，含有 1 个胍基和 1 个咪啶环，稠合于含有多个羟基的桥连多环系统中（图 8-5）。其分子中含有多个氮、氧原子，碳原子多为不对称碳。C-5-O 同 TTX 活性密切相关，而 C-10-OH 对扩展 TTX 的活性有很重要的意义。1972 年完成了人工全合成，整个化学研究工作花了 60 多年。

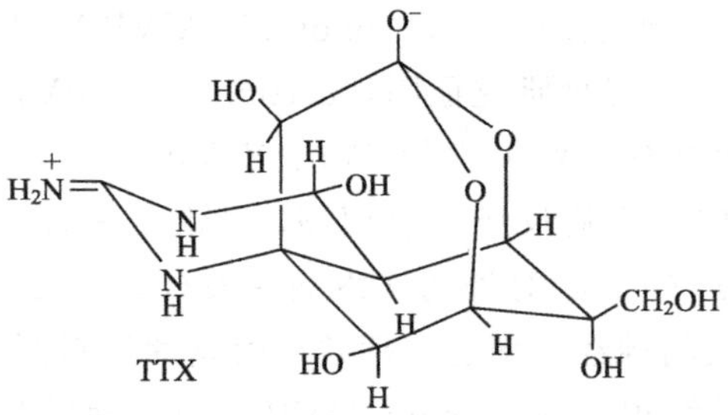

图 8-5　TTX

8.2.2 TTX 的生物来源

TTX 主要来源河豚鱼类（图 8-6）。河豚鱼类属于鲀形目 Tetrodontiformes、鲀形科 Tetrodontidae，其中东方鲀属 *Fugu*、腹刺鲀属 *Gastrophysus*、宽吻鲀属 *Amblyhynchotes*、凹鼻鲀属 *Chelonodon*、叉鼻鲀属 *Arothron*、星纹叉鼻鲀属 *Boesemanichthys*、扁背鲀属 *Canthigaster* 等均有剧毒，鲀形目的其他科也有若干有毒种类（陈冀胜 2006）。TTX 主要存在于河豚鱼的卵巢、肝脏、血液中，在不同脏器部位其含量不同，且随季节发生变化。在卵巢中 TTX 的含量最高，特别是每年 12 月至来年 3 月产卵期毒性最高，6～10 月卵巢萎缩，含量降低。肝脏中其含量亦较高，其次是血液、脾、鳃、胃、肠、皮等。肌肉几乎无毒，但河豚死后，内脏中的毒素溶于体液，随时间延长可逐渐渗入肌肉内。

从种系相距很远的动物中也发现了 TTX。在许多其他海洋生物中存在着 TTX。从澳大利亚蓝圈章鱼（blue-ringed octopus）、鹦嘴鱼（parrotfish）、虾虎鱼（goby）、天使鱼（angelfish）、鳕（cod）、箭猪鱼（porcupine fish）、翻车鱼（sunfish）、海星（seastars）、扇蟹（xanthid crabs）、鲎蟹（horseshoecrab）、扁型虫（sea squirts）、箭虫（arrowworms）、海蛙（frogs）以及某些软体动物和海藻中都发现有 TTX（Hagen

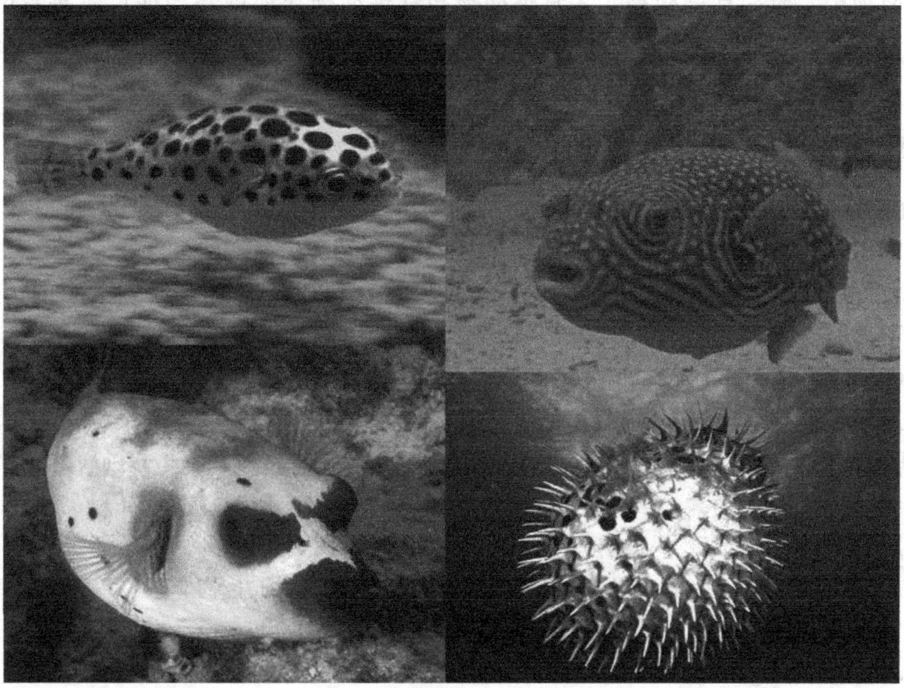

图 8-6　河豚鱼类（见彩图）

et al. 2008）。例如，从虾虎鱼 *Gobius criniger*、蓝斑章鱼 *Octopus maculosus*、娑罗法螺 *Charonia sauliae*、花纹爱洁蟹 *Atergatis floridus*、菲律宾蟹 *Zosimus aeneus* 等中分离获得了 TTX（黄锋和黄道孝 2006）。在陆地生物中也发现了 TTX。1964 年美国 Mosher 等从一种加州蝾螈 *Taricha* spp. 中分离得到非河豚鱼的 TTX；1975 年，Kim 等从哥斯达黎加的斑足蟾属箭毒蛙（*Atelopus varius*，*A. chiriquiensis* 等）的皮肤中检测到了 TTX。

20 世纪 80 年代开始，对 TTX 生源的研究强有力地证明了 TTX 起源于一些海洋弧菌，并与河豚的食物链有关。河豚在人工饲养条件下并不产生 TTX，推测离开了野生环境则无相关产毒细菌共生。目前，从河豚鱼的肠道中已分离出 33 个属的细菌，其中 26 个属于海洋弧菌属 *Vibrio*。在这些细菌中，溶藻弧菌（*Vibrio alginolyticus*，*V. alginolyticus*）产 TTX 最多，其毒性与来自河豚的 TTX 毒性接近。另外发现，产 TTX 最多的细菌为互生单胞菌属 *Alteromonas*，尤其是与河豚互生的单胞菌 *Alteromonas tetrodonis* 为最多（黄锋和黄道孝 2006）。Noguchi 等从花纹爱洁蟹 *Atergatis floridus* 的肠道中分离得到产 TTX 的细菌，在石灰质的红藻 *Jania* sp. 中也发现了产 TTX 的细菌。澳大利亚的蓝圈章鱼在特殊的唾液腺体中累积 TTX，在其体内发现了能产生 TTX 的细菌。

到目前为止，已从虫纹东方鲀 *Fugu vermicularis*、马蹄形蟹 *Carcinoscorpius rotundicauda*，以及多棘槭海星 *Astropecten polyacanthus*、蓝斑章鱼 *Octopus maculosus* 等多种海洋动物中分离出产 TTX 的细菌。通过生物学和生物化学的鉴定表明，这些细菌大多数为弧菌属成员，如溶藻弧菌 *V. alginolyticus*，广泛存在于温带和热带的海水及海洋动物中。海洋食草动物、无脊椎动物和脊椎动物在体内累积能产生毒素的细菌，细菌为宿主合成 TTX 用于自我保护和捕食，而宿主又为细菌提供了合适的生存环境，形成了紧密的互利共生关系。

8.2.3　TTX 的毒性

TTX 是一种毒性很强的神经毒素，其毒性比氰化钾强千余倍。TTX 专一性阻断神经膜表面电压门控钠离子通道（Tanahashi et al. 2007；Geffeney and Ruben 2006；Satin et al. 1994）。TTX 与钠离子通道结合十分紧密，其环系统含有的 5 个羟基对于 TTX 与钠通道的结合起到稳定作用，解离平衡常数很低，$K_d=10^{-10}$ nmol/L（Tsuda et al. 1964；Goto et al. 1965；Mosher et al. 1964）。TTX 模拟水合钠离子进入由肽段组成的钠离子通道口，先和谷氨酸侧链亲和，继而随着其他部分肽段构象的改变而亲和，TTX 进一步依靠静电作用与通道结合得更加紧密，阻断了水合钠离子在通道内的运动，导致神经膜动作电位消失（蒋辉和范崇旭 2006）。

河豚通过点突变改变了其钠离子通道的结构，致使自身对 TTX 有了免疫能力。类似的适应现象也出现在携带石房蛤毒素以及其他毒素的生物体上（蒋辉和范崇旭 2006）。TTX 毒性极强，引起动物死亡的最小剂量为 0.008 mg/kg，对人的致死量为 0.3～0.5 mg/50 kg。由于河豚味美，屡屡发生食用中毒死亡的事件。人食用有毒的河豚大约 20 min～3 h 出现症状。中毒第一阶段的症状是嘴唇和舌头的轻微麻木，接着是脸部和手、足的麻木，然后头痛、上腹痛、恶心、腹泻，有时会呕吐，有时走路蹒跚甚至困难。第二阶段的症状是麻痹加剧，许多中毒者不能运动，甚至不能坐立，呼吸困难，说话困难，面色苍白，血压降低，随着麻痹程度增加会导致抽搐、神经受损、心律不齐等。中毒者完全麻痹后可能还有意识，在死亡前有时还会出现短暂的清醒。死亡一般在中毒后 4～6 h，个别在 20 min～8 h（蒋辉和范崇旭 2006）。但是，由于 TTX 具有很高的药用价值，因此河豚鱼类也已成为一种重要的药用生物资源。

8.2.4　TTX 的生物合成和化学合成

目前，有关 TTX 细菌合成代谢机制的研究不多。对几种产 TTX 的细菌研究表明，在迟滞期、对数期均无 TTX 产生，说明 TTX 是细菌的次级代谢产物，但不是终产物。从细菌发酵液中分离出的 TTX 结构类似物有 5，6，11-三脱氧 TTX、1-羟基-5，11-双脱氧 TTX、1，5-脱氧 TTX、11-脱氧 TTX。将这些结构类似物与 TTX 进行结构分析，可以推测：①TTX 可能是由精氨酸与异戊二烯，或者是由鸟嘌呤、戊糖与异戊二烯经一系列氧化反应合成产生；②因 TTX 是含氧量很高的化合物，这些脱氧结构类似物均为 TTX 的前体，而不是 TTX 的代谢产物，尤其是 1，5-脱氧 TTX 和 11-脱氧 TTX 的发现，提示 TTX 最后是经 5 或 11 位完全氧化而成的（于瑞莲和王琴 2002）。对这些细菌的 DNA 初步分析表明，在产 TTX 的机制中最重要的是磷酸根调节子，与磷酸根有很高的亲和性，在低浓度磷酸根存在下可诱导 TTX 前体的产生，而在高浓度下无此作用，表明磷酸根调节子参与了 TTX 的合成。这种现象与麻痹性贝毒相关的藻和菌的产毒特性十分相似（黄锋和黄道孝 2006）。

Sato 等（2005）研究组以肌醇为起始物，探讨了（±）-TTX [（±）-tetrodotoxin]

新颖的立体专一性合成（图 8-7）。其中关键步骤涉及羟基分步氧化成羰基、专一性亲核加成、形成螺旋 α-氯环氧结构、在叠氮负离子存在下开环、形成高产率的具有区域选择性和立体选择性的桥连结构（5→6、17→18→19→20 和 23→24→25），再经 α-叠氮醛（α-azido aldehyde）分步转化成 δ-内酯，叠氮基还原，导入胍基，形成醛基，脱保护，最后生成（±）-tetrodotoxin。

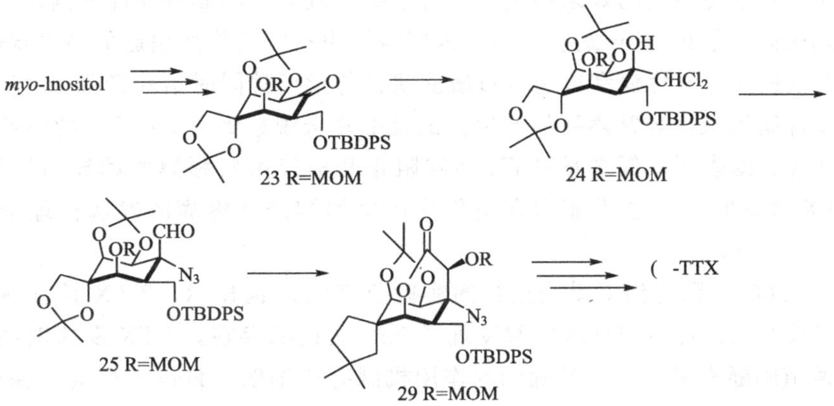

图 8-7 （±）-TTX 的立体专一性合成路线

8.2.5 TTX 的临床研究

TTX 具有显著的镇痛作用，对神经、肌肉、关节疼痛、晚期癌症患者均有显著的止痛作用。TTX 注射剂作为强的镇痛药物，目前正在进行临床试验研究。这项工作试图通过检测药物治疗毒性效应的行为观察和不可兴奋细胞的体外细胞毒试验，来增加对 TTX 生物学耐受性方面的认识。Sprague-Dawley 雄性小鼠皮下注射 TTX（2.5 μg/kg）未出现副作用。Hep-G2 细胞株与浓度高达 400 μmol/L 的 TTX 共培养 24 h，采用中性红测定法和 MTT 法进行评价，发现 TTX 自身并没有细胞毒活性。这些结果支持了这样一个观点，即低剂量的 TTX 具有很好的生物学耐受性（Morales et al. 2008）。

Shi（2009）研究组对 TTX 进行的临床研究表明，低剂量的 TTX 能够减轻严重的癌症疼痛，且是安全的。实验动物研究发现，TTX 在毒品成瘾性治疗方面具有潜力。采用双盲法和安慰剂对照法，对海洛因成瘾戒毒者单剂量肌肉注射 TTX，考察 TTX 对经暗示诱导产生的毒品焦虑和渴望的作用。将 45 个海洛因成瘾戒毒者随机分成三个治疗组：安慰剂组、5 μg TTX 组、10 μg TTX 组。受试者处于与海洛因相关或无关的视频环境中，试验前后测定受试者对海洛因的渴望值和焦虑值，以及血压和心率。结果表明，海洛因的相关视频信息增强了海洛因成瘾戒毒者对海洛因的渴望和焦虑，但对血压和心率没有影响。单剂量 TTX 可以减弱对海洛因的渴望和焦虑，并具有剂量依赖关系，同时对血压和心率没有影响。这些试验结果提示，对于海洛因成瘾戒毒者，低剂量 TTX 能显著减弱由相关信息暗示诱导产生的对海洛因的渴望和焦虑。

Nieto 等（2008）研究组评价了低剂量 TTX 对由紫杉醇引起的小鼠神经疼痛的作用效果。TTX 对由紫杉醇（2 μg/kg，每天腹腔注射一次，共 5 d）所引起的持久性

（2～4 周）热痛觉过敏（足底试验）、机械性异常疼痛（电子·冯·弗雷试验）和冷痛觉过敏（丙酮点滴法），分别在第 7 天、第 10 天和第 10～14 天观察到最佳治疗效果。皮下注射 1 μg/kg 或 3 μg/kg 的 TTX 可以降低机械性异常疼痛，而减轻冷痛觉过敏和热痛觉过敏则需较高的剂量（3 μg/kg 或 6 μg/kg）。然而，TTX（3 μg/kg 或 6 μg/kg，皮下注射）不能影响对照组动物对相同的热刺激和机械性刺激的反应，这表明 TTX 抗痛觉过敏和抗异常性疼痛的效果不是由于对这些刺激知觉的非特异性抑制。在每次注射紫杉醇（5 剂量）前 30 min 给药 TTX，未能减轻由抗癌药物所引起的热痛觉过敏症状，但可以消除机械性异常疼痛和冷痛觉过敏症状；与紫杉醇同时给药低剂量 TTX（3 μg/kg）也可以抑制机械性异常疼痛的产生。试验中并未观察到 TTX 诱导的毒性或运动失调现象。这些数据表明，低剂量 TTX 能够阻止和治疗由紫杉醇所诱导的神经性疼痛，而且对 TTX 敏感的 Na^+ 通道亚型在由化疗产生的神经性疼痛的发病机理中发挥作用（Nieto et al. 2008）。

Hagen（2008）研究组对动物进行的实验研究结果也显示，TTX 具有强的止痛效果。在大多数的伤害性疼痛纤维中都发现了 Na^+ 通道的存在，TTX 发挥镇痛作用的机制与 Na^+ 通道阻断有关，但是其确切的作用机制有待阐明。Hagen 研究组探讨了 TTX 对癌症相关的严重疼痛的作用。此研究涉及 TTX 给药方式，1 d 给药 2 次或 3 次，连续 4 d 给药，然后进行一段时间的观察。观察到 31 位受试者中有 17 位的临床疼痛程度显著降低，疼痛缓解的持续时间长达 2 周，甚至更长时间。TTX 对躯体、内脏和神经性疼痛都有响应，且对神经疼痛级别达到 6 级的各种疼痛也有响应。研究还发现，肌肉注射 30 μg TTX，每天 2 次，具有最高的耐受性。

8.3 抗骨质疏松症药物 zoanthamine

1984 年，Rao 等（1984）首次从一种印度六放珊瑚 *Zoanthus* sp. 中分离得到生物碱 zoanthamine，此后获得了一系列的 zoanthamine 类化合物，包括 zoanthamine、zoanthaminone、zoanthamide 等类型。其中，norzoanthamine（图 8-8）显示了强抗骨质疏松活性，具有抗骨质疏松药物的发展潜力。

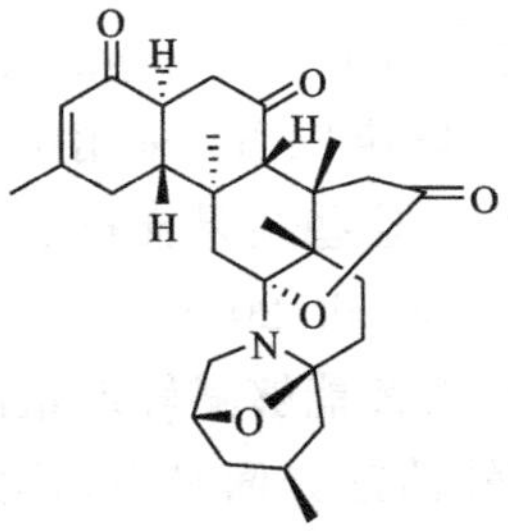

norzoanthamine 10

图 8-8 珊瑚 *Zoanthus* sp. 中的生物碱化合物 norzoanthamine

8.3.1 Zoanthamine 化合物的抗骨质疏松活性

Zoanthamine 类生物碱独特复杂的立体化学结构赋予了其特殊的生物学和药理学特性。Norzoanthamine 及其盐酸盐分别在 13.0 μg/mL 和 14.7 μg/mL 的浓度下能抑制甲状腺素激发的成骨细胞前体 MC3T3-E1 细胞内 IL-6 的产生（Kuramoto et al. 1997）。IL-6 能够激发破骨细胞的形成，因此抑制 IL-6 的分泌能够预防骨质疏松症。骨质疏松症是由于骨质的重吸收和形成之间的不平衡引起的，在矿物质流失后导致骨质的流失，易于骨折。骨质疏松症引起骨折频发，特别是老年患者臀骨骨折是一个很严重的问题，给他们的生活带来极大的不便。所以，除了阻止骨质流失之外，维持骨的机械强度也是非常重要的（Ducy et al. 1996）。

为了发现新的治疗骨质疏松的候选药物，建立简单、灵敏的体外检测系统是非常重要的。尽管现在已经建立了多个体外筛选体系，但是体外实验结果不总是与体内实验结果相吻合。而且，目前还没有能够评价骨的机械强度和骨骼形态的体外检测体系。鉴于此，用小鼠的骨质疏松模型作为体内检测系统（Yamaguchi et al. 1997）。该模型是切除小鼠卵巢绝经后形成骨质疏松症，对于评价骨质疏松症药物很有效。在切除卵巢后4～5周内许多骨质相关参数都明显降低。利用这个模型，药效可由骨的密度、生化参数及形态来评价。用该体内模型进行抗骨质疏松症药物筛选时，发现 norzoanthamine 盐酸盐对小鼠骨质疏松症显示了强的抑制作用。

4周大的 ddY 雌性小鼠在（25±0.5）℃的环境中饲养。切除卵巢手术和假手术是在盐酸氯胺酮麻醉的条件下进行的。小鼠被分成5组：假手术组、对照组（卵巢切除）和3个治疗组［norzoanthamine 盐酸盐剂量：0.08 mg/(kg・d)，p.o.、0.4 mg/(kg・d)，p.o.、2 mg/(kg・d)，p.o.］，每组5只小鼠。从小鼠手术后的第二天开始，将 norzoanthamine 盐酸盐溶解于无菌水中给药，一周5天、持续4周。4周后，称重，处死，取出股骨、肱骨和子宫。右股骨用来测量长度和干重（60℃下干燥24 h），左股骨用来测定骨骼的破坏荷载和强度负荷。右肱骨被用来观察骨头的形态。干燥的肱骨用旋转研磨机从背面磨碎。磨碎的肱骨粉依次用水、丙酮和含有0.5％次氯酸钠的漂白液清洗，再次干燥后在显微镜下观察。通过对磨碎骨骼的摄影，测定骨骼皮质层的厚度。

实验中，对照组、治疗组和17β-雌二醇对体重没有影响。卵巢切除使子宫质量显著减小，17β-雌二醇可显著增加子宫质量并且有剂量依赖关系，而 norzoanthamine 盐酸盐对子宫的质量无影响。子宫萎缩是因卵巢分泌雌激素损失引起的，这表明卵巢通过手术切除完全。17β-雌二醇引起的子宫过度生长对生殖器官是有副作用的，而 norzoanthamine 盐酸盐对生殖器官没有类似于雌激素的副作用。17β-雌二醇通过与雌激素受体结合来调节骨骼的新陈代谢。norzoanthamine 盐酸盐对生殖器官没有雌激素样作用，却具有类似于雌激素样调节骨骼新陈代谢的作用，但与17β-雌二醇的作用途径不同。因此，norzoanthamine 盐酸盐可能是雌激素受体的一种选择性激动剂（Kuiper et al. 1996）。

Norzoanthamine 盐酸盐对股骨的长度没有影响，但能显著地影响股骨的质量。Norzoanthamine 盐酸盐［0.08～2 mg/(kg・d)，p.o.］能显著抑制因卵巢切除引起的骨质减少。类似地，17β-雌二醇［剂量0.08 mg/(kg・d)，i.p.］对股骨的长度没有影响，但能抑制由于卵巢切除引起的骨质减少。然而，高剂量17β-雌二醇［0.4 mg/(kg・d)］却不能抑制骨质的减少，这可能是雌激素受体下调引起的。

研究发现，norzoanthamine 盐酸盐［0.4 mg/(kg・d)，p.o.］能维持股骨的破坏荷载和强度负荷。17β-雌二醇［0.016～0.4 mg/(kg・d)，i.p.］表现出与 norzoanthamine 盐酸盐类似的效应。卵巢切除术引起骨小梁的减少。Norzoanthamine 盐酸盐能够显著抑制这种减少，并呈剂量依赖关系。Norzoanthamine 盐酸盐对卵巢切除引起的骨松质没有显著的增加，而且干骨后端的形态也接近于正常。此外，norzoanthamine 盐酸盐增加了肱骨骨干的骨皮层厚度。这样 norzoanthamine 盐酸盐对肱骨的骨小梁和骨皮层都有保护作用。

8.3.2 Zoanthamine 化合物的构效关系

对 norzoanthamine 构效关系进行了研究，以获得更有活性的衍生物。对双键结构

(C15-16）和内酯结构的修饰引起了关注，获得了多种衍生物。Norzoanthamine 经 $NaBH_4$ 还原获得 deoxynorzoanthamine 和 deoxydihydronorzoanthamine，后者经乙酸酐和嘧啶处理，得到相应衍生物。Norzoanthamine 在 Pd/C 的条件下还原得到还原产物。Norzoanthamine 用 OsO_4 氧化，再经 $NaHSO_3$ 处理，得到 15，16-二羟基-15，16-dihydronorzoanthamine。当 norzoanthamine 用 $NaBH_3CN$ 处理后得到羧酸衍生物。Norzoanthamine 经 CH_3I-Ag_2O 处理得到甲酯化产物。对这些衍生物抑制 IL-6 产生的作用进行了测定，结果发现，norzoanthamine 经上述结构修饰后活性降低，表明 C15-C16 位的双键结构和内酯结构在其活性中起重要作用。通过对目标分子构效关系的阐释，将为发现新的抗骨质疏松症药物提供新的思路。对 norzoanthamine 盐酸盐构效关系的研究还有待深入（Kuramoto et al. 1998）。

综上所述，norzoanthamine 盐酸盐能增加骨小梁的数量和骨皮层的厚度，从而抑制由卵巢切除所引起的骨骼质量、破坏荷载和强度负荷的减少。Norzoanthamine 盐酸盐不影响子宫的增重，这一点与 17β-雌二醇不同，但对卵巢切除小鼠骨骼形态的作用却与 17β-雌二醇相似。Norzoanthamine 盐酸盐有望成为一种不同于已有药物作用机制的新型抗骨质疏松症药物。

8.3.3 Zoanthamines 化合物的化学合成

鉴于 zoanthamine 类生物碱独特的生物学特性和新颖的化学结构，已成为极具吸引力的化学合成目标化合物。然而，由于 zoanthamine 类生物碱复杂的立体化学结构，阻碍了其化学合成。Yoshimura 研究组首次详细报道 norzoanthamine 和 zoanthamine 的高效化学全合成，其中涉及分子内 Diels-Alder 反应所必需的三烯分子立体选择性合成，

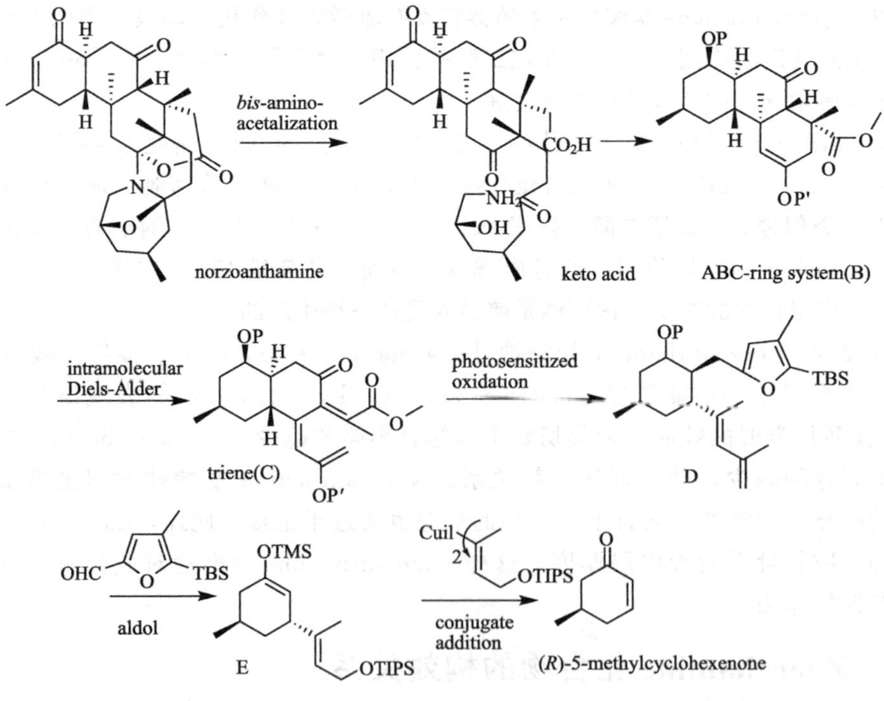

图 8-9 Norzoanthamine 的逆向合成拆分

包括三个关键步骤：三个片段的连续偶联反应、分子内 Diels-Alder 反应，以及连续的双氨基乙酰化反应（图 8-9）。最后，Yoshimura 研究组以（*R*）-5-methylcyclohexenone 为起始物，完成了 norzoanthamine 和 zoanthamine 的全合成。Norzoanthamine 的合成需 41 步反应，总产率为 3.5%（每一步的平均产率 92%）；zoanthamine 的合成需 43 步反应，总产率为 2.2%（每一步的平均产率 91%）(Yoshimura et al. 2009)。

8.4 抗老年性痴呆药物 GTS-21

GTS-21（DMXBA）是一种存在于几种海洋蠕虫（Nemertea 门）中的生物碱 anabaseine 的合成衍生物，具有抗阿尔茨海默症（老年性痴呆症）作用（Mayer et al. 2010）。目前，临床抗老年性痴呆药物存在着半衰期短、治疗范围窄及外周毒副反应严重等应用局限性，迫切需要对抗老年性痴呆新药进行探索和开发。近年来，老年性痴呆发病机制逐渐得到认识，并建立了合理的老年性痴呆动物模型，为研制抗老年性痴呆药物提供了有利的条件。GTS-21 显示在体外和体内具有神经保护作用（Buckingham et al. 2009；Thinschmidt et al. 2005），为一种新烟碱衍生物，选择性刺激 α_7 受体烟碱的乙酰胆碱受体，这些受体在中枢神经系统（CNS）神经元和脑髓星细胞以及外周巨噬细胞中表达（Mayer et al. 2010；Kem et al. 2004）。鉴于此，GTS-21 在抗老年性痴呆的研究中显示了诱人的应用前景。

8.4.1 GTS-21 的来源与结构

20 世纪 30 年代，海洋药物研究先驱 Bacq 测定了食肉性海洋纽虫提取物的毒性。这些纽虫利用有毒物质麻醉猎物，同时可能也用于防御被捕食。当时的科学发展水平尚不足以纯化和完全化学鉴定这些有毒物质。后来，直到 70 年代，William Kem 提取并成功纯化获得 hoplonemertine 类毒素，具有与从纽虫 *Paranemertes peregrine* 中获得的毒素相似的活性。化学鉴定表明，hoplonemertine 类毒素的结构与在 30 年代就合成获得的生物碱 anabaseine 相同，并与从烟草中分离的化合物结构相近。

新烟碱 anabaseine 是一种生物碱类毒素，来源于几种海洋纽形动物（Nemertea）(如 *Amphiporus angulatus* 等)，用于麻痹猎物，抵御捕食者。Anabaseine 的结构类于尼古丁，但与尼古丁相比，在胆碱受体上显示了更高的生物活性，是有效的非选择性神经元乙酰胆碱受体混合激动剂和拮抗剂，对肌肉型以及神经型 α_3-β_4 和 α_4-β_2 受体有显著的活性。研究表明，anabaseine 具有细胞保护和增强记忆的作用，能够刺激脊椎动物神经肌肉烟碱受体，因而具有治疗认知功能缺失的潜力。

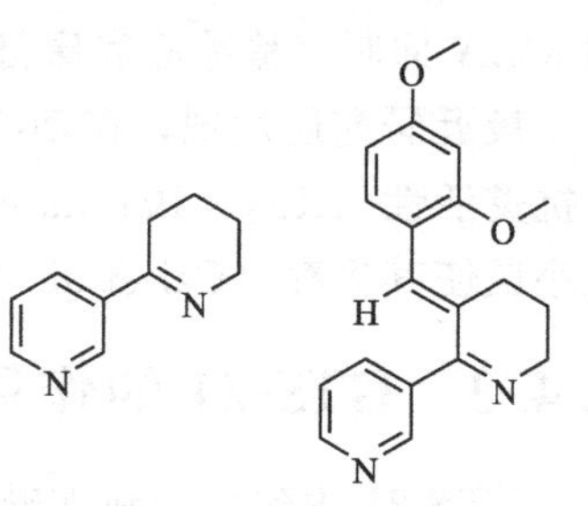

图 8-10　海洋纽形动物毒素 anabaseine 及其衍生物 GTS-21（DMXBA）

GTS-21 是新烟碱 anabaseine 与 2，4-二甲氧苯甲醛缩合获得的合成衍生物（Mayer et al. 2010），其结构为 3-(2，4-dimethoxybenzylidene) anabaseine [3-(2，4-二甲基氧苯甲基)-新烟碱二盐酸盐]（图 8-10）。生物学研究结果显示，GTS-21 具有增强记忆能力的作用。

8.4.2 GTS-21 的药理作用

(1) 对烟碱受体的作用

在一系列的动物模型中显示，GTS-21 能够提高认知能力（Buccafusco et al. 2005），改善感知缺乏（Olincy and Stevens 2007）。体外研究表明，GTS-21 在极低浓度下，钙离子可通过 α_7 受体小块区域内流，增强突触功能和认知能力（Cuevas and Berg 1998）。在爪蟾属卵母细胞表达系统中，GTS-21 对大鼠的 α_7 受体亚型是部分受体激动剂，对大鼠的 α_7 受体激动作用优于人的 α_7 受体。虽然在次临界浓度下，GTS-21 作为拮抗剂不能产生显著的去极化电流，但并没有消除作为激动剂在低浓度下产生钙流的可能性（吴久鸿 2006）。对特异的高亲和性烟碱型受体［α_4-β_2 和（或）α_3-β_2］而言，其低体温作用与镇痛性相关。GTS-21 在高剂量（24 mg/kg，腹膜腔注射，大鼠）下可影响体温，却没有表现任何的镇痛作用，提示 α_7 受体的刺激不可能对由烟碱引起的镇痛和低体温途径有重要影响。GTS-21 可减轻小鼠的听觉门控缺陷，因为这种缺陷在精神失调疾病中普遍存在，α_7 受体激动剂可能是治疗精神失调的有效药物（Van Haaren et al. 1999）。

老年性痴呆患者在条件反应获得的速率上表现有显著性的减少。研究显示，1～10 mg/kg 的 GTS-21 对多种认知行为有作用。在主动和被动回避的简单实验中发现，腹膜腔注射 GTS-21 可增加主动和被动回避。在老龄雌性家兔眨眼条件系统实验中，3 个不同剂量的 GTS-21，测试 2 周，发现有剂量依赖性的认知率增加，并且老龄家兔在最高剂量下所学得的条件反应与幼年雌性家兔相当。运用 Morris 水迷宫和光线迷宫模型研究 GTS-21 对空间记忆的作用，表明 GTS-21 可增强指导和查询记忆能力。

(2) 对神经递质水平的影响

利用微透析研究发现，GTS-21 不能增加皮质和海马中乙酰胆碱（ACh）的水平，能略微提高去甲肾上腺素和多巴胺含量，但作用低于等剂量的新烟碱和烟碱。美卡拉明给药后再给予 GTS-21，可大幅度提高 Ach 和 5-HT 的水平（Reistetter et al. 1999）。GTS-21 对谷氨酸盐、天冬氨酸、β-淀粉样蛋白及神经生长因子的中断等引起的化学刺激产生神经保护作用（Buckingham et al. 2009；Thinschmidt et al. 2005）。这种作用可被非特异性的烟碱型受体拮抗剂如美卡拉明，或特异性 α_7 受体拮抗剂如 α-金环蛇毒素和 MLA 抑制（徐冰心和康健磊 2005）。

最近研究还发现，在动物模型中，GTS-21 通过对巨噬细胞 α_7 受体的作用而显示出了抗炎活性（Rosas-Ballina et al. 2009；Pavlov et al. 2007）；GTS-21 能保护实验性出血小鼠使其生存（Cai et al. 2008；Yeboah et al. 2008）。

8.4.3 GTS-21 的作用机制

GTS-21 中包含的新烟碱 anabaseine 结构提供了最小限度的烟碱受体药效团（Kem et al. 1997）。由于新烟碱两个芳环之间的空间位阻作用，分子中两个碱性环不可能保持共平面结构（Zoltewicz et al. 1993）。GTS-21 在低浓度（<1 mg/mL）中性 pH 条件下的生理盐水中易溶解，但由于其离子形式水溶性低，高浓度水溶液给药时，需调整 pH 至 6.5 或更低。DNXBA 的亚胺氮的 pK_a 为 7.4，在正常的生理 pH 条件下，GTS-

21 可保持近一半的分子为非电离状态（徐冰心和康健磊 2005）。

GTS-21 是选择性烟碱型受体 α_7 受体激动剂，也是温和有效的 α_4-β_2 受体拮抗剂（Kem et al. 2004）。老年性痴呆患者脑中的烟碱受体水平大幅度降低，神经元所特有的高亲和性烟碱受体易受伤害。烟碱型受体能提高认知不足，保护在病理状态下的神经元细胞，因此烟碱型受体激动剂被认为具有治疗老年性痴呆的潜力，并且对与老年性痴呆有关的情感疾病也有积极的治疗作用。烟碱型受体亚型 α_7 受体所在部位是脑中对认知有重要作用的部位，如脑皮质和海马；并且 α_7 受体在老年性痴呆进程中没有消失，可独自调节烟碱受体激动剂的神经保护作用，如 β-淀粉样蛋白沉积及神经生长因子的衰竭，长期和反复刺激该受体可提高认知行为，如学习与记忆能力（Davies and Feisullin 1981）。在大脑皮层神经细胞的培养中，GTS-21 能够抵消 β-淀粉样物质的损害作用（Shimohama 2009）。因此，α_7 受体可作为老年性痴呆治疗的靶点。GTS-21 可以增强小鼠、大鼠、猴子和兔子的多种认知行为（Meyer et al. 1997）。虽然，GTS-21 的部分拮抗作用对人的 α_7 受体弱于大鼠 α_7 受体，但是其 4-羟基代谢物对两种受体表现出较好的作用。因此，GTS-21 的某些生理的和行为的作用可能来源于其最初代谢物。α_7 受体是门控钙离子通道，它的失敏比其他神经受体更快。α_7 受体的失敏程度与激动剂的浓度有关（Cuevas and Berg 1998）。GTS-21 在极低的浓度下，通过非失敏 α_7 受体的某小块区域，钙离子发生内流，增强突触的功能及认知能力（吴久鸿 2006；徐冰心和康健磊 2005）。

8.4.4 GTS-21 的药动学

GTS-21 口服和静脉给药快速吸收，血浆中清除并迅速到达脑部。绝对生物利用度测定表明，口服给药剂量近 1/4 进入体循环，大部分药物经过肝首关代谢后进行生物转化，尿中药物排出原形低于 1%。静脉给药血浆浓度-时间曲线呈现二相动力学，血浆半衰期各为 0.71 h 和 3.71 h。表观分布容积大，表明药物可进入到所有水溶性房室中，并结合到周边组织。全脑中 GTS-21 的水平与血浆浓度的变化密切相关。血浆和尿中 GTS-21 原形的测定提示，其清除主要通过非肾途径，即生物转化途径（图 8-11）。GTS-21 的邻、对位易发生氧-去甲基化取代反应，代谢成 2 个羟基和 2，4-二羟基苯亚甲基代谢物。4-羟基代谢物比 2-羟基代谢物产生速率约快 2 倍，在Ⅰ相生物转化过程中占优势。对 α_7 受体，两种单羟基代谢物比 GTS-21 有更高的亲和性，二羟基代谢物比 GTS-21 和两种单羟基代谢物低。单羟基代谢物在体外有效，但在体内尤其 4-单羟基代谢物效果减弱，可能与其不易进入脑组织有关（徐冰心和康健磊 2005；Azuma et al. 1999，1996）。

8.4.5 GTS-21 的临床研究

临床前毒理研究表明，GTS-21 给予 Sprague-Dawley 大鼠的 LD_{50}，静脉为 16 mg/kg，腹膜腔注射为 68 mg/kg，口服为 612 mg/kg。Ⅰ期临床试验提示，口服大剂量 GTS-21 无副作用。Ⅰ期临床试验显示，GTS-21 显著提高健康年轻男性志愿者（Kitagawa et al. 2003）和精神分裂症患者的认知水平（Olincy et al. 2006）。对健康志愿者给予 GTS-21，评价单一剂量（1～250 mg）的初步药效。口服给药 450 mg/d，连续给

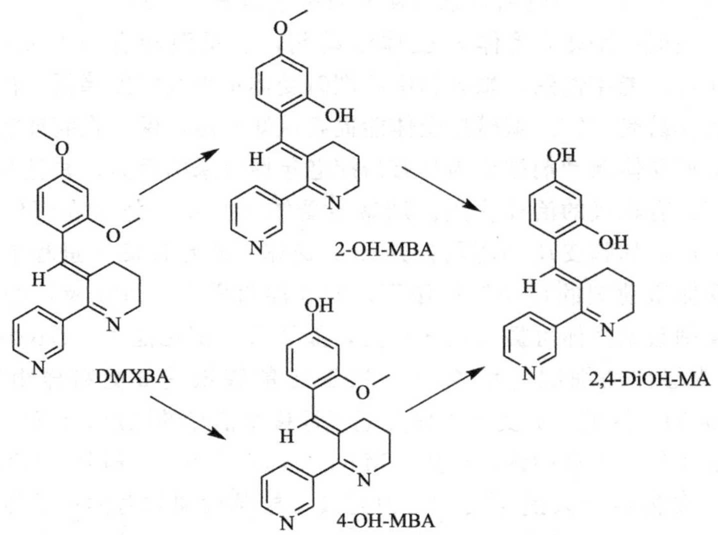

图 8-11 GTS-21 的Ⅰ相生物转化途径

药 5 d，药物很快被吸收，给药 1 h 后血浆浓度达峰值（C_{max}），C_{max}和 AUC（曲线下面积）与剂量成比例。GTS-21 及其主要Ⅰ相代谢产物 3-(4-羟基-2-甲氧基-苯亚甲基)-新烟碱的消除半衰期在 0.5～1 h 范围内，未见这些剂量下严重的不良反应。在单剂量 100～250 mg 范围内，对提高图片认知的敏感性、单词认知速度、定时单词回忆准确性有明显作用。在 75 mg 和 150 mg 给药的剂量下，2 次/d，连续 5 d，GTS-21 可提高以上及其他一些认知功能。GTS-21 可以提高长期记忆力及注意力（吴久鸿 2006）。最近的Ⅱ期临床试验显示，GTS-21 能增强精神分裂症患者的认知功能（Freedman et al. 2008），GTS-21 显示的临床效果显示了其作为抗老年性痴呆症药物的开发前景。

8.5 心脑血管药物 PSS

近 40 年来，中国在药用海洋生物应用现代技术研究开发现代海洋药物方面，取得了可喜成绩，并形成了自身特色和优势。以传统海洋中药资源为药源，结合现代天然产物和海洋药物研究方法与技术，开发研制针对重大疑难病症的创新药物，是中国现代海洋药物研究开发的特色之一。20 世纪 70 年代以来，中国学者运用现代科学技术和理论，对海洋中药从化学、药埋、毒理、制剂、临床及药物资源等方面进行了较系统的研究，揭示了一些海洋中药特别是单味药的作用物质基础及其作用机制，并成功研制了现代意义上的海洋创新药物以及新的海洋中药或与其他中药配伍的中药复方。例如，已获准上市的藻酸双酯钠（PSS）、甘糖酯（PGMS）、烟酸甘露醇、河豚毒素、多烯康、角鲨烯等药物即是以海洋中药材为药源研制开发的现代药物。

针对海洋药物研究开发中的瓶颈因素——药源问题，以海洋本草中蕴藏量丰富的海洋多糖类化合物为药源，开发研制现代西药，是中国现代海洋药物研究开发的又一特色，并形成了优势。如以海带等海洋中药中的褐藻多糖为药源，开展了海洋多糖、寡糖的化学结构、生物活性、构效关系、作用机制、创新药物等一系列研究，创制了多种现代海洋药物。特别是中国海洋大学，自 1985 年成功研制了中国第一个现代海洋药物 PSS 之后，又相继开发了 PGMS、海力特、降糖宁三种海洋药物及系列海洋生物工程制品。目前，三种国家一类新药（抗脑缺血海洋药物 D-聚甘酯、抗动脉粥样硬化海洋药物几丁糖酯、抗老年痴呆药物 HS-971）已进入临床研究阶段；在研的国家新药——抗尿路结石海洋药物古糖酯等也已完成临床前研究。这些药物都是以资源量极为丰富的药用海洋动植物多糖为基础开发研制的。可以说，中国的海洋糖类药物的研究开发已形成了自身优势，在国际上占有一席之地，走出了中国海洋药物发展的特色之路，对中国乃至世界海洋药物的发展作出了应有贡献。

褐藻是海洋中资源十分丰富、具有多种生物活性的藻类。褐藻酸（alginic acid）为各种褐藻所共有的一种多糖成分，是由 β-D-1，4-甘露糖醛酸（M）和 α-L-1，4-古罗糖醛酸（G）构成的嵌段结构聚合物，长链分子中含有聚甘露糖醛酸、聚古罗糖醛酸及聚甘古糖醛酸片段（参见图 1-9）。研究表明，以褐藻酸为结构基础的多种褐藻多糖及其修饰产物，不但具有免疫调节、抗病毒（HIV 等）活性，而且在防治心脑血管疾病上也具有重要作用。以下以海藻多糖药物 PSS 和 PGMS 为例作简要介绍。

PSS（polysaccharide sulfate，藻酸双酯钠）是一类半合成海洋新药，其化学结构是在褐藻海带 *Laminaria japonica* 的提取物海藻酸钠分子的羟基和羧基上分别引入磺酰基及丙二醇基，形成双酯钠盐（缪辉南等 2006）。这种多糖大分子是一种长链聚阴离子。PSS 为一种类肝素药物，具有抗凝血、降低血黏度、降血脂及改善微循环等作用，并可预防鹌鹑实验性动脉粥样硬化的发生和发展，其抗凝效价为肝素的 1/3，抗凝持续时间与肝素相同。PSS 能扩张血管，对血管内红细胞的聚集有解聚作用。其抗凝作用原理可能与肝素相同，即提高抗凝血酶Ⅲ的功能活性。

PSS 因具有阴离子聚电解质纤维结构的特点，链电荷集中，故此具有多方面的药理作用：①在分子电斥力的作用下，能使富含负电荷的细胞表面增强相互间的排斥力，阻抗红细胞之间及红细胞与血管壁之间的黏附；②降低血黏度，改善血液流变性的黏弹性，改善微循环；③使凝血酶失活，其抗凝血作用效力相当于肝素的 1/3～1/2，阻止血小板对胶原蛋白的黏附，抑制由于血管内膜受损、ADP 和凝血酶激活等所致的血小板聚集；④具有明显的降血脂作用，降低血清总胆固醇、三酰甘油和低密度脂蛋白的含量，升高高密度脂蛋白，抵制动脉粥样硬化病变的发生和发展；⑤对外周血管有明显的扩张作用，有效改善微循环，抑制动、静脉内血栓形成；⑥具有降血糖和降血压等功能。因而，PSS 不仅具有治疗作用，同时也有预防作用。PSS 是相对分子质量较低的类肝素类药物，引起出血的危险性小。

PSS 作为国家一类新药，临床主要用于防治心脑血管疾病，如脑血栓、脑栓塞、短暂性脑缺血发作等，以及其他心血管疾病如高血压、高脂血症、冠心病、心绞痛等疾病的防治；也可用于治疗弥漫性血管内凝血、慢性肾小球肾炎及出血热等。目前，PSS 在临床上已广泛应用于治疗缺血性心脑血管疾病及慢性心力衰竭，其中治疗缺血性心脑血管疾病的总有效率可达 90%以上。PSS 还有其他临床功用。例如，治疗小儿难治性肾病、原发性肾病综合征、隐匿性肾炎；治疗急性早幼粒细胞白血病，常规化疗以及用 PSS 治疗急性早幼粒细胞白血病的完全缓解率高达 91%；抗炎、抑制免疫反应，用于治疗淤胆型肝炎；治疗偏头痛等。

PSS 临床上以片剂口服为主，每次 2 片，2～3 次/d。注射剂仅供静脉滴注，1～3 mg/(kg · d)，宜自小剂量开始。成人每日 1 次，每次 50～150 mg，最多不超过 200 mg。滴注剂量过大或滴速过快，可能出现头痛、恶心、心悸、口舌麻木、肢体疼痛等不良反应，一般不需要与其他药物合并使用。如果患者还有其他并发症，根据临床需要也可以用其他药物辅助治疗，如维生素、降压药、降糖药及强心、利尿药等。如有脑水肿，可与脱水剂甘露醇并用，但不宜与高电解质输液并用，与低分子右旋糖酐输液要慎用。

8.6 心脑血管药物 PGMS

PGMS（propylene glycol mannurate sulphate，甘糖酯）作为 PSS 的换代产品，是在对 PSS 进行较系统的构效关系研究的基础上研制的一种低分子质量（5000 Da）的类肝素海洋多糖药物，其化学结构为海藻酸嵌段结构中聚甘露糖醛酸的丙烯乙二醇硫酸盐，属线型聚阴离子多糖。

PGMS 具有抗凝血、降血脂、降低血液黏度、改善微循环等多方面的药理作用。例如，PGMS 对大鼠灌胃给药 500 mg/kg 和 250 mg/kg，1 h 后，对 ADP 诱导的血小板抑制率分别为 41.6% 和 24.1%；家兔静脉注射 PGMS 50 mg/kg、25 mg/kg、12.5 mg/kg、6.25 mg/kg，其血栓抑制率显示剂量依赖性；PGMS 抑制由凝血酶诱导的家兔血小板聚集 IC_{50} 为 0.9 mg/L；PGMS 静脉注射 75 mg/kg，可抑制血小板黏附，10 min、30 min 和 60 min 的抑制率分别为 90.4%、41.8%和 26.2%。PGMS 还能防止动脉壁损伤。此外，PGMS 对全脑再灌注损伤有明显的抗氧化作用也具有保护血管内皮细胞免受多种化学物质损伤的作用。

临床研究用 PGMS 治疗 137 例急性脑梗死患者，其有效率为 95.6%，显效率 70.1%，与对照组相比有极显著性差异。PGMS 可通过抑制凝血系统和激活纤维蛋白溶解系统来发挥其抗血栓作用。对急性脑梗死患者的血脂、血黏度和凝血指标及变化进行了对比，发现 PGMS 的降血脂、降血黏度的作用优于 PSS，而抗凝血作用则低于 PSS。在治疗过程中未见 PGMS 的毒副作用。

作用机制研究证明，PGMS 抗血小板聚集的作用主要是通过增加 PGl_2 的合成，使 PGl_2/TXA_2 比值升高来展现的（姜国辉等 1994；韩仲岩等 1996）。急性心肌梗死（AMI）患者红细胞变形能力（ED）、红细胞膜 Na^+/K^+-ATP 酶和谷胱甘肽过氧化物酶（GSH-Px）活性明显降低，而红细胞滤过指数（EIF）和红细胞膜脂质过氧化物酶（LPO）的活性明显降低。将 AMI 患者红细胞与 PGMS 在体外温育 24 h 后，其 EIF 和 LPO 明显降低，Na^+/K^+-ATP 酶和 GSH-Px 活性明显增高，表明 PGMS 具有保护和提高 AMI 患者 ED 的作用，其机制与增强红细胞膜 ATP 酶和抗氧化酶活性有关（刘成玉等 1997）。此外，PGMS 还具有明显改善白细胞变形能力的作用，对改善急性脑梗死患者微循环、增加缺血脑组织的血流量、缩小梗死面积有重要的意义（刘成玉等 1994）。

PGMS 还可防治糖尿病血管病变。糖尿病血管病变是糖尿病后期并发症致死、致残的主要原因。PGMS 作为一种新型海洋降脂药物，在防治此类疾病中的作用已受到普遍关注。糖尿病患者多伴有脂代谢紊乱，表现为高胆固醇和高三酰甘油血症，而高密度脂蛋白则降低。给予 PGMS 治疗，具有显著降低胆固醇和三酰甘油等低密度脂蛋白和升高高密度脂蛋白的作用，这种治疗效果并不受血糖是否恢复正常的影响。在患者的血糖和尿糖仍高于正常的情况下，PGMS 具有明显的降低胆固醇和三酰甘油以及升高高密度脂蛋白等纠正脂代谢紊乱的作用。肾小球血流动力学异常是糖尿病肾病的重要发病机制之一。内皮素是由血管内皮细胞释放的强缩血管多肽，一氧化氮是内皮细胞释放的血管内皮依赖性舒张因子。研究表明，PGMS 可影响在糖尿病状态下内皮素和一氧化氮的合成或释放，通过调节内皮素和一氧化氮的水平来减轻糖尿病肾脏病变（缪辉南等 2006）。

参考文献

陈冀胜. 2006. 海洋生物毒素. 见：易杨华，焦炳华. 现代海洋药物学. 北京：科学出版社. 578～595

韩仲岩，滕继军，韩强. 1996. 甘糖酯和藻酸双酯钠治疗急性脑梗死临床疗效和实验室的对比研究. 中国海洋药物. 2：38～42

黄锋，黄道孝. 2006. 海洋生物毒素的化学. 见：易杨华，焦炳华. 现代海洋药物学. 北京：科学出版社. 596～629

姜国辉，袁纬，张世玲. 1994. 甘糖酯的抗血栓作用及其作用机理. 中国海洋药物. 1：6～9

蒋辉，范崇旭. 2006. 海洋生物毒素的化学生态学和毒理学. 见：易杨华，焦炳华. 现代海洋药物学. 北京：科学出版社. 630～646

刘成玉，周绪样，冯毅，等. 1994. 甘糖酯、藻酸双酯钠对急性脑梗死患者白细胞变形能力的影响. 中国海洋药物，4：20～23

刘成玉，王秀丽，纪新强，等. 1997. 藻酸双酯钠和甘糖酯对急性心肌梗死患者红细胞变形能力保护作用的机制探讨. 中国海洋药物，4：12～15

缪辉南，张天民，潘家祐，等. 2006. 作用于心脑血管的药物. 见：易杨华，焦炳华. 现代海洋药物学. 北京：科学出版社. 501～550

王军，林永成，戈惠明. 2007. 次级代谢与药物. 见：谭仁祥，石建功，郭跃伟，等. 功能海洋生物分子——发现与应用. 北京：科学出版社. 647～684

吴久鸿. 2006. 抗老年性痴呆药物. 见：易杨华，焦炳华. 现代海洋药物学. 北京：科学出版社. 569～577

徐冰心，康健磊. 2005. DMXBA 抗老年性痴呆研究进展. 中国老年学杂志，25（2）：228～230

于瑞莲，王琴. 2002. 河豚毒素的生物合成. 中国海洋药物，（4）：40～42

Azuma R，Minami Y，Satoh T. 1996. Simultaneous determination of GTS-21 and its metabolite in rat plasma by high-performance liquid chromatography using solid-phase extraction. J Chromatogr B Biomed Appl，686（2）：229～234

Azuma R，Komuro M，Korsch B H，et al. 1999. Metabolism and disposition of GTS-21，a novel drug for Alzheimer's disease. Xenobiotica，29（7）：747～762

Bingham J P，Mitsunaga E，Bergeron Z L. 2010. Drugs from slugs-past，present and future perspectives of omega-conotoxin research. Chem Biol Interact，183：1～18

Buccafusco J J，Letchworth S R，Bencherif M，et al. 2005. Long-lasting cognitive improvement with nicotinic receptor agonists：mechanisms of pharmacokinetic-pharmacodynamic discordance. Trends Pharmacol Sci，26：352～360

Buckingham S D，Jones A K，Brown L A，et al. 2009. Nicotinic acetylcholine receptor signalling：roles in Alzheimer' s disease and amyloid neuroprotection. Pharmacol Rev，61：39～61

Cai B，Chen F，Ji Y，et al. 2008. Alpha 7 cholinergic-agonist prevents systemic inflammation and improves survival during resuscitation. J Cell Mol Med 13：3774～3785

Craig S W，Douglas S，Rinchard B，et al. 1999. The T-superfamily of conotoxins. J Bio Chem，274（43）：33664～33671

Cuevas J，Berg D K. 1998. Mammalian nicotinc receptors with α_7 subunits that slowly desensitize and rapidly recover from α-bungarotoxin blockade. J Neurosci，18：8228～8235

Davies P，Feisullin S. 1981. Postmortem stability of α-bungarotoxin binding sites in mouse and human brain. Brain

Res，216：449～454

Ducy P，Desbois C，Boyce B，et al. 1996. Increased bone formation in osteocalcin-deficient mice. Nature，382：448～452

Freedman R，Olincy A，Buchanan R W，et al. 2008. Initial phase 2 trial of a nicotinic agonist in schizophrenia. Am J Psychiat，165：1040～1047

Geffeney S L，Ruben P C. 2006. The structural basis and functional consequences of interactions between tetrodotoxin and voltage-gated sodium channels. Mar Drugs，4：143～156

Goto T，Kishi S，Takahashi，et al. 1965. Tetrodotoxin. Tetrahedron，21：2059～2088

Gray W R，Luque A，Olivera B M，et al. 1981. Peptide toxins from *Conus geographus* venom. J Biol Chem，256：4734～4740

Hagen N A，Souich P，Lapointe B，et al. 2008. Tetrodotoxin for moderate to severe cancer pain：a randomized，double blind，parallel design multicenter study. J Pain Symptom Manag，35 (4)：420～429

Jain K K. 2000. An evaluation of intrathecal ziconotide for the treatment of chronic pain. Expert Opin Inv Drug，9：2403～2410

Kantor Y I. 1990. Anatomical basis for the origin and evolution of the toxoglossan mode of feeding. Malacologia，31：3～18

Kem W R，Mahnir V M，Papke R L，et al. 1997. Anabaseine is a potent agonist on muscle and neuronal alpha-bungarotoxin-sensitive nicotinic receptors. J Pharmacol Exp Ther，283 (3)：979～992

Kem W R，Mahnir V M，Prokai L，et al. 2004. Hydroxy metabolites of the Alzheimer' s drug candidate 3- [(2，4-dimethoxy) benzylidene] -anabaseine dihydrochloride (GTS-21)：their molecular properties，interactions with brain nicotinic receptors，and brain penetration. Mol Pharmacol，65：56～67

Kerr L M，Yoshikami D. 1984. A venom peptide with a novel presynaptic blocking action. Nature，308：282～284

Kitagawa H，Takenouchi T，Azuma R，et al. 2003. Safety，pharmacokinetics，and effects on cognitive function of multiple doses of GTS-21 in healthy，male volunteers. Neuropsychopharmacology 28：542～551

Kohn A. 1956. Piscivorous gastropods of the genus conus. Proc Nat Acad Sci USA，42：168～171

Kuiper G G J M，Enmark E，Pelto-Huikko M，et al. 1996. Cloning of a novel estrogen receptor expressed in rat prostate and ovary. Proc Natl Acad Sci USA，93：5925～5930

Kuramoto M，Hayashi K，Fujitani Y，et al. 1997. Absolute configuration of norzoanthamine，a promising candidate for an osteoporotic drug. Tetrahedron Lett，38：5683～5686

Kuramoto M，Hayashi K，Yamaguchi K，et al. 1998. Structure-activity relationship of norzoanthamine exhibiting significant inhibition of osteoporosis. Bull Chem Soc Jpn，71 (4)：771～779

Mayer A M S，Glaser K B，Cuevas C，et al. 2010. The odyssey of marine pharmaceuticals：a current pipeline perspective. Trends Pharmacol Sci，31 (6)：255～265

McCleskey E W，Fox A P，Feldman D，et al. 1987. ω-Conotoxins：direct and persistent blockade of specific types of calcium channels in neurons but not muscle. Proc Natl Acad Sci USA，84：4327～4331

McGivern J G. 2006. Targeting N-type and T-type calcium channels for the treatment of pain. Drug Discov Today，11：245～253

Meyer E M，Tay E T，Papke R L，et al. 1997. 3- [2，4-dimethoxybenzylidene] anabaseine (DMXB) selectively activates rat alpha 7 receptors and improves memory-related behaviors in a mecamylamine-sensitive manner. Brain Res，768 (1～2)：49～56

Miljanich G P. 1997. Venom peptides as human pharmaceuticals. Sci Med，(Sept/Oct)：6～15

Miljanich G P. 2004. Ziconotide：neuronal calcium channel blocker for treating severe chronic pain. Curr Med Chem，11：3029～3040

Morales L，Pérez-García C，Salas E，et al. 2008. Behavioral and in vitro evaluation of tetrodotoxin tolerability for therapeutic applications. Toxicon，51：1530～1534

Mosher H S，Fuhrman F A，Nakatsuo F，et al. 1964. Tarichatoxin-tetrodotoxin：a potent neurotoxin. Science，144：1100～1110

Nieto F R, Entrena J M, Cendán C M, et al. 2008. Tetrodotoxin inhibits the development and expression of neuropathic pain induced by paclitaxel in mice. Pain, 137: 520～531

Nybakken J. 1990. Ontogenetic change in the conus radula, its form, distribution among the radula types, and significance in systematics and ecology. Malacologia, 32: 35～54

Olincy A, Harris J G, Johnson L L, et al. 2006. Proof-of-concept trial of an alpha7 nicotinic agonist in schizophrenia. Arch Gen Psychiat, 63: 630～638

Olincy A, Stevens K E. 2007. Treating schizophrenia symptoms with an alpha7 nicotinic agonist, from mice to men. Biochem Pharmacol 74: 1192～1201

Olivera B M, McIntosh J M, Cruz L J, et al. 1984. Purification and sequence of a presynaptic peptide toxin from *Conus geographus* venom. Biochemistry, 23: 5087～5090

Olivera B M, Gray W R, Zeikus R, et al. 1985a. Peptide neurotoxins from fish-hunting cone snails. Science, 230: 1338～1343

Olivera B M, McIntosh J M, Clark C, et al. 1985b. A sleep-inducing peptide from *Conus geographus* venom. Toxicon, 23: 277～282

Olivera B M, Cruz L J, de Santos V, et al. 1987. Neuronal Ca channel antagonists. Discrimination between Ca channel subtypes using ω-conotoxin from *Conus magus* venom. Biochemistry, 26: 2086～2090

Olivera B M, River J, Scott J K, et al. 1991. Conotoxins. J Biol Chem, 266: 22067～22070

Olivera B M, Miljanich G P, Ramachandran J, et al. 1994. Calcium channel diversity and neurotransmitter release: the ω-conotoxin and ω-antogonists. Annu Rev Biochem, 63: 823～867

Olivera B M. 2000. ω-Conotoxin MVIIA: from marine snail venom to analgesic drug. *In*: Fusetani N. Drugs from the Sea. Basel: Karger. 74～85

Pavlov V A, Ochani M, Yang L H, et al. 2007. Selective alpha7-nicotinic acetylcholine receptor agonist GTS-21 improves survival in murine endotoxemia and severe sepsis. Crit Care Med, 35: 1139～1144

Rao C B, Anjaneyula A S R, Sarma N S, et al. 1984. Zoanthamine: a novel alkaloid from a marine zoanthid. J Am Chem Soc, 106 (25): 7983, 7984

Rauck R L, Wallace M S, Burton A W, et al. 2009. Intrathecal ziconotide for neuropathic pain: a review. Pain Pract, 9: 327～337

Reistetter R, Lukas R J, Gruener R. 1999. Dependence of nicotinic acetylcholine receptor recovery from desensitization on the duration of agonist exposure. J Pharmacol Exp Ther, 289: 656～660

Rosas-Ballina M, Goldstein R S, Gallowitsch-Puerta M, et al. 2009. The selective alpha7 agonist GTS-21 attenuates cytokine production in human whole blood and human monocytes activated by ligands for TLR2, TLR3, TLR4, TLR9, and RAGE. Mol Med, 15: 195～202

Satin J, Limberis J T, Kyle J W, et al. 1994. The saxitoxin/tetrodotoxin binding site on cloned rat brain Ⅱ a Na channels is in the transmembrane electric field. Biophys J, 67: 1007～1014

Sato K, Akai S, Sugita N, et al. 2005. Novel and stereocontrolled synthesis of (±) -tetrodotoxin from myo-inositol. J Org Chem, 70: 7496～7504

Shi J, Liu T T, Wang X, et al. 2009. Tetrodotoxin reduces cue-induced drug craving and anxiety in abstinent heroin addicts. Pharmacol Biochem Behav, 92: 603～607

Shimohama S. 2009. Nicotinic receptor-mediated neuroprotection in neurodegenerative disease models. Biol Pharm Bull, 32: 332～336

Smith H S, Deer T R. 2009. Safety and efficacy of intrathecal ziconotide in the management of severe chronic pain. Ther Clin Risk Manag, 5: 521～534

Staats P S, Yearwood T, Charapata S G, et al. 2004. Intrathecal ziconotide in the treatment of refractory pain in patients with cancer or AIDS-a randomized controlled trial. J Am Med Assoc, 291: 63～70

Tanahashi S, Iida H, Oda A, et al. 2007. Effects of ifenprodil on voltage-gated tetrodotoxin-resistant Na channels in rat sensory neurons. Eur J Anaesthesiotogy, 24: 782～788

Thinschmidt J S, Frazier C J, King M A, et al. 2005. Septal innervation regulates the function of alpha7 nicotinic receptors in CA1 hippocampal interneurons. Exp Neurol, 195: 342～352

Tsuda K S, Ikuma M, Kawamura R, et al. 1964. T etrodotoxin Ⅶ: on the structures of tetrodotoxin and its derivatives. Chem Pharm Bull Jpn, 12: 1357～1374

Van Haaren F, Anderson K G, Haworth S C, et al. 1999. GTS-21, a mixed nicotinic receptor agonist/antagonist, does not affect the nicotine cue. Pharmacol Biochem Behav, 64 (2): 439～444

Wang Y X, Gao D, Pettus M, et al. 2000. Interactions of intrathecally administered ziconotide, a selective blocker of neuronal N-type voltage-sensitive calcium channels, with morphine on nociception in rats. Pain, 84: 271～281

Wallace M S, Rauck R, Fisher R, et al. 2008. Intrathecal ziconotide for severe chronic pain: safety and tolerability results of an open-label, long-term trial. Anesth Analg, 106 (2): 628～637

Yamaguchi K, Hayama T, Makita T, et al. 1997. Time course of bone biomechanical parameters in ovariectomized mice. J Bone Miner Metab, 15: 138～144

Yeboah M M, Xue X, Duan B, et al. 2008. Cholinergic agonists attenuate renal ischemia-reperfusion injury in rats. Kidney Int, 74: 62～69

Yoshimura F, Sasaki M, Hattori I, et al. 2009. Synthetic studies of the zoanthamine alkaloids: the total syntheses of norzoanthamine and zoanthamine. Chem Eur J, 15: 6626～6644

Zoltewicz J A, Prokai-Tarai K, Bloom L B, et al. 1993. Long range transmission of polar effects cholinergic 3-arylidenean abaseinses. Heterocycle, 35: 171～179

第三部分
海洋药物研究前瞻

9 海洋药物研究发展趋势

数千年前，人类就认识到海洋生物的药用价值，并在漫长的历史发展过程中不断地进行应用和探索，为近代和现代海洋药用生物的应用开发积累了宝贵的经验。从 20 世纪 50 年代发现第一个海洋天然产物以来，国际现代海洋药物的研究发展迅猛。在近代和现代科学技术的推动下，海洋天然产物研究取得了令人瞩目的成就，在半个多世纪的发展过程中，已发现 20 000 余种新化合物，其中已有数十种化合物发展成了药物或药物先导化合物，为现代海洋药物的发展奠定了物质和技术基础（Hwang et al. 2010；Mayer et al. 2010；Rahman et al. 2010；Villa and Gerwick 2010；Williams et al. 2010；Blunt et al. 2009；Chakraborty et al. 2009；Molinski et al. 2009；Pattan et al. 2009；Singh et al. 2008）。但反观历史，分析现状，不难看出，海洋药物的发展受到许多不利因素的限制，如样品采集困难、天然产物微量存在、化学结构复杂、难以获得大量药源等，制约了海洋药物的发展，特别是药源问题一直是海洋药物发展的“瓶颈”因素。此外，现代海洋药物学科发展的历史较短，先进方法、技术的运用与嫁接相对滞后。为了解决这些问题，人们进行了坚持不懈的努力，探讨了各种解决方案和途径，并拓展了海洋药物研究的新资源，探索了海洋天然产物研究和药物开发的新技术，为未来海洋药物的发展探索了新途径。

纵观海洋药物研究的发展过程和现状，可以预测，未来海洋药物研究开发的趋势是：①探讨解决药源问题的方法和途径将是今后海洋药物研究的重要课题；②从海洋生物中寻找活性化合物依然是海洋药物研究开发的主要内容；③重要海洋天然产物的化学修饰及全合成仍然是获得新药先导化合物的重要手段；④开拓微生物资源、微藻资源、深海生物资源等新的资源领域，特别是微生物资源将成为海洋药物研究开发的热点；⑤运用高新技术和新的研究思路，特别是运用基因工程等技术，将是今后海洋药物研究开发的重要技术支撑。

9.1 海洋药物的药源问题解决途径

面对药源问题的挑战，各国科学家进行了积极的尝试和探讨。围绕药源问题，药学、化学、生物学、分子生物学等各个学科及相关技术逐步渗透到海洋药物研究开发中，为海洋药物学的发展带来了旺盛的生命力。近十几年来，从不同角度和层次探讨了药源问题的解决途径，包括：通过化学全合成获得目标化合物，从自然资源中采集药源生物提取活性物质，运用海水养殖技术培育药源生物，利用发酵工程对药源微生物进行大规模发酵，利用基因工程克隆、转导、表达药源基因，运用细胞工程及生物反应器技术培养药源生物细胞等，并取得了一定的进展（Fusetani 2010；Wijffels 2007）。就海水养殖技术来说，这是一条生产药物先导化合物很有前景的途径。实际上，在 40 年前就有一家制药公司通过养殖柳珊瑚 *Plexaura homomalla* 获得大量的前列腺素。1986 年有人提出在海洋中种植药物这个问题，此后，Mendola（2000）等研究组进行了尝试。

近 20 年来，人们对海绵、草苔虫、海鞘、海藻等药源生物进行了人工养殖试验，取得了一些令人欣喜的进展。但是，需要说明的是，运用海水养殖技术培养海洋生物以获得具有生物活性的化学成分，除了技术可行性问题以外，还有成本问题，以及这种努力是否有潜在的价值等问题。有些海洋生物，特别是海洋无脊椎动物目前尚难进行大规模人工养殖，且养殖生物的活性化合物含量往往比自然资源的低，且不稳定（Mendola 2000）。由于这些限制，人工养殖药源生物还未获得令人十分满意的结果。此外，尽管某些海洋生物细胞在实验室能被培养，但进行大规模培养以获取活性化合物目前尚无成功的例子，由此可见细胞工程技术更有待于进一步发展。目前，虽然对功能基因进行的克隆与表达仅限于肽及蛋白质（酶）等物质，但这已给运用基因工程技术获取海洋天然产物带来了曙光。

9.1.1 药源解决途径的探索

针对药源问题，人们进行了许多探索性研究。例如，来源于海绵 *Halichondria okadai* 及 *Lissodendoryx* sp. 的聚醚大环内酯类化合物 halichondrin B，来源于草苔虫 *Bugula neritina* 的复杂聚酮大环内酯化合物 bryostatin 1，来源于海鞘 *Ecteinascidia turbinata* 的四氢异喹啉类生物碱 ET-743 都作为抗肿瘤药物进入临床研究，但都存在药源供给问题，近些年。人们进行了许多尝试，试图寻找到可行的解决方案。

9.1.1.1 Halichondrin B 药源解决方案

Halichondrin（软海绵素）(图 9-1）是从软海绵 *Halichondria okadai* 及 *Lissodendoryx* sp. 等中分离得到的一类聚醚大环内酯类化合物，结构新颖，具有强细胞毒活性。其中，halichondrin B 和 isohomohalichondrin B 活性显著，已进入了临床前研究阶段，具有抗肿瘤药物的开发潜力。但是，这类化合物结构复杂，自然资源有限，使得大量化合物的供给成为问题。获取 halichondrin 的可能途径有以下几种。

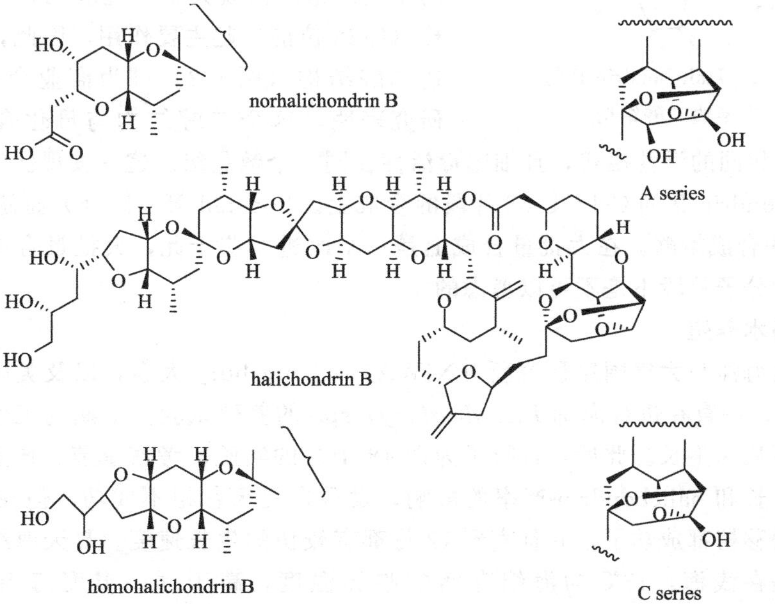

图 9-1　Halichondrin

(1) 从自然资源中获得

Lissodendoryx sp. 是一种稀有的深海海绵，仅在新西兰的南岛东岸 Kaikoura 半岛水深 80～100 m 处发现该种海绵（Hart et al. 2000）。1993 年利用 ROV 和水相照相机展开了系统的海洋环境调查，确定了这种海绵仅分布在不足 5 km^2 的海域范围内，平均生物量和丰度为（69±21）g/m^2，分布密度为（1.1±0.1）个海绵体/m^2。这次调查结果表明，海绵 *Lissodendoryx* sp. 的资源总量仅为（289±90）t，很显然，从自然界采集该海绵获取足量的 halichondrin 以形成商业规模是根本不可能的。经过环境评估后，政府部门只允许采集 1000 kg 的此种海绵。要获得足够的 halichondrin 以便进行临床研究，则至少需要 15 t 海绵，考虑到该海绵的生物总量如此之少，这种采集不可能获得批准。

(2) 化学合成

对 halichondrin 进行全合成是获得大量 halichondrin 的另一条可选择的途径，但这不是一项简单的工作。Kishi 研究组首次报道了化合物 halichondrin B 和 norhomohalichondrin B 的全合成（Aicher et al. 1992）。尽管其全合成是从一个已知绝对立体构型的廉价化合物出发的，但却要经过 100 多步反应。进行大批量的合成是成本的竞争，相对于大量提取来说，需要对合成产物进行一系列的提纯精制。多个研究组（Salomon、Horita、Yonemitsu 和 Burke 等研究组）为化合物 halichondrin B 的全合成做出了重要的贡献（Norcross 1995）。

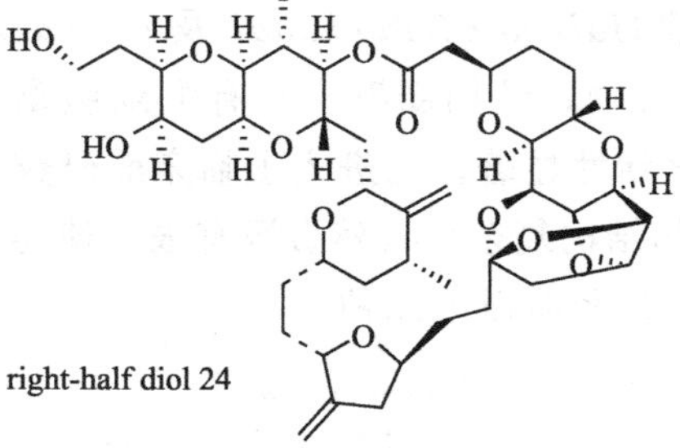
right-half diol 24

图 9-2 Halichondrin B 的右半边二醇结构

利用全合成途径提供化合物 halichondrin B 作为商业用途是不可能的。并不是所有的化合物都可以进行大量合成的，这是由于许多化合物骨架结构复杂，或立体构型需要控制，或两者兼而有之。Halichondrin 骨架结构恰恰具有这两方面的不利因素。构效关系研究表明，右半边分子结构（C-38 位前）起主要作用，因此，只合成右半边二醇结构（图 9-2）可为商业合成提供可能。研究表明，这个二醇结构与母化合物 halichondrin B 具有相同的活性模式，且细胞毒活性在同一个数量级。这一发现促使合成研究集中在 halichondrin B 的 C-1～C-38 片段的合成上。Fodstad 等（1996）报道了 C-14～C-38 片段新的合成策略，在大批量合成上是一个改进。鉴于此，大批量合成堪与母化合物相媲美的分子片段不是不可以考虑的。

(3) 海水养殖

新西兰海洋与大气国家研究所（NIWA）、Canterbury 大学，以及美国国家癌症研究所（NCI）一直在进行海绵 *Lissodendoryx* sp. 的养殖试验。早期的工作确定，小规模的移植可快速生长。此后，进行了为期 18 个月的实验，考察季节、地点、位置和深度对海绵生长和 halichondrin 产率的影响，发现在夏天移植不成功，但在冬天（4 月）所有位置的移植都成功了，并且直到 12 月都有较快的生长速度。夏天海绵的死亡率较高，特别是在浅海，18℃ 为海绵存活的临界温度，高于这一温度海绵就不能存活（Dumdei et al. 1998）。这项研究还确定了 halichondrin 的产生条件，尽管养殖海绵的

halichondrin 总含量没有野生海绵的高，但还是很可观，halichondrin 每千克产率为野生海绵的 30%～60%。

Halichondrin 的需求是克级，甚至是千克级，而不是毫克级，因此，通过养殖来获取大量 halichondrin 必须考虑到这一点。早期的研究表明，小规模的养殖试验非常成功，海绵能持续产生一定量的 halichondrin。1997 年启动了模拟商业生产条件的养殖计划，尝试了一系列培养方式，如笼箱、浮筏、网袋和圆盘养殖，都是 10 m 水深（Munro et al. 1999）。结果发现，在浮筏和圆盘上培养的海绵生长情况不好，生物污着是个大问题。开始时，笼箱养殖海绵的生长情况最好，但最终还是网袋养殖的综合效果最好。这种养殖方式也可进行机械化操作，易于构建大规模的养殖系统（Munro et al. 1999）。

这些早期的研究首次检验了海绵代谢产物商业生产的可能性，证实了海绵养殖是获得药源生物资源可行也是可靠的选择之一。先前曾估计在 100 m 长的区域中可养殖 5 t 海绵（Dumdei et al. 1998），然而这一估计是基于使用扇贝笼箱来养殖的。使用长型笼箱系统可以提升生产量并增加经济收入，从而能够得到足够的 halichondrin 推向临床。人工养殖的最大问题是，海绵 *Lissodendoryx* sp. 的养殖能否扩大到商业规模（1000～5000 t/a）。

(4) 组织细胞培养

海绵细胞培养也被考虑作为 halichondrin 的来源之一。构建长期连续的海绵细胞系仍处在探索阶段。有人指出所谓长期培养的“海绵细胞”可能是赝品，实际上是海洋真菌（如 thraustochytrids)(Rinkevich 1999)。如此，希望通过组织培养途径来解决药源问题是不现实的。

(5) 基因克隆与表达

要进行功能基因克隆与表达获得目标化合物，首先要确定活性化合物的功能基因簇，而这需要鉴定产生该化合物的生物体。有人认为海绵中的共生微生物可能是 halichondrin 的生产者，然而，对海绵 *Lissodendoryx* sp. 初步的细胞分离研究表明，halichondrin 的产生与海绵细胞有关（Rinkevich 1999)。有关研究尚在进行中。

9.1.1.2 Bryostatin 1 药源解决方案

Bryostatin 1 是一种来源于草苔虫的草苔虫素，为复杂的大环内酯化合物，在 20 世纪 80 年代中期进入临床前研究。在美国国家癌症研究所（NCI）和化合物发现者所在的亚利桑那州立大学肿瘤研究所进行的活性测定表明，该化合物具有显著的体外抗肿瘤活性。该化合物结构复杂，难以通过化学合成的方法解决药源供给问题。Bryostatin 1 唯一的来源是一种营固着生活的草苔虫 *Bugula neritina*，分布稀疏，生命短暂（短生)。这种树枝状的草苔虫是一种在世界温带海洋中普遍存在的污损生物。然而，只有加利福尼亚和科尔特斯海（the Sea of Cortez）的少数种群中的化合物在分子的 C-20 位含有辛-2，4-二烯酸酯，这将 bryostatin 1 与在 *Bugula* 其他种中发现的 17 种同系物区别开来。NCI 支持 bryostatin 1 的临床研究，提出有必要找到该化合物可靠的、可再生的来源。也许目前的海水养殖技术可用于草苔虫 *B. neritina* 的生产，或者在容器中，或者在海洋中，以获得大量的化合物。

（1）实验室培养

NCI启动了草苔虫 *B. neritina* 养殖的可行性探索项目，在加利福尼亚圣地亚哥北35英里①处的 Augu Hedionda Lagoon 海岸实验室中进行试验。先从含有 bryostatin 1 的草苔虫 *B. neritina* 种群中采集 20 kg 携卵亲本运至实验室。第二天早晨，在明亮的阳光照射下，看到成千上万的 100 μm 大小的幼虫朝着阳光的方向在水面游动。用虹吸管将幼虫转移到培养槽中，槽中装有不同类型的塑料、陶瓷或其他材料的固着板，幼虫可依其特殊的喜好固着在板上。几小时后，幼虫变态形成孢子，以无性出芽方式产生第二代草苔虫群体。

实验发现，大多数幼虫都寻找各自的同伴，而不是随机附着在板的表面。仅在槽中某些部位和一些板上看到大的球形幼虫体附着在其他幼虫的上面，这种聚集现象是一种依靠信息素的亲缘识别行为（Keough 1986）。许多幼虫聚集在同一个地方对其适应环境而得以生存具有重要的意义。然而，对于海水养殖而言，不希望这些有特殊用途的幼虫聚集，而应散布在所有固着板上。幼虫的分散问题成为草苔虫养殖的第一个技术挑战。借鉴对虾幼虫空气分散技术并加以改进，解决了部分问题。使用多孔的 PVC 塑料作为固着板，幼虫寻找各自的小孔作为避难所，从而分散分布在板的表面。

下一个问题是食物系统。自然界给每一个 *Bugula* 幼虫提供了足够的能量储备，可维持其生存 1～24 h，使其在生物强迫力作用下附着在一个硬质基质上并变态成孢子。孢子未形成自己的摄食附器系统，而第二代以后都有摄食附器系统。第一代出芽生殖繁殖出第二代，第二代出芽生殖繁殖出第三代，依此类推，每一代都形成一个环状的触手，即触冠，能有效地捕获浮游生物。当众多的虫体繁殖成一定的形态时，就形成捕食器官，能从流动的海水中捕获浮游植物和浮游动物。如此，大量的种群快速生长，这正是大规模海水养殖所需要的。

被摄取的浮游生物细胞在大约 20 min 就穿过短的肠道，因此，要满足大量虫体的摄食需要，就要培养大量的浮游植物。为此，要用薄而透明的玻璃纤维构成的大圆柱形“太阳能管”来培养浮游植物（5～8 种）。正如开始时所担心的，为了满足不断增长的草苔虫种群的摄食需要，浮游植物的培养成了草苔虫养殖的主要工作。尽管将人工饵料混合到浮游植物中减缓了浮游植物培养的压力，但 6～8 个月后，还是不能满足草苔虫正常生长的需要。在收获期，培养槽中的草苔虫种群没有健康的外观和自然的颜色，且只含有相当少的化合物 bryostatin 1（2～14 μg/g 干重，而野生种群平均为 13～15 μg/g 干重）。

（2）海上养殖

在实验室培养槽中未获得理想的结果，推想海洋自然环境才是草苔虫生长真正所需的，因此构想并设计了在海洋中养殖草苔虫的技术系统。为此构建了一个 7 m 长的培养箱，可嵌上 200 m^2 的多孔 PVC 塑料平板，能供成千上万的苔藓虫栖居。将该模型安放到离海岸 1 km 远、水深 40 m 的海区，悬在 12 m 的深度。在实验室孵化槽中经过 3～6 周的预培养后，聚满草苔虫的 15 个平板由潜水员转移到海中的模型中，开始草苔虫种群的大规模繁殖。

4 个半月后，收集生长最好的 6 个平板。结果令人高兴的是，生物量超过预期的目标（平均生物密度为湿重 2.88 kg/m^2）。Bryostatin 1 的含量为 3～14 μg/g 干重，平均

---

① mile，1mile=1609m。

为 7.5 μg/g 干重，相当于野生种群的一般水平。

在海洋中进行的试验表明，海洋自然环境的确能够提供实验室条件下所不能提供的条件。从养殖的草苔虫中获得 bryostatin 1 的产量尚有提高的空间，随着草苔虫生长期的延长，将产生更多的 bryostatin 1。计算表明，理论上从 20 个平板上就可收获大约 0.2 g 纯的 bryostatin 1。依据该化合物的效价，从养殖草苔虫中得到的化合物每年可治疗 100 个白血病患者（按Ⅰ期临床每周剂量 25 $\mu g/m^2$ 体表面积计）(Jayson et al. 1995)。

海上试验初步表明，总体来说，在海洋中进行大规模商业化草苔虫养殖以获取化合物 bryostatin 1 是基本可行的。但是，养殖过程中涉及的影响因素很多，要获得稳定的、经济的草苔虫资源，还需要面对诸如工序复杂、成本高、自然环境变化等不利因素的影响。整个养殖采收过程涉及培养箱和隔板等设备的制造、运输、固定、防护，草苔虫的采苗、预培养、生长和采收，化合物的提取、纯化等步骤，导致较高的生产成本。海流、风浪及气候变化特别是厄尔尼诺现象还会造成一定的经济损失。例如，在 20 世纪 90 年代前半期，加利福尼亚南部的厄尔尼诺现象带来的暴雨将大量的淤泥冲进近岸海水中，覆盖在草苔虫养殖箱上，严重破坏了草苔虫种群。在 1994—1995 年的厄尔尼诺现象，使 La Jolla 海湾的海水表面温度升高了 5℃，并影响到水下 15 m 处的水温，破坏了底层水体的营养循环，直接或间接地影响到草苔虫的正常生长，甚至使之死亡。

很可能由于 bryostatin 本身的毒性，目前所知的对成年草苔虫种群造成伤害的捕食者或病害很少。然而，在养殖过程的早期，刚刚附着的草苔虫种群却易受到伤害。在加利福尼亚海域，两种捕食性的裸腮亚目动物（*Polycera atra* 和 *Hermissenda crassicornis*）喜食草苔虫幼虫。鉴于此，在草苔虫孵化过程中，需要特别注意将草苔虫幼虫与共存的裸腮亚目动物幼虫分开。

上述表明，草苔虫成功的养殖技术是无可争议的。与从自然资源中采集相比，在加利福尼亚海域养殖草苔虫 *B. neritina* 的成本不是不可以控制的。但问题是，一个制药公司能否依靠海水养殖生产的药物来供给世界医药市场？制药公司对药源生物的养殖技术并不熟悉，况且养殖技术本身还存在着风险，因而不敢贸然投资。化合物 bryostatin 1确实具有良好的抗肿瘤活性，但能否成为真正的临床药物其前景尚不十分清楚。而且，在探讨草苔虫养殖技术的同时，还有人正在对通过共生菌发酵生产 bryostatin 1 及运用基因工程技术解决药源问题进行探讨。鉴于这些情况，草苔虫养殖技术能否真正应用于商业化生产，值得期待。

9.1.1.3 ET-743 药源解决方案

ET-743 是来源于海鞘 *Ecteinascidia turbinata* 的四氢异喹啉类生物碱，作为抗肿瘤药物进行了临床研究。由于该化合物结构复杂，通过化学合成成本太高，限制了其商业应用。ET-743 的药源生物是加勒比海鞘 *E. turbinata*，其自然资源分布稀少，且对自然环境敏感。Mendola (2000) 提出了用海水养殖技术获取药源生物的解决方案。

(1) ET-743 的药源生物海鞘 *E. turbinata*

海鞘 *E. turbinate* 属于被囊动物（ascidian)，生活在水深 0.3～12 m 处，最典型的分布地带为水深 1～3 m 处，常固着于红树林的根部，柳珊瑚、海绵和珊瑚礁的石灰石基质上，以及一些人工设施上，如绳子、船坞、木桩等。该海鞘广泛分布在佛罗里达暗礁、巴哈马群岛、墨西哥海湾和加勒比海，但是只在佛罗里达暗礁和巴哈马群岛的一些地带大量分布。该种海鞘群居生活，众多的个体通过短的匍匐枝连成丛生群落。海鞘个体一般长 0.5～2 cm，直径为 0.25～0.75 cm，每个群体一般由 50～200 个个体聚集而成。每个海鞘的体表覆盖着一层透明的膜，其自由端有两个开口，海水由此进出体腔（Lyerla et al. 1975）。海鞘是一种滤食性动物，主要滤食直径只有几微米的浮游生物。海鞘是一种两性生物，大部分种群主要在 3 月末到 4 月或 5 月繁殖。每一个海鞘个体可产生几十个幼虫，只有两三个幼虫能长大成熟。健康的海鞘体表没有附着生物，通过脱落被膜物质维持干净的体表。海鞘常常与其他的大型生物（主要是水螅虫、海绵和其他的海鞘）生活在一起。在海鞘体内没有发现光合共生菌，但在体表和体内发现了微生物，尚未知是否与海鞘存在共生关系（Mendola 2000）。从加勒比海不同地点采集海鞘样品，其提取物中都含有四氢异喹啉生物碱类化合物 ecteinascidin。其中，化合物 ET-743 作为抗肿瘤药物已进入了临床研究。临床前和临床研究使用的 ET-743 是从自然资源中广泛采集获得的，但这显然会对环境造成破坏。

(2) 海鞘 *E. turbinata* 的海水养殖

在佛罗里达暗礁进行的养殖研究表明，在环境可控的养殖槽中和海洋中确实可进行 *E. turbinate* 的养殖。第一步采集受精的野生亲本，待排卵孵化成幼虫后，将海鞘幼虫（50 000 多个）转移到孵化室的养殖槽中，在不同的支撑材料上固着，然后在实验室和海洋中进行养殖试验。试验表明，在实验室和海洋中，海鞘幼虫能够在各种不同的材料上固着，并繁殖成含有 ecteinascidin 化合物的种群。

第二步主要是放大培养。在第一步试验中，在海洋中只进行了小规模的养殖实验，而在第二步试验中，建立一个具有绳子网格（10 m）的养殖槽，固定上已孵化的海鞘幼虫，投放到海水养殖区中。试验表明，1 kg 野生的幼虫，经过 60～90 天的试验就得到了 50～60 kg 的海鞘。每段 1.5 m 长的绳子在收获期（从 2～3 周到 4～6 周不等）的平均产量接近 500 g。在海水中养殖是很成功的，也是可行的，这为商业化大规模生产奠定了技术基础。

在实验室养殖槽中进行的养殖试验也获得了成功。尽管在养殖槽中海鞘的成熟期更长，但产量是高的，表明这一方法也是扩大化生产的可行选择。分别对在实验室和海洋中培养的海鞘进行分析，发现其化合物 ET-743 的含量及样品间的差异与野生样品的相似［(0.015±0.010)%干重生物量］。

9.1.1.4 药源生物养殖的可行性

海绵、草苔虫和海鞘的养殖试验表明，运用现代海水养殖技术生产药源生物以提供药物，在技术上确实是可行的。目前看来，无论是 halichondrin B、bryostatin 1，还是 ET-743，运用化学合成或其他生物技术（如发酵技术）来生产在经济上都是不可行的，唯有采集自然资源和海水养殖是可能的选择。

不管这些药物选择什么样的来源，应该能够满足需求量，来源稳定可靠（年复一年），而且成本低。海水养殖和自然采集的可靠性都受到不确定的自然因素的影响。然而，对于养殖来说，可采取措施更好地避免不利因素的影响。例如，将养殖区设在远离风暴可能的路线、厄尔尼诺环流及其他不利区域，从而使海水养殖比自然采集更具有现实意义。

对化合物 halichondrin B 来说，在探讨 halichondrin 的大量供给问题时，首先假定这类化合物可开发成抗肿瘤药物。考虑到化合物 halichondrin B 的临床作用及其给药方式，临床试验需要约 10 g，临床应用则需要 1～5 kg/a。而目前，世界上能提供化合物 halichondrin B 和 isohomohalichondrin B 的量分别只有 300 mg，这需要从 Kaikoura 半岛采集 1000 kg 的海绵 *Lissodendoryx* sp.。这在自然资源中是不可能满足的，海水养殖将可能是一条可行的途径。

对化合物 bryostatin 1 来说，其最终的需求量现在尚未可知。就治疗各种类型的白血病来说，估计每年就需要 50～100 g。当化合物 bryostatin 作为一种辅助治疗药物，与其他任何一种抗癌药物联合使用时，其需求量将显著增加，每年可高达几百至上千克。自然采集能否满足这些需求量？以 1988 年 NCI 获取化合物 bryostatin 为例，用了近两年的时间，大规模采集加利福尼亚南部草苔虫资源，获得含有 bryostatin 的生物样品 13 000 kg，经溶剂提取和化学分离，仅得到 18 g 药物（Cragg et al. 1997）。这表明，就算从自然资源中获得 50 g 的药物，也需要寻找新的含有 bryostatin 1 的草苔虫资源，而海水养殖或其他生物技术将可能弥补这一需求的不足。

对化合物 ET-743 来说，假如还没有开发出经济上可行的化学合成技术，为了获得商业规模所需的生物量和药物，海水养殖（海洋中和实验室中养殖相结合）在逻辑上是唯一可行的选择。考虑到自然环境中药源生物资源稀少，其栖息的环境具有生态敏感性，那么资源国许可大规模的采集以满足每年对药物的商业需求（1000 g 以上的药物，来源于 1000 t 以上的生物量）是值得怀疑的（Mendola 2000）。

依据已有养殖试验结果，可以估算商业规模的海水养殖成本。这些物种的海水养殖成本相对于大规模自然采集来说是具有竞争力的。然而，成本是可以比较的，但对环境的影响却是不可估量的。因此，对这些具有开发潜力的抗肿瘤药物来说，持有许可证的开发者必须决定海水养殖是否可作为药物来源的选择。

对于任何一个来源于大型海洋生物的先导化合物来说，其来源总是个问题，除非其来源确实可通过经济的、可行的方式解决，否则开发新的海洋药物就无从谈起。经上述实例分析可以看出，复杂、微量的高活性海洋天然产物，其来源可通过多种途径解决，如海水养殖就是一条值得探讨的可行途径。

9.2 海洋药物研究开发的新资源与新技术

纵观海洋药物的发展历史和趋势可以预见，开辟新的资源领域，探索新的方法和技术，将是未来海洋药物研究开发的可行对策。运用生物系统筛选技术，结合海洋生物基因组学、蛋白质组学、生物组合化学等学科和技术，发现具有真正开发应用价值的药用资源，将是未来海洋药物研究开发的战略方向。

9.2.1 海洋药物研究开发的新资源

到目前为止，为寻找药物，海洋天然产物研究几乎涉及所有海洋生物种类，但进入临床或在临床前研究的海洋天然产物绝大多数分离自海洋无脊椎动物，特别是海绵、珊瑚、海鞘、海兔、苔藓虫等。传统上易于采集和处理的海洋生物多已进行了充分研究，从中寻找新的生物种类、分离新的化合物和发现新的活性先导化合物已日益困难。因此，开拓海洋生物新的资源研究领域、采用新的研究方法和技术、探索新的研究思路，对未来海洋药物研究和开发具有重要的战略意义。可以预见，人们尚未触及、尚未充分研究或尚未有条件和相应技术进行研究与开发的海洋药物资源将成为未来研究开发的热点，特别是微生物资源（详见10.1节）、极端环境生物资源、深海生物资源等将是海洋药物研究开发的新资源领域。以下以深海生物资源为例，介绍药用生物新资源的发现和开拓。

9.2.1.1　深潜技术与深海生物资源探测

人类探索自然的能力随着科学技术的发展不断提高，对自然的认识也不断深入。远古以来，人类在海岸边依靠简陋的工具捕获鱼类等海洋生物。渔具的发展大大提高了捕获海洋生物的效率。大约在40年前，出现了可靠的潜水水下呼吸器，而在此之前，人们对海洋生物采集的方式还仅仅限于人工潜水。各种潜水设备的发展，如佩戴水下呼吸器SCUBA，使得潜水的深度达到几十米（图9-3）。

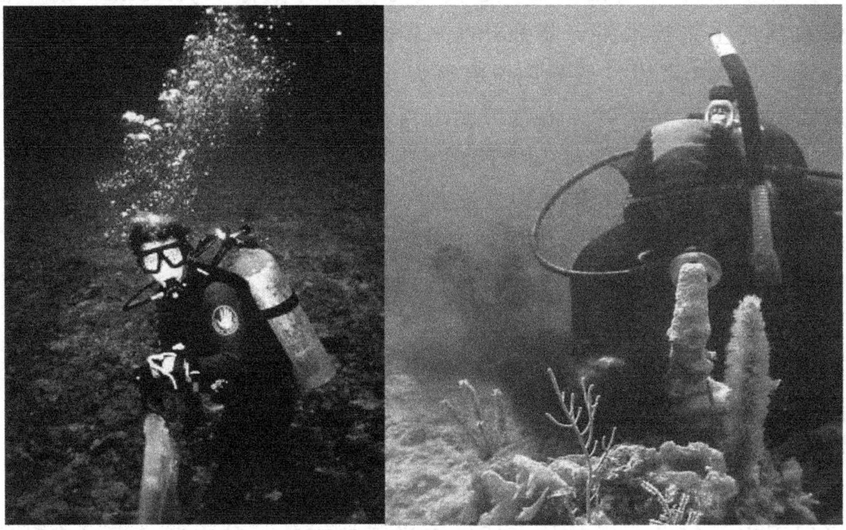

图9-3　佩戴水下呼吸器SCUBA潜水采样（见彩图）

随着科学技术的发展，特别是深海采集和深海探测技术与设备的发展，使得开发海洋极端生物资源已经成为可能。深海采集可以通过挖掘和拖网等手段获得，但是这些方法具有破坏环境和采样无选择性等缺点，现在可以通过使用人工操纵的潜水器（图9-4）和遥控潜水器来克服。目前的深潜器可达深海几千米，甚至万米深渊区。要在深海生物资源研究与开发方面取得进展，首先要在深海探测技术（如深潜器技术）方面取得突破。日本海洋科技中心研制的“海沟号”无人驾驶潜艇，曾到达过世界最深的马里亚纳海沟。这艘潜艇配备有两个采样用的机械臂，日本凭借该设备取得的深海细菌样品，已用于新型药物的研究开发。

随着深海探测技术的发展，使得人们不断探索未知领域，直至被视为无底深渊的深海。在深海环境中，随着水深的增加，压力同时增加，深海水温降低至0～4℃。以往人们认为，几百米水深的深海环境就不可能有生命存在，这一认识随着深海探测技术的发展逐步改变。1977年在东太平洋发现了深海热泉，同时在热泉口发现此前人类一无

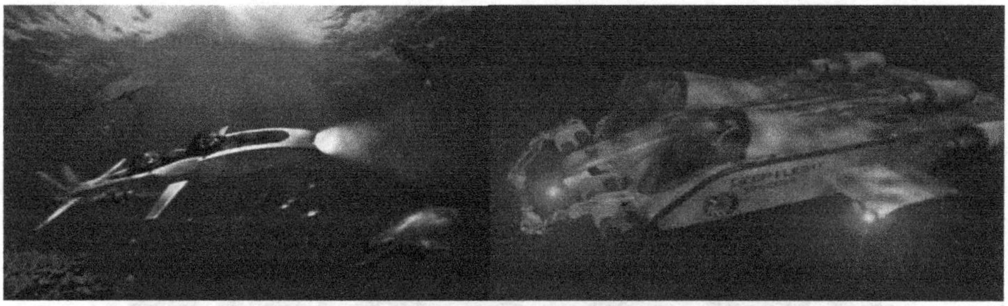

图 9-4　深潜器（见彩图）

所知的特殊的生物类群，这些类群具有复杂的生态系统（李新正 2008）。美国、法国和墨西哥联合科研小组利用载人潜水器（Alvin）对加拉帕戈斯裂谷（Galapagas raft）和北纬 21°东太平洋海隆的顶部进行考察，发现了海底热泉生物群落，为海洋生物的研究翻开了新的一页。1984 年美国制订了海底火山考察计划（VENTS Program），在对温度高达 400℃的海底火山喷发物的研究中发现，几乎所有的热泉周围都存在着生命。2001 年科学家们发现在寒冷的北冰洋水面下从格陵兰岛北部到西伯利亚纵横 1770 km 的 Gakkel 屋脊（全球海屋脊中最深及最遥远的地方）中也存在着深海热泉及热泉生物。这一发现进一步表明深海热泉生物在地球上存在的广泛性。对热泉及热泉生物的调查研究表明，深海环境的分布具有许多特点，促使人们对深海展开了更深入、更系统的调查。

9.2.1.2　深海生物资源特性

深海环境的特殊性使得深海生物进化演变出了一系列特异功能，以适应这种深海环境。由于阳光最多只能穿透至水下约 200 m，故水深大于 200 m 的区域基本没有植物光合作用存在。深海包罗了高压、高温、低营养、低温、缺氧和无光照等极端环境。近 30 年来，在以往被人们认为是生命禁区的极端环境中，发现了大量深海生物包括微生物的存在，甚至在万米海沟中也有发现。深海底栖动物的一个特点是种类丰富多样，深海鱼类就有角、宽咽鱼、深海鳗和其他多种鱼类；无脊椎动物主要是甲壳类（如等足类、端足类）、多毛类和棘皮动物等；还有一些如玻璃海绵纲、深海海参纲等真正土生的深海动物种类；也存在着如有柄海百合、腕足动物等很多“活化石”种类。深海物种的多样性还体现在许多没有眼但具有其他发达的感观探路和摄食能力的深海动物上，以及因生物体中发生的特定生化反应而进行发光的深海荧光生物（图 9-5）。深海（特别是深渊和超深渊）底栖动物的另一个特点是土著种的比例很高，有的类别中 2/3 以上是深海特有种。例如，具有钙质外壳的浅水有孔虫在深水被具有蛋白质成分的沉淀颗粒组成的外壳所取代；在浅水区软体的海绵和钙质的海绵，在深水区也多半被具有硅质骨针的玻璃海绵所取代。在近 20 年中，仅在海底热泉口发现的生物群落，已鉴定出超过 20 个新科或亚科、50 个新属和上百个新种。科学家估计，在深海底部可能有约 100 万个未被描述的物种（李新正 2008）。有证据表明，在深度达 2000 m 以上，直至超过 6000 m 水深的深海中也有很多生物种类，即使在 10 000 m 水深的超深渊处，也发现有海葵、海参、多毛类、等足类、端足类、双壳类等底栖类动物存在，可见压力和低温并不是海洋生物生存的障碍。

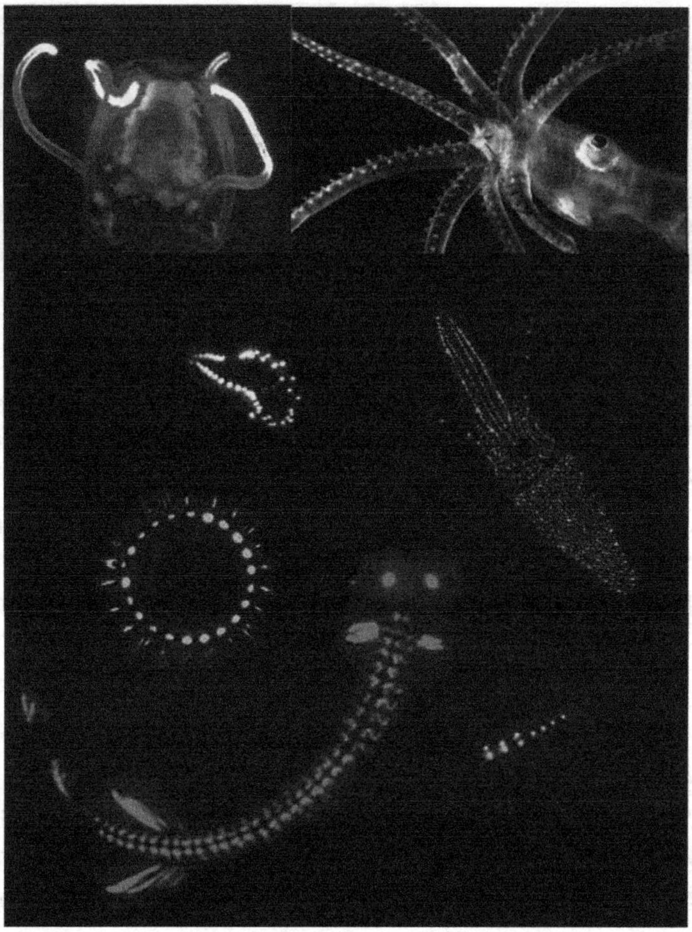

图 9-5　深海荧光生物（见彩图）

深海特殊的环境造就了独特的深海生态系统。例如，在深海热泉生态系统中，微生物是初级生产者，能将热泉（图 9-6）喷发物中的无机物通过化能自养的方式转变成有机物，开始热泉生态系统的物质和能量循环。许多热泉生物通过体内的共生微生物提供的有机物繁衍生息，由此构成庞大的热泉生态系统。例如，一种无嘴、无眼、无胃的管形虫（图 9-7），依靠共生微生物生存，共生微生物将热泉喷出物转化为有机物，为管形虫提供物质和能量，并由此形成热泉生态系统。

9.2.1.3　深海生物资源的开发前景

深海生物群落的发现改变了传统的深海环境下无生命存在的认识。需要特别指出的是，栖息于深海无光、高压、低温、高温（热泉）、有毒等特殊环境的各种生物形成了与极端环境相适应的、与陆地生物和普通海洋生物完全不同的特殊生存机制，拥有独特的生理机能和生物活性物质，其中不乏特殊结构和功能的代谢产物，对于海洋新药的开发具有十分诱人的前景，将是未来海洋药物研究开发中具有巨大开发潜力的新资源领域。

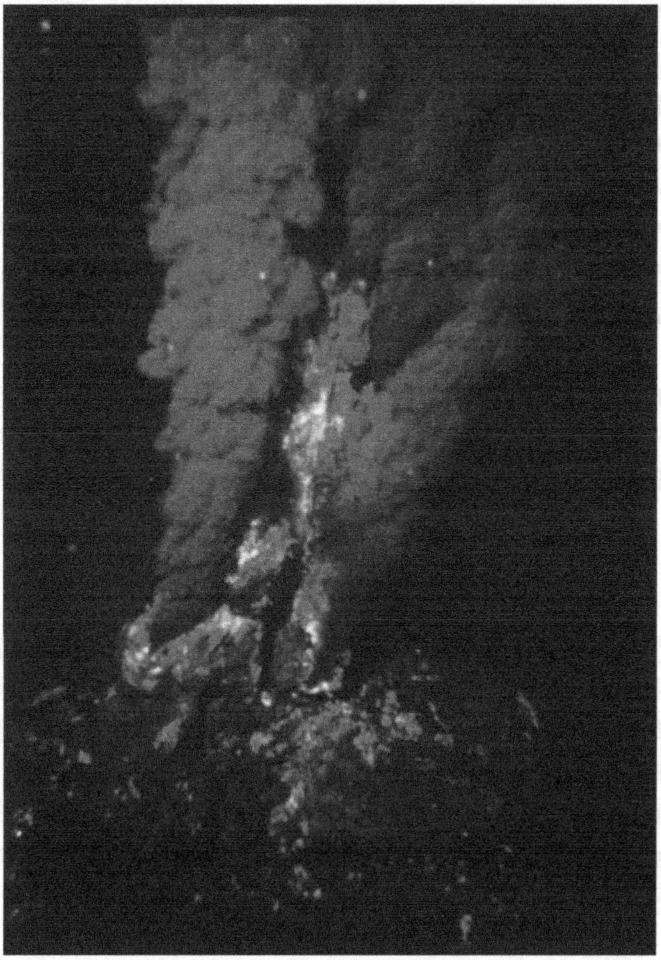

图 9-6 深海热泉（见彩图）

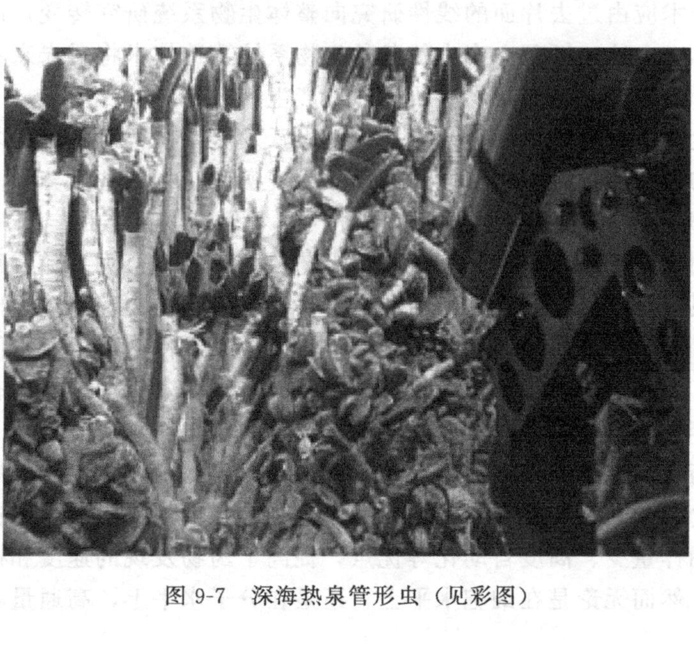

图 9-7 深海热泉管形虫（见彩图）

在深海生物资源中，深海微生物是最具开发价值的资源领域之一。对其研究的重点包括：在极端环境下海洋微生物的代谢途径与特性，极端微生物中的特征蛋白结构与功能，以及深海极端海洋微生物菌种资源库的构建。深海微生物的研究对探索生命本质和生存极限具有重大的科学意义，对医药、化工、环保及国防等领域的发展也将具有重大的现实意义和深远的历史意义。

除生物资源外，深海同样蕴含着巨大的基因资源，在医药开发、基因疗法、工业应用、环境保护等领域具有潜在的重大应用价值，已成为具有商业开发前景的深海资源之一。目前，一些沿海发达国家已开始了深海生物基因资源的开发应用研究。例如，日本近年来启动的JAMSTEC计划，专门从事深海大洋中脊地质调查以及海底热泉生物的研究，利用特殊的设备从海底搜集深海生物，并对深海微生物等在陆地模拟相似的温压条件加以培养，开展了大量的基础研究与应用开发，取得了丰硕的成果。但是，深海生物基因资源的商业开发过程所涉及的大量技术手段绝大多数尚处于尝试阶段，系统的技术集成有待突破。

9.2.2 海洋药物研究开发的新技术

海洋药物及药物先导化合物的发现，依赖于多靶点的高效筛选系统。由于筛选和评价模型的限制，未能对许多化合物进行系统、深入的药理活性评价，因此，高效的系统筛选技术是今后海洋药物发展所急需。由于海洋生物资源及化合物数量的限制，许多化合物未能获得及时、充分的研究。组合生物合成技术、基因工程、发酵工程（详见10.1节）等技术的运用，将大大拓展海洋药物的研究领域。此外，新的研究思路和模式，如海洋化学生态学的研究思路（详见11.3节）的运用，将为海洋药物先导化合物的发现提供新途径。

9.2.2.1 高效生物活性筛选技术

新的海洋活性天然产物和药物先导化合物的发现依赖于高效的筛选系统。药物学家提出药物筛选技术应由过去片面的线性研究向整体生物系统研究转变，出现了“生物系统筛选”的概念。由这一新理念产生的各种生物系统筛选技术将对未来药物的研究开发产生深远影响，同样将对海洋药物的研究开发产生积极的推动作用。

随着分子生物学、药理学和自动化技术的飞跃发展，在很短的时间内对大量的微量物质在多个药物靶点上进行生物活性筛选已成为现实。药物筛选可分为两类：一是随机筛选（普筛），即从完全未知的化合物群中寻找先导化合物；二是定向筛选，即根据已知的先导化合物定向设计新化合物，以筛选出药效更好的化合物。随着科学技术的不断发展及分析手段的不断提高，药物的活性筛选系统也由当初的整体动物模型、组织器官模型，向细胞、分子水平发展。细胞培养技术周期短，操作简单，费用低，在药物活性筛选中得到了广泛应用。由于分子生物学技术的飞速发展，许多与疾病有关的功能蛋白质如酶、受体等被分离纯化，以酶、受体为作用靶点的高通量筛选技术在国内外兴起。例如，高通量药物筛选的平台是由化合物库、靶体选择、靶体和化合物反应的测试方法、靶体作用物的高通量筛选和数据的信息处理系统几大部分组成。高通量筛选系统具有筛选量大、用样量少、高度自动化等优点，提高了药物发现的速度和概率，加快了新药开发的速度。然而无论是在细胞水平上，还是在分子水平上，高通量筛选均是在某一个层面上对药物进行活性追踪，不能完全揭示药物在体内发挥作用的实质，其片面的生物学功能信息带来的缺陷已引起药物学家的极大关注。生物系统筛选技术的创建和完善则弥补了这一缺陷。

所谓生物系统筛选是将基因、蛋白质、代谢产物、细胞、信号转导通路等作为一个整体进行系统研究，从而在多个层面全方位地把握、追踪化合物或药物的生物学信息。生物系统筛选技术是以蛋白质组学和代谢物组学为基础，借助核磁共振、质谱、基因数据库、高精端识别等技术，全面揭示化合物或药物的生物学作用机制。

目前，药物筛选的总体趋势已从定向筛选向群集筛选、多靶点筛选、高内涵筛选、网络筛选等方向发展。随着现代高效筛选模型和方法的不断进步，新的作用类型的药物也不断涌现。海洋蕴藏着巨大的药用资源，生物系统筛选技术的发展将对海洋药物的筛选和发现发挥重大作用。需要指出的是，世界各国科学家经过几代人的努力，历经 40 余年，分离获得的 20 000 余种海洋天然产物，是未来海洋药物研究的化合物宝库。对这一资源的再次开发利用，将可能在前人的研究基础上实现飞跃。许多海洋天然产物具有各种生物活性，但最初大多是在有限的活性筛选模型上发现的，并不能代表其生物活性的完整图像（或活性谱）；那些报道没有活性的海洋天然产物确切地说应是尚未发现其活性。几十年来，对海洋药物的筛选和发现多集中在抗癌药物方面，对其他疾病防治药物的筛选较少，而且有关药物的新靶标筛选模型也较少，使大量化合物广泛的生物活性未被发现。因此，对以往分离获得的化合物采用新靶点、新模型进行再次筛选，有可能发现其新的生物活性。生物系统筛选技术将使这一设想变为现实。

此外，对已有的海洋天然产物进行结构修饰和组合可拓展化合物的结构谱与活性谱。现有海洋天然产物具有各种结构类型，有些结构奇特复杂，对其进行化学改造，增加或减少官能团，改变其立体构型或构象，将有可能改变其生物活性及毒副作用，从而增加发现药物先导化合物的可能性。运用计算机药物辅助设计有可能从这些化合物中发现新的活性结构类型，同时将现有化合物作为结构单元，运用组合化学、组合生物合成等技术，通过化学的、生物的及生物合成的程序，衍生出数目更为庞大的新化合物，从而为药物筛选提供层出不穷的候选化合物。

9.2.2.2 基因工程技术

以基因组学为代表的基因工程技术，在海洋生物药用功能基因开发利用中将发挥极其重要的作用。当今的生命科学研究已由单个基因的克隆、分析时代步入生物整体基因组分析的时代。近些年，一些发达国家，特别是美国、日本、加拿大、澳大利亚及欧洲的国家纷纷投入巨资，对海洋生物的基因组展开了研究。这些研究将从根本上打破资源限制，为海洋天然产物和海洋药物研究与开发开辟崭新的领域（Fusetani 2010）。例如，通过构建 cDNA 文库或基因组文库，利用大规模测序技术、功能表达克隆技术、差异显示技术、蛋白质组学技术、生物信息学技术、宏基因组技术等功能基因组相关研究技术，可以从海洋药源生物中克隆得到与活性物质相关的功能基因或基因簇，进而采用基因转移、基因改造及基因表达等基因工程技术大量获得海洋生物药用活性物质。在海洋生物活性物质中，与分子质量适当的直链肽相关的基因，能够直接进行基因工程操作，易于重组表达。目前通过基因工程技术克隆表达的产物几乎都是初级代谢产物，但可以预测，随着基因工程技术的发展，通过基因重组表达次级代谢产物是完全可能的。

特殊的海洋环境造就了海洋生物基因的特异性，这使得海洋药用基因资源与海洋活性物质一样，也是开发海洋药物的巨大宝库。对百慕大群岛海域展开的最近一次调查显示，在马尾藻海中发现了1800多种新的海洋微生物，特别是发现了121万余个基因，其中全新的基因多达7万余个。海洋生物活性代谢产物是由基因或基因簇编码、调控和表达的，破译这些基因密码预示着可通过基因工程技术获得这些化合物。近十几年来，海洋生物基因资源的研究进展迅速，已成功克隆与表达了某些海洋生物的功能基因，但仅限于分子质量适中的直链肽、酶等蛋白质类物质，大量的具有开发前景的海洋生物活性物质的功能基因尚未被克隆和表达。海洋生物基因组学的研究，特别是海洋药用基因资源的研究对海洋药物研究与开发的推动作用将是无法估量的。

运用基因工程等技术研究开发海洋活性物质、诊断试剂、疫苗和药物已取得了显著进展。运用已克隆的基因进行重组表达的肽和蛋白质有：毒素（海葵毒素、芋螺毒素、海蛇毒素等）、胰岛素、降钙素、凝集素、鲎凝集素、血蓝蛋白、别藻蓝蛋白、金属硫蛋白、鲨鱼软骨血管新生抑制因子、超氧化物歧化酶、细胞色素c等。

20世纪80年代以来，生物表达受体出现了从原核生物到真核生物、从微生物到大型生物、从细胞水平到整体水平，从陆地生物到海洋生物的转变。20世纪90年代以来，由于大型海藻基因工程的可操作性逐步被证实，藻类基因工程研究与开发的潜力受到越来越多的重视。目前，硅藻类（*Cylotella cryptica* 和 *Navicula saprophila*）、麒麟菜、海带、条斑紫菜和坛紫菜等海藻的瞬间表达体系及稳定表达体系的相关研究已取得重要进展。

参考文献

李新正. 2008-03-09. 浅谈我国海洋生物多样性现状及其保护. http://www. brim. ac. cn/book/dbook. asp? id=590. 8～14

Aicher T D, Buszek K R, Fang F G, et al. 1992. Total synthesis of halichondrin B and norhalichondrin B. J Am Chem Soc, 114 (8): 3162～3264

Blunt J W, Copp B R, Hu W P, et al. 2009. Marine natural products. Nat Prod Rep, 26 (2): 170～244

Chakraborty C, Hsu C H, Wen Z H, et al. 2009. Anticancer drugs discovery and development from marine organisms. Curr Top Med Chem, 9 (16): 1536～1545

Cragg G M, Newman D J, Weiss R B. 1997. Coral reefs, forests, and thermal vents: the worldwide exploration of nature for novel antitumor agents. Semin Oncol, 24: 156～163

Dumdei E J, Blunt J W, Munro M H G, et al. 1998. The whys and whats of sponge chemistry: why chemists extract sponges and what problems does this cause? *In*: Watanabe Y, Fusetani N. Sponge Sciences. Multidisciplinary Perspectives. Tokyo: Springer. 353～364

Fodstad O, Breistoel K, Pettit G R, et al. 1996. Comparative antitumor activities of haliehondrins and vinblastine against human tumor xenografts. J Exp Ther Oncol, 1: 119～125

Fusetani N. 2010. Biotechnological potential of marine natural products. Pure Appl Chem, 82 (1): 17～26

Hart J B, Lill R E, Hickford S J H, et al. 2000. The halichondrins: chemistry, biology, supply and delivery. *In*: Fusetani N. Drugs from the Sea. Basel: Karger. 134～153

Hwang B, Lee J, Lee D G. 2010. Antimicrobial peptides derived from the marine organism (s) and its mode of action. Han'guk Misaengmul-Saengmyongkong Hakhoechi, 38 (1): 19～23

Jayson G C, Crowther D, Prendiville J, et al. 1995. A phase I trial of bryostatin 1 in patients with advanced malignancy using a 24-hour intravenous infusion. Br J Cancer, 73: 461～468

Keough M J. 1986. The distribution of bryozoans on seagrass blades: settlement, growth and mortality. Ecology, 67: 846～857

Lyerla T A, Lyerla J H, Fisher M. 1975. Pigmentation in the orange tunicate *Ecteinascidia turbinata*. Biol Bull, 149: 178～185

Mayer A M S, Glaser K B, Cuevas C, et al. 2010. The odyssey of marine pharmaceuticals: a current pipeline perspective. Trends Pharmacol Sci, 31 (6): 255～265

Mendola D. 2000. Aquacultural production of bryostatin 1 and ecteinascidin 743. *In*: Fusetani N. Drugs from the sea. Basel: Karger. 120～133

Molinski T F, Dalisay D S, Lievens S L, et al. 2009. Drug development from marine natural products. Nat Rev Drug Discov, 8 (1): 69～85

Munro M H G, Blunt J W, Dumdei E J, et al. 1999. The discovery and development of marine compounds with pharmaceutical potential. J Biotechnol, 70: 15～25

Norcross R D, Paterson I. 1995. Total synthesis of bioactive marine macrolides. Chem Rev, 95: 2041～2114

Pattan S R, Nirmal S A, Pattan J S, et al. 2009. Marine natural products - as a source of cytotoxic drugs. Pharmacologyonline, (2, News Letters): 943～952

Rahman H, Austin B, Mitchell W J, et al. 2010. Novel anti-infective compounds from marine bacteria. Mar Drugs, 8: 498～518

Rinkevich B. 1999. Cell cultures from marine invertebrates: obstacles, new approaches and recent improvements. J Biotechnol, 70: 133～153

Singh R, Sharma M, Joshi P, et al. 2008. Clinical status of anti-cancer agents derived from marine sources. Anti-Cancer Agents Med Chem, 8: 603～617

Villa F A, Gerwick L. 2010. Marine natural product drug discovery: leads for treatment of inflammation, cancer, infections, and neurological disorders. Immunopharmacol Immunotoxicol, 32 (2): 228～237

Wijffels R H. 2007. Potential of sponges and microalgae for marine biotechnology. Trends Biotech, 26 (1): 26～31

Williams P, Sorribas A, Liang Z. 2010. New methods to explore marine resources for Alzheimer's therapeutics. Curr Alzheimer Res, 7 (3): 210～213

10　海洋微生物与微藻药用新资源

许多海洋天然产物结构复杂，难以化学合成，在海洋动植物体内又微量存在，因而不能直接从自然资源中大量获取，这限制了海洋药物的研究与开发。开拓新的资源领域以解决药源问题是海洋药物领域所急需的。海洋微生物和微藻，由于可通过大规模发酵或培养来获取大量化合物，已成为本领域关注的热点，是未来海洋药物研究开发的新资源领域。

10.1　海洋药源微生物

海洋微生物是海洋药物研究开发的新资源领域，具有巨大的开发潜力。众所周知，陆地微生物早已成为抗生素、酶抑制剂等生物活性物质的重要来源，形成了辉煌的抗生素时代。随着陆地微生物新种发现难度的增大，从中获得新的生物活性物质的概率大幅度降低。而从海洋环境（如海水、海洋沉积物）和海洋生物体中分离得到的微生物能够产生与陆地微生物所产生的结构一致或者相似的代谢产物，有时产生在陆地微生物中未曾见过的特异结构化合物，显示了海洋微生物的巨大潜力。微生物可经发酵工程大量获得发酵产物，无原料后顾之忧，不会破坏生态平衡，易于实现产业化，更容易利用基因工程技术获得新的高产菌株，因此其研究开发是可持续发展的，就这一点来说，海洋药源微生物优于其他的海洋药源，具有广泛的商业应用前景。

海洋微生物包括海水、海泥、沉积物等一般环境的微生物，海洋生物附生、内生和共生的微生物，高压、高盐、高温、低温（极地）等极端环境微生物。海洋特殊环境使得海洋微生物具有极其丰富的多样性，体现在营养和代谢类型、生活方式、基因类型等多方面。调查发现，即使在水深 6000 m 以上的深海海泥中也生长着许多嗜压或耐压的微生物，其中，主要是革兰氏阳性假单胞菌属，能产生多种多样的酶和生物活性物质。海洋微生物资源极为丰富，美国“国际海洋微生物普查”项目首席科学家米切尔·索金最近公布，海洋微生物的总量估计在 500 万～1000 万种，远远超出原来 20 万种的估计，也远远超出全球动植物种类的总和，其次级代谢产物的多样性也是陆地微生物无法比拟的。但能被人工纯培养的海洋微生物只有几千种，还不到微生物种类的 1%；到目前为止，以分离代谢产物为目的而被分离培养的海洋微生物则更少。因此，海洋微生物具有巨大的研究潜力。

从海洋真菌中发现的头孢菌素 C 是海洋微生物药物研究开发最成功的一个例子。头孢菌素 C 具有与青霉素不同的作用机理，经过结构修饰，发展到现在 4 代近 50 种临床使用的抗生素，成了目前最重要的一大类抗生素，广泛用于临床，为人类与致病微生物的斗争作出了巨大的贡献。头孢菌素 C 所取得的成功引起了人们对海洋药源微生物的广泛关注，特别是近十几年来对海洋微生物次级代谢产物的研究成为一个热点。目前，海洋微生物代谢产物已经成为海洋天然产物的一个新兴研究领域，所取得的丰硕成果引人注目。从海洋微生物中已发现大量有特殊药理活性的新化合物，显示了药用开发前景（Shin et al. 2010；Thomas et al. 2010；Newman and Hill 2006a；Newman and Cragg 2006b）。例如，近年从蓝细菌 *Symploca hydnoides* 中发现的强抗癌活性化合物 malevamide D，其抗 P-388-A-549 和 HT-29 的 IC_{50} 达 0.2～0.5 ng/mL（Horgen et al. 2002）；从细菌 *Bacillus cereus* QN03323 中分离得到的两种新的抗生素 YM-266183 和 YM-266184，其抗葡萄球菌 *Staphylococci* 和肠球菌 *Enterococci* 的 MIC 分别达 0.02 μg/mL 和 1.56 μg/mL（Nagai et al. 2003；Suzumura et al. 2003）；从海洋红树真菌 *Xylaria* sp. 获得的结构新奇、几乎无毒性的系列缩酮化合物 xyloketals，有强的阻滞钙离子通道、调节血管内皮功能等活性。可见，海洋微生物药用资源的研究开发前景十分广阔。

10.1.1 海洋共生微生物资源

研究表明，海洋微生物特别是海洋共生微生物作为新药资源显示了巨大的发展潜力（Thomas et al. 2010；Newman and Hill 2006a；Newman and Cragg 2006b；Proksch et al. 2002；Jensen and Fenical 2000，1996，1994；Biabani and Laatsch 1998；Pietra 1997；Davidson B S 1995；Liberra and Lindequist 1995；Fenical 1993；Fenical and Jenseri 1993；Okami 1993）。纵观进入临床研究的海洋生物次级代谢产物，大多以微量的形式存在于低等海洋无脊椎动物体内。而在这些动物体内共生着大量的微生物，因此可以相信，海洋生物的共生微生物可能是某些海洋天然产物的真正生产者。

就海洋无脊椎动物来说，其组织细胞内和细胞外栖息了大量微生物，包括细菌、真菌、蓝细菌等（Proksch et al. 2002）。这些共生微生物从其宿主获得营养，而对宿主来说共生微生物可能参与了其天然产物的生物合成。对海绵动物、被囊动物（海鞘）、软体动物、苔藓动物、腔肠动物等重要药源生物进行的研究发现，通过食物链摄入的或共生（symbiotic，*sensu lato*）的细菌、微藻等微生物，可能是某些海洋天然产物或其类似物的真正生产者（Proksch et al. 2002；Bewley and Faulkner 1998）。例如，大环内酯苔藓虫素 bryostatin 1 在苔藓虫的自然资源中含量非常低。Haygood 和 Davidson 设想，该化合物可能是苔藓虫共生细菌的代谢产物，于是进行了共生菌的探索研究。研究表明，苔藓虫 *B. neritina* 中的 bryostatin 是由其非可培养的共生菌 γ-蛋白菌 *Candidatus* Endobugula sertula 产生的，其生物合成途径中有聚酮合成酶的参与（Davidson S K et al. 2001）。目前对海洋共生微生物次级代谢产物的研究在国际上备受关注（林永成和周世宁 2003）。尽管海洋共生微生物的培养成活率仍然很低，但是，随着微生物的培养技术、分离技术及转基因技术的进步，必将使海洋天然产物化学家们的梦想成真。以下主要以海绵为例，介绍海绵共生微生物及其次级代谢产物的研究。

10.1.1.1 海绵组织中的共生微生物

海绵是最原始的后生动物（metazoan)(多细胞动物)，没有真正的组织或器官。海绵组织中分布着大量的微生物（Thomas et al. 2010）。例如，海绵 *Aplysina aerophoba* 生物量的 40%以上为细菌和蓝细菌（图 10-1）。海绵出现在 500 多万年前的化石中，常在构成暗礁的细菌板坯中发现，其出现早于石珊瑚（Brunton and Dixon 1994）。海绵与细菌早期的联系在一定程度上解释了海绵对细菌共生的耐受性，但是不能解释海绵-细菌共生的选择性，化学可能是解释这一有趣现象的关键。

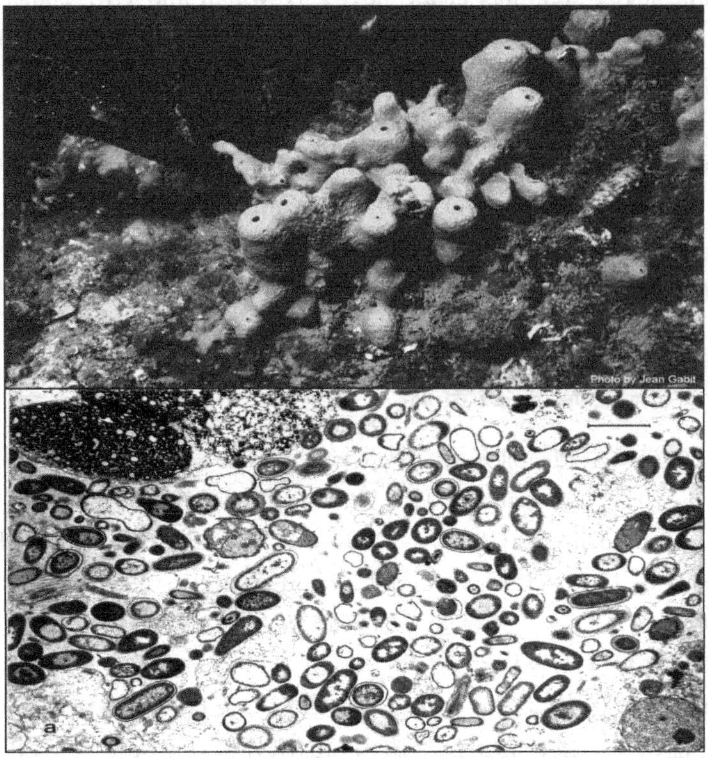

图 10-1 海绵 *A. aerophoba* 及其组织中的共生微生物（Proksch P 提供）（见彩图）

通常认为，海绵中共生微生物的作用与其营养循环能力相关，对于蓝细菌和其他化能自养细菌来说，通过固碳和固氮来给海绵提供食物（Wilkinson and Garrone 1980）。Faulkner 等对海绵相关细菌产生了兴趣，是因为细菌有可能产生已在海绵中发现的有效药物。假设这些潜在药物就是海绵提高其竞争力的生物活性物质，那么共生菌就可能在宿主海绵的进化过程中起重要作用。如果海绵中的一种细菌能够产生生物活性化合物，这就预示存在着一种共生关系，在这种关系中海绵忍受或容许细菌在其组织中生长，细菌则以一定程度的化学保护作为回报。正是对这种互利关系的认识，把共生菌与其他所有的与海绵关系较松散的细菌区别开来。

近些年来，海洋天然产物化学家纷纷提出假说，认为某些化合物是由共生菌产生的。虽然在一些情况下这一假说确实是正确的，但是支持这一假说的论据往往过于简单，需要进行更深入的探讨。仅凭海绵代谢产物与菌株代谢产物的结构相似就推断海绵的代谢产物是由共生菌株（而这些菌株一般又可从陆地资源分离得到）产生的，这样的推断不够严谨。这些研究对于设计一个实验计划可能是有益的，但是不足以确定海绵代谢产物的细菌来源。如果从海绵相关的微生物（如真菌）中发现的新代谢产物不断增加，那么有必要更多地了解海绵组织中的微生物及其分布情况。假如海绵通过过滤海水摄食，真菌芽孢因而在海绵组织中得以累积，但芽孢处于休眠状态，直到遇到合适的微生物培养基才苏醒并恢复生长，这样的信息对今后的研究具有重要价值。这些问题的答案对于理解海洋中的真菌及其代谢产物对特定海洋环境的适应性十分关键。

将产生天然产物的共生菌确定之前，还需做其他的分析研究。最明显的是，宿主中须含有共生微生物，能够产生从宿主中分离得到的化合物，且其在宿主组织中的菌株数量应与分离获得的化合物的量相匹配。细菌在宿主组织中的数量可用透射电子显微镜来估算，这对于天然产物化学家来说不是那么方便。然而，光合微生物如蓝细菌在宿主组织中的数量，可通过测定海绵粗提物中叶绿素的含量来推断。大多数的海绵都含有一些微生物，最困难的是，将共生微生物和那些被海绵摄入的微生物，以及体表污染菌区分开来。如果在同种海绵的多个样本中，在海绵组织内同一相对位置发现数量较大的微生物存在，那么就可以假设微生物和海绵之间存在着一种稳定的关系，很可能就是共生关系。海绵与微生物之间的相互适应关系就是共生关系。然而，这也暗示了共生菌在没有宿主存在的情况下，对其培养即使可能的话也是非常困难的。

10.1.1.2 共生微生物产生海绵代谢产物

毫无疑问，为寻找共生菌产生海绵代谢产物的最有力的证据，应该先分离和培养能够产生独特生物活性的天然产物的共生菌，再通过共生菌的培养来验证，但目前能提供这些证据的报道很少（Ochlarit et al. 1997）。Sierle 等（1988）报道从海绵和海洋微生物培养液中都分离获得了二酮哌嗪类化合物 diketopiperazine，特别是含有脯氨酸的二酮哌嗪化合物，暗示着海绵中的代谢产物可能是由细菌产生的。然而，还没有充分的证据能够阐明细菌和海绵之间的专性关系。随着研究的深入，越来越多的研究发现，在其他细菌和真菌以及其他海绵中也分离获得了二酮哌嗪，使得这种专性关系的证据更加缺乏。现在认为，二酮哌嗪是蛋白质在分解代谢过程中产生的一种常见的产物，不能将其当作专一标志物来研究。

聚醚类化合物大田软海绵酸 okadaic acid（图 10-2）是从日本海绵 *Halichondria okadai* 和加勒比海绵 *Halichondria melanodocia* 中分离出的（Tachibana et al. 1981），后来发现是由 *Prorocentrum* 属腰鞭毛藻产生的（Murakami et al. 1982；Dickey et al. 1990）。海绵绝对不可能产生 okadaic acid 这类化合物。由于海绵与腰鞭毛藻共存于浅水栖息地，有假说提出，是海绵富集了腰鞭毛藻产生的 okadaic acid。由于现在还没有证据表明海绵和腰鞭毛藻之间的共生关系，但 okadaic acid 却是一种来自于食物的代谢产物最好的例证。

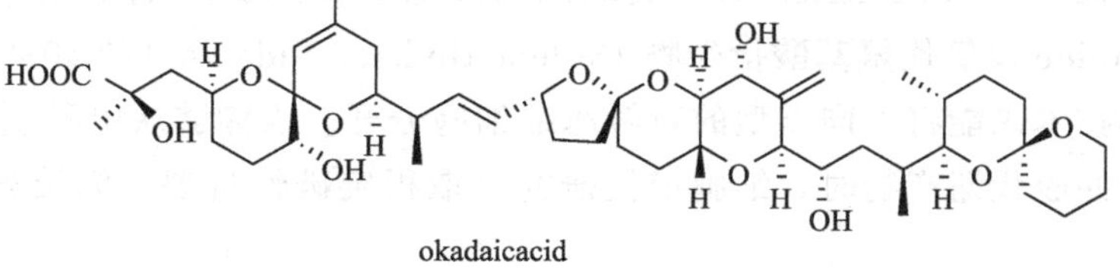

okadaicacid

图 10-2 大田软海绵酸（okadaic acid）

10.1.1.3 微生物与海绵共生关系的分子机制

Faulkner 强调，为了培养活性代谢产物产生菌，首要的任务是准确鉴定共生菌，以选择合适的培养基。第一步是选择一种容易鉴定并且推测可能是来源于微生物的生物活性代谢产物，然后确定哪种类型的细胞含有此代谢产物。如果一种特定的微生物细胞含有此代谢产物，下一步就分离该微生物并进行 16S rRNA 序列分析，对共生微生物进行分类，并鉴定具有相似基因序列的微生物。虽然说这是一个漫长的过程，但对于采用随机方式分离共生菌来说，这或许是一个捷径，特别是针对那些有特殊生长需求的共生菌。

在对海绵 *Aplysina fistularis* 进行化学生态学跨学科的研究过程中，首次对海绵的代谢产物进行了定位研究。Walker 等（1985）测定了海绵在自然状态和模拟受攻击状态下溴代化合物 aerothionin 和 homoaerothionin（图 10-3）的分泌率，发现在模拟攻击状态下，溴代化合物的分泌率增加 100 倍。排泄管附近的球形细胞比其他类型的海绵细胞和微生物细胞所含溴的浓度要高得多，这可能与含溴代谢产物有关（Thompson et al. 1983）。推测这是在外界的自然压力或模拟攻击压力下，球形细胞将溴代化合物释放到排泄管中。但是，后来发现海绵 *A. fistularis* 含有相当少的细菌细胞，因此，在海绵中的主要代谢产物溴代化合物可能是细菌产生的推测是不符合逻辑的。

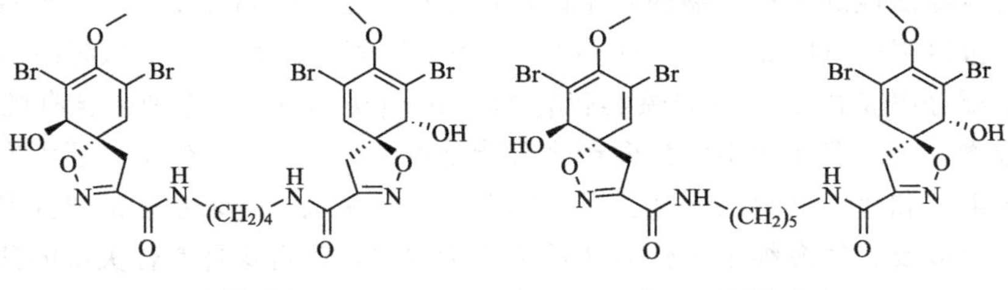

图 10-3　海绵 *A. fistularis* 中的溴代化合物 aerothionin 和 homoaerothionin

Faulkner 研究组对海绵代谢产物是否由共生微生物产生的问题进行了探讨，从研究中认识到，关键是要选择含丰富的化学成分及大量共生微生物的海绵，这些共生微生物已经被海洋生物学家研究和鉴定过。海绵 *Dysidea herbacea* 是一个近乎完美的模式系统，含有共生蓝细菌 *Oscillatoria spongelliae*，其数量达到海绵细胞总量的 50%（Berthold et al. 1982）。而且，海绵 *D. herbacea* 可分为两种主要化学类型，一种含有萜类化合物和氯代氨基酸类衍生物，另一种则含有大量的多溴联苯醚类化合物，但不含有萜类化合物。采自 Great Barrier Reef 珊瑚礁的海绵 *D. herbacea* 含有倍半萜 spirodysin 和 herbadysidolide 及氯代氨基酸衍生物 13-demethylisodysidenin（图 10-4）。运用 Ficoll 密度梯度离心技术未能将不同类型的新鲜海绵细胞分开。当能够从甲醛或戊二醛固定的细胞中较好地回收代谢产物时，细胞定位研究才取得突破性进展。海绵先经组织破碎，

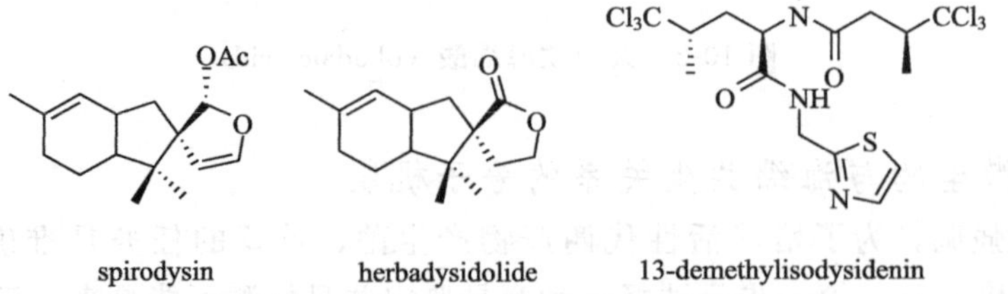

图 10-4　Great Barrier Reef 珊瑚礁海绵 *D. herbacea* 中的倍半萜和氯代氨基酸衍生物

将解离的细胞固定后，用细胞分离器检测和分离那些含有荧光光合色素的细胞，从而使蓝细菌与其他所有类型的细胞分开。13-Demethylisodysidenin 被鉴定为具有荧光的蓝细菌细胞组分的主要代谢产物，而没有荧光的细胞组分（主要是海绵细胞及一些细菌细胞），则含有倍半萜 spirodysin 和 herbadysidolide（Unson and Faulkner 1993）。

接下来检测了帕劳群岛的海绵 *D. herbacea*，该样品中含有的溴代联苯醚化合物 2-(2′，4′-dibromophenyl)-4，6-dibromophenol（图 10-5）含量高达干重的 5%～12%。采用相同的细胞分离与测定方法，发现该化合物存在于蓝细菌细胞里而不是海绵细胞里。当用偏振光显微镜观测海绵切片时，在海绵表皮正下方也发现了该溴代联苯醚化合物的结晶体，表明蓝细菌在此部位很活跃地分泌溴代代谢产物，这些代谢产物暴露在海水中时会结晶出来（Unson et al. 1994）。

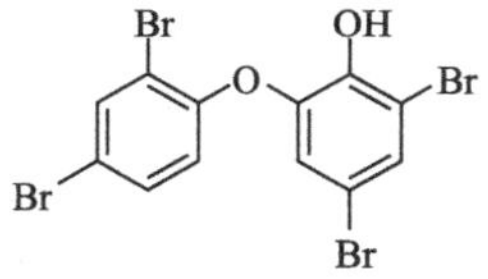

2-(2′,4′-dibromophenyl)-4,6-dibromophenol

图 10-5　帕劳群岛海绵 *D. herbacea* 中的溴代联苯醚化合物

为什么海绵 *D. herbacea* 的两个样本含有相同的共生蓝细菌 *O. spongelliae*，却含有如此不同的代谢产物？这应该与采集地点无关，因为两个不同化学类型的样本在两个采集地点都有发现。一种可能的解释是，两个样本中的共生蓝细菌是 *O. spongelliae* 的不同菌株，甚至是不同的种。为了弄清这一点，最方便的方法是对两种蓝细菌的 16S rRNA 序列进行比较分析。

Garson 研究组证实了 Faulkner 研究组的主要结论，并有新的重要发现（Flowers et al. 1998）。Garson 等发现，化合物 spirodysin 在海绵原始细胞和领细胞的组分中被浓缩了，而氯代二酮哌嗪类化合物 diketopiperazine 则存在于蓝细菌细胞组分中。但是，在经 Percoll 梯度分离后，获得一个没有氯代代谢产物的蓝细菌细胞组分，提示海绵 *D. herbacea* 可能含有多种蓝细菌菌株或种类。

Faulkner 研究组又针对抗真菌环肽化合物和细胞毒大环内酯化合物，探讨了海绵 *Theonella swinhoei* 共生微生物在产生这些化合物中的作用。两个 *T. swinhoei* 海绵样本，分别采自菲律宾和帕劳群岛海域，其环肽化合物稍有不同，并与以前 Matsunaga 和 Fusetani 报道的环肽也不相同（Matsunaga et al. 1989）。从菲律宾 Negros 岛海绵样本中发现的化合物 theonegramide（图 10-6）是从石海绵（lithistid sponge）中得到的第一个糖肽类化合物（Bewley and Faulkner 1994）。从帕劳群岛海绵样本中得到了环肽 theopalauamide 和大环内酯 swinholide A（图 10-6），其中 theopalauamide 与化合物 theonegramide 具有相同的糖单元片段，但 Cα-CO 键（*）发生异构化（Schmidt et al. 1998）。

帕劳群岛海绵 *T. swinhoei* 富含化合物 theopalauamide 和 swinholide A。Bewley 和 Faulkner（1998）发现，在石海绵中，含有芳香族 β-氨基酸的抗真菌环肽与海绵丝状微生物有密切关系。Bewley 等（1996）用差速离心法将 *T. swinhoei* 分为含不同细胞类型的 4 个组分。先剥下海绵的最外层（ectosome）分离获得蓝细菌组分；内部组织经解离获得游离的细胞，固定后经差速离心分离获得海绵细胞、丝状体细胞和单细胞细菌等组分。各细胞组分再经离心浓缩，洗涤去除固定剂，用溶剂提取。用 HPLC-UV 和 ^1H NMR 对提取物进行分析，发现化合物 theopalauamide 存在于丝状体细胞中，化合物

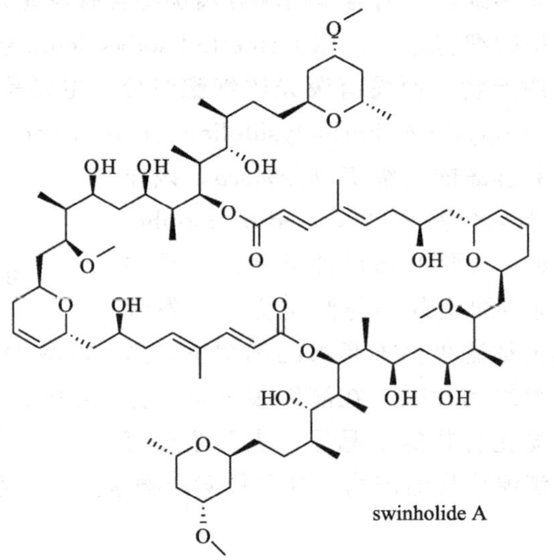

swinholide A

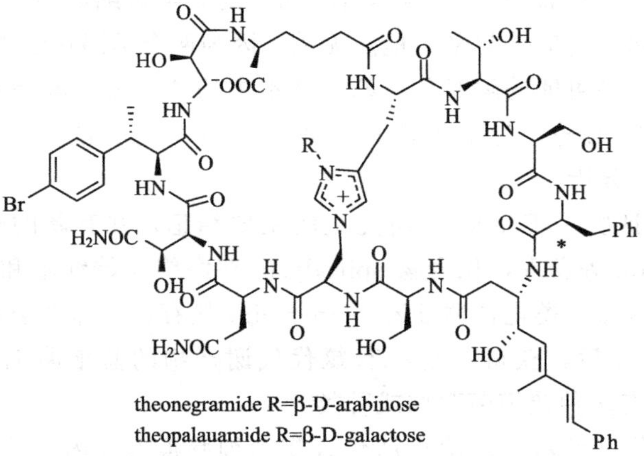

theonegramide R=β-D-arabinose
theopalauamide R=β-D-galactose

图 10-6　海绵 *T. swinhoei* 中的大环内酯和环肽化合物

swinholide A 与不同类型的单细胞菌有关。这说明海绵细胞和单细胞蓝细菌不含有这些代谢产物。

用透射电子显微镜观察到丝状体并不是一般的蓝细菌，因其缺少蓝细菌特有的类囊体结构，这与丝状体细胞组分的提取物缺少光合色素相吻合。将丝状体细胞的电子显微图谱与其他非光合丝状原核细胞的胞外结构进行比较，发现该丝状体与贝氏硫细菌科 Beggiatoaceae 的丝状细菌非常相似。用变性梯度凝胶电泳和特异的 PCR 引物来扩增并测定丝状体细胞 16S rRNA 基因序列，获得了几乎全部的基因序列（1350 bp）。这一序列与基因库 Genbank 和 Ribosomal Database Project 数据库中的 16S rRNA 基因序列差异较大，经过比对，丝状体细胞基因序列与粘细菌的姐妹类群 δ-变形菌（δ-proteobacteria）相似度达到 88%，据此，含有化合物 theopalauamide 的共生丝状体鉴定为 *Candidatus* Entotheonella *palauensis*（Schmidt et al. 2000）。由于丝状体在大多数培养条件下迅速溶解，Faulkner 等对培养基进行了改进以寻找适合 δ-变形菌的培养条件，研究出的一种新的培养基能够使丝状体存活但不能繁殖。

10.1.1.4　存在于海绵细胞中的海洋天然产物

形成这样的印象将是错误的，即海绵中具有生物活性的代谢产物一般都是由共生微生物产生的。虽然化学家经常推测海洋天然产物可能是由共生微生物产生的，但可能只是海绵代谢产物的一小部分将被证实是由共生菌产生的。已经被证实存在于海绵细胞中的天然产物不断增加（Garson et al. 1998，1994，1992；Marin et al. 1998；Uriz et al. 1996；Unson and Faulkner 1993；Mer et al. 1986；Walker et al. 1985）。

从海绵、海鞘、某些软体动物及腔肠动物中已分离获得了一系列的 pyridoacridine 类生物碱，许多具有细胞毒活性（Molinski 1993）。从软体动物 *Chelynotus semperi* 中发现的 pyridoacridine 生物碱，也在一种海鞘的食物链生物中发现（Carroll and Scheuer 1990），涉及的生物跨越三个门类，推测这类生物碱可能是不同宿主中相同或相似的微生物产生的。为了检验这一推论，利用化合物 dercitamide 所具有的自然荧光特性对其在海绵 *Oceanapia sagittaria* 细胞中的分布进行了检测。Dercitamide（图 10-7）是在海绵和海鞘（化合物 kuanoniamine C）（Carroll and Scheuer 1990）中发现的 pyridoacridine 类生物碱的代表，呈现依赖 pH 的紫外可见光谱，pH7.0 时为黄色，pH6.0 时为红色。当厚的海绵切片在三氟乙酸中酸化后，用光学显微镜很容易观察到其颜色的变化。Dercitamide 还具有依赖 pH 的荧光光谱，可用荧光显微镜在厚的海绵切片中观察到。虽然可轻易地观察到化合物 dercitamide 在组织中颜色的变化，但不能辨别含有此化合物的细胞。由于化合物 dercitamide 在细胞分类器波长范围内其荧光强度相对较弱，用细胞分类器未能分开这些细胞，因此用激光共聚焦扫描显微镜和电子透射显微镜（TEM）来定位并鉴定含有化合物 dercitamide 的细胞。激光共聚焦扫描显微镜可提供单层组织清晰的荧光发射图像，可更精确地确定 dercitamide 所在细胞中的位置。对固定的厚海绵组织切片和固定的解离细胞（经 Percoll 密度梯度离心法分离和半纯化），在中性和酸性 pH 条件下进行共聚焦观察，发现 dercitamide 存在于特定的海绵细胞内，而不存在于细胞间的共生菌中，再进一步用 TEM 观察，确定了该化合物也不存在于细胞内的细菌中。TEM 分析也提供了含有 dercitamide 的海绵细胞的特征但不是分类。这是共焦显微镜第一次被用来在海洋天然产物自身荧光的基础上进行定位。

上述列举了一些海绵共生微生物产生活性代谢产物的例子，但这些可能只是个例而不是普遍现象。开始只选择那些含有大量共生蓝细菌和丝状菌的海绵为研究对象，如此可提高发现生物活性代谢产物产生菌的机会。大多数的海绵并不含有如此大量的共生微生物，这些海绵的代谢产物（特别是干重含量＞0.01％时）不太可能是由共生菌产生的，这就使得那些含有低浓度（＜0.0001％干重）高活性化合物的海绵成为研究的热点。如果碰巧有一些这样的化合物是由共生菌产生的，但是由于其浓度太低，很难在组织细胞中鉴定。对这些微量代谢产物进行细胞定位，将需要更为灵敏的方法。运用二级质谱和荧光染色等方法，结合与单一化合物反应的多克隆抗体或涉及目标化合物生物合成特定序列的DNA 探针进行更深入的研究，将取得突破性进展。

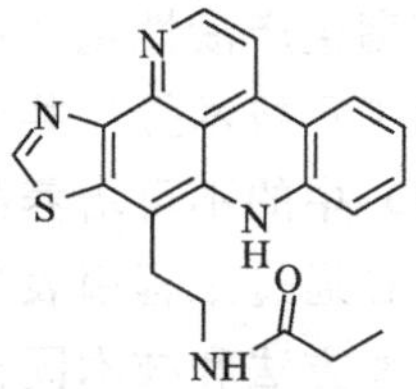

dercitamide

图 10-7　海绵和海鞘中的 pyridoacridine 类生物碱化合物

10.1.1.5 海洋共生微生物的研究前景

尽管共生微生物产生宿主代谢产物的例证还不多，但已有的发现为从根本上解决某些药物的药源问题带来了希望。如果获得可培养的产生活性化合物的共生微生物，则可通过大规模发酵获得药物或药物先导化合物，类似物则可通过半合成获得目标化合物。因此，海洋共生微生物的分离、鉴定、培养、发酵等技术对海洋天然产物的研究具有特别意义。

培养海洋共生微生物是解决药源问题的重要途径。在药物开发中不能忽略的主要问题之一就是，提供足够量的海洋天然产物。例如，海绵代谢产物用于药物开发，采集野生海绵资源与生物多样性保护的目标相抵触，海绵养殖还处于探索阶段，而海绵细胞培养尚无成功的报道。因此，海绵共生微生物研究的一个主要目标就是为共生微生物寻找合适的培养条件，使之产生药理活性代谢产物。共生微生物的培养可提供可再生资源，从而可以保护海绵的自然资源。由于海洋特殊的生态环境，有些海洋共生微生物的种群与陆地微生物的迥然不同，其培养条件及对培养基的要求也不同。迄今为止，专性共生微生物的培养还是一个难以达到的目标。目前，对宿主所提供的化学和物理环境知之甚少，而这正是设计合适培养基的关键。由于没有捷径可走，从鉴定共生菌的近亲开始，设计所需的合适的培养基是一个很好的切入点。因此，利用共生微生物资源，完善其分类鉴定系统，优选培养基和培养条件，建立发酵工程等技术，将是寻找活性海洋天然产物、解决药源供给的重要途径之一。

针对药源问题的另一可行途径是克隆全部的生物合成基因簇，建立宏基因组 DNA 的克隆与表达技术体系。由于共生微生物与其宿主之间独特的共生关系，在目前技术条件下，绝大多数共生微生物不能分离培养，属不可培养型，只有不到1%的细菌可用标准 ZoBell 培养基培养。因此，不可培养共生微生物是寻找活性天然产物的潜在资源，其丰富的化学多样性亟待挖掘。目前，不可培养微生物的研究已成为生物学和化学的前沿热点之一。基因工程的发展，使得共生微生物的定位及鉴定编码生物合成关键步骤的 DNA 成为可能。假如活性代谢产物生物合成所需的所有 DNA 都是成簇存在的，现在已经可以将相当大的 DNA 片段转接到大肠杆菌 *Escherichia coli* 或其他的细菌中，操纵细菌生产活性化合物。目前开展的共生微生物产生活性代谢产物的研究，为今后利用基因工程技术探讨共生菌生产活性化合物提供了良好的基础。国际上对环境样品（如土壤）中的不可培养微生物已开展了宏基因组克隆、宏基因组文库构建等基因工程研究，并在通过工程菌表达代谢产物，从中筛选、分离活性化合物等方面取得了一定的进展。这些方法和技术同样可以运用到海洋共生微生物的研究中，即将天然产物生物合成的基因簇（大片段 DNA）克隆、转导至可培养的微生物中，表达并筛选活性次级代谢产物。可以预见，通过运用 16S rRNA 基因序列分析（Rondon et al. 2000）、荧光原位杂交(FISH)(Friedrich et al. 2001；Webster et al. 2001）等技术，结合细菌人工染色体载体（BAC）文库，能够给不可培养的海洋共生微生物基因资源的开发利用带来突破性进展。海洋共生微生物的基因工程和发酵工程等技术的运用有可能从根本上解决某些海洋药物药源或化合物来源问题，并将对海洋天然产物和海洋药物的研究产生深远影响。

10.1.2 极端环境海洋微生物资源

海洋细菌在进化的过程中需要适应不同的生存条件，如深海微生物环境：［高压（最大可达1100个大气压），低氧，高酸性（pH＜2.8），低温（深海低于0℃），高温（热泉附近高达100℃）］。对深海沉积物和深海热泉的核糖体RNA的分析表明，生活在此类环境中的细菌具有高度多样性。特殊的功能蛋白质组使得微生物能够适应海洋高盐、高压、低温、寡营养和无光照等特殊生态环境，保证了微生物能在特殊甚至极端环境中生存。微生物处于高浓度卤素离子、硫化物（如深海热泉）等的深海环境中，以特殊的适应机制及组织结构特性、酶系统及代谢产物来生存和繁衍，具备了各种特殊的功能，如耐盐、耐低温、耐高温、耐高压、高渗透、固氮、硝酸还原、吸磁性、浓缩稀/贵金属、清污能力，以及加氧化合物交换能力等。因此，对海洋极端环境微生物生存机制的探讨，以及阐释生命起源和进化具有重要的科学意义。更重要的是，这些微生物之所以能够在极其恶劣的环境中生存，一定有其特殊的分子机制和特殊的功能基因组，正因如此，就有可能产生结构特异、功能独特的化合物，而这些化合物正是寻找新药的特殊资源。

以深海热泉环境来说，分布在水深2000 m以下，具有400℃高温，充满硫化氢等毒性化合物，仍然有大量生物存在。从热泉中喷出的硫化氢和其他化合物对绝大多数生物来说是有毒的，但是管形虫和其他动物仍可以活跃在热泉附近，这都归功于这些动物特殊的适应能力和与热泉附近细菌间的相互关系。细菌可以将热泉喷出的毒性物质转化为食物和能量，而生活在热泉附近的动物为了生存就要摄取这些细菌或是使这些细菌寄生或共生在其体内。这些细菌具有耐热、耐压的酶，从而具有特殊的生物学功能，使其自身和宿主能够在这种极端环境中生存。由此可知，深海热泉特殊环境中蕴含的大量特有的微生物，是海洋天然产物研究开发的重要资源。

10.1.3 海洋微生物药用资源研究开发展望

为了解海洋微生物药物的发展潜力，关键是对海洋微生物的多样性状况进行评估。很显然，海洋真菌和放线菌，与其对应的陆生菌类一样，代表了一类多产的新化合物资源。但是，对于分类学上的其他类群，特别是那些只在海洋中发现的微生物尚待研究。可以肯定的是，在21世纪，未被探索的、专一性的海洋微生物类群将成为重要的研究焦点。例如，现在知道黏细菌可从海洋样品中分离到（Iizuka T et al. 1998），如果说陆生黏细菌作为一种新的次级代谢物来源具有重要意义（Reichenbach and Höfle 1993），那么海洋黏细菌一定也值得我们深入地研究。再者，生活于深海的各种微生物目前知之甚少。很显然，对这一生态类群尚未进行充分的、详细的研究。许多海洋微生物不能用传统的酵母提取物/蛋白胨培养基进行培养，鉴于此，还必须探索新的培养方法。具有丰富多样性的海洋微生物是天然药物发现的最后的巨大资源之一，发展新的培养技术和分离方法是发挥其开发潜力的保障。

需要指出的是，传统的微生物鉴定方法不适合用来描述海洋微生物种类。例如，对于真菌形态学特征是以往进行物种命名的依据，但却可能掩盖了菌株间显著的生物化学差异。海洋菌株为了适应环境可能会产生不寻常的次级代谢产物，但这种适应性可能并不影响其分类学特征，如过去作为分类依据的芽孢形态等。从海洋中的确分离出了具有独特生物合成能力的菌株，但当用传统的方法分类时，这些菌株却被鉴定为陆生种类。这些分类难以恰当地描述海洋菌株及其对环境的适应性。这些问题值得深入探讨。

从海洋微生物中获得的生物活性次级代谢产物具有各种结构类型，包括萜类、肽类、聚酮及混合生物合成来源的化合物。生产菌范围从专性海洋细菌（如 *Flavobacterium ulginosum*），到广泛分布的真菌种属（如 *Penicillium*）。这些菌株从不同的基质样品中分离出来，只代表了适合于化学研究的微生物多样性的一小部分。海洋微生物的化学研究将不可避免地发现一些以前已在陆生菌株中发现过的次级代谢物。一个事实可以对这一现象进行部分解释，即不同的微生物类群可能产生相同或相似的次级代谢产物。例如，Jensen 和 Fenical 研究组从三种不同的专性海洋真菌中分离到相同的化合物白僵菌素 beauvericin。这些菌株从未在陆地上发现过，但与这一化合物最初的、陆源真菌 *Beauveria bassiana* 具有类似的生物合成途径（Hamill et al. 1969）。从海洋菌株中肯定还会不断地发现已知化合物，但可以相信，相对于陆生菌株来说，从海洋菌株中发现新化合物的概率将会显著增加。而且，适应特定海洋环境的程度越高，这一比例将会越高。鉴于此，有必要对具有高度适应性的微生物进行化学研究，如共生微生物或极端环境（如深海）微生物等。即使不是专性海洋微生物，只要适应海洋环境，就会不断地从这些菌株中发现令科学界感兴趣的新化合物。

虽然具有生物活性的新化合物不断地从海洋微生物中分离出来，其中的任何一种化合物成为临床药物的发展潜力依赖于其能否在各种不同的疾病领域进行广泛活性测试。在学术界，已发现的绝大多数海洋微生物代谢产物，活性测试基本上受限于研究经费及合作者能提供的模型。在制药公司，活性筛选更为集中，但仍然不能得到包含各种疾病类型的全部活性谱。即使不考虑选择标准，从海洋细菌和真菌中分离到的许多化合物都未能得到有效的筛选。这一点对于为培养海洋微生物并分离新化合物所做的种种努力，以及对于新药的真正需求来说，很让人失望。鼓励学术界和企业界之间进行更为紧密的合作，将更有力地推动海洋微生物代谢产物作为药物的开发进程。

海洋微生物领域的未来发展潜力依赖于许多因素，包括这一学术领域中的研究组数量，以及企业界在天然产物研究新技术方面的投资意愿，其中后者尤为重要。这是由于要将一种新药投入市场，就需要投入大量的时间和资金。对于许多先导化合物来说，将其推向临床应用并不那么容易，紫杉醇就是一个例子，在真正实现临床医药应用之前，多年的研发过程是必不可少的。为了将海洋微生物代谢产物真正应用到临床上，企业的强力推动是必需的，而且更复杂的体内模型，以及大规模海水培养基发酵技术及设施是必要的。海洋微生物化合物的临床应用潜力将会激发企业的兴趣，从而对新的药物先导化合物进行系统全面的评价。如果这样的话，基于海洋微生物的药物加入到当前应用的药物库中只是时间问题。

10.2 海洋药源微藻

微藻的代谢产物引起了人们的关注（Shimizu 1996，1993a，1993b），具有以下几个方面的原因。首先，长期以来，传统的药源生物资源如陆生高等植物和放线菌已被广泛开发，对这些资源的化学结构和药理活性的筛选获得了较高的效率。人们已经认识到，海洋微藻资源可提供新颖多样的化学结构类型和药理学活性化合物。其次，人们还认识到，微藻是许多海洋无脊椎动物中高活性化合物的真正生产者。

海洋生物被认为是有效药物有希望的资源。1967 年，第一次有关探讨海洋药物的学术会议在美国罗德岛大学举行（Freudenthal 1968）。40 多年以来，尽管从海洋生物中发现了 20 000 余种新化合物，但从中开发出的具有显著疗效的治疗药物甚少。这并不意味着海洋天然产物没有显著的药理活性，事实上许多海洋天然产物是新颖的高活性化合物。海洋天然产物开发成药物的主要障碍是缺少足量的化合物用于系统的药理学评价。许多化合物常常以毫克级分离获得，仅够用于结构解析并发表论文，这就意味着这些化合物失去了被开发成药物的机会。没有一个企业愿意为一种没有药物开发前景的化合物投资上亿元。

无脊椎动物如海绵、海鞘和软珊瑚已成为新型化合物丰富的自然资源。只有一些有限的生物种类能够被采集并进行化学研究。一些生物的再采集是不可能的或者从生态学角度上来说是有害的，致使难以获得足够的化合物进行广泛的波谱分析，更不用说进行临床前和临床研究了。例如，苔藓虫素（bryostatin）（Philip et al. 1993）和软海绵素（halichondrins）（Hirata and Uemura 1986）的生物资源相对丰富，但在生物体中的含量低微（约 ppb），限制了其临床研究。这些化合物结构复杂，用全合成的方法积累化合物是不实际的。因此，如果没有一种可再生资源能够提供这些化合物，就不可能将其推向临床应用。

在海洋无脊椎动物中发现的化合物其真正的来源一直备受人们的关注。虽然有各种情形，但已有确凿的证据显示，食物来源的或共生的微藻是代谢产物初级生产的参与者之一。例如，早在 1977 年，蓝绿藻 *Lyngbya majuscule* 已被证实是海兔（*Aplysia*）中化合物 aplysiatoxin 的来源（Mynderse et al. 1997）。类似的，Pettit 研究组从海兔中发现的一系列高活性抗肿瘤化合物 dollastatin 也被认为来源于蓝绿藻（Harrigan et al. 1998）。实际上，从海兔 *Dollabella auticularia* 中发现的一种与 dolastatin 10 非常相似的结构类似物 symplostatin 1（图 10-8）也是蓝绿藻的代谢产物（Harrigan et al. 1998）。前述提到的化合物很可能经由食物链进入无脊椎动物体内，还有一些化合物可能来源于其共生生物。具有抗肿瘤和抗病毒的环缩肽类化合物 didemnin（Harrigan et al. 1998）被认为是由与 *Didemnum* 属海鞘共生的原绿藻产生的（Lewin and Cheng 1989）。然而，尚无证据表明这些化合物确实是共生生物生产的，这是因为许多共生生物是不可培养的。具有细胞毒活性的海绵代谢产物 swinholide 及其类似物，与蓝绿藻中的 tolytoxin 有密切关系（Carmeli et al. 1990）。

在真核藻类中，各种腰鞭毛藻代谢产物常作为贝类和其他无脊椎动物的毒素被发现。众所周知的例子有麻痹性贝毒（paralytic shellfish toxin）、短裸甲藻毒素（brevetoxin）、西加毒素（ciguatoxin）和鳍藻毒素（dinophysistoxin）（Hall et al. 1990）。从海绵 *Halichondria okadaii* 中分离出了强抗肿瘤化合物 halichondrin（Hirata and Uemura 1986）。在同种海绵中还含有大田软海绵酸（okadaic acid），是一种腰鞭毛藻代谢产物，这表明具有多氧烷基相似结构的 halichondrin 也来源于腰鞭毛藻（Tachibana et al. 1998；Murakami et al. 1982）。所有这些研究为通过微藻培养来生产化合物带来了很大希望。

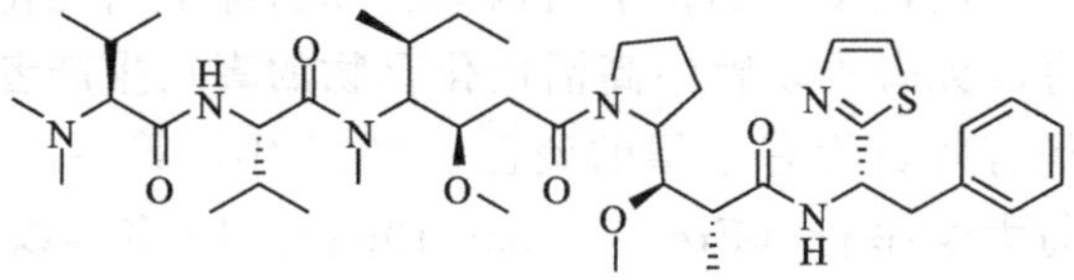

dolastatin 10

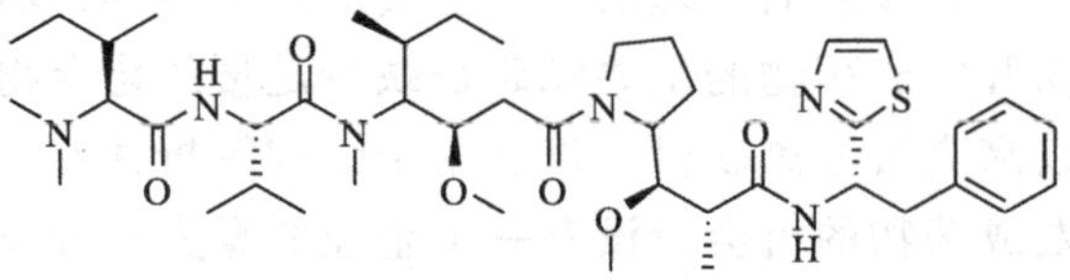

symplostatin 1

图 10-8　Dolastatin 10 及其结构类似物 symplostatin 1

10.2.1　微藻的生物多样性和化学多样性

微藻在海洋初级生产中发挥着重要作用，在复杂的海洋生态系统（如珊瑚礁生态系统）中发挥了重要的功能。微藻通常分为 7 个门类，包括绿藻门 Chlorophyta、褐藻门 Phaeophyta、红藻门 Rhodophyta、金藻门 Chrysophyta、甲藻门 Pyrrhophyta、裸藻门 Euglenophyta、隐藻门 Cryptophyta，再进一步划分成纲和科。分类学家们关于生物分类经常有不一致的意见，同物异名和异物同名是很常见的。然而有两点需要特别说明。其一，从严格意义上讲，蓝藻门 Cyanophyta 或蓝绿藻（blue-green algae）属原核生物，是一种细菌（蓝细菌 cyanobacteria）。然而，从植物生理学和生态学角度来看，具有光合作用的蓝绿藻与真核藻类有很多相似之处，用于研究的分离和培养技术也基本相似，因此，很多学者将蓝绿藻看成微藻。其二，动物和植物的区分不甚明确，植物的标志是具有光合作用能力，然而对处于进化树较低等地位的微藻能否进行光合作用的区分是不清楚的。甲藻门 Pyrrhophyta（dinoflagellates）中的半数物种是非光合生物和异养生物，甚至在同一个种属中，光合作用和异养作用同时存在。有些门类，如甲藻门 Pyrrhophyta 和裸藻门 Euglenophyta 经常被划分为动物（原生动物 protozoa）。显然，动物和植物之间的区分是人为的，用原生生物（proticista 或 proticistista）来囊括这些生物更为贴切（Margulis et al. 1989）。

海洋微藻的种数尚无统一的数据，文献中引用的数字多为近似 5000 种。然而这个数字被低估了，且还在增加。另外，每个物种有很多亚种，有许多在形态学上不可区分，但在化学上是不同的藻株。如果考虑到这些化学类型不同的藻株，其代谢类型将有无限种可能性。

微藻生物活性化合物的筛选大体上与细菌或真菌的筛选相同。然而，藻类的生长通常比细菌和真菌慢很多。多数腰鞭毛藻培养的倍增时间为 3～4 d，而细菌的倍增时间只有 20～30 min。在生物学和生态学研究上，通常可从相同种群的多种细胞开始培养。然而，从化学研究的角度看，遗传上以单细胞进行单克隆培养才是理想的，因为在不同的藻株中，甚至在同一种群中，其次级代谢产物组成也是不同的。再者，对于生物体来说，产生次级代谢产物不是必需的，甚至有时候是反常的。例如，*Aphanizomenon flosaquae* 是一种普遍存在的蓝绿藻，其中的大多数藻株不产生次级代谢产物。然而，其中有少数藻株虽然在形态学上与其他藻株是一样的，却能产生令人感兴趣的代谢产物。Shimizu（1996）曾探讨过产生这种化学多样性可能的遗传学背景。Maranda 等（1985）对腰鞭毛藻也做了同样的研究。例如，*Alexandrium* spp. 能产生麻痹性贝毒，但不同藻株甚至亲缘关系较近的株系，其产生的能力也大不相同。因此，仅仅根据种名判定一个物种是否产生次级代谢产物及其产生能力是不当的。

生物的可培养性是很重要的因素。现已知只有一小部分的腰鞭毛藻可以培养。*Dinophysis* spp. 可产生令人感兴趣的化合物（Yasumoto et al. 1980），多个研究组一直致力于该微藻的培养。

对大部分微藻来说，要获得足够的生物样品用于提取以进行各种活性测定是一个难题。蓝绿藻和硅藻等微藻的培养相对简单，但腰鞭毛藻却很难进行大量培养。用 96 孔板对微藻进行初筛所需的生物样品量最少为 2 g（湿重），所需培养液至少为 10 L。

藻株的保存也是一个问题。细菌或真菌的保存方法对除了蓝绿藻以外的其他微藻都是不可行的，因为这些藻株通常需要一个月复苏一次。这些问题使得微藻的筛选比细菌和真菌的筛选更费时、费力。

迄今为止，蓝藻门是最具化学多样性的，腰鞭毛藻次之，对其他门类的微藻所知甚少。蓝藻门的分离及培养相对容易，对其进行的研究也较为深入。这种状况或许将来会有所改变。

10.2.2 Cyanophyta（蓝绿藻）

Moore 和 Gerwick 等几位学者对蓝绿藻的药物筛选进行过探讨（Gerwick et al. 1994；Patterson et al. 1994）。蓝绿藻广泛存在于各种环境中，具有丝状、单细胞和集群等不同形态。蓝绿藻的分离与真菌及细菌的分离很相似，即在琼胶板上挑选菌落。蓝绿藻中的许多藻株都具有固氮功能，分离这些藻株的一种标准方法就是用缺乏氮的培养基（BG-110)(Rippka et al. 1979）以区分其他光合微藻。蓝绿藻不仅在水生样品中存在，而且在土壤、动物、大型藻类、高等植物及岩石表面等也有发现。已证实，在土壤和泥中的蓝绿藻生产力较高。由于培养基的性质在很大程度上影响着次级代谢产物的产生，因此藻株的筛选宜用多种培养基培养。还要注意的是，最适宜的生长条件并不意味着是次级代谢产物合成的最佳条件。

蓝绿藻中富含各种化学成分（Moore 1996；Gerwick et al. 1994；Patterson et al. 1994），其化学成分的多样性及新颖性可与已开发出许多重要药物的放线菌相媲美。一个单一的物种能够产生很多不同化学类型的化合物并非罕见。例如，在广泛分布的巨大鞘丝藻 *L. majuscula* 中发现了大量化合物，其结构的多样性是难以置信的。图 10-9 列举了每一种化学类型的代表结构，其中的大多数化合物具有独特的生物学活性。

许多研究组对蓝绿藻进行了筛选，其中夏威夷的 Moore 和 Patterson 等做了开创性的工作，从蓝绿藻中分离得到了大量新化合物（Moore 1996；Gerwick et al. 1994；Patterson et al. 1994）。研究发现，Nostocaceae、Scytonemataceae 和 Oscillatoriaceae 科蓝绿藻中的次级代谢产物极为丰富，从中已发现生物碱类（如 lyngbyatoxin A）、聚酮类（如 tolytoxin）、环肽类（如 microcystin）、缩肽类（如 majusculamide）、 唑衍

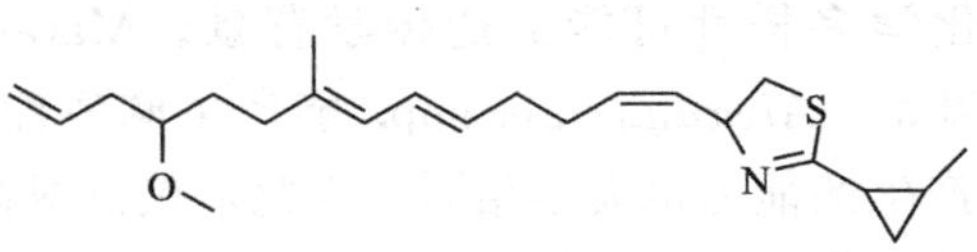
curacin A

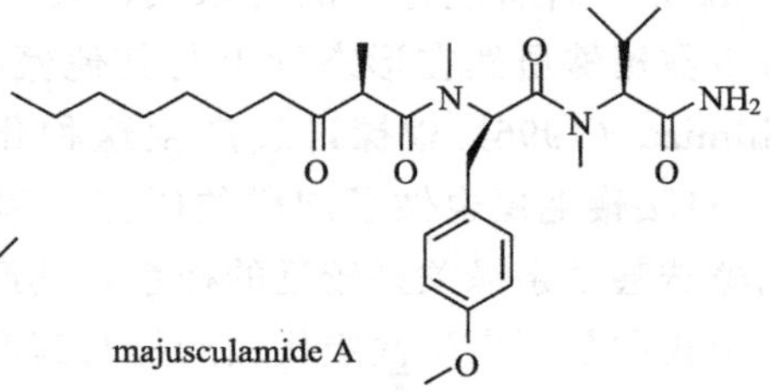
majusculamide A

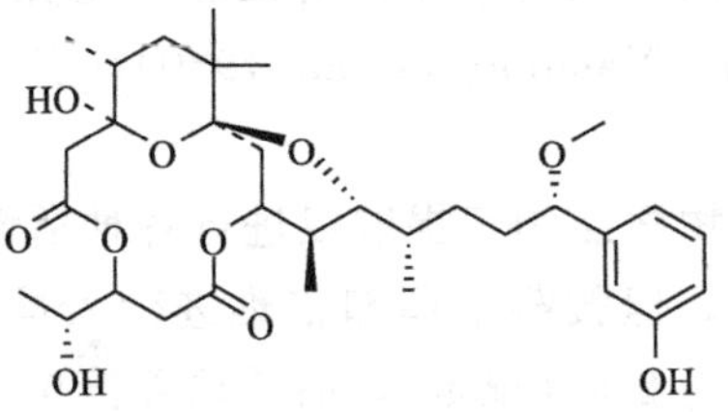
debromoaplysiatoxin

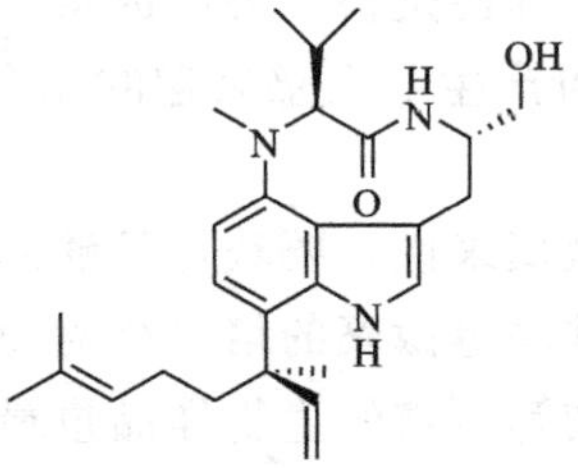
lyngbyatoxin A

图 10-9　巨大鞘丝藻 *L. majuscule* 中不同结构类型的化合物

生物（如 tantazole）等结构类型的化合物，而且，其中许多化合物显示了多方面的生物学活性。

在蓝绿藻中发现了多种酶抑制剂，如从 *Microcystis aeruginosa* 中发现的系列化合物 microcystins 是蛋白磷酸酶-1 和蛋白磷酸酶-2A 的强抑制剂（Rinehart et al. 1994）。

10.2.3　甲藻门 Pyrrhophta（腰鞭毛藻）

腰鞭毛藻一开始就被认为是引起麻痹性贝毒的生物来源。现在已知，腰鞭毛藻是几种重要海洋毒素的来源，而且能产生在其他微藻门类中尚未发现的、结构独特的化合物。这些化合物大多数显示了强的生物学活性，有时与毒性相关。

腰鞭毛藻是一种相当原始的真核生物，细胞内含有较大的细胞核，其中不含或含有很少的组蛋白。腰鞭毛藻介于真核生物和原核生物之间，有时被称为间核生物（mesokaryotes）。腰鞭毛藻将真核生物和原核生物联系起来了，这种独特的分类地位引起人们对其次级代谢产物进行研究的极大兴趣。

一般认为腰鞭毛藻繁殖很快，但实际上该类微藻在培养液中繁殖极其缓慢，倍增时间通常为 3～4 d（没有少于 1 d 的），而且大多数的腰鞭毛藻很难进行持续培养。腰鞭毛藻多为异养的或共生的，在自然界中发现的藻株只有少数被培养成功。在过去的 30 年中，Shimizu 实验室已经分离获得 1000 余种腰鞭毛藻，但是从野生型单细胞藻株开始培养，其成功率只有 20%。将纯单细胞藻株培养液扩增至 10 L 至少需要 6 个月。腰鞭毛藻的代谢产物似乎同时存在于微藻细胞和培养液中，但是大多数已开展的工作都是针对微藻细胞的。

腰鞭毛藻代谢产物的结构类型涉及甚广，包括杂环类、聚醚类、聚酮类、大环内酯类等化合物（Shimizu 1993a；Yasumoto and Murata 1993）（图 10-10）。表面上看来，这些化合物的化学类型与蓝绿藻中的相似，但实际上除了贝毒衍生物外，其化学类型与蓝绿藻中的截然不同。例如，蓝绿藻中的聚酮类化合物是通常的聚酮化合物，而腰鞭毛藻中的聚酮类化合物并不遵循该类化合物的合成规则（Garson 1993）。由短裸甲藻毒素（brevetoxins）所代表的线型聚醚类化合物是腰鞭毛藻中所特有的。

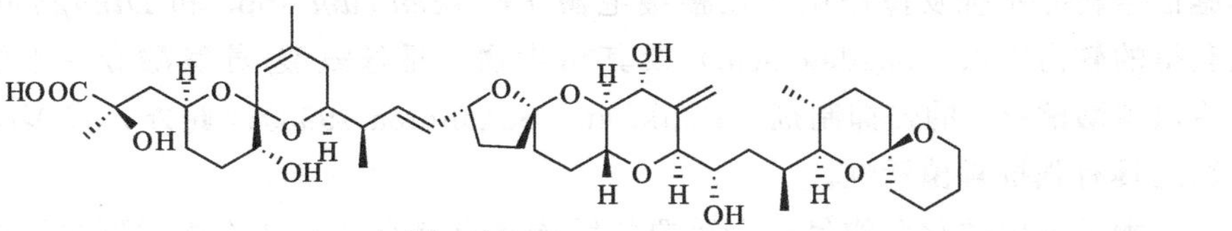

okadaic acid

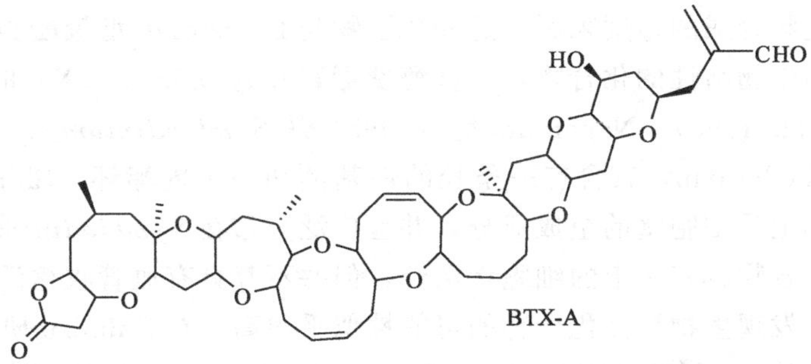

BTX-A

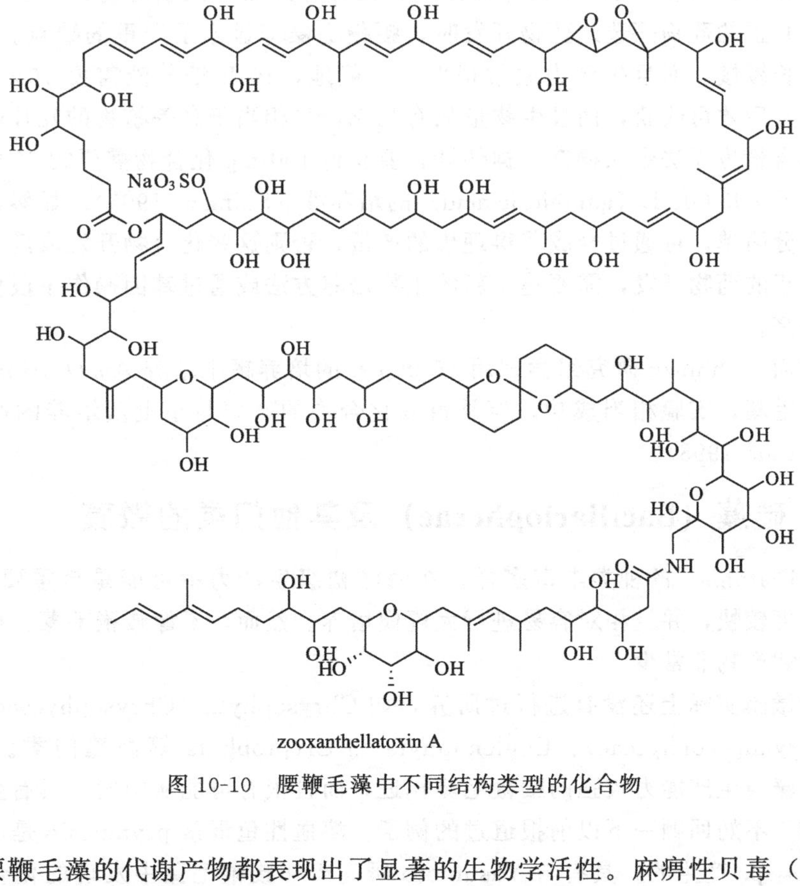

zooxanthellatoxin A

图 10-10　腰鞭毛藻中不同结构类型的化合物

许多腰鞭毛藻的代谢产物都表现出了显著的生物学活性。麻痹性贝毒（PSP）是由 *Alexandrium* 属及几个其他属的腰鞭毛藻产生的毒素，如贝毒素（saxitoxin）、新贝毒素（neosaxitoxin）和膝沟藻毒素（gonyautoxins），是具有高选择性的钠通道阻断剂

(Hall et al. 1990)。另外，由 *Gymnodinium breve* 产生的短裸甲藻毒素（brevetoxin）是强钠通道激活剂。从 *Gambierdiscus toxicus* 中分离获得的聚醚类刺尾鱼毒素（maitotoxin）是罕见的天然钙通道激活剂（Yasumoto and Murata 1993)。已知许多化合物对细胞信号转导系统发挥作用。在腰鞭毛藻 *Prorocentrum* spp. 和 *Dinophysis* spp. 中分离获得的软海绵酸（okadaic acid）及其衍生物，是丝氨酸/苏氨酸专一性蛋白磷酸酶-1和蛋白磷酸酶-2A 的强抑制剂（Fujiki and Sugannma 1993)。此外，许多腰鞭毛藻代谢产物还具有强抗真菌活性。

腰鞭毛藻中的化合物另一个重要的结构特点是存在长链不规则聚酮结构，含多氧官能团和甲基。从生物合成的角度来看，这些化合物与 brevetoxin 型聚醚类具有相同的起源，包括具有强烈生物活性的化合物，如沙海葵毒素 palytoxin（PTX）的类似物 ostreopsins（Usami et al. 1995)。Nakamura 等（1995）从 *Symbiodinium* sp. 中分离出了血管收缩剂 zooxanthellatoxin，其含有一条长的烷基链和一个内酯环。Shimizu 研究组发现相关化合物实际上是细胞壁的组成成分，并且广泛分布在 *Symbiodinium* spp. 中的许多藻株中。这些化合物具有一定的细胞毒活性，但并不都具有血管收缩活性。

在腰鞭毛藻中发现生物活性化合物的可能性似乎很高。在 Shimizu 研究组筛选抗癌化合物的过程中，约有 3%的腰鞭毛藻提取物在几种人癌细胞系的初筛中显示活性。然而，当进入真正的药物筛选或药物开发时，腰鞭毛藻却显出了严重的缺点。如上所述，腰鞭毛藻生长缓慢，而且生产力通常很低。一般地，10 L 培养液需要 10%的接种体，培养一个多月后才可收获，而且生物量只有几克，只相当于高等植物的几片叶子，活性代谢产物的含量也无法令人振奋。据估计，要获得 100 mg 化合物需要约 600 L（brevetoxin B）甚至 893 000 L（gambieric acid）的培养液（Shimizu 1995)。显然，除非化合物的结构十分简单，可通过合成获得理想的产量，否则这些化合物开发成药的可能性几乎为零。真正的药物开发，需要建立新的生物培养方法或通过基因操作手段使得微藻生产力显著提高。

在这方面，Shimizu 研究组尝试用 15 000 L 的培养罐来培养 *Amphidinium* 属和其他属的腰鞭毛藻，实验相当成功，但是目标化合物的产率与小批量培养的产率不相当（Maranda et al. 1998)。

10.2.4 硅藻（Bacillariophceae）及其他门类的微藻

硅藻（Diatoms）的种类丰富多样，在海洋初级生产力中可能是最重要的生产者。硅藻生长速度较快，并且相对容易进行大规模培养。然而，不像腰鞭毛藻，硅藻中被报道的次级代谢产物非常少。

大量的微藻实际上还没有进行过研究，如 Chrysophyta（Chrysophyceae、Xanthophyceae、Prymnesiophyceae)、Euglenophyta 和 Cryptophyta 等微藻门类。在很多方面，这些微藻与生产能力较强的腰鞭毛藻相近，而且很有可能从中发现具有生物活性的新型化合物。不妨回顾一下以前报道过的例子。溶血性鱼毒素 prymnesin 是由定鞭金藻 *Prymnesium* sp. 产生的，具有与 Yasumoto 研究组在腰鞭毛藻中发现的化合物类似的聚醚类结构（Igarashi et al. 1996)。

在过去的二三十年间发表的数据充分显示，海洋微藻是新次级代谢产物有希望的来源。在微藻中已分离获得的大多数化合物具有新颖的化学结构，并且显示了高选择性的药理活性。然而，由于蓝绿藻的培养相对容易，以前大部分的研究都集中在该类微藻上，而大多数其他门类的微藻几乎没有涉及过，其不可培养性、生长缓慢、次级代谢产物的低产率是主要的制约因素。为了使这些微藻能成为真正的药源生物，研发新的培养技术或通过基因工程手段提高微藻的生产力是必要的。

参考文献

林永成，周世宁. 2003. 海洋微生物及其代谢产物. 北京：化学工业出版社. 32

Berthold R J，Borowitzka M A，Mackay M A. 1982. The ultrastructure of *Oscillatoria spongeliae*，the bluegreen algal endosymbiont of the sponge *Dysidea herbacea*. Phycologia，21：327～335

Bewley C A，Faulkner D J. 1994. Theonegramide，an antifungal glycopeptide from the Philippine lithistid sponge *Theonella swinhoei*. J Org Chem，59：4849～4852

Bewley C A，Holland N D，Faulkner D J. 1996. Two classes of metabolites from *Theonella swinhoei* are localized in distinct populations of bacterial symbionts. Experientia，52：716～722

Bewley C A，Faulkner D J. 1998. Lithistid sponges：star performers or hosts to the stars. Angew Chem Int Ed，37：2162～2178

Biabani M A，Laatsch H. 1998. Advances in chemical studies on low-molecular-weight metabolites of marine fungi. J Prakt Chem，340：589～607

Brunton F R，Dixon O A. 1994. Siliceous sponge-microbe biotic associations and their recurrence through the phanerozoic as reef mound constructors. Palaios，9：370～387

Carmeli S，Moore R E，Patterson G M L. 1990. Tolytoxin and new scytophycins from three species of *Scytonema*. J Nat Prod，53：1533～1542

Carroll A R，Scheuer P J. 1990. Pentacyclic alkaloids from a tunicate and its prosobranch mollusk predator *Chelynotus semperi*. J Org Chem，55：4426～4431

Davidson B S. 1995. New dimensions in natural products research：cultured marine microorganisms. Curr Biol，6：284～291

Davidson S K，Allen S W，Lim G E，et al. 2001. Evidence for the biosynthesis of bryostatins by the bacterial symbiont *Candidatus* Endobugula *sertula* of the bryozoan *Bugula neritina*. Appl Environ Microbiol，67（10）：4531～4537

Dickey R W，Bobzin S C，Faulkner D J，et al. 1990. The identification of okadaic acid from a Caribbean dinoflagellate *Prorocentrum concavum*. Toxicon，28：371～377

Fenical W，Jensen P R. 1993. Marine microorganisms：a new biomedical resource. *In*：Zaborsky O K，Attaway D A. Marine Biotechnology，Pharmaceutical and Bioactive Natural Products. Vol. 1. NewYork：Plenum Press. 419～457

Fenical W. 1993. Chemical studies of marine bacteria. Chem Rev，93：1673～1683

Flowers A E，Garson M J，Webb R I，et al. 1998. Cellular origin of chlorinated diketopiperazines in the dictyoceratid sponge *Dysidea herbacea*（Keller）. Cell Tissue Res，292：597～607

Freudenthal H D. 1968. Drugs from the Sea：Transactions of the Drugs from the Sea Symposium University of Rhode Island 1967. Washington，DC：Marine Technology Society

Friedrich U，Houman M，Hansen B H，et al. 2001. Microdissection and reverse painting in a melanoma cell line a detailed description of structurally abnormal chromosomes. Cancer Gen Cytogen，125（1）：5～9

Fujiki H，Suganuma M. 1993. Tumor promotion by inhibitors of protein phosphatases 1 and 2A：the okadaic acid class of compounds. Adv Cancer Res，61：143～194

Garson M J，Thompson J E，Larsen R M，et al. 1992. Terpenes in sponge cell membranes：cell separation and membrane fractionation studies with the tropical marine sponge *Amphimedon* sp. Lipids，27：378～388

Garson M J. 1993. The biosynthesis of marine natural products. Chem Rev，93：1699～1734

Garson M J, Zimmermann M P, Battershill C N, et al. 1994. The distribution of brominated long chain fatty acids in sponge and symbiont cell types from the tropical marine sponge *Amphimedon terpensis*. Lipids, 29: 509～516

Garson M J, Flowers A E, Webb R I, et al. 1998. A sponge/dinoflagellate association in the haplosclerid sponge *Haliclona* sp. : cellular origin of cytotoxic alkaloids by Percoll density gradient fractionation. Cell Tissue Res, 293: 365～373

Gerwick W H, Roberts M A, Proteau P J, et al. 1994. Screening cultured marine microalgae for anticancer-type activity. J Appl Phycol, 6: 143～149

Hall S, Strichartz G, Moczydlowskei E, et al. 1990. The saxitoxins: sources, chemistry, and pharmacology. *In*: Hall H, Strichartz G. Marine Toxins. Washington, D C: American Chemical Society. 29～65

Hamill R L, Higgens C E, Boaz H E. 1969. The structure of beauvericin, a new depsipeptide antibiotic toxic to *Artemia salina*. Tetrahedron Lett, 49: 4255～4258

Harrigan G G, Luesch H, Yoshida W Y, et al. 1998. Symplostatin 1: A dolastatin 10 analogue from the marine cyanobacterium *Symploca hydnoides*. J Nat Prod, 61: 1075～1077

Hirata Y, Uemura D. 1986. Halichondrins-antitumor polyether macrolides from a marine sponge. Pure Appl Chem, 58: 701～710

Horgen F D, Kazmierski E B, Westenburg H E, et al. 2002. Malevamide D: isolation and structure determination of an isodolastatin H analogue from the marine cyanobacterium *Symploca hydnoides*. J Nat Prod, 65 (4): 487～491

Igarashi T, Satake M, Yasumoto T. 1996. Pryumensin 2, a potent ichthyotoxic and hemolytic glycoside isolated from the red tide alga *Prymensium parvum*. J Am Chem Soc, 118: 479～480

Iizuka T, Jojima Y, Fudou R, et al. 1998. Isolation of myxobacteria from the marine environment. FEMS Microbiol Lett, 169: 317～322

Jensen P R, Fenical W. 1994. Strategies for the discovery of secondary metabolites from marine bacteria: ecological perspectives. Annu Rev Microbiol, 48: 559～584

Jensen P R, Fenical W. 1996. Marine bacterial diversity as a resource for novel microbial products. J Indust Microbiol, 17: 346～351

Jensen P R, Fenical W. 2000. Marine microorganisms and drug discovery: current status and future potential. *In*: Fusetani N. Drugs from the Sea. Basel: Karger. 6～29

Lewin R A, Cheng L. 1989. Prochloron: A Microbial Enigma. New York: Chapman & Hall

Liberra K, Lindequist U. 1995. Marine fungi - a prolific resource of biologically active natural products. Pharmazie, 50: 583～588

Maranda L, Anderson D M, Shimizu Y. 1985. Comparison of toxicity between population of *Gonyaulax tamarensis* of Eastern North American waters. Estuar Coastal Shelf Sci, 21: 401～410

Maranda L, Zhang J, Zheng N, et al. 1998. Large-scale culture of marine photosynthetic microalgae for biomedicinal production. J Phycol Suppl, 34: 37～38

Margulis L, Corliss J O, Melkonian M, et al. 1989. Handbook of Protoctista. Boston: Bartlett

Marin A, López M D, Esteban M A, et al. 1998. Anatomical and ultrastructural studies of chemical defense in the sponge *Dysidea fragilis*. Mar Biol, 131: 639～645

Matsunaga S, Fusetani N, Hashimoto K, et al. 1989. A novel antifungal bicyclic peptide from a marine sponge *Theonella* sp. J Am Chem Soc, 111: 2582～2588

Mer W E, Diehl-Seifert B, Sobel C, et al. 1986. Sponge secondary metabolites: biochemical and ultrastructural localization of the antimitotic agent avarol in *Dysidea avara*. J Histochem Cytochem, 34: 1687～1690

Molinski T F. 1993. Marine pyridoacridine alkaloids: structure, synthesis and biological chemistry. Chem Rev, 93: 1825～1838

Moore R E. 1996. Cyclic peptides and depsipeptides from cyanobacteria: a review. J Ind Microbiol, 16: 134～143

Murakami Y, Oshima Y, Yasumoro T. 1982. Identification of okadaic acid as a toxic component of a marine dinoflagellate *Prorocentrum lima*. Nippon Suisan Gakkaishi, 48: 69～72

Mynderse J, Moore R, Kashiwagi M, et al. 1997. Antileukemia activity in the Oscillatoriaceae: Isolation of debromoaplysiatoxin from *Lyngbya*. Science, 196: 538～540

Nagai K, Kamigiri K, Arao N, et al. 2003. YM-266183 and YM-266184, novel thiopeptide antibiotics produced by *Bacillus cereus* isolated from a marine sponge. I. Taxonomy, fermentation, isolation, physico-chemical properties and biological properties. J Antibiot, 56 (2): 123～128

Nakamura H, Asari T, Murai A, et al. 1995. Zooxanthellatoxin A, a potent vasoconstrictive 62-membered lactone from a symbiotic dinoflagellate. J Am Chem Soc, 117: 550～551

Newman D J, Hill R T. 2006a. New drugs from marine microbes: the tide is turning. J Ind Microbiol Biot, 33 (7): 539～544

Newman D J, Cragg G M. 2006b. Natural products from marine invertebrates and microbes as modulators of antitumor targets. Curr Drug Targets, 7 (3): 279～304

Ochlarit J M, YamaokaY, Kamimura K, et al. 1997. Ardrimid, an antimicrobial substance in the marine sponge *Hyatella*, produced by an associated *Vibrio* bacterium. *In*: Watanabe Y, Fusetani N. Sponge Sciences, Multidisciplinary Perspectives. Tokyo: Springer. 391～398

Okami Y. 1993. The search for bioactive metabolites from marine bacteria. J Mar Biotechnol, 1: 59～65

Patterson G M L, Larsen L K, Moore R E. 1994. Bioactive natural products from blue-green algae. J Appl Phycol, 6: 151～157

Philip P A, Rea D, Thavasu P, et al. 1993. Phase I study of bryostatin 1, assessment of interleukin-6 and tumor necrosis factor-alpha induction in vivo. J Natl Cancer Inst, 85: 1812～1818

Pietra F. 1997. Secondary metabolites from marine microorganisms: bacteria, protozoa, algae and fungi. Achievements and prospectives. Nat Prod Rep, 14: 453～464

Proksch P, Edrada R A, Ebel R. 2002. Drugs from the seas — current status and microbiological implications. Appl Microbiol Biotech, 59 (2, 3): 125～134

Reichenbach H, Höfle G. 1993. Biologically active secondary metabolites from myxobacteria. Biotech Adv, 11: 219～277

Rinehart K L, Namikoshi M, Choi B W. 1994. Structure and biosynthesis of toxins from blue-green algae (cyanobacteria). J Appl Phycol, 6: 159～176

Rippka R, Deruelles J, Waterbury J B, et al. 1979. Generic assignments, strain historiesand properties of pure cultures of cyanobacteria. J Gen Microbiol, 111: 1～61

Rondon M R, August P R, Bettermann A D, et al. 2000. Cloning the soil metagenome: a strategy for accessing the genetic and functional diversity of uncultured microorganisms. Appl Environ Microbiol, 66 (6): 2541～2547

Schmidt E W, Bewley C A, Faulkner D J. 1998. Theopalauamide, a bicyclic glycopeptide from filamentous bacterial symbionts of the lithistid sponge *Theonella swinhoei* from Palau and Mozambique. J Org Chem, 63: 1254～1258

Schmidt E W, Obratztsova A Y, Davidson S K, et al. 2000. Identification of the antifungal peptide-containing symbiont of the marine sponge *Theonella swinhoei* as a novel δ-proteobacterium, "*Candidatus* Entotheonella *palauensis*". Mar Biol, 136: 969～977

Shimizu Y. 1993a. Dinoflagellates as sources of bioactive molecules. *In*: Attaway D H, Zaborsky O R. Marine Biotechnology, vol 1: Pharmaceutical and Bioactive Natural Products. New York: Plenum. 391～410

Shimizu Y. 1993b. Microalgal metabolites. Chem Rev, 93: 1685～1698

Shimizu Y. 1995. Extracting drugs from the sea. Maritime, 38: 13～16

Shimizu Y. 1996. Microalgal metabolites: a new perspective. Annu Rev Microbiol, 50: 431～465

Shin H J, Lee H S, Kim T S, et al. 2010. Marine *Streptomyces Capable* of producing angiogenesis inhibitor and anticancer drug composition using it. Repub Korean Kongkae Taeho Kongbo. KR 2010047423 A 20100510. 10

Sierle A C, Cadellina J H II, Singleton F L. 1988. A marine *Micrococcus* produces metabolites ascribed to the sponge *Tedania ignis*. Experientia, 44: 1021

Suzumura K I, Yokoi T, Funatsu M, et al. 2003. YM-266183 and YM-266184, novel thiopeptide antibiotics produced by *Bacillus cereus* isolated from a marine sponge II. Structure elucidation. J Antibiot, 56 (2): 129～134

Tachibana K, Scheuer P J, Tsukitani Y, et al. 1981. Okadaic acid: a cytotoxic polyether from two marine sponges of the genus *Halichondria*. J Am Chem Soc, 103: 2469～2471

Tachibana K, Scheuer P, Tsukitani Y, et al. 1998. Okadaic acid, a cytotoxic polyether from two marine sponges of the genus *Halichondria*. J Am Chem Soc, 103: 2469～2471

Thomas T R A, Kavlekar D P, LokaBharathi P A. 2010. Marine drugs from sponge-microbe association-a review. Mar Drugs, 8: 1417～1468

Thompson J E, Barrow K D, Faulkner D J. 1983. Localization of two brominated metabolites, aerothionin and homoaerothionin, in spherulous cells of the marine sponge *Aplysina fistularis* (=*Verongia thiona*). Acta Zool, 64: 199～210

Unson M D, Faulkner D J. 1993. Cyanobacterial symbiont biosynthesis of chlorinated metabolites from *Dysidea herbacea* (Porifera). Experientia, 49: 349～353

Unson M D, Holland N D, Faulkner D J. 1994. A brominated secondary metabolite synthesized by the cyanobacterial symbiont of a marine sponge and accumulation of the crystalline metabolite in the sponge tissue. Mar Biol, 119: 1～11

Uriz M J, Turon M, Galera J, et al. 1996. New light on the cell location of avarol within the sponge *Dysidea avara* (Dendroceratida). Cell Tissue Res, 285: 519～527

Usami M, Satake S, Ishida A, et al. 1995. Palytoxin analogs from the dinoflagellate *Ostreopsis siamensis*. J Am Chem Soc, 117: 5389～5390

Walker R P, Thompson J E, Faulkner D J. 1985. Exudation of biologically-active metabolites in the sponge *Aplysina fistularia*. II. Chemical evidence. Mar Biol, 88: 27～32

Webster N S, Webb R I, Ridd M J, et al. 2001. The effects of copper on the microbial community of a coral reef sponge. Environ Microbiol, 3 (1): 19～31

Wilkinson C R, Garrone R. 1980. Nutrition of marine sponges. Involvement of symbiotic bacteria in the uptake of dissolved carbon. *In*: Smith D C, Tiffon Y. Nutrition in the Lower Metazoa. Oxford: Pergamon Press. 157～161

Yasumoto T, Oshima Y, Sugawara W, et al. 1980. Identification of *Dinophysis fortii* as the causative organisms of diarrhetic shellfish poisoning. Nippon Suisan Gakkaishi, 46: 1405～1411

Yasumoto T, Murata M. 1993. Marine toxins. Chem Rev, 93: 1897～1910

11 海洋化学生态学研究的启示

化学生态学是研究生物之间以及生物与环境之间化学联系与作用的学科，属于生态学和化学的交叉学科，是当前生态学领域最活跃的分支学科之一。在一个特定的生态系统中，生物和生物、生物和环境之间都存在着通过化学物质为媒介的相互作用关系。探讨并利用这些自然的化学作用机制和规律，具有重要的科学价值。化学生态学诞生于20世纪50年代末，兴起于70年代。化学生态学的研究涉及进化论、生态学、行为学、毒理学、分析化学、电生理学、细胞生物学、生物物理学、神经生物学、生物化学、分子生物学等学科的原理和技术手段，是学科交叉优势互补的典型范例（阎凤鸣，2001）。近50年来，陆生植物的化学生态学研究取得了长足的发展，而海洋化学生态学的研究则刚刚兴起。21世纪是海洋的世纪，对海洋生物和生态学的研究已成为各国关注的焦点，海洋化学生态学因而成为21世纪生态学值得关注的前沿领域。

海洋化学生态学的研究内容十分丰富，主要从化学的视角探究海洋生态系统的结构、功能、生物之间及生物与环境之间的相互作用关系，以此揭示海洋生态系统的化学本质。海洋化学生态学的研究，对维护海洋生物的多样性，预防海洋生态灾难的发生，都有极为重要的科学意义。将海洋生物及其环境中其他生物作为一个整体来探讨海洋天然产物的生态学作用，是海洋化学生态学研究的重要内容，特别是结合天然产物化学和生态学方法，探究海洋生物的化学防御机制，寻找活性天然产物（化学防御物质），追踪活性天然产物的生物源头等的研究，对海洋药物先导化合物的发现具有启迪意义。

11.1 海洋化学生态系统

海洋水体环境决定了其化学生态系统具有与陆地植物化学生态系统不同的特征。海洋植物与陆地植物一样，能产生各种次级代谢产物来阻止草食动物的掠食，不同之处在于海洋次级代谢产物中具有特有的元素组成。

海水中的化学元素组成对其化学生态系统产生影响。例如，在富含氯、溴、碘等卤素的海水环境中，海洋植物很容易利用这些卤素，并融合到其次级代谢产物的结构中。这些卤族元素可以组成不同的结构类型，而这在陆地生物中罕见，只在少量微生物中观察到卤素在次级代谢中的作用。海水中硫元素的浓度很高，主要以硫化物的形式存在(2700 mg/L)，海洋次级代谢产物中有简单的有机硫化合物出现。与陆地大气中高含氮、氧（分别达78%和21%）不同，海洋中氮、氧等的含量很低，而且随海水的温度和盐度而发生变化，对海洋生物群落产生直接影响。例如，氮和磷对于蓝细菌的生长至关重要，氮或磷的浓度对于蓝细菌的数量和所产生的毒素数量及种类紧密相关（蒋辉和范崇旭 2006）。

海洋环境使得海洋生物产生一些特有的化学成分（Arai and Kobayashi 2009）。萜类化合物是海洋和陆地植物常见的成分，所不同的是，在海洋环境中会产生更大相对分子质量的萜类化合物，特别是二萜，而陆地植物中以单萜最为普遍。海洋动植物中的萜类化合物，其形成经过了异戊烯焦磷酸酯单体的缩合，类似于陆地生物的代谢。在海洋次级代谢中多数重要的修饰能在萜烯的生物合成中找到，如卤素取代在海洋萜类化合物中很普遍。生物碱即碱性含氮化合物，是陆地植物中常见的成分，但在海洋环境的植物中相对较少。早期报道的海洋生物碱是从海绵中提取的。例如，mamzamine 生物碱类是从 *Haliclona* sp. 等海绵中获得的。此外，现在知道，河豚毒素源自海洋细菌，石房蛤毒素可能是由甲藻产生的。有些海洋物种经过乙酸盐途径产生陆地生态系统中未发现过的乙酰配基物（acetogenins），这类化合物是一些线性的无分支化合物，通过前体和乙酰基辅酶 A 的作用，由 C_2 乙酸单位缩合而来。这条代谢途径负责产生植物脂类和脂肪酸，代谢途径的改变产生了各种具有独特生物活性的次级代谢产物（蒋辉和范崇旭 2006）。

光照和温度也影响海洋生物产生次级代谢产物。例如，不同的光照和温度对某些海洋生物所产毒素的种类和数量产生影响。实验证明，光密度与藻类生产毒素的量呈线性关系。例如，亚历山大藻 *Alexandrium* sp. 在低温、低磷条件下毒素产量增加。鱼腥藻 *Anabaena* sp. 在低于 25℃时所产微囊藻毒素的构型与在较高温度下的构型相反。

海洋食物链是富集毒素和引起中毒的重要原因。由于海洋特有因素的制约，使得海生植物除了少数大型海藻（如褐藻海带）外，大多是小型化的海藻。海洋植食性动物大多也是小型的，以桡足类甲壳动物为代表，缺乏像牛、马、羊一般的陆地食草动物。海洋中的动物多是食肉动物，处于较高的营养级，相对于陆地食物链，海洋食物链要长 1～2 个营养级，有些则更长。海洋毒素沿着食物链由毒素生产者，传递给毒素转载者，并传递给捕食者，毒素在传递中不断积累和转化（蒋辉和范崇旭 2006）。

11.2 海洋生物的化学防御机制

许多海洋生物，如海藻、低等无脊椎动物等，依靠其体内的化学物质，起到化学防御、进攻、捕食、争夺生存空间的作用。化学防御的本质就是其体内的各种毒性及活性次级代谢产物的自身保护作用。以下以腔肠动物八放珊瑚亚纲（软珊瑚和柳珊瑚）、软体动物后鳃亚纲（海兔等）等生物为例，介绍海洋生物的化学防御机制。

11.2.1 八放珊瑚的化学防御机制

珊瑚是一类常见的珊瑚礁海洋低等无脊椎动物（图 11-1），属腔肠动物门（Coelenterata）、珊瑚虫纲（Anthozoa）。珊瑚固着生长，八放珊瑚亚纲（Octocorallia）中的软珊瑚、柳珊瑚体质柔软，以捕食海水中的有机颗粒（如浮游植物、浮游动物等）为食，缺乏物理防御手段，主要依靠化学防御抵御捕食者（王长云等 2008；Coll 1992）。近十几年来的研究显示，从八放珊瑚中发现了一批具有拒捕食、防附着、克生、抗微生物等化学防御作用的化合物，有些具有药物开发潜力。

20 世纪 60 年代末，Weinheimer 和 Spraggins（1969）首次从柳珊瑚中发现了前列腺素类化合物（15*R*）-PGA_2，引起了人们对于珊瑚化学成分研究的极大兴趣。此后，伴随着对柳珊瑚和软珊瑚天然产物化学研究的深入，对其生态学的研究逐步展开，一系列化学防御物质，如前列腺素类、西松烷型二萜类、倍半萜类、甾醇类、生物碱类等相继被发现。此后，又发现了 xenicane 型二萜类、decalin 型二萜苷类、briarane 型二萜

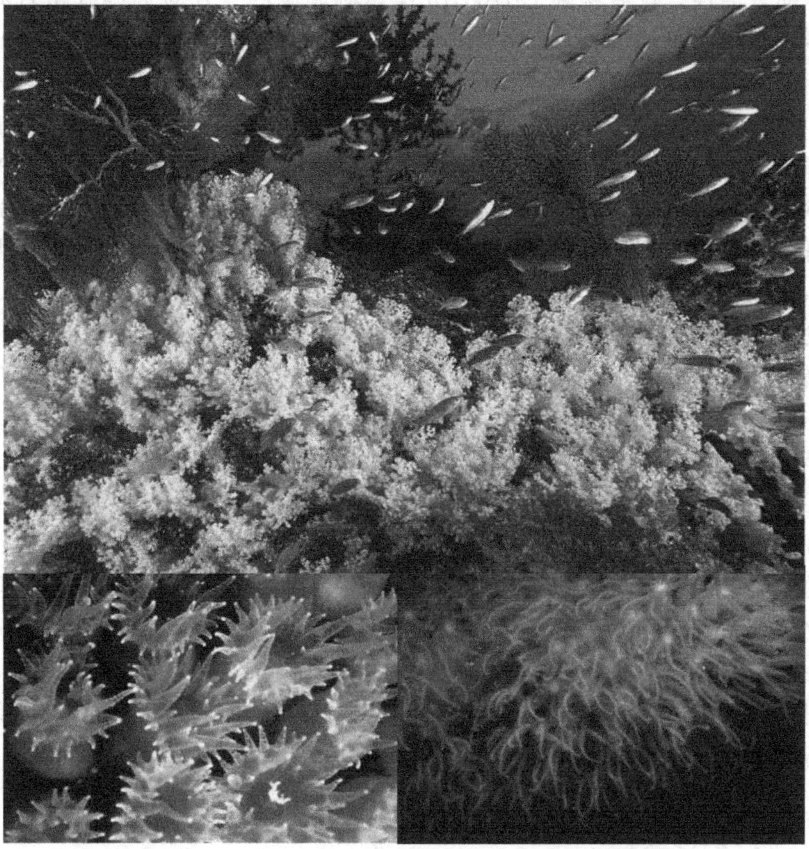

图 11-1　珊瑚礁和脆弱的软珊瑚（见彩图）

类等类型的化学防御化合物。例如，仅在 2006—2008 年的三年时间内，从不同种属的柳珊瑚中发现新化合物 200 余种（Blunt et al. 2010，2009，2008）。这些化合物（次级代谢产物）聚集在体内或释放到环境中，其化学防御策略主要表现在抵御捕食者（拒食）、抗病原微生物、克生与防附着等方面。

11.2.1.1　抵御捕食者

软珊瑚和柳珊瑚为固着生活的无脊椎动物，通常依附在礁石或海床上，遇到捕食者时不能逃逸，且缺少坚硬的外骨骼的保护，在有鱼类、软体动物等众多捕食者的珊瑚礁环境中能够生存，依靠的正是某些次级代谢产物的毒性和拒食作用，使其免受捕食者的侵袭和捕食。

van Alstyne 等（1994）研究发现，热带珊瑚礁软珊瑚 *Sinularia Polydactyla* 和 *Sinularia* sp. 的粗提物对肉食性鱼类具有拒捕食作用。Kelman 等（1999）比较了红海软珊瑚 *Parerythropodium fulvum fulvum* 的骨片及其有机提取物对濑鱼 *Thalassoma klunzingeri* 和 *T. lunare* 的拒捕食作用。结果显示，软珊瑚 *P. f. fulvum* 有机提取物的拒捕食活性明显高于骨片，说明提取物中含有某些拒捕食活性成分。Koh 等（2000）对采自新加坡珊瑚礁的 5 种 *Ellisellidae* 属柳珊瑚和 3 种 *Plexauridae* 属柳珊瑚的粗提物及骨片分别进行了拒捕食活性的研究，发现 8 种柳珊瑚的粗提物均对珊瑚礁鱼具有不同强度的拒捕食活性，仅有两种 *Ellisellidae* 属柳珊瑚的骨片对珊瑚礁鱼具有拒捕食活性，进一步证明了次级代谢产物是柳珊瑚抵御鱼类捕食的主要手段。鉴于此，我们认为，软珊瑚和柳珊瑚能使自己免遭捕食，主要是由于体内含有某些次级代谢产物即化学防御物质，而骨片的作用是构成其身体结构，并非有效的防御手段。O′Neal 和 Pawlik（2002）的研究也证明了具有化学防御作用的次级代谢产物是加勒比柳珊瑚 *Pterogorgia citrine* 和 *Briareum asbestinum* 抵御蓝头濑鱼 *Thalassoma bifasciatum* 捕食的最主要手段。这些研究只对软珊瑚和柳珊瑚粗提物的拒捕食作用进行了研究，未阐明其化学防御化合物的结构和生物活性。

研究发现，软珊瑚和柳珊瑚能分泌有毒的次级代谢产物来保护自己。Iwagawa 等（1995）从软珊瑚 *Sarcophyton* sp. 中分离到三种具有鱼毒性的西松烷二萜化合物 sarcotol、sarcotol acetate 和 sarcotal acetate（图 11-2），对日本鳉鱼（食蚊鱼）*Oryzia latipes* 具有强烈的鱼毒活性。Miyamoto 等（1995）从软珊瑚 *Xenia elongata* 中获得一种 xenicane 型二萜类鱼毒活性化合物 deoxyxeniolide B（图 11-2），对食蚊鱼 *O. latipes* 在 1 h 内的致死浓度为 15×10^{-6}。Yamada 等（1997）对软珊瑚 *Lobophytum schoedei* 化学成分的整个分离过程进行鱼毒性和卤虫致死活性跟踪，最终分离到具有鱼毒性的西松烷二萜化合物 lobophynin C（图 11-2）。Gavagnin 等（2003）从南极柳珊瑚中分离到三种非极性的倍半萜化合物 trans-β-farnesene、furanoeudesmane 和 isofuranodiene（图 11-2），其中化合物 furanoeudesmane 和 isofuranodiene 在 *Gambusia affinis* 鱼毒试验中表现出强烈的毒性作用。

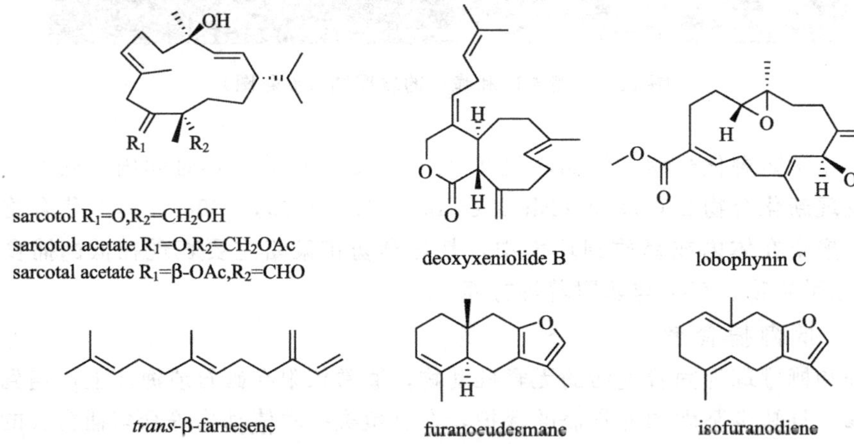

图 11-2　珊瑚中具有鱼毒性的化合物

对多种软珊瑚、柳珊瑚的研究表明，萜类是其主要的拒捕食活性化合物。Maia（1999）报道柳珊瑚 *Heterogorgia uatumani* 的两种代谢产物——二萜（6*E*)-2*R*，9*R*-epoxyeunicella-6，11（12)-dien-3-ol 和倍半萜 heterogorgiolide（图 11-3）在自然环境中具有抵御肉食性珊瑚礁鱼捕食的作用。Epifanio 等（1999）从柳珊瑚 *Phyllogorgia dilatata* 中分离鉴定了一种呋喃西松烷型二萜内酯类化合物 11，12-epoxypukalide（图 11-3），野外实验证明该化合物具有抵御实验区域内热带鱼类捕食的活性。接着，又从

巴西柳珊瑚 *Lophogorgia violacea* 中分离到 lophotoxin 等 5 种呋喃西松烷二萜类化合物（Epifanio et al. 2000）。其中，lophotoxin（图 11-3）在浓度为 1.5 mg/cm^{3}时对肉食性鱼类有拒捕食活性，这一浓度大约相当于饲喂鱼类的人工鱼饵干重的 0.7%；另外 4 种化合物 deoxylophotoxin、lopholidek 7-acetoxy-8-hydroxylophotoxin 和 3-methoxy-8-hydroxylophotoxin 则被认为对抵御捕食者的捕食有辅助作用。

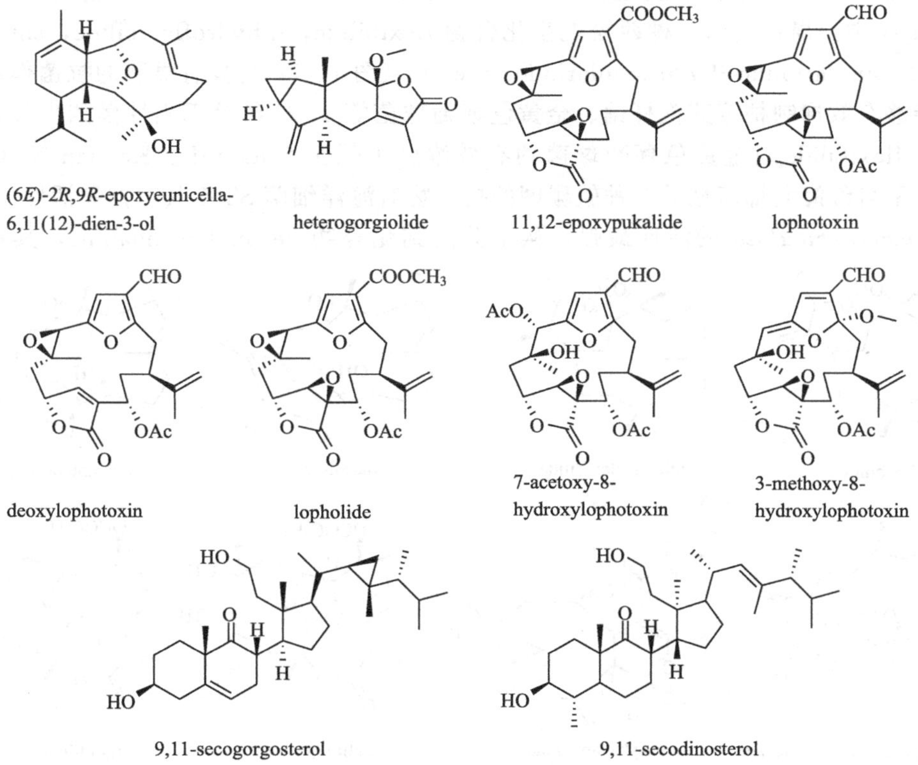

图 11-3　珊瑚中对鱼类具有拒捕食作用的化合物

甾醇类化合物也是软珊瑚、柳珊瑚研究较多的拒捕食活性化合物。Epifanio 等（2007）从加勒比海柳珊瑚中分离到 9，11-secogorgosterol 和 9，11-secodinosterol（图 11-3）两种开环甾醇化合物。这两种化合物单独实验时对肉食性鱼类均没有明显的拒捕食活性，而将其混合起来实验时，则具有显著的拒捕食活性。基于以上实验结果，Epifanio 等还推测柳珊瑚可将体内的甾醇类化合物氧化为开环甾醇，来为自己提供保护。

上述分析表明，鱼毒和拒食作用共同构成了珊瑚礁生态系统中软珊瑚与柳珊瑚对鱼类等捕食者的化学防御策略。二萜类、倍半萜类、甾醇类等化合物，是软珊瑚和柳珊瑚拒捕食作用化合物的主要结构类型，并存在生物转化和协同作用，其作用机制有待进一步探讨。

11.2.1.2　抗病原微生物

在海洋环境中，各种细菌和其他微生物无处不在。珊瑚如同其他腔肠动物一样，由于身体上有一个开口，食物和消化后的废物都由这个开口进出，极易受到各种微生物的感染和寄生。在自然环境中，珊瑚为了自身的生存而产生大量的抗菌物质，来抵御病原微生物的侵袭。

Kim 等（2000）对采自佛罗里达湾的 20 个不同种属的柳珊瑚进行了抗真菌活性实验，其中 15 种柳珊瑚的粗提物对病原真菌 *Aspergillus sydowii* 具有抑制作用，最低抑制浓度小于 15 mg/mL，而 *Pseudoplexaura* 和 *Pseudopterogorgia* 两个属的柳珊瑚抗真菌活性最强，最低抑制浓度小于 10 mg/mL。Aceret 等（1998）从软珊瑚 *Sinularia flexibilis* 中分离得到的 5 种西松烷型化合物 flexibilide，dihydroflexibilide，sinulariolide，*epi*-sinulariolide 和 *epi*-sinulariolide acetate（图 11-4）均具有显著的抗菌作用，特别是能够有效抑制枯草芽孢杆菌、金黄色葡萄球菌等 15 种革兰氏阳性菌的生长，其中化合物 flexibilide 对金黄色葡萄球菌的有效浓度可低至 5 μg/mL。Kelman 等（2006）报道，采自红海北部海域的 6 种软珊瑚的提取物对海洋细菌 ST-1 具有抑制活性。其中，*Xenia macrospiculata* 的活性最强，从中分离到化合物 desoxyhavannahine，其最低抑

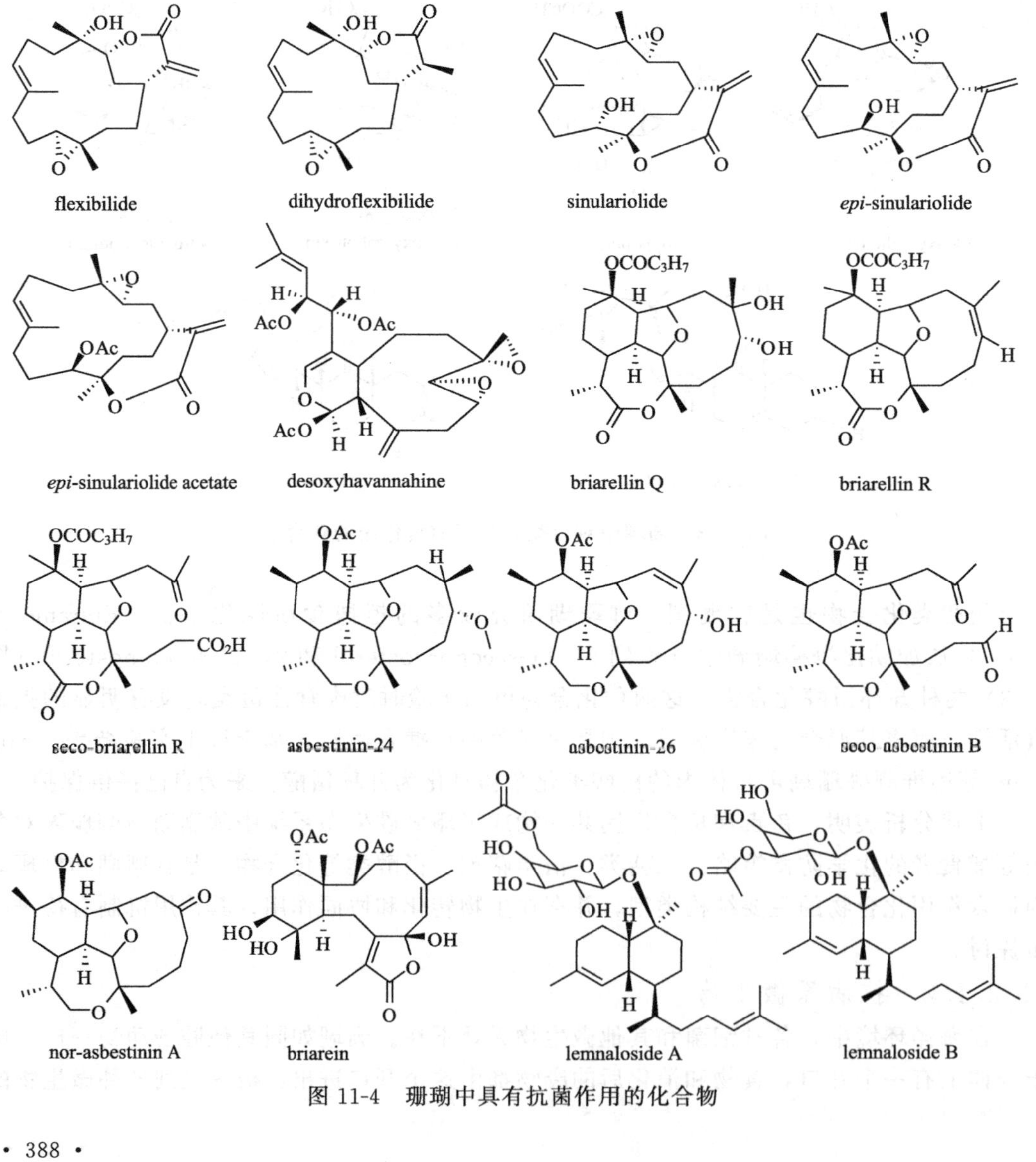

图 11-4　珊瑚中具有抗菌作用的化合物

制浓度为 48 μg/mL。Ospina 和 Rodríguez（2006）从柳珊瑚 *Briareum polyanthes* 的氯仿-甲醇粗提物中分离鉴定的 9 种二萜类化合物 briarellin Q、briarellin R、seco-briarellin R、asbestinin-24、asbestinin-25、asbestinin-26、seco-asbestinin B、nor-asbestinin A 和 briarein，对病原微生物也有较强的抑制作用。Shapo 等（2007）对柳珊瑚 *Leptogorgia virgulata* 的甲醇提取物进行了抗菌实验，结果显示，部分提取物对革兰氏阴性菌 *Escherichia coli* 和 *Vibrio harveyii*、革兰氏阳性菌 *Micrococcus luteus*，以及一种分离自石珊瑚 *Acropora cervicornis* 的菌类 *Bacillus* sp. 具有程度不等的抗菌活性。

Yao 等（2007）在寻找蛋白激酶抑制剂的过程中发现，软珊瑚 *Lemnalia* sp. 的氯仿-甲醇提取物对 *Streptomyces* 菌丝形成显示抑制作用。在这一活性的指导下，从该粗提物中分离得到 4 种新的 decalin 型二环二萜苷类化合物 Lemnalosides A～D，其中，lemnaloside A 有中等抑制活性，其抑制浓度为 20 μg/disk，lemnaloside B 则显示强抑制活性，即使浓度低至 2.5 μg/disk 时也具有抑制作用。

11.2.1.3 克生与防附着

海洋生物之间存在着激烈的对生存空间的竞争。在海洋生态系统中，一种生物在另一种生物表面附着生长是十分普遍的现象，它们通过寄生或共生在其他生物表面而达到自身生长的目的。在海洋环境中，软珊瑚和柳珊瑚与其他生物存在着对食物和生存空间的残酷竞争。然而，在软珊瑚和柳珊瑚表面很少有其他生物的附着，表明软珊瑚和柳珊瑚具有阻止海藻和其他生物栖息生长的能力。研究表明，软珊瑚和柳珊瑚分泌的一些次级代谢产物，特别是二萜和甾体类化合物，在生物间相生相克或生态交感中起着十分重要的作用（Fang et al. 2005）。

从软珊瑚和柳珊瑚中获得的天然防附着产物有一些共同的功能基团，如呋喃环和内酯环是某些防附着产物的共同的特征（Clare 1996）。Slattery 等（1995）研究了三种南极软珊瑚的防附着活性，发现软珊瑚 *Alcyonium paessleri* 和 *Gersemia Antarctica* 的有机提取物对海洋细菌的附着具有抑制作用；并在野外现场实验时发现，这两种软珊瑚的氯仿提取物都具有防止硅藻寄生的活性。Michalek 和 Bowden（1997）对软珊瑚 *Sinularia flexibilis* 的粗提物和提纯后的次级代谢产物进行了实验室及野外的抑藻实验，将红藻 *Ceramium codii* 与从软珊瑚 *S. flexibilis* 中分离到的 6 种二萜类化合物共同培养，发现上述提及的有抗菌活性的化合物 *epi*-sinulariolide（图 11-4）同样具有强烈的抑藻活性，其有效浓度为 1.8 mg/L，比先前报道的 sinulariolide（有效抑藻浓度 4.4 mg/L）抑藻活性强 2.5 倍。*Epi*-sinulariolide 的野外现场实验也证明该化合物能抵御多种珊瑚礁藻的附着。2006 年，Maida 等（2006）对软珊瑚 *Sinularia flexibilis* 粗提物的防附着评价实验显示，在 31 d 的实验期内，其粗提物使褐藻 *Ectocarpus* sp. 和羽状硅藻对软珊瑚 *S. flexibilis* 的附着减少 50%。Epifanio 等（2006）的研究表明，具有拒食活性的化合物 11，12-epoxypukalide 对藤壶 *Balanidae* 具有很强的抑制活性。

Tomono 等（1999a）从日本八放珊瑚 *Dendronephthya* sp. 中分离到的 4 种甾类化合物 isogosterones A～D（图 11-5）对藤壶 *Balanus amphitrite* 幼体的寄生具有很强的抑制活性，其 EC_{50} 为 2.2 μg/mL。Tomono 等（1999b）又从 *Dendronephthya* sp. 和 *Alcyonium gracillimum* 中获得甾体化合物，如 3-methoxy-19-norpregna-1，3，5(10)、20-tetraene 等，当浓度为 100 μg/mL 时对藤壶 *B. amphitrite* 的幼体具有致死活

性。Slo 和 Shin（1995）从 *Muricella* 属柳珊瑚中分离出了 4 个开环的甾体 astrogorgiadiol 和 calicoferols C～D（图 11-5），其中，calicoferol D 对卤虫具有致死活性，LC_{50} 为 37.0 μg/mL。Han 等（2010）从中国南海软珊瑚 *Scleronephthya gracillimum* 中首次发现了 C-3 位为酮或乙酰基的系列孕甾烷型甾体化合物（图 11-6），显示了较强的卤虫致死活性和细胞毒活性。

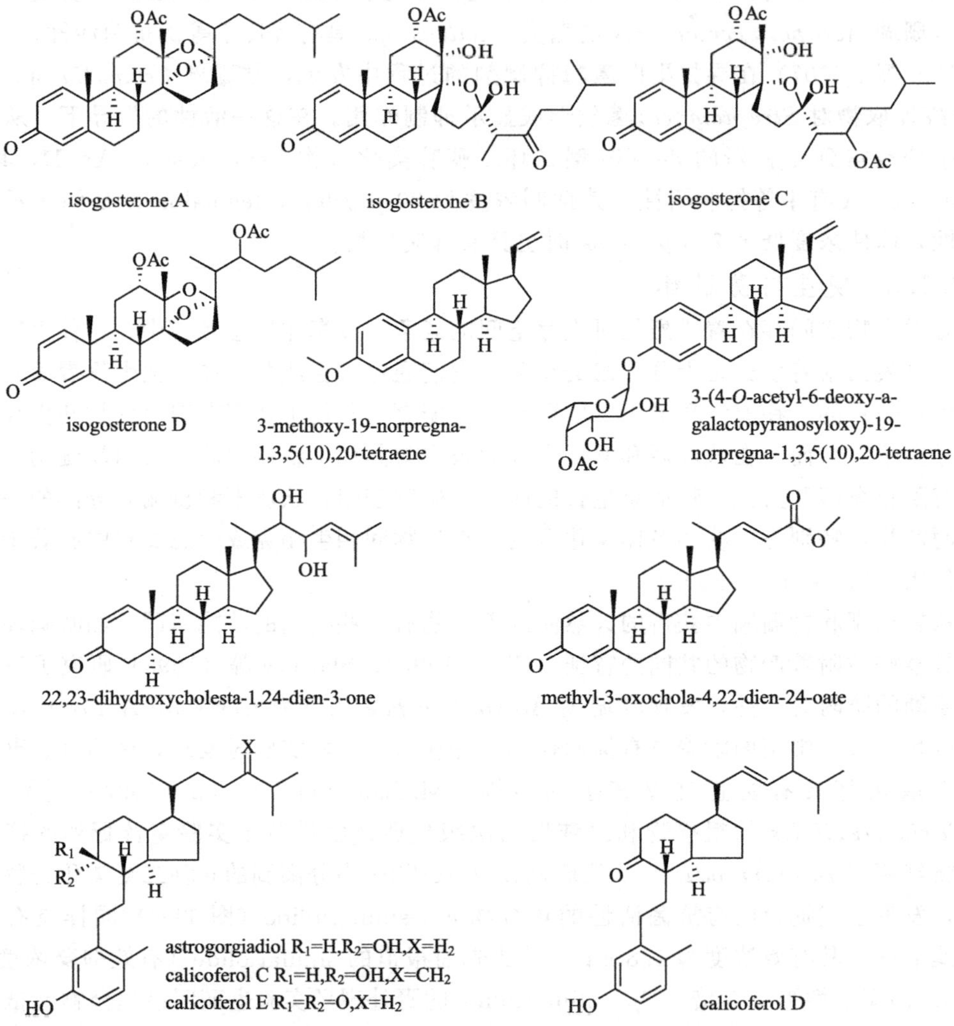

图 11-5　珊瑚中具有克生和防附着作用的甾体化合物

二萜类化合物在珊瑚争夺生存空间中起到关键作用。例如，Fleury 等（2004）曾对软珊瑚 *Sarcophyton ehrenbergi* 和造礁石珊瑚 *Pocillopora damicornis* 进行了共同培养实验，并用两者的单独培养组作为对照。实验中建立了三种富营养模型，同时不断监测软珊瑚产生的一种西松烷二萜类化合物 sarcophytoxide（图 11-7）的浓度。研究发现，共同培养时，软珊瑚分泌的 sarcophytoxide 浓度比单独培养时的高很多。一年后，共培养组的石珊瑚有 2/3 死亡。Qi 等（2009）从柳珊瑚 *Junceella juncea* 中分离获得 4 种 briarane 型二萜类化合物，即 juncin ZII、gemmacolide C、gemmacolide F 和（+）-

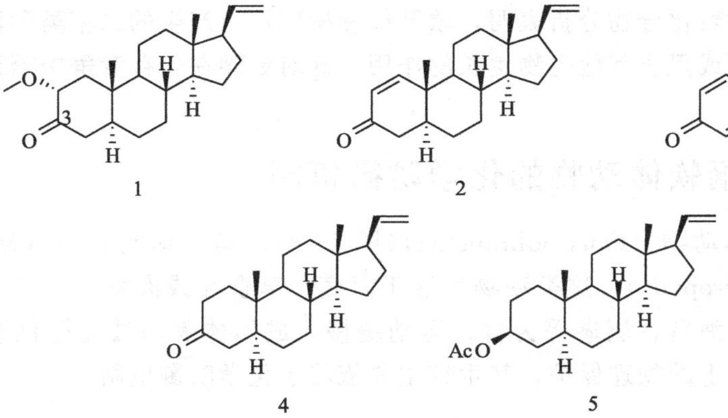

图 11-6　软珊瑚 *S. gracillimum* 中的具有克生作用的孕甾烷型甾体化合物

11α，20α-epoxy-junceellolide D（图 11-7），与此前 Qi 等（2006，2004）从同一种柳珊瑚中分离得到的 8 种 briarane 型二萜类化合物 juncins O～Q、gemmacolides A 和 B、praelolide、junceellin A 和 junceellolide D（图 11-7）一起进行了拒食和抗附着活性评价，发现所有的化合物都具有拒食活性，而 juncin ZII、gemmacolide B、gemmacolide A 和 junceellolide D 还具有抗藤壶幼虫 *B. amphitrite* 的附着活性。

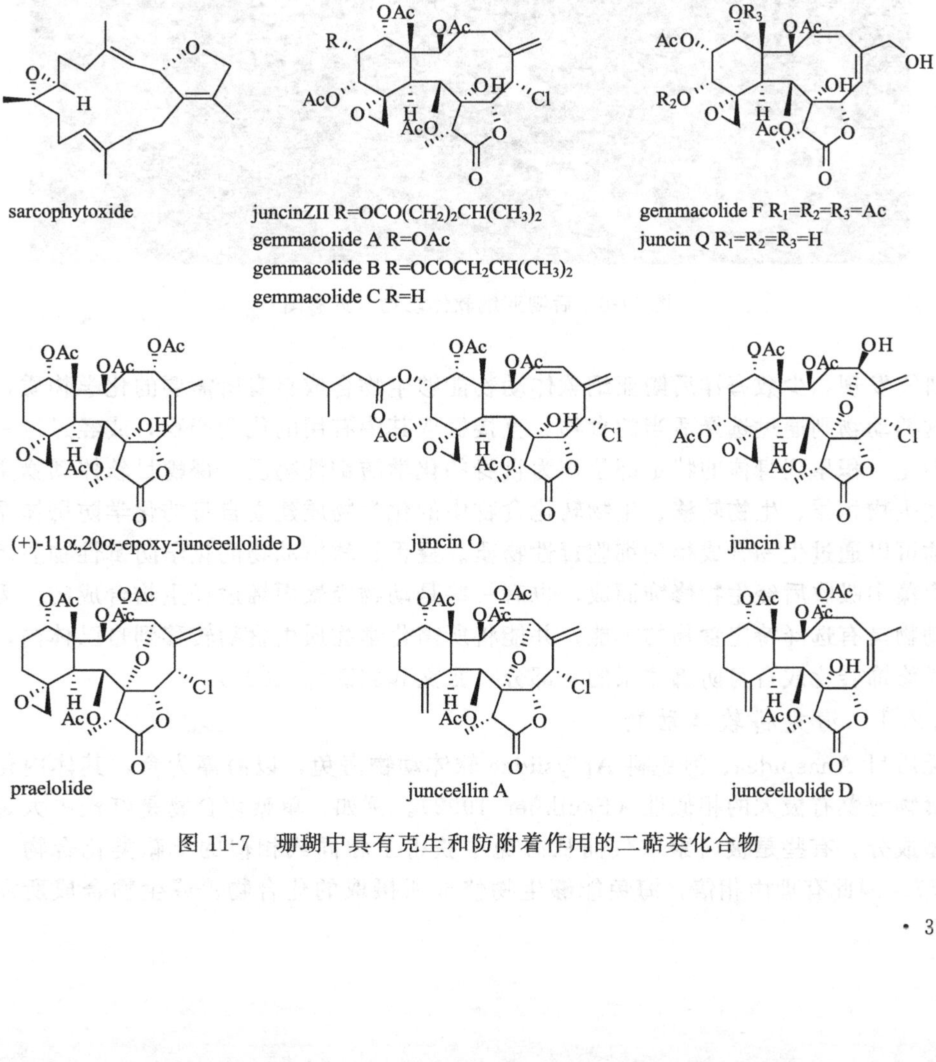

图 11-7　珊瑚中具有克生和防附着作用的二萜类化合物

对珊瑚克生与防附着化合物分析表明，软珊瑚和柳珊瑚所产生的二萜类和甾醇类等次级代谢产物具有抑制或阻止其他生物生长的作用，这对珊瑚在生存竞争中繁衍生息具有决定性意义。

11.2.2 后鳃亚纲软体动物的化学防御机制

海洋后鳃亚纲软体动物（Opisthobranchia）（图 11-8），属软体动物门（Mollusca）腹足纲软体动物（Gastropoda）。这类动物生活于海底，草食性或肉食性，以海绵、海藻、水螅虫、苔藓虫、海葵、珊瑚等为食；运动缓慢，成体体表的被壳退化或完全消失，由于失去了形态学上的物理保护，其生存主要依赖于化学防御机制。

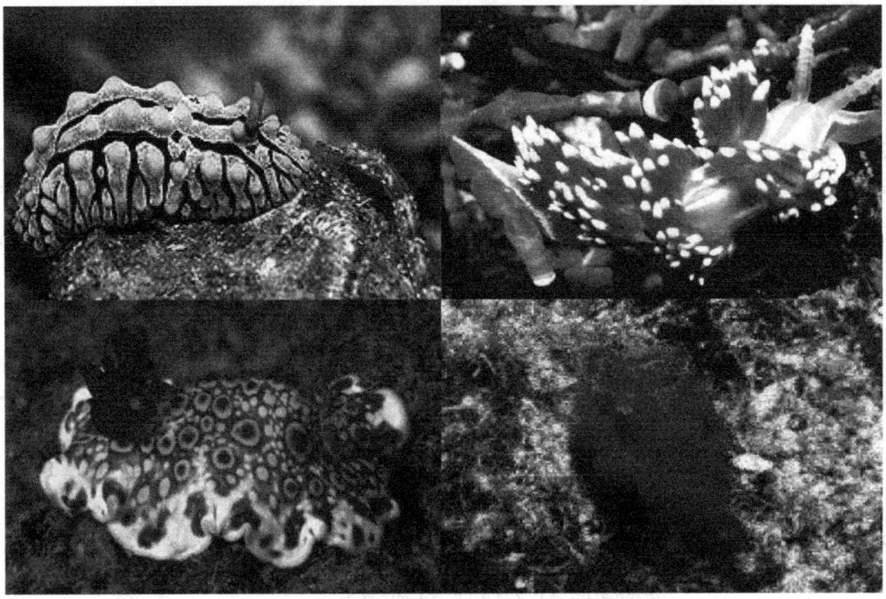

图 11-8 后鳃亚纲软体动物（见彩图）

研究发现，少数海洋后鳃亚纲软体动物能够生物合成自身所需要的化学物质，而大多数这类动物则通过选择适当的食物，直接摄取其中有用的代谢产物，或经过进一步的生物转化，积累到身体的特定部位作为自身的化学防御性物质。裸鳃目软体动物主要是是通过生物积累、生物转移、生物转化食物中的化学物质建立自身的化学防御体系，少数动物可以通过生物合成得到细胞毒性物质。囊舌目软体动物的化学防御性物质多为动物从海藻中吸收后经生物修饰而成，也有一些是动物经聚丙烯途径生物合成的。无盾目软体动物具有选择特定食物的本能，并能将所需化学物质由食物转移到自己体内，再通过化学修饰转化成自身防御体系的一部分（张文和郭跃伟 2007）。

11.2.2.1 海兔科软体动物

无盾目 Anaspidea、海兔科 Aplysiidae 软体动物海兔，以海藻为食，其体内化学成分与食物海藻有极大的相似性（Faulkner 1992）。例如，单萜化合物是红藻中大量存在的典型成分，有些是被卤素取代而从海兔中获得了相同或相似的单萜类化合物（参见 2.3 节）。因此有理由相信，海兔能够生物修饰所摄取的化合物，或生物合成所需要的化学物质。

从海兔科软体动物中已发现的次级代谢产物包括多肽、单萜、倍半萜、二萜和甾体。海兔 *Dolabella auricularia* 以其富含抗肿瘤活性的次级代谢产物而闻名。从 *D. auricularia* 中发现的系列肽类化合物 dolastatin，具有极强的抑制肿瘤细胞生长的作用；dolastatins 10 和 15 的衍生物已进入临床研究（详见 6.6 节）。

Pettit 等（2004）研究组从采自加利福尼亚海湾的 *D. auricularia* 中分离获得溴代十四元大环内酯 dolastatin 19（图 11-9）。Sone 等（1996）曾从采自日本海域的同种海兔 *D. auricularia* 中分离获得这种骨架的化合物。类似的结构最初发现于淡水绿藻 *Oscillatoria acutissima* 和可食性海洋红藻 *Polycavernosa tsudai*（Yotsu-Yamashita et al. 1995，1993）中。从海兔与海藻中发现结构类似的代谢产物，符合二者间的食物链关系。从不同海域的同种海兔中得到相同骨架的类似物，结果表明，海兔 *D. auricularia* 具有选择特定食物的本能，并能将所需化学物质通过摄食转移到自己体内，再通过化学修饰生物转化成自身的防御化合物，构建防御体系（张文和郭跃伟 2007）。

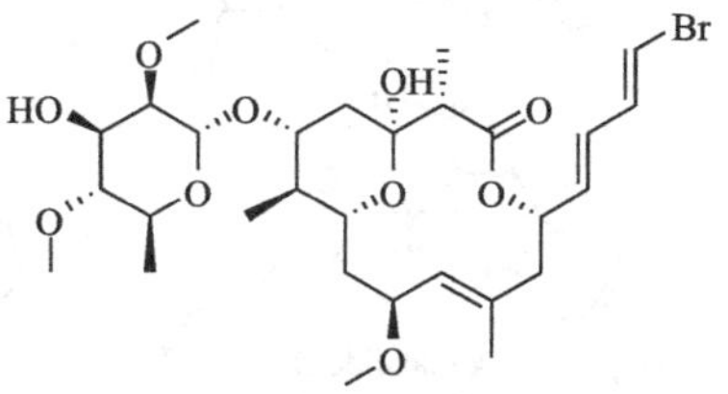

图 11-9 海兔 *D. auricularia* 摄食和生物转化的大环内酯 dolastatin 19

Elysia 属海蛞蝓（Opisthobranchia，Ascoglossa）喜食绿藻，因此从中得到一些与其食物绿藻代谢产物结构相似的化合物。对不同海域的几种该属软体动物进行了比较系统的研究，从夏威夷的 *E. rufescens* 和 *E. ornate* 中均得到与它们的食物绿藻 *Bryopsis* sp. 代谢产物相同或相似的环酯肽类化合物 kahalalides（图 11-10）。其中，kahalalide F 是具有强抗肿瘤活性的环酯肽类代谢产物，已作为抗肿瘤药物处于临床研究阶段（详见 6.8 节）。该化合物同时发现于其食物绿藻 *Bryopsis* sp. 中。但是随后的研究发现，在海蛞蝓中的含量远远大于食物海藻，从216 g（湿重）的海蛞蝓中能分离得到 2.1 g 的 kahalalide F，而从 3 kg 的海藻中只得到 5 mg。因此认为海蛞蝓能够从食物中大量富集该化合物（Hamann and Scheuer 1993）。

11.2.2.2 海天牛科软体动物

海天牛科软体动物（Plakobranchidae）的一些种能够将食源化合物进行修饰合成，成为自身的防御化合物。聚丙烯类化合物是许多软体动物的代表性次级代谢产物。眼斑多叶鳃 *Placobranchus ocellatus*（属囊舌目 Sacoglossa）能够保持从食物中吸收的叶绿体，生物合成聚丙烯类代谢产物 9，10-deoxytridachione，并在体内通过光化学异构作用将其转化成为 photodeoxytridachione（Ireland and Scheuer 1979）。从采自菲律宾海域的眼斑多叶鳃 *P. ocellatus* 中分离获得系列聚丙烯衍生物（图 11-11），包括 9，10-deoxytridachione 及其同系物 tridachiahydropyrones G～J；trdachiahydropyrone A 及其过氧化物 trdachiahydropyrone B 和 C。Tridachiahydropyrones J 是 9，10-deoxytridachione 的酶或光化学氧化产物，而 tridachiahydropyrones G 和 H 则是 tridachiahydropyrones J 的降解产物（Fu et al. 2000）。这些同系物的发现，再次证明了软体动物与绿藻间的食物链关系，并说明该种动物能够利用体内的酶系或从食物中摄取的叶绿体生物修饰或合成聚丙烯衍生物（张文和郭跃伟 2007）。

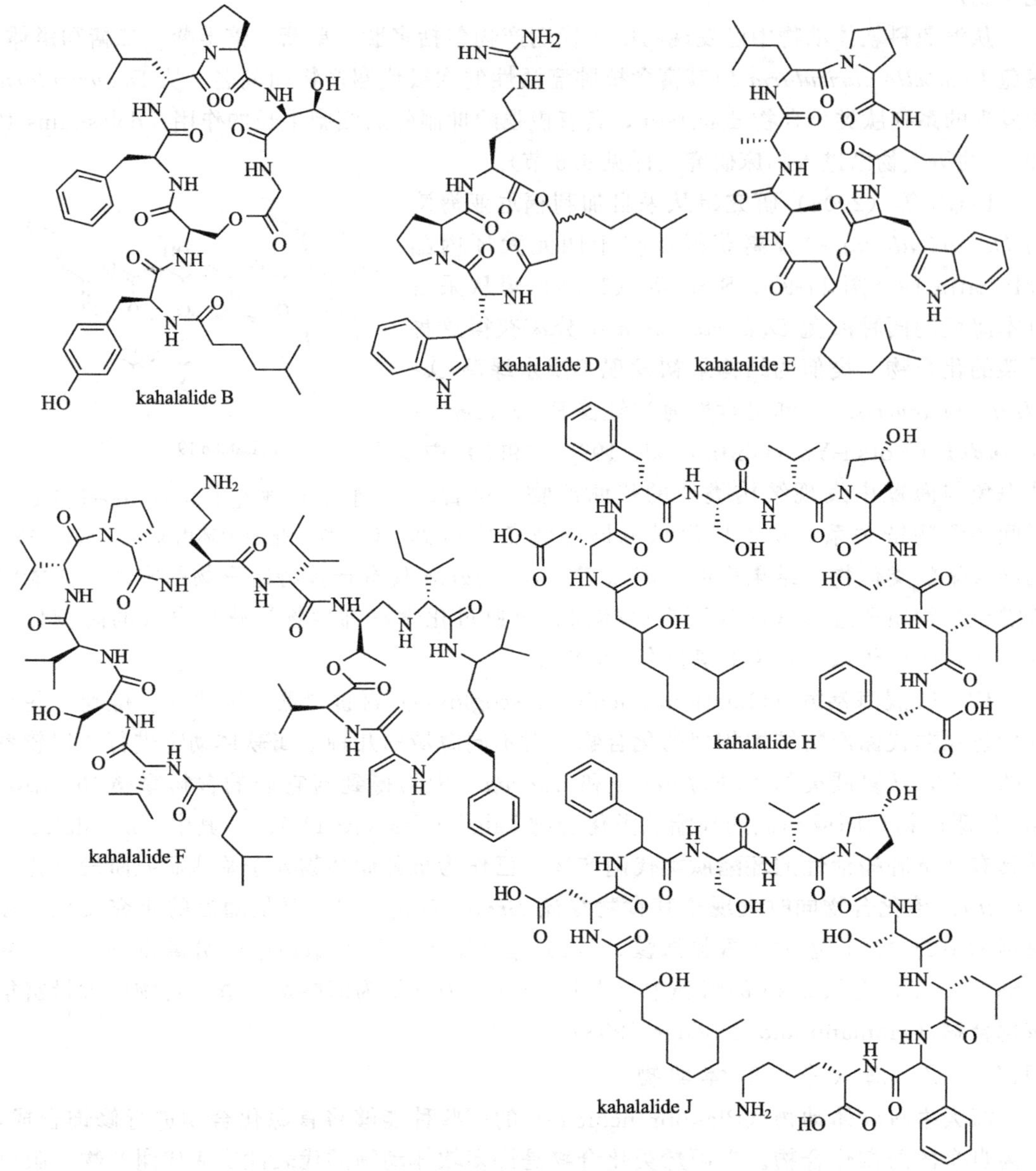

图 11-10 *Elysia* 和 *Ercolania* 属软体动物由食物链富集的环酯肽化合物

11.2.2.3 裸鳃目软体动物

裸鳃目软体动物（Nudibranchs）是后鳃亚纲软体动物中数量最多、种类最繁的一个种群。所有的裸鳃目软体动物都是肉食性的。例如，从 *Armina* 属软体动物 *A. maculate* 中发现了与其食物珊瑚 *Veretillum cynomorium* 代谢产物完全相同的 briarane 骨架二萜 verecynarmin A（Guerriero et al. 1987）和 verecynarmins E～G，以及 cembranoid 型二萜 preverecynarmin（Guerriero et al. 1990）(图 11-12)。

McPhail 等（2001）从采自阿尔格湾的 *Leminda* 属软体动物 *L. millecra* 中分离得到系列倍半萜、苯醌萜及氢醌萜类（图 11-13），从中发现了典型的柳珊瑚代谢产物，

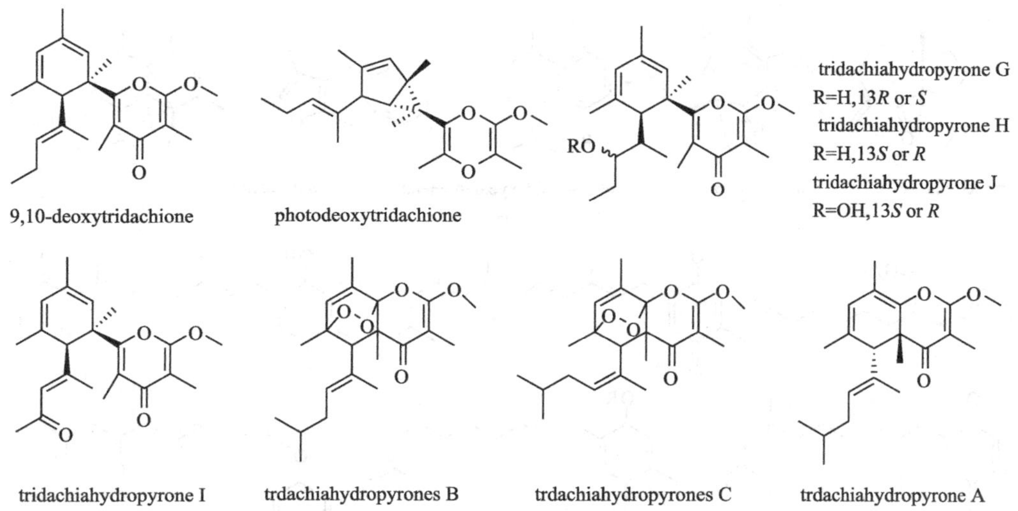

图 11-11 眼斑多叶鳃 *P. ocellatus* 生物合成的聚丙烯类化合物

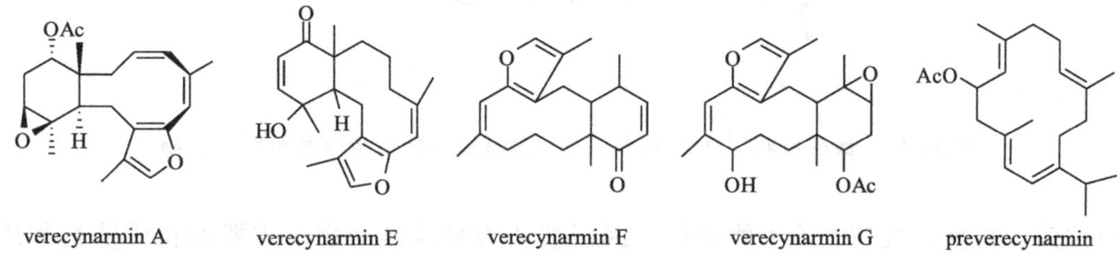

图 11-12 软体动物 *A. maculate* 摄自珊瑚 *V. cynomorium* 的二萜化合物

如倍半萜 millecrones A 和 B。(+)-8-Hydroxycalamenene 最初发现于苔藓植物 *Bazzania trilobata*，但其同系物都来自柳珊瑚；isofuranodiend 最初是从 Xeniidae 科软珊瑚中发现的，其双键异构类似物后来从 Pseudoptergorgia 柳珊瑚中分离得到；链状多酚苯醌和羟基苯醌化合物与从柳珊瑚中得到的类似物很相似，都具有 C-5 的甲基取代。可以推测，软体动物 *L. millecra* 是以捕食珊瑚为生，其捕食对象极有可能是柳珊瑚。*L. millecra* 能够从食物中吸收、蓄积相应的化合物，并对之进行化学修饰（张文和郭跃伟 2007）。

11.2.2.4 多角海牛科和舌尾海牛科软体动物

从多角海牛科 Polyceridae 软体动物 *Nembrotha kubaryana* 中得到了蓝色生物碱 tetrapyrrole（图 11-14），是海鞘的典型代谢产物。相关的生态学研究证明了 *Nembrotha* 属软体动物与 *Atapozoa* 属海鞘间的食物链关系（Cimino et al. 2001）。由于 tetrapyrrole 在 *Nembrotha* sp. 中的浓度远远大于在海鞘中的浓度，所以 *Nembrotha* sp. 可能具有蓄积食物中化学物质的能力。

舌尾海牛科 Chromodorididae 中的 *Hypselodoris* 属软体动物选择含有呋喃倍半萜的海绵为食，*Chromodoris* 属动物选择含有环状二萜的海绵为食，*Glossodoris* 属动物则捕食含有 scalarane 型二倍半萜的海绵。Scalarane 型二倍半萜具有毒鱼和拒食作用，并

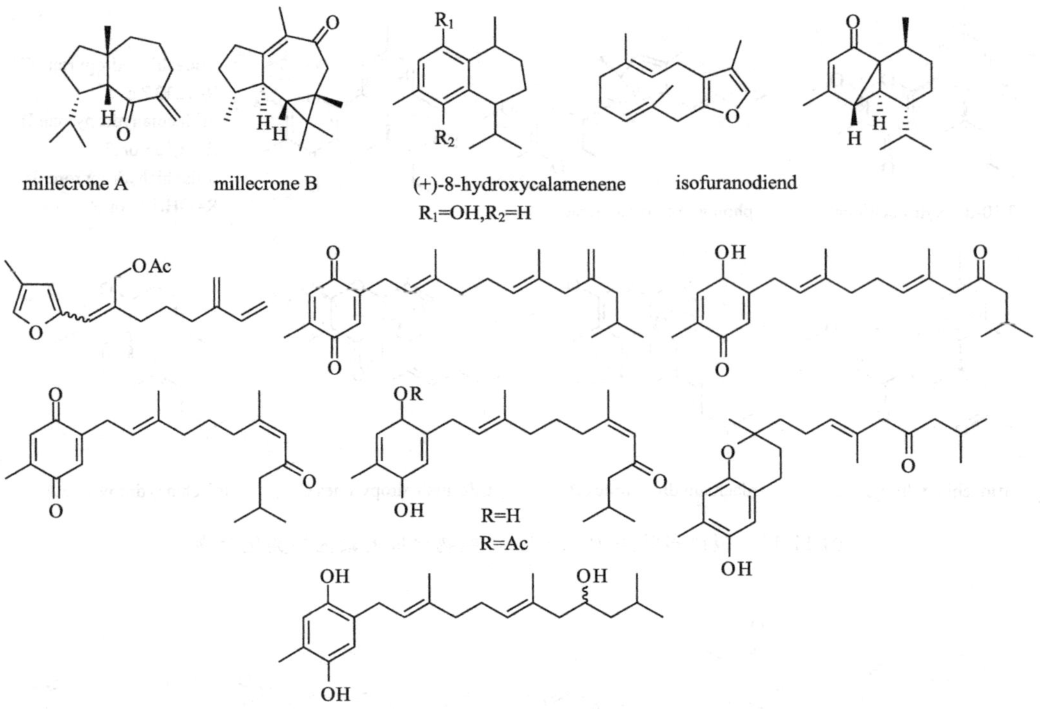

图 11-13　裸鳃目软体动物 *L. millecra* 摄食修饰的倍半萜和苯醌化合物

具有抗菌、抗炎、抗肿瘤等生物活性，因而被认为是软体动物中重要的化学防御物质。例如，从该属动物中分离得到的 scalarane 二倍半萜（图 11-14），其中，化合物 12-deacetoxy-12-oxo-deoxoscalarin，heteronemin 对人鼻咽癌细胞 KB 显示细胞毒性。这些化合物显示了强烈的细胞毒和毒鱼等活性，表明其在动物体内可能发挥化学防御作用。

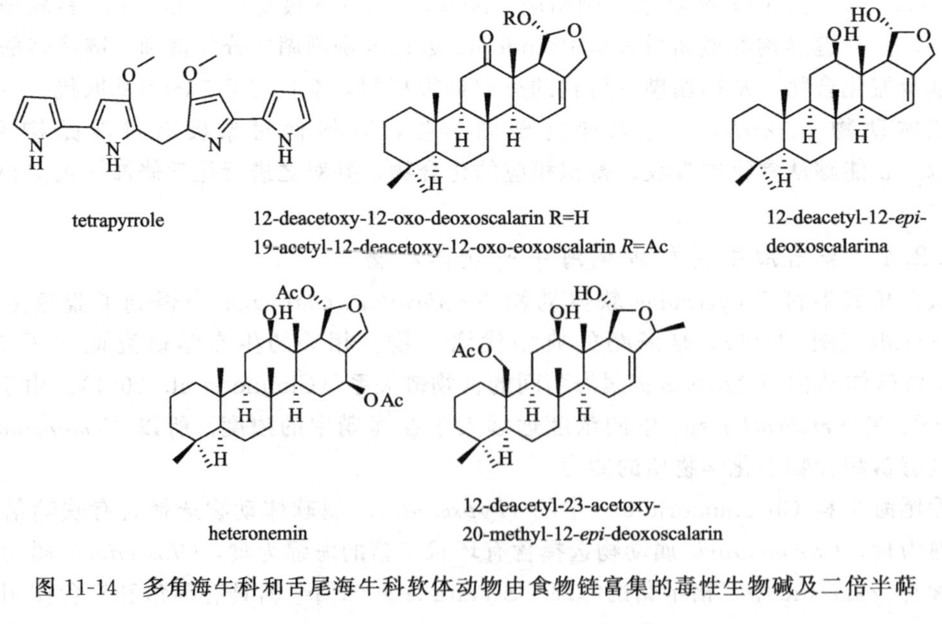

图 11-14　多角海牛科和舌尾海牛科软体动物由食物链富集的毒性生物碱及二倍半萜

11.2.3 有毒生物的化学防御机制

越来越多的事实证明，海洋生物毒素是海洋生物间具有重要作用的一种生命现象，这些特殊的化学物质在海洋生物间或海洋生物与其栖息环境间起着复杂的生态作用。由于海洋环境特殊，海洋生物间的化学作用要比陆生生物间更加普遍、重要和复杂。

生物拒捕食性是保持生物物种分布平衡的一种重要因素，化学防御是拒捕食性的主要机制之一。许多海洋生物通过合成、积累、分泌有毒化合物用于拒捕食。海洋中捕食者与被捕食者种群间的相互作用关系十分密切，以毒素作为化学防御物质的海洋有毒生物也相当普遍。例如，被捕食者藻类中常含有对草食性动物甲壳动物、棘皮动物（海胆等）、鱼类等有选择性的毒性物质，温带褐藻中含有对螺、海胆的致毒物质，海绵、珊瑚、被囊动物中含有对软体动物和鱼类的毒性化学物质等（蒋辉和范崇旭 2006）。

绝大多数海洋生物采取的是被动防御，如海藻、珊瑚、海绵、海鞘等。在海洋动物中，也发现采取主动进攻策略的物种，特别是一些有毒生物物种。有毒生物捕食者可利用毒素猎取被捕食者，此类毒素大多数是捕食者释放的、含有毒性很强的毒素，一般为肽类毒素。代表性的例子如芋螺利用芋螺肽类毒素麻痹、捕食鱼类等动物（图 11-15）。芋螺毒素的不同结构类型，如 α-、μ-、ω-芋螺毒素，以不同的作用机制阻断神经传导，非常巧妙地协同作用使被捕食动物麻痹。ω-芋螺毒素阻断神经末梢钙离子通道，抑制乙酰胆碱释放；α-芋螺毒素与突触后乙酰胆碱受体结合，阻止产生肌肉动作电位的去极化作用发生；而 μ-芋螺毒素再阻断钠离子通道，使神经肌肉完全麻痹，从而食取被麻痹的动物（蒋辉和范崇旭 2006）。芋螺毒素对神经系统的作用，使其具有强烈的止痛等作用，已作为镇痛药物开发并成功用于临床（详见 8.1 节）。

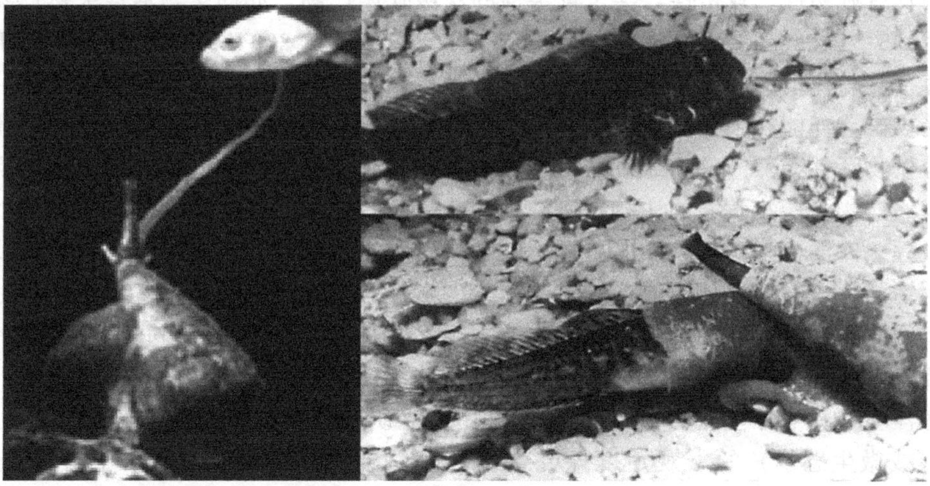

图 11-15　食肉芋螺通过齿舌射出肽类毒液麻痹鱼类（见彩图）

其他海洋有毒生物利用毒素作为化学防御的例子很多。例如，著名的短裸甲藻毒素 brevetoxin B 和沙海葵毒素 palytoxin 是典型的海洋乙酰配基毒素的例子（参见 3.2 节）。由于海洋毒素剧烈的毒性对人类海上活动、食物安全、渔业经济的巨大影响，在过去的几十年中人们对其研究较多。

研究表明，绝大部分海洋毒素是由低等海洋生物合成的，包括藻类、无脊椎动物等。这些生物在海洋生态关系中恰好是低营养级生物，化学防御机制在其拒捕食性中起主要作用，因而能产生各种结构的系列毒素（宋杰军和毛庆武 1996）。最初，人们误将所有含有毒素的生物作为合成毒素的来源生物物种。实际上，在食物链中，自身不合成毒素而是作为转载者的许多生物，也常含有丰富的毒素。软体动物和草食鱼类是最常见的转载者生物物种。毒素转载者通过食物链从下位生物物种摄取毒素，并可作为自身化学防御物质以对抗其上位的捕食者生物物种。环境中的有毒物质通过海洋食物链逐渐累积，但这种外源性的有毒物质并不引起中间生物体的中毒，而通过食物链引起其他海洋动物乃至人类中毒。转载者经过长期进化形成对生物毒素特殊的抵御机制，如河豚可能对河豚毒素具有特殊的封闭功能，西加毒鱼可能对西加毒素具有特殊的抗体。转载者还具有富集毒素的能力及生物转化作用，修饰毒素分子成为毒性更强或具有其他特性的化合物（蒋辉和范崇旭 2006）。

11.3 海洋化学生态学对海洋药物研究的启示

对单个海洋生物进行研究，从中提取分离活性化合物、发现药物先导化合物，是以往海洋药物研究的主流。但是，任何一种海洋生物都不是孤立存在的，与其生存环境中的其他生物总是有着千丝万缕的联系，这种联系的物质基础正是生物体产生的各种化学信息物质。自然界的生物依赖各种化学信息的传递维系着一个庞大而复杂的生态系统，海洋生物则更加依赖这一化学防御体系。在生存竞争中，进攻与防御、猎捕与拒捕、相克与共生，以及对食物和生存空间的争夺常常以各种化学途径进行，即积聚或分泌对其他生物具有威慑性、攻击性，甚至毒害性的次级代谢产物，亦即生物活性天然产物（王长云 2005；Proksch et al. 2002；McClintock and Baker 2001）。海洋生物中海绵、珊瑚、海鞘、软体动物等通常固着生长或运动缓慢，缺乏形态学上的物理防御结构，脆弱而易受攻击，却能在强大的猎捕者（如鱼类等）环境中安然生存，正是由于这些生物产生各种生物活性天然产物，通过其化学防御策略达到防御的目的。这一防御策略引起了海洋天然产物及药物学家的注意。海洋生物化学防御的本质是生物活性天然产物的物质传递过程。海洋化学防御物质的主要功能包括：①进攻和防御，多为由自身合成或吸收其他生物的化合物（在体内改造或不改造）的毒性和拒食活性物质；②保护功能，避免掠食者侵犯和其他生物的附着及微生物的寄生；③种间化学竞争，阻止竞争者和其他生物的侵入，争夺生存空间；④促进幼虫固着及分泌信息素/外激素的作用等。

海洋生物的化学生态学研究改变了以往孤立研究某种特定海洋生物的模式，从生态学（或微生态学）的宏观角度探究生物活性物质的作用机制。海洋化学生态学的研究思路是将海洋生物及其环境中其他生物作为一个整体来研究，探讨生态学作用，揭示特定生物与其生存环境中的其他生物（包括共生微生物）、海水、基质及食物链的关系。作者认为，海洋生物的化学生态学研究为活性海洋天然产物的筛选和发现，以及某些活性天然产物的源头确证，寻找和发现海洋药物，提供了全新的研究思路。运用海洋化学生态学研究方法和思路，进行海洋天然产物和海洋药物的研究，是值得深入探讨的研究课题。

具有强化学防御作用的化合物，为寻找新药及新药先导化合物提供了有价值的信息。例如，芋螺毒素是芋螺进攻鱼类的毒性化合物，具有麻痹神经的作用，目前已开发成镇痛药物；对苔藓虫素进行的化学生态学研究表明，其对鱼类具有强拒食活性，而在药理作用方面则具有强的抗肿瘤活性，是极有希望的新型抗肿瘤药物。再以珊瑚为例，珊瑚中的化学防御物质不仅具有重要的化学生态学意义，而且显示了良好的抗肿瘤、抗菌、抗病毒及杀虫等药理作用。近年来的研究表明，从软珊瑚和柳珊瑚中分离得到的大多数呋喃西松烷型二萜类化合物都具有较强的抗肿瘤和细胞毒活性。如上述提及的珊瑚化学防御化合物中，化合物 flexibilide 对肝癌腹水瘤细胞 Hep-A 和艾氏腹水瘤细胞 EAC 具有很强的抑制作用；化合物 sinulariolide 对 Hep-A 和 EAC 癌细胞具有中等强度的抑制作用（杨若林等 2000）；化合物 briarellin R 对人白血病 CCRF-CEM 细胞具有抑制作用，IC_{50} 为 8.9 μg/mL。药理研究还表明，化合物 briarellin Q 对疟原虫 W2 具有较强的抑制活性，其 IC_{50} 为 3 μg/mL；化合物 asbestinin-24、asbestinin-26、nor-asbestinin A 和 briarein 对疟原虫 *Plasmodium falciparum* 具有中等抑制活性，IC_{50} 分别为 18 μg/mL、14 μg/mL、9 μg/mL 和 8 μg/mL。化合物 briarellin R 对结核杆菌 *Mycobacterium tuberculosis* H_{37}-Rv 具有强抑制作用，抑制率达 91%（Ospina and Rodríguez 2006）。而 calicoferol D 对单纯疱疹病毒 HSV-Ⅰ、HSV-Ⅱ和脊髓灰质炎病毒有显著的活性，EC_{50} 分别为 1.2 μg/mL、1.2 μg/mL 和 0.4 μg/mL（Slo and Shin 1995）。此外，来自软体动物的次级代谢产物显示出多种不同的生物活性，特别是细胞毒活性，这些由生物进化形成的化学防御策略，也为人们从自然界寻找具有生物活性的化合物提供了一条简洁、有效的途径。作者认为，这些具有化学防御等化学生态学作用的化合物，也是寻找药物先导化合物的重要来源，化学防御化合物的研究对海洋新药的发现具有启迪作用。

还需要指出的是，海洋生物的化学防御机制及其化学生态学研究对追踪海洋活性天然产物的真正来源具有重大意义。海洋化学生态学的研究内容包括揭示活性化合物在生物间（食物链）的传递方式、一定范围内生物间的相互关系，以及特定生物与其生存环境中的其他生物（包括共生微生物）、海水、基质的关系。近年来，对海洋生物化学防御机制的研究多集中于海绵、海鞘、软珊瑚、柳珊瑚和某些软体动物。这些研究对某些海洋生物的化学防御物质及其生态学作用进行了探讨，其中一些研究直接导致了活性化合物或其类似物生产者——共生微生物（包括微藻）的发现。例如，在目前开展的研究中，即有通过采用荧光原位杂交技术（FISH）对海绵等海洋生物中共生微生物进行观测鉴定，而且从共生微生物（如海绵共生真菌）中分离获得了结构多样的活性天然产物，并对其生物来源进行追踪等的研究，引起了海洋天然产物及海洋药物研究领域科学家的关注。海洋生物的化学生态学研究有可能为某些活性天然产物的来源及某些海洋药物药源的解决找到新的有效途径。

参考文献

宋杰军，毛庆武. 1996. 海洋生物毒素学. 北京：北京科学技术出版社

张文，郭跃伟. 2007. 后鳃亚纲软体动物化学防御物质研究进展. 生态学报，27（3）：1192～1205

杨若林，曾陇梅，苏镜娱，等. 2000. 新三羟基-西松烯二萜内酯. 化学学报，58（10）：1186～1187

王长云，耿美玉，管华诗. 2005. 海洋药物研究进展与发展趋势. 中国新药杂志，14（3）：278～282

王长云，刘海燕，邵长伦，等. 2008. 软珊瑚和柳珊瑚化学防御物质研究进展. 生态学报，28（5）：2320～2328

蒋辉，范崇旭. 2006. 海洋生物毒素的化学生态学和毒理学. 见：易杨华，焦炳华. 现代海洋药物学. 北京：科学出版社. 630～646

阎凤鸣. 2001. 化学生态学. 北京：科学出版社

Aceret T L, Coll J C, Uchio Y, et al. 1998. Antimicrobial activity of the diterpenes flexibilide and sinulariolide derived from *Sinularia flexibilis* Quoy and Gaimard 1833 (Coelenterata: Alcyonacea, Octocorallia). Comp Biochem Physiol, Part C, 120 (1): 121～126

Arai M, Kobayashi M. 2009. Chemical biology of marine natural products. Kagaku to Seibutsu, 47 (4): 275～282

Blunt J W, Copp B R, Hu W P, et al. 2008. Marine natural products. Nat Prod Rep, 25: 35～94

Blunt J W, Copp B R, Hu W P, et al. 2009. Marine natural products. Nat Prod Rep, 26: 170～244

Blunt J W, Copp B R, Munro M H G, et al. 2010. Marine natural products. Nat Prod Rep, 27: 165～237

Cimino G, Ciavatta M L, Fontana A, et al. 2001. Isolation, structure characterisation and biological properties. *In*: Tringali C. Bioavtive Compounds from Natural Sources. London: Taylor & Francis Ltd. 577～637

Clare A S. 1996. Marine natural product antifoulants status and potential. Biofouling, 9 (3): 211～229

Coll J C. 1992. The chemistry and chemical ecology of octocorals (Coelenterata, Anthozoa, Octocorallia). Chem Revi, 92 (4): 613～631

de Epifanio R A, Maia L F, Pawlik J R, et al. 2007. Antipredatory secosterols from the octocoral *Pseudopterogorgia americana*. Mar Ecol, Prog Ser, 329: 307～310

Epifanio R de A, Martins D L, Villaca R, et al. 1999. Chemical defenses against fish predation in three Brazilian Octocorals: 11β, 12β-epoxypukalide as a feeding deterrent in *Phyllogorgia dilatata*. J Chem Ecol, 25 (10): 2255～2265

Epifanio R de A, Maia L F, Fenical W. 2000. Chemical defenses of the endemic Brazilian gorgonian *Lophogorgia violacea* Pallas (Octocorallia, Gorgonacea). J Braz Chem Soc, 11 (6): 584～591

Epifanio R de A, da Gama B A P, Pereira R C. 2006. 11β, 12β-epoxypukalide as the antifouling agent from the Brazilian endemic sea fan *Phyllogorgia dilatata* Esper (Octocorallia, Gorgoniidae). Biochem Syst Ecol, 34 (5): 446～448

Fang F, Yan T, Liu Q. 2005. Application of chemical ecology in controlling marine fouling organisms. Chineses J Appl Ecol, 16 (10): 1997～2002

Faulkner D J. 1992. Chemical defenses of marine molluscs. *In*: Paul V J. Ecological Roles of Marine Natural Products. Ithaca, N Y: Comstock Publishing Associate. 118～163

Fleury B G, Coll J C, Sammarco P W, et al. 2004. Complementary (secondary) metabolites in an octocoral competing with a scleractinian coral: effects of varying nutrient regimes. J Exp Mar Biol Ecol, 303 (1): 115～131

Fu X, Hong E P, Schmitz F J. 2000. New polypropionate pyrones from the Philippine sacoglossan mollusc *Placobranchus ocellatus*. Tetrahedron, 56: 8989～8993

Gavagnin M, Mollo E, Castelluccio F, et al. 2003. Sesquiterpene metabolites of the Antarctic gorgonian *Dasystenella acanthine*. J Nat Prod, 66 (11): 1517～1519

Guerriero A, D'Ambrosio M, Pietra F. 1987. Verecynarmin A, a novel briarane diterpenoid isolated from both the Mediterranean nudibranch mollusk *Armina maculata* and its prey, the pennatulacean octocoral *Veretillum cynomorium*. Helv Chim Acta, 70 (4): 984～991

Guerriero A, D'Ambrosio M, Pietra F. 1990. Isolation of the cembranoid preverecynarmin together with some briaranes, the verecynarmins, from both the nudibranch mollusk *Armina maculata* and the octocoral *Veretilum cynomorium* of the East Pyrenean Mediterranean Sea. Helv Chim Acta, 73 (2): 277～283

Hamann M T, Scheuer P J. 1993. Kahalalide F: a bioactive depsipetide from the sacoglossan mollusk *Elysia rufescens* and the green alga *Bryopsis* sp. J Am Chem Soc, 115 (13): 5825～5826

Han L, Wang C Y, Huang H, et al. 2010. A new pregnane analogue from Hainan soft coral *Scleronephthya gracillimum* Kükenthal. Biochem Syst Ecol, 38: 243～246

Ireland C, Scheuer P J. 1979. Phytosynthetic marine molluscs: in vivo 14C incoporation into metabolites of the saccoglossan *Placobranchus ocellatus*. Science, 205: 922～923

Iwagawa T, Nakamura S, Masuda T, et al. 1995. Irregular cembranoids containing a 13-membered carbocyclic skeleton isolated from a soft coral, *Sarcophyton* species. Tetrahedron, 51 (18): 5291～5298

Kelman D, Benayahu Y, Kashman Y. 1999. Chemical defence of the soft coral *Parerythropodium fulvum fulvum* (Forskål) in the Red Sea against generalist reef fish. J Exp Mar Biol Ecol, 238 (1): 127～137

Kelman D, Kashman Y, Rosenberg E, et al. 2006. Antimicrobial activity of Red Sea corals. Mar Biol, 149 (2): 357～363

Kim K, Kim P D, Alker A P, et al. 2000. Chemical resistance of gorgonian corals against fungal infections. Mar Biol, 137 (3): 393～401

Koh L L, Goh N K C, Chou L M, et al. 2000. Chemical and physical defenses of Singapore gorgonians (Octocorallia: Gorgonacea). J Exp Mar Biol Ecol, 251 (1): 103～115

Maia L F, Epifanio R de A, Eve T, et al. 1999. New fish feeding deterrents, including a novel sesquiterpenoid heterogorgiolide, from the Brazilian Gorgonian *Heterogorgia uatumani* (Octocorallia, Gorgonacea). J Nat Prod, 62 (9): 1322～1324

Maida M, Sammarco P W, Coll J C. 2006. A diffusion chamber for assessing efficacy of natural anti-fouling defenses in marine organisms. J Exp Mar Biol Ecol, 337 (1): 59～64

McClintock J B, Baker B J. 2001. Marine Chemical Ecology. Boca Raton London New York Washington DC: CRC Press

McPhail K L, Davies-Coleman M T, Starmer J. 2001. Sequestered chemistry of the arminacean nudibranch *Lemindamillecrain Algoa* Bay, South Africa. J Nat Prod, 64 (9): 1183～1190

Michalek K, Bowden B F. 1997. A natural algacide from soft coral *Sinularia flexibilis* (Coelenterata, Octocorallia, Alcyonacea). J Chem Ecol, 23 (2): 259～273

Miyamoto T, Takenaka Y, Yamada K, et al. 1995. Bioactive diterpenoids from octocorallia. 2. Deoxyxeniolide B, a novel icythyotoxic *Xenia elongata*. J Nat Prod, 58 (6): 924～928

O'Neal W, Pawlik J R. 2002. A reappraisal of the chemical and physical defenses of Caribbean gorgonian corals against predatory fishes. Mar Ecol Prog Ser, 240: 117～126

Ospina C A, Rodríguez A D. 2006. Bioactive compounds from the Gorgonian *Briareum polyanthes*. Correction of the structures of four asbestinane-type diterpenes. J Nat Prod, 69 (12): 1721～1727

Pettit G R, Xu J P, Doubek D L, et al. 2004. Antineoplastic agents. 510. Isolation and structure of dolastatin 19 from the gulf of California Sea hare *Dolabella auricularia*. J Nat Prod, 67: 1252～1255

Proksch P, Edrada R A, Ebel R. 2002. Drugs from the seas—current status and microbiological implications. Appl Microbiol Biotech, 59 (2, 3): 125～134

Qi S H, Zhang S, Qian P Y, et al. 2004. New briaranes from the South China Sea gorgonian *Junceella juncea*. J Nat Prod, 67: 1907～1910

Qi S H, Zhang S, Qian P Y, et al. 2006. Ten new antifouling briarane diterpenoids from the South China Sea gorgonian *Junceella juncea*. Tetrahedron, 62 (39): 9123～9130

Qi S H, Zhang S, Qian P Y, et al. 2009. Antifeedant and antifouling briaranes from the South China Sea gorgonian *Junceella juncea*. Chem Nat Compd, 45 (1): 49～54

Shapo J L, Moeller P D, Galloway S B. 2007. Antimicrobial activity in the common seawhip, *Leptogorgia virgulata* (Cnidaria: Gorgonaceae). Comp Biochem Physiol, B, 148 (1): 65～73

Slattery M, McClintock J B, Heineb J N. 1995. Chemical defenses in Antarctic soft corals: evidence for antifouling compounds. J Exp Mar Biol Ecol, 190 (1): 61～77

Slo Y W, Shin J. 1995. New secosteroids from an undescribed gorgonian of the genus *Muricella*. J Nat Prod, 58 (8):1291～1296

Sone H, Kigoshi H, Yamada K. 1996. Aurisides A and B, cytotoxicmacrolide glycosides from the Japanese Sea hare *Dolabella auricularia*. J Org Chem, 61: 8956～8960

Tomono Y, Hirota H, Fusetani N. 1999a. Isogosterones A-D, antifouling 13, 17-secosteroids from an Octocoral

Dendronephthya sp. J Org Chem, 64 (7): 2272～2275

Tomono Y, Hirota H, Imahara Y, et al. 1999b. Four new steroids from two Octocorals. J Nat Prod, 62 (11): 1538～1541

Van Alstyne K L, Wylie C R, Paul V J. 1994. Antipredator defenses in tropical Pacific soft corals (Coelenterata: Alcyonacea) II. The relative importance of chemical and structural defenses in three species of *Sinularia*. J Exp Mar Biol Ecol, 178 (1): 17～34

Weinheimer A J, Spraggins R L. 1969. The occurrence of two new prostaglandin derivatives (15-epi-PGA_2 and its acetate, methyl ester) in the gorgonian *Plexaura homomalla* chemistry of coelenterates. XV. Tetrahedron Lett, 10 (59): 5185～5188

Yamada K, Ryu K, Miyamoto T, et al. 1997. Bioactive terpenoids from octocorallia, 4. Three new cembrane-type diterpenoids from the soft coral *Lobophytum schoedei*. J Nat Prod, 60 (8): 798～801

Yao G, Vidor N B, Foss A P, et al. 2007. Lemnalosides A-D, decalin-type bicyclic diterpene glycosides from the marine soft coral *Lemnalia* sp. J Nat Prod, 70 (6): 901～905

Yotsu-Yamashita M, Haddock R L, Yasumoto T. 1993. Polycavernoside A: a novel glycosidicmacrolide from the red alga *Polycavernosa tsudai* (*Gracilaria edulis*). J Am Chem Soc, 115: 1147～1148

Yotsu-Yamashita M, Seki T, Paul V J, et al. 1995. Four new analogs of polycavernoside. Tetrahedron Let, 36: 5563～5566

后　记

回顾海洋药物研究开发的历程，列数各个历史阶段的成就，可以清楚地认识到，海洋药物研究开发的水平、深度和广度与当时科学技术的发展水平密切相关。现代海洋药物经大半个世纪的发展取得了辉煌的成就，在海洋药用生物资源、海洋天然产物、研究方法和技术、研究人才和数据信息资料等方面有了大量积累和储备，为未来海洋药物研究提供了宝贵的经验，为海洋药物学科的发展奠定了坚实的基础。海洋药物的研究与开发需要多学科的交叉、渗透与融合，需要多种方法及技术的综合运用和借鉴。现代高新技术和新兴交叉学科的迅速发展，为海洋药物的研究与开发迎来了一个空前的新阶段。药源问题一直是海洋药物研究开发的主要制约因素，而且仍将是今后急需解决的重大课题。针对药源问题，运用新的科学技术拓展新的资源领域，将是今后海洋药物发展的主要趋势之一。特别地，海洋微生物资源、深海生物资源及相关基因资源，将是未来开拓和研究的重点新资源领域；高效系统筛选技术、生物信息学、基因组学、化学生态学等新兴学科、方法和技术，将是未来海洋药物及海洋天然产物研究值得探讨的技术领域。反思海洋药物研究开发的历史，分析海洋药物研究开发的国内外现状，前瞻海洋药物的发展前景，有理由相信，综合运用新方法、新技术和新思路，研究开发新资源，构建高水准的海洋药物创新体系，必将开创海洋药物研究与开发的新篇章。

索　　引